新发传染病

（第3版）

主　　审：王　宇　潘孝彰

主　　编：卢洪洲　梁晓峰

副 主 编：程训佳　卢水华　沈银忠

编　　委（按姓氏笔画排序）：

王贵强　卢水华　卢洪洲　朱凤才

江元森　孙永涛　阮　冰　杨正时

沈银忠　张文宏　张永信　张继明

周晓农　施裕新　徐小元　唐小平

盛吉芳　梁晓峰　程训佳　谢奇峰

学术秘书：夏　露　陈　军

人民卫生出版社

图书在版编目（CIP）数据

新发传染病/卢洪洲,梁晓峰主编.—3版.—北京:人民卫生出版社,2018

ISBN 978-7-117-26161-6

Ⅰ.①新… Ⅱ.①卢…②梁… Ⅲ.①传染病防治-研究

Ⅳ.①R183

中国版本图书馆 CIP 数据核字(2018)第 039229 号

人卫智网	www.ipmph.com	医学教育、学术、考试、健康,
		购书智慧智能综合服务平台
人卫官网	www.pmph.com	人卫官方资讯发布平台

新发传染病

第 3 版

主　　编:卢洪洲　梁晓峰

出版发行:人民卫生出版社（中继线 010-59780011）

地　　址:北京市朝阳区潘家园南里 19 号

邮　　编:100021

E - mail:pmph @ pmph.com

购书热线:010-59787592　010-59787584　010-65264830

印　　刷:北京人卫印刷厂

经　　销:新华书店

开　　本:787×1092　1/16　印张:34　插页:1

字　　数:827 千字

版　　次:2004 年 1 月第 1 版　　2018 年 4 月第 3 版
　　　　　2018 年 4 月第 3 版第 1 次印刷（总第 7 次印刷）

标准书号:ISBN 978-7-117-26161-6/R·26162

定　　价:105.00 元

主编简介

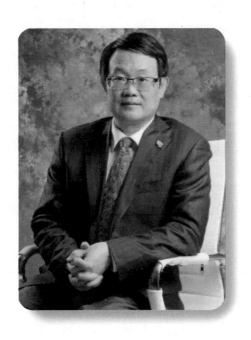

　　卢洪洲，1966 年出生，安徽淮北市人，主任医师、教授、内科学博士、留美博士后、内科学博士生导师、护理学博士生导师。入选国家百千万人才工程、享受国务院特殊津贴、"有突出贡献中青年专家"。1983—1988 年就读于安徽蚌埠医学院，1994—1999 年就读于上海医科大学研究生院获医学博士学位。现任上海市公共卫生临床中心党委书记、复旦大学附属华山医院院长助理，兼任世界卫生组织新发传染病临床诊治、培训、研究合作中心共同主任；世界卫生组织临床专家组专家、国家卫生计生委疾病预防控制专家委员会委员；国家卫生计生委艾滋病、（禽）流感、埃博拉出血热、黄热病、寨卡病毒病、感染病质量控制中心专家组成员；中国性病艾滋病防治协会学术委员会副主任委员兼结核学组组长；中华医学会热带病与寄生虫病学分会主任委员兼艾滋病学组组长、中华医学会感染病学分会艾滋病专业学组副组长；中华医学科技奖评审委员会委员；中国中西医结合学会传染病分会副主任委员；上海市医学会感染病学分会候任主任委员、上海市医师协会感染病学分会副主任委员、上海市预防医学会卫生专科学会副主任委员及艾滋病性病防治专业委员会理事兼副主任委员、上海市药学会理事兼药物治疗专业委员会副主任委员、上海市微生物学会医学真菌专业委员会副主任委员、上海市新发与再现传染病研究所副所长；上海市艾滋病诊疗中心主任、上海市艾滋病治疗专家组组长、上海市艾滋病性病防治协会副秘书长；上海市（禽）流感、埃博拉、黄热病、寨卡病毒病临床专家组组长。

业务擅长：发热待查；抗菌药物合理应用；中枢神经系统感染、呼吸系统感染；结核、肝炎、艾滋病、寄生虫等感染性疾病的诊治。以第一作者或通讯作者在国内外发表各类论文 380 余篇，其中在 SCI 引用杂志包括 *New England Journal of Medicine*、*Emerging Infectious Diseases*、*AIDS*、*Plos one*、*Journal of Clinical Microbiology* 发表论著 100 余篇；主编专业参考书 10 部、副主编专著 8 部。

获上海医学科技奖一等奖等 9 项省部级科技成果奖，获专利 4 项。先后入选国家百千万人才工程、"有突出贡献中青年专家"、全国道德模范与身边好人（中国好医生）、科学中国人（2016）年度人物、"最美援外医生"、"影响中国"（2014 年度）科技人物、第二届上海市"人道博爱奖"个人奖；"上海领军人才"、"上海市优秀学科带头人"、"上海市医学领军人才"；先后荣获全国医药卫生系统先进个人、全国抗击"非典"先进个人、中国医药科技创新人物；上海市"五一劳动奖章"获得者、上海市卫生系统"银蛇奖"。

先后承担：国家"十一五""十二五""十三五"传染病重大专项；"863"、"973"（子课题）、国家自然科学基金（五项）；美国盖茨基金、美国 NIH 项目（两项）；国家临床重点专科、国家卫生计生委、上海市科委基金、上海市卫计委"公共卫生三年行动计划"（两项）、上海申康医院发展中心及各级党建课题等 30 余项科研课题；负责中国药物临床试验机构（艾滋病专业组与 I 期）的研究项目。累计科研经费 9000 余万元。

主编简介

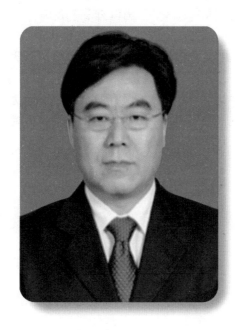

梁晓峰，1963 年出生，山西汾阳人。主任医师，硕士生导师。1979—1984 年就读于山西医科大学公共卫生系，1996 年硕士毕业于北京协和医科大学公共卫生学院。曾在甘肃省卫生厅工作 15 年，期间就任甘肃省卫生防疫站副站长并于 1996—1998 年在美国迈阿密大学进修 2 年。2000 年调入中国预防医学科学院。

现任中国疾病预防控制中心副主任，分管全球卫生中心、国际合作处、慢性病防治与社区卫生处、流行病学办公室、控烟办公室，慢性非传染性疾病预防控制中心、营养与健康所、农村改水技术指导中心、妇幼保健中心。

兼任世界卫生组织病毒性肝炎防控委员会委员、国家卫生计生委免疫规划专家咨询委员会委员、国家卫生计生委传染病标准委员会委员、中华医学会预防接种异常反应专家鉴定指导委员会成员、中华预防医学会第五届理事会常委理事，生物制品专业委员会和及糖尿病预防与控制专业委员会副主任委员等职务。

作为课题负责人，2007 年承担科技部公关乙肝血清学流行病学调查课题，2008—2010 年成功完成艾滋病和病毒性肝炎等重大传染病防治科技重大专项"我国乙型病毒性肝炎免疫预防策略研究"及 2011—2015 年艾滋病和病毒性肝炎等重大传染病防治科技重大专项"乙型肝炎病毒免疫预防新策略的研究"研究。2011 年主译并出版《Vaccine》（《疫苗学》）第 5 版，作为第一作者和责任作者，分别在《新英格兰医学杂志》《柳叶刀》和《疫苗》杂志发表多篇学术论文。

享受国务院特殊津贴和获得卫生部有突出贡献中青年专家称号。2013 年获得"吴阶平杨森医学药学奖"。2014 年，"我国首次对甲型 H1N1 流感大流行有效防控及集成创新性研究"获得国家科技进步一等奖。在 2014 年西非埃博拉疫情高峰时期，作为我国援非公共卫生培训队队长，在塞拉利昂埃博拉疫区工作 96 天，培训当地人员并组织建设了西非首个 P3 生物安全实验室。他被国家卫生计生委评为优秀共产党员，记三等功一次。并被指定为抗击埃博拉先进事迹宣讲团团长，在全国多个省市宣讲援非抗击埃博拉先进事迹。

序

近一个世纪以来，由于基础医学的长足进步，加上世界各国对预防医学的高度重视和治疗手段的不断更新，传染性疾病已不再是人类死亡的最主要原因。然而，生态环境却在人为和自然因素的影响下，持续地发生变化，进而导致新的病原体不断涌现。人类行为的改变及与社会发展的不适应，也导致了一些传染病的发生。另一方面，当今世界已被形容为"地球村"，全球范围内的沟通已极其便捷，而病原微生物的传播没有"护照"也不需要"签证"，导致新发传染病能快速地向世界传播，波及范围会更广，感染人数会更多，其对社会危害之大，常超出人类的想象。有的新发传染病表现为突然来袭，致使医学工作者猝不及防。数十年来，许多新发传染病，如艾滋病被喻为"世纪瘟疫"，埃博拉出血热被称为"死亡天使"，莱姆病已肆虐传播到五大洲 70 多个国家，在美国其危害仅次于艾滋病；军团菌病、禽流感等常在一些国家和地区发生较大规模的暴发或流行，造成了严重的危害。新发传染病的重要性不仅是使人类疾病的种类增多，更重要的是它会同时引发各国经济和社会的倒退，已被列为全球最重要的公共卫生问题之一。

我国已成为世界贸易组织的核心国家之一，病原的输入风险持续增加。除了在我国首先报道的新发传染病，如 SARS（严重急性呼吸综合征）、H7N9 禽流感等之外，境外的新旧传染病也不断输入我国，如 MERS（中东呼吸综合征）、黄热病、寨卡病毒感染等。这些均对我国造成巨大挑战。2003 年以来，国内著名传染病学专家潘孝彰教授与卢洪洲教授先后组织编写了两版《新发传染病》，作为国家卫生计生委规划教材，提高了各级医护人员对该问题的认识。再版 9 年以来，新发传染病的形势又有了诸多变化。卢洪洲及梁晓峰二位教授为此组织编写了第 3 版《新发传染病》，以配合2017 年世界卫生组织"新发与再现传染病临床管理、培训和研究合作中心"在上海落户和今后的工作，相信本书也将提供有重要价值的传染病防治知识，有助于我国传染病防控。所以乐意为之作序。

高 福

中国科学院院士/第三世界科学院院士

中国疾病预防控制中心主任

中国科学院病原微生物与免疫学重点实验室主任

2018 年 1 月

前　言

●●●●●　　　　　　　　　　　　　　　　●●●●●

　　2003 年，SARS 肆虐我国，严重挑战了我国的公共卫生体系。此后，我国全面启动了卫生应急体系建设工作。SARS 的出现，也再次引起了医学界对传染病学的关注。为此，当时卫生部提出了针对全国医务人员开展关于传染病学的培训。我们在 2004 年出版了《新发传染病》作为培训教材。2008年，针对传染病流行病学的变化及治疗策略的更新，我们及时编著了《新发传染病》（第 2 版）。上述书籍对提高医务人员在传染病方面的认识起到了一定的作用。

　　再版近 10 年以来，全球科技有了长足的发展，经济、贸易、文化交流较前更加频繁，"地球村"早已名副其实。另外，随着自然界的不断开发和生态环境的变化，新发传染病不断涌现，严重威胁人类的健康。如 2009 年H1N1 流感、2012 年的中东呼吸综合征、2013 年 H7N9 流感、2014 年黄热病、2015 年埃博拉病毒、2016 年寨卡病毒等疫情均造成极大影响。同时，由于抗菌药物的滥用等原因，耐药细菌、耐药结核病等问题日益严重。面对严峻的传染病防控形势，我们需要多学科协作，包括感染控制、实验室检查、影像学、临床救治以及疫苗开发等多个领域。本书此次再版时针对上述问题及进展均做了相关介绍。

　　本书的编写得到全国多地传染病学专家的大力支持，他们在本书编写及文字处理方面投入了大量精力，在此一并感谢。

　　由于时间较为仓促以及本人能力有限，本书难免存在不足之处，敬请各位读者提出宝贵意见。

卢洪洲　梁晓峰

2018 年 1 月于上海

目　录

绪论 ··· 1

　地球村新发传染病的挑战 ··· 1

第一篇　总　　论

第一章　中国传染病和公共卫生应急体系建设 ······················ 6

第二章　新发传染病的辅助检查 ······································· 16

　第一节　新发突发传染病的病原分子诊断技术 ···················· 16

　第二节　新发传染病的实验室诊断流程路线图和标本采集 ········ 24

　第三节　各种病毒性肺炎的影像诊断技术 ························· 40

第三章　动物源性传染病 ·· 49

　第一节　动物源性疾病与新发传染病的关系 ······················ 49

　第二节　我国虫媒病毒、传播媒介及相关疾病种类与分布 ········ 65

第四章　感染性疾病的院内感染和防护 ······························ 84

第二篇　各　　论

第一章　新发现的病毒性疾病 ··· 100

　第一节　传染性非典型肺炎 ··· 100

　第二节　中东呼吸综合征 ··· 112

　第三节　新型肠道病毒感染 ··· 121

　第四节　艾滋病 ··· 127

　第五节　丙型病毒性肝炎 ··· 136

　第六节　戊型病毒性肝炎 ··· 147

　第七节　丁型病毒性肝炎 ··· 152

　第八节　庚型病毒性肝炎 ··· 156

　第九节　其他新型病毒性肝炎 ······································ 159

第十节　西尼罗病毒感染 ……………………………………………… 163

第十一节　阿根廷出血热 ……………………………………………… 168

第十二节　委内瑞拉出血热 …………………………………………… 171

第十三节　埃博拉出血热 ……………………………………………… 173

第十四节　汉坦病毒肺综合征 ………………………………………… 178

第十五节　人禽流感 …………………………………………………… 184

第十六节　尼帕病毒脑炎 ……………………………………………… 194

第十七节　人类细小病毒感染 ………………………………………… 198

第十八节　人疱疹病毒 6 型感染 ……………………………………… 204

第十九节　人疱疹病毒 7 型感染 ……………………………………… 208

第二十节　人疱疹病毒 8 型感染 ……………………………………… 212

第二十一节　亨德拉病毒感染 ………………………………………… 215

第二十二节　人类嗜 T 淋巴细胞病毒 Ⅰ 型感染 …………………… 218

第二十三节　人类嗜 T 淋巴细胞病毒 Ⅱ 型感染 …………………… 224

第二十四节　基孔肯雅热 ……………………………………………… 227

第二十五节　猴痘病毒感染 …………………………………………… 230

第二十六节　发热伴血小板减少综合征（新布尼亚病毒）………… 234

第二十七节　寨卡病毒病 ……………………………………………… 238

第二十八节　罗斯河病毒病 …………………………………………… 245

第二十九节　野生脊髓灰质炎病毒感染 ……………………………… 252

第三十节　裂谷热 ……………………………………………………… 258

第三十一节　拉沙热 …………………………………………………… 263

第二章　朊毒体病 ……………………………………………………… 269

第三章　新发现的细菌与立克次体病 ………………………………… 279

第一节　O157：H7 出血性肠炎 ……………………………………… 279

第二节　O_{139} 霍乱 …………………………………………………… 284

第三节　空肠弯曲菌感染 ……………………………………………… 291

第四节　军团病 ………………………………………………………… 297

第五节　中毒性休克综合征 …………………………………………… 302

第六节　人感染猪链球菌病 …………………………………………… 309

第七节　幽门螺杆菌感染 ……………………………………………… 313

第八节　猫抓病 ………………………………………………………… 317

第九节　杆菌性血管瘤 ………………………………………………… 321

第十节　人类单核细胞性埃利希体病 ………………………………… 323

第十一节　东方斑点热 ………………………………………………… 326

第十二节　蜱传淋巴结病 ………………………………………………………… 329

第四章　衣原体疾病 ………………………………………………………………… 332

肺炎衣原体肺炎 …………………………………………………………………… 332

第五章　螺旋体病 …………………………………………………………………… 336

莱姆病 ……………………………………………………………………………… 336

第六章　新发现的寄生虫病 ………………………………………………………… 347

第一节　隐孢子虫病 ……………………………………………………………… 347

第二节　环孢子虫感染 …………………………………………………………… 351

第三节　人芽囊原虫感染 ………………………………………………………… 353

第四节　巴贝虫病 ………………………………………………………………… 356

第五节　微孢子虫病 ……………………………………………………………… 360

第七章　中国可能存在、新现或日渐增多的老传染病 ……………………………… 364

第一节　艰难梭菌感染 …………………………………………………………… 364

第二节　黄热病 …………………………………………………………………… 369

第三节　诺如病毒感染 …………………………………………………………… 376

第四节　东部马脑炎 ……………………………………………………………… 380

第五节　登革热 …………………………………………………………………… 386

第六节　创伤弧菌感染（致食源性败血症） …………………………………… 391

第七节　鼠咬热 …………………………………………………………………… 402

第八节　广州管圆线虫病 ………………………………………………………… 406

第九节　蓝氏贾第鞭毛虫病 ……………………………………………………… 410

第十节　致病性自由生活阿米巴感染 …………………………………………… 414

第十一节　异尖线虫病 …………………………………………………………… 419

第十二节　异形吸虫病 …………………………………………………………… 424

第十三节　比翼线虫病 …………………………………………………………… 426

第十四节　棘颚口线虫病 ………………………………………………………… 428

第十五节　阔节裂头绦虫病 ……………………………………………………… 431

第十六节　利什曼病 ……………………………………………………………… 433

第十七节　非洲锥虫病 …………………………………………………………… 439

第十八节　舌形虫感染 …………………………………………………………… 443

第八章　非结核分枝杆菌 …………………………………………………………… 449

第九章　新近增多及新现的真菌感染 ……………………………………………… 459

第一节　新近增多的真菌感染 …………………………………………………… 459

第二节　新现真菌感染 …………………………………………………………… 467

第十章　耐药病原体的诊断和治疗 ……………………………… 477

　第一节　乙型肝炎病毒的耐药研究进展 ……………………………… 477

　第二节　耐药细菌感染的诊断和治疗 ……………………………… 483

　第三节　耐药结核病的诊断和治疗 ……………………………… 491

第十一章　新发传染病与疫苗研究 ……………………………… 503

第十二章　传染病与生物恐怖 ……………………………… 526

网络增值服务

人卫临床助手

中国临床决策辅助系统

Chinese Clinical Decision Assistant System

扫描二维码，
免费下载

绪　论

地球村新发传染病的挑战
（卢洪洲　梁晓峰）

现代科技的迅速发展，缩小了地球上的时空距离，国际交往日益频繁便利，整个地球就如同是茫茫宇宙中的一个小村落。同时随着全球范围内的人员和商品密集流动，传染病也不再局限于一地，可以迅速传播至全球，危害人类的健康和影响全球经济的发展。新发传染病（emerging infectious diseases，EID）是指在过去 20 年内在人群中的发病率有所增加或者在将来有可能增加的感染性疾病或病原微生物出现耐药而导致流行传播的疾病。EID 包含两类疾病：其一为新发生的传染病，是指由新种或新型病原微生物或重组、耐药病原引发的传染病；其二为重新发生的传染病，是指一些原已得到基本控制、已不构成公共卫生问题，但近年来因某些原因又重新流行的传染病或某一区域输入以往未曾发生的传染病。这些疾病没有国界限制，对现有的预防和控制措施提出挑战。

新发传染病的特点是传染性强，传播方式复杂；病原体种类多，以病毒性新发传染病所占比例最大；与动物关系密切，病原体的宿主种类多样，常常以动物多见；病死率高，危害大。人类普遍缺乏对新发传染病的免疫力。新发传染病发生、出现的不确定性，导致早期发现及诊断较为困难；流行范围广，影响因素多，常常是全球性的，可引起严重的社会问题。

新发传染病对人类的威胁表现在如下三个方面：①对人类生命及健康的威胁：目前对于一些新发传染病早期阶段流行特点、临床表现、治疗方法等缺乏了解，因而难以有效、及时治疗患者和控制疾病的快速播散，易导致较多的病例死亡。在传染病导致的死亡及伤残中，新发传染病占有较大比例。比如从 2014 年西非埃博拉病毒病（Ebola）疫情开始，截至 2016 年 6 月 17 日有 28 616 人感染，导致 11 310 人死亡，病死率为 39.5%；中东呼吸综合征（Middle East respiratory syndrome，MERS）自 2012 年 9 月以来，已感染 1936 人，死亡 690 人，病死率为 35.6%，波及 27 个国家。结核病是全世界十大死因之一，世界卫生组织（WHO）的数据显示：2015 年全球有 180 万死于结核病；每年死亡的艾滋患者中 35%归于结核感染。②对经济发展的影响：受全球化进程加快、气候变化、病原变异等多种因素影响，新发传染病的出现方式、流行方式和流行程度都发生了很大变化。近年来的新发传染病大多数是动物传播给人的，从其自然宿主跨越种属屏障进入人群，因此，新发传染病的防控工作面临着巨大的压力和新的挑战。如 H7N9 甲型流感病毒在 2013 年前仅在禽间发现，在荷兰、日本及美国等地曾发生过禽间暴发疫情，未发现过人的感染情况，但近期则出现了局部地区的暴发。③对社会稳定及国家和地区安全的影响：新发传染病易导致社会秩序的混乱，甚至引起危机，影响社会稳定。一些新发传染病的病原可以被当做生物武器袭击居民，造成社会恐慌及破坏社会稳定；比如2001年美国发生炭疽事件，由于政府部门措施不力，普通民众抢购大量的抗生素；2002—2003年我国的SARS流行初期，也发生抢购风；对撒哈拉沙漠以南地区艾滋病的蔓延导致青壮年病例大量增加，军队难以招募到合格军人；传染病造成的商品禁运、旅行限制、移民等也可能会导致国家间发生贸易纠纷或摩擦。奥运会等大型活动也受到波及，2016年巴西寨卡病毒病肆虐，曾有150名科学家联名上书WHO，要求推迟或者停办里约奥运会。

近年来我国在应对有重大影响的新发传染病过程中积累了经验：①冠状病毒感染：2003年的传染性非典型肺炎疫情后，我国政府加大了新发传染病防控基础设施建设和科研方面的投入。医院开设了发热门诊，权威部门及时发布疫情信息，建立了P3等实验室。到2015年，遇到中东呼吸综合征输入性病例，我国政府和卫生行政部门果断采取相关的监测和感染控制措施，未发生疫情蔓延。②人禽流感（H5N1、H7N9、H5N6）感染：2013年4月1日，中国上海公共卫生临床中心和中国疾病预防控制中心报道全球第一个已知的人感染禽流感H7N9病毒病例。有关部门果断关闭活禽市场，阻止疫情的进一步发展。③埃博拉病毒病：2013年12月，始于西非国家几内亚的Ebola疫情，迅速扩展到利比里亚和塞拉利昂，并最终蔓延到了九个国家，是迄今为止最严重的一次流行。社区参与对疫情的成功控制十分重要。疫情的成功控制有赖于将一系列干预措施落到实处，即病例管理、监测和接触者追踪、实验室良好服务、安全埋葬和社会动员。目前尚没有获得许可的埃博拉疫苗，但正在评价两种可能候选疫苗。实验性埃博拉疫苗rVSV-ZEBOV在几内亚的一项重大试验中显示了抵御埃博拉病毒的高度保护性。④蚊媒病毒感染：代表疾病有寨卡病毒病、黄热病、登革热等。登革热是一种蚊媒病毒感染，近几十年全球登革热发病率大幅度增长。现在，全世界有128个国家的39亿人面临登革热病毒感染风险。登革热发生在全球热带和亚热带气候地带，多在城市和半城市地区。重症登革热在亚洲和拉丁美洲一些国家是导致儿童严重患病和死亡的一个主要原因。对登革热/重症登革热没有特异治疗办法，但及早发现和适宜的医护可将病死率降到1%以下。预防和控制登革热取决于有效的蚊媒控制措施，包括个人防护、持续的蚊媒控制措施和化学控制。寨卡病毒病：寨卡病毒是一种新出现的蚊媒病毒，自2007年至2017年3月9日，84个国家和地区有寨卡病毒感染病例，以巴西疫情最为严重，其中69个国家是2015年后报道有寨卡病毒感染病例。2016年2月以来，有13个国家报告寨卡病毒的人际传播。我国于2016年1月19日在台湾发现1例输入性病例后，于2016年2月9日在江西省发现大陆首例输入性病例，截至2016年11月22日共发现输入性病例23例。本次美洲流行的为亚洲型。通过伊蚊传播，寨卡病毒感染常见的后遗症是小头症和吉兰-巴雷综合征的一个病因。现没有特效治疗方法。目前没有疫苗可以预防。最好的预防是避免蚊子叮咬。预防蚊媒感染的最佳方式是通过定期使用长效药浸蚊帐、用残余杀虫剂进行室内喷洒以及使用世界卫生组织推荐的预防疗法。黄热病：2016年3月13日，我国又出现了首例输入性黄热病病例，截至2016年4月12日，我国大陆已报告11例输入性黄热病病例，均有近期发生黄热病疫情的安哥拉旅行史。由此可见，我国防治蚊媒传染病迫在眉睫。自2006年WHO发起《黄热病倡议》

以来，西非在防治黄热病方面取得了重大进展，在大规模免疫运动中获得接种的人数超过1.05亿。2015年期间西非没有报告黄热病疫情。因此，疫苗接种是预防黄热病的最重要手段。

本书还将对新现的病毒性疾病如马亚罗热、罗斯河病毒病、野生脊髓灰质炎病毒感染、拉沙热等进行介绍。

新发传染病预防控制措施如下：①加强综合性医院的发热门诊的建设。②加强医务人员的新发传染病的培训。真正落实病例的"早发现、早报告、早诊断、早隔离、早治疗"要求。③及时告知公众疫情信息，避免谣言。如2013年H7N9甲型流感疫情，利用新媒体、自媒体、及时告知民众疫情。④加强预防控制传染病境外传入和通过交通工具传播。⑤加强领导和制度建设，密切配合。建立完善防控措施联动机制；建立疫情通报制度；实行健康告知制度；建立旅客健康巡查制度；建立传染病人交接制度；完善医疗卫生设施，建立传染病定点医疗制度；加强人员培训和健康教育；完善预案和应急程序；加强监督检查。

总之，每一种新发传染病的出现，都是对我国防控体系的建设提出的挑战，促进防控体系的建设和完善，使我们比以往更有能力应对新发传染病的威胁，是传染病防治工作者的重要使命。

第一篇

总 论

第一章

中国传染病和公共卫生应急体系建设

（梁晓峰　周蕾）

前言： 卫生应急对于新发突发传染病的防控具有重要意义。经过多年的发展，特别是在 SARS 以后，我国已逐步建立了较为完善的卫生应急体系，取得了举世瞩目的成就。但与当前仍然十分严峻的国内、国际形势来比，卫生应急工作仍面临巨大的挑战，存在诸多亟待加强的方面。

卫生应急是指为预防和减少突发公共卫生事件的发生、控制、减轻和消除突发公共事件引起的严重社会危害而采取的全过程的应急管理和技术活动总称；同时，也是控制和消除其他突发公共事件所引发的严重公共卫生和社会危害而采取紧急医学救援和卫生学处理的活动，其主要包括监测预警、风险评估、现场调查与处置、紧急医疗救援、危机沟通、心理援助、恢复和重建等活动。突发公共卫生事件是指突然发生，造成或者可能造成社会公众身心健康严重损害的重大传染病、群体性不明原因疾病、重大食物、职业中毒和其他群体性中毒以及因自然灾害、事故灾难或社会安全等事件引起的严重影响公众身心健康的事件。

卫生应急有狭义和广义之分。狭义的卫生应急主要是指突发公共卫生事件发生后，人们所采取的紧急响应、处置和控制措施。而广义上的卫生应急则不仅仅包括突发公共卫生事件发生后的紧急应对行动，还包括对突发公共卫生事件以及由其他自然灾难、事故灾难、社会安全事件所引发的公共卫生和健康危害事件所采取的事前、事中和事后预防、响应处置、恢复重建等全部活动。

一、中国公共卫生应急体系沿革

新中国成立后，中国政府制定和实施的卫生工作方针中，特别强调了预防第一、群众运动以及中西医结合等项工作的重要性。公共卫生工作始终被置于一个高度优先的位置，并得到了党和国家领导人的高度重视。

虽然新中国成立之后的大部分传染病都得到了有效的控制，但从 1949—2001 年很长的一段时间里，我国的各级卫生行政机构与专业技术单位没有设置专门的卫生应急机构以及专家组织。卫生行政机构主管疾控、医政、卫生监督、等部门以及卫生防疫站的各业务科室则是负责突发公共卫生事件管理和处置的主要机构，各级医疗机构则是医疗救援的主要责任单位。上述机构平时主要做相应的业务工作。突发事件一旦爆发后，国家和卫生行政部门会根据疫情的分析和判断，组织相关部门和人力等多种资源立即投入处置工作。卫生行政部门和业务技术机构的行政（业务）办公室是卫生应急工作的协调管理部门，在领导的指挥下，组织各有关部门应对突发事件。

在这段时间里，中国政府主要凭借社会制度优势，依靠强大的社会动员能力甚至是政府高层亲力亲为指挥应对，来确保对突发公共卫生事件的有效指挥、组织、动员、管理和控制，从而使各类突发事件和危机得以有效解决。在对突发公共卫生事件的应对过程中，主要采取"兵来将挡、水来土掩"临时性紧急应对策略，遇到突发重大事件发生时，各级政府通常会放下日常工作组织临时应急指挥和管理机构，领导、组织和协调各地的机构和资源来全力应对。

从改革开放到 SARS 暴发前，我国的公共卫生机构虽然得到了一定程度的发展，但公共卫生组织，特别是基层卫生组织功能萎缩，突发公共卫生事件处置能力整体不足。SARS 危机凸显了我国公共卫生危机应对机制的各种缺陷，也反映了政府公共危机管理体系上的总体缺失。2003 年短短数月但冲击力极大的 SARS 疫情，为中国政府和社会进行集体反思提供了重要契机，使中国政府和社会深刻认识到卫生应急管理的极端重要性，并全面启动了中国卫生应急体系建设工作。随后，2008 年发生的汶川地震和奥运会的成功举办，以及 2009 年发生的甲型 H1N1 流感，均促使中国公共卫生应急体系不断的加强和完善。而在应对 2014 年西非埃博拉疫情危机和 2015 年长江沉船事件的过程中，公共卫生应急体系得到了海陆空全方位的成长。

二、中国公共卫生体系

目前中国公共卫生的整体体系主要分为三个系统，分别是卫生行政系统、疾控系统和医院系统，各系统内按照管辖范围和行政职级，又依次划分为国家级、省级、地市级和县区级。三个系统中以卫生行政系统为主导，发挥卫生政策制定和执行功能，各级卫生行政部门对各级疾控和医疗机构有领导和管辖职责。各级疾控机构主要负责公共卫生政策的执行，并为行政部门提供专业技术支持。各级医疗机构主要负责疾病救治，并承担部分公共卫生职能。目前，各级疾控机构同医疗机构间也存在科研、技术等合作关系。

三、卫生应急管理体系

目前中国卫生应急组织体系可以划分为五种组成部分，分别是政府行政部门、卫生应急专业机构、企业、非政府组织和社会公众。在实际工作中，卫生应急组织体系主要包括以下机构：

（一）各级卫生应急指挥机构

目前，国务院在总理领导下设有国家突发公共卫生事件应急指挥机构，负责突发公共卫生事件应对工作。县级以上地方各级人民政府设立由本级人民政府主要负责人、相关部门负责人、驻当地中国人民解放军和中国人民武装警察部队有关负责人组成的突发公共卫生事件应急指挥机构，统一领导、协调本级人民政府各有关部门和下级人民政府开展突发公共卫生事件应对工作。上级人民政府主管部门应当在各自职责范围内，指导、协助下级人民政府及其相应部门做好有关突发公共卫生事件的应对工作。实际工作中，会依据所发生事件的级别启动相应的响应级别和指挥机构。

（二）卫生应急日常管理机构

全国各个省、自治区、直辖市的卫生厅局都建立了卫生应急办公室；绝大多数的地市卫生局建立了应急办；多数县区卫生局也设置应急办，或者有兼职部门。我国已经初步建立了国家、省、地市三级卫生应急日常管理机构组织体系，负责辖区范围内的突发公共卫生事件应急处理的日常管理工作。

（三）卫生应急专家咨询委员会

卫生应急专家咨询委员会可以为突发公共卫生事件的决策、咨询、参谋发挥重要的作用。目前国家卫生计生委突发事件卫生应急专家咨询委员会下设应急管理组、突发急性传染病组、鼠疫防治组等8个专业组。同时，各省级、市（地）级和县级卫生行政部门也根据本行政区域内突发公共卫生事件应急工作需要，组建了相应级别的突发公共卫生事件专家咨询委员会。

（四）卫生应急专业技术机构

目前中国卫生应急专业技术机构主要包括以下几类：

- 疾病预防控制机构（CDC），目前全国共有3516家不同级别的疾控机构；
- 医疗机构；
- 卫生监督机构，目前全国共有2697家不同级别的卫生监督机构；
- 采供血机构，目前全国共有438家；
- 急救机构，目前全国共有312家；
- 出入境检验检疫机构，目前全国共有约300家。

以上机构中，疾病预防控制机构、医疗机构、卫生监督机构、出入境检验检疫机构是突发公共卫生事件应急处理的主要专业技术机构。应急处理专业技术机构在发生突发公共卫生事件时，要服从卫生行政部门的统一指挥和安排，开展应急处理工作。其具体职责为：

1. 疾病预防控制体系设置卫生应急专业机构 各级疾病预防控制机构和队伍主要负责疾病的监测、检测、调查和处置工作。

2. 卫生应急医疗救援机构和队伍 各级卫生行政部门组建综合性医疗卫生救援应急队伍，并根据需要建立特殊专业医疗卫生救援应急队伍，主要负责紧急情况下的医疗救援。

3. 卫生监督机构 在卫生行政部门的领导下，开展对医疗机构、疾病预防控制机构突发公共卫生事件应急处理各项措施落实情况的督导、检查。同时，围绕突发公共卫生事件应急处理工作，开展食品卫生、环境卫生、职业卫生等的卫生监督和执法稽查。

4. 出入境检验检疫机构 突发公共卫生事件发生时，出入境检验检疫机构技术力量配合当地卫生行政部门做好口岸的应急处理工作，及时上报口岸突发公共卫生事件信息和相关情况。

（五）卫生应急队伍建设

自2003年起，我国相继颁布了《突发公共卫生事件应急条例》《突发公共事件总体应急预案》和《突发事件应对法》等一系列法律法规和预案，均提出了建设专业应急队伍的要求。政府加强对突发事件的应急管理也是体现执政能力和执政为民理念的最直接方式。加强卫生应急队伍建设是应急核心能力建设的重要内容，是提高政府突发事件应急处置能力的有效手段。

经过十年不断发展，我国卫生应急队伍建设从弱到强，稳步推进，国家在全国范围内分区域部署应急救援力量，特别是汶川地震、玉树地震以后，积极争取财政资金支持，通过中央财政转移地方支付项目和本级预算，统一布局规划，在全国分片分批开展紧急医学救援、突发急性传染病防控、突发中毒事件应急处置以及核和辐射突发事件卫生应急等 4 类国家卫生应急队伍建设工作，夯实了国家卫生应急基础能力。

四、卫生应急法制体系基本建立

面对 2003 年的非典疫情，我国当时的卫生应急和传染病防控法律体系显现出的是力不从心，疫情的肆虐也为我国卫生应急法律体系的建设吹响了号角。2003 年 5 月 7 日，《突发公共卫生事件应急条例》的通过标志着我国"突发公共卫生事件"概念的确立，并自此有了应对此类事件的专门性行政法规。2007 年《中华人民共和国突发事件应对法》的出台明确了突发公共卫生事件作为四类突发公共事件中的一类。此后，我国制定和修订了一系列涉及突发公共卫生事件的法律法规。截至目前，共出台相关法律 35 项、行政法规 37 项、部门规章 55 项，以及相关的管理文件共 111 项。自此，中国卫生应急法制体系基本建立，从而明确规定了各级政府、有关部门、医疗卫生机构、社会公众在应对突发公共卫生事件中的权利、责任和义务。

五、卫生应急预案体系逐步完善

应急预案是在应急法律框架内为实施应急法律法规而制定的工作规范和方案。预案体系建设是我国突发公共事件应急机制建设的重要组成部分，是加强突发事件预警、预测能力的基石，也是提高突发公共事件应急处置能力的重要保障。2005 年 1 月，国务院常务会议讨论、通过了《国家突发公共事件总体应急预案》。2005 年 5 至 6 月，国家 25 件专项应急预案、80 件部门预案及各省省级总体应急预案也相继发布实施。可以说，我国加强应急管理工作的每个阶段，都是围绕应急预案这条主线展开的。迄今，我国已初步形成了由 2 个专项预案、7 个部门预案、22 个单项预案、1 项《突发公共卫生事件社区（乡镇）应急预案编制指南（试行）》及若干地方预案组成的突发公共事件卫生应急预案体系。

六、卫生应急机制不断健全

近年来，我国在卫生应急管理过程中逐渐形成了卫生应急管理体制内各要素之间、合作主体之间以及各系统间的有机关联、相互协调的综合性卫生应急管理机制，在突发公共卫生事件的预警、政策制定、执行、保障等方面发挥了重要的作用。

1. 建立了各级、各类组织有效合作的多部门的协调机制、联防联控机制、社会动员机制　如卫生部与 31 个部门建立了突发公共卫生应急协调机制，有效加强了各部门间突发公共卫生事件的信息沟通与措施联动，与农业部建立了防控人感染高致病性禽流感、人感染猪链球菌病等人畜共患疾病联防联控协调工作机制等。

2. 建立了卫生应急人、财、物、信息等各项重要资源有效配置、储存、调配和使用的应急资源保障机制 如在国家、省、市、县等各级部门，均按照发布的储备目录储备了应急物资，尤其是国家层面还储备了一些罕见的诊断试剂和解毒药品。

3. 围绕卫生应急预防、准备、响应、恢复过程的建立起了应急准备、风险评估、应急响应、决策指挥、风险沟通等机制 卫生应急可分为预防、准备、响应和恢复四个阶段，每个阶段的工作内容不同，涉及的单位和人员也不一样，需要对每个阶段的工作原则、内容、程序和责任进行事先规定，以提高卫生应急的效果。

4. 建立起了覆盖全国范围的监测预警机制 2004 年，我国启动了以传染病个案报告为基础的传染病网络直报系统和以事件报告为基础的突发公共卫生事件信息报告管理系统，目前，网络直报系统每天能收到 2 万余个传染病病例及突发公共卫生事件个案，传染病疫情信息从医疗机构报告到国家数据中心平均为 4.32 小时，较 2003 年提高了 10 倍，全国县级以上医疗机构传染病疫情和突发公共卫生事件的网络直报率已达到了 98%，乡镇卫生院直报率达到了 94%，疾病预防控制机构达到了 100%，极大增强了突发公共卫生事件信息报告的及时性和完整性。该系统是全球规模最大的传染病疫情和突发公共卫生事件网络直报系统，为我国疾病监测、评估、预警和反应机制奠定良好的基础。

七、卫生应急基础设施建设不断强化

SARS 之后，我国在组织机构建立与健全、应急队伍建设、信息与技术平台建立、装备配备等方面进行了重点投入。主要体现以下两个方面：

（一）卫生应急队伍建设

加强卫生应急队伍建设是应急核心能力建设的重要内容，是提高政府突发事件应急处置能力的有效手段。经过十年不断发展，我国卫生应急队伍建设从弱到强，稳步推进，国家在全国范围内分区域部署应急救援力量，特别是汶川地震、玉树地震以后，积极争取财政资金支持，通过中央财政转移地方支付项目和本级预算，统一布局规划，在全国分片分批开展紧急医学救援、突发急性传染病防控、突发中毒事件应急处置以及核和辐射突发事件卫生应急等 4 类国家卫生应急队伍建设工作。同时，地方救援队伍建设也取得了长足进步，夯实了国家卫生应急基础能力。

（二）建设专业应急基地

1. 核辐射损伤救治基地 2006 年，国家发改委和原卫生部制定规划，在全国建设了 17 个核辐射损伤救治基地，形成了国家级、省级和核电站三级核和辐射医疗救治体系。核辐射损伤救治基地作为突发公共卫生事件医疗救治体系的重要组成部分，主要分为 2 个国家级救治基地和 15 个省级救治基地。

2. 化学中毒救治基地建设 2006 年，国家发改委和原卫生部制定规划，投入专项资金 4.6 亿，在全国建设了 32 个化学中毒救治基地，形成了国家级、省级、市（地）级和县（市）级四级化学中毒救治体系。化学中毒救治基地作为突发公共卫生事件医疗救治体系的重要组成部分，主要分为 1 个国家级救治基地、30 个省级救治和 1 个地市级救治基地。

3. 传染病医院（救治基地）建设 《中华人民共和国传染病法》规定"县级以上人民政府应当加强和完善传染病医疗救治服务网络的建设，指定具备传染病救治条件和能力的医疗机构承担传染病救治任务，或者根据传染病救治需要设置传染病医院"。2009 年启动新一轮医改以来，国家通过《重大疾病防治设施建设方案》等专项建设规划，已安排中央财政资金支持900余个重大疾病防治机构项目建设。此外还制（修）订新发传染病诊疗、医院感染控制等技术方案，加强技术指导和人员培训，对传染病早诊早治，对重症病例按照"集中患者、集中专家、集中资源、集中救治"原则，实施分级分类救治，完善转运会诊的工作机制，有效降低了病死率。

4. 紧急医学救援基地建设　突发事件紧急医学救援是政府应急管理的重要内容，是卫生计生部门的一项重要职责，是卫生应急工作的重要组成部分。为加强突发事件紧急医学救援工作，有效减轻各类突发事件对人民群众身心健康和生命安全的危害，保障社会和谐稳定与经济平稳发展，国家卫生计生委根据《中华人民共和国突发事件应对法》《突发公共卫生事件应急条例》等法律法规和相关文件，制订《突发事件紧急医学救援"十三五"规划（2016—2020年）》，目标是到2020年末，建立健全紧急医学救援管理机制，全面提升现场紧急医学救援处置能力，有效推进陆海空立体化协同救援，初步构建全国紧急医学救援网络，基本建立我国专业化、规范化、信息化、现代化、国际化的突发事件紧急医学救援体系，有效满足国内突发事件应对需要，同时发挥我国在全球紧急医学救援中的作用。

八、做到信息公开、预防与处置并重

（一）信息公开制度已成为常态

从2004年1月开始，卫生部定期向社会发布全国传染病疫情，一旦发生重大突发公共卫生事件，及时向社会通报和公布各地传染病疫情和突发公共卫生事件信息，引导舆论，满足公民的知情需求，增强人民群众的防病意识，有效控制传染病疫情，及时向社会通报事件信息及政府有关部门采取的应急处置措施，对稳定群众情绪、保持社会安定产生了积极的影响。2006年，卫生部制定了《法定传染病疫情和突发公共卫生事件信息发布方案》，规定卫生部将以定期和不定期的方式，发布法定传染病疫情和突发公共卫生事件的信息，遇有重大和特别重大突发公共卫生事件并启动应急处理预案后，卫生部将按照应急预案的规定，及时向社会公布有关情况及预防和控制措施，并在政府网站和政府公报上公布。

2008年4月，卫生部公布了各省（区、市）卫生厅局新闻发言人名单及新闻发布工作机构电话，全国31个省、自治区、直辖市和新疆生产建设兵团卫生厅局都已建立新闻发布和发言人制度。通过推行新闻发言人制度，建立通畅的信息渠道，最大限度地避免因信息传递不够快捷而带来的种种谣传，维护社会稳定。

（二）实现了卫生应急工作从"重处置"到"预防与处置并重"的重大转变

在非典疫情之前，我国应对突发事件的能力十分脆弱，突发公共卫生事件发生后的应急主要采取救火队的方式，没有形成一套完整的卫生应急管理体制，卫生应急工作十分被动。经受非典疫情的考验后，卫生部门充分认识到事前预防的重大意义，全面强化了预防为主的理念，高度重视卫生应急准备工作，从建立健全法规和预案体系开始，成立各级专家组织和各类卫生应急队伍，开展培训演练，重视卫生应急科研，加强卫生应急能力建设，建立健全预案体系，强化监测预警体系建设，完善应急储备和调用机制，动员社会参与卫生应急工作，实现了卫生应急工作从被动应对到主动、从"重处置"到"预防与处置并重"的重大转变。

九、卫生应急管理学科建设快速发展

卫生应急学科的基础及主体是管理科学、信息技术和急诊医学、灾害医学，以系统集成和管理要素为核心。卫生应急是一门跨学科跨专业的边缘性学科，但所要研究和解决的问题并不是简单的学科相加或专业交叉，需要系统和深入研究与卫生应急相关的事物事件的性质规律、发展变化等，包括应急管理、应急救援、应急保障等综合性的应用科学与实用技术。目前我国多所大学、学院等先后成立了应急管理学院，招收本科生、卫生应急专业的硕士和博士研究生，并开展大量科学研究，在卫生应急管理方向发表多篇论文和专著，如《突发公共卫生实践管理理论与实践》《突发公共卫生事件应急管理学》《传染病预警理论与实践》等。

十、卫生应急能力显著提升

（一）监测预警能力有了很大程度的提高

建立了覆盖全国大部分乡镇的，横向到边、纵向到底的传染病疫情和突发公共卫生事件网络直报系统；此外，还建立了28种重点传染病和重点病媒生物的监测系统，初步探索和建立了症状监测系统并逐步完善了食源性疾病的监测系统。通过对传染病和突发公共卫生事件的实时报告、实时分析、风险评估等一系列工作的开展，掌握了传染病和突发公共卫生事件的动态变化规律，极大地改善和提高了我国突发公共卫生事件的监测和预警能力。

（二）实验室检测与确认能力明显改善

SARS之后，我国着力加大了对公共卫生实验室体系建设的投入，使各级疾病预防控制机构实验室设施和设备等硬件条件有了很大的改观，在此基础上，又进一步强化各类公共卫生实验室网络的建设工作，并强化了传染病检测、病原微生物检测、各种毒物检测、环境卫生应急检测、核与辐射事故医学应急检测等实验室软件和硬件能力的建设工作，使其在突发公共卫生事件快速检测、诊断能力有了大幅度的提升。

（三）突发公共卫生事件应对和现场处置能力明显提升

通过对卫生应急处置和响应系统的应急队伍建设、设备购置与基础设施的投入，通过应急组织机构和管理体制建设以及卫生应急能力建设等一系列活动的开展，使我国突发公共卫生事件响应和处置能力有了全方位的提高。特别是经历了禽流感、汶川地震、H1N1甲型流感等一系列重大事件及疫情应对和处置的实践，全面锻炼和锤炼了应急队伍，使其卫生应急响应和处置的能力有了长足的进步。

（四）紧急医学救援能力有了很大程度提高

为了更好地应对日益频发的自然灾害、事故灾难等突发事件所引发的严重后果，最大限度地减少事件造成的人员伤亡、生命健康损害及环境威胁，中国各级政府从多种渠道强化我国医学救援能力。在全国范围内建立了区域性医疗救援中心，逐步形成了以紧急医学救援队伍为主体、区域紧急医学救援中心为依托的紧急医学救援网络体系。中央和地方财政重点支持了国家应急救援队伍的建设，并从人员选拔、专业、功能配置、能力建设、设备、车辆等硬件设施保障等方面进行系统的筹划和管理。此外，地方政府和卫生行政部门也从完善医学救援预警机制、完善医学救援预案编制、强化医疗救助能力培训、完善医学救援物资储备等多方面入手开展各项能力建设工作，从而推动了我国紧急医学救援能力的不断提高。

（五）应急保障能力日趋完善

SARS 以后，我国在先后出台的一系列法律、法规中，对完善我国的应急储备制度和能力提出了明确的要求。经过 10 年的努力，我国卫生应急保障体系已初步建立，卫生应急物资储备能力得到了极大的加强；此外，亦制定和出台了装备和配置标准，建立了营地、队伍和个人等三级后勤保障体系，注重从多个方面不断加强和提升我国应急保障体系及其保障能力。

（六）卫生应急科研能力不断提升

根据国务院的统一部署，我国不断加强卫生应急科研工作，并通过科研项目管理机制，确保科研与卫生应急常规工作相结合，使科研成果服务于卫生应急工作，大大促进了卫生应急能力建设。从传染病监测网络和网络直报系统的建立，到传染病防控技术体系的建立以及一系列实验室检测技术以及疫苗的研发，无不展示了科研成果向实践应用快速转化的良好成效。

十一、我国卫生应急工作面临的挑战

虽然 SARS 以后，中国卫生应急体系和应急能力建设工作实现了跳跃式的发展，取得了举世瞩目的成就，但与当前仍然十分严峻的国内、国际形势来比，仍面临巨大的挑战。

（一）新发传染病、不明原因疾病不断出现

由于社会的发展、技术的进步，人类活动范围的扩大、交通的便利等造成新发传染病发生的诸多因素的影响，新发传染病不断发生，如近 40 年来，全球新出现的传染病达近百种，如莱姆病、军团病、艾滋病、肠出血性大肠杆菌（O157：H7）感染性腹泻、埃博拉出血热、马尔堡病毒出血热、拉沙热、克雅氏病、西尼罗河病毒性脑炎、人感染 H5N1 禽流感、猴痘、尼帕病毒脑炎、中东呼吸综合征、人感染 H7N9 禽流感、寨卡病毒病、中东呼吸综合征等。新发传染病造成危害非常严重，往往可影响到社会的稳定、经济的发展甚至国家安全。

（二）食品安全、药品安全、职业安全也存在隐患

近年来，我国相继发生了"问题奶粉""问题疫苗""刺五加注射液"等重大食品药品安全事故和"瘦肉精""染色馒头""牛肉膏"等事件，影响较为恶劣，严重危害广大人民群众身体健康和生命安全，阻碍了我国食品药品产业的持续健康发展。此外，因职业安全问题导致的突发公共卫生事件也层出不穷，为人民群众的生命健康和财产安全造成损失。

（三）受自然灾害影响最为严重的国家之一

中国是世界上自然灾害最为严重的国家之一，灾害种类多、分布地域广、发生频率高、造成损失重，中国各省（自治区、直辖市）均不同程度受到自然灾害影响，70%以上的城市、50%以上的人口分布在气象、地震、地质、海洋等自然灾害严重的地区；三分之二的国土面积不同程度地受到洪水威胁；东部、南部沿海地区以及部分内陆省份经常遭受热带气旋侵袭；东北、西北、华北等地区旱灾频发，西南、华南等地的严重干旱时有发

生；各省（自治区、直辖市）均发生过 5 级以上的破坏性地震；约占国土面积 69% 的山地、高原区域因地质构造复杂，滑坡、泥石流、山体崩塌等地质灾害频繁发生。

在全球气候变化和中国经济社会快速发展的背景下，中国面临的自然灾害形势严峻复杂、灾害风险进一步加剧、灾害损失日趋严重。

（四）事故灾难频发的势头难以根本遏制

随着中国经济建设的不断加快，工业化也处在飞速发展进程中，新型产业数量增多，产业结构更加丰富，产业间的交流也更加密切。更加密集的经济相关活动同时也增加了因突发自然活动或人为疏忽造成生命财产损失的可能性。6·1 东方之星旅游客船倾覆事件就是由于突发罕见暴雨天气而导致的重大灾难性事件。另外，随着城市化的加剧，日益增多的机动车数量也是车祸频发的一个诱因。这些事故灾难的发生往往没有行之有效的预防和检测手段，或者预防机制难以在短时间内得到推广。因此这类事故也是应急工作中面临的一大挑战。

（五）恐怖事件的风险客观存在

我国仍处在发展阶段，社会不稳定因素客观存在，也面临着恐怖主义等极端势力的威胁。一方面，恐怖主义等极端势力对我国公民的暴力侵犯在时间和方式上随机性强，难以达到有效预防。另一方面，对于恐怖主义等极端势力可能使用的新型生物、化学武器，我们仍需提高应对能力。再者，对于公共基础设施可能遭受的打击以及造成的社会恐慌甚至政治骚乱，我们都缺乏相关的应急准备和经验。

（六）现有的应急能力与现实需要还有差距

我国现有的应急能力与现实需要还有一定差距。无论是指挥层面的应急决策能力、基层卫生部门应急措施的实施，还是平时实验室、各部门的监测能力、突发情况的现场检测及处置，都不能满足各类突发公共卫生事件快速、准确开展应急的需要。

（七）各地卫生应急能力参差不齐

由于我国幅员辽阔，各地的地理位置、自然资源、经济状况和社会发展结构都有着很大的不同，这也使得各地应对突发公共卫生事件的处理能力不尽相同。我国东部自然资源及经济实力都有明显优势，使得当地有更多财力人力对突发公共卫生事件做妥善处理；相反，我国西部受自然条件、财政及人力资源的限制，对于卫生应急工作的投入也都有限。另外，城乡在突发公共卫生事件的应急处置中也存在差异。较之于城市，农村在经济水平、文化以及相关的知识宣讲教育等方面都有所欠缺，使得卫生应急工作在农村地区更难开展。

十二、亟待加强的方面

针对以上我国卫生应急工作所面临的挑战，我们提出尽快加强以下几个方面。

1. 继续开展以制定修订应急预案、建立健全应急的体制、机制和法制为核心的"一案三制"的建设 在建立应急预案的同时，也要加强预案的管理、评估和完善，根据实战经验以及对形式的评估及预测，对预案做出修正和完善。一般，国务院颁布标准化的、指导性方案，然后再由各级政府就自然灾害、认为灾难、公共卫生事件和公共安全事件确定领导责任，最后确定适应各地区的特定应急预案后，再进行企业以及社会团体间的推广和落实。另外，也要完善卫生应急的体制，加强相关机制的建立健全和推动应急规范法制化。

2. 增加应急的专业人员、技术和物资准备 专业人员对有效的应急处理至关重要，而当前我国应急专业人员无论从数量还是质量上都有提升空间。通过学习公共基础知识和提高应急专业领域知识和专业素质可以提高相关专业人员对突发事件的识别能力，从而提高快速反应和处理的能力。除了应急相关专业人员，财政资源、物资资源也都缺一不可。我们要做到对物资的合理规划、储备以及突发公共卫生情况时的动态分配。财政资源在确保现场的基本生活和医疗卫生的同时，也要确保交通运输、治安维护、通讯及公共设施的恢复。

3. 巩固、完善有效的应急管理工作机制，提高卫生应急的协调效率 持续加强突发公共卫生事件预警机制的预警和防护作用。加强平时相关信息的收集和分析，对可能的危机及时发布警报，做好媒体管理和公众信息沟通的工作。加强相关部门预警规划能力的同时，也要加强公众的危机意识和防范能力。在危机发生时，决策相关部门及人员应做到短期目标优化，敢于承担风险。在应急措施受阻的情况下，应予强制执行。在完善应急机制的同时，也要提高各部门人员间的协调以达到效率最大化。现阶段，我国还没有一套完整的跨部门统一管理应急框架，我们应该在以往的应急工作基础上不断完善、创新，建立一个适合我国国情的、统一的应急工作框架，并在各卫生部门机构中进行推广，以达到各部门人员间的协调合作。

4. 加强卫生应急管理理论体系建设，提高卫生应急科学技术水平 健全的理论体系为有效应急工作的开展提供了理论依据，现场公共应急措施的实施也为应急管理理论体系的完善提供了可能。通过以往各大公共卫生应急的工作经验，无论是汶川地震自然灾害还是 SARS 流行的传染病暴发，都加深了我们对应急工作理论体系的理解，同时也使我们发现已有理论体系中的漏洞。因此，积极分析、总结过往的应急工作，为我们完善应急管理工作的理论，建立健全一套适合中国国情的应急管理理论体系有着重要的作用。

5. 加强国际合作，参与国际卫生应急相关事务 我国的应急工作也可以通过对他国成功经验的学习和借鉴来发展以及完善。促进国际间人才以及技术的交流学习和科研成果的分享，都可以提高我国公共卫生应急能力的水平。另外，随着我国经济实力的提升，我国科技、产品都已走出国门，在能力范围内对他国突发公共卫生事件的救助以及支援，不仅是基于人道主义精神，也是对我国应急防控能力的锻炼和检测。

第二章

新发传染病的辅助检查

前言： 新发传染病暴发时，实验室在第一时间鉴定和诊断病原体，对于病人的及时救治、有效防控措施的制定以及疫苗和药物的研发等都是至关重要的。最近几十年中，随着全新分子生物学技术在此领域的应用，使新发传染病病原诊断的周期不断缩短，灵敏度和准确性也不断提高。同时，影像学诊断技术的发展已使影像学可以比较准确地辅助判断病变严重程度和病情变化，指导临床治疗。本章特设立相应 3 节进行阐述。

第一节 新发突发传染病的病原分子诊断技术
（胡芸文）

新发传染病具有突发性、不确定性、传播快、危害大的特点，严重威胁社会安定甚至国家安全，是我国乃至全球传染病预防控制的难点，也是公共卫生安全面临的巨大挑战。新发传染病疫情暴发时，实验室在第一时间鉴定和诊断病原体，对于病人的及时救治、有效防控措施的制定以及疫苗和药物的研发等都是至关重要的。最近几十年中，频繁出现的新发传染病疫情，迫使病原体的实验室诊断技术不断发展和进步。特别是目前全新分子生物学技术在此领域的应用，使新发传染病病原诊断的周期不断缩短，灵敏度和准确性也不断提高。

以往新发传染病病原的常用诊断技术，包括 20 世纪最早用于病毒鉴定的组织细胞培养技术、基于抗原抗体反应的酶联免疫吸附实验（ELISA）方法、结合了细胞培养和抗原抗体反应的免疫荧光技术、基于光学显微镜和电子显微镜的病原体形态观察技术等。病毒的组织细胞分离培养尽管仍是病毒鉴定的金标准，但往往需要较长的实验周期，而且组织细胞发生病变后仍需要采用其他方法对分离培养的病原体做进一步的鉴定；基于抗原抗体反应的 ELISA 方法用于检测病原体的抗原或抗体，虽然检测所需时间较短，但存在灵敏度低、交叉反应以及"窗口期"的问题；基于光镜和电镜的技术，只能根据病原体形态进行初步的类别判断，且镜检的敏感性较差，往往对样本中病原体含量有相当的要求。然而，无论是临床诊断救治还是公共卫生疫情控制，都需要快速、灵敏和精准的病原检测技术手段，在尽可能短的时间内明确感染的病原。因此，在最近的二十多年间，基于分子生物学的分子诊断技术由于其快速、灵敏和特异等优点，在新发传染病病原体检测中被广泛应用。分子生物学方法检测的是病原体的遗传物质，即基因。利用这一技术，不仅能在病人标本中直接检测到微量的病原体基因，还能对病原体进行精确的分型，了解其耐药变异、基因重组重配、毒力相关因子等情况，为精准治疗和公共卫生防控工作提供更为丰富的具有参考价值的数据。

分子诊断技术最初被应用于临床病原检测是始于20世纪90年代，而核酸分子杂交方法是分子诊断技术中最先被应用的方法。分子杂交方法是利用标记的核酸探针检测分离培养物或临床标本中的病原体核酸，因其操作复杂、耗时耗力等原因，虽然在检测敏感性上有了一定提升，但不适合在临床上大规模应用。很快，一种叫聚合酶链式反应（PCR）的技术取代了分子杂交方法，因其在检测速度、灵敏度和特异性方面相对于其他方法的突出优势，被临床诊断实验广泛使用，包括用于乙肝病毒核酸（HBV DNA）的检测；在此基础上发展出的逆转录PCR（RT-PCR）方法被用于丙型肝炎病毒核酸（HCV RNA）和艾滋病毒核酸（HIV RNA）等的检测。几年后，实时荧光定量PCR技术的出现使分子诊断从定性诊断跨越到了病毒核酸定量检测的阶段。标本中病毒核酸基因拷贝数的检测为临床提供了病原复制水平和药物治疗有效性等多方面的信息。

然而，导致相似临床症状的病原体往往不是单个的，例如导致发热伴呼吸道感染症状的常见病原体至少包括了流感病毒、鼻病毒、呼吸道合胞病毒和腺病毒等十多种病原体，而寨卡病毒、登革病毒、基孔肯雅病毒等黄病毒家族成员导致的发热、出疹和关节痛等临床症状极为相似且流行区重叠。因此，传统的单通道PCR方法仍然无法满足临床一线和公共卫生防控部门对多种病原体快速筛查和鉴别诊断的需求。为此，一批高通量的检测方法应运而生。以基因芯片技术（核酸杂交）、多重PCR技术（核酸扩增）和多重实时荧光PCR技术（核酸扩增和杂交）、液态芯片技术（核酸扩增和核酸杂交）、质谱联用技术（核酸扩增和分子量分析）以及深度测序技术（核酸扩增和序列分析）为代表的多个病原体核酸检测技术为及时快速地筛查鉴定病原体提供了有效的手段。其中，多重PCR（包括多重实时荧光PCR）、质谱联用技术和液态芯片技术等一次可同时检测十多种甚至几十种病原，适用于对标本的初步筛查；而基因芯片、深度测序技术等可对未知或新型病原进行鉴定。以下就目前常用的和最新的新发病原分子诊断技术进行逐一介绍，以便了解其基本原理、特点和应用范围。

一、核酸扩增技术

1. 基于聚合酶链式反应（polymerase chain reaction，PCR） 检测不同的病原体核酸。PCR是一种体外DNA扩增技术，但其过程类似于DNA的天然复制过程，是在模板DNA、引物和4种脱氧核苷酸存在的条件下，通过DNA聚合酶的酶促反应合成新的DNA链，其扩增的特异性依赖于与靶序列两端互补的寡核苷酸引物。待扩增的DNA片段与其两侧互补的寡核苷酸链引物经"高温变性—低温退火—引物延伸"3步反应的多次循环，使DNA片段在数量上呈指数增加，从而在短时间内获得大量的特定基因片段，后续通过各种其他技术对扩增所得产物进行检测。为扩增病原体的核酸，需针对各种病原体核酸序列设计特异性扩增的引物。然而，不同的病原体的基因组组成和突变率不同，在引物设计和探针选择方面也大不相同，需要利用已知的病原体基因序列信息进行多序列的比对（Alignment），找出基因组中合适的区域段作为靶点，设计多套相应的引物，采用计算机专用软件进行优化。为了提高核酸扩增的特异性，通常在基因库GenBank中搜索确认候选引物是否会与人类基因序列或其他病原体序列具有一定的同源性而导致非特异性扩增。

近年来，导致新发传染病的病原体往往是 RNA 病毒。由于 RNA 病毒的多聚酶在子代病毒复制过程中的校正功能较弱，容易发生基因突变或基因片段重组重配。面对具有高突变率的 RNA 病毒，引物选择和数据分析较为复杂。随着 RNA 病毒变异的不断积累，扩增的靶序列中可能会出现位点的退化，从而需要相应地更新检测的引物。如果因病原体发生重组或重配而导致靶序列的较大变化，则需要直接更换检测的引物。为了克服上述困难，提高病原检出率，研究人员发展了基于保守序列的 PCR 扩增（consensus PCR）。首先，通过比对病原所属家族的所有成员的基因序列，找到相对保守的序列区域设计通用引物，做初步的筛查检测。对于阳性标本，进一步用目标病原体特异性的序列进行 PCR 扩增。如果疑似为这一家族中的新成员，则用 consensus PCR 扩增所获基因片段，通过直接测序得到新病原的基因片段序列。典型的例子是小核糖核酸病毒（picornavirus）和冠状病毒等。小核糖核酸病毒科包括 29 个属 50 个种的一大类病毒，不同种的病毒分型更复杂，如鼻病毒和柯萨奇病毒，如何将这一类病毒"一网打尽"？研究人员发现不同种属的小核糖核酸病毒在其基因组的 5' 非编码区高度保守，因此在这一区域设计通用引物扩增靶基因，然后根据 PCR 产物测序结果可以对小核糖核酸病毒进行分型。在 SARS 疫情出现时，研究人员从病例呼吸道标本中分离培养出一种未知病毒，由于电镜下发现此病毒具有冠状病毒特有的花冠样形态结构，因此研究人员使用了冠状病毒家族的保守序列引物，直接获得 405 核苷酸碱基长度的 PCR 产物，通过测序确定为是冠状病毒家族中的一个独特的新成员，后命名为 SARS 冠状病毒。

2. 多重 PCR（multi-plex PCR）技术 新发传染病在未明确病原前，往往需要排查常见的已知病原。单个 PCR 反应检测一种病原的方式，显然耗时耗力，因此采用在一个 PCR 反应体系中加入多种病原检测引物的方式，且不同靶标基因的扩增产物大小并不相同，这样可以通过电泳区分不同病原体的基因扩增产物从而达到在一个反应管中检测多种病原体的目的。为提高检测灵敏度，多重 RT-PCR 检测通常使用两轮 PCR 的扩增（即巢式或半巢式 PCR 的方式）。然而，多重 PCR 扩增与电泳联用的方法需要克服不同引物对之间的相互干扰，平衡各个引物对之间的扩增效率。由于多个靶标基因扩增 PCR 产物的大小比较接近，给电泳结果判断增加了难度。于是，有人使用毛细管电泳的方法提高电泳的分辨率，解决了这一问题，但在一定程度上增加了检测的成本。

3. 实时荧光 PCR（real-time PCR）检测技术 实时荧光 PCR 检测技术于 1996 年由美国 Applied Biosystems 公司推出，因 PCR 产物信号的检出模式从传统的电泳模式改进为荧光信号读取模式，因此其具备更为准确、快速和灵敏等优势。近年来，该技术在新发突发传染病（埃博拉病毒、MERS 冠状病毒病毒、寨卡病毒、甲型 H7N9 流感等）和常见病原体的检测和诊断中均发挥了重要作用。荧光 PCR 的化学原理可分为 3 个基本类型：DNA 结合染料法、探针法和猝灭染料引物法。目前，在传染病的分子诊断中一般建议采用探针法。探针法依赖荧光共振能量迁移实现检测，包括 TaqMan 探针、分子信标、蝎型探针和复合探针等。由于设计的探针仅与特异性扩增产物结合，因此检测的特异性较强。其中，复合探针技术是国内唯一具有自主知识产权的实时荧光 PCR 技术，具有噪声信号低、灵敏度高等优点，目前基于该技术已开发出了系列的传染病诊断试剂。多重实时荧光 RT-PCR 技术（multiplex real-time reverse transcription PCR）是在多重 RT-PCR 技术的基础上引入荧光探针。然而，多个靶点的检测需要不同标记的多个荧光探针，但是荧光探针的数量受到荧光 PCR 仪器检测通道的限制（普通荧光 PCR 仪检测通道为 2 个，多的也只能达到 6 个），因而一个多重实时荧光 RT-PCR 反应体系只能同时检测几种病原。

4. 核酸等温扩增技术（isothermal amplification technology） 核酸等温扩增技术是近年来发展迅速的另一种体外核酸扩增技术，与 PCR 扩增不同的是其扩增反应始终在一个温度下进行，不需要在不同温度下完成变性、退火和延伸等过程，且对温度的控制也无需那么精密。因该技术具有操作简便、反应快速、检测灵敏度较高以及设备要求低等特点，主要被应用于临床诊断和新发突发传染病疫区现场的快速诊断（POCT）。目前已有的等温扩增技术包括滚环等温扩增（RCA）、环介导等温扩增（LAMP）、链替代等温扩增（SDA）、核酸序列依赖性扩增法（NASBA）、依赖解旋酶等温扩增（HDA）、单引物等温扩增（SPIA）和交叉引物扩增技术（CPA）等。LAMP（loop-mediated isothermal amplification）是 2000 年开发的一种新颖的恒温核酸扩增方法，其特点是针对靶基因的 6 个区域设计 4 种特异引物，利用一种链置换 DNA 聚合酶在等温条件（63℃左右）保温 30~60 分钟，即可完成核酸扩增反应。目前该技术已成功应用于手足口病原体 EV71 病毒、结核分枝杆菌、登革热病毒、黄热病毒等的检测。NASBA（nucleic acid sequence based amplification）是等温扩增 RNA 的新技术。反应在 42℃进行，可在 2 小时内将 RNA 模板扩增约 10^9 倍。整个反应过程包括：引物 I 与模板 RNA 退火后在 AMV 反转录酶的作用下合成 cDNA，形成 RNA：cDNA 杂合体，其中的 RNA 链随即被 RNaseH 降解；此时，引物 II 与 cDNA 退火，在反转录酶作用下合成第 2 条 DNA 互补链；双链 DNA 可在 T7RNA 聚合酶的作用下，经引物 5' 端带有的启动子序列而转录出多条 RNA；这些 RNA 又可作为模板在反转录酶的作用下反转录成 cDNA，从而实现对模板的大量扩增。这一技术已成熟地用于 HIV 和 HCV 等多种 RNA 病毒的检测。

5. 质谱标签 PCR（mass-tag PCR）技术 质谱技术（MS）是一种快速敏感的检测分子量的方法。随着基质辅助激光解吸电离（MALDI）和电喷射离子化（ESI）等技术的进步，MS 逐渐成为生物医学领域中一个重要的检测工具。多重 PCR 与其联用能够进行高通量的病原体检测。质谱标签 PCR 技术与常规的多重 PCR 技术不同的是，针对不同病原的 PCR 扩增引物被标记了不同的分子量标签。PCR 扩增产物因引物而带有分子量标签，通过质谱分析产物携带的分子量标签就能判断病原体种类。目前开发的用于质谱检测的分子量标签有几十种，因此 mass-tag PCR 检测通量远高于单纯的多重 PCR 或多重荧光 PCR。美国哥伦比亚大学 Lipkin 教授研究组已经建立了基于此技术上的 5 种检测模块，包括呼吸道病原体检测模块、流感病毒分型模块、出血热病原检测模块、出疹病毒检测模块和脑炎病原体检测模块等，其中呼吸道病原体检测模块检测包含 19 个病毒和 3 种细菌，出血热病原检测模块检测包含 10 种出血热病毒。但这项技术不仅需要 PCR 仪，还需要昂贵的质谱仪，增加了检测的成本和时间。这些因素影响了其推广应用。

6. 液态芯片技术（flexible multi-analyte profiling，xMAP） "液相悬浮芯片"技术是 Luminex 开发的一项生物芯片技术，其整合了液相芯片检测平台和多重 PCR 技术。将针对不同病原体的基因探针以共价交联的方式结合到特定的编码微球上，这些不同的微球一起与多重 PCR 扩增产物在一个反应体系内共孵育，因 PCR 产物与微球上的相应探针杂交而被捕获到微球上。通过仪器同时识别编码微球所带的特定荧光以及微球上 PCR

产物携带的荧光，从而确定多重 PCR 扩增的结果。由于仪器可识别的编码微球有几十种，因此其检测通量也高于单纯的多重 PCR 电泳检测或多重荧光 PCR 技术。目前 Luminex 公司已研发了呼吸道病毒筛查试剂盒（xTAG respiratory viral panel，RVP）、肠道病原检测试剂盒（xTAG gastrointestinal pathogen panel，GPP）和单纯疱疹病毒分型检测试剂盒（MultiCode®-RTx HSV 1&2 Kit）以及 22 种蚊媒病毒的检测试剂盒获得了美国 FDA 批准上市。最近，Perkin Elmer 公司组合多重 PCR 技术与荧光条形码技术形成另一种液相芯片检测系统。该系统由 Pre-NAT 全自动核酸检测反应体系构建系统和 ABC 3000 液相芯片杂交检测仪构成，其特点是在检测引物中引入微磁条码，每种病原体的检测引物都有对应的微磁条码编号，通过仪器读取条码的信息就能判定检测结果。目前 Perkin Elmer 公司研发了呼吸道病原体检测试剂盒（PCR 液相芯片法）能够一次检测 22 种常见的呼吸道病毒、支原体和衣原体。

7. 生物膜微流控技术 微流控（microfluidics）指的是使用微管道（尺寸为数十到数百微米）处理或操纵微小流体（体积为纳升到阿升）的系统所涉及的科学和技术，是一门涉及化学、流体物理、微电子、新材料、生物学和生物医学工程的新兴交叉学科。因为具有微型化、集成化等特征，微流控装置通常被称为微流控芯片，也被称为芯片实验室（lab on a chip）和微全分析系统（micro-total analytical system）。微流控的早期概念可以追溯到 19 世纪 70 年代采用光刻技术在硅片上制作的气相色谱仪，而后又发展为微流控毛细管电泳仪和微反应器等。微流控的重要特征之一是微尺度环境下具有独特的流体性质，如层流和液滴等。借助这些独特的流体现象，微流控可以实现一系列常规方法所难以完成的微加工和微操作。目前，微流控被认为在生物医学研究中具有巨大的发展潜力和广泛的应用前景。最近 BioFire 公司研发的 FilmArray 技术是利用生物膜微流控技术，该技术将样本的抽提、核酸的扩增和结果读取等步骤整合在一个封闭系统中，通过小仓之间的通道利用微流控技术完成小仓内液体的单向流动。其 PCR 过程大致如下：将抽提小仓中的核酸通过微流控技术加入含有引物、Tag 酶、缓冲液的混合液中，然后让 PCR 反应混合物在微流控下重复通过三个恒温区域（变性区、退火区和扩增区），从而实现 DNA 体外复制的全过程。这种技术的优势在于反应液体积小、所需检测时间短（在 1 个小时内完成）、检测靶点多、操作简便等，其缺点是成本高、每次只能检测一份标本。未来随着微流控芯片成本的降低，此技术有望在临床大量推广应用。

二、高通量测序技术

高通量测序技术（HTS）的发展使病毒学领域发生了革命性变化，它能够更简单更全面检测病毒全基因组，识别和分类新的或已知病毒，准确描述病毒数量，因而广泛应用于分子流行病学、病毒多样性和进化、传播以及发病机制的研究。新病原体发现方面的成功应用案例，包括发现导致三名妇女器官移植后死于脑炎的沙粒病毒、导致溶血性尿毒综合征的大肠杆菌 O104：74、非洲中部急性出血热相关的新型丝状病毒以及中枢神经系统感染患者中检测出的新型环状病毒。

目前，HTS 成熟平台主要有三家，包括 Roche 公司的 454GS FLX/GS Junior 平台、Illumina 公司的 HiSeq2000/Miseq 平台和 Thermo Fisher 公司的 Ion Torrent PGM 平台。它们采用不同的文库制备和测序专利技术，各有所长（表 1-2-1）。对于病原体的发现，一个 HTS

平台最重要技术指标是：①模板 DNA 最低起始量；②测序时间和成本；③测序通量；④测序读长。临床样品（例如组织、粪便和环境样品）中宿主基因片段或环境微生物基因片段的含量很高，而病原体的核酸则相对微量。微生物核酸分离通常需要其他富集技术，因此平台要求的模板最低起始量很重要。文库制备和测序所需的时间和费用也是疫情应答中至关重要的因素。疫情暴发时，病原体的发现需要在最短的时间内完成，通常要求在数天内获得结果。测序读长和数据通量往往会影响测序数据分析的准确度。

表 1-2-1　不同 HTS 技术平台的特点比较

平台	GS FLX/GS Junior	HiSeq2000/Miseq	Ion Torrent PGM
制造商	Roche	Illumina	Thermo Fisher
文库构建和扩增	油包水 PCR（emulsion PCR）	桥式扩增（bridge amplification）	同 454 平台
测序反应	逐循环加入 dNTP 结合到模板后释放焦磷酸分子，催化底物产生发光信号	不同荧光标记的反转终止子 dNTP 通过 DNA 聚合酶一次一个碱基结合到模板上，产生发光信号	dNTP 加入结合模板时释放氢离子，检测产生的反应环境 pH 值变化
数据量	500~1000Mb（FLX），14Gb（Junior）	600Gb（HiSeq）/3Gb（MiSeq）	20Mb~1Gb
主要优势	测序读长最长（700~1000bp）	单个碱基测序成本低	运行速度更快（约 3 小时）
主要缺点	测序通量低	运行时间长（MiSeq 27 小时，HiSeq 11 天）	homo-polymer 测序错误较多

　　GS FLX 及 GS Junior 系统——454 焦磷酸测序是第一个被广泛用于病原体发现的高通量测序平台。从样品中提取的核酸（DNA 或 cDNA）与带生物素修饰的 DNA 接头连接，然后结合到表面包被链霉素亲和素的磁珠上，DNA 通过使用与连接接头序列互补的引物在油乳液滴中进行 PCR 扩增（油包水 PCR）。反应产物经纯化富集后结合到微珠转上，被转移到微滴定板中进行测序反应。测序反应中释放焦磷酸分子，催化底物产生发光信号，被 CCD 摄像机拍摄到。三家测序平台中，454GS 平台提供了最长读长（最大 700 个碱基），在发现病原方面具有一定的优势，但其相对低的通量使获得病毒或细菌完整基因组序列变得困难，特别是在宿主基因组或环境微生物的序列占了相当比例的情况下。

　　Illumina 高通量测序技术平台目前有两个较为成熟的子平台，其中 HiSeq2000 因其超高通量而可以同时处理多个样本，2011 年发布的 MiSeq 是一个更快的低通量台式测序仪。Illumina 平台使用合成测序技术，标本中的核酸片段被剪切后与接头片段连接。在一个丙烯酰胺包被的玻璃流动池上，通过 bridge amplification 扩增形成 DNA 片段克隆集落，测序信号也用 CCD 相机来捕捉。Illumina 平台是现在被应用最广泛的系统，每运行一次读取长度为 150 左右，并产生 600Gb（HiSeq）或者 3Gb（MiSeq）的数据。从测序时间上看，MiSeq 的测序时间大约 27 小时，HiSeq 为 11 天，而 GS FLX 只需要 8 小时。另外，由于读取的序列长度较短，若要用 Illumina 平台探索新发病原体，无疑是一个挑战。

Ion Torrent PGM 是一种相对较新的平台，像 GS FLX 一样，利用油包水 PCR 扩增，但不同的是，PGM 系统检测碱基参入时因氢离子释放而造成的 pH 值变化，并非通过相机扫描读取荧光信号。因此，与其他平台相比，PGM 具有运行速度更快（运行时间约为 3 小时）且成本更低的优势。依据它所使用的芯片，PGM 的通量适中（20Mb~1Gb 的数据），读取长度最大达到 200 个碱基。最近，这一平台还在不断改进技术，在通量和读长方面有新的提升。尽管 HTS 获取数据速度快，但是存在测序错误，需要后期用其他实验方法纠正。举例来说，2011 年夏天德国暴发了产志贺毒素的大肠杆菌感染，感染者约 4000 人并将近 50 例死亡。华大基因组研究院（BGI）在收到了第一份样本的三天内，使用 Ion Torrent PGM 平台迅速地获得了初发菌毒株的基因组序列，仅仅 24 小时后就完成了全基因组装配和注释。由于 PGM 存在 homo-polymer 测序错误，BGI 之后又采用 Illumina HiSeq 检测同一份样本，不断修改完善之前结果，并且连续收集了两周样本，得出了一份高质量的数据集合。而 1997 年获得的第一个完整大肠杆菌序列需要十年工作，相比之下，这份成果的重要性显得相当惊人。

相较于商业化测序服务公司配备大型 HTS 平台，独立临床病原体分子诊断实验室或监测网络实验室，多选择小型 HTS 平台包括 Miseq 和 Ion Torrent PGM，直接从单个临床标本中获得病原体全基因组序列。中国医学科学研究院病原所采用 H7N9 病毒和 H10N8 病毒感染病人的临床呼吸道标本，平行比较了这两种平台测序表现，发现两者在测序速度、基因组覆盖度和测序深度等指标上非常接近，但是 Miseq 的测序错误比 Ion torrent 略低。

将来，HTS 测序平台将继续向更廉价更简单更便携发展，例如新出现的单分子 DNA 测序仪，利用纳米孔技术，实现更低成本获得更长读取长度，而且不需要大量样品。这些新技术不仅可以快速诊断微生物，而且可以实现对临床及远程微生物监控，进一步缩短从发现疾病暴发到行动响应的时间。然而，值得注意的是，HTS 测序产生的海量序列信息，无法再使用 Sanger 测序时代的序列分析方式，因此，发展实验室技术人员可用的生物信息学分析工具是面临的一个重要任务。

三、分子诊断与因果关系的论证

尽管高灵敏度的检测方法可以帮助发现标本中的微生物核酸，但如何确认被检测到的微生物是导致疾病或疫情暴发的病原体，始终是病原体鉴定中的核心问题。新病原体与导致疾病之间因果关系的论证需要遵从科赫（Koch）法则，包括：

1. 相同微生物出现在每一病例中，且在健康者体内不存在。
2. 微生物可以从宿主分离并在培养基中得到纯培养（pure culture）。
3. 这种微生物的纯培养物接种健康而敏感宿主，同样疾病会重复发生。
4. 从发病的试验宿主中能再度分离培养出该微生物。

病原体的分离培养在因果关系论证中作为金标准。

然而，不是所有的病原体都能被培养，且存在无症状携带者，因此科赫法则的适用性受到限制。随着分子技术和免疫检测技术的进展，斯坦福大学的学者等提出基因组时代的科赫法则，包括：

1. 属于假定病原体的核酸序列应该出现在特定传染病的大多数病例中。在已知的患病器官或明显的解剖学部位，应能发现该病原体核酸，而在与相应疾病无关的器官中则不会发现。

2. 未患病的宿主或组织中，该病原体核酸序列的拷贝数应当较少或完全检测不到。

3. 随着疾病缓解，病原体核酸序列的拷贝数应减少或检测不到。如果临床上有复发，则相反。

4. 检测到该病原体序列预示疾病将发生，或序列拷贝数与疾病的严重程度相关，则该病原体与疾病极可能构成因果关系。

5. 从现有序列推断出的微生物特性应符合该生物类群的已知生物学特性。

6. 可用原位杂交来显示发生了组织病理变化的特定区域，以证明微生物的存在，或显示微生物应该存在的区域。

7. 这些以序列分析为基础获得的上述证据可重复。

由于先进的高通量测序技术产生的巨大数据量，使得严格遵循因果关系的指南更为重要。像过去一样，科赫假说的现代修订主要集中在利用最现代的分子技术生成的数据。"宏基因组学科赫假说"侧重于使用特异性的分子标志物（单个序列，重组的重叠群，基因或者染色体组），比较病例与健康对照的微生物宏基因组。在假设微生物可以平等地感染病人和健康人的前提下，病例与对照的差异可以特异性的区分致病和非致病微生物。或者，可以从整体的趋势上去寻求因果关系，基于数据去推导微生物与疾病发生的关联强度。包括微生物的载量、微生物在感染组织中的示踪、抗体水平和生物学特性等。

四、展　望

新发传染病病原的及时鉴定对于临床救治和传染病疫情控制至关重要，新的快速、高通量、高敏感性和高特异性的检测鉴定技术正在不断地被研发和应用。分子生物学与其他学科的交叉技术取得了突出的成果，除了上述介绍的几种成熟的检测新技术外，正在研发和验证之中的还包括微流控技术、纳米金颗粒技术、流式细胞技术与现有的核酸诊断技术的联用等。随着这些技术的不断成熟、标准化和低成本化，有望在临床诊断和疫情防控中被大规模应用。

主要参考文献

［1］Ksiazek TG，Erdman D，Goldsmith CS，et al. A novel coronavirus associated with severe acute respiratory syndrome. N Engl J Med，2003，348（20）：1953-1966.

［2］Curtis KA，Rudolph DL，Owen SM. Sequence-specific detection method for reverse transcription, loop-mediated isothermal amplification of HIV-1. J Med Virol，2009，81（6）：966-972.

［3］Firth C，Lipkin WI. The genomics of emerging pathogens. Annu Rev Genomics Hum Genet，2013，14：281-300.

［4］Quiñones-Mateu ME，Avila S，Reyes-Teran G，et al. Deep sequencing：becoming a critical tool in clinical virology. J Clin Virol，2014，61（1）：9-19.

［5］Rohde H，Qin J，Cui Y，et al. E. coli O104：H4 Genome Analysis Crowd-Sourcing Consortium. Open-source genomic analysis of Shiga-toxin-producing E. coli O104：H4. N Engl J Med, 2011, 365 （8）：718-724.

[6] Ren X，Hu Y，Yang F，et al. Clinical utility comparison of two benchtop deep sequencing instruments for rapid diagnosis of newly emergent influenza infections. Clin Microbiol Infect，2015，21 （3）：290.e1-4.

第二节 新发传染病的实验室诊断流程路线图和标本采集
（郑江花）

一、新发传染病及其主要病原体

1997 年世界卫生组织（WHO）提出了新发传染病（emerging disease）、再发传染病（re-emerging disease）的定义。新发传染病是指新出现的影响到公共卫生的传染病，再发传染病是指一度曾被遏制，但又再次使患者数增加而成为公共卫生问题的传染病。新发传染病的种类之多，引起世人瞩目，至今达 40 余种。且其病原微生物种类复杂，有非细胞型微生物、原核细胞型微生物和真核细胞型微生物。非细胞型微生物是最小的一类微生物，无典型细胞结构，无产生能量的酶系统，只能在活细胞内存活繁殖，核酸有 DNA 或 RNA，例如各种病毒和朊粒。新发传染病病原体绝大多数是由病毒引起，例如寨卡病毒、艾滋病、埃博拉出血热、SARS、克雅病、禽流感、莱姆病、登革热、新型流感病毒和戊型肝炎等。另外一类新发传染病病原体是原核细胞型微生物，有环状裸 DNA 结构，细胞器很不完善，DNA 和 RNA 同时存在，根据 16S rDNA 序列分析可分为目前认为不致病的古生菌和广义的细菌，包括窄义细菌、立克次体、衣原体、支原体、螺旋体及寄生虫等。例如大肠杆菌 O157、结核分枝杆菌和非典型分枝杆菌、埃立克体病和军团菌等。最近新发传染病病原体感染报道很多是真菌，上升趋势明显，尤其是条件致病性真菌感染更为常见。例如组织胞浆菌、耶氏肺孢子菌和马尔尼菲蓝状菌等，均属于第三大类的真核细胞型微生物，细胞核分化程度高，细胞器完整，存在于人类、动物和植物体表，以及与外界相通的人类和动物的呼吸道、消化道等腔道中，种类繁多，分布广泛。

人类对新发传染病认识还远远不够，其防治方法掌握有限，又无天然免疫力，对人体健康造成严重危害，同时给社会经济带来极大损失。新发传染病的传播速度快，波及范围广，受染人数多，例如 2015 年 5 月以来在巴西等美洲中部和南部地区发生寨卡病毒感染暴发流行，疫情至今不断蔓延和扩展，至 2015 年 12 月报道约 130 万例寨卡病毒感染病例。世界卫生组织（WHO）2016 年 2 月 1 日宣布寨卡病毒正在美洲地区"爆炸性传播"，并于 9 月 15 日报道有 72 个国家报道寨卡病毒通过人传人进行传播，新生儿小头畸形和其他神经系统病变构成"国际关注的突发公共卫生事件"。我国在 2016 年 2 月 9 日已有寨卡病毒病的输入病例，此后，北京、广东、浙江等陆续发现输入性病例。新发传染病目前已成为全球重要的公共卫生问题，对整个人类构成严重威胁，其不分年龄、性别、生活方式、伦理背景和社会经济状况，连世界最发达的美国也未能幸免。例如埃博拉出血热在非洲以其极强的传染性、极高的病死率而被称为"死亡天使"；莱姆病已遍及五大洲 70 多个国家，在美国其危害仅次于艾滋病；在英国出现的疯牛病已导致约 20 万头牛受到感染，特别是与疯牛病相关的高病死率的人类新型克雅病的出现，触发了全球性危机，引起了国际社会的震撼；其他如军团菌病、禽流感等都曾在一些国家和地区发生较大规模的暴发或流行，造成了严重的危害。新发传染病还给发展中国家和地区的畜牧业和旅游业造成毁灭性打击，造成极大的经济损失，而且还导致人类的生存环境遭受新一轮严重污染，使地球生态环境进一步恶化。可以说，这将是新世纪人类所面临的最大的威胁与挑战之一。

随着我国对外开放的不断深入、自然和社会环境的巨大变化，一些新发传染病已在中国出现并造成流行，例如艾滋病、SARS、禽流感、莱姆病、登革热、埃立克体病等。中国还存在其他新发传染病传入的可能，包括埃博拉、西尼罗、尼帕等，因此我们必须重视和加强对新发传染病的预防、诊断、治疗和控制。

二、新发传染病病原体的实验室诊断流程路线图

新发传染病的诊断除了紧密结合临床之外，非常重要的是实验室诊断。实验室诊断常规检测一般需要进行血常规检验、血液生化检验、血气分析，另外需要进行免疫学检测抗原和抗体，分子生物学检测病原体 RNA 或 DNA，细胞培养分离患者标本进行病原体鉴定。针对主要的不同病原体种类，其实验室诊断方法主要归类为以下一些方法。

1. 病毒 病毒能引起各种感染和严重传染病，在临床微生物感染中，由病毒引起者约占 3/4，并且传染性强，传播迅速，流行广泛，病死率高，后遗症严重。根据致病器官与系统，主要有呼吸道病毒、肠道病毒、肝炎病毒、疱疹病毒、黄病毒、反转录病毒、其他病毒与朊粒。病毒的诊断方法主要有病毒培养与鉴定、形态学检测、病毒抗原和核酸成分检测、抗体检测等。对病毒的分离与鉴定是病原学诊断的金标准。由于病毒是严格细胞内寄生，培养需要在活细胞内寄生，而且耗时较长；由于现有条件限制，有些病毒至今也难于培养。通常会采用以下方法进行病原体的快速诊断：形态学采用电镜观察病毒颗粒、光学显微镜观察包涵体；检测病毒成分的抗原和核酸物质，采用酶联免疫吸附试验 ELISA、免疫荧光法 IF、放射免疫法 RIA、免疫印迹法 WB 检测病毒抗原成分，采用核酸电泳、核酸杂交、PCR、基因芯片和测序检测病毒的核酸物质；检测抗病毒抗体主要有 ELISA、RIA、IF 和 WB 方法（图 1-2-1）。

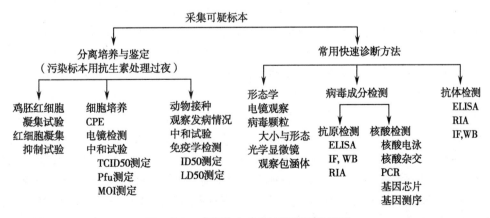

图 1-2-1　病毒的实验室诊断流程路线图

2. 细菌 根据权威的伯杰细菌分类系统，细菌分类为革兰阳性球菌、革兰阴性球菌、肠杆菌科、革兰阴性杆菌、弧菌科、弯曲菌与螺杆菌、需氧革兰阳性杆菌、棒状杆菌属、分枝杆菌属、放线菌属与诺卡菌属、厌氧菌、螺旋体、支原体、衣原体和立克次体。细菌的实验室诊断方法主要有形态学检查、细菌培养和鉴定，另外是非培养检查方法。细菌具有相对恒定的形态和结构，了解细菌的形态与结构，对鉴定细菌、防治细菌感染以及进行有关研究具有重要意义，因此细菌的形态学检查是极为重要的基本诊断方法之一，包括不染色标本检查法和染色标本检查法。绝大多数情况下，只有通过细菌培养和鉴定才能对细菌感染性疾病进行病原学诊断，细菌培养对疾病的诊断、预防和治疗具有重要作用。其他细菌性病原学检查方法主要有免疫学方法和分子生物学检测方法，免疫学方法检查细菌抗原或抗细菌抗体。分子生物学方法临床上采用的方法多样，例如采用核酸杂交鉴定标本中有无病原菌基因，采用 PCR 方法检测敏感性太低或培养困难、时间过长的病原体核酸和毒素，采用生物芯片技术准确、快速、大信息量检测细菌、蛋白质、DNA 以及其他生物组分。采用细菌毒素试验检测内毒素、外毒素，最后动物试验也是临床细菌学检测的重要组成部分（图 1-2-2）。

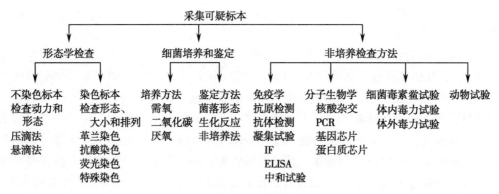

图 1-2-2 细菌的实验室诊断流程路线图

3. 真菌 真菌自成一界，为真核细胞型微生物，有典型的细胞核。其细胞壁含有几丁质和 β-葡聚糖，有完善的细胞器，能进行有性繁殖和（或）无性繁殖。真菌在自然界分布极为广泛，大多对人无害。对人致病的真菌分为四类：病原性真菌、条件致病性真菌、产毒真菌及致癌真菌。真菌病发病率近年来有明显上升趋势，尤其是条件致病性真菌感染更为常见，与当前临床上滥用抗生素和（或）常用激素、免疫抑制剂、抗癌药物导致机体免疫功能下降有关。真菌种类目前有记载的真菌有 10 万以上，对人致病的有 400 种左右。按照其侵犯人体组织和器官的不同，临床上将真菌分为浅部真菌和深部真菌两大类。浅部真菌主要侵犯机体皮肤、毛发和指（趾）甲，临床上最多见的为皮肤癣真菌。深部感染真菌能侵袭深部组织、内脏及全身，主要有假丝酵母菌、隐球菌、曲霉菌、毛霉菌、组织胞浆菌和耶氏肺孢子菌。目前临床上大多数真菌的鉴定，仍是以形态学（包括真菌种类形态、菌落形态）检查具有重要意义，包括直接显微镜检查法和染色标本检查法。另外的真菌直接检查方法是采用免疫学方法检测真菌抗原，常用方法有乳胶凝集试验和 ELISA 快速检测隐球菌多糖荚膜抗原、乳胶凝集试验检测白假丝酵母菌甘露聚糖抗原、半定量放射免疫测定法等。真菌培养是目前鉴定真菌的唯一方法，其他非培养真菌检测方法有核酸检测、真菌毒素试验和动物试验，而目前临床上早期快速诊断真菌的方法是快速检测体液中真菌 1-3-β-D-葡聚糖含量（图 1-2-3）。

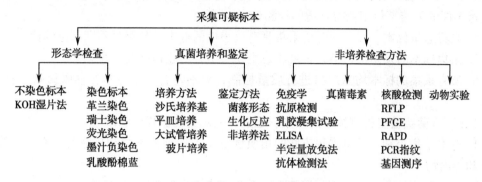

图 1-2-3　真菌的实验室诊断流程路线图

三、新发传染病实验室诊断的标本采集、
运送和基本处理流程

（一）病毒实验室检测标本的采集、运送和基本处理流程注意事项

1. **标本采集**　应在感染早期即发病 1~2 天内采集，病程初期或急性期的标本中病毒含量较多，检出率较高。其次要根据感染部位尽量采集含有感染组织的标本，例如呼吸道感染常采集痰液或鼻咽洗漱液，肠道感染采集粪便，颅脑感染抽取脑脊液，出疹性疾病采集疱疹内积液标本，病毒血症采集血液。

2. **标本采集须无菌操作**　盛放标本的容器、采集器和运送培养基应预先进行无菌处理并贴上条码号或标签，对污染标本（粪便、痰液等）预先用高浓度抗生素处理过夜，必要时须加抗真菌药物处理，然后再进行分离培养。

3. **标本采集后须及时送检**　病毒在室温中容易灭活，标本采集后应低温保存并迅速送检，最佳送检时机在标本采集后 1~2 小时送达实验室，血清标本如不及时检测，须标记好患者基本信息后于 −20℃ 环境保存。如需运送标本，应将标本放入盛有冰块或低温材料的保温器具内冷藏，送检组织等标本放入含有抗生素的 50% 甘油缓冲液或二甲基亚砜 DMSO 中低温冷藏，不能立即检测的应于 −70℃ 环境保存。

4. **血清学检查的标本**　对于抗病原体抗体 IgG 应分别在发病初期和恢复期采集双份血清，并比较双份血清抗体效价，当恢复期血清效价比初期升高 4 倍或以上，才具有诊断意义。

（二）细菌实验室检测标本的采集、运送和基本处理流程注意事项

1. **标本采集时机恰当**　应在感染早期、急性期或症状典型时，须在使用抗菌药物之前采集，因为此时标本中细菌含量较多，检出率较高。

2. **须无菌操作**　盛放标本的容器、采集器和运送培养基应预先进行合适的无菌处理，并贴上条码号或标签。在采集血液、脑脊液、胸腔积液、关节液等无菌部位标本时，应注意对局部及周围皮肤的消毒，严格无菌操作。对于从正常菌群寄生部位采集的标本，明确检查的目的菌，分离培养时须采用特殊的选择性培养基。

3. 根据培养方法的不同采用合适的方法采集标本 厌氧培养、需氧培养或兼性厌氧菌培养、L型细菌培养检测细菌种类有所不同，采用不同的培养方法，相同类型标本，可能通过不同的采集部位来获得合适的检测标本。

4. 采集适量标本 在不同时机采集具有代表性的标本，甚至是不同部位的标本。

5. 采集标本时须防治污染，也要注意生物安全，防止传播和自身感染。

6. 所有采集的标本均需严格进行质量控制，对不符合要求标本，临床诊断实验室应拒收。

（三）真菌实验室检测标本的采集、运送和基本处理流程注意事项

1. 标本采集类别 可以采集皮肤的角质性物质、各种分泌物和排泄物、血液和体液、脓汁和渗出物。

2. 标本采集要合适 浅部和深部不同真菌感染应采集不同的临床标本。

3. 标本采集时机恰当 一般真菌检测标本须在用药前采集，对已用药物者须停药一段时间后再采集。

4. 须严格无菌操作 整个采集过程须严格无菌操作，尤其在采集血液和脑脊液等无菌部位标本时，应注意对局部及周围皮肤的消毒，避免污染杂菌。

5. 采集的标本须立即送检，尤其深部真菌标本采集后不能超过2小时。

四、新发传染病实验室基本检验项目的标本采集要求

详见表1-2-2~表1-2-8（供参考）。

表 1-2-2 临床检验标本采集要求

检验项目及缩写	标本类型	标本采集量	容器	采集要求
血常规（B-RT） 网织红细胞计数（RET） 异常血细胞形态检查 疟原虫检查	静脉全血	2ml	紫盖 EDTA-K2 抗凝管	采血后颠倒混匀6~8次（避免剧烈摇晃）。同时申请血常规、ESR、RET者可合并为一管，最佳标本采集时间为寒战发作时
血沉（ESR）	静脉全血	2ml	紫盖 EDTA-K2 抗凝管	采血后颠倒混匀6~8次（避免剧烈摇晃），抗凝剂与血液之比为1:4
尿常规（U-RT）	中段尿	10ml	一次性无菌尿杯留取，倒入12ml有盖尖底塑料离心管	尽量采取中段尿，女性患者需清洁外阴后留取标本
妊娠试验（U-HCG）	尿	10ml		尽量取晨尿
粪常规（S-RT） 粪隐血（S-OB） 粪便找虫卵	新鲜粪便	可疑部位（脓、血）指头大小（约5g）	有搅拌棒的粪杯（环氧乙烷消毒）	同时申请粪常规和粪隐血检查者可只留一份标本送检，立即送检
粪找阿米巴				保温及时送检

续表

检验项目及缩写	标本类型	标本采集量	容器	采集要求
脑脊液常规	脑脊液	1~2ml	15ml 尖底塑料离心管（环氧乙烷消毒）	及时送检，第 3 管用于常规检查
胸腹水常规	胸腹水	2~3ml		为防止凝固，可加入 100g/L 的 EDTA 钾盐抗凝
白带常规	阴道分泌物			分泌物取出后，置于含有 2ml 生理盐水的无菌管
交叉配血	静脉全血	3~5ml	紫盖 EDTA-K2 抗凝管	血型鉴定、交叉配血、抗体筛选检测不能与其他项目合并抽血，采血后颠倒混匀 6~8 次（避免剧烈摇晃）
血型鉴定				
抗体筛选				
Coomb 试验				
血浆凝血酶原时间（PT）	静脉全血	5ml	蓝色枸橼酸抗凝管	空腹，采血后颠倒混匀 6~8 次（避免剧烈摇晃）
血浆部分凝血活酶时间（APTT）				
纤维蛋白原定量（FIB）				
纤维蛋白原解产物（FDP）				
D-二聚体				
血浆鱼精蛋白副凝试验（3P）				
凝血因子　V因子活性				
凝血因子　Ⅶ因子活性				
凝血因子　Ⅷ因子活性				
凝血因子　X因子活性				

表 1-2-3 临床化学检验标本采集要求

检验项目及缩写		标本类型	标本采集量	容器	采集要求
肝功能	丙氨酸氨基转移酶	静脉全血	5ml	黄盖真空管	可与肾功能、电解质、血脂、心肌酶谱合并采样
	天冬氨酸氨基转移酶				
	碱性磷酸酶				
	γ-谷氨酰转移酶				
	乳酸脱氢酶				
	总蛋白				
	白蛋白				
	前白蛋白				
	总胆红素				
	直接胆红素				
	总胆汁酸				
	胆碱酯酶				
肾功能	尿素	静脉全血	5ml		
	血肌酐				
	尿酸				
心肌酶谱	肌酸激酶	静脉全血	5ml	黄盖真空管	
	肌酸激酶 MB				
	乳酸脱氢酶				
血解质	血钾	静脉全血	5ml		
	血钠				
	氯化物				
	二氧化碳结合力				
血脂	甘油三酯	静脉全血	5ml	黄盖真空管	可与肾功能、电解质、血脂、心肌酶谱合并采样
	载脂蛋白 A				
	载脂蛋白 B				
	二氧化碳结合力				
	高密度脂蛋白				
	低密度脂蛋白				
	总胆固醇				
	胆固醇酯				

续表

检验项目及缩写		标本类型	标本采集量	容器	采集要求
血钙		静脉全血	5ml	黄盖真空管	可与肾功能、电解质、血脂、心肌酶谱合并采样
无机磷					
镁					
葡萄糖					
腺甘酸脱氨酶					
脂肪酶					
淀粉酶					
血清蛋白电泳					
血气分析	酸碱度	动脉血	1ml	动脉采血针	采集后密封针头及时送检
	二氧化碳分压				
	氧分压力				
	总二氧化碳				
	碳酸氢根				
	氧饱和度				
	剩余碱				
糖化血红蛋白		静脉全血	2ml	紫盖 EDTA-K2 抗凝管	采血后颠倒混匀6~8次（避免剧烈摇晃）
血氨		静脉全血	4ml	绿盖肝素锂抗凝管	采血前禁止患者吸烟>8小时，采血后颠倒混匀6~8次（避免剧烈摇晃），及时送检
胸（腹）水生化	胸（腹）水蛋白	胸（腹）水	3ml	15ml尖底塑料离心管（环氧乙烷消毒）	
	胸（腹）水乳酸脱氢酶				
脑脊液生化	脑脊液糖	脑脊液	1~2ml		及时送检
	脑脊液蛋白				
	脑脊液氯化物				
24小时尿蛋白定量		24小时尿	>5ml	12ml有盖尖底塑料离心管	排空膀胱后，收集此后连续24小时的尿液于防腐清洁容器中。满24小时后，计总量后取样于采集容器中送检
尿淀粉酶		尿	>5ml		
尿肌酐					

表 1-2-4　临床免疫检验标本采集要求

检验项目及缩写		标本类型	标本采集量	容器	采集要求
病毒标志物	丁肝抗原（HDV Ag）	静脉全血	5ml	黄盖真空管	空腹或餐后 3 小时甲、乙、丙、戊肝检测可合并采血于一管
	丁肝抗体 IgM（HDV-IgM）				
	丙肝抗体 IgM/IgG（Anti-HCV-IgM/IgG）				
	戊肝抗体 IgM/IgG（Anti-HEV-IgM/IgG）				
	庚肝抗体 IgG（HGV-IgG）				
	其他新型病毒性肝炎抗体				
	登革热（Dengue virus）IgG/IgM 抗体				
	风疹/麻疹抗体 IgM/IgG（Anti-HEV-IgM/IgG）				
	其他新型病毒抗体				
肿瘤标志物	甲胎蛋白（AFP）	静脉全血	5ml	黄盖真空管	空腹或餐后 3 小时肿瘤标志物、激素可合并采血于一管
	癌胚抗原（CEA）				
	糖类抗原 125（CA-125）				
	糖类抗原 153（CA-153）				
	糖类抗原 19-9（CA-19-9）				
心肌指标	肌钙蛋白、肌红蛋白、BNP				
激素	促绒毛膜性腺激素（β-HCG）				
	促甲状腺激素（TSH）				
	四碘甲状腺原氨酸（T_4）				
	三碘甲状腺原氨酸（T_3）				
	游离三碘甲状腺原氨酸（FT_3）				
	游离甲状腺素（FT_4）				

检验项目及缩写		标本类型	标本采集量	容器	采集要求
自身抗体	抗平滑肌抗体（ASMA）	静脉全血	5ml	黄盖真空管	空腹或餐后3小时自身抗体、自身免疫性肝特异抗体、体液免疫可合采一管血
	抗核抗体（ANA）				
	抗线粒体抗体（AMA）				
自身免疫性肝特异抗体	抗可溶性肝抗原抗体（抗SLA/LP）	静脉全血	5ml		
	抗线粒体抗体（M2）				
	抗肝细胞溶质抗原1型（LC-1）				
抗可提取核抗原抗体（ENA）					
体液免疫	免疫球蛋白A（IgA）	静脉全血	5ml	黄盖真空管	
	免疫球蛋白M（IgM）				
	免疫球蛋白G（IgG）				
	补体C3（C3）				
	补体C4（C4）				
	类风湿因子（RF）				
	C反应蛋白（CRP）				
	转铁蛋白（TRF）				
抗链球菌溶菌素"O"（ASO）					
铜蓝蛋白（CER）					
肝纤维化	肝胆酸（CG）	静脉全血	5ml		空腹或餐后3小时，不可与其他项目合并
	人Ⅲ型前胶原（PCⅢ）				
	层粘连蛋白（LN）				
	Ⅳ型胶原（IVC）				
HIV抗体初筛实验		静脉全血	5ml	黄盖真空管	空腹，不可与其他项目合并采样
梅毒血清实验（TURST）					空腹或餐后3小时
梅毒螺旋体特异性抗体（Syphilis TP）					
结核抗体（胶体金）					
弓形虫抗体（IgG/IgM）					
T细胞亚群测定	CD3	静脉全血	2ml	紫盖EDTA-K2抗凝管	采血后颠倒混匀6~8次（避免剧烈摇晃），及时送检
	CD4				
	CD8				

续表

检验项目及缩写		标本类型	标本采集量	容器	采集要求
核抗体谱（IgG）（ENA 14项）	U1-nRNP	静脉全血	5ml	黄盖真空管	空腹或餐后3小时，采血后颠倒混匀5次，及时送检
	Sm				
	着丝点				
	SS-A				
	SS-B				
	Scl-70				
	Jo-1				
	抗核糖核蛋白抗体				
	抗组蛋白抗体				
	抗核小体抗体				
	抗 PCNA				
	PM-Scl				
	抗双链 DNA 抗体				
	抗线粒体抗体（M2）				

表 1-2-5 临床基因扩增检验标本采集要求

检验项目及缩写	标本类型	标本采集量	容器	采集要求
庚肝病毒核酸定量（HGV-RNA）	静脉全血	2ml	紫盖 EDTA-K2 抗凝管	空腹或餐后3小时此四项可合并采足量血样于一管
丙肝病毒核酸定量（HCV-RNA）				
丙肝基因分型				
乙肝病毒 1896 变异				
乙肝病毒耐药突变检测				
结核杆菌核酸检测（TB-DNA）	痰	2ml	50ml 尖底塑料离心管（环氧乙烷消毒）	痰标本取清晨深部第一口痰
	穿刺液		15ml 尖底塑料离心管（环氧乙烷消毒）	及时送检
	静脉全血		紫盖 EDTA-K2 抗凝管	采血后颠倒混匀8~10次
HIV 核酸定量检测	静脉全血	2ml	紫盖 EDTA-K2 抗凝管	空腹或餐后3小时采血后颠倒混匀8~10次
不明病原体核酸定性检测（自行设计引物）	静脉全血、体液等标本	2ml	15ml 尖底塑料离心管（环氧乙烷消毒）、紫盖 EDTA-K2 抗凝管	采血后颠倒混匀8~10次

表 1-2-6　临床微生物检验标本采集要求

标本类型	采集		时间温度转运	报告时间（工作日）	采样限制	说明
	原则	装置和最小量				
血	培养瓶的消毒：用70%异丙基乙醇消毒橡胶塞30秒 静脉穿刺消毒：严格按照皮肤消毒步骤操作（酒精、碘酊、酒精） 血液培养须特别注意消毒，因许多微生物，尤其葡萄球菌属通常存在皮肤表面或近表层处，易造成污染 采血时机：在寒战出现时或发热初期采集血培养最佳	血培养瓶成人：5~10ml；婴儿：1~5ml	≤2小时，常温禁止冷藏	阴性：5天 阳性：随时报告危急值，正式报告需两天后，第5天出阴性报告	建议从不同部位采2~3套（1套为一瓶需氧+一瓶厌氧血培养瓶）	急性脓毒病：10分钟内从不同部位采2~3套 急性心内膜炎：抗菌药物使用前、1~2小时内从不同部位采3套 亚急性心内膜炎：抗菌药物使用前、从不同部位采3套，间隔≥15分钟，如24小时内为阴性，需再采3套 原因不明发热：从不同部位采2~3套，间隔≥1小时，如24小时内为阴性，需再采3套 注意事项同脑脊液
骨髓	注意彻底消毒，因许多微生物，尤其葡萄球菌属通常存在皮肤表面或近表层处，易造成污染	血培养瓶≥1ml			无	注意事项同脑脊液
脑脊液	注意彻底消毒，因许多微生物，尤其葡萄球菌属通常存在皮肤表面或近表层处，易造成污染		≤1小时，常温禁止冷藏	阴性：3~5天 阳性：随时报告危急值，正式报告需5天	无	注意事项：患者信息标签不可覆盖血培养瓶的条形码；标本采集后立即送检，如不能立刻送至检验室，应置于室温，禁止放置冰箱

续表

标本类型	采集		时间温度转运	报告时间（工作日）	采样限制	说明
	原则	装置和最小量				
脓肿及伤口	1. 标本采集前用无菌生理盐水或75%酒精彻底清创以去除表面细菌 2. 用无菌针筒穿刺法抽吸深部脓液，或从伤口深处采集渗出物的拭子标本	15ml或50ml尖底塑料离心管（环氧乙烷消毒）	≤1小时，常温	阴性：3天 阳性：随时报告危急值，正式报告需要5天	1/d*	组织或抽吸物标本优于拭子标本
组织	1. 小样本应滴加几滴无菌盐水保持湿润 2. 不能使组织干涸				无	呈送组织的量尽可能多，不要呈送表面简单摩擦的拭子
静脉导管	1. 用75%酒精消毒导管周围的皮肤 2. 将导管末端约5cm移入无菌管				1/d*	
穿刺液，心包液，胸腹水，关节液等	1. 注意彻底消毒，因许多微生物，尤其葡萄球菌属通常存在皮肤表面或近表层处，易污染 2. 尽可能留取多量标本	血培养瓶或15ml尖底塑料离心管≥1ml			无	
引流液	1. 用70%酒精消毒导管采集部分 2. 用注射器从引流管无菌采集2~3ml	50ml尖底塑料离心管（环氧乙烷消毒）	≤2小时，常温	阴性：2天 阳性：3~5天		标本不能直接从引流袋放出，因引流液在袋中潴留时间太长容易孳生细菌
眼结膜	1. 分别用拭子（无菌盐水预湿）绕每一个结膜取样 2. 采集完即接种培养基	直接接种血平板和巧克力平板	立即送检，常温	阴性：3天 阳性：随时报告危机值，正式报告需要5天	无	建议在床边接种。采集时，须小心地避免感染蔓延至眼部邻近区域。 注意，须标明左眼、右眼的标本

标本类型	采集		时间温度转运	报告时间（工作日）	采样限制	说明
	原则	装置和最小量				
痰	1. 嘱患者用温开水清洗或漱口去除口腔表面菌 2. 指导患者从肺深部咳出痰液，采集到无菌容器内	50ml 尖底塑料离心管（环氧乙烷消毒）	≤2 小时，常温	阴性：2 天 阳性：3~5 天	1/d*	合格痰标本应≤10 个鳞状上皮细胞/LPF。痰易受污染，肺泡灌洗液、支气管刷、气管抽吸物等临床意义更大
鼻	用被无菌盐水湿润的拭子插入鼻孔约 2cm，对鼻黏膜用力旋转	转运拭子				
鼻咽	1. 用无菌拭子经鼻轻轻插入鼻咽后部 2. 慢慢旋转拭子 5 秒以吸收分泌物					
喉	1. 用压舌板压舌 2. 用无菌拭子从咽后、扁桃体和发炎区采样					喉拭子培养不能用于会厌发炎的患者
粪便	1. 取有脓血、黏液部分的粪便 1~3g 2. 液体粪便取絮状物 1~3ml	无菌杯或有搅拌棒的粪杯（环氧乙烷消毒）	≤2 小时，常温	阴性：2 天 阳性：3~5 天	1/d*	住院超过 3 天或入院诊断不是胃肠炎的患者不做常规粪便培养
直肠拭子	1. 小心插入拭子超越肛门括约肌 2. 轻轻旋转拭子，在肛门隐窝取样 3. 用于检测病原的拭子应能见到粪便	转运拭子				
压疮溃疡	不选择拭子标本（见说明） 1. 用无菌盐水清洗表面 2. 如得不到活检标本或抽吸物，则用拭子用力采集损伤底部					由于压疮溃疡拭子提供不了什么临床信息，一般选择组织活检或针头抽吸标本

续表

标本类型	采集		时间温度转运	报告时间（工作日）	采样限制	说明
	原则	装置和最小量				
中段尿	1. 在未使用抗生素之前采集标本，注意避免消毒剂污染标本 2. 最好留取早晨清洁中段尿，采集前先用中性肥皂和水清洁外阴及尿道口周围 3. 留取时将前段尿排去，截留中段尿5~10ml 4. 患者睡前少饮水	无搅拌棒的尿杯（环氧乙烷消毒）>3ml				
导尿	1. 用70%酒精消毒导管采集部分 2. 用注射器从导尿管无菌采集5~10ml					标本不能直接从导尿袋放出，因尿液在袋中潴留时间太长容易孳生细菌

注：* 1/d 表示一天中仅需送检一次，无需多次重复送检相同标本

表 1-2-7 厌氧菌标本采集特殊要求

标本类型	采集		时间温度转运	报告时间（工作日）	采样限制	说明
	原则	装置和最小量				
脓肿及伤口	1. 标本采集前用无菌盐水或70%的酒精彻底清创以去除表面细菌 2. 用无菌针筒穿刺法抽吸深部脓液，或从伤口深处采集渗出物的拭子标本	15ml 尖底塑料离心管（环氧乙烷消毒）≥2ml 送检量尽可能多	≤1 小时，室温	阴性：3 天 阳性：随时报告危急值，正式报告需要5~7 天	1/d*	组织或抽吸物标本优于拭子标本，从脓肿底部或脓肿壁的取样，结果更好
组织	1. 用无菌容器呈送 2. 小样本应滴加几滴无菌盐水保持湿润 3. 不能使组织干涸	15ml 尖底塑料离心管（环氧乙烷消毒）			无	呈送组织的量尽可能多，不要呈送表面简单摩擦的拭子
穿刺液心包液胸腹水关节液	1. 充分消毒皮肤后获取标本 2. 立即转运实验室 3. 尽量多送液体	血培养专用瓶，或 15ml 离心管≥2ml 送检量尽可能多				

注：* 1/d 表示一天中仅需送检一次，无需多次重复送检相同标本

表 1-2-8　结核标本采集特殊要求

项目	标本类型	采集量	容器	转运	报告时间	注意事项
分枝杆菌培养	痰	>5ml	50ml 尖底塑料离心管（环氧乙烷消毒）	≤2 小时，室温	阴性：固体培养 8 周，液体培养 4 周阳性：及时传报	至少连续送 3 天，每天一次。采集要求参见微生物标本采集要求
	支气管肺泡灌洗液、支气管冲洗液	>5 ml				采集要求参见微生物标本采集要求
	粪	>1g				
	尿（清晨中段尿）	5~10ml				
	脑脊液	>3ml				
	体液：（胸、腹水、关节液等）	5~10ml				
	组织	>1g				
	脓肿及伤口	1~5ml				
	胃的洗液或灌洗液	15ml		≤1 小时，常温		患者早晨未进食并卧床，采样 1. 用鼻胃管经口或鼻进入 2. 用 25~50ml 冷却的无菌蒸馏水灌洗 3. 获得标本并放入到无菌容器
抗酸染色涂片	晨痰	量多为宜		≤2 小时，室温	1~2 个工作日出报告	至少连续送 3 天，每天一次。采集要求参见微生物标本采集要求
	晨尿（中段尿）	10ml				留取 24 小时尿或 12 小时全夜尿于洁净容器中，必须静止 2 小时后，弃上清液，收集沉渣约 10ml 于无菌容器送检
	脑脊液	1~2ml				
	体液（胸、腹水、液等）	5~10ml				采集要求参见微生物标本采集要求
	胃的洗液或灌洗液	5~10ml	无菌容器			采集要求参见胃冲洗液分枝杆菌培养
	脓汁、伤口、抽取液	1~5ml				
	支气管刷子		载玻片			至少 2 张

主要参考文献

［1］倪语星，尚红．临床微生物学检验．第 5 版．北京：人民卫生出版社，2012.

［2］李凡，徐志凯．医学微生物学．第 8 版．北京：人民卫生出版社，2013.

［3］李兰娟．传染病学．北京：人民卫生出版社，2013.

［4］尚红，王毓三，申子瑜．全国临床检验操作规程．北京：人民卫生出版社，2015.

［5］Isaac I Bogoch，Oliver J Brady，Moritz U G Kraemer，et al. Anticipating the international spread of Zika virus from Brazil. Lancet，2016，387（10016）：335-336.

第三节　各种病毒性肺炎的影像诊断技术
（施裕新）

病毒性肺炎（viral pneumonia）常为吸入性感染，通过飞沫和密切接触传染，可由上呼吸道病毒感染向下蔓延引起，也可继发于出疹性病毒感染，常伴气管及支气管感染。据WHO 估计，全球每年约 400 万人死于该疾病，占总体死亡人口的 7%。在社区获得性肺炎（community-acquired pneumonia，CAP）中，病毒感染占 5%～15%。在非细菌性肺炎中，病毒性肺炎占 25%～50%。病毒性肺炎一年四季均可发病，每种病毒均有相对流行季节，但以冬春季多见，可散发、小流行或暴发流行。

病毒性肺炎的病原体多种多样，如流感病毒、副流感病毒、巨细胞病毒、冠状病毒、呼吸道台胞病毒、腺病毒、鼻病毒和某些肠道病毒，如柯萨奇、埃可病毒等也可引起病毒性肺炎。流感病毒是成年人和老年人病毒性肺炎最为常见的病原体。婴幼儿病毒性肺炎则常由呼吸道合胞病毒感染所致。近年来由于器官移植广泛开展、免疫抑制药物普遍使用以及艾滋病（acquired immune deficiency syndrome，AIDS）发病率逐年上升等原因，病毒性肺炎引起了越来越多的关注。新型冠状病毒（severe acute Rrespiratory syndromes，SARS）、禽流感病毒H1N1、H7N9 的出现，再次引起了人们对于呼吸道病毒感染导致重症肺炎的重视。影像学检查作为一种无创性检查方法，可对病毒性肺炎的诊治发挥重要作用，尤其对于临床症状和体征无明显特异性的病毒性肺炎患者，胸部影像学检查能提供重要信息。另外，影像学还可及时观察肺内病灶形态和范围，了解疾病的治疗效果和病情变化，为合理治疗提供客观依据。

一、甲型 H1N1 流感肺炎

典型病理表现为弥漫性肺泡损伤和坏死性支气管炎，前者表现为肺泡出血、水肿、纤维蛋白渗出物填充，肺泡壁透明膜形成，肺泡间隔增生，Ⅱ型肺泡上皮增生，小血管栓塞；后者表现为支气管黏膜溃疡和脱落。病情发展可伴有胸膜炎、肺间质淋巴细胞浸润、肺间质水肿和纤维化。若支气管反复感染和阻塞，可发生支气管扩张和慢性肺间质纤维化。

主要临床表现为流感样症状，包括发热、流涕、咽痛、咳嗽、头痛和（或）腹泻等。少数病例病情进展迅速，出现呼吸衰竭、多脏器功能不全或衰竭，严重者可导致死亡。实验室检查一般表现为外周血 WBC 总数正常或偏低，淋巴细胞比例增高；中性粒细胞比例高于正常值上限者占 63%，这可能是新型甲型 H1N1 流感的特点之一。患者细胞免疫功能下降，表现为 CD4$^+$T 淋巴细胞绝对计数低于正常下限水平，提示甲型 H1N1 流感病毒可抑制机体细胞免疫功能。

X线表现：轻症病例大多数X线片无异常发现。合并肺部炎症者X线片上表现为肺纹理增粗、模糊，可见散在多发小斑片状阴影。由于伴随细支气管炎，常可见肺过度充气，肺野透亮度增高。重症患者两肺透亮度明显减低。

CT表现：初期，多在发病3天以内。在HRCT上可见肺小叶中心性结节、树芽征、小叶间隔增厚（图1-2-4）、线样征、小叶实变、小斑片状的磨玻璃影（图1-2-5）以及铺路石征等。胸膜可有增厚，但无明显胸腔积液。

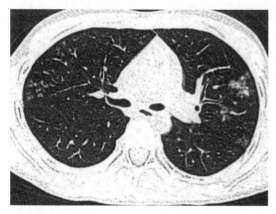
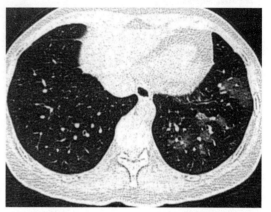

图1-2-4 甲型H1N1流感性肺炎

发病第3天，左肺上叶小叶中心结节，可见"树芽征"

图1-2-5 甲型HINA流感性肺炎

发病第3天，左肺下叶多个小叶磨玻璃影融合成斑片状

进展期HRCT上可见小叶中央实变的结节影和比较明显的多发或广泛的磨玻璃影，可伴有局部实变影（图1-2-6）；病变继续进展，磨玻璃样病灶迅速互相融合、扩大，密度可增高，原来磨玻璃影被高密度实变影替代，病灶内可见支气管充气征，也可见支气管内条状相对高密度的分泌物，部分病例可有少量胸腔积液。危重症患者表现为双肺多发大片状实变影及支气管血管束周围广泛分布的磨玻璃密度影。危重症患者肺内病灶进展迅速，影像学发现甚至1日内病灶就有很大变化（图1-2-7），同时发生进行性呼吸困难和低氧血症，进展到呼吸衰竭，需要气管插管、机械通气等。

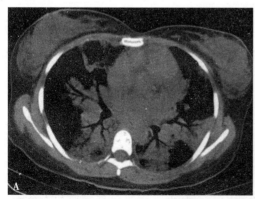
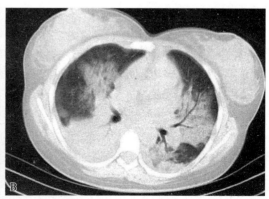

图1-2-6 甲型HINI流感性肺炎

A. 纵隔窗：发病第6天，两肺大片状实变影；B. 肺窗：两肺大片状实变影和磨玻璃影，见支气管充气征

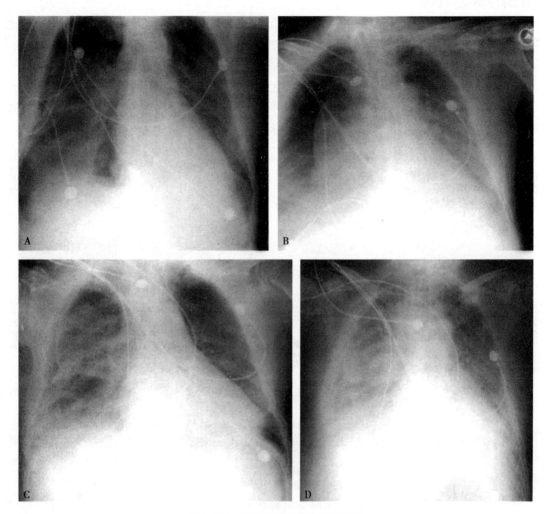

图 1-2-7 危重症 HINI 病毒性肺炎

A. 两肺广泛磨玻璃影和片状实变影，右侧少量气胸；B. 1 天后两肺病变加重，右侧气胸明显加重；
C. B 图摄片 1 小时后，气胸明显减少，右肺大部分复张；D. 2 天后肺部实变加重，死亡

　　吸收期肺内一侧或双侧病灶由大变小，病变范围明显减少，由弥漫性磨玻璃影或多发片状实变转变为较局限性病变。绝大部分患者病灶吸收，部分吸收不良，表现为小叶内和小叶间隔明显增厚，呈增粗的网格状阴影或纤维化病灶。

二、H7N9 流感肺炎

　　病理上主要累及肺部，病变区域肺泡壁透明膜形成，肺泡出血、水肿、炎症细胞和纤维蛋白充填，肺泡间隔增生，肺间质水肿以及纤维化。

　　感染者以老年男性城市居民为主，重症病例比例较多，该病毒可引起急性呼吸道传染，临床主要表现为发热（38~42℃，多在 39℃ 以上）、咳嗽、少痰、呼吸急促，伴有头痛、肌肉酸痛、乏力等。潜伏期一般为 7 天以内。病情短期内进展迅速，多在 5~7 天内发

展为重症肺炎和 ARDS，导致多器官功能衰竭，甚至死亡。淋巴细胞计数降低，中性粒细胞计数升高而白细胞总数一般正常或略降低，C 反应蛋白计数增高。由于 H7N9 病情进展快，应尽早使用神经氨酸酶抑制剂抗病毒治疗，同时视病情不同给予抗细菌及营养支持治疗。

X 线表现：感染早期可正常，也可表现为肺纹理增粗、模糊，或散在小片状影。进展期表现为两肺透亮度不同程度减低，肺纹理模糊不清，病变表现为大片状实变致密影，边缘模糊不清，密度不均匀（图 1-2-8），在实变区可见透亮的空气支气管征（图 1-2-9）。病变短期内进展迅速，床旁胸片可检测病情发展，有助于临床治疗的跟进。

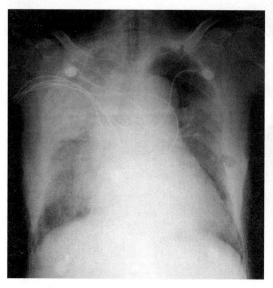
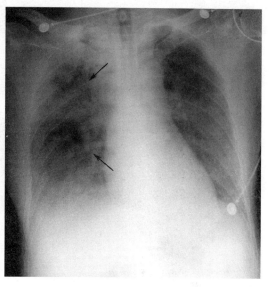

图 1-2-8　H7N9 禽流感肺炎　　　　　　图 1-2-9　H7N9 禽流感肺炎
女性，79 岁，两肺弥漫性实变　　　　　男性，56 岁，右肺大片致密影

CT 表现：该病常急性发病，进展迅速，感染在短时间内扩散至全肺。其表现常分以下几期：①早期：多在发病 3 天以内。以肺实质改变为主，表现为散在小斑片状磨玻璃影或实变影，病变比较局限，右肺常受累，尤其是右肺上叶及中叶。由于多数患者确诊较晚，早期 CT 检查不多；②进展期：病灶常迅速扩大，呈广泛分布，病灶多发，但是无典型肺内分布的趋势和特定的肺叶或肺段。多表现为双肺多发磨玻璃密度影和肺实变，疾病不同期的两种病变比例不同，在病灶之间仍可见正常通气的肺组织，形成"地图征"（图 1-2-10），磨玻璃密度及肺实变区域内可见空气支气管征（图 1-2-11）。胸膜病变较常见，且可合并有胸腔积液、心包积液和纵隔淋巴结肿大；③吸收期：病变范围变小，密度减低，伴有小叶间隔增厚时，可见"铺路石征"（图 1-2-12）。伴有小叶中心性结节、树芽征及胸膜下线状影（图 1-2-13）等，部分病例可见网状改变；④疾病迁延期：以肺间质改变为主，主要变现为肺小叶间隔增厚，可呈网格影等改变，最终间质性炎症缓慢吸收好转。部分病例可迅速进展，病变由局限转变为广泛（图 1-2-14，图 1-2-15）。

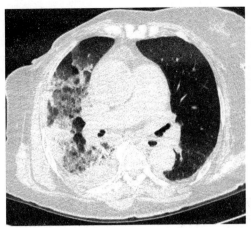

图 1-2-10　H7N9 禽流感肺炎

女性，75 岁，右肺弥漫性实变，磨玻璃密度影与
正常肺组织混杂，可见"地图"征

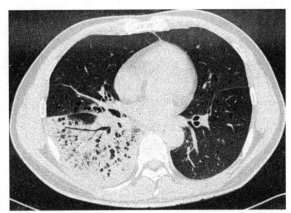

图 1-2-11　H7N9 禽流感肺炎

男性，47 岁，右肺下叶大片实变内见空气
支气管征

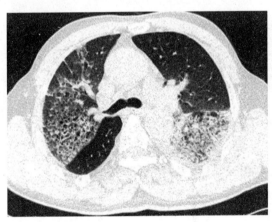

图 1-2-12　H7N9 禽流感肺炎

男性，67 岁，左肺上叶磨玻璃密度影叠加小叶间隔
增厚，形成"铺路石"征

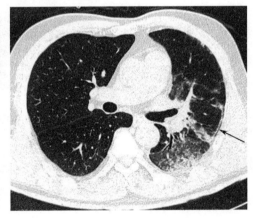

图 1-2-13　H7N9 禽流感肺炎

男性，65 岁，随病变吸收左肺下叶出现
胸膜下线（箭）

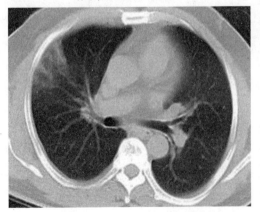

图 1-2-14　H7N9 禽流感肺炎

病灶感染开始于右肺中叶及下叶

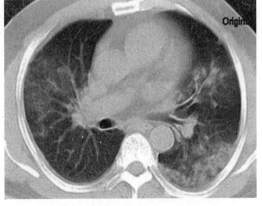

图 1-2-15　H7N9 禽流感肺炎

4 天后进展，病灶迅速发展为双肺内弥漫性分布

三、SARS

病理上以弥漫性肺泡损伤为基本特征。SARS肺部病变早期，由于弥漫性肺泡上皮细胞损伤，导致肺毛细血管床的浆液纤维素性渗出反应，表现为间质性肺水肿、微血栓和肺透明膜形成。随着病情的进一步发展，致使肺泡Ⅱ型上皮细胞修复性增生、脱落。被破坏的肺毛细血管床以及肺泡内的纤维素性渗出物，通过增生的纤维母细胞机化。此外，肺泡巨噬细胞分泌促纤维化因子也导致了纤维化过程，直至广泛的肺实变，导致患者出现严重的通换气功能障碍，出现呼吸衰竭。

起病急，潜伏期2~10天，以发热为首发症状，体温大多>38℃，热型可为稽留热或弛张热，一般持续时间为9~12天；可伴有头痛、肌肉酸痛、畏寒、乏力、腹泻；咳嗽多为干咳，多出现在病程的第4~6天，以第二周最为明显，可伴有少量白黏痰，剧烈咳嗽者可伴有血丝痰；可有胸痛，严重者出现气促、呼吸困难甚至出现急性呼吸窘迫症（acute respiratory distress syndrom，ARDS）。肺部体征不明显，部分患者可闻及少许湿啰音，或有肺实变体征。

X线表现：肺部有不同程度的片状、斑片状浸润性阴影或呈网状改变，部分患者进展迅速，呈大片状阴影；常为多叶或双侧改变，阴影吸收消散较慢；肺部阴影与症状体征可不一致。若检查结果阴性，1~2天后应予复查。

CT表现：异常胸部影像学表现是SARS的一大特点，在症状出现后1~2天甚至早于呼吸系统症状影像学检查即可发现肺部异常阴影。影像学表现有其特点：①病变早期：可表现为片状磨玻璃密度，可为单发小片状磨玻璃密度（图1-2-16），也为大片状磨玻璃密度（图1-2-17），其内可见肺纹理穿行和空气支气管征。这种CT表现反映了SARS患者肺部损伤的病理过程：支气管壁和肺泡壁形成透明膜，严重影响气体交换。肺泡实变影较少见。若出现实变表示肺泡腔完全被炎症渗出所充实。病灶多为于肺野外带或胸膜下。此种分布方式可能与SARS感染方式有关，目前认为SARS主要近距离飞沫传播，病毒颗粒细，可沉积于末梢支气管及肺泡内。②病情进展期：一般出现在入院10~14天内，影像学表现上述病变范围均较前有所增大，可超过一个肺段范围，主要表现为磨玻璃密度为主并有肺实变影，磨玻璃密度影和肺实变影可在相同或不同的CT层面上出现，肺实变影也可发生

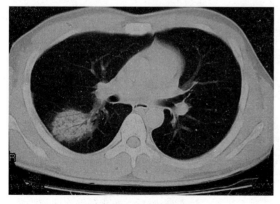

图1-2-16　SARS
CT显示右下叶背段圆形实变阴影，边缘不光整，
病灶内可见空气支气管征

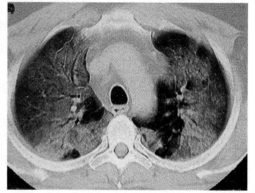

图1-2-17　SARS
CT显示两上肺叶大片状实变阴影，病变内
可见空气支气管征

在磨玻璃密度影内。也可表现为单纯磨玻璃密度影或以肺实变影为主的影像。病情进一步恶化可表现为病变部位增多，可由一侧肺发展到双侧、由少数肺野发展为多个肺野，最后融合成两肺弥漫性分布。少数 SARS 患者发展为急性肺损伤，ARDS 甚至多脏器功能衰竭 MODS 而死亡。死亡病例 CT 表现多为弥漫或大片状磨玻璃密度或肺实变；CT 随访病变进展迅速；继发细菌、真菌感染。③病变恢复期：多发生在入院 10~14 天后，肺内病变由弥漫或多发转变为局限性病变，病灶由大变小（图 1-2-18）。部分患者在疾病进展或吸收过程中，可见某一部位病变吸收或变小，而其他部位出现新病变或其他部位病变增大。少数患者可出现明显的肺间质增生，CT 表现为条索状、网状或蜂窝状影，出现胸膜下弧线影及小叶间隔增厚，并可见局限性或一侧肺野透亮度增加，患侧胸廓变小。

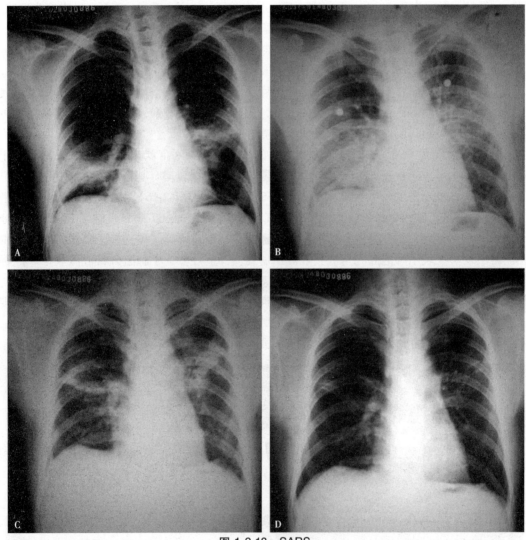

图 1-2-18 SARS

A. 发病初期，CT 显示两肺中下野见大片状密度增高实变影；B. 72 小时后，病变进展为两肺弥漫性病变，并出现"白肺"；C. 治疗 28 天后，两肺下野病灶明显吸收，两中上肺野见片状密度增高影；D. 治疗 58 天后，维条状及点状密度增高影

注：本章节图片均节选自由张志勇、施裕新主编的《胸部疾病循证影像学》

【诊断要点】

1. 病毒性肺炎 诊断需结合其临床症状、流行病史及影像学改变，并排除由其他病原体引起的肺炎。流感类病毒性肺炎大多数有典型的流感症状与体征，普通流感、SARS、H1N1 和 H7N9 等均有好发季节，可有明确的流行病史，结合白细胞总数不高或降低，淋巴细胞计数降低，CT 显示磨玻璃影或伴实变，高度提示病毒性肺炎。具体病毒类型的确切诊断则有赖于病原学检查，包括病毒分离、血清学检查以及病毒抗原检测。呼吸道分泌物中细胞核内的包涵体可提示病毒感染。

2. 甲型 H1N1 流感肺炎 轻症患者 CT 上表现为多或单个小叶片状磨玻璃密度影和（或）实变影，部分呈网格状表现，病灶多位于外周肺及下肺，常伴肺间质性改变；重症患者以青年和高危人群多见，肺内多发大小不等的磨玻璃密度影和实变影，相互融合成大片，或两者并存。与普通病毒性肺炎相比较，甲型 H1N1 流感肺炎范围更广泛，进展快，但早期肺间质性改变较少见。

H7N9 禽流感肺炎进展快，随着病情进展，病灶广泛分布且多发，多表现为多肺叶弥漫分布的磨玻璃密度影和实变混杂，"地图征"及"铺路石征"常见，范围较广，但胸腔积液的出现与疾病严重程度无明显相关性。

SARS 患者胸部 CT 表现为磨玻璃密度和肺实变，约 50% 累及两侧肺，以中、下肺野受累常见，且病变多为于肺野外带。HRCT 上可见小叶间隔增厚，伴有细支气管扩张和少量胸腔积液。

【鉴别诊断】

结合患者的流行病学史、临床表现及实验室检查，可得出临床诊断。确诊有赖于病原学及血清学检测结果，最可靠的方法是从呼吸道分泌物中分离出病原体。临床上应注意与H5N1 禽流感肺炎、肺泡蛋白沉积症、其他病毒性肺炎、细菌性肺炎、支原体肺炎等疾病进行鉴别诊断。

1. 人高致病性 H5N1 禽流感肺炎 两肺大片状或斑片状密度增高影，分布广，变化快，病灶呈现游走性，由肺尖向下肺叶扩散，类似于过敏性肺炎特征。

2. 肺泡蛋白沉积症 患者多中年男性，且发病隐匿，最特征性的表现为双侧肺野磨玻璃密度伴有光滑的小叶间隔增厚，可见"铺路石征"。确诊需要肺泡灌洗、肺穿刺或肺活检证实。

3. 腺病毒性肺炎 多见于儿童、婴幼儿和免疫力低下者，好发于冬春季，间质改变为主。病变初期，肺纹理增多、紊乱、模糊。病变进展时，两肺小片状，点状及粟粒状结节影；严重病例可见斑片状或大片状磨玻璃密度影，也可进展为肺实变，病变单发或多发或两肺弥漫分布。

4. 细菌性肺炎 肺叶或段的实变影，病变较局限，一般多为一段或一叶病变发生，很少发生两肺或一侧肺弥漫性病变。病变进展速度较危重甲型 H1N1 流感肺炎慢。

5. 支原体肺炎 多见于青年和儿童。起病缓慢，病变以间质改变为主。早期表现为肺纹理增多模糊及网状纹理，进展时呈局限或广泛的片状磨玻璃影，自肺门向肺野外围伸展的大片扇形阴影。CT 可以显示早期小叶中心性磨玻璃影或实变、肺间质炎症、网状阴影及小叶间隔增厚影。

【诊断思维与点评】

胸部影像学检查的重要价值在于发现病变，显示病变范围以及监视病变动态变化过程。病毒性肺炎的疗效好坏在于能否早期发现与早期治疗。根据病毒性肺炎早期胸部CT特点，结合流行病学史、临床表现、实验室检查特点以及病原体检测表现能大大提高我们对此类疾病的诊断准确性。对于有基础疾病的高危感染患者，疾病快速进展时，应考虑重症病毒性肺炎感染的可能。目前流感病毒性肺炎成像主要为胸部X光片和CT，虽然可以检测肺部结构变化，但在描述疾病早期阶段特征、区分炎症与感染或跟踪免疫应答方面受到很大限制。肺炎病灶的量化评估，可以比较准确地判断病变严重程度和病情变化，指导临床治疗。多模态影像学比如PET/SPECT/MRI/生物荧光成像等技术有望在体研究呼吸道病毒感染。新兴发展的分子探针技术也可以作为检测各种病原体的新型生物标志物以及评估新的治疗方法。

第三章

动物源性传染病

前言：人类的许多传染病来源于动物，如艾滋病、狂犬病、人感染高致病性禽流感等。随着环境的变化，人与动物的接触更加频繁。如何防控动物源性新发传染病具有重要意义；虫媒病毒是导致人畜共患病的一群病毒，近年来虫媒病毒病逐渐引起重视。本章特设立相应两节进行阐述。

第一节　动物源性疾病与新发传染病的关系
（杨正时）

人与动物生活在同一个地球上，都是地球村的居民，彼此和谐共处，既是邻居，也是朋友。随着家庭宠物业的兴起，使越来越多的人有机会零距离地接触动物。据统计，在美国每天就有一亿人与动物直接接触，现在美国人口已达三亿，因此有1/3的美国人每天与动物打交道。世界各国各地区的情况也大体相似，中国也不例外。2006年1～10月，北京市因动物致伤已达113 167人。饲养宠物十分普遍，尤其养狗。2011年，北京市登记犬数量已超过95万头，尚有100万头左右没有登记，这样北京市犬只大约数量有200万头，现在可能更有新的增加。犬是人们的一种生产工具、生活伴侣。养犬也是人们的一种兴趣爱好，一种精神寄托。但是狗多了，狂犬病也随之而来。自20世纪50年代以来，我国人间狂犬病先后出现3次流行高峰。第一次高峰出现在20世纪50年代中期，年报告死亡数曾逾1900人。第二次高峰出现在80年代的初期，1981年全国狂犬病报告死亡7037人，为新中国成立以来报告死亡数量最高的年份。整个80年代，全国狂犬病疫情在高位波动，年报告死亡数均在4000人以上，年均报告死亡数达5537人。第三次高峰出现在21世纪初期，2007年达到高峰，当年全国报告死亡数达3300人。在此期间的2006年1～10月，北京市因动物致伤已达11316人次，卫生部公布2006年1～9月全国狂犬病发病累计数计2254例。自2008年起，我国狂犬病疫情出现持续回落，至2014年报告发病数下降至1000例以下。即使在狂犬病疫情下降的年份，但养犬过多引发的干扰与经济损失仍是巨大的。仅北京市因动物致伤接种狂犬病疫苗人数，2008年185 000人次，狂犬病死6人；2009年1～5月，81 287人；2010年30 000人，死亡9人；2011年1～8月，199 000人；1～11月，死亡6人；2012年1～5月，60 000人，全年死亡13人。

更为重要的是，人与动物间的密切程度已达到了人类不可能离开动物而生存的地步。

动物关系到民生必需，动物为人类提供生活、生存必需的肉类、奶类、蛋类及其相应的制品。社会上错综的行业与数以万计的劳力已投入到与动物相关的庞大产业。养殖、运输、加工、清洁、销售、管理以及广大的消费人群，已涉及国民经济的多个领域，直接或间接地与动物及动物制品联系与接触，从而增加了人与动物间疾病传播的可能性。

一、zoonosis 的概念

1. zoonosis 的原始定义与讨论　鉴于动物与人的密切关系以及动物传染病对人类健康的威胁，联合国粮农组织（FAO）与世界卫生组织（WHO）成立了一个专家委员会，在20世纪50年代曾联合举行过两次会议，提出了 zoonosis（复数为 zoonoses）的概念，并于1966年12月举行了第三次会议，再次对 zoonosis 的有关问题进行讨论，并发表了第三次专题报告。

术语 zoonosis 是 20 世纪 50 年代由 FAO/WHO 创用的表示动物与人类疾病间关系的一个新的医学名词。它是由希腊字动物词根（zoon）与疾病的词根（osis）结合而成。因此，zoonosis 的含义就是动物病。与一般常用的"animal disease"（动物疾病）不同的是，FAO/WHO 将 zoonosis 定义为在自然状态下，脊椎动物与人之间传播的疾病与感染。这个定义在若干年后，发现了一些问题，因此在第三次会议中曾经引起争议，认为定义包含的内容过宽，不仅包括人从动物获得的感染，也包含动物从人获得的感染。后者在理论上是可能的，但这属偶然，人作为传染源的意义不大，没有公共特殊重要性。此外，内容过宽的理由为定义中也包含有非感染源引起的疾病，例如毒素与中毒。专家委员会在 1967 年发布的第三次报告中承认定义中存在的缺陷和失误，但由于已被广泛采纳和应用，因此建议不再修改，将有关疾病（zoonoses）以列表的形式予以公布，因此，在第三次报告中附有各类感染性疾病约 100 种。

2. zoonosis 的注释与理解　zoonosis 作为一个名称术语的词条，一定会被有关词典所收录。词典具有收集、确认新的词条的作用，并具有使其流通使用的功能。

zoonosis 一词首先出现于 1957 年版的 Funk & Wagnalls《新标准英语词典》中。该词典在 1919—1957 年的 38 年间共出版 18 版，是美国最大型与权威的综合性英语词典之一。该词典注释是：来自动物毒物而使人感染的疾病，如来自犬的狂犬病以及来自马的鼻疽等。

在美国各大小图书馆普遍陈列的另一本大型工具书《Webster 第三国际词典》，其1961 年版中仍未收载 zoonosis 一词，在 1964 年版的《动物学词典》中也未收载。在 1967年版的另一本《动物学词典》中虽也无 zoonosis 一词，但在 1968 年的编后补充中，增补了 zoosis 条目，注释为动物寄生物引起的疾病。但 zoosis 一词在以后出版的多种词典和医学、兽医学书籍中均未出现。可能是由于对 zoonosis 这一新词大家并不十分熟识，导致应用上的混乱。zoosis 一词可能是误用所致，以后自行消失了。

20 世纪 80 年代后，有关医学书籍与词典中出现开始频繁，引用 zoonosis 普遍增多，并有若干专著陆续出版，对 zoonosis 的注释也趋一致。所不同的是，1993 年版《Webster 医学词典》注释为由较低等动物（lower animal）传染于人的疾病。所谓较低等动物，在动物分类学上包括原生动物（protozoa）、中间动物（mesozoa，原生动物与腔肠动物中间的一种动物）、海绵（sponges）、腔肠动物（coelenterates）、扁虫（flatworms）、圆虫

（roundworms，包括蛔虫或任何圆体不分节的虫）、缓步类动物（tardigrada）、环节动物（annelida）、节肢动物（arthropoda）以及 rotifers、priapuloida、onychophoral、nemertinea 等。显然，这是不够全面，也不是主要的，因此，在 1999 年版中放弃了这种说法。《牛津比较医学》（1986）、《Webster 词典》（1994，1996）与《医学词典》、《百科医学词典》（1997）、《传染病百科全书》均注释为：zoonosis 是从脊椎动物传染于人的感染性疾病。

国内《新英汉词典》（上海，1978）是国内一本较大、较为流行而全面的词典，收载了 zoonosis，但注释为寄生物病、寄生虫病，显然当时对 zoonosis 的理解尚停留在动物病阶段。较《新英汉词典》出版稍早，在香港出版的《新英汉医学大辞典》（1976）的注释为动物病、动物性病、寄生动物病，并进一步解释：动物身上的疾病，能传染给人类。这是十分准确的。《英华大词典》注释为：（可由脊椎动物传染的）传人动物病。这是十分确切的。因为明确了两个关键性解释，本质上是动物病，而且能传染于人。但国内更流行的说法是人兽共患病。作者认为，zoonosis 含有 4 个基本要素：①动物；②动物传染病；③传染于人；④自然发生。

二、动物与人类传染病间关系模式

根据达尔文的进化论，人类来源于动物（猿），也属于灵长类，而又从动物中分化出来，与非人灵长类（non-human primates）有着根本的区别，但是共同的祖先以及在同一个地球家园中生活的密切关系，在疾病发生学上有着千丝万缕的联系。病原体表现出种属的特异性的同时，也存在着相互适应与遗传的突变，突破种属屏障而引起人的疾病。动物传染病和人类传染病的关系，作者采用以下几种模式表示。

1. 动物传染病　仅在一定动物种属范围内发生病原的感染、传染和流行的疾病，在通常情况下不感染于人，如由猪瘟病毒（hog cholera virus）引起的猪瘟（swine fever），由鸡传染性支气管炎病毒（infectious bronchitis virus）引起的鸡传染性支气管炎。对于动物传染病的流行，赋予两个专有的英文术语：enzootic［意为地方性动物病（的）］与 epizootic［意为动物流行病（的）］，与人类传染病的 endemic（地方病）、epidemic（流行病，流行；流行性的）相区别。随着经济的发展，边缘地区、山区、森林地区的开发，生态环境的改变，动物栖息地的干扰以及人类的迁移、人类接触野生动物的几率和频度的增加，使这种自闭式的动物流行病模式受到了严重挑战，加之感染病原对机体适应性的改变，为人类新的传染病的发生创造了条件。

2. 人类传染病　仅在人类中发生感染与流行，不同人种间没有明显的差异，动物在自然条件下一般对人类病原不敏感，如由 O1 群或 O139 群霍乱弧菌引起的霍乱，由脑膜炎奈瑟菌在人群中引起的流行性脑脊髓膜炎。

3. 人与动物共同的传染病　在这一类传染病中，动物与人，两者都从同样的来源中得到感染，或者人与动物间相互可以感染。Acha 与 Sgyfres 称此为人与动物共同的传染病（communicable diseases common to man and animals），以与 zoonosis 相区别。泛美卫生组织（Pan American Health Organization）是 WHO 区域性机构，专门出版了他们的三卷著作，书名为"*Zoonoses and Communicable Diseases Common to Man and Animals*"，可见两者是有区别的。

1918—1919 年的流感大流行被称为人类现代史上最大的瘟疫，造成的死亡总数估计2000 万~5000 万。一般认为这次流行于 1918 年 4 月首先在第一次世界大战中在法国作战的美国士兵中发生，以后迅速蔓延，波及全球。因此，其原始发源地是在美国东部。这次流行中死亡高度集中于健康的 20~40 岁青壮年。流感与肺炎死亡占总死亡数 90% 以上，"流感肺炎"是主要死因。当时虽然没有分离到病毒，但后来的血清学追溯，最可能是猪型流感病毒（当时为 H 猪 1N1，即现在的 H1N1）。凡是经过 1918—1919 年大流行及以后几年流行的人，即约在 1925 年以前出生的人，大都具有猪型抗体，而在此以后出生的人则多为阴性。此外，兽医观察认为美国西部每年秋冬流行的猪流感是在 1918—1919 年以后才发生的，其病原猪型流感可能是由人传给猪的。1976 年 1~2 月在美国新泽西州某兵营中再次发生猪型流感病毒引起的暴发也证实猪流感病毒在一定条件下确可引起人类流感。

1930 年，流感病毒首次从猪体中分离出来，其病毒株 A/swine/Iown/15/30（H1N1）成为猪甲型流感病毒典型 H1N1 世系的代表株。自 1930 年以来，典型 H1N1 猪流感病毒在北美、南美、欧洲和亚洲的猪群中循环。从 1965 年到 20 世纪 80 年代，在美国典型 H1N1 猪流感病毒，在抗原性和遗传学方面仍然高度保持一致。在 20 世纪 90 年代出现了典型 H1N1 病毒的抗原和基因突变株。最近研究表明早期的猪流感病毒与 1918 年人流感病毒在抗原性和遗传学方面密切相关。

其祖先病毒（Progenitorvirus）是首先从猪传到人，还是从人传到猪的，一般认为1918 年大流行时鸟流感病毒全基因先传给猪，与人流感病毒发生基因重配后，成为具有人流感病毒受体特性的突变株，再传给人。

2009 年春季，墨西哥流感暴发，并很快传播至其邻邦美国与世界其他国家，病原是携带有 H1N1 亚型抗原的含有猪流感、禽流感和人流感三种流感病毒的脱氧核糖核酸基因片段的甲型流感病毒。H1N1 亚型是常见引起重症流感的型别，也同样是 1918 年西班牙流感的亚型。但是这次引起墨西哥流感的病毒是具有猪流感病毒基因的杂交的新型流感病毒，流行开始时被称为"猪流感"（swine influenza；swine-origin influenza）。2009 年 4 月 30 日，世界卫生组织称为此次流行病毒主要在人间传播，尚无证据表明它在猪群内传播，或由猪向人传播。因此宣布不再使用"猪流感"一词指代当前疫情，而开始使用 A（H1N1）型流感，即甲型 H1N1 流感。

4. 动物源性传染病 这是一类由脊椎动物传播到人的传染病，这就是 zoonoses 的真谛。这类传染病原本是动物传染病，是在自然界中动物相互间传染的流行病，动物在自然界保持感染流行中起着主要的作用，而人由于某种不当闯入了它们的循环之中，因此人仅仅是偶然宿主（accidental host），也可能是终末宿主（end host），甚至是死亡终末宿主（dead end host）。由于人类的这些传染病源于动物，因而作者建议命名为动物源性传染病，如由患狂犬病的病犬咬人后，人因感染了狂犬病病毒所致的人狂犬病。由鼠疫耶尔森菌引起的鼠疫，在大多数的情况下发生的是腺鼠疫，不引起人对人的传播，但在少数情况下发生了肺鼠疫，即可经空气引起人对人的传播。

兔热病病原土拉热弗朗西斯菌可通过多种途径感染人。土拉菌病（Tularemia）也称兔热病（Rabbit fever），更习惯地称野兔热（Wild hare disease），是由土拉热弗朗西斯菌感染引起的人及多种动物的一种自然疫源性疾病。我国曾先后在内蒙古通辽地区、黑龙江、西藏、青海、甘肃及山东部分地区发现患者，从尾兔和蜱虫中分离到病原菌，说明在我国边疆省区和个别省份存在自然疫源地。根据毒力与生物活性的差异，土拉热菌有两个生物型变种：土热拉生物型（F. tularensis biovar tularensis）或 Jellison A 型，具有瓜氨酸酰脲酶活性，发酵甘油，对人毒力强，常由蜱叮咬或接触病兔感染；另一个是古北区生物型（F. tularensis biovar palaearctica），也称旧世界变种或 Jellison B 型，无瓜氨酸酰脲酶活性，不发酵甘油，对人毒力较低，常因饮用污染水引起。生物性的分类不是在抗原的差异，而是基于病原菌的生化、毒力和生态学特征与其病情学（nosography）。

根据在欧亚美三个大陆上分布的土拉热菌生物学性状的差异，划分了三个地理亚种和一个变种（表 1-3-1）。

表 1-3-1　土拉热弗朗西丝菌地理分类

地理亚种和变种	致病性		甘油	瓜氨酸酰脲酶	红霉素敏感性	地理分布	Jellison 型
	人	家兔					
土拉热弗氏菌全北区亚种[1]	中	中	－	－	不	欧亚美洲	B
土拉热弗氏菌全北区亚种日本变种[2]	中	中	＋	－	高	日本	B
土拉热弗氏菌中亚亚种[3]	中	中	＋	－	高	中亚	B
土拉热弗氏菌新北区亚种[4]	高	高	＋	＋	高	北美洲	A

注：1. F. Tularensis horactica；2. F. Tularensis horactica japonica；3. F. Tularensis mediaasiatica；4. F. Tularensis neactica

从西方医学传入中国的时候起，近百年来，国内常将"infectious diseases"译为传染病，并一直沿用迄今。中国现代传染病学奠基人之一戴自英教授认为宜译为感染性疾病，认为传染病常用"communicable diseases"或"contagious diseases"两词，英文中又有"non-communicable infectious diseases"之称，即"非传染的感染性疾病"，说明两者虽然均由微生物或寄生虫所致，但要领上是不同的，传染病具有特定含义，是感染病的一部分，戴自英为翁心华、潘孝彰、王岱明共同主编的巨著定名为"现代感染病学"。这无疑是一个创举，作者也十分赞同，查阅了手头有关词典关于 infection 相关词的注释，以其中较为全面而简洁明确，版本较早而原始注释的医学辞典为例，列于表 1-3-2。infection 与相关词条均有传染与感染之意，从表 1-3-2 可见，把"infectious diseases"译为感染性疾病也是十分适宜的。"communicable"应理解为"可传染的，有传染性的"，而"contagious"具有接触传染的意义，相对更为专一。笔者体会，infection 更着重于病原侵袭机体的过程，而 communicable 强调的是传染性、扩散与流行。Wehrle 与 Top 在 1981 年即著 *Communicable and Infectious Diseases* 一书，就说明了两者在要领上的差异。动物源性传染病是要表明源于动物而传染于人的概念，强调的是动物病原对人的可传染性和传染性。因此，笔者创用为"animal-borne communicable diseases，ABCD"。

表 1-3-2　infection 与其相关词条的中文注释

（《新英汉医学大辞典》，香港，1976）

	infection	infectionicity	infectiousness	infectivity	infectious	infective
词性	名词	名词	名词	名词	形容词	形容词
第一注释	传染	传染性	传染性	传染性	感染的	传染的
第二注释	感染	感染度	感染性	感染度	传染的	感染的

【动物源性传染病（ABCD）与新发传染病及突发事件的关系】

Taylor 和 Woolhouse 在 2000 年报告，在 1709 种已知对人致病的感染病原中，有 832 种（49%）来源于动物，包括近年新发生的传染病，病原包括病毒、朊毒体（prions）、细菌、真菌、原虫和蠕虫。许多疾病具有突发性，而突发事件中 73% 的病原是来源于动物。

与动物有关的突发性公共卫生事件，均以突然暴发、迅速发病、病情凶险、病死率高（表 1-3-3）为特点，有的扩散传播十分迅速，可引起社会恐慌与不安定。在当今形势下，与动物有关的传染病也可能成为生物战和生物恐怖的手段。由于生物武器具有毒性大、传染性强、感染后发病快、症状严重、病死率高、不易诊断和治疗的特点，特别是动物源性传染病病原，能使人畜感染发病，使多途径、快速、大面积传染，能持久有效地使施放地区长期存在有关昆虫和媒介动物，因而更受恐怖分子青睐。2001 年"9·11"恐怖袭击事件后，在美国出现以邮寄方式传播炭疽芽孢杆菌，引起人的感染。一度导致美国社会极大恐慌。

表 1-3-3　高度致死的动物源性传染病

动物源性传染病	病死率（%）
新型克-雅病	100
狂犬病	100
吸入性炭疽	54.5
马尔堡病	80～90
埃博拉出血热	70
东方马脑炎	50～70
汉坦病毒肺综合征（USA）[2]	60
黄热病[3]	20～50
拉沙热[3]	15～25
肺鼠疫	50～80
落基山斑点热[1]	20～60
非洲昏睡病[1]	20～30
炭疽（皮肤）[1]	20

续表

动物源性传染病	病死率（%）	
兔热病（肺）[1]	30~60	
兔热病（皮肤）	2~10	
内脏利什曼病[1]	5~25	
虱源性回归热[1]	5~40	
尼帕病毒脑炎	38	
严重急性呼吸综合征（SARS）	平均	~11
	<24 岁	<1
	25~44 岁	6
	45~64 岁	15
	>65 岁	>50
人类猪链球菌感染（中国）	平均	18.4
	脑膜炎型	1~11
	休克型	63~81
人禽流感 H5N1	60	
人禽流感 H7N9	40	
人禽流感 H5N6	66	
中东呼吸综合征（MERS）	40	

注：①如未治疗的病死率；②住院病例病死率；③如有黄疸

　　来源于动物的突发传染病，在 20 世纪 90 年代以来相继出现，尚存来源于鼠类的 Gunarito病毒引起的委内瑞拉出血热（1991），汉坦病毒所致的呼吸综合征（1993），Sibia 病毒引起的巴西出血热（1994）；澳大利亚发现由 Hendra 病毒引起的脑炎（1995）；阿根廷的 Ardes 病毒出血热（1996），高致病性禽流感病毒（avian influenza virus）H5N1 引起的在中国香港发生的禽流感暴发（1997）；在美国由西尼罗病毒（West Nile virus）引起的西尼罗热（1998），尼帕病毒（Nipah virus）在马来西亚、新加坡引起的脑炎（1999）。在 20 世纪以细菌为病因的传染病中，最为震惊的是 1994 年在印度苏特拉市发生的肺鼠疫暴发流行，本质上应属于传统传染病的新问题。在短短的 10 多天内，先后有 1000 多人住院，50 人死亡，200 万人口的城市有 60 万人逃离家园，社会秩序大乱。由于是经空气传播的肺鼠疫大面积流行，引起全球极大恐慌。

三、动物源性副黏液病毒所致新发传染病

　　在 20 世纪 90 年代，在澳大利亚和东南亚的马来半岛地区，接连不断地发生了数起以蝙蝠为天然贮存宿主，感染病畜发病而引起人的感染事件，特别是在马来西亚发生的尼帕病毒脑炎暴发，病情凶险，死亡人数众多，甚至引起世界的关注。当地政府为控制疫情，捕杀生猪 50 万头，严密的预防措施防止了人与人之间的传播。这三次暴发都是由副黏液

病毒（paramyxoviruses）引起的，副黏液病毒是负链，单链 RNA 病毒（表 1-3-4）。

表 1-3-4　三个新的动物源性副黏液病毒（paramyxoviruses）对人的感染

| 病毒 | 年份 | 贮存宿主 | 感染动物 | | 暴发次数 | 流行地区 | 发病人数 | 死亡人数 | 临床特征 | 病原安全性级别 |
			自然感染	实验感染						
亨德拉病毒 （Hendra virus, HV）	1994	果蝠	马	马、猪、豚鼠	3	澳大利亚	3	2	流感样肺炎、脑炎	BSL-4*
曼纳格尔病毒 （Menangle virus, MenV）	1997	果蝠	猪	（未做）	1	澳大利亚	2	0	发热、皮疹	
尼帕病毒 （Nipah virns, NV）	1999	果蝠	猪、猫、犬、马	猪、猫	1	马来西亚、新加坡	276	106	肺炎、脑炎	BSL-4

注：* 根据生物安全性级别（biosafety level，BSL）的国际分类

1. 亨德拉病毒（Hendra virus，HV）　HV 感染在澳大利亚共发生 3 次。第一次事件发生于 1994 年 9 月，在澳大利亚昆士兰首府布里斯班（Brisbane）郊区亨德拉镇（Hendra）的一个马厩，一次急性呼吸道疾病暴发，14 匹赛马死亡。一周后，一匹孕马住进马厩，一名马厩工人与一名驯马师发生流感样疾病，马厩工人于 6 周后完全康复，但驯马师于病后七天死亡。

第二次事件发生于 1994 年 10 月，来自麦凯（Mackay）的一名农场工人在布里斯班死亡。患者生前住在种马场，并经常协助兽医外科治疗马病。1994 年 8 月，在协助兽医解剖两匹分别死于急性呼吸道疾病和快速发作神经系统症状的马后，在很短时间内发生脑膜炎。两匹马的回顾诊断为亨德拉病毒感染。患者在完全康复后 13 个月期间没有任何症状，但 13 个月后突然发病死亡。研究认为，在原发病后病毒进入潜伏状态，而后病毒复活，重新活跃导致死亡。

第三次是 1999 年 1 月，在昆士兰的凯姆斯（Cairms），累及一匹母马死亡，同一马场的伴马没有临床症状或感染的血清学证据，没有人的感染。

第一次与第二次亨德拉病毒感染事件，相隔一个月，两地相距 1100 公里，彼此间没有流行病学联系。在马群及家场其他动物和 40 多种昆士兰的野生动物中，均未发现亨德拉病毒感染的证据。但在昆士兰的若干种果蝠（fruit bat）中检测到亨德拉病毒的抗体，其中包括飞狐（flying foxes），从一只果蝠中分离到病毒，与从马和人中分离到的病毒没有区别。

飞狐并不是狐狸，由于与一般蝙蝠相比体形较大，可与小型狐狸有得一比，因此也称狐蝠，它与蝙蝠同属于哺乳动物纲下的翼手目。翼手目大约有 1000 个物种，分为小蝙蝠亚目和大蝙蝠亚目。小蝙蝠亚目的成员就是我们俗称的蝙蝠，它们会使用回声定位，主要的捕食对象是昆虫。

大蝙蝠亚目下只有一个科，那就是狐蝠科，包括 173 个种，所有狐蝠均会使用回声定位，食物来源主要是水果，其中 59 种狐蝠体形特别巨大，于是又被称为飞狐。狐蝠形态多样，大小不等，栖息于树上或洞中，因为其翼格外发达，它们可进行长距离飞行，有的

飞行距离可达 2000 公里。因此，第一次与第二次这两次亨德拉病毒感染事件中，可能是由蝙蝠联系的。对果蝠的天然或实验室感染的观察，大多数蝙蝠呈亚临床感染状态，因而更支持果蝠是亨德拉病毒天然贮存宿主的观点。

马是如何被蝙蝠所携带的病毒感染的呢？一般分析认为是马吃了污染了病毒的牧草饲料所致。牧草及其他饲料通常贮存于库房内，库房通常较为高大、简易、通风，库房顶部常有蝙蝠栖息，常有蝙蝠尿液、粪便，在生育时常将感染的胎盘等组织散落其上，特别是新近的排泄物更具强的感染力。笔者怀疑可能也与蝙蝠身上寄生的蜱有关，有关的主要是全环硬蜱，蜱经常袭击蝙蝠，被蜱袭击的蝙蝠占当地种群数量的 5%～10%。澳大利亚自南美引进一种名为"野生烟草"的灌木后，这种灌木在每年春季会产出鲜美的浆果，于是在产果季节蝙蝠降低了觅食高度，从果树的顶端下降到地面的灌木丛。全环硬蜱平时在地面生活，春季也会顺着灌木丛爬到较高的地方，当遇到下来觅食的狐蝠时就去叮咬，特别是"野生烟草"产果的季节正好是雌性狐蝠产仔的季节。蜱常是多种立克次体病和病毒病的中间媒介，全环硬蜱在亨德拉病毒感染过程中是否充当媒介的作用是值得进一步研究的。

在对广泛的动物实验研究后，发现马是人类亨德拉病毒感染的主要来源。所报告的有关发病人员，每一个都与马有广泛接触。特别是驯马师，在照料已无力进食的马时，将他擦伤的手和手臂试图喂饲时，接触到马的鼻涕。在第二个事件中的农场工人，照料病马，在没有眼镜、面罩或防护眼镜的情况下，协助马尸解剖。对此一时间内喂马或照料病马或参与有关马尸解剖的 22 个人以及居住在马厩附近的有关的 110 多人进行检测都没有发现感染的证据，这些资料表明感染从马传染到人不是极其有效力的，必须有极其密切的接触。实验室研究表明，感染马的尿和唾液在疾病传播上十分重要，而呼吸道传播似乎较少，人人的传播还未有记载，家畜之间、护理人员也未见传播。

在副黏病毒科（Paramyxoviridae）的副黏液病毒亚科（Paramyxovirimae）中，在原有呼吸道病毒属、麻疹病毒属和腮腺炎病毒属外，近年增加了亨德拉尼帕病毒属（Henipavirus），包含有亨德拉病毒和尼帕病毒。这两个病毒的保存宿主都是 Preropus 属的果蝠，都发生于昆士芝和新威尔士的沿海。

2008 年 7 月初，在昆士芝、布里斯班的马区中暴发亨德拉病毒感染。在对病马作检疫后，有 2 人发病。一名是兽医师，男性，33 岁；另一名是 21 岁女性，兽医护士。与以往暴发相比较，最显著的症状是脑炎，而呼吸道症状其次。在 9～16 天的潜伏期后，由流感样疾病逐渐发展到脑炎。两个病人均有给予利巴韦林（ribavirin）治疗。静脉内注射后，基础血清（basal serum）和脑脊液水平是 10～13mg/L，口服后是 6mg/L（90% 抑制浓度是 64mg/L）。两个病人都曾暴露于病马。兽医临床工作人员暴露于感染马后的发病率是 10%。从这次暴发中一病毒分离株显示与同时发生的分离物间有遗传的基因差异。但与以往暴发的分离物相比，其关系较更远一些。新出现的亨德拉病毒无疑是对医学、兽医学和公共卫生的挑战。

2. 曼纳格尔病毒（Menangle virus，MenV） 在 1997 年 4 月中旬到 9 月初，在澳大利亚新南威尔士的一个猪场，发现母猪产仔率下降，畸形仔猪、干仔的比例增加，但仍产仔猪，偶有流产。患病仔猪头面部和脊柱不正常，脑和脊髓退化，从若干患病仔猪的脑、心和肺标本中分离到一个新的副黏液病毒。从没有患病的不同年龄段的仔猪采集到的血清标本中，95%以上含有高效价的该病毒的中和抗体。也从两个其他猪场的猪血清中检测到感染 MV 的证据，但从不是澳大利亚地区的若干猪场中所收集的血清中没有这种抗体。

新病毒分离后对与患病仔猪接触过的一些人群的血清进行中和抗体的测定，包括病猪猪场和两个有关猪场的工作人员、屠宰场工人、研究者和兽医。两名工人分别来自病猪猪场和另一个有关猪场，血清显示高效价的中和抗体。在猪病暴发时，这两名工人相随有流感样疾病，当时也未发现其他有关原因，因此归结于 MenV 感染。

在距发病猪场 200 米内栖息着一大群落的果蝠，若干蝙蝠的血清中存在 MenV 的抗体。另外，在暴发前的 1996 年，从距猪场 24 公里的果蝠群落收集保存的血清样品中也检出有抗体。从猪场附近收集的多种野生动物和家养动物，包括牛、羊、鸟、鼠、野猫和犬，其血清对此病毒阴性。因此，果蝠可能是 MenV 主要的贮存宿主。

与病猪的密切接触是 MenV 传播到人的主要模式，病猪场中患病者曾参与仔猪的接生，羊水和血清曾溅到脸上、手和前臂，也曾有小的创伤。另一个工人曾作仔猪的尸体解剖，没有戴眼镜和防护面罩，他经常会接触到猪的分泌物，如尿和粪便，在发病前一周，他曾接收过从病猪猪场运送来的猪群。

病毒学鉴定此为一种新的动物源性副黏液病毒（zoonotic paramyxoviruses）归于腮腺炎病毒属。

3. 尼帕病毒（Nipah virus）脑炎暴发 1998—1999 年间，马来西亚发生了一次严重脑炎暴发，始于 1998 年 10 月，在马来西亚怡保（Ipoh）附近。由于猪的供运，传播到南端，85%暴发脑炎发生在 Negeri Sembilam 州的 Bukit Pelandok 区，是一个养猪场重点区，在新加坡屠宰工人将从马来西亚疾病暴发区进口的猪屠宰，所有屠宰工人全部发病。

在马来西亚和新加坡总共发生 276 个患者，死亡 106 例，均经实验室证实为尼帕病毒，病死率为 38%。成年男性华人和印度人，主要参与猪场工作，占 3/4 以上病例。尚有屠宰工人、兽医以及为控制疫情参与工作的军人。

由于 NV 与 HV 之间的相似性，监测 NV 天然贮存宿主的重点放在蝙蝠上。曾近猪场的四周搜寻蝙蝠，捕获到属于四个不同种的果蝠和一食虫蝙蝠，共 21 只，使用细胞培养和 RNA 增扩技术，但没有成功，从蝙蝠的血清中没有检测到病毒。与猪直接密切接触是人感染 NV 的主要来源。病猪在上、下呼吸道有广泛感染气管炎、支气管炎、间质性肺炎和粗喘是显著的临床特征，在肾脏中见到小血管的血管炎，并可在肾小管细胞中检测到病毒抗原。呼吸道分泌物和病猪的尿可能引起猪与猪之间以及猪对人的传播。在实验研究中，猪与猪之间的传播是通过口腔和非接触暴露两种方式，在流行病学研究中，与猪密切接触的活动，如协助产仔、医治病猪和屠宰是人感染的最大危险。在 NV 感染猪场与附近家场的其他动物的血清学研究表明，犬和猫有感染的证据。IHC 染色在感染的犬和猫的肾小球中能发现 NV，病毒能从实验犬的尿中分离到，因此通过接触病犬、病猫这两种动物的尿而被传染的可能性也是存在的。在临床病例中，也发现某些患者没有直接接触过猪，而另一些则报告曾接触过不明原因死亡的犬。NV 是经患者的呼吸道分泌物和尿排出，由于对护理人员采用万无一失的预防措施，所以在这次暴发中尚没有发现人-人的传播依据。

四、人类免疫缺陷病毒（HIV）来源于猿猴

1. HIV-1 与 HIV-2　1981 年在美国的同性恋中间首先发现了获得性免疫缺陷综合征（acquired immunodeficiency syndrome，AIDS），以 AIDS 的译音，简称艾滋病（1983 年）。法国巴斯德研究院的 Lac Montagnier 等首次从一例慢性（淋巴结病综合征）的男性同性恋患者血液中分离到一株新的反转录病毒（retrovirus），命名为淋巴结病相关病毒（lymphadenopathy associated virus，LAV）。1984 年 5 月美国国立癌肿研究所 Robert Gallo 等从一名 AIDS 患者外周血 T 细胞分离出相似的反转录病毒，命名为嗜人 T 淋巴细胞病毒Ⅲ型（human T-cell lymphotropic virus Ⅲ，HTLV-Ⅲ）。1986 年，国际微生物学会及国际病毒分类委员会将 LAV 和 HTLV-Ⅲ统一命名为人类免疫缺陷病毒（human immunodeficiency virus，HIV）。

1986 年 1 月，Clavel 从一西非性工作者中分离到一种反转录病毒，同样可引起类似 HIV 所致艾滋病的临床表现和流行病学特征，不过临床症状较轻，病死率也低。于是将分离到的病毒称为 HIV-2，而由法国、美国分离的原先确定的 HIV，称为 HIV-1。HIV-1 是引起全球艾滋病蔓延的主要毒株，HIV-2 仅在西非呈地区性流行。

2. 与免疫缺陷有关的病毒　HIV 为 RNA 病毒，归属于反转录科（Retroviridae）。该种病毒大体上可以分为两大群。一群中的大部分病毒能引起禽、鼠、猫、猴、牛和人的白血病，与人关系较密切的有嗜人 T 淋巴细胞病毒 1 型（human T-cell lymphotropic virus 1，HTLV-1）和 HTLV-2，这两种病毒可引起人的白血病，因此也称人 T 细胞白血病病毒（human T-cell leukemia virus）。虽然它们与 HIV 同为反转录科，传播途径十分相似，但临床表现不一，致病机制也不同，引起人类白血病的 HTLV-1 和 HTLV-2 潜伏期长，可达 20～30 年之久。另一群则称为慢病毒（lentiviruses），在这一群中除了引起人艾滋病的 HIV-1、HIV-2 外，尚有能引起多种动物慢性病的病毒，包括：visna/maedi 病毒，引起绵羊的脑慢性炎症及单核细胞浸润；山羊关节炎脑炎病毒（caprine arthritis-encephalitis virus），引起山羊慢性关节炎及脑炎；马传染性贫血病毒（equine infectious anemia virus），引起马的溶血性贫血。另外，还有动物的免疫缺陷病病毒，其中有：猫免疫缺陷病毒（feline immunodeficiency virus），引起猫的慢性淋巴结增生、恶病质、免疫力下降，对条件致病菌易感性增加；牛免疫缺陷病毒（bovine immunodeficiency virus），引起牛的淋巴结增生、恶病质、脑炎。与上述猫、牛免疫缺陷病毒引起猫、牛慢性病不同的是，猿猴免疫缺陷病毒（simian immunodeficiency virus，SIV）所引起的病症更相似于人，引起免疫缺陷病、脑炎。在文献中也有将 SIV 称为猴免疫缺陷病毒的，"simian" 与猴（monkey）在分类学上有差异，"simian" 主要是指猿、猿猴，尤指类人猿，由于猴也与免疫缺陷病有关，因此作者建议称猿猴免疫缺陷病病毒，或非人灵长类慢病毒（nonhuman primates lentiviruses）。

目前已从多种猿猴中分离到至少有 6 种 SIV，从分离的动物来予以命名：从非洲绿猴（African green monkey）分离的 SIV_{AGM}，再以分离个体的代表性毒株予以标记，如 $SIV_{AGM}677$、$SIV_{AGM}155$、$SIV_{AGM}3$，$SIV_{AGM\ TYO}$ 等；从狒狒（mandrill）分离的 SIV_{MND}；从 sykes 中分离的 SIV_{SYK}；从恒河猴（rhesus macaque）分离的 SIV_{MAC}；从乌黑白眉猴（sooty mangabey）分离的 SIV_{SM}；以及从大猩猩（chimpanzee）分离的 SIV_{CPZ} 等。

3. HIV 的亚型　HIV 具有高度的变异性，这是它的最显著的特征，其变异率比 DNA

病毒高 100 万倍。HIV 感染者体内每天会产生至少上亿的变异病毒，不同变异株之间的差异可达 10%~15%，因此在传播流行过程中可产生许多具有相对独立的基因序列特性的群。HIV-1 有三个群（groups）：M 群，是主要的，是全世界 AIDS 最常见的感染群；O 群（分离体），原发现于喀麦隆、加蓬和法国的一个相对少见的群；N 群，第一次是在一个喀麦隆的 AIDS 女患者确诊，仅仅存在于一些病例中。M 群由 9 个亚型（subtypes）组成，标记为 A、B、C、D、F、G、H、J 和 K 以及循环重组形（circulating recombinant forms，CRFs）。CRFs AE 在东南亚占优势，AG 来自西非和中非。A 与 F 亚型进一步分为 A1、A2 和 F1、F2。全球亚型 A 占 27%，B 占 12.3%，C 占 47.2%，D 占 5.3%，E 占 3.2%，其他（F、G、H、J、N、T）占 5%。各亚型在全球范围内形成一定的地区性分布，B 型为主的有美国、南美洲、欧洲、澳大利亚与中国。东南亚为 E+B 型，印度主要为 C 型，俄国 A 型为主，非洲地区为 C 型、A 型与 D 型。泰国 B 亚型 47.5%，C 亚型 34.3%。我国以 B 型为主，但其他亚型多，说明我国 AIDS 进入的渠道可能较为多样。各亚型患者临床表现没有差别，但各亚型之间和基因差异率是 20%~35%，亚型内也达 7%~20%，而 O 亚型与 A~H 亚型间的差异率则高达 50% 以上。

4. 艾滋病的起源 艾滋病自 1981 年发现迄今 36 年间，传遍全球。这是一场没有硝烟的战争，一股势不可当的社会暗夜，每天都在吞噬着人的生命，它突破了自然屏障阻挡，突破了国界和地域，突破了种族和肤色，突破了宗教与信仰，也突破了政治与制度，人类面临着深重的灾难。AIDS 来自何方？源头在哪里？它来自非洲，它从森林走来，来自人类祖先的后代——猿猴。

在第一例艾滋病被确诊为免疫缺陷病后，自 1983 年从艾滋病患者血液中分离到免疫缺陷病毒后，人们就很快联想到在动物身上已发现的动物免疫缺陷病毒，就想到了动物来源的可能性。1985 年，用免疫印迹技术检测西非性工作者血液时发现，在她们血液中存在的有关 HIV-1 的抗体，低于对猿猴免疫缺陷病毒蛋白质的反应。对这一结果的进一步分析与研究，最终导致了 HIV-2 的发现与 HIV-2 病毒的分离，HIV-2 在遗传学上对 SIV 的关系比对 HIV-1 更为密切。灵长类（包括人）的慢病毒的种系发育分析表明，HIV-2 多株毒株的样本与来自乌黑白眉猴（sooty mangabey）的 SIV_{SM} 极其接近。因此，乌黑白眉猴被认为是在西非呈地区性流行，从西非人群中分离的 HIV-2 病毒的感染源，而 HIV-1 则来自大猩猩（chimpanzee. CPZ）Pan froglodytes。猴分布范围较广，而 Pan froglodytes 仅限于赤道西非，在这个地区存在 HIV-1 的三个亚型，主要是 M 亚型，尚有 O 亚型与 N 亚型。法国等国科学家曾在喀麦隆南部野生大猩猩群中发现了一种与人类艾滋病病毒 HIV-1 的 O 亚型非常接近的猿类艾滋病病毒。喀麦隆的地理位置正处于图 12 中大猩猩 Pan froglodytes 生活的范围内。这些携带病毒的大猩猩生活区域相距 400 多公里，这说明大猩猩中这种病毒的流行很可能相当广泛，报道认为，由于该地区有猎食大猩猩的习惯，因此这种病毒对人类健康的威胁不可忽视。正像上述报道的那样，西非人有食猴肉的风俗，猴子在当地也当作宠物饲养、玩耍。在密切接触和宰杀过程中，病猴血液中的病毒很容易通过小创面进入人体而感染。科学家们相信，在 20 世纪 30 年代，HIV 被引入人群，由于现代文明和旅游业的发展，许多旅游者进入雨林地区，而增长的人口又从林区迁移到城市，人口的相互流动促进了艾滋病的发展，许多患者到过西非，与西非人性接触后成为病毒携带者，而后又向世界各地传播，20 世纪 80 年代初进入现代化的美国。

经查证，第一例带有 HIV 的人或 AIDS 患者已被证实是刚果民主共和国（原扎伊尔现简称为刚果（金））的班图人，在 20 世纪 90 年代末，对非洲若干贮存的血浆标本进行检测时，发现对 HIV-1 阳性。另外，一个挪威海员与他的家庭在 20 世纪 60 年代末发病，对那时采取的血样作了全新检查，所有的样品 HIV 都阳性，他们均在 1976 年死去。作为未知病因列在死亡名单上的一个圣路易斯少年，1968 年在市医院住院，表现出的症状为现在已知的 HIV 感染，他的贮存血样试验阳性。这个病例是特殊的，他说没有去过美国以外的其他地方。从病历上得知，他曾是"色情行业"（sex industry）的一名性服务者。因此，也可能艾滋病比我们想象的更早地来到了人间。

整理文献，将全球常见的动物源性传染病按细菌病、真菌病、立克次体病、原虫寄生虫病、吸虫寄生虫病、绦虫寄生虫病、线虫寄生虫病与病毒病做一动物源性传染病目录，见以下附录。

附录：全球常见的动物源性传染病

1. 细菌病
鼠疫（plague）
布氏菌病（brucellosis）
兔热病（tularemia）
鼻疽（glanders）
类鼻疽（melioidosis）
炭疽（anthrax）
钩端螺旋体病（leptospirosis）
沙门菌病（salmonellosis）
O157：H7 出血性大肠杆菌肠炎（enterohemorrhageal *Escherichia coli* enteritis caused by O157：H7）
空肠弯曲菌肠炎（campylobacter enteritis）
耶尔森菌病（yersiniosis）
猪链球菌感染（*Streptococcus suis* infection）
鼠咬热（rat bite fever）
利斯特菌病（listeriosis）
类丹毒（erysipeloid）
麻风病（leprosy）
莱姆病（Lyme disease）
回归热（relapsing fever）
鹦鹉热与鸟疫（psittacosis and ornithosis）
猫抓病（cat scratch diseases）
2. 真菌病
念珠菌病（candidiasis）
变应性支气管肺曲霉病（allergic bronchopulmonary aspergillosis）
隐球菌病（cryptococcosis）

组织胞浆菌病（histoplasmosis）

孢子丝菌病（sporotrichosis）

芽生菌病（blastomycosis）

球孢子菌病（coccidioidomycosis）

3. 立克次体病

流行性斑疹伤寒（epidemic typhus）

地方性斑疹伤寒（endemic typhus）

恙虫病（tsutsugamushi disease）

落基山斑点热（Rocky Mountain spotted fever）

南欧斑点热（boutonneuse fever）

北亚蜱传立克次体病（North Asian tick-borne rickettsiosis）

昆士兰蜱传斑疹伤寒（Queensland tick-borne typhus）

立克次体痘（rickettsial pox）

Q 热（Q fever）

埃利希体病（ehrlichiosis）

附红细胞体病（eperythrozoonosis）

4. 原虫寄生虫病

利什曼病（leishmaniasis）

  内脏利什曼病（visceral leishmaniasis）

  皮肤和黏膜利什曼病（cutaneous and mucosal leishmaniasis）

非洲昏睡病（African sleeping sickness）

美洲锥虫病（American trypanosomiasis）

弓形虫病（toxoplasmosis）

贾第虫病（giardiasis）

隐孢子虫病（cryptosporidiosis）

微孢子虫病（microsporidiosis）

巴贝虫病（babesiasis）

小袋纤毛虫病（balantidiasis）

肉孢子虫病（sarcocystosis）

5. 吸虫寄生虫病

血吸虫病（schistosomiasis）

华支睾吸虫病（clonorchiasis sinensis）

后睾吸虫病（opisthorchiasis）

肺吸虫病（lung fluke disease）

姜片虫病（fasciolopsiasis）

片形吸虫病（fascioliasis）

棘口吸虫病（echinostomiasis）

异形吸虫病（heterophyiasis）

6. 绦虫寄生虫病

牛肉绦虫寄生虫病 （beef tapeworm disease）

猪肉绦虫寄生虫病 （pork tapeworm disease）

猪囊尾蚴病 （cysticercosis）

亚洲绦虫病 （Asian taeniasis）

棘球蚴病 （echinococcosis）

膜壳绦虫病 （hymenolepiasis）

复孔绦虫病 （dipylidiasis）

鱼绦虫感染 （fish tapeworm infection）

7. 线虫寄生虫病

旋毛虫病 （trichinosis）

龙线虫病 （dracunculiasis）

筒线虫病 （gongylonemiasis）

管圆线虫病 （angiostrongyliasis）

  广州管圆线虫病 （angiostrongyliasis cantonensis）

  哥斯达黎加管圆线虫病 （angiostrongyliasis costaricensis）

毛圆线虫病 （trichostrongyliasis）

肝毛细线虫病 （hepatic capillariasis）

颚口线虫病 （gnathostomiasis）

吸吮线虫病 （thelaziasis）

肾膨结线虫病 （dioctophymiasis renale）

异尖线虫病 （anisakiasis）

8. 病毒病

东方马脑炎 （eastern equine encephalitis）

西方马脑炎 （western equine encephalitis）

委内瑞拉马脑炎 （Venezuelan equine encephalitis）

科罗拉多蜱热 （Colorado tick fever）

中欧蜱传脑炎 （Central European tick-borne encephalitis）

日本脑炎 （Japanese encephalitis）

墨累山谷脑炎 （Murray Valley encephalitis）

圣路易斯脑炎 （St. Louis encephalitis）

La Crosse 脑炎 （La Crosse encephalitis）

森林脑炎 （forest encephalitis）

玫瑰河热 （Rose River fever）

西尼罗热 （West Nile fever）

淋巴细胞脉络丛脑膜炎 （lymphocytic choriomeningitis）

狂犬病 （rabies）

病毒性出血热 （viral hemorrhagic fever，HF）

  拉沙热 （Lassa fever）

  阿根廷出血热 （Argentinean hemorrhagic fever）

玻利维亚出血热 (Bolivian hemorrhagic fever)

巴西出血 (Brazilian hemorrhagic fever)

委内瑞拉出血热 (Venezuelan hemorrhagic fever)

克里米亚-刚果出血热 (Crimean-Congo hemorrhagic fever)

汉坦病毒肺综合征 (hantaviral pulmonary syndrome)

肾综合征出血热 (hemorrhagic fever with renal syndrome)

裂谷热 (Rift Valley fever)

马尔堡病 (Marburg disease)

埃博拉出血热 (Ebola hemorrhagic fever)

基萨那森林热 (Kyasanur forest fever)

鄂木斯克出血热 (Omsk hemorrhagic fever)

黄热病 (yellow fever)

牛痘 (cowpox)

猴痘 (monkeypox)

戊型肺炎 (hepatitis E)

B 型疱疹病毒病 (herpes B virus disease)

禽流感 (avian influenza)

跳跃病 (louping ill)

亨德拉病毒感染 (Hendra virus infection)

曼纳格尔病毒感染 (Menangle virus infection)

尼帕病毒脑炎 (Nipah virus encephalitis)

严重急性呼吸综合征 (severe acute respiratory syndrome, SARS)

艾滋病 (AIDS)

朊粒病 (prion diseases)

主要参考文献

［1］ Acha RN, Szyfres B. Zoonoses and Communicable Diseases Common to man and animals, Pan American Health Organization. 3rd ed. Washington D. C, 2003.

［2］ 杨正时, 张瑾. 1918 流感: 近代流感大流行的先祖与启示. 中国微生物杂志, 2009, 21 (10): 958-960.

［3］ 杨正时. 流感: 一种动物源性传染病, 中国微生态学杂志, 2009, 21 (1): 93-96.

［4］ Centers for Disease Control and Prevention (CDC). Outbreak of swine origin influenza A (H1N1) viruses infection-Mexico, March-April 2009. MMWR Morb Mortal Wkly Rep, 2009, 58 (17): 467-470.

［5］ Novel swine-origin influenza A (H1N1) virus investigation team. Emergence of a novel swine-origin influenza A (H1N1) virus in human. N Engl J Med, 2009, 360 (25): 2267-2268.

［6］ 杨正时. 中国内地甲流源于境外: 输入性病例. 中国微生态学杂志, 2010, 22 (3): 285-287.

［7］ Richard V, Riehm JM, Herindrainy P, et al. Pneumonic plague outbreak, Nothern Madagascar, 2011. Emerg Infect Dis, 2015, 21 (1): 8-15.

［8］ 翁新华, 潘孝彰, 王岱明. 现代感染病学. 上海: 上海医科大学出版社, 1998.

［9］ Murray K, Selleck B, Hooper, et al. A morbillivirus that caused fatal disease in horses and humans. Science，1995，268（5207）：94-97.

[10] O'Sullivan JD, Allworth AM, Paterson DL, et al. Fatal encephalitis due to novel paramyxovirus transmitted from horses. Lancet，1997，349（9045）：93-95.

[11] Field HE, Breed AC, Shield J, et al. Epidemiological perspective on Hendra virus infection in horses and flying foxes. Aust vet J，2007，85（7）：268-270.

[12] Hanna JN, McBride WJ, Brookes DL, et al. Hendra virus infection in a veterinarian. Med J Aust，2006，185（10）：562-564.

[13] Field HE, Mackenzie JS, Daszak P. Henipaviruses：emerging paramyxoviruses associated with fruit bats. Curr Top Microbiol Immunol，2007，315：133-159.

[14] Field H, Young P, Yob J, et al. The natural history of Handra and Nipah viruses. Microbes Infect，2001，3（4）：307-314.

[15] Field H1, Schaaf K, Kung N, et al. Hendra virus outbreak with novel clinical features，Australia. Emerg Infect Dis，2010，16（2）：338-340.

[16] Playford EG1, McCall B, Smith G, et al. Human Hendra virus encephalitis associated with equine outbreak，Australia，2008. Emerg Infect Dis，2010，16（2）：219-223.

第二节　我国虫媒病毒、传播媒介及相关疾病种类与分布

（梁国栋）

虫媒病毒（Arbovirus）是指由吸血昆虫传播的病毒，这类病毒可以在吸血昆虫体内繁殖，但是对昆虫本身不致病。吸血昆虫通过叮咬将病毒传播给人、畜动物引起疾病，因此虫媒病毒属于人畜共患病毒。在人类历史上虫媒病毒引起的各种传染病曾经使成千上万人患病或死亡，大量牲畜患病或死亡，造成巨大的经济损失。目前虫媒病毒及虫媒病毒病仍然在世界各地引发严重传染病，如登革热、西尼罗脑炎、ZIKA 感染引起的小头畸形、流行性乙型脑炎、蜱传脑炎等，因此虫媒病毒及虫媒病毒病不仅是病毒学家的研究课题，也是与公共卫生直接相关的社会问题。

一、虫媒病毒，传播媒介及虫媒病毒病

1. 虫媒病毒种类繁多　2011 年国际病毒命名委员会（ICTV）第 9 届会议对目前全世界已经报道 5800 个 viruses（病毒）作了新的定位，这些病毒隶属于 6 目，87 科（包括 19 亚科），349 属和 2284 种。而 1992 年在国际虫媒病毒中心登记的虫媒病毒已经达到 535 种，分布于 14 病毒科，可见虫媒病毒在已知病毒中占有巨大比例。

1959 年，美国洛克希洛基金会（The Rockefeller Foundation）出资在美国纽约建立实验室（The Rockefeller Foundation Virus Laboratory）主要开展三项工作，对从世界各地收集的病毒开展鉴定，研制各种虫媒病毒血清学检测试剂并发放给世界各地，收集和整理各种虫媒病毒信息。这是第一个，也是最后一个对世界各地分离的虫媒病毒作统一鉴定和信息收集的“中心”。该实验室于 1967 年（记录 204 种病毒）、1975 年（记录 359 种病毒）和 1985 年（记录 504 种病毒）分别出版三本虫媒病毒目录。虫媒病毒目录详细汇总了世界各国分离虫媒病毒的种类及生物学特性，传播媒介及其与人畜动物感染的关系等。该书免费分发给世界各地从事病毒学、公共卫生学等领域的工作人员和科学家，成为当时全世界虫媒病毒以至病毒学研究领域必读的参考书，对全世界虫媒病毒研究起到极大推动

作用。此后，该实验室工作，包括各种毒株和相关信息等整体移交给美国疾病预防中心媒介与传染病所（位于美国科罗拉多州丹佛市郊区）。虫媒病毒是近几十年研究发展较快的一组病毒，1950 年全世界只发现 35 种，20 世纪 50 年代末增至 47 种，20 世纪到 70 年代已经发展为 359 种。1992 年在国际虫媒病毒中心登记的虫媒病毒已经达到 535 种，新的虫媒病毒仍在不断发现。由于各种原因 1985 年后至今日，再没有出版虫媒病毒新的目录。

虫媒病毒并不是病毒学分类的术语，而是按照病毒生态学或病毒的传播途径而归类的名称。在病毒分类中，虫媒病毒隶属 14 个病毒科。无论从所含病毒的种类或者从与人、畜疾病的紧密程度，虫媒病毒主要集中在以下 4 个病毒科。它们是披膜病毒科甲病毒属 29 种，引起发热、脑炎等；黄病毒科含 69 种病毒，可引起发热、出血、脑炎等症；布尼亚病毒科所含病毒种类最多为 254 种，几乎占全部虫媒病毒一半，可引起发热、出血、脑炎、失明等；呼肠孤病毒科含病毒 77 种引起脑炎、出血等。

2. 虫媒病毒世界性分布　虫媒病毒为全世界分布，各大洲皆存在，但主要分布于中温带、亚热带和热带地区。大多数虫媒病毒只分布于一个地区或一个洲，如乙型脑炎病毒主要分布在亚洲地区。但虫媒病毒的分布也不固定，可因人群的流动、宿主和媒介的迁移而传播到异地。如裂谷热病毒（Rift valley fever virus，RVF）为非洲的虫媒病毒，1977 年传入中东造成 18 000 人发病，死亡 598 例。该病毒可能通过骆驼或人员流动从非洲输入。罗斯河病毒（Rose river virus，RR）为蚊传虫媒病毒，可以引起发热等临床症状是澳大利亚的地方病，1977 年通过航空运输和旅游者将病毒传播到太平洋地区在斐济引起暴发流行，3 万人患病，目前该病毒不仅在澳大利亚流行也已成为西太平洋地区的地方病。我国周边国家如前苏联境内有 70 多种虫媒病毒，蒙古国有十余种虫媒病毒并且发生过 17 次暴发流行，对人畜健康造成极大威胁。

3. 虫媒病毒的传播媒介在自然界广泛存在　吸血昆虫是虫媒病毒传播媒介，目前已经证实的传播媒介达 586 种，主要媒介为蚊和蜱。全世界已发现的蚊虫约 3000 种，我国已发现 400 余种。已知 300 种蚊虫可以传播虫媒病毒，其中以伊蚊（Aedes mosquitoes）和库蚊（Culex mosquitoes）为主，分别传播 115 种和 105 种虫媒病毒。蜱是仅次于蚊虫的传播媒介，116 种蜱可传播虫媒病毒。全世界已知蜱达 800 种，隶属于 3 个科，硬蜱（700 种）/软蜱（100 种）/纳蜱（仅 1 种）。因此，硬蜱和软蜱在虫媒病毒传播具有重要意义。蜱传病毒多引起较严重的发热及脑炎等，如森林脑炎病毒等。25 种蠓可传播虫媒病毒，蠓现有 60 个属，传播病毒的主要是库蠓（24 种）和蠛蠓。蠓传播病毒多与畜牧业有关，如兰舌病毒可引起羊、牛、马的发病和死亡。我国已经从蠓虫和饲养动物标本分离到兰舌病毒。国外曾从库蠓中分离到东方马脑炎病毒。白蛉，全世界报道有 500 种，我国有 30 种，在我国主要传播黑热病/利氏曼病，尚未从我国白蛉体内分离到病毒。蚋，全世界 1200 种，我国 50 种，未见我国从蚋分离到病毒的报道。此外蜂、虱、螨、臭虫、虻 等都可传播虫媒病毒，据报道无吸血习性的家蝇也可传播弹状病毒科的疱疹性口角炎病毒（Vescular Stomark Virus，VSV），这种病毒可引起马的口角炎，主要流行于非洲。已知虫媒病毒传播媒介见下：

蚊媒（*Mosquitoes vector*）：300（种）

伊蚊（Aedes mosquitoes）：115

按蚊（Anopheles mosquitoes）：50

库蚊（Culex mosquitoes）：105

脉毛蚊（Culiseta mosquitoes）：8

曼蚊（Mansinia mosquitoes）：13

长足蚊（Wyeomyia mosquitoes）：7

兰带蚊（Uranotaenia mosquitoes）：2

费蚊（Ficalbia mosquitoes）：1

蜱媒（*Tick vector*）：16（种）

钝缘蜱（Ornithodoros Koch）：16

牛蜱（Boophilus Curtice）：7

花蜱（Amblyomma Koch）：7

革蜱（Dermacentor Koch）：10

血蜱（Haemaphysalis Koch）：19

璃眼蜱（Hyalomma Koch）：16

硬蜱（Ixodes Latreille）：20

锐缘蜱（Argas Latreille）：13

扇头蜱（Rhipicephalus Koch）：15

蝇媒（*Fly vector*）：4（种）

舍蝇（Musca L）：2（种）

花蝇（Anthomyidae）：1

秆蝇（Chloropidae）：1

蠓媒（*Midge vector*）：25（种）

库蠓（Culicoides Latreille）：24

蠛蠓（asiohelea Kieffer）：1

蛉媒（*Sandfly vector*）：7（种）

白蛉（Phlebotomus Rondani）：5

司蛉（Sergentomyia France）：2

螨媒（*Mite vector*）：9（种）

历螨（Laelaps Koch）：3

皮刺螨（Dermanyssus Duges）：4

禽刺螨（Ornithonyssus Bambom）：2

蚋媒（*Blackfly vector*）：6（种）

虻媒（*Horsefly vector*）：1（种）

虱媒（*louse vector*）：1（种）

臭虫媒（*Bedbug vector*）：2（种）

蜻媒（*Stinkbug vector*）：1（种）

其他（*Other vector*）：79（种）

此外，虫媒病毒与传播媒介之间还存在一种病毒由多种媒介传播以及一种媒介可以传播多种病毒的复杂情况，如我国流行的乙脑病毒可以由 30 余种蚊虫传播，而我国广泛存在的三带喙库蚊可以传播 16 种虫媒病毒等。

4. 虫媒病毒在自然界的循环 虫媒病毒可以在蚊虫和蜱虫等节肢动物以及哺乳动物为主的宿主体内大量繁殖扩增，节肢动物通过叮咬和吸血活动将病毒在新生节肢动物和哺乳动物间传播，并以此维持虫媒病毒在自然界的循环。可见虫媒病毒属于自然疫源性病原体，虫媒病毒病属于自然疫原性疾病。

由于节肢动物对病毒敏感性不同，以及宿主动物对病毒敏感性不同，因此虫媒病毒、传播媒介以及宿主动物之间形成特定循环关系。如乙脑病毒→三带喙库蚊→猪的循环扩增圈，此外，还有登革病毒→埃及伊蚊→非人类灵长类动物之间的循环圈等。

人类已经成功消除天花，麻疹、脊髓灰质炎等疾病也即将被消灭，全世界传染病疾病谱正在发生巨大变化。但是世界卫生组织认为由各种媒介传播的虫媒病毒病是人类长期面对的公共卫生问题。

5. 虫媒病毒与感染性疾病 目前已发现 100 余种虫媒病毒可引起人畜疾病，大多数虫媒病毒感染为不显性或者为轻型，1~2 周可自愈。但有些病毒可引起严重的症状，它们主要分布在 4 个科涉及二十余种病毒。

虫媒病毒感染所引起的症状可分为几种类型。第一种为发热、皮疹和关节痛；第二类表现为发热和脑炎；第三类为发热和出血，或称为出血热。一般一种病毒只引起一类症状，如引起脑炎的病毒一般不再引起出血的症状，同样，引起出血的病毒也不再引起脑炎。但是有些病毒可以引起多种症状，如甲病毒属中的基孔肯亚病毒，即可引起发热、皮疹、关节炎，还可以引起出血等严重症状。从虫媒病毒引起的三类症状可以看出，发热是虫媒病毒感染的最常见的症状，也是病毒感染首先出现的症状，无论病毒是否引起脑炎或出血热均首先表现为发热。与疾病关系最为密切的虫媒病毒病见表 1-3-5。

表 1-3-5 与疾病关系最为密切的虫媒病毒及其临床表现

分类地位	发热，皮疹，关节炎	发热，脑炎	发热，出血
膜病毒科			
甲病毒属	基孔肯尼亚病毒[++]	东方马脑炎病毒[++]	基孔肯尼亚病毒[++]
	昂尼-昂尼翁病毒	西方马脑炎病毒[*]	
	罗斯河病毒[++]	委内瑞拉马脑炎病毒	
黄病毒科			
黄病毒	登革热病毒[++]（1，2，3，4 血清型）	乙型脑炎病毒[++]	登革热病毒[++]（1，2，3，4 血清型）
	西尼罗热病毒[+]	蜱传脑炎[++]	Kyasanur 森林病毒
		圣路易脑炎	黄热病
		Kyasanur 森林病毒	鄂木斯克出血热
		西尼罗热病毒	
		Rocio 脑炎	

续表

分类地位	发热，皮疹，关节炎	发热，脑炎	发热，出血
布尼亚病毒科			
布尼亚病毒	Oropouche 热病毒	加利福尼亚脑炎血清组病毒+	/
白蛉热病毒	裂谷热病毒 白蛉热病毒	/	裂谷热病毒
Nairo 病毒	/	/	克里米亚刚果出血热*+
呼肠孤病毒科			
环状病毒	科罗拉多蜱媒热*+	科罗拉多蜱媒热*+	/

注：* 表示在我国已分离到病毒；+ 表示在我国有抗体阳性。表中所列病毒有些已经证实我国有流行，如乙型脑炎病毒、登革热病毒、蜱传脑炎病毒（我国称森林脑炎）和克里米亚刚果出血热病毒（我国称新疆出血热病毒）。特别是乙型脑炎病毒引起的乙型脑炎至今仍是我国较为严重的传染病。有些病毒在我国有病毒分离的报道，但尚未证明该病毒在我国的流行，如东方马脑炎病毒、罗斯河病毒和科罗拉多蜱媒热病毒等。有些病毒虽然不存在流行也未分离到病毒，但是已证明我国有该病毒抗体阳性存在，说明该病毒在我国有隐性感染或潜在的流行，如加利福尼亚脑炎血清组病毒的雪野兔脑炎病毒（SSH），应引起重视

已经发现 20 余种虫媒病毒可以引起病毒性脑炎，主要集中在 3 个病毒科，披膜病毒科甲病毒属含 4 种，布尼亚科病毒 8 种，黄病毒科病毒最多含 13 种。虫媒病毒引起的病毒性脑炎主要有蚊虫和蜱虫传播，其中蜱传 6 种，蚊传 16 种。虫媒病毒引起的病毒性脑炎分布在美洲 12，欧洲 4，非洲 4，亚洲 4（JE、WN、TBE、NEG、POW、BHA）。我国已经发现蚊虫传播的乙型脑炎和西尼罗脑炎，以及蜱虫传播的蜱传脑炎病毒及其相关传染病。引起脑炎的虫媒病毒及其传播媒介见表 1-3-6。

6. 虫媒病毒病的治疗、预防和诊断　虫媒病毒感染的疾病属于病毒性感染，无特效治疗药物。一般为对症治疗以防止继发感染等。虫媒病毒感染的预防最好的办法是注射疫苗，有些疫苗效果非常好，如黄热病疫苗对黄热病的控制起到决定性作用。我国科技工作者研制的乙型脑炎病毒疫苗居世界领先水平，控制乙型脑炎有非常好的效果。但虫媒病毒种类繁多，不可能对所有病毒都制备疫苗。因此，虫媒病毒感染的预防非常重要，主要是注意防护，减少被吸血昆虫叮咬的机会。

表 1-3-6　引起脑炎的虫媒病毒、传播媒介及其地区分布

	病毒	媒介	地区分布
披膜病毒科	甲病毒属		
	东方马脑炎病毒（Eastern equine enc，EEE）	蚊	美洲
	西方马脑炎病毒（Western equine enc，WEE）	蚊	美洲
	委内瑞拉马脑炎病毒（Venequilan equine enc，VEE）	蚊	美洲
	Everglades 病毒（Everglade，EVE）	蚊	美国佛罗里达州

续表

病毒		媒介	地区分布
黄病毒科	黄病毒属		
	Ilheas 脑炎病毒（Ilheas，ILH）	蚊	美洲
	乙型脑炎病毒（Japanese enc，JE）	蚊	亚洲
	圣路易脑炎病毒（St. Louis enc，St. L）	蚊	美洲
	墨累谷山谷热病毒（Murray Valley enc，MVE）	蚊	澳大利亚
	Rocio 脑炎病毒（Rocio，Roc）	蚊	巴西
	西尼罗脑炎病毒（West Nile，WN）	蚊，蜱	非洲，欧洲
	Rio Bravo 脑炎病毒（Rio Bravo，RB）	蚊，蜱	北美洲
	中部欧洲脑炎病毒（Central European enc）	蜱	欧洲
	春夏季脑炎病毒（Russian spring-summer enc）	蜱	亚洲
	跳跃病脑炎病毒（Louping ill）	蜱	英国，以色列
	Negishi 脑炎病毒（Negishi）	—	日本
	波互森脑炎病毒（Powassan）	蜱	美国，亚洲
	ZIKA 病毒（Zika）	蚊	非洲，南美洲
布尼亚病毒科			
	Ilesha 脑炎病毒（Ilesha）	蚊	非洲
	加利福尼亚脑炎病毒（California enc）	蚊	北美洲
	Jamestown Canyon 脑炎病毒（Jamestown Canyon）	蚊	北美洲
	La Crosse 脑炎病毒（La Crosse）	蚊	北美洲
	Snowshoe hare 脑炎病毒（Snowshoe hare）	蚊	北美洲
	裂谷热脑炎病毒（Rift Valley fever，）	蚊	非洲
	Toscana 脑炎病毒（Toscana）	白蛉	欧洲
	Bhanja 脑炎病毒（Bhanja）	蜱	非洲，亚洲，欧洲

注：①引起脑炎的虫媒病毒主要集中在 3 科，其中甲病毒属含 4 种病毒，布尼亚病毒科含 8 种病毒，黄病毒科病毒最多共含 13 种。引起脑炎虫媒病毒的传播媒介包括蜱传 6 种，蚊传 16 种。虫媒病毒脑炎在美洲分布 12 种，欧洲 4 种，非洲 4 种，亚洲 4 种。②我国已经发现虫媒病毒性脑炎包括流行性乙型脑炎、蜱传脑炎和西尼罗脑炎。③我国虫媒病毒性脑炎病毒抗体调查发现，上海脑炎病例中存在加利福尼亚脑炎病毒抗体阳性，广东存在 Snowshoe hare 脑炎病毒抗体阳性，上海和福建脑炎病例中发现辛德毕斯病毒抗体阳性患者

二、我国大陆地区分离的虫媒病毒

自 1980 年代以来，我国科学工作者在我国大陆地区开展虫媒病毒调查，采集的多种媒介标本和人及动物标本中分离到的蚊传虫媒病毒，分别隶属于布尼亚病毒科、披膜病毒科、呼肠孤病毒科、黄病毒科病毒等。许多病毒是重要的人畜共患病原体。这些病毒的分离极大地丰富了我国虫媒病毒研究，发现了新的病原体也为临床疾病的诊断提供了新的思路。

（一）披膜病毒科甲病毒属

1. 盖塔病毒　1964 年在海南捕捉的库蚊中分离到一株病毒（M1），与盖塔病毒存在中和活性被鉴定为盖塔病毒（GETV）。此后在河北、上海、云南多个省份采集的多种蚊虫标本分离到盖塔病毒。对我国不同年代、不同地域分离的 10 株 GETV 进行序列测定和分子特征分析，对其中 3 株（M1、HB0234、YN0540）测定了全基因组序列，另 7 株完成病毒 E2 基因和 3'UTR。中国分离的 10 株病毒之间 E2 基因核苷酸序列同源性在 97.7%~99.9%。3 株中国分离株与其他国家分离株的全基因组序列同源性分别是 97.4%~98.8%（核苷酸）和 98.7%~99.6%（氨基酸）。中国台湾、蒙古和俄罗斯所分离的盖塔病毒在 3'UTR 第 45~54 位均出现 10 个核苷酸的缺失，这可能为这些地区盖塔病毒特有的分子特征。

盖塔病毒（Getah virus，GETV）1955 年首次分离自马来西亚 Culex gelidusin（Q-2）。GETV 病毒对马和猪等哺乳动物致病，除了在中国海南省、澳大利亚北部和马来西亚的一些人和鸟血清中检查出 GETV 的中和抗体之外，尚未发现 GETV 引起人类疾病的报道。

2. 辛德毕斯病毒　中国于 1987 年（YN87448 病毒）、1990 年（XJ160 病毒）和 2005 年（MX10 病毒）分别从云南和新疆当地采集的蚊虫标本分离到三株病毒经血清学和分子生物学鉴定为辛德毕斯病毒（SINV）。系统进化分析发现，YN87448 病毒和 XJ-160 病毒同属于古北区/埃塞俄比亚基因型辛德毕斯病毒，虽然 XJ-160 病毒在该基因型病毒中处在相对独立的进化地位。MX10 与辛德毕斯病毒马来西亚分离株（MRE-16）E1 基因同源性为 90.0%，该病毒属于澳大利亚/东方基因型辛德毕斯病毒。

血清流行病学调查发现，在我国多个省市存在 SINV 抗体阳性人群。在云南省的健康人群和发热病人中均存在 SINV 抗体，云南省猎狗和野鼠中也检测到 SINV 抗体。在海南和广东省也存在 SINV 抗体阳性人群和动物。福建省健康人群中 SINV 抗体阳性率为 12.86%，狐狸、野兔和狗中也检测到 SINV 抗体，并从病毒性脑炎和脑膜炎型钩体病患者血清和脑脊液中检测到 SINV IgG 抗体，提示 SINV 可能是引起我国发热或病毒性脑炎的病原体。

辛德毕斯病毒首次于 1952 年在埃及尼罗河三角洲地区捕获的蚊虫标本分离到。该病毒呈世界性分布，主要宿主为蚊虫和鸟类，大型动物和人类是其最终宿主。目前研究认为 SINV 可以分为 3 个基因型，分别为 Paleoarctic-Ethiopian（P/E）genotype、Oriental-Australian（O/A）genotype 和 Wester-Australian（W/A）genotype。辛德毕斯病毒感染所引起的疾病被称为"辛德毕斯病"，是一种人畜共患病，其主要的临床表现为发热、倦怠、头痛、关节痛和皮疹。SINV 感染具有重要的公共卫生意义。

3. 基孔肯尼雅病毒　1980 年代在云南省西双版纳地区采集的棕果蝙蝠脑组织中分离出 1 株病毒（B8635），该病毒理化及生物学特性符合甲病毒特性，并与基孔肯雅病毒（CHIKV）单克隆抗体有高度相互中和作用，被鉴定为基孔肯尼雅病毒。在海南詹县捕获的致倦库蚊和蝙蝠中各分离出一株基孔肯尼亚病毒。目前，在中国还没有发现基孔肯雅病毒感染引起的疾病的流行，但输入性病例时有报道。2008 年 11 月，在广州发现了 5 例来自马来西亚的输入性病例，经过实验室检测均为 CHIKV 核酸阳性并分离到 4 株病毒。

血清流行病学调查显示云南省当地健康人群与分离株病毒（B8635）IgG 抗体阳性率为 9.23%，部分地区高达 43.78%。在我国海南、西藏、吉林和广东人群中也检测到 CHIKV 病毒 IgG 抗体。在多种动物中也存在 CHIKV 病毒抗体阳性，其中以云南省棕果蝠阳性率最高，达 49.30%，其次为鸟类（36.84%）。此外，在海南的野鼠，云南的猪、狗、黄胸鼠、臭鼩鼱、恒河猴等动物中也检测到 CHIKV 抗体，但是阳性率较低。血清流行病学调查结果提示中国存在 CHIKV 病毒感染，但是此后的多次虫媒病毒调查，未在本土采集的蚊虫标本分离到 CHIKV 病毒。

基孔肯尼雅病毒（Chikungunya virus，CHIKV）于 1953 年首次分离自乌干达一名发热病人的血液。对人类主要引起发热、关节疼痛、皮疹和轻度出血等症状。该病主要流行于非洲和东南亚地区，近年来在东非海岸、印度洋岛屿、印度及东南亚地区也多次发生暴发流行，已成为世界上流行范围最广的甲病毒。2005 年在印度洋西南地区和印度暴发流行。

4. 罗斯河病毒　海南省采集的蝙蝠脑组织中分离出 1 株病毒（HBb17）。经免疫荧光和交叉中和实验等血清学检测，HBb17 与 RRV 病毒抗原性最接近。病毒基因序列分析显示，HBb17 株与罗斯河病毒（国际标准株 T48 病毒）在 3' 末端非翻译区核苷酸同源性为 99%，结构基因 E1 区为 99%，病毒基因序列的进化分析显示 HBb17 株与 RRV 处在同一进化分支被鉴定为 RRV 病毒。HBb17 株在实验条件下能在蚊体内复制，并通过蚊媒传播使受毒鼠发病死亡。

在海南省当地健康人血清和鼠血清中检测到 RRV 病毒 IgG 抗体（IFA），阳性率分别为 1.02%（1/98）和 8.00%（6/75），提示中国海南省存在罗斯河病毒感染。

罗斯河病毒（Ross River virus，RRV）首次于 1959 年分离于澳大利亚的罗斯河地区捕捉的 Aedes vigilax。该病毒主要分布在南太平洋地区的澳大利亚、斐济等地。RR 病毒感染主要表现为发热、皮疹和多发性关节炎。

5. 马雅罗病毒　1985 年，从云南省采集的蚊虫中分离到 1 株病毒（YN69），该病毒与甲病毒属抗体反应，病毒与马雅罗病毒（MAYV）抗体产生较强反应，而交叉中和试验则 MAYV 无交叉中和反应，提示该病毒与 MAYV 病毒抗原性最近，但存在一定的差异。1985 年，在海南省采集的蚊虫中分离到 2 株病毒（HN8、HN99）。交互快速微量中和试验表明，这 2 株病毒只与甲病毒属抗体反应，尤其与 MAYV 的抗原性最为密切。上述病毒仅通过血清学初步鉴定为 MAYV，尚需进行病毒基因的序列测定及分析以进一步确定其分类地位。

血清流行病学调查发现，在海南省的人、畜血清中均检测到 HN99 病毒的 IgG 抗体阳性，其中健康人为 14%，猪为 23%，山羊为 35%。此外，在广东和贵州省健康人群也存在 MAYV 病毒 IgG 抗体阳性。

MAYV 病毒于 1954 年首先在特立尼达发热病人血清标本分离到，病毒感染可引起发热、头痛、关节痛和皮疹等。广泛分布于南美洲热带森林地区，在特立尼达、玻利维亚和巴西曾发生过暴发流行。

（二）布尼亚病毒科病毒

1998 年从云南省居民区捕获的菲律宾按蚊中分离到一株病毒（YN92-4），该病毒与布尼亚病毒属及该组的巴泰病毒免疫腹水均有高滴度反应，提示该病毒为布尼亚病毒。对YN92-4 株病毒 S 片段进行核苷酸序列测定与分析，结果表明 YN92-4 病毒株为巴泰病毒。对 YN92-4 病毒株全基因组编码区进行序列测定，这也是国际上第一株完成编码区全基因组序列测定的巴泰病毒株。结果显示该病毒 S，M 和 L 三个基因核苷酸与巴泰病毒原型株（MM2222）分离株和日本分离株（ON-7/B/01 株）亲缘关系密切形成独立分支，进一步说明为巴泰病毒。分析显示，YN92-4 株病毒与在非洲发现的重组型巴泰病毒-Ngari 病毒处在完全不同的进化分支，证实中国分离的巴泰病毒未发生重配。1998 年对西双版纳州各医院采集的发热病人血清标本进行抗体检测发现巴泰病毒抗体阳性率为 4.17%（5/120），说明当地存在该病毒的感染。

巴泰病毒（Batai virus，BATV）首次于 1955 年分离自马来西亚的库蚊标本。此后，蚊虫、牛血清、猪血清和发热病人等多种标本中分离到病毒。人感染巴泰病毒表现为头痛、发热，偶可引起病毒性脑炎症状。20 世纪 90 年代，东非地区发生高热性疾病暴发流行，89 000 人患病，超过 250 人死亡。研究显示引起疾病流行的病原体为巴泰病毒与其他布尼亚病毒基因发生基因重配所形成新病毒株——Ngari virus，这一发现引起国际社会极大关注。

（三）黄病毒科

朝阳病毒（Chaoyang Virus，CV）于 2008 年 8 月在辽宁省朝阳市农村畜舍捕获的刺扰伊蚊标本分离。病毒可以导致 C6/36 细胞产生病变，表现为细胞变形，排列紊乱，细胞间隙扩大和脱落。对病毒基因组全编码区序列测定与分析显示，该病毒为单股正链 RNA 病毒，编码区只含有一个开放阅读框架（ORF），基因组全长 1，0308 bp，分别编码 C、PrM、E、NS1、NS2a、NS2b、NS3、NS4a、NS4b 和 NS5 基因。病毒 E 基因核苷酸碱基序列与日本脑炎病毒群中圣路易斯脑炎病毒（St. Louis encephalitis virus）同源性最高，为59.6%；NS3 基因核苷酸碱基序列与登革病毒群中科都病毒（Kedougou virus）同源性最高，为 61.7%；NS5 基因核苷酸碱基序列与黄热病毒群中塞皮克病毒（Sepik virus）同源性最高，为 67.0%。黄病毒属病毒系统进化分析显示朝阳病毒与蚊传或蜱传黄病毒等黄病毒不在同一进化族，位于单独的进化分支，属于蚊传黄病毒，是黄病毒科（flaviviridae）黄病毒属（Flavivirus genus）的一个新种。

（四）呼肠孤病毒科

1. 版纳病毒 版纳病毒（Banna virus，BAV）首先在中国云南省西双版纳地区采集的脑炎及无名热病人的血清和脑脊液标本分离到，因此而得名，是呼肠孤病毒科（Reoviridae）东南亚十二节段双链 RNA 病毒属（South East Asian dodeca RNA virus，Seadornavirus）的代表成员。该病毒病毒为 12 个节段双链 RNA 病毒（dsRNA），在凝胶电泳时根据相对分子质量分别命名为 1~12 节段（Seg1~Seg12），PAGE 电泳带型表现为 6-6 型。已在中国多个省份采集的蚊虫标本分离到 BAV 病毒目前印度尼西亚和越南也从蚊虫标本分离到 BAV 病毒。BAV 病毒第 12 节段进行序列分析发现在东南亚地区（包括中国云南省，越南和印度尼西亚）分离的病毒与在中国北部地区分离的病毒在进化上相对对立，表现出明显的地域分布特征。

从中国 20 个省市医院收集的疑似乙脑或病毒性脑炎患者血清标本检测出 BAV 病毒 IgM 抗体阳性率为 11.4%（130/1141），并且在中国南部地区的阳性率高于北部地区。临床诊断为病毒性脑炎的 63 例病人血清标本中 BAV 病毒 IgM 抗体阳性 11 份，JEV 病毒 IgM

抗体阳性 37 份，其中 7 份为双重感染。以上的检测均为间接 ELISA 方法，缺少用其他方法的平行检测，特别是缺少中和试验方法的检测结果。版纳病毒是一个新发现的可能和疾病有密切关系的病毒，然而版纳病毒是否是一种新病原体仍然需要使用多种检测方法的反复核实，特别是对患者急性期和恢复期血清使用中和试验的方法，中和抗体滴度存在 4 倍或 4 倍以上增长是证明该病毒感染的最重要的血清学证据。另外，除首次在病人标本中分离到病毒外，一直未见到从临床病例标本中再次分离到病毒或检测到该病毒基因阳性的报道，因此加强 BAV 感染及其与疾病关系的研究十分重要意义。

2. 辽宁病毒 辽宁病毒（Liaoning virus, LNV）首先于 1997 年在中国吉林省黑山地区采集的背点伊蚊标本中分离，是呼肠孤病毒科（Reoviridae）东南亚十二节段双链 RNA 病毒属（South East Asian dodeca RNA virus, Seadornavirus）的成员之一。研究发现 LNV 病毒 PAGE 电泳带型表现为 6-5-1 型。2005 年在新疆喀什地区农民畜圈采集的蚊虫标本中分离到一株病毒（0507JS60）病毒，经血清学和分子生物学鉴定为 LNV 病毒。2007 年 8 月，在青海 Minhe county reed-pond 采集的 Culexmodestus 蚊虫标本分离到 1 株病毒（QH07130 病毒），PAGE 电泳带型为典型的 6-5-1，经血请学和病毒分子生物学鉴定为 LNV 病毒。目前仅从蚊虫标本中分离 LNV 病毒，不仅可以引起昆虫细胞系（C6/36）CPE，还可引起多种哺乳动物细胞系 Hep-2、BGM、Vero、BHK-21 细胞发生病变。LNV 病毒二次接种乳鼠可致其出血、死亡，提示 LNV 可能对人畜有潜在的危害。尚未见 LNV 病毒与人畜疾病关系的报道。

3. Kadipiro 病毒 Kadipiro 病毒（Kadipiro virus, KDV）首次分离于印度尼西亚采集的蚊虫标本中分离到，是呼肠孤病毒科（Reoviridae）东南亚十二节段双链 RNA 病毒属（South East Asian dodeca RNA virus, Seadonravirus）的成员之一。2005 年在云南省采集的三带喙库蚊、中华按蚊和骚扰阿蚊中分离到 5 株病毒，聚丙烯酰胺凝胶电泳显示病毒为 12 节段双链 RNA 病毒，基因组带形呈 6-5-1 分布；用 Kadipiro 病毒特异性引物能扩增到目的条带，基因组第 12 片段全长 758nt，与 Kadipiro 病毒原型株病毒（JKT-7075）同源性为 90%，病毒基因第 12 片段的系统进化分析这些分离株为 Kadipiro 病毒，是印度尼西亚以外地区首次分离到该病毒的报道。未见关于 KDV 病毒与人畜疾病关系的报道。

4. 云南环状病毒 云南环状病毒（Yunnan orbivirus）是呼肠孤病毒科（*Reoviridae*）环状病毒（*Orbivirus*）的新成员。首先于 1999 年在中国云南省澜沧县捕获的三带喙库蚊标本中分离。该病毒在电子显微镜下呈现典型的环状病毒形态。琼脂糖凝胶电泳显示病毒的基因组含有 10 个节段双链 RNA，根据相对分子质量依次下降命名为 1~10 节段，Agarose-gel 带型表现为 3-2-5 型。YNOV 生物学特性研究结果显示，该病毒可以在白纹伊蚊细胞系 C6/36、AA23 复制，不能在其他蚊虫及哺乳动物细胞系复制。小鼠腹腔内注射该病毒后可导致小鼠产生非致死性感染，并产生保护性抗体。对 YNOV 进行全基因组序列测定并对其进行系统进化分析，显示 YNOV 病毒为环状病毒的新种。近年来，在中国云南从三带喙库蚊、中华按蚊、棕头库蚊和菲律宾按蚊中分离到 6 株环状病毒。研究显示，云南省当地发热病例标本存在该病毒 IgM（0.7%，1/135）和 IgG（5.9%，8/135）抗体阳性，说明在云南存在环状病毒感染。

5. 细小病毒科浓核病毒 从我国多个地区采集的淡色库蚊（Culex pipiens pallens）分离到一类病毒，该病毒的基因组序列和生物学特征与细小病毒科（Parvoviridae）中浓核病毒亚科（Densovirinae）短浓核病毒属（Brevidensovirus）成员相似。将其命名为淡色库蚊浓核病毒（Culex pipiens pallens densovirus，CppDNV）。此后发现多种蚊虫标本中可以分离到该病毒。对分离自辽宁、云南、新疆和贵州省（自治区）采集的淡色库蚊（2株）、尖音库蚊（2株）、三带喙库蚊（3株）、中华按蚊（1株）、未分类库蚊（6株）和未分类为蚊（2株）共16株CppDNV病毒的分子特征分析结果显示，16株CppDNV分离株之间的同源性在98%以上，序列差异和系统发生分析显示CppDNV是一类新型DNV变异株。

三、我国吸血昆虫媒介与虫媒病毒

虫媒病毒在节肢动物和脊椎动物之间的交替存在是虫媒病毒在自然界作为一种物种存在的基本条件，这也是在自然界采集的蚊虫、蜱虫等吸血昆虫标本中可以分离到虫媒病毒的原因。目前全世界已经在近600种吸血媒介昆虫标本中分离到虫媒病毒。由于吸血昆虫通过叮咬可以将病毒传播给人畜动物，造成严重的疾病流行，因此加强对虫媒病毒传播媒介的种类、分布和密度等研究是预防与控制虫媒病毒性疾病的重要环节。

我国地大物博，地理区域跨度较大，各地物种差异明显，吸血昆虫种类复杂，加之我国虫媒病毒研究起步较晚，对我国虫媒病毒传播媒介的种类和分布的背景资料缺乏系统调查研究，急需开展系统调查研究。

我国已经从多个省份采集的蚊虫标本中分离到乙脑病毒，而乙脑病毒的分离主要来自当地存在的优势蚊虫中（表1-3-7），如辽宁、甘肃、河南、江西和上海等地的乙脑病毒均分离自当地的优势蚊种三带喙库蚊，而黑龙江的乙脑病毒则分离在当地的优势蚊虫刺扰伊蚊，四川的乙脑病毒分离自当地的优势蚊虫骚扰阿蚊等等。可见虫媒病毒在自然界主要存在于当地优势吸血昆虫中。

表1-3-7 乙脑病毒在我国各地优势蚊种中的分布

地区	病毒（株数）	优势蚊种	
		蚊种	百分比（优势蚊种/蚊总数）
辽宁	2	三带喙库蚊	100%（1500/1500）
甘肃	6	·· ··	90.4%（6250/6917）
河南	7	·· ··	90.1%（5614/6231）
	3		80.3%（2990/3722）
江西	1	·· ··	88.8%（2570/2893）
上海	7	·· ··	80%（8974/11218）
西藏	2	·· ··	75.2%（2297/3053）
云南	5	·· ··	56.7%（2728/4810）
黑龙江	2	刺扰伊蚊	87.4%（1735/1985）
广西	3	*Armigeres subalbatus*	91.8%（2588/2818）
	3	三带喙库蚊	64.5%（771/1196）
四川	1	骚扰阿蚊	79.5%（3710/4668）
	5	三带喙库蚊	20.5%（958/4668）

近年来我国科技工作者在我国不同地区采集的多种吸血昆虫中发现了多种虫媒病毒，有些病毒可以在多种媒介被发现，即一种病毒可以被多种媒介所携带，同样，一种媒介可以携带多种虫媒病毒，如在我国的十余种蚊虫中发现乙脑病毒，同样，在我国广泛存在三带喙库蚊可以携带蚊虫传播的黄病毒、乙脑病毒和蚊虫传播的甲病毒、盖塔病毒等。表1-3-8是我国近年来从各种吸血媒介标本中分离到多种虫媒病毒的汇总，从某种程度反映出我国自然界的吸血昆虫所携带的虫媒病毒。

表 1-3-8 我国节肢动物中虫媒病毒的分布

病毒	毒株来源（媒介种类）	分离地区
甲病毒		
盖塔病毒	库蚊、中华按蚊、骚扰阿蚊	海南，河北，云南，甘肃
辛德毕斯病毒	按蚊，病人血清	新疆，云南
基孔肯雅病毒	白纹伊蚊、三带喙库蚊，致倦库蚊	云南，海南
罗斯河病毒	蝙蝠脑	海南
其他待鉴定甲病毒	蚊（未定种）	烟台
	蚊（未定种）	海南
	赫坎按蚊、尖音库蚊、凶小库蚊	新疆
	致倦库蚊、三带喙库蚊	海南
	全沟硬蜱、边缘硬蜱	新疆
黄病毒		
流行性乙型脑炎病毒	三带喙库蚊、二带喙库蚊、中华按蚊、致倦库蚊、白纹伊蚊、霜背库蚊、伪杂鳞库蚊、棕头库蚊、环带库蚊、雪背库蚊、常型曼蚊、刺扰伊蚊、窄翅伊蚊、阿萨姆伊蚊、刺扰伊蚊和骚扰阿蚊；台湾蠛蠓和尖喙库蠓	云南，广西，贵州，四川，重庆，河南，湖北等地
	刺扰伊蚊、库蠓	黑龙江
	凶小库蚊、淡色库蚊	辽宁
	三带喙库蚊	上海
西尼罗病毒	尖音库蚊	新疆
登革3型和4型病毒	白纹伊蚊	广东，福建，云南
登革3型和2型病毒	埃及伊蚊、白纹伊蚊	海南，广西、广东
森林脑炎病毒	嗜群血蜱、森林革蜱	密山，珲春
	全沟硬蜱	内蒙古
	卵形硬蜱	云南
	边缘革蜱	新疆
其他待鉴定黄病毒	骚扰阿蚊	海南

病毒	毒株来源（媒介种类）	分离地区
布尼安病毒		
Tahyna 病毒	库蚊（新疆），削皮伊蚊（青海）背点伊蚊（内蒙古）	新疆，青海，内蒙古
克里米亚-刚果出血热	亚洲璃眼蜱	新疆
巴泰（Batai）病毒	菲律宾按蚊	云南
阿卡斑病毒	蚊、蠓	上海
呼肠孤病毒		
版纳病毒	中华按蚊、三带喙库蚊、迷走按蚊、菲律宾按蚊	云南，甘肃，山西，内蒙古
辽宁病毒	蚊	辽宁，新疆等
Kadipiro 病毒	三带喙库蚊、中华按蚊、骚扰阿蚊	云南
云南新环状病毒	三带喙库蚊、中华按蚊、棕头库蚊和菲律宾按蚊	云南
西藏环状病毒	三带喙库蚊	西藏，广东，云南

青海省格尔木地区存在大量天然盐池，是我国内陆地区的产盐地区，当地还存在大量盐碱地，自然地理环境与其他地区完全不同。当地存在一种适宜在盐碱环境生存的蚊虫削皮伊蚊，削皮伊蚊仅存在于青海省格尔木地区。2007 年，在我国青海省格尔木地区采集的削皮伊蚊标本分离到我国此前未发现的 Tahyna 病毒，这不仅是在我国首次从削皮伊蚊分离的 Tahyna 病毒，也是国际上首次从该蚊种分离到 Tahyna 病毒。可见我国吸血昆虫所携带虫媒病毒具有独特的地域分布特点。

四、我国本土流行的虫媒病毒及虫媒病毒病

自 20 世纪 50 年代先后证实 4 种虫媒病毒在我国的存在与流行，它们是乙型脑炎病毒（Japanese encephalitis virus，JEV）、森林脑炎或称春夏季脑炎病毒（spring-summer encephalitis virus，SSEV）、新疆出血热病毒（Xinjiang haemarrhagic fever virus，XHFV）和登革热病毒 1~4 血清型（Dengue fever virus，DFV）。虽然这些病毒在我国发现时间较长，曾对它们的生物学特性、流行特征、发病情况、传播媒介、预防与控制等进行过系统深入地研究，但是这些病毒或由病毒引起的疾病仍然是较严重的传染病。

1. 流行性乙型脑炎　通过蚊虫叮咬感染乙型脑炎病毒引起的神经系统感染。人感染病毒后，潜伏期为 5~15 天，病程初期表现为头痛，有时是较剧烈的头痛，体温升高至 38~39℃，持续 1~6 天，随后进入脑炎期。中枢神经症状较为突出，表现为颈项强直、痉挛、昏迷等症状，病情严重者可出现呼吸衰竭而死亡。本病死亡率高达 30%。不死亡者经 5~10 天症状逐渐减轻至痊愈，30%存活者可留有后遗症。

乙脑是严重危害我国人民健康的重要疾病之一，也是国家级法定报告传染病。在我国除新疆、西藏外，其他各省、区均有乙脑的发病与流行。历史上乙脑在我国曾多次暴发流

行，解放后第一次大流行为 1966 年，发病数达 15 万人；5 年之后发生第二次大流行，发病人数超过第一次而达到 18 万人。时至今日，每年全国仍有 2 万~4 万人患病。1998 年因乙脑而死亡的病例数居全国 26 种法定传染病的前十位。全国乙脑发病人数为 11891 例，遍及全国 1303 个县，居全国发病前 5 位的省份为：贵州、陕西、重庆、四川和山西。蚊虫为传播媒介，在我国主要是三带喙库蚊。因此，本病的高峰时间在每年夏、秋季节。我国学者王逸民发现本病毒的蚊-猪-蚊等动物间的循环体系。本病无特殊治疗措施，接种疫苗是保护易感人群的有效措施。长期以来，中国、日本、朝鲜使用福尔马林灭活疫苗。1968 年后我国使用地鼠肾细胞疫苗，人群保护率达 60%~90%。我国俞永新等人 1985 年报道了乙脑减毒活疫苗，该疫苗免疫作用好且安全。

中国是乙脑主要流行国家，历史上曾经出现多次大流行，发病范围之广，发病率之高，造成的疾病负担之重世界罕见。但是此后中国用自己研制和生产的乙脑疫苗在全国逐步推广乙脑疫苗接种，特别是 2008 年乙脑疫苗纳入国家免疫规划项目以后，全国乙脑的发病数和发病率均得到明显控制，取得显著效果。乙脑的发病率由大流行时期的 20.92/10 万（1971 年，当年报告约 17 万乙脑病例）降低到目前的 0.12/10 万（2011 年，当年报告病例 1625 例）。这一巨大变化不仅仅是中国在公共卫生领域取得的巨大成就，也为国际上使用疫苗有效控制媒介传染病提供了经验。

2. 登革热 由蚊虫叮咬感染 4 个血清型登革病毒引起的急性传染病。在临床上，登革热病人以高热、头痛、肌肉和关节痛为主，可伴有皮疹、淋巴结肿大和白细胞减少。病程 5~7 天，可自愈，病死率极低。与登革热相关的疾病称登革出血热（Dengue haemorrhagic fever）。该病的临床表现与登革热有所不同，高热、出血、休克和高病死率是本病的特征。伴有休克倾向的登革出血热称为登革出血热/登革休克综合征。

埃及伊蚊和白纹伊蚊为传播媒介，登革热和登革出血热是美洲、非洲、亚洲等地的严重问题，我国于 1945 年在汉口和沿海已有相当规模的流行。但 30 余年的静止后于 1978 年于广东佛山首次暴发流行，此后，1979 年广东中山县、1980 年海南岛、1985—1986 年海南岛多次流行，患病人数众多。

2013 年和 2014 年我国云南省和广东省连续发生由输入病例引起的登革热大流行。2013 年 7 月份全国报告登革热 12 例，从 8 月份开始报告病例突然上升，8 月份报告 670 例，9 月份 1280 例，10 月份 1450 例达到最高峰，11 月份开始下降报告 923 例，12 月份 79 例。广东省和云南省报告病例占全国登革报告病例数 90% 以上（4302/4463）。云南省病例数占全国月 1/3，而广东省报告病例约为全国 2/3。目前登革热为我国法定报告传染病之一。

3. 森林脑炎 又称蜱传脑炎，是由蜱虫叮咬感染蜱传脑炎病毒引起的急性神经系统感染性疾病。因主要在春、夏两季发病又称春夏脑炎。感染病毒后经 10~15 天潜伏期。典型病例起病突然，首先表现为高热，可达 39~41℃，同时伴有头痛、恶心、呕吐、意识不清等，随后可出现脑膜刺激症状或昏迷，即而发生瘫痪。严重的病例未发生全身瘫痪即死亡。森林脑炎病死率为 20%~30%。本病的特点之一是有严格的地区性，除森林地区外无此病发生，因此发病者多有森林接触史。此外，发病急、突发高热伴神经症状，其中以瘫痪为主。30%~60% 存活者留有神经系统后遗症。

森林脑炎病毒分为两型，远东型森林脑炎病毒主要分布于中国东北及前苏联的亚洲地区，传播媒介为全沟硬蜱。中欧型森林脑炎主要分布于前苏联的欧洲地区及欧洲国家。两型病毒统称为蜱传脑炎，其中远东型森林脑炎病毒毒力强，感染后病死率高，而中欧型病毒感染症状轻，病死率为 1%~5%。

我国本病流行主要在东北三省林区，近年，在我国云南省和新疆某些地区血清中也查到该病毒的抗体，提示本病流行区的扩大。此外，一般健康人缺乏免疫力，在进入林区工作或旅游等要注意防护和接种疫苗。预防接种疫苗是有效的预防措施，国外为鸡胚细胞制备的灭活森林脑炎病毒疫苗，国内为地鼠肾细胞制备的灭活疫苗，均已经应用多年，效果可靠。

4. 新疆出血热 为蜱虫叮咬而感染新疆出血热病毒引起，于 1965 年在我国新疆维吾尔自治区塔里木河流域巴楚等县境内发现。病毒感染后临床表现为持续性发烧伴颜面、颈部和上胸部充血、潮红及头痛、腰痛和全身中毒症状、出血和低血压休克等。但是与国内流行的由汉塔病毒（Hannta virus）引起的流行性出血热不同，不表现肾脏器官的损害。本病病程一般 10~14 天，死亡原因主要为出血和低血压休克。病死率高达 20%~70%。蜱是病毒的传播媒介和保虫宿主。本病目前仅在我国新疆塔里木河流域部分地区呈散发流行。

五、我国新发现的虫媒病毒及其相关疾病

进入 21 世纪以来，从我国自然界采集的蚊虫标本中分离到多种蚊虫传播虫媒病毒，不仅多次分离到此前已发现的乙型脑炎病毒和登革病毒，还首次在我国分离到两个蚊传虫媒病毒——西尼罗病毒（West Nile virus，WNV）和 Tahyna 病毒（Tahyna virus，TAHV），并通过大量调查研究在我国发现了由以上两种病毒感染所引起的相关疾病，特别是发现我国存在西尼罗脑炎流行，具有重要的公共卫生意义。本文对国内相关研究进展进行回顾性总结，为西尼罗病毒等新发现蚊虫传播虫媒病毒感染的预防和控制提供参考。

（一）我国首次发现西尼罗病毒及其相关病毒性脑炎的流行

西尼罗病毒属于黄病毒科黄病毒属成员，为蚊传虫媒病毒，于 1937 年在非洲地区首次发现。人类通过蚊虫叮咬感染西尼罗病毒后可出现发热、脑炎（脑膜炎）等病症，极少数病例还可表现为严重胰腺炎、肝炎、心肌炎等。动物（包括鸟类及马、牛等哺乳动物）感染西尼罗病毒可导致脑炎、心肌炎、流产及死亡。西尼罗病毒自发现后在非洲地区造成多次发热性疾病的流行，称为西尼罗热。20 世纪 50 年代，该病毒传入南亚地区的印度并造成当地西尼罗热流行。20 世纪 90 年代，西尼罗病毒传入欧洲，造成多次西尼罗热的流行。此外，由于病毒变异还造成多次西尼罗脑炎的流行。特别是 1999 年，西尼罗病毒首次传入美国，不但引起大量西尼罗热和西尼罗脑炎病例发生，而且该病流行特点发生较大变化。此前虽然西尼罗病毒感染已在世界多个国家流行，但大多表现为一过性，即仅出现个别病例感染或局部流行，且疾病流行后间隔几年才再有病例出现，呈现"间断性"流行，但其在 1999 年进入美国后蔓延至全美国，且每年发生疾病流行，1999—2013 年美国报道西尼罗病毒感染病例约 4 万例，死亡 1600 余例。由此可见，西尼罗病毒感染在美国当地已成为一种虫媒病毒病的地方性流行。虽然西尼罗病毒是世界分布最广的蚊传黄病毒，其引起的疾病已成为国际公认的新发或再发传染病（emerging or reemerging infectious disease），但其在亚洲大陆仅在南亚地区的印度、西亚地区的以色列、中亚地区的哈萨克

斯坦等国被发现，而在东亚的中国、日本、韩国未见报道。

1. 我国首次分离到西尼罗病毒 2011 年夏季，研究者在我国新疆维吾尔自治区喀什地区采集蚊虫标本，在当地采集的尖音库蚊标本获得 5 株可引起 BHK 和 Vero 细胞病变效应（cytopathic effect，CPEP）的病毒分离物。病毒 E 基因核苷酸序列测定显示，5 株病毒均为西尼罗病毒。对其中 1 株病毒分离物（XJ11129 株）进行全基因组核苷酸序列测定与分析，结果显示该病毒与 1999 年在美国纽约和 2006 年在俄罗斯分离的西尼罗病毒处于同一进化分支，进一步的分子遗传进化分析显示该病毒株与国际流行的引起神经系统感染的病毒株亲缘关系最近。这是我国首次分离到西尼罗病毒。同时在当地 1 例病毒性脑炎患者急性期与恢复期血清中检测到具有 4 倍以上差异的西尼罗病毒中和抗体，提示西尼罗病毒在当地仍有流行。

2. 西尼罗病毒脑炎在我国的流行 2004 年 8 月 5 日~9 月 3 日，新疆维吾尔自治区喀什地区伽师县发生一起群体性不明原因病毒性脑炎（脑膜炎）流行，病例高度散发于该县 10 个村镇（共 12 个村镇），80 例住院病例中死亡 10 例，63%（50/80）病例集中于 50~60 岁以上老年人。当地疾病预防与控制部门对临床标本进行检测，发现 9 份脑脊液标本中有 6 份，7 份急性期血清中有 7 份为乙型脑炎病毒 IgM 抗体阳性，提示本次疾病流行的病原体为乙型脑炎病毒。

此后，对收集到的 6 例病例（13 份）标本进行病毒 IgM 抗体和中和抗体的平行检测。结果显示，无论急性期标本［脑脊液和（或）血清］或恢复期血清，间接免疫荧光法（indirect immunofluorescence assay，IFA）或酶联免疫吸附试验（enzyme-limked immunosorbent assay，ELISA）均可检测到西尼罗病毒 IgM 抗体阳性，且标本中西尼罗病毒中和抗体也呈现较高效价。结果还显示，所有标本中乙型脑炎病毒 IgM 抗体（ELISA 法）和中和抗体检测呈阳性，但乙型脑炎病毒中和抗体阳性标本中西尼罗病毒中和抗体效价也较高，并呈现数倍差异（乙型脑炎病毒中和抗体效价为 1:20~1:160，西尼罗病毒中和抗体效价为 1:320~1:2 560）。由此可见，标本中乙型脑炎病毒抗体阳性可能是受到西尼罗病毒抗体效价较高而产生的交叉反应所致。结合实验室检测结果可认为，2004 年发生在新疆维吾尔自治区喀什地区的"群体性病毒性脑炎（脑膜炎）流行"是西尼罗病毒感染所引起的感染性疾病，这是我国首次报道西尼罗病毒感染引起的群体性神经系统感染报道。

3. 不明原因发热患者西尼罗病毒感染状况的调查 采集新疆维吾尔自治区南部（伽师县和麦盖提县）及北部（察布查尔县）地区夏秋季节不明原因发热患者的血清标本，用 ELISA 检测标本中 3 种蚊传黄病毒（乙型脑炎病毒、西尼罗病毒、登革病毒）IgM 抗体。结果显示，641 例不明原因发热患者急性期血清中，乙型脑炎病毒 IgM 抗体阳性率为 0.62%（4/641），西尼罗病毒 IgM 抗体阳性率为 1.72%（11/641），登革病毒 IgM 抗体阳性率为 2.96%（19/641）。对病毒 IgM 抗体阳性血清标本平行开展上述 3 种蚊传黄病毒中和抗体检测，结果发现有 6 例患者血清标本中同时存在西尼罗病毒、乙型脑炎病毒和登革病毒的中和抗体，效价介于 1:10~1:40 之间。由此可见，我国新疆维吾尔自治区人群中存在西尼罗病毒等蚊传黄病毒感染。以往研究显示，我国新疆维吾尔自治区自 1950 年以来一直未见乙型脑炎病毒和登革病毒感染病例。

4. 动物中西尼罗病毒感染状况的调查

（1）西尼罗病毒在鸟和马匹的感染：在我国上海市采集 95 只鸟（14 种）和 341 匹马

血清标本，开展西尼罗病毒感染状况调查。结果发现，9 只鸟西尼罗病毒 IgG 抗体阳性，进一步用中和实验确认其中 5 只鸟血清标本存在西尼罗病毒中和抗体；而 341 匹马血清标本中未检测到西尼罗病毒 IgM 抗体和中和抗体阳性。

（2）家养宠物西尼罗病毒感染：在我国上海市采集 367 只家养犬和 309 只家养猫检测西尼罗病毒抗体，结果发现 5%（17/367）家养犬和 15%（46/309）宠物猫中存在西尼罗病毒中和抗体阳性。

（3）其他：20 世纪 80 年代，在我国云南省鸟血清标本中检测到西尼罗病毒血凝抗体阳性，在我国 2 个省健康人血清中检测到西尼罗病毒血凝抑制抗体阳性。

（二）我国首次发现 Tahyna 病毒及其感染病例

Tahyna 病毒为布尼亚病毒科成员之一，属于蚊传虫媒病毒。于 1958 年首次从斯洛伐克采集的蚊虫标本分离到，此后国外曾经从库蚊、伊蚊等多种蚊虫及临床发热患者血清标本中分离到。在健康人群，牛羊等家畜，熊、野兔等野生哺乳动物和啮齿类动物及多种鸟类血清检测到该病毒抗体。病毒感染后表现为感冒样症状，少数人出现关节痛、脑膜脑炎、非典型肺炎、神经系统后遗症等。Tahyna 病毒广泛分布于欧洲国家，特别是在欧洲东部地区流行较为严重，捷克、斯洛伐克将该病毒感染列为法定报告传染病，但亚洲国家未见报道。

1. Tahyna 病毒的分离和鉴定

（1）新疆维吾尔自治区 Tahyna 病毒的分离和鉴定：2006 年 7~8 月，在新疆维吾尔自治区喀什地区捕获的一组蚊虫标本中分离到 1 株病毒（XJ0625）。中和实验结果显示，该病毒与 Tahyna 病毒原型株病毒免疫血清［美国疾病预防控制中心（Centers for Disease Control and Prevention，CDC）提供］的中和指数为 1∶3 200。S 和 M 基因核苷酸序列分析显示，该病毒与 Tahyna 病毒原型株位于同一进化分支。综上，经血清学和分子生物学鉴定新疆维吾尔自治区分离的 XJ0625 毒株为布尼亚病毒科 Tahyna 病毒，这是在中国首次分离到 Tahyna 病毒。

（2）青海省 Tahyna 病毒的分离和鉴定：2007 年 7~8 月，从青海省格尔木市采集的削皮伊蚊（*Ochlerotatus detritus*）标本中分离到 2 株病毒（QH07029 和 QH07060），经检测发现该病毒与布尼亚病毒属特异性抗体和 Tahyna 病毒抗体呈现阳性反应。2 株毒株对布尼亚病毒属特异引物呈现阳性反应。进一步的 S 片段核苷酸序列分析显示，新分离的 2 株病毒之间核苷酸同源性为 99.9%，与 Tahyna 病毒标准株同源性分别为 90.1% 和 90%。系统进化分析显示，从青海省分离的 2 株毒株与 Tahyna 病毒原型株位于同一进化分支，进化关系最近。这是在青海省首次分离到 Tahyna 病毒，也是继新疆维吾尔自治区首次分离到 Tahyuna病毒后再次分离到该病毒。

（3）内蒙古自治区 Tahyna 病毒的分离和鉴定：2007 年和 2008 年夏季，研究人员在内蒙古自治区采集蚊虫标本，开展蚊传虫媒病毒调查。从蚊虫标本中分离到 2 株病毒（NM08003 和 NM08010）。这 2 株毒株仅与布尼亚病毒属特异性抗体反应，与甲病毒属特异性抗体、乙型脑炎病毒抗体、环状病毒抗体等均不发生反应，提示为布尼亚属病毒。进一步的病毒基因扩增和核苷酸序列分析显示，这 2 株病毒 S 片段全长均为 977 个核苷酸，同源性为 100%。与 Tahyna 病毒核苷酸同源性为 96.9%，与新疆维吾尔自治区分离的 Tahyna 病毒核苷酸同源性为 93.1%，与青海省 QH07029 株和 QH07060 株核苷酸同源性为

91.3%。提示从内蒙古自治区新分离的 2 株病毒为 Tahyna 病毒，这是首次从内蒙古自治区分离到 Tahyna 病毒，也是我国第 3 次从蚊虫标本中分离到 Tahyna 病毒。

2. Tahyna 病毒感染的临床表现　我国自 2006 年以来先后从新疆维吾尔自治区、青海省和内蒙古自治区采集的蚊虫标本中分离到多株 Tahyna 病毒，提示该病毒在我国广泛存在。但针对我国是否存在 Tahyna 病毒感染引起的人类疾病以及病毒感染病例的临床症状及其预后如何等，一直未见报道。

2009 年夏季，在青海省格尔木开展了一项关于 Tahyna 病毒感染状况及临床表现等的调查研究，调查期间，每天对所调查区域的村镇医院进行巡回访问，收集各医院以发热为主诉病例的临床信息和血清标本。实验室结果显示，当地发热患者急性期血清标本中检测到 Tahyna 病毒 IgM 抗体阳性；病例急性期/恢复期双份血清标本中 Tahyna 病毒中和抗体呈现 4 倍增高；在患者急性期血清标本中检测到 Tahyna 病毒核酸阳性。分析实验室检测 Tahyna 病毒感染阳性病例的临床症状，发现患者有发热、全身不适、头痛、呼吸道症状、消化道症状等。对病例的跟踪随访结果显示，所有病例的症状在 2~5 天消失，没有发现严重病例和死亡病例，提示 Tahyna 病毒感染属于自愈性疾病。这是首次在我国发现 Tahyna 病毒感染所致的临床现症病例。

3. 不明原因发热患者 Tahyna 病毒感染状况调查　在新疆维吾尔自治区南部地区采集发热患者血清标本 323 份，实验室检测发现 Tahyna 病毒 IgM 抗体阳性率为 5.3%（17/323），IgG 抗体阳性率为 18.3%（59/323）。对 10 例 IgM 抗体阳性病例急性期及恢复期血清标本平行检测，发现所有标本中均存在 Tahyna 病毒（XJ0625）中和抗体，部分患者双份血清标本存在病毒抗体 4 倍差异。上述结果提示，新疆维吾尔自治区人群中存在 Tahyna 病毒现症感染和既往感染病例。

血清流行病学调查显示，青海省海拔 2800 米的格尔木市人群中 Tahyna 病毒 IgG 抗体阳性率为 4.4%（16/366）。调查结果还显示，健康人群中 Tahyna 病毒 IgG 抗体阳性人群年龄均在 30 岁以下，以 5 岁组抗体阳性率最高（7.1%，5/70）。

4. Tahyna 病毒在动物中的感染　在青海省格尔木市、西宁市和民和县采集牛、羊、猪动物血清 240 份，用免疫荧光法检测动物血清标本中 Tahyna 病毒感染状况。结果显示，90 份牛血清标本中检测到 3 份 Tahyna 病毒 IgM 抗体阳性，6 份 IgG 抗体阳性；90 份羊血清中检测到 7 份标本 Tahyna 病毒 IgM 抗体阳性，9 份 IgG 抗体阳性；60 份猪血清中 3 份 Tahynba 病毒 IgM 抗体阳性，2 份 IgG 抗体阳性。结果还显示，动物中 Tahyna 病毒抗体阳性标本数量格尔木市多于西宁市和民和县。

（三）发热伴血小板减少综合征病毒及其感染

自 2009 年春季开始在中国湖北省和河南省部分地区发现一些病例，主要表现为发热和乏力、恶心、呕吐和腹泻和局部淋巴结肿大，实验室检测发现病例呈现白细胞及血小板减少。大多数病例呈多器官衰竭，病程发展迅速。所观察的 171 例确诊病例中，死亡 21 例。病例大部分为当地农民，以青壮年为主，男女比例基本相同。此后发现这类病人在中国东部 6 个省均有分布。

研究人员从湖北省和河南省临床病例血清标本分离到病毒，分别命名为淮阳山病毒（Huaiyangshan virus，HYSV，2009-2 株和 2010-13 株）和发热伴血小板减少综合征病毒（Severe fever with thrombocytopenia syndrome，SFTSV，DBM 株）。使用 IFA/ELISA 和中和试验方法检测发现，病例急性期和恢复期血清标本中新分离病毒 IgM 抗体和中和抗体均呈现 4 倍以上增高，可以确定新分离病毒为当地不明原因疾病的病因。新分离病毒具备布尼亚病毒科基因结构特点，由 3 个节段 RNA 组成，S 节段含 1746 个、1744 个核苷酸，M 节段含 3378 个核苷酸，L 节段含 6368 个核苷酸。病毒基因组遗传进化分析均与布尼亚病毒科白蛉热病毒属亲缘关系最近，但又存在较大差异，因此推定为白蛉热病毒属新病毒，这是我国也是全世界新发现的布尼亚病毒科病毒。此后在美国，日本，韩国等地相继发现病毒及其感染病例。

研究显示，2011—2012 年我国共报告 SFTS 病例 1229 例，平均发病率为 0.046/10 万，累计死亡 107 例，病死率 8.7%。全国共 16 个省、市、自治区有报告病例。每年 5~7 月为发病高峰。报告病例以 55~70 岁年龄组居多，占总病例数的 44.2%，病死率 8.5%，<30 岁病例占总数 1.63%，且无死亡病例。男女性别比为 0.93∶1。职业分布以农民为主（86.8%）。检测结果提示发热伴血小板减少综合征病例在我国分布广泛，尤其是在华中和华东地区，发病具有明显的季节性。

主要参考文献

[1] Karabatsos N. International catalogue of arthropod-borne viruses. 3rd ed. SanAntonio（TX）：American Society for Tropical Medicine and Hygiene，1985.

[2] Weaver SC，Reisen WK. Present and future arboviral treats. Antiviral Res，2010，85（2）：328-345.

[3] Gao X，Nasci R，Liang G. The neglected arboviral infections in mainland China. PLoS Negl Trop Dis，2010，4（4）：e624.

[4] Liu H，Gao X，Liang G. Newly recognized mosquito-associated viruses inmainland China，in the last two decades. Virol J，2011，8：68.

[5] Liu H，Li MH，Zhai YG，et al. Banna virus，China，1987-2007. Emerg Infect Dis，2010，16（3）：514-517.

[6] Zheng Y，Li M，Wang H，et al. Japanese encephalitis and Japanese encephalitis virus in mainland China. Rev Med Virol，2012，22（5）：301-322.

[7] Lu Z，Fu SH，Cao L，et al. Human infection with West Nile Virus，Xinjiang，China，2011. Emerg Infect Dis，2014，20（8）：1421-1423.

[8] Lu Z，Lu XJ，Fu SH，et al. Tahyna virus and humaninfection，China. Emerg Infect Dis，2009，15（2）：306-309.

[9] Zhang YZ，Zhou DJ，Xiong Y，et al. Hemorrhagic fever caused by a novel tick-borne Bunyavirus in Huaiyangshan，China. Zhonghua Liu Xing Bing Xue Za Zhi，2011，32（3）：209-220.

[10] Yu XJ，Liang MF，Zhang SY，et al. Fever with Thrombocytopenia Associated with a Novel Bunyavirus in China. N Engl J Med，2011，364（16）：1523-1532.

第四章

感染性疾病的院内感染和防护

（潘珏）

随着医疗的发展，侵入性诊断和治疗方法不断用于患者，尤其是危重症患者。这些生命支持系统破坏正常的宿主防御机制，并对患者已经受损的免疫应答产生影响。医疗感染（hospital acquired infection，HAI）是影响患者尤其是 ICU 患者最常见的并发症之一。尽管 ICU 的床位数只占医院床位数的 5%~10%，但 ICU 发生的 HAI 占所有 HAI 的 20% 以上。目前，针对 HAI 决定因素的系统性研究、感染监测以及遵循感染预防措施，已经有效降低了患者入住 ICU 的风险。ICU 的防控是感控的重点，本文着重阐述 ICU 院内获得性感染的防控，其他病房可根据实际情况参考 ICU 的防控。

一、医院内感染

（一）发病机制

ICU 获得性 HAI 形成机制复杂，取决于宿主基础疾病状况、感染的病原体以及 ICU 的独特环境。每一个环节在 HAI 发展中的作用都不容忽视。

1. 宿主防御 ICU 的患者抵御感染的能力严重受损。宿主的天然防御机制可能因患者基础疾病或医疗措施和手术的干预而受损。每个患者至少有一个留置体内的医疗器械，这些导管破坏正常的皮肤屏障，在外部环境和正常无菌部位之间建立起直接的通路。置入的气管导管、鼻饲管和导尿管破坏了机体内部空腔脏器的排泄和清理的生理机制。应用 H2 受体阻滞剂或者抑酸剂中和胃酸、减少胃酸的分泌，破坏胃的天然化学屏障，使肠道菌群增生。

患者的基础疾病同样可以损伤机体特定的宿主防御机制。罹患恶性肿瘤的患者因其疾病本身或者因肿瘤的治疗降低有效吞噬细胞数量，致使这些患者免疫应答异常，而这种医院感染的危害在极老年患者人群中表现尤甚。

另外，因 ICU 患者基础情况极差，无法正常进食导致营养不良或恶病质。组织损伤、灌注不足以及感染通过激素和细胞因子介导机制（比如内毒素）引起患者出现发热和心率增快，机体代谢增加而增加了耗氧量，从而引发机体生理变化。上述反应导致肌肉的分解以满足机体的能量需求，最终体重下降，消瘦，机体康复所必需的营养严重缺失。而营养不良与并发症发生率的增加和伤口愈合延迟有关。一些研究表明，患者营养状况差是 HAI

的一个诱发因素。关于使用肠内营养与全肠外营养（TPN）的最新研究证实，早期开始肠内营养以及使用肠内、肠外谷氨酰胺都与降低危重症病人的感染发生率密切相关。

T 细胞和 B 细胞功能的重要改变影响着危重症患者以及创伤患者的宿主防御机能和抗感染能力。T 细胞活化和细胞因子产生的变化常常与创伤和出血相关。创伤和失血导致 CD8 T 细胞群激活，可改变细菌的抗原特异性 B 细胞功能并抑制其他 T 细胞的功能。全身缺血缺氧是导致感染发展的重要因素。近年围术期护理的重大改变已被推广，术后维持或者恢复机体正常生理特性亦成为预防并发症的关键环节。

2. 医疗器械的使用　首次欧洲重症监护病房感染流行病学（EPIC）的研究，强调使用医疗器械是一个具有重要相关性的感染危险因素。此研究纳入超过 10 000 名 ICU 患者，其中 2064 人发生 ICU 内获得性 HAI。在确定的七个独立危险因素中，四个与重症监护中常用的医疗器械有关：中心静脉置管（CVC）（OR = 1.35；95%CI = 1.60 ~ 1.57），肺动脉导管（OR = 1.20；95%CI = 1.01 ~ 1.43），导尿管（OR = 1.41；95%CI = 1.19 ~ 1.69），机械通气（OR = 1.75；95%CI = 1.51 ~ 2.03）。ICU 获得性 HAI 的其他独立危险因素还包括预防治疗应激性溃疡（OR = 1.38；95%CI = 1.20 ~ 1.60）、外伤入院（OR = 2.07；95%CI = 1.75 ~ 2.44）以及 ICU 住院时间。ICU 住院时间成为预测感染发生的最强指标，并与感染发生率呈线性增长关系。已有研究提示尽管患者发生感染的风险不尽相同，但是中心静脉置管时间的延长（置管>2 周）可明显增加感染的发生率。

3. 基础疾病　重症患者原有疾病致宿主防御机制减弱，其医疗感染的发生率随疾病的严重程度增加，由此，个体化评估患者尤为重要。早在 50 年前即研制出一套可简单评估患者基础疾病严重程度的方法，根据基础疾病是否致命对患者进行分层。随后的研究证实这种方法可以用于简单评估医院内血流感染风险。此后，针对重症患者的评分系统不断改进，如最常使用的评分系统（比如简化急性生理评分 SAPS Ⅲ；急性生理、年龄和慢性健康评分 APACHE Ⅲ）的原始或修订版本。1994 年达成共识，即针对败血症患者制订的一套病情严重程度评分系统，后更名为"序贯器官衰竭评估"（SOFA）。SOFA 评分方法包含六大器官系统，根据器官功能障碍的程度分 0 到 4 级。虽然主要目的用于描述发病率，但几项分析研究都显示 SOFA 评分和发病率之间存在关联，并且在不同的分值区间也具有良好的病人分布。

（二）定植的来源

宿主定植通常是感染发生的先决条件，包括微生物在上皮或者黏膜细胞的黏附、增殖以及持续附着。约半数 ICU 获得性感染的病原体与先前定植于宿主的微生物相同。细菌定植相关的危险因素包括住院天数和 ICU 住院时间、侵入性器械、长期抗生素治疗以及使用广谱抗菌药物，这些危险因素导致正常咽部菌群或肠道菌群失调。促使 ICU 患者发生细菌定植的其他因素还包括药物和气管插管破坏了正常的结构防御机制（如支气管黏膜纤毛"自动清除机制"）；在应激和治疗性药物刺激下保护性抑菌分泌物的改变（如溶菌酶、乳铁蛋白、唾液和胃酸）以及对"抗定植"的破坏。

目前已有文献表明危重疾病患者咽部易定植革兰阴性杆菌，且感染源通常为内源性菌群，现代分型方法证实内源性菌群是导致医院感染最重要的病原体。

在医院获得性感染和肺炎的发病机制中，胃腔定植菌被认为不是常见的引起机械通气患者感染肺炎的微生物来源，因而，制定预防方案应主要针对口咽部和气管的定植菌。

（三）流行病学

1. ICU 的感染率和类型　不论在国内还是国际层面，在 ICU 和医院里的不同病房，感染发生的频率不尽相同。心脏内科监护室（CCU）感染率普遍低，新生儿、外科、创伤和烧伤病区 ICU 感染率则偏高，总体来说，外科 ICU 的感染率高于内科 ICU，成人 ICU 感染率普遍高于小儿 ICU（新生儿 ICU 除外）。其次，不同病房最常发生的 HAI 类型也不同。普通病房中尿路感染占主导地位，而 ICU 最常见的医院感染是下呼吸道感染。

2. 病原体　细菌、真菌和病毒是危重症患者发生 HAI 的病原体，很多细菌感染是混合感染。ICU 获得性败血症患者其混合性感染的发病率高于非 ICU 获得性败血症感染的患者。

微生物培养阳性的患者，最常见的革兰阳性菌为金黄色葡萄球菌；最常见的革兰阴性菌有假单胞菌、大肠埃希菌、克雷伯菌；念珠菌亦占一定的比例。在 ICU 病区，中心静脉导管相关血流感染（CLA-BSIs）和手术部位感染（SSIs）的最主要病原体是葡萄球菌和肠球菌，VAP 最常见的病原体是金黄色葡萄球菌和铜绿假单胞菌，导尿管相关尿路感染最常见的病原体是大肠埃希菌。

与 2000 年之前相比，近十年来 HAI 的病因学已经发生重大变化。美国的一些大规模流行病学调研显示，包括 MRSA 在内的革兰阳性菌感染已得到有效的控制。反之，革兰阴性菌感染和真菌感染却更为常见，革兰阴性菌如克雷伯菌对抗菌药物的耐药性也日益严重。从总体变化趋势来看，目前已从过去的易治疗病原体向可供选用药更少的多重耐药菌转变。

（四）预防和控制

控制医院内感染有两类方式，工程控制和管理性控制。工程控制纳入病房设计或设施布局中，这种方式人力控制有限。管理性控制主要是一些医务人员必须熟知和执行的指南。只有当正确的行为改变融入医务人员的日常工作中时，管理性控制才有效。

1. 工程控制　ICU 病房设计对于控制医院感染的作用还难以评估，有些问题仍需考虑。

（1）床旁一定要预留出足够空间放置生命支持和监护设备，使医务人员便于接触到患者和设备。

（2）患者入住单间对于减少病房内的病原菌传播可能是重要的；但护患比不能受到空间划分的影响。

（3）手消毒剂应放置在便利的位置，以利于医护人员在接近患者时进行手卫生，并阻断 ICU 内最重要的微生物传播模式—通过医护人员手传播。

（4）要用独立、专用水槽来清洗器械。

（5）所有 ICU 都应配备一个及以上 A 级隔离病房。A 级隔离病房包括缓冲间（更衣和手卫生），要有正负压。患者住大开间的 ICU，要有备用房间用于隔离。

（6）需考虑病区内的功能活动。物流交通路线合理，洁污物品放置正确，门口衣橱管理妥当都能减少交叉感染的机会。清洁操作和储藏应与污染操作和污物处置完全分开。整理房间的用具与设备应专室专用，与清洁或污染物品分开储存。

2. 医疗设备的行政管控　新的诊断和治疗设施越来越多地引进临床，这些设施可能导致医院内感染。因而，如需新引进具有抗菌活性的导尿管时，应要求供应商提供反映产品效果的数据。侵入性装置的清洗方案应由厂商提供，并经感控人员或医院流行病学专家审阅来确保此推荐方案适用。对频繁使用的器械，要准备足够的量以保证清洗、消毒或灭菌的时间。从长远利益来看，购置设备时增加投入能降低医院感染发病率和相关费用。常规遵循指南正确使用医疗器械能显著控制 HAI。CDC 已有相关的使用和维护导尿管、血管内装置、辅助呼吸等装置的指南。

3. 环境的作用　目前更多关注患者周围环境 HAI 病原菌，尤其是无处不在、长期存活的耐药菌（VRE、MRSA、鲍曼不动杆菌、艰难梭菌）可通过医务人员的手在环境中广泛传播。因而，正确的清洁消毒程序能有效降低密闭环境中的细菌负荷，也能减低这一高危区域内多重耐药菌交叉感染的可能。有研究展示了 DNA 标记物通过医务人员的手在新生儿 ICU 内快速传播。所有标记点中，出现阳性最多的位置包括血气分析仪、计算机鼠标、电话手柄、医用图表、呼吸机旋钮和门把手、辐射取暖器的按钮、患者监视器以及医务人员的手。佩戴人工指甲或甲套是使其手部定植的额外危险因素。手卫生、加强设备和物体表面的有效清洁、禁止医务人员佩戴珠宝美甲做治疗、停止婴儿水浴以及清理患者床旁杂物，可以有效阻止铜绿假单胞菌等病原菌的传播。

4. 医务人员的行政管控　人员配备和培训：人员变动以及新入职工无意中违反感染控制程序都可能导致医院内感染暴发流行。为降低护理操作失误导致 ICU 内病原菌在人与人之间传播，推荐护患比为 1∶1，护理人员数量减低到一定水平时可能难以充分护理患者，引起 ICU 内医院感染增加。

监测医护质量：行政控制的质量取决于对已有制度的依从性。因此，医务人员的表现和行为应受到监督。尽管存在争议，但为了监控 ICU 的医疗质量还是值得推荐。

5. 患者的行政管理　由于 ICU 内有罹患感染和其他并发症的风险，严格掌握入住 ICU 的指针，并且宜尽早离开 ICU，以降低 HAI 风险。

（五）ICU 感染控制的实践问题

1. 患者筛查　患者在不同病区之间、不同等级护理之间频繁转诊，增加了耐药病原体在医院内传播的风险，定植患者是耐药病原体的重要的活储存库，多重耐药菌的传播亦基于此。为控制耐药菌传播，在患者病历中记录相关耐药菌携带情况，并报告给接收患者的病区。所有来自少见多重耐药菌（例如 KPC 或 NDM-1）高发医院的患者在转入时宜考虑做筛查。

2. 患者隔离　超过一半的 ICU 患者在入院时已定植有引发后续感染的病原菌，再次入院时患者可能携带和传播上次住院时获得的耐药菌，应警惕和早期诊断潜在可传播的疾病。有可疑感染的患者在入住时就应予适当筛查和隔离。隔离级别应由以下因素决定：感染部位、传播方式、分泌物或排泄物的量、病原体的毒力及其耐药性。另外，要考虑将长期住院患者与 ICU 内占大多数的短期住院患者分开安置，这种隔离措施包括：将慢性病患者置于单间；或将同类患者调整安置于病房内相对独立的区域；由专人护理长期住院患者能更好地阻止病原体传播。

3. 手卫生　接触患者前及接触患者之间常规执行手卫生是最重要的感控措施。据调查，ICU 内的手卫生依从率通常不超过 40%。造成依从性低的可能原因有：与其他措施相比缺乏优先性，没时间做手卫生，手卫生物品放置不便取用，对手消毒液或洗手液过敏或不耐受，缺乏高年资医生的带头示范以及个人不遵守手卫生准则。

20 世纪，在大多数 ICU，为减少医务人员手携带 HAI 病原体，使用肥皂和水洗手成为手卫生的主要方式。近 10 年，有力证据支持酒精性擦手剂具有的独特优势，使得全世界的感染控制专家，包括 CDC 和 WHO 重新修订了医疗机构手卫生指南。表 1-4-1 概括了增强手卫生依从性的策略。表 1-4-2 为手卫生的推荐意见。

表 1-4-1 改善手卫生依从性的策略

- 医务人员教育
- 日常观察和反馈
- 工程控制
- 容易、方便获得的酒精性擦手液
- 患者教育
- 工作场所的提示
- 行政处罚或奖励
- 医务人员的皮肤护理
- 个人层面和医院层面上的主动参与

表 1-4-2 CDC/HICPAC 手卫生指南对洗手和手消毒的推荐意见

	推荐强度[a]
当手有明显的脏污或被蛋白污染或有明显的血液或其他体液污染时，采用非抗菌/抗菌肥皂和水洗手	I A
以下情形，当手部无明显污染时，使用酒精性擦手液或抗菌肥皂和水洗手：	I B
直接接触患者前	
植入中心静脉导管时戴无菌手套前	
植入导尿管、外周静脉置管或其他不需要外科手术的侵入性操作	
接触患者的完整皮肤之后	
接触患者的体液、黏膜或伤口敷料之后，如果手部没有明显污染时	
照护患者时，从污染部位移至清洁部位	
接触患者周围环境后	
摘手套后	
饭前和如厕后，使用非抗菌/抗菌肥皂和水洗手	I B
含抗菌成分的湿巾不能代替酒精性擦手液或抗菌肥皂	I B
如果暴露于芽孢杆菌，使用非抗菌/抗菌肥皂和水洗手	II

I A 大力支持实施，设计良好的试验的、临床的、流行病学的研究大力支持

I B 大力推荐实施，某一临床或流行病研究支持或理论依据强烈支持

II 建议实施，有提示性的临床或流行病学研究或理论依据支持

[a] 推荐建议的分类

4. 隔离预防　推荐常规做手卫生，其疗效优于使用手套，因医务人员更换患者时常常不脱手套，摘手套后忘记执行手卫生。处置特殊的高危患者时穿戴隔离衣和手套，尽管存在争论，可能仍然有利于控制感染。

（六）重症监护病房相关的有争议的预防措施

1. 选择性消化道去污染　很多 HAI 源于口咽部消化道的内源性菌群，预防措施的创新点在于口服抗菌药物控制或去除潜在的病原体。选择性消化道去污染（SDD）的目的是抑制致病性革兰阴性需氧杆菌和酵母菌的过度生长。

SDD 在预防 ICU 内获得性感染死亡率上的作用仍是最有争议的问题。使用 SDD 涉及的关键问题是抗生素耐药。常规感控措施不能控制感染暴发的 ICU，谨慎使用 SDD，密切监测新发耐药菌株，是传统感控措施的重要补充。

2. 抗生素合理使用减少耐药　降钙素原（PCT）是研究最多、能指导住院患者抗菌药物治疗的生物标志物。研究结果有争议，但是，PCT 检测可能增加临床医生的信心，为大多数患者早期撤下抗菌药物治疗以减少耐药。降低细菌耐药的抗菌药物使用策略见表 1-4-3。

表 1-4-3　降低 ICU 内细菌耐药出现的抗菌药物使用策略

建议	推荐强度[a]
限制不必要的抗菌药物使用	Ⅱ
完善医院层面抗菌药物使用指导方针	
成立抗菌药物使用质量改进小组	Ⅱ
为医生提供有关抗菌药物使用的专业教育和细节	Ⅱ
规范医院处方	Ⅰ
对医院感染肺炎进行定量培养	
优化抗菌药物效力	
避免机械化的使用指南进行不充分的治疗	Ⅱ
联合使用抗菌药物进行治疗	Ⅱ
与患感染性疾病的员工商议	
循环使用抗菌药物	
自动停止手术预防用药的医嘱	Ⅰ
避免常规进行消化道去污	Ⅰ
电脑协助的供应商医嘱录入	

注：[a] Ⅰ表示临床控制试验支持，Ⅱ表示有随机试验和观察研究支持

3. 日常工作中的多模式干预与集束化预防措施　尽管降低危重患者 HAI 的最佳方法还不清楚，近期研究和大量质量改进行动已经表明，以培训为基础的多重干预措施能降低不同 ICU 和医院内的 HAI 发生率。

这种集束化措施（简称为 BUNDLE）概念的首次实施是通过提高手卫生依从率来预防 HAI。2001 年，美国医疗保健改善研究所（IHI）提出了集束概念并将其定义为："一组适

用于特定患者人群和医疗机构的循证干预措施，当联合实施时其控制感染的效果明显优于单一措施实施。"IHI 的集束化措施设计指南内容如下：

BUNDLE 包括 3~5 种干预措施，临床认可度高。

- 每种干预措施相对独立。
- BUNDLE 用于某一场所的特定人群。
- 由多学科的诊疗团队制订该 BUNDLE。
- BUNDLE 应该是描述性的，而不是规定性的，允许因地制宜地做出恰当的临床决定。
- 监测 BUNDLE 依从性应使用"全有或全无"的方式，目标值应大于 95%。

IHI 的机械通气以及中心静脉导管 BUNDLE 是最早制订的 BUNDLE，具体见表 1-4-4。随后，2002 年 7 月，机械通气 BUNDLE 被 IHI 用于 IMPACT 网的危重病倡议。IMPACT 网中来自 35 个 ICU 的数据显示，随着机械通气 BUNDLE 依从率升高（>95%），呼吸机相关肺炎的发生率降低 44.5%。

表 1-4-4 IHI 重症监护病房（ICU）感染预防 BUNDLE

IHI 机械通气 BUNDLE

1. 床头抬高 30° 至 45°

2. 每日镇静暂停，做预备拔管评估

3. 预防消化性溃疡

4. 预防深静脉血栓

（第 5 个干预措施，"每日洗必泰口腔护理" 2010 年增加。）

IHI 中心静脉导管 BUNDLE

1. 手卫生

2. 最大无菌屏障

3. 洗必泰皮肤消毒

4. 选择最佳置管位置，成人患者避免使用股静脉作为中心静脉通路

5. 每日评价置管必要性，及时拔出不必要的置管

但是，目前尚未有大规模的随机研究证明使用任一呼吸机相关肺炎的预防措施，包括 IHI 的 BUNDLE，能减少呼吸机相关肺炎，改善临床结局如死亡率等。

类似的中心静脉导管 BUNDLE 有关的改进结果也有发表，美国一个 ICU 的研究称，在 BUNDLE 依从性高时，CLABSI 降低。"Keystone ICU" 计划已显示，多方面的综合措施能使 CLABSI 持续降低多达 66%，主要包括遵守中心静脉导管 BUNDLE 中的 5 项循证措施、结合日常目标核查、团队培训和交流、单元病房内安全文化改善项目以及其他措施。

有各种实施 BUNDLE 的方法，包括培训会议、反馈、提醒、经济激励和专业职责的修订。但是，没有最佳策略或所谓的灵丹妙药对所有情况完全改进。挑战在于审慎评估利弊后并在连贯的理论基础上建立一套策略。目前正在做相关的前瞻性临床有效性试验（IM-

PLEMENT），为减少 HAI 发生率以及常规合理使用抗菌药物提供证据。

二、特殊医院内感染

（一）血管内装置相关血流感染

1. 概况 使用血管内装置（IVDs）已成为许多患者医护的重要组成部分，尤其是肿瘤患者。而血管通路与大量未意识到的医源性疾病有关，特别是来自血管通路的经皮装置感染引起的血流感染（BSIs）。所有医院感染相关的 BSIs 中，近 40% 来自某种形式的血管通路，与此相关的超额死亡率接近 35%，并增加住院时间和额外的医疗费用。

各个类型的 IVDs 感染风险不尽相同。200 个前瞻性研究的系统综述，提示导管相关血流感染（IVDR-BSI）的点发生率在外周静脉（0.1%，0.5/1000 导管日）或中央静脉（0.4%，0.2/1000 导管日）最低。短期 noncuffed 和 nonmedicated 中心静脉导管（CVCs）感染率较高（4.4%，2.7/1000 导管日）。用于血流动力学监测的动脉导管（0.8%，1.7/1000 导管日）和住院患者外周中心静脉导管（PICCs）（2.4%，2.1/1000 导管日）感染的风险与使用短期常规的 CVC 的感染率接近。手术植入的长期 CVC cuffed 和 tunneled 导管（22.5%，1.6/1000 导管日）和中心静脉港（3.6%，0.1/1000 导管日）感染风险低。皮肤微生物是导致 IVDR-BSI 的主要微生物。

最近循证指南为评价 ICU 有发热或败血症等其他迹象的患者建议：任何抗菌药物治疗或拆除 IVD 之前，患者必须接受彻底检查，以确定所有可能的感染，包括 VAP、CA-UTI、SSI、抗生素相关结肠炎或脓毒血症。

鉴别患者败血症的原发灶有一定挑战，但是若干临床、流行病学和微生物学结果强烈提示 IVD 是败血症发作的来源。患者突发败血症症状和体征，没有任何其他可以确定的来源时，应怀疑 IVD 的感染。IVDR-BSI 患者的导管植入部位出现炎症或化脓非常罕见，但一旦化脓合并败血症的症状和体征，很可能提示有 IVDR-BSI，应立即拔除血管内装置。之后，如果在多个血培养中获得某些微生物（如葡萄球菌、棒状杆菌或芽孢杆菌、假丝酵母菌或马拉色霉菌）可以强有力地支持 IVD 感染。

IVDR-BSI 确诊为两个不同部位获得血培养（其中至少一个是从经皮静脉穿刺的外周静脉获得的）。成人至少抽取 30ml 血液进行培养时，可检测的细菌 99% 可以被诊断。儿童根据体重计算体积的方法获取血培养。取自 CVCs 的标准血培养标本，在 BSI 诊断中灵敏度很高，但与外周静脉获得的培养相比，特异度较低。如果患者有一个长期留置的多腔导管，应该从导管的每个内腔获取样本，因研究发现从同一导管不同内腔获得培养不一致的概率（约 30%）很高。

不稳定患者怀疑有 IVDR-BSI 时，就应将短期 IVDs 摘除。怀疑感染时将长期 IVDs 拔除，只有 15% 到 45% 的导管在移除时真正地被定植或感染。为了避免不必要地拔除 IVDs，以下方法可以诊断感染同时允许装置留在原地：从 IVD 及经皮从外周静脉抽取配对的定量血培养；成对的标准血培养阳性时间差（DTP），一个来自 IVD，另一个来自外周静脉；来自 IVD 的血标本进行革兰染色或吖啶橙染色。定量血培养的成本几乎是标准血培养的 2 倍。成对的标准血培养，一个来自 IVD，另一个来自外周静脉，不论短期还是长期的 IVD，如果来自 IVD 的血培养的报阳时间早于外周静脉血培养的时间 2 小时以上，就可以确认 IVDR-BSI。

如果患者没有明显的其他感染源来解释发热，应怀疑短期的血管导管感染；在插入导管处有炎症反应，或原因不明的葡萄球菌血流感染，或确诊的念珠菌血症，应采集血培养且导管应予以拔除或进行培养。未被移除的感染导管易使患者具有发展成外周静脉导管性感染性血栓性静脉炎风险，甚至心内膜炎。如果必须继续使用，可在新的部位植入新的导管，一般不宜采用更换导丝，尤其是出现插入部位化脓或红斑的局部感染症状或不明原因的全身败血症症状时。

2. 预防 IVDR-BISs CDC 的医疗感染控制实践咨询委员会（HICPAC）在 2011 年出版了一个更新的 IVDR-BSIs 预防指南（表 1-4-5）。

表 1-4-5 CDC/HICPAC 预防 IVDR-BSIs 指南摘要

推荐	推荐强度[a]
一般措施（综合措施）	
培训所有涉及 IVD 维护与保养的医务人员	I A
确保重症监护病房有足够的护理人员	I B
监测	
监测医院的 IVD 感染率和 IVDR-BSIs 感染率	I A
明确 CVC 相关 BSIs，用 1000/CVC 天表示	I B
插管时	
无菌技术：	
插入或操作任何 IVD 前执行手卫生	I A
插入或操作非中心 IVDs 时洗手或戴无菌手套	I C
插入 CVCs 时确保最大无菌屏障：口罩、帽子、无菌衣、手套和洞巾	I A
强烈推荐专业的 IVD 团队	I A
皮肤消毒首选氯己定（洗必泰）	I A
插管部位首选锁骨下静脉而不是颈内静脉	I A
使用无缝合固定装置	NR
无菌纱布或半渗透的聚氨酯敷料覆盖穿刺点	I A
插入时不全身或局部使用抗菌药物	I A
维护	
血管内装置一旦不需留置尽早移除	I A
每天监测血管内导管部位	I B
中心静脉导管插入部位至少每周换药一次	II
不要使用局部抗菌药膏	I A
更换无针静脉系统的频率至少和给药装置一致；更换帽子的频率最多每 3 天或每个厂家推荐	II

续表

推荐	推荐强度[a]
12 小时内完成脂质输注	ⅠB
更换给药装置的频率最多每 72 小时一次。当给予含脂质的混合物或血液产品时，装置应该每 24 小时更换；使用丙泊酚每 6~12 小时一次	ⅠA
更换外周静脉输液系统每 72~96 小时一次	ⅠB
不要仅仅因为发热常规更换中心静脉导管或 PICC 导管，除非怀疑血管内装置感染，但如果在出口处有流脓，尤其当患者血流动力学不稳定且怀疑血管内装置相关血流感染时更换导管	ⅠB
技术（术语）	
如果院内的血流感染率高，尽管持续应用预防措施且导管留置可能>5 天，在成人患者中使用涂抹抗菌药物或浸染抗菌药物的中心静脉导管	ⅠB
使用洗必泰侵染的海绵为无袖套的中心静脉导管患者或其他可能留置导管超过 5 天的患者涂抹消毒	ⅠB
只有在长期留置 IVDs 的患者使用预防性抗菌药物锁定溶液，该患者有持续 IVDR-BSIs 的经历，尽管持续采用感染控制措施	Ⅱ

注：[a]CDC/HICPAC 系统基于科学证据权重的建议。ⅠA：强烈推荐实施和通过精心设计的实验，临床、流行病学研究强烈支持；ⅠB：强烈推荐实施和特定的临床和流行病学研究支持和强有力的理论基础；ⅠC：需要实施，联邦或州规定或标准强制执行；Ⅱ：临床提示或流行病学研究或强烈的理论原理建议实施和支持。NR：目前不推荐或反对，涉及未解决的问题，实践证据不足或其功效不存在共识；BSI，血液感染；CVC，中心静脉导管；IVD，血管内装置；PICC，外周导入中心静脉导管

（二）呼吸机相关性肺炎

1. 概况　机械通气与呼吸机相关性肺炎（VAP）有关，导致住院时间延长、医疗费用增加以及 15%~45% 的归因死亡率。VAP 发生的主要原因为大量的口咽部内容物的吸入、宿主防御系统的下降及气管内导管的存在。

多种因素联合削弱机械通气患者的防御系统，但最为重要的是气管插管抑制咳嗽反射，影响黏液纤毛清除功能，破坏气管上皮表面，且为细菌快速从上呼吸道到达下呼吸道提供了直接的导管，因而也命名 VAP 为"气管插管相关性肺炎"。侵袭性装置和操作及抗菌治疗为上呼吸道的耐药性 HAI 病原菌的繁殖创造了一个有利的环境。受损的宿主防御系统和通过气管内导管持续暴露在大量潜在的病原菌，促使 VAP 发病率骤然上升。

微生物引起 VAP 时，必须首先进入正常的无菌下呼吸道，黏附在黏膜上且产生持续的感染。微生物通过以下四种机制获得机会：①含微生物的分泌物的吸引，直接从口咽部，或者从胃返流进入口咽部，然后进入下呼吸道；②邻近部位感染直接蔓延，如胸膜腔感染；③污染的空气或药物气溶胶吸入；④微生物从局部感染的部位经血行传播到肺部，如中心静脉导管相关性血流感染。VAP 暴发归因于受污染的呼吸治疗设备和诊断设备，如支气管镜和内镜。

而严重急性呼吸系统综合征（SARS）的传播几乎完全通过呼吸道飞沫在人与人之间

传播，很少通过空气或接触传播。在医院获得 SARS 的风险远远高于社区，近一半的早期发病与医务人员或住院患者入院后继发感染有关。

在 20 世纪 80 年代中期，美国结核病（TB）发生率上升，经过半个世纪才下降，且多重耐药菌引起大量的医疗相关性暴发。CDC 调查的其中一个暴发，6 例结核患者发病是因暴露于一位医院住了几周的结核患者。也有报道结核分枝杆菌通过污染的支气管镜和呼吸装置传播。另有报道非结核分枝杆菌的暴发，最常见的是与受污染的医院水源有关。

大多数 VAP 的流行，最重要的感染机制是口咽部定植微生物经吸引进入远端支气管，随后细菌增殖和实质入侵导致支气管肺炎。

导致 VAP 的病原体可能是住院期间宿主体内的部分菌群或污染医疗设备后经手、被服和医务人员的设备、医院环境和使用侵袭性装置外源性获得。VAP 的病原体大部分流行起源于外源性微生物直接感染下呼吸道，如革兰阴性杆菌、军团菌属或曲霉菌属，其流行也可能更多的是在上呼吸道定植菌群。未插管的非重症患者口咽部的正常菌群主要是草绿色链球菌、嗜血杆菌属和厌氧菌。唾液量和成分（免疫球蛋白、纤连蛋白）是维持口腔（和牙菌斑）正常菌群的主要因素。需氧革兰阴性菌很少从健康患者口腔分泌物中获得。在危重症患者，尤其在 ICU 患者中，口腔菌群转变为定植的需氧革兰阴性菌和金黄色葡萄球菌。

VAP 病原体的检测包括定性的或定量的支气管内培养、支气管肺泡灌洗（BAL）或通过支气管镜防污染毛刷采集的样品培养。患者的呼吸道标本革兰染色阴性，则发生 VAP 的可能性极低，这对 VAP 具有良好的阴性预测值；然而革兰染色阳性却缺乏特异性。临床症状标准（如发热、白细胞增多、脓性分泌物、新的或进展的胸片渗透性改变）有很高的灵敏度，但特异性相对较低。临床症状标准用于 VAP 的初期筛查和选择患者进行侵袭性治疗约有 80% 的敏感性和特异性。在临床实践中定义 VAP 的最佳方法和不同的诊断技术对患者结果的影响是有很多争议的问题。NHSH 对 VAP 的监测定义最近进行了修改，现在称为机械通气相关事件（VAE），这可能是 VAP 的一个子集。这是比较各个医院间 VAP 时为减少观察者间变异性、提高客观性和准确性所做的一个努力。

2. 控制措施　许多非药物和药物预防措施见表 1-4-6。SDD，即使用不被吸收的口服抗生素来根除或减少胃肠道携带的病原菌，对 VAP 产生有益效果，但对 ICU 病死率的作用尚不明，最近的研究证实长期使用 SDD 产生耐药性。多中心、随机对照试验证明，患者半卧位是其中最有效且成本最低的策略。

表 1-4-6　呼吸机相关肺炎的预防措施

推荐	推荐强度[a]
一般预防措施	
有效的感染控制措施：员工教育、遵守含醇手消毒剂进行手消毒、常规隔离多重耐药病原体以减少交叉感染	I
监测 ICU 感染来识别和量化流行和新发多重耐药病原体，为感染控制提供及时的数据，为疑似 HAP 的患者指导合理抗菌药物治疗，或为其他医院感染提供建议	II

续表

推荐	推荐强度[a]
插管和机械通气	
如果可能的话，应该避免插管和通气，因为它增加感染 VAP 的风险	I
入选的呼吸衰竭患者尽可能使用无创通气	I
经口气管插管和胃管优于经鼻气管插管和鼻胃管，预防医源性鼻炎和降低 VAP 感染风险	II
持续声门下分泌物吸引可降低早发型 VAP 的风险，如果可能，应该被使用	I
气管内导管气囊内压力应保持>20cmH$_2$O，预防气囊周围细菌性病原体泄漏到下呼吸道	II
应该小心地将呼吸机管道中污染的冷凝水倒空，防止冷凝水进入气管导管和内联药物喷雾器	II
辅助加湿器或水热处理交换器减少呼吸机回路的细菌定植，但不能持续降低 VAP 的发生率；因此，它们不能被视为是预防肺炎的工具	I
减少插管和机械通气持续时间可预防 VAP，且可通过规范来达到改进镇静的使用和尽早脱机	II
ICU 维持充足的人员配备水平可以减少住院时间，提高感染控制措施，减少机械通气的持续时间	II
吸引、体位和肠内营养	
患者应该保持半卧位。	I
肠内营养优于肠外营养	I
定植菌的抑制调节：口腔消毒剂和抗菌药物	
选择性的消化道去污染不推荐常规使用	II
在一些患者中优先进行全身给药可降低医院获得性肺炎的风险，但如果在感染开始时已经存在优先给药史，应该有增加多重耐药菌感染的可能	II
颅脑损伤患者在紧急插管后 24 小时内预防性使用全身抗菌药物对预防 ICU 获得性 HAP 证明有效，但是在获得更多的数据前并未推荐常规使用	I
在获得更多的数据前并未推荐常规使用口腔洗必泰消毒	I
每天使用中断的和轻松的镇静，避免持续的大剂量镇静，尽量避免使用麻醉剂	II
预防应激性出血、输血和高血糖症	
如果需要，用 H$_2$ 拮抗剂或硫糖铝预防应激性出血是可以接受的	I
红细胞和其他同种异体血制品输注有助于减少选定的患者人群的 HAP	I
推荐加强胰岛素治疗来使 ICU 患者的血糖水平维持在 80~110mg/dl 之间	I

注：[a] 等级 I，由随机对照试验支持；等级 II，由非随机试验和观察性研究支持。VAP，呼吸机相关肺炎；HAP，医院获得性肺炎

（三）导管相关性尿路感染

1. 概况 导管相关尿路感染（CA-UTI）是医院和家庭护理机构中最常见的 HAI，占全部 HAI 的 40% 以上。导尿管插入超过 7 天，约 25% 的患者出现医院感染相关的细菌和真菌，每日感染风险 5%。CA-UTI 是医院相关性 BSI 的第二个常见原因；与死亡率增加有关。无症状感染常常导致不必要的抗菌药物治疗。CA-UTIs 包含了医院相关性耐药菌几乎最大的组成部分，最重要的是除大肠杆菌外的多重耐药肠杆菌科（如克雷伯菌、肠杆菌属、变形杆菌属、柠檬酸杆菌属）、铜绿假单胞菌、肠球菌和葡萄球菌和念珠菌属。

除罕见的血行性播散的肾盂肾炎几乎完全由金黄色葡萄球菌感染引起外，大多数导致 CA-UTI 流行的微生物来自患者自身的结肠或会阴菌群，或来自导管插管或收集系统操作过程中医务人员的手。微生物获得有两种方式。管腔外污染可能发生在早期插入导管时直接接种，或后期在黏液薄膜的微生物从会阴通过毛细管作用到达邻近的导管外表面。管腔内污染发生在不能保持封闭式引流系统或收集袋中污染尿液的微生物回流进入导管腔。

大多数感染导尿管覆盖一层厚厚的生物膜，包含矩阵式嵌入宿主蛋白的感染微生物和微生物外糖萼。生物膜通过管腔内、管腔外或两种方式形成，通常以逆行的方式推进。生物膜在 CA-UTI 的发病机制中的作用并不明确。然而，抗菌药物浸染或镀银凝胶导管能够抑制微生物黏附到导管表面，显著地降低 CA-UTI 的感染风险，尤其是革兰阳性细菌或酵母菌导致的感染，最可能从管腔外的尿道周围菌群获得。因而，微生物黏附至导管表面在众多发病机制中相当重要。生物膜在感染中不发挥致病的作用，可能是由于在移动或操作导管和收集系统时，管腔内污染物因含微生物的尿逆行回流大量转运进入膀胱所致。

2. 防控 几个导管护理实践操作被广泛推荐以避免或至少推迟 CA-UTI 的发生（表 1-4-7），包括：避免不必要的导管插入，考虑避孕套或耻骨上导尿管；经过培训的医务人员用无菌技术插入导管；及时拔除导尿管；保持封闭式引流，确保低位引流；系统操作最少化和隔离插尿管的患者。

表 1-4-7 疾病控制和预防中心关于导管相关性尿路感染的指南

推荐	推荐强度[a]
培训人员导管插入和护理的正确技术	I
定期对导管护理人员进行再培训	II
只在必要时导尿	I
在使用留置导尿管之前考虑替代的尿引流技术	III
加强手卫生	I
用无菌技术和无菌设备插入尿管	I
使用最小的合适的导管	II
正确安全的导管	I
保持封闭式无菌引流	I
当封闭式无菌引流损坏时替换收集系统	III
避免冲洗，除非需要预防或缓解梗阻	II

续表

推荐	推荐强度[a]
避免日常用碘伏或肥皂水护理尿道口	II
采用无菌技术获得尿液标本	I
保持尿流通畅	I
不要在任意固定的时间间隔改变导管	II
将感染的和未感染的留置导管患者分开安置	III
避免常规细菌学的监测	III
如果 CA-UTI 发生率居高不下，考虑抗菌剂/杀菌剂导尿管	I B

注：[a] 等级 I，由随机对照试验支持；等级 II，由非随机试验和观察性研究支持；等级 III，专家意见，描述性研究；NR，不推荐

预防 HAI 新技术必须旨在通过管腔外或管腔内或两种途径来避免 CA-UTI。浸染的导管，通过减少微生物黏附到导管表面，对预防 CA-UTI 可能带来最大的利益。利用两种浸染抗菌药液的导管进行随机试验研究，两种导管表现出显著降低细菌性 CA-UTI；然而，研究规模小，且耐药性尿道病原体的选择没有得到满意的解决。银化合物也被研究用于导尿管涂层。8 个随机试验的 meta 分析比较氧化银或银合金导尿管与未浸染的导管（对照）发现，银合金而非氧化银导尿管与 CA-UTI 感染风险降低 3 倍有关。

三、未来的发展方向

HAI 是医源性发病率和死亡率的一个最重要因素，尤其是 ICU 需要长时间生命支持的患者。提高手卫生依从性、预防患者定植菌和发生定植后预防感染的策略应该是 ICU 工作者优先关注和研究的主要焦点。医务人员手传播病原菌的重要性、ICU 空气传播的作用及被多重耐药菌污染的环境的作用都需要进一步阐述。采用更有效的方法来遵循循证指南、提高手卫生的依从性，对预防 IVDR-BSI、VAP 和 CA-UTI 会起到巨大的即时效益。

主要参考文献

[1] Gervaz P, Bandiera-Clerc C, Buchs NC, et al. Scoring system to predict the risk of surgical-site infection after colorectal resection. Br J Surg, 2012, 99 (4): 589-595.

[2] Dudeck MA, Horan TC, Peterson KD, et al. National Healthcare Safety Network (NHSN) Report, data summary for 2010, device-associated module. Am J Infect Control, 2011, 39 (10): 798-816.

[3] Otter JA, Yezli S, French GL. The role played by contaminated surfaces in the transmission of nosocomial pathogens. Infect Control Hosp Epidemiol, 2011, 32 (7): 687-699.

[4] Manias E, Williams A, Liew D. Interventions to reduce medication errors in adult intensive care: a systematic review. Br J Clin Pharmacol, 2012, 74 (3): 411-423.

[5] Wernli D, Haustein T, Conly J, et al. A call for action: the application of The International Health Regulations to the global threat of antimicrobial resistance. PLoS Med, 2011, 8 (4): e1001022.

[6] Jensen JU, Hein L, Lundgren B, et al. Procalcitonin-guided interventions against infections to increase early appropriate antibiotics and improve survival in the intensive care unit: a randomized trial. Crit Care

Med, 2011, 39 (9): 2048-2058.

[7] Kaier K, Wilson C, Hulscher M, et al. Implementing strategic bundles for infection prevention and management. Infection, 2012, 40 (2): 225-228.

[8] O'Grady NP, Alexander M, Burns LA, et al. Guidelines for the prevention of intravascular catheter-related infections. Clin Infect Dis, 2011, 52 (9): e162-e193.

[9] Heinrich N, Mueller A, Bartmann P, et al. Successful management of an MRSA outbreak in a neonatal intensive care unit. Eur J ClinMicrobiol Infect Dis, 2011, 30 (7): 909-913.

[10] Naze F, Jouen E, Randriamahazo RT, et al. Pseudomonas aeruginosa outbreak linked to mineral water bottles in a neonatal intensive care unit: fast typing by use of high-resolution melting analysis of a variable-number tandem-repeat locus. J Clin Microbiol, 2010, 48 (9): 3146-3152.

[11] La Forgia C, Franke J, Hacek DM, et al. Management of a multidrug-resistant Acinetobacter baumannii outbreak in an intensive care unit using novel environmental disinfection: a 38-month report. Am J Infect Control, 2010, 38 (4): 259-263.

[12] Morales G, Picazo JJ, Baos E, et al. Resistance to linezolid is mediated by the cfr gene in the first report of an outbreak of linezolid-resistant Staphylococcus aureus. Clin Infect Dis, 2010, 50 (6): 821-825.

[13] Gould CV, Umscheid CA, Agarwal RK, et al. Guideline for prevention of catheter-associated urinary tract infections 2009. Infect Control Hosp Epidemiol, 2010, 31 (4): 319-326.

第二篇

各 论

第一章

新发现的病毒性疾病

第一节 传染性非典型肺炎
（唐小平）

传染性非典型肺炎（infectious atypical pneumonia），世界卫生组织（WHO）将其命名为严重急性呼吸综合征（severe acute respiratory syndrome，SARS），是由 SARS 冠状病毒（SARS-coronavirus，SARS-CoV）引起的一种具有明显传染性，以发热、肺炎为主要表现的急性呼吸道传染病，该病严重者可累及多个脏器和系统，具有传染性强、人群普遍易感、病情进展快的特点。

SARS 于 2002 年 11 月中旬首先出现在中国广东，其后的半年内，很快扩散到中国大陆的 24 个省、自治区、直辖市。在全球共波及亚洲、欧洲、美洲等 32 个国家和地区，造成了全球 8422 人感染和 916 人死亡的重大疫情。该病主要通过短距离飞沫、接触患者呼吸道分泌物及密切接触传播。临床上以起病急、发热、头痛、肌肉酸痛、干咳少痰、乏力和腹泻为特征，严重者出现气促或呼吸窘迫。

【病原学】

1. 概述　2003 年 3 月 17 日，世界卫生组织（WHO）建立了全球网络实验室进行 SARS 病原的联合攻关，全球 9 个国家 13 个网络实验室的科学家通过对病毒形态学、分子生物学、血清学以及动物实验等多方面进行研究，于同年 4 月 16 日宣布传染性非典型肺炎的病原是一种新型的冠状病毒，即 SARS-CoV。

经典冠状病毒是人呼吸道感染的重要病原之一，人类 20% 的上呼吸道感染由冠状病毒引起。该病毒包括两个群，第一、二群主要为哺乳动物冠状病毒，第三群主要为禽类冠状病毒。感染人的冠状病毒有三个血清型（HCoV-229E 和 HCoV-OC43）。基因组学研究结果表明，SARS-CoV 的基因与已知三个群经典冠状病毒均不相同，第一群病毒血清可与 SARS-CoV 反应，而 SARS 患者血清却不能与已知的冠状病毒反应。有研究者通过有根进化树分析，发现虽然 SARS-CoV 与已知的三个群经典冠状病毒都有区别，但与第二群的关系最近，不能将其列为独立的一群，而应该列为第二群里的一个亚群，原来的第二群冠状病毒可称为 2a 亚群，SARS-CoV 称为 2b 亚群。

2. 形态结构　SARS-CoV 属冠状病毒科冠状病毒属，有包膜，直径多为 60~120nm，包膜上有放射状排列的花瓣样或纤毛状突起，长约 20nm 或更长，基底窄，形似王冠。病毒的形态发生过程较长而复杂，成熟的和未成熟的病毒体在大小和形态上都有很大差异，成熟病毒呈圆球形、椭圆形，未成熟的病毒可以出现很多古怪的形态，如肾形、鼓槌形、马蹄形、铃铛形等，很容易与细胞器混淆。在大小上，病毒颗粒从开始的 400nm 减小到成熟后期的 60~120nm。在患者尸体解剖标本切片中也可见到形态多样的病毒颗粒。

3. 生物学特性　SARS-CoV 能在 Vero E6 细胞和猴肾细胞中培养繁殖，在 37℃ 条件下生长良好，细胞感染 24 小时即可出现病变，病毒在细胞质内增殖，由 RNA 基因编码的多聚酶利用细胞材料进行 RNA 复制和蛋白合成，组装成新病毒并出芽分泌到细胞外。在细胞的粗面内质网和囊泡内、质膜表面和细胞外均可见病毒颗粒，可用空斑进行病毒滴定，早期分离株的培养滴度一般可达 1×10^6 pfu/ml 左右。在 RD（人横纹肌肿瘤细胞）、MDCK（狗肾细胞）、293（人胚肾细胞）、2bs（人胚肺细胞）等细胞系上也可以培养，但滴度较低。将 SARS 病毒接种于猴子，可出现与人类相同的临床表现和病理改变。

SARS-CoV 对外界的抵抗力和稳定性要强于其他人类冠状病毒。室温 24℃ 条件下，病毒在尿液里至少可存活 10 天，在腹泻患者的痰液和粪便里能存活 5 天以上，在血液中可存活约 15 天，在塑料、玻璃、马赛克、金属、布料、复印纸等多种物体表面均可存活 2~3 天。

病毒对温度敏感，随温度升高抵抗力下降，在 4℃ 温度下培养存活 21 天，-80℃ 下的保存稳定性佳。37℃ 可存活 4 天，56℃ 加热 90 分钟、75℃ 加热 30 分钟能够灭活病毒。紫外线照射 60 分钟可杀死病毒。

病毒对有机溶剂敏感，乙醚 4℃ 条件下作用 21 小时可完全灭活病毒，75% 乙醇作用 5 分钟可使病毒失去活力，含氯的消毒剂作用 5 分钟可以灭活病毒。

4. 分子生物学特点　SARS-CoV 是一种单股正链 RNA 病毒，由大约 3 万个核酸组成，与经典冠状病毒仅有约 60% 的同源性，但基因组的组织形式与其他冠状病毒相似。基因组从 5' 端到 3' 端依次为：5'-多聚酶-S-E-M-N-3'。5' 端有甲基化帽子结构，其后是 72 个核苷酸的引导序列。基因组 RNA 约 2/3 为开放阅读框架（ORF）1a/1b，编码 RNA 多聚酶（Rep），该蛋白直接从基因组 RNA 翻译，形成多蛋白前体，后者进一步被病毒主要蛋白酶 3CLpro 切割，主要负责病毒的转录和复制。Rep 的下游有 4 个 ORF，分别编码 S、E、M、N 四种结构蛋白，它们从亚基因组 mRNA 中翻译，亚基因组 mRNA 以不连续转录的机制合成，其转录由转录调控序列（TRS）启始，后者的保守序列为 AAACGAAC。基因组 3' 端有 polyA 尾。

病毒包膜为双层脂膜，外膜蛋白包括糖蛋白 S、M 和小衣壳 E 蛋白。S 蛋白负责细胞的黏附、膜融合及诱导中和抗体，E 蛋白和 M 蛋白可能组成最小的装配单位，E 蛋白对病毒的组装发挥关键作用，M 蛋白对于病毒核心的稳定发挥重要作用。我国学者发现，SARS-CoV 的 S 蛋白（spike protein）和 M 蛋白（membrane protein）具有很强的变异性，为疫苗的研究带来了困难。

国内外科学家已经报道了多株 SARS-CoV 的全基因组序列，发现其变异程度不高，根据其进化树，可以将流行株分为两个基因组：一组包括中国北京 4 个毒株（BJ01-BJ04）、广州 1 株（GZ01）和香港中文大学测定的 1 个毒株（CUHK），其他毒株属于另外一组，中国 SARS 分子流行病学协作组结合流行病学与病毒遗传进化分析，对 2003 年流行早、中、晚期分离的 63 株毒株进行研究，发现各期 SARS-CoV 基因型各具特征。并通过对 63 株 SARS-CoV 的遗传进化分析，支持人 SARS-CoV 来源于动物的假说。

5. 免疫学特征　一般情况下，人体感染 SARS-CoV 后，免疫系统能够激发体液免疫和细胞免疫反应并逐渐控制感染、清除病毒，在这一过程中，也可导致患者细胞免疫功能受损，表现为外周血淋巴细胞明显减少和外周淋巴组织的病理损伤。多数 SARS 患者外周血白细胞计数正常或降低，而 CD3$^+$、CD4$^+$、CD8$^+$ T 淋巴细胞明显低于正常人，病情越重，T 淋巴细胞计数下降越明显。SARS 患者恢复后，T 淋巴细胞的数量和功能逐渐恢复正常。SARS-CoV 的 N 蛋白能诱发较强的免疫反应，因此可用于抗体检测。对于抗体的检测表明，一般发病后 1 周，患者体内的 IgM 开始产生，最多可持续 3 个月；7~10 天 IgG 开始产生，随后逐渐升高，1 个月左右抗体滴度达到高峰并全部阳转，至患者恢复后 1 年以上仍可呈阳性。实验证明该抗体可能是保护性抗体，可以中和体外分离到的病毒颗粒。

【流行病学】

1. 传染源　SARS 患者是最主要的传染源。极少数患者在刚出现症状时即具有传染性，并随病程逐渐增强，在发病的第 2 周达到高峰，通常症状明显者传染性较强，特别是在持续高热、频繁咳嗽、出现 ARDS 的时候，极易经呼吸道分泌物排出病毒传染易感者，退热后传染性迅速下降；尚未发现潜伏期内患者以及治愈出院者有传染他人的证据；部分有腹泻的患者，排泄物中也有大量病毒，亦可造成易感者感染；重症患者频频咳嗽、医务人员行气管插管、呼吸机辅助呼吸时，被传染的风险较高。尤其值得注意的是，个别患者可造成数十甚至成百接触者染病，被称为"超级传播者"（super-spreader）。老年人以及具有中枢神经系统、心脑血管、肝脏、肾脏疾病或慢性阻塞性肺病、糖尿病、肿瘤等基础性疾病的患者，不但较其他人容易感染 SARS-CoV，而且感染后更容易成为超级传播者。造成超级传播的机制还不清楚，但与所接触的人群频繁接触以及防护不当有关，没有证据表明超级传播者的病原具有特殊的生物学特征。

SARS-CoV 感染以显性感染为主，但也存在症状不典型的轻型患者和隐性感染者，这在中国南方的一项回顾性流行病学调查中已经得到证实，该调查还显示在一些特殊人群中，如广东饲养、销售野生动物的人群中，有一定比例的 SARS-CoV 抗体阳性者。但未发现隐性感染者的传染性。

关于 SARS-CoV 的天然宿主，国内外学者进行了多年的追踪和研究，2013 年中国科学院武汉病毒研究所石正丽研究员带领的国际研究团队的研究证实 SARS-CoV 的天然宿主是中华菊头蝠，这是一种十分常见的中型菊头蝠，毛色为橙色、锈黄至褐黄色；眼小耳大，耳朵有对耳屏，下缘凹陷，与盛开的菊花十分相像，该团队分离的 SARS 样冠状病毒可以利用人、果子狸和中华菊头蝠 ACE2 作为其功能受体，并且能感染人、猪、猴以及蝙蝠的多种细胞。该研究团队的实验结果为中华菊头蝠是 SARS 冠状病毒的自然宿主提供了更为直接的证据。果子狸、猴等其他野生动物只是 SARS 病毒的中间宿主。

2. 传播途径

（1）飞沫传播：近距离呼吸道飞沫传播，是本病的主要传播途径。SARS-CoV 存在于呼吸道黏液或纤毛上皮脱落细胞里。当患者咳嗽、打喷嚏或大声讲话时，形成气溶胶颗粒，喷出后被易感者吸入而感染。飞沫在空气中停留的时间短，移动的距离约 1 米，故仅能感染近距离的易感者。气溶胶传播则为严重流行疫区的医院和个社区暴发的传播途径之一。其流行病学意义在于易感者可以在未与SARS患者见面的情况下，有可能因为吸入了悬浮在空气中含有SARS-CoV的气溶胶而感染。密闭空间内则极易导致经空气传播。

（2）接触传播：易感者通过密切接触患者的呼吸道分泌物、消化道排泄物或其他体液，或者接触被患者污染的物品，均可导致感染。在某些特定的环境因素影响下，患者腹泻物中的病毒可经住宅建筑中的污水排放系统和排气系统造成环境污染，导致较大量的易感者感染。目前尚不能排除经肠道传播的可能性，已有从患者泪液、汗液等体液中分离SARS-CoV的报道，但其流行病学意义尚不确定。尚无经过血液途径、性途径传播和垂直传播的流行病学证据。无证据表明苍蝇、蚊子、蟑螂等媒介昆虫可以传播SARS-CoV。

影响传播的因素很多，其中密切接触是最主要的因素，包括治疗或护理、探视患者；与患者共同生活，直接接触患者的呼吸道分泌物或体液等。在医院抢救、护理危重患者和进行吸痰、气管插管、咽拭子取样、面罩吸氧和面罩或人工通气等操作，是医护人员感染的重要途径，应格外警惕。医院病房环境通风不良、患者病情危重、医护或探访人员个人防护不当使感染危险性增加。另外如飞机、电梯等相对密闭、不通风的环境都是可能发生传播的场所。

3. 易感性和免疫力　人群普遍易感。发病者以青壮年居大多数，儿童较少见。患者家庭成员和收治本病医院的医务人员属高危人群；从事SARS-CoV相关实验室操作的工作人员和果子狸等野生动物饲养销售的人员，在某些情况下也是可能被感染的高危人群。本病康复后尚无再次发病的报告，提示患病后可能获得一定程度免疫。

4. 流行特征　首例SARS患者于2002年11月16日发生在广东省佛山市，随后在广东河源、中山、顺德等市出现。2003年1月底开始在广州市流行，2月底至3月初达高峰。随后蔓延到山西、北京、内蒙古、天津及河北等地，直至5月底6月初流行末期。2003年2月下旬开始中国香港本病流行，迅速波及加拿大、新加坡、中国台湾等地。2003年8月16日卫生部公布SARS在我国大陆24个省、直辖市、自治区，266个县、市流行；共有5327例病人，治愈4959例，死亡349例，病死率为6.6%。根据WHO 2004年4月21日公布的疫情，自2002年11月至2003年8月全球首次SARS流行中，全球约32个国家和地区出现疫情，以中国大陆、中国香港和台湾、加拿大及新加坡危害最烈；累计病例8422例，其中医务人员1725例，约占20%。共死亡916例，病死率为10.8%。

本病本次流行发生于冬末春初。有明显的家庭和医院聚集发病现象。社区发病以散发为主，偶见点状暴发流行。主要流行于人口密度集中的大都市，农村地区甚少发病。2003年后在中国大陆、中国台湾和新加坡均发生过实验室感染病例，其中发生在中国大陆的实验室感染病例还引起了一小波的SARS暴发疫情，疫情涉及安徽、北京两地，共发现9例患者，死亡1例，首发病例因实验室感染发病，然后造成2例接触者感染发病，这2例二代病例中1例死亡，另1例又造成5例接触者感染发病，在此传播链之外，还有1例实验室感染病例，未造成继发感染。近年来未有此病流行的报告。

【发病机制与病理】

目前SARS的发病机制尚未完全清楚，体外实验表明，SARS-CoV进入人体细胞是通过与细胞膜融合而不是通过入胞作用实现的。在SARS-CoV的外部，散布着众多S2外壳蛋白，这些蛋白不停地溶化着正常细胞外部的保护膜。当这层保护膜被溶化后，SARS 病毒就会将病毒染色体注入正常细胞，并迅速进行大量复制，从一个细胞传播到另外一个细胞。SARS-CoV 感染人体的方式是通过与呼吸道黏膜上皮细胞上的血管紧张素转换酶 Ⅱ（ACE2）受体结合后进入细胞，并在其内进行复制，进一步引起病毒血症。可被病毒侵染的细胞还包括：气管和支气管上皮细胞、肺泡上皮细胞、巨噬细胞、肠道上皮细胞以及肾脏远端曲管上皮细胞等。其中肺组织是 SARS-CoV 作用的主要靶器官之一，感染后可表现为肺间质内有巨噬细胞和淋巴细胞渗出，激活的巨噬细胞和淋巴细胞可释放细胞因子和自由基，可导致肺泡毛细血管的通透性增加和诱发成纤维细胞增生。肺泡上皮细胞（特别是Ⅰ型肺泡上皮细胞）受累可损伤呼吸膜气血屏障的完整性，同时伴有炎症性充血，引起浆液和纤维蛋白原的大量渗出，渗出的纤维蛋白原凝集成纤维素，进而与坏死的肺泡上皮碎屑共同形成透明膜。受损的肺泡上皮细胞脱落到肺泡腔内可形成脱屑性肺泡炎，且肺泡腔内含有多量巨噬细胞，增生脱落的肺泡上皮细胞和巨噬细胞可形成巨细胞。肺脏的上述改变符合弥漫性肺泡损伤（diffuse alveolar damage，DAD）的渗出期变化。病变严重或恢复不良的患者随后进入 DAD 的增殖期和纤维化期，增生的细胞包括肌纤维母细胞和成纤维细胞，并产生Ⅰ型和Ⅲ型胶原纤维。DAD 和弥漫性肺实变导致肺的氧合功能下降，同时因血管内皮细胞损伤等因素所致的弥散性血管内凝血（DIC），可共同导致 MODS。

免疫系统也是 SARS-CoV 作用的靶器官，SARS 患者发病期间 CD4 和 CD8 T 淋巴细胞均明显下降，表明细胞免疫可能受损，而临床上应用皮质类固醇可以改善肺部炎症反应，减轻临床症状，据以上现象推断，SARS 病毒感染所诱导的免疫损伤可能也是本病发病的主要原因。

本病肺部的病理改变明显，双肺明显膨胀，肉眼所见类似大叶性肺炎的肝变期。在病程 10 日左右镜下表现以弥漫性肺泡损伤病变为主，有肺水肿及透明膜形成，肺泡腔内巨噬细胞聚集和增生的肺泡Ⅱ型肺泡细胞内渗出物和透明膜极化，肺泡间隔成纤维细胞增生。最后可造成肺泡闭塞、萎缩和全肺实变。病程 3 周后有肺泡内机化及肺间质纤维化。经支气管活检标本染色镜检显示在增生的肺泡上皮及渗出的单核细胞胞质内可见病毒包涵体。脾脏和淋巴结等免疫器官亦是 SARS 的重要侵犯器官之一。部分患者脾脏肿大，但也有部分脾脏缩小，镜下可见白髓萎缩、淋巴细胞减少、组织细胞增多。部分患者淋巴结肿大，镜下见淋巴滤泡均有萎缩甚至消失，淋巴细胞减少，有的尚见出血及坏死。其他器官如心、肝、肾、肾上腺、脑、骨髓、胰腺及生殖器官均有不同程度的病变。

【临床表现和分期】

SARS 的潜伏期通常为 2 周以内，一般 2~10 天。

急性起病，自发病之日起 2~3 周内病情都可处于进展状态。轻型患者临床症状轻，病程短。重症患者病情重，进展快，易出现急性呼吸窘迫综合征（ARDS）。儿童患者的病情似较成人轻。也有少数患者不以发热为首发症状，尤其是有近期手术史或有基础疾病的患者。

1. 早期　一般为病程第一周内。起病急，以发热为首发症状，体温多达 38℃ 以上，不规则热或弛张热、稽留热等，热程多为 1~2 周；使用退热药或糖皮质激素可对热型造成干扰。半数以上的患者伴有头痛、关节肌肉酸痛、乏力等，上呼吸道卡他症状较少见；

部分患者出现恶心、呕吐、腹泻等消化道症状。肺部体征多不明显，部分患者可闻及少许湿啰音。X 线胸片显示肺部阴影在发病第 2 天即可出现，平均在第 4 天时出现，95% 以上的患者在病程 1 周内出现肺部影像改变。

2. 进展期　多发生在病程的 8~14 天，个别患者可更长。在此期，发热及感染中毒症状持续存在，肺部病变进行性加重，临床表现为胸闷、气促、呼吸困难，尤其以活动后明显。体格检查有部分患者可有肺实变体征，偶有局部叩浊、呼吸音减低等少量胸腔积液的体征。X 线胸片检查肺部阴影发展迅速，且常为多叶病变。10%~15% 的患者出现 ARDS 而危及生命。

3. 恢复期　进展期过后，体温逐渐下降，临床症状缓解，肺部病变开始吸收，多数患者经 2 周左右的恢复，可达到出院标准，肺部阴影的吸收则需要更长时间，少数重症患者可能在相当长的时间内遗留限制性通气功能障碍和肺弥散功能下降，但大多可在出院后 2~3 个月内逐渐恢复。

【实验室检查】

1. 血常规　病程初期到中期白细胞计数通常正常或下降，淋巴细胞则常见减少，部分病例血小板亦减少。大多数 SARS 患者淋巴细胞计数绝对值减少，随病程进展呈逐步减低趋势，并有细胞形态学变化。判断淋巴细胞计数减低的临界值为 $1.2×10^9/L$。淋巴细胞计数绝对值 $<0.9×10^9/L$。发病后期常容易合并细菌感染，白细胞计数明显升高，中性粒细胞比例升高。

2. T 淋巴细胞亚群　$CD3^+$、$CD4^+$、$CD8^+$ 细胞计数减少，以 $CD4^+$ 亚群减低为著。$CD4^+/CD8^+$ 正常或降低。T 淋巴细胞亚群中 $CD3^+$、$CD4^+$ 及 $CD8^+$ T 淋巴细胞均显著减少。疾病后期多能恢复正常。

3. 血液生化检查　丙氨酸氨基转移酶（ALT）、乳酸脱氢酶（LDH）及其同工酶等均可不同程度升高。动脉血血气分析可发现重症患者血氧饱和度和氧分压降低。

4. 血清学检测　可以采集 SARS 患者血清进行 SARS-CoV 特异性抗体检测。应采集急性期和恢复期至少双份血清标本。急性期血清标本是指发病后 7 天内采集的标本，应尽可能早地采集；恢复期血清标本是指发病后 3~4 周采集的标本。WHO 推荐以 ELISA 和 IFA 作为血清 SARS-CoV 抗体检测方法，SARS-CoV 抗体中和试验（neutralization test）作为 SARS 血清学诊断的特异方法，有条件的实验室可以开展，抗体阳性的情况有以下几种：

1）病例的任何一份血清抗体检测阳性。

2）平行检测急性期和恢复期血清，抗体阳转。

3）平行检测急性期和恢复期血清，抗体滴度升高 ≥4 倍。

国内已建立间接荧光抗体法（IFA）和酶联免疫吸附法（ELISA）来检测血清中 SARS 病毒特异性抗体。初步应用结果表明，二法对 IgG 型抗体检测的敏感约为 91%，特异性约为 97%。IgG 型抗体在起病后第 1 周检出率低或检不出，第 2 周末检出率 80% 以上，第 3 周末 95% 以上，且效价持续升高，在病后第 3 个月仍保持很高的滴度。

5. SARS-CoV 核酸（RNA）检测　患者体内出现的病毒 N 蛋白和核酸可以作为 SARS-CoV 早期感染的标志，应用逆转录聚合酶链反应（reverse transcription polymerase chain reaction，RT-PCR）方法可检测患者血液、呼吸道分泌物、大便等标本中 SARS-CoV

的 RNA。

SARS-CoV 感染早期（1~10 天）出现病毒血症时，从患者血清中可以检测到病毒 N 蛋白和核酸。临床症状出现后 5 天可以从患者鼻咽分泌物中检测到病毒核酸，第 10 天左右达到高峰，然后开始降低。有文献报道，发病后 21 天时，约 47% 的患者鼻咽分泌物检测 SARS-CoV 核酸为阳性，约 67% 粪便标本为阳性，约 21% 尿液标本为阳性。还有研究表明 SARS 患者血液 SARS-CoV 病毒载量和血清学抗体的滴度可能还与预后相关，将来对于病毒载量的持续动态监测可能是治疗实验的重要部分之一。

RT-PCR 检测阳性结果应使用原始标本进行重复试验或在第二个实验室检测同一份标本，尤其是首例阳性病例标本需要国家 CDC 确证来明确。

以下几种情况可以确定为 SARS-CoV 核酸（RNA）检测阳性：

1）任何一种标本经任何一间具备 RT-PCR 检测和生物安全资质的实验室检测阳性。

2）至少需要两种不同部位的临床标本检测阳性（例如血液和鼻咽分泌物或粪便）。

3）连续收集 2 天或以上的同一种临床标本送检，检测阳性（例如 2 份或多份鼻咽分泌物）。

4）在每一个特定检测中对原始临床标本使用两种不同的方法，或从原始标本重新提取 RNA，RT-PCR 检测阳性。

6. SARS-CoV 特异性抗原 N 蛋白检测　以 ELISA 检测血清或血浆标本中 SARS-CoV 核衣壳（N）蛋白抗原阳性，重复一次试验，结果仍为阳性。

应用免疫荧光检测技术检测 SARS 冠状病毒抗原（N 蛋白），80% 以上的患者在病程 7 天内呈阳性，之后逐渐下降，于 21 天降至 0，应用 EIA 检测非血清标本的抗原的灵敏度通常低于 RT-PCR 法。

7. 细胞培养分离病毒　将患者标本接种到细胞中进行培养，分离到病毒后，还应以 RT-PCR 法来鉴定是否 SARS 病毒。培养分离病毒应在生物安全等级 3 级的实验室进行，一般不用于临床检测。

8. 影像学检查　影像检查是 SARS 临床综合诊断的主要组成部分，也是指导治疗的重要依据。影像检查的目的在于疾病的早期发现、鉴别诊断、监视动态变化和检出并发症。SARS 患者的胸部 X 线和 CT 基本影像表现为磨玻璃密度影和肺实变影。根据 SARS 的病程其影像表现也可分为早期、进展期和恢复期。

1）早期：从出现临床症状到肺部出现异常影像时间一般为 2~3 天。X 线及 CT 表现为肺内小片状影或磨玻璃密度影，少数为肺实变影。病变以单发多见，少数为多发。较大的病灶可达肺段范围，但较少见。病变以双下肺野及肺周围部位较多见。

2）进展期：肺部影像改变多在发病 3~7 天后进行性加重，多数患者在 2~3 周进入最为严重的阶段。X 线和 CT 显示发病初期的小片状影发展为大片状影，单发病变进展为多发或弥漫性病变。病变可由一个肺野扩散到多个肺野，由单侧肺发展到双侧肺。病变以磨玻璃密度影多见，或可合并实变影。有的重症患者 X 线胸片显示两侧肺野密度普遍增高，心影轮廓消失，仅在肺尖及肋膈角处有少量透光阴影，此为严重的 ARDS 表现。有的患者在 1~2 天内病变大小即可有改变；有的病例当某一部位病灶吸收后，又在其他部位出现新的病灶；有的病例病变影像明显吸收后，短期内再次出现或加重；也有的患者病变影像延续时间较长，可比一般患者增加 1 倍，甚至更长的时间。

3）恢复期：病变吸收一般出现在发病2~3周后，影像表现为病变范围逐渐缩小，密度减低，以至于消失。在炎症吸收过程中，随着片状影像的减少，X线胸片上可能出现肺纹理增粗和条状阴影，在HRCT上可出现支气管血管束增粗、小叶间隔内间质增厚、胸膜下弧线影等。

【诊断】

由于近年来分子检测技术已经广泛应用于新突发传染病的诊断，SARS的病原学诊断也已经不是难题，综合流行病学史、临床表现、实验室检查、影像检查以及SARS-CoV核酸（RNA）检测可以在很短时间内对疑似病例或临床诊断病例进行确诊。

1. 诊断原则　SARS的诊断需要依据病例的流行病学史、临床表现和实验室检测综合进行判断，确诊病例需要病原学或血清学检测证据。尤其是血清抗体阳转或急性期与恢复期有4倍以上增长的证据。为早期、及时发现疑似SARS病例，医务人员应详细询问患者的流行病学史。动态观察病情演变（症状、氧合状况、肺部X线影像）、抗菌药物治疗效果和SARS特异性病原学检测结果，对于诊断具有重要意义。

应用RT-PCR技术进行快速核酸检测和应用免疫荧光检测抗原是实现早期诊断的方法。目前已经可以在临床广泛应用。在病情的初期，肺泡灌洗液（BALF）和肺组织活检标本是理想的临床标本，但由于需要采取有创检查方法才能获取，而且可能增加医护人员的感染机会，一般较少选择，必须的情况下操作的医护人员应该在做好相应防护的情况下进行，临床上可以常规采集轻症患者的鼻咽拭子或痰液，已经有气管插管或者气管切开的病人可以采集气管内吸取物，保存于病毒专用保存液中送检。

2. 诊断依据

（1）流行病学资料

1）发病前14天内曾经接触过疑似或临床诊断或实验室确诊SARS病例，尤其是与其密切接触。

2）病例有明确传染他人，尤其是传染多人发病的证据，他人或多人被诊断为疑似或临床或实验室确诊SARS病例。

3）发病前14天内有与果子狸或相关野生动物的接触史，如曾经到过饲养、贩卖、运输、加工、烹饪果子狸或相关野生动物的场所和环境，直接接触过其分泌物和（或）排泄物等。

4）从事SARS-CoV检测、科研的相关实验室工作人员。

5）发病前2周内居住在或曾到过SARS流行的区域（由卫生部组织专家评估确定）。

（2）临床表现：起病急，以发热为首发症状，体温一般>38℃，偶有畏寒；可伴有头痛、关节酸痛、肌肉酸痛、乏力、腹泻；常无上呼吸道卡他症状；可有咳嗽，多为干咳、少痰，偶有血丝痰；可有胸闷，严重者出现呼吸加速，气促，或明显呼吸窘迫。肺部体征不明显，部分患者可闻及少许湿啰音，或有肺实变体征。

（3）一般实验室检查：外周血白细胞计数一般不升高或降低；常有淋巴细胞数减少。部分患者伴有肝功能及肾功能异常，LDH、ALT、AST、CK的升高。

（4）胸部影像学检查：胸部X线和（或）CT检查显示有肺部的磨玻璃密度影和（或）肺实变影，可以为多叶或双侧改变，肺部阴影与症状体征可不一致。若检查结果阴性，1~2 天后应予复查。

（5）病原学检查

1）SARS-CoV 核酸（RNA）检测阳性。

2）SARS-CoV 特异性抗原 N 蛋白检测阳性。

3）细胞培养分离到 SARS-CoV 病毒。

4）血清 SARS-CoV 特异性抗体检测阳性或核酸检测阳性或抗原检测阳性或恢复期抗体滴度 4 倍以上升高。

3. 分层诊断标准

（1）医学观察病例：无 SARS 的临床表现，但近两周内曾与 SARS 患者或 SARS 疑似患者有密切接触者，此类患者应接受医学隔离观察。

（2）SARS 疑似病例：符合以下任何一项可诊断为 SARS 疑似病例。

1）具备流行病学资料中的任一项，和 SARS 相应临床表现，但尚没有典型肺部 X 线影像学表现者。

2）具备 SARS 的相应临床表现，有或没有肺部 X 线影像学表现者，同时任何一种标本经任何一间具备 RT-PCR 检测和生物安全资质的实验室检测到 SARS-CoV 核酸（RNA）阳性。

3）具备 SARS 的相应临床表现，有或没有肺部 X 线影像学表现者，同时任何一份血清抗体检测阳性。

（3）SARS 临床诊断病例：具备流行病学资料中的任一项，和 SARS 相应临床表现以及实验室检查，有明确的肺部影像学表现，并能排除其他疾病诊断者。

（4）SARS 确诊病例：符合以下任何一项者为 SARS 确诊病例。

1）具备 SARS 相应的临床表现和（或）影像学表现，以及在两种不同部位的临床标本（例如血液和鼻咽分泌物或粪便）SARS-CoV 核酸（RNA）检测阳性；或连续收集 2 天或以上的同一种临床标本检测阳性（例如 2 份或多份鼻咽分泌物）；或在每一个特定检测中对原始临床标本使用两种不同的方法，或从原始标本重新提取 RNA，RT-PCR 检测阳性。

2）具备 SARS 相应的临床表现和（或）影像学表现，以及 SARS-CoV 特异性抗原 N 蛋白检测阳性。

3）具备 SARS 相应的临床表现和（或）影像学表现，以及平行检测急性期和恢复期血清，SARS-CoV 特异性抗体阳转或抗体滴度升高≥4 倍。

（5）重症 SARS 诊断标准：符合下述标准中的 1 条即可诊断为重症 SARS。

1）呼吸困难：成人休息状态下呼吸频率>30 次/分，且伴有下列情况之一。①X 线胸片显示多叶病变且病变范围超过 1/3；②X 线胸片显示 48 小时内病灶进展>50%。

2）低氧血症：在吸氧 3~5L/min 条件下，动脉血氧分压（PaO_2）<70mmHg，或动脉血氧饱和度（SpO_2）<93%；或 PaO_2/FiO_2 低于 300mmHg。

3）出现休克或多器官功能障碍综合征（MODS）。

4）具有严重基础疾病，或合并其他感染性疾病。

【鉴别诊断】

SARS 的临床症状和体征与其他社区获得性肺炎和院内获得性肺炎相比没有明显的特

异性。临床需要根据重要的流行病学史结合实验室的病原学确证诊断才能明确。

需要与 SARS 进行鉴别的重点疾病包括流行性感冒、其他常见呼吸道病毒（如腺病毒、呼吸道合胞病毒等）所致的肺炎、近年来新发的各类病毒性肺炎（如人禽流感、中东呼吸综合征等）、传统的非典型肺炎（肺炎支原体、肺炎衣原体和军团菌性肺炎）、细菌性肺炎和真菌性肺炎等。其他需要鉴别的疾病还包括艾滋病或其他使用免疫抑制剂（如器官移植术后等）患者合并的肺部感染以及一些会导致明显呼吸衰竭的非感染性肺部疾病。由于 SARS 的高度传染性，应及时和其他发热疾病鉴别，SARS 疑似病例呼吸道标本或血清学标本其他病原学检查阳性时，仍不能轻易排除 SARS 的可能，而是应该根据流行病学和临床过程综合判断。

【治疗】

至今为止无特效抗病毒药物，轻症或普通病例的治疗以一般对症支持、防治并发症为主。对重症病例则需要重视器官支持治疗。

1. 按呼吸道传染病隔离和护理　疑似病例与临床诊断病例分开收治。密切观察病情变化，监测症状、体温、呼吸频率、SpO_2 或动脉血气分析、血常规、胸片（早期复查间隔时间不超过 2~3 天）以及心、肝、肾功能等。提供足够的维生素和热量，保持水、电解质平衡。病人在隔离初期，往往有沮丧、绝望或孤立无援的感觉，影响病情的恢复，故关心安慰病人，给予心理辅导尤为重要。

2. 一般治疗

（1）卧床休息。

（2）避免剧烈咳嗽，咳嗽剧烈者给予镇咳；咳痰者给予祛痰药。

（3）发热超过 38.5℃者，可使用解热镇痛药，儿童忌用阿司匹林，因可能引起 Reye 综合征；或给予冰敷、酒精擦浴等物理降温。

（4）有心、肝、肾等器官功能损害，应该做相应的处理。

3. 治疗并发和（或）继发细菌感染　根据临床情况，选用适当的抗感染药物。对于轻症感染，不主张盲目选择广谱抗生素治疗；重症患者通常容易继发细菌感染。一般来说，抗生素使用的指征如下：

（1）有明确存在的继发感染。

（2）有继发细菌感染的充分证据。如持续不退的高热或退热后再次出现发热、血白细胞升高、PCT、CRP 等感染的生物标志物升高等。

临床上，应根据患者的临床情况推测发生感染的部位和可能的致病微生物，如何选择抗生素则应根据患者的既往病史、基础疾病、发病后的治疗情况、临床细菌学检查结果等进行综合考虑。

4. 适当选择糖皮质激素治疗　应用糖皮质激素的治疗应有以下指征之一：①有严重中毒症状，高热持续 3 天不退；②48 小时内肺部阴影面积扩大超过 50%；③有急性肺损伤（ALI）或出现 ARDS。

一般成人剂量相当于甲泼尼龙 80~320mg/d，必要时可适当增加剂量，大剂量应用时间不宜过长。具体剂量及疗程应根据病情调整，待病情缓解或胸片阴影有所吸收后逐渐减量停用。建议采用半衰期短的糖皮质激素。注意糖皮质激素的不良反应，尤其是大剂量应用时警惕血糖升高和真菌感染等。国内有报道，使用过较大剂量激素完全康复的病人，出院后数月内出现骨坏死的后发症，值得警惕。儿童慎用。目前关于激素应用的时机、指征、剂量和疗程尚未有统一的意见。

5. 可选用中药辅助治疗。

6. 重症病例的治疗　加强对患者的动态监护，尽可能收入重症监护病房，有条件的医院，应收入单间负压病房，对出现呼吸功能障碍者给予吸氧及其他相应呼吸支持。发生其他并发症的患者应积极采取相应治疗。

（1）氧疗：患者病情出现下列情况之一，应进行氧疗。

1）吸空气时，患者 SpO_2<92%。

2）平卧位时，患者呼吸频率增快（呼吸频率>24次/分），呼吸困难或窘迫。

（2）呼吸功能支持：

患者经氧疗（双腔鼻管或面罩吸氧，氧流量5L/min）2小时，SpO_2 仍≤92%；或呼吸困难、呼吸窘迫改善不明显时，应进行机械通气治疗。重症患者病情进展迅速，可较快发展为ARDS。在需要机械通气的重症病例，可参照ARDS机械通气的原则进行治疗。ARDS治疗中可发生纵隔气肿、呼吸机相关肺炎等并发症，应当引起注意。①无创正压通气：出现呼吸窘迫和（或）低氧血症、氧疗效果不佳的患者，可早期尝试使用无创通气，推荐使用口鼻面罩。如果重症病例经无创通气治疗效果欠佳，需及早考虑实施有创通气。②有创正压通气：给予患者规范无创通气治疗2小时后，出现下列情况之一，应及时改行有创正压通气。a. 氧合指数（OI）仍小于150；b. 呼吸困难或窘迫改善不明显；c. 影像学检查显示病变进展迅速。

建议对接受有创机械通气患者都应进行充分的镇痛、镇静治疗，必要时考虑应用肌松剂。鉴于部分患者较易发生气压伤，应当采用ARDS保护性通气策略。肺保护性通气策略为：a. 小潮气量：6~8ml/kg理想体重；b. 合理选择PEEP的水平（通常用10~20cmH$_2$O）。在上述措施不能达到满意的氧合水平（SpO_2<92%）时，应尽快考虑应用挽救性治疗措施：a. 肺复张：注意气压伤及对循环的影响；b. 俯卧位通气：注意通气管道的管理及安全以及体位对循环的影响；c. 高频振荡通气：对已发生气压伤患者可考虑使用高频振荡通气；d. 体外膜氧合（ECMO）。应用ECMO指征为：经过积极的机械通气治疗，包括采用挽救性治疗措施后仍未能达到满意的氧合；在PEEP 15~20cmH$_2$O条件下，OI≤80mmHg和（或）pH≤7.20（呼吸性酸中毒引起），持续6小时以上。

（3）可试用增强免疫功能的药物：恢复期患者血清疗法有一定疗效，能明显降低病死率和缩短病程。丙种球蛋白对继发感染者有一定功效。胸腺素和干扰素等药，其疗效与风险需进一步评估。

【预后】

本病是自限性疾病，大部分患者经综合性治疗后出现缓解或痊愈出院。少数患者可进展至成人呼吸窘迫综合征甚至死亡。我国患者的死亡率约7%，全球平均死亡率约10%。重症患者、患有其他基础疾病以及年龄大的患者死亡率明显升高。少数重症病例出院后随访发现肺部有不同程度的纤维化。

【预防】

重点在于控制传染源和切断传播途径。

1. 控制传染源

（1）疫情报告：根据我国《传染病信息报告管理规范（2015 年版）》，SARS 属于法定乙类传染病范畴，但需按照甲类传染病管理，应于 2 小时内将传染病报告卡通过网络向卫生防疫机构报告，做到早发现、早隔离、早治疗。并需按甲类传染病进行隔离治疗和管理。

（2）隔离治疗患者：对临床诊断病例和疑似诊断病例应在指定的医院按呼吸道传染病分别进行隔离观察和治疗。同时符合下列要求时才能考虑出院：①体温正常 7 天以上；②呼吸系统症状明显改善；③X 线胸片显示有明显吸收；④呼吸道标本 SARS-CoV 核酸检测连续 2 次阴性。

（3）隔离观察密切接触者：对医学观察病例和密切接触者，如条件许可应在指定地点接受隔离观察，为期 14 天。在家中接受隔离观察时应注意通风，避免与家人密切接触，并由卫生防疫部门进行医学观察，每天测量体温。如发现符合疑似或临床诊断标准时，立即以专门的交通工具转往指定医院。

2. 切断传播途径

（1）社区综合性预防：开展本病的科普宣传；减少大型群众性集会或活动，保持公共场所通风换气、空气流通；排除住宅建筑污水排放系统淤阻隐患；对患者的物品、住所及逗留过的公共场所进行充分的消毒处理。

（2）保持良好的个人卫生习惯，不随地吐痰，避免在人前打喷嚏、咳嗽、清洁鼻子，且事后应洗手；确保住所或活动场所通风；勤洗手；避免去人多或相对密闭的地方；有咳嗽、咽痛等呼吸道症状或须外出到医院以及其他人多的场所时，应注意戴口罩；避免与人近距离接触。

（3）医院应设立发热门诊，建立本病的专门通道。收治传染性非典型肺炎的病区应设有无交叉的清洁区、半污染区和污染区；病房、办公室等均应通风良好。疑似患者与临床诊断患者应分开病房收治。住院患者应戴口罩，不得任意离开病房。患者不设陪护，不得探视。病区中病房办公室等各种建筑空间、地面及物体表面、患者用过的物品、诊疗用品以及患者的排泄物、分泌物均须严格按照要求分别进行充分有效的清毒。医护人员及其他工作人员进入病区时，要切实做好个人防护工作。须戴 N95 口罩、帽子和眼防护罩以及手套、鞋套等，穿好隔离衣，以期无体表暴露于空气中。接触过病人或其他被污染物品后，应洗手。使用呼吸机通气极易引起医务人员被 SARS 病毒感染，故务必注意医护人员的防护。气管插管宜采用快速诱导（咪达唑仑、肌松药等），操作者佩戴全防护型的正压头套，谨慎处理呼吸机废气，在气管护理过程中吸痰、冲洗导管等均应小心对待。

3. 保护易感人群　保持乐观稳定的心态，均衡饮食，多喝汤饮水，注意保暖，避免疲劳，保证足够的睡眠以及在空旷场所做适量运动等，这些良好的生活习惯有助于提高人体对传染性非典型肺炎的抵抗能力。

尚无效果肯定的预防药物可供选择。恢复期患者的血清对本病的被动预防作用未见有报道。我国已研制出对 SARS 冠状病毒的马抗毒血清和经鼻接种的灭活疫苗，其预防效果有待验证。

主要参考文献

［1］Cheng VC, Lau SK, Woo PC, et al. Severe acute respiratory syndrome coronavirus as an agent of emerging and reemerging infection. Clin Microbiol Rev, 2007, 20（4）：660-694.

［2］张复春，尹炽标，唐小平，等. 广州市传染性非典型肺炎 260 例临床分析. 中华传染病杂志, 2003, 21（2）：84-88.

［3］钟文龙，何剑峰，陈茂余，等. 一起 SARS 超级传播者引起医院内传播的调查. 华南预防医学, 2003, 29（3）：21-22.

［4］谢淑云，曾光，雷杰，等. 一起传染性非典型肺炎爆发的"超级传播者"和传播链分析. 中华流行病学杂志, 2003, 24（6）：449-453.

［5］余德文，李晖，许锐恒等. 广东省野生动物销售人员 SARS 冠状病毒抗体血清学研究. 华南预防医学, 2003, 29（3）：6-7.

［6］杜琳，邱季春，王鸣等. 广州市人群 SARS 血清 IgG 抗体检测结果分析. 中华流行病学杂志, 2004, 25（11）：925-928.

［7］中华医学会呼吸病学分会. 传染性非典型肺炎临床诊治标准专家共识. 中华结核和呼吸杂志, 2003, 26（6）：323-324.

［8］中华人民共和国卫生部. 传染性非典型肺炎诊断标准. 中华人民共和国卫生行业标准 ws286-2008.

［9］Ge XY, Li JL, Yang XL, et al. Isolation and characterization of a bat SARS-like coronavirus that uses the ACE2 receptor. Nature, 2013, 503（7477）：535-538.

［10］尹炽标，张复春，唐小平，等. 93 例传染性非典型肺炎患者外周血 T 淋巴细胞亚群变化及临床意义. 中华结核和呼吸杂志, 2003, 26（6）：343-346.

［11］程晓光，屈辉，刘薇等. SARS 康复患者骨坏死改变的 MRI 筛查. 中华放射学杂志, 2004, 38（3）：230-235.

［12］Cheng Y, Wong R, Soo YO, et al. Use of convalescent plasma therapy in SARS patients in Hong Kong. Eur J Clin Microbiol Infect Dis, 2005, 24（1）：44-46.

［13］Soo YO, Cheng Y, Wong R, et al. Retrospective comparison of convalescent plasma with continuing high-dose methylprednisolone treatment in SARS patients. Clin Microbiol Infect, 2004, 10（7）：676-678.

第二节 中东呼吸综合征

（宋振举）

2012 年起在阿拉伯半岛区域开始出现一系列关于严重呼吸系统疾病的报道，2013 年春天进入了大规模的暴发期。此次暴发以家庭或医院为单位，患者症状表现为高热、以低氧血症为主的急性呼吸功能障碍以及合并机体其他脏器功能不全。病程进展迅速，通常在短时间内即可出现急性呼吸窘迫综合征（acute respiratory distress syndrome，ARDS），随即进入休克、多脏器功能衰竭阶段，故具有相当高的病死率。流行病学调查显示所有患者都集中在阿拉伯半岛或是发病前曾经到访过阿拉伯半岛，因此世界卫生组织（World Health Organization，WHO）将该疾病命名为中东呼吸综合征（Middle East respiratory syndrome，MERS）。

MERS 的出现让人不禁联想到 2002 年首先出现在我国而后蔓延至东南亚乃至全世界的

严重急性呼吸综合征（severe acute respiratory syndrome，SARS）。目前已证实 MERS 的致病元凶与 SARS 冠状病毒（severe acute respiratory syndrome coronavirus，SARS-CoV）一样同属于冠状病毒，以侵犯呼吸道为主，可迅速发展至重症呼吸衰竭，具有相当高的病死率。两种疾病在病原学、流行病学和临床特点等方面都有一定的类似之处。因此本章节在介绍 MERS 时会与 SARS 相比较，这样有助于更好地理解 MERS。

【病原学】

第一例 MERS 的报道出现在 2012 年 9 月。在当年 6 月，位于沙特阿拉伯的城市吉达市（Jeddah）内的一家医院，一名 60 岁男性患者因 7 天的高热、咳嗽和气促症状就诊。入院后当天即进入 ICU 接受有创机械通气治疗。患者的胸部影像学进展迅速，对各种治疗无反应，低氧血症无改善，且于入院的第 3 天开始出现肾脏功能进行性恶化。最终在入院第 11 天死于呼吸衰竭和肾衰竭。

研究者在留取的肺泡灌洗液样本内，通过培养患者的呼吸道上皮细胞，分离出了一种从未见过的冠状病毒，与之前引起 SARS 大流行的冠状病毒相类似。通过后期的动物实验以及流行病学研究，确定了该种病毒是引起 MERS 的致病病原体，因此 WHO 将该种病毒命名为中东呼吸综合征冠状病毒（Middle East respiratory syndrome coronavirus，MERS-CoV）。

冠状病毒属于单股正链 RNA 病毒，分子量在 28~32kb 之间，平均直径是 80~120nm。目前已发现的冠状病毒可分为四个属（genera）。MERS-CoV 与 SARS-CoV 都属于 β 冠状病毒属。两种病毒的基因结构存在较多相似处，如病毒复制的信息都位于基因的 5' 端，而编码结构蛋白的位点都在 3' 端。MERS-CoV 的基因由 30 119 个核苷酸组成，包含了 11 个开放阅读框（open reading frames，ORFs）。在 5' 端有两个 ORFs：1a 和 1b，分别编码两个多聚蛋白 1a（polyprotein 1a，pp1a）和 1ab（polyprotein 1a，pp1ab）。pp1a 和 pp1ab 在酶的作用下裂解成 16 个非结构蛋白，这个过程是病毒复制的必需步骤。此外，这两个 ORFs 还可编码其他非结构蛋白，以此增加一系列 RNA 酶的活性。其他编码结构蛋白的基因都位于 ORF 1ab 的下游，包括 S 蛋白（Spikeprotein）、M 蛋白（Membraneprotein）、E 蛋白（Envelopeprotein）、N 蛋白（Nucleocapsidprotein）以及一些辅助蛋白（accessory proteins）。辅助蛋白并非是病毒维持活力的必需结构，但却可以和宿主的自身免疫应答相互作用，如抑制 I 型干扰素的合成。MERS-CoV 有 5 个辅助蛋白，SARS-CoV 有 8 个，这也许可以解释相比 SARS-CoV，MERS-CoV 对 I 型干扰素治疗更敏感的原因。而在临床实践中，I 型干扰素已被用来治疗 SARS-CoV 与 MERS-CoV 感染。

为了进入宿主细胞，MERS-CoV 必须与特定的受体相结合。研究者发现该受体是二肽基肽酶（dipeptidyl peptidase 4，DPP4），也被称为 CD26。MERS-CoV 与 DPP4 结合后，可诱导包膜上的 S 蛋白裂解，暴露跨膜结构，介导病毒与宿主细胞融合。病毒 RNA 的转录和复制发生在宿主细胞内质网的囊泡和质膜结构上。当病毒进入细胞后，直接释放病毒基因组 RNA 至细胞质，并以病毒基因组 RNA 为翻译模板，表达出病毒 RNA 聚合酶，利用该酶进行 7 个负链亚基因组 RNA 的转录合成、各结构蛋白 mRNA 的合成以及病毒基因组 RNA 的复制。最后在宿主细胞内质网处装配生成新的病毒颗粒，经由高尔基体分泌至细胞外。

冠状病毒变异率很高，适应新环境能力强，且存在很大的概率跨物种传播。如 SARS-

CoV 由蝙蝠传染至人类继而导致了 2002 年的疫情暴发。而对于 MERS-CoV，暂时没有发现类似的跨物种变异导致病毒毒力和传染能力大幅度的提升。对世界各地得到的病毒样本进行测序，并没有发现存在新的变异会引起传染能力的增强。

SARS-CoV 与 MERS-CoV 都需要结合大分子的受体（SARS-CoV 的受体：血管紧张素转换酶 2；MERS-CoV 的受体：DPP4）才能进入宿主细胞，缺少受体的时候病毒无法感染宿主，如蝙蝠仅是携带 SARS-CoV，只有和人类的血管紧张素转换酶 2 （angiotensin-convertingenzyme 2，ACE2）结合才会致病。MERS-CoV 的可结合受体不单单存在于人类和骆驼，其他灵长类动物以及兔子、山羊、绵羊和马等，都含有 DPP4 受体，也因此都对病毒易感。这有利于研究者以这些动物作为模型，对病毒开展进一步的研究。

【流行病学】

1. 流行特征 第一例正式报道的 MERS 实际发生于 2012 年 6 月。回顾性调查发现 2012 年 4 月在约旦的城市扎尔卡（Zarqa）已发生过一次疫情暴发，共 13 名患者。自那以后，世界各地不断有新发病例报道，包括阿拉伯半岛、东亚、欧洲、非洲以及美国。至 2016 年 9 月 2 日 WHO 接到世界各地上报的实验室确诊 MERS 病例共 1800 例，其中死亡患者 640 例，共 27 个国家发现了确诊的 MERS 患者。沙特阿拉伯是报道病例最多的国家。阿拉伯半岛是疾病集中暴发区域。中东地区以外报道的病例都有近期去过阿拉伯半岛或者与患者有过密切接触的病史。

虽然 MERS 病例报道贯穿整年，但仔细观察可以发现 MERS 的发生具有季节性的特点。第一批病例确诊是在 2012 年 4 月至 6 月，接下来在 2013 年 4 月至 5 月以及 2014 年 4 月至 5 月都有类似的发作高峰。2015 年的 5 月开始因为韩国疫情的暴发，迎来了另一个高峰。根据近 4 年的疫情数据统计，初步认为病毒流行高峰期是每年的 3 到 6 月期间。进入 2016 年后，新发感染患者的数量较前两年明显下降。

2. 传染源 MERS-CoV 的来源尚不明确。有研究认为 MERS-CoV 来源于蝙蝠，因为在一些种类的蝙蝠中发现与 MERS-CoV 相关的序列，同时发现扁颅蝠属的冠状病毒 HKU4 与 MERS-CoV 都可以与人或者蝙蝠的 DPP4 相结合。但是，到目前为止，尚没有从蝙蝠中分离出 MERS-CoV 病毒，因此，无法证明病毒是直接或者间接来源于蝙蝠。

现有的证据表明 MERS-CoV 由单峰骆驼（camelus dromedarius）传染给人类的可能性最大。对首例报道的 MERS 患者进行回顾性流行病学调查，发现其在发病前一周有给出现呼吸道感染症状的骆驼喂过食物与药物。在 MERS 暴发之后，病毒学家发现阿拉伯半岛的骆驼存在很大比例的血清学抗 MERS-CoV 抗体阳性，而牛、山羊和绵羊都是阴性的。对首例患者所在沙特阿拉伯地理区域内的研究显示，感染骆驼与患者身上分离出了相同或近似相同的病毒株。回顾性研究分析了沙特当地志愿者和屠宰场工作者 2012 年的血清库存样本，并没有发现抗 MERS-CoV 抗体血清阳性的证据。然而在一批 1993 年沙特单峰骆驼以及 2003 年阿联酋单峰骆驼的样本中，却发现了抗 MERS-CoV 抗体。沙特的骆驼多由非洲进口而来，进一步的分析显示 1992 年东非、西非以及北非的骆驼血液样本中的抗 MERS-CoV 抗体均阳性，提示 MERS-CoV 在骆驼的种群中已经流行了较长时间。

3. 传播途径

（1）由骆驼至人的传播：MERS-CoV 由骆驼至人传播可能是通过人与携带病毒的骆驼

近距离接触或是人饮用了未经消毒的骆驼奶、进食了未煮熟的骆驼肉等途径完成的。普通人群中抗 MERS-CoV 血清阳性率远远低于骆驼畜牧人群与屠宰场工作人群证实了这一观点。但是否在骆驼与人之间还存在一个中间宿主尚不得而知。目前许多关于骆驼向人类传播病毒的细节与机制尚不清楚，但这是唯一确认的人畜共患感染源。

（2）由人至人的传播：MERS-CoV 具有有限的人传染人能力。流行病学与基因分析的研究证明了人至人的传播与医院和家庭内的 MERS 暴发有密切关系。目前认为密切接触和飞沫传播是人与人之间传播的主要方式，但是其他传播途径如污染物传播的可能并没有完全被排除。2015 年在韩国境内暴发的 MERS 疫情可以较好地说明 MERS-CoV 具有人传染人的能力。首例韩国确诊患者有明确的中东地区旅游史，在医院就诊时因与其他患者、医护人员以及访客共处一室或是近距离接触后，共感染了 28 例患者，引起了之后的疫情。自当年 5 月 20 日首例病例报告后的一个月内（6 月 20 日），韩国当地共累计确诊 166 人。大多数被感染者都是因为与已知病毒携带者存在接触而得病，证明了 MERS-CoV 具有通过人感染人的能力。其中，与患者在同一个房间或是区域里共处，是感染病毒最重要的危险因素。同时，在对韩国疫情的分析中，发现存在一些超级传播者（super-spreader），这是引起病毒大规模暴发的主要原因。当韩国当局对疫情足够重视，加强了感染控制和预防措施后，病毒的播散明显得到了控制。自当年 7 月开始至 12 月疫情结束的半年内，只增加了 20 名确诊病例。

目前没有流行病学证据证明无症状的病毒感染者具有传播病毒的能力。但是尚不能完全除外这种可能。因此，感染人群的确切数量可能远高于目前实验室确诊的患者数量。

【致病机制】

MERS-CoV 致病机制尚不明确。目前认为病毒直接损伤肺组织可能大，因为其进入机体后可以抑制干扰素合成，借此逃避固有免疫，同时下调免疫应答的水平。受限于文化以及宗教的原因，科学家暂时无法取得足够的感染肺组织进行进一步分析。因此只能通过动物实验来验证。自然界可表达 DPP4 的动物包括包括猕猴（macaques）、狨猴（marmosets）以及骆驼等。狨猴感染 MERS-CoV 后会发展成为严重的间质性肺炎。损伤的肺组织中可见肺水肿以及中性粒细胞和巨噬细胞浸润。骆驼感染 MERS-CoV 后会发生轻中度的鼻炎，并不会出现系统性疾病。但是病毒在几天时间内会不断地向外界释放，提示骆驼至骆驼以及骆驼至人的病毒传播可能是 MERS 暴发的主要原因。

DPP4 在气道中主要表达在支气管的无纤毛上皮细胞，因此下呼吸道分泌物如痰液、支气管肺泡灌洗液中的病毒含量较高。而上呼吸道分泌物，如鼻拭子和咽拭子内虽然可检测到病毒存在，但其含量要远远低于下呼吸道分泌物样本。这与其他冠状病毒的特点不一致，也说明了为什么 MERS-CoV 仅具有有限的人传染人的能力。

肾功能不全或肾衰竭在 MERS 患者中很常见。这可能是缺氧导致的肾损伤，也可能是病毒造成的直接感染。因为 MERS-CoV 的结合受体 DPP4 在肾脏高表达，因此病毒可以进入肾脏细胞，造成对肾脏的直接损伤。但由于无法取得感染组织样本，因此确切机制仍不得而知。

病毒感染患者康复的免疫机制尚不清楚。不过基于其他冠状病毒的研究，包括 SARS-CoV，可能是固有免疫与适应性免疫共同协作的结果。细胞以及体内实验显示 MERS-CoV

可以引起固有免疫应答衰减，主要表现为促炎因子延迟表达，由此下调免疫应答的水平。SARS 患者身上发现了类似的结果：严重 SARS 患者其细胞因子表达延长，B 细胞与 T 细胞有效性下降；而恢复的 SARS 患者其固有免疫应答更迅速，同时会产生抗 SARS-CoV 抗体。SARS 患者痊愈 6 年后抗 SARS-CoV 抗体反应才会衰弱，然而同时 T 细胞应答可能还在继续。因此，推测至 MERS-CoV，可以认为能诱导产生抗体的疫苗在短期内是有作用的，但是不能提供长期的抗 MERS-CoV 效果。而疾病发生一个月后仍可以从下呼吸道分泌物中分离出 MERS-CoV RNA，提示这种持续的释放可能会成为病毒暴发的源头。

【临床表现】

MERS 患者临床表现的个体差异很大，从无症状到重症肺炎引起 ARDS 及多脏器功能衰竭都有可能。但是其核心的临床表现是类似流感的呼吸系统表现。中东地区的流行病学调查显示病毒的中位潜伏期是 5.5 天，韩国的数据显示是 7 天。患者合并基础疾病如糖尿病、心脏病、慢性肾功能不全或是慢性肺病时，感染 MERS 后发展为重症的概率要远远大于没有合并症的患者。Meta 分析显示高龄、免疫抑制、合并其他感染以及入住 ICU 治疗是 MERS 患者死亡的高危因素。

1. 呼吸系统症状 MERS 最典型的临床表现是发热，约 98% 的患者都有发热的症状。其次是咳嗽、寒战、咽痛、肌肉关节疼痛等类似流感表现，后出现呼吸困难和快速进展的肺炎，常常需要呼吸机支持，而这些症状变化通常在一周内就会发生。需要注意的是，免疫抑制的病人会以发热寒战起病，合并腹泻，而肺炎症状的出现会相对延迟。

2. 其他系统症状 与 SARS 类似的是，约 1/3 的 MERS 患者会出现胃肠道症状，如呕吐和腹泻。部分危重患者在起病时除了重症肺炎和 ARDS 的表现外，可合并脓毒症休克以及多脏器功能衰竭，常常需要脏器功能支持治疗。

【辅助检查】

1. 实验室检查 常见的实验室检查异常包括白细胞减少，特别是淋巴细胞。有些患者存在消耗性凝血病和肌酐、乳酸以及肝酶的升高。部分患者会出现进行性呼吸衰竭，因此血气分析可表现为氧分压的下降。MERS 患者可合并其他呼吸系统病毒感染，如甲流病毒、乙流病毒、副流感病毒、鼻病毒以及单纯疱疹病毒等，这些患者的血液或呼吸道分泌物标本中可以检测到这些病毒的相关抗体。对于重症 MERS 患者，进入 ICU 进行有创机械通气时，常常会合并细菌感染，如肺炎克雷伯菌、肺炎链球菌、金黄色葡萄球菌、不动杆菌属以及念珠菌等，因此在这些患者的痰液、支气管肺泡灌洗液以及血液标本中可以发现上述细菌存在的证据。

2. 影像学检查 MERS 患者的胸部影像学表现（胸片、CT）与病毒性肺炎及 ARDS 是类似的。主要可表现为双侧肺门浸润、单侧或双侧斑片状密度影或浸润、分段或肺叶实变、毛玻璃影以及少量胸腔积液。下叶较上叶更易受到疾病累及，且影像学进展速度要快于 SARS。

3. 病毒相关检测 对怀疑存在 MERS-CoV 感染的患者，需要进行 MERS-CoV 的相关病毒检测。目前 WHO 推荐的病毒检测方法主要包括聚合酶链反应法和血清学检测两种。

（1）聚合酶链反应法：对中东呼吸综合征冠状病毒病例的常规确诊是以用实时逆转

录-聚合酶链反应法（real-time reverse transcription polymerase chain reaction，RT-PCR）发现病毒核糖核酸的独特序列为基础的，必要时用核酸测序确诊。PCR 的样本最好是患者的下呼吸道分泌物，如痰、支气管肺泡灌洗液等。无法取得下呼吸道分泌物的患者，如受当地医疗条件限制或无症状而未接受机械通气的患者，仅需要采集上呼吸道分泌物，如鼻咽和口咽拭子或是血液样本即可。WHO 推荐 PCR 的检测流程：首先对被调查样本进行初筛检测，如阳性则进行验证试验，如仍为阳性就可认为是确诊病例。初筛检测阴性的患者仍怀疑存在病毒感染时，可重新采集样本反复检测。对于初筛阳性但验证检测阴性的样本，可重新采集样本反复检测，也可以进行病毒基因测序。测序结果阳性时，也可直接诊断为确诊病例。初筛检测针对的是 E 蛋白基因上游，其敏感度较高，推荐用于筛查。验证试验针对 ORF 1a 以及 ORF 1b 的位点。其中 1a 检测的敏感性要高于 1b。对于需要进行基因组测序的情况，目前已确定两个适合测序的靶位点是 RNA 依赖性 RNA 聚合酶和 N 蛋白编码基因。

（2）血清学检测：包括酶联免疫吸附试验（enzyme-linked immunosorbent assay，ELISA）和免疫荧光法。WHO 推荐血清学检测用于确定病例是否属于需要根据《国际卫生条例》报告的 MERS-CoV 以及用于回顾并评估疫情范围。血清学检测结果提示滴度上升4 倍以上才认为该样本结果阳性。对有症状患者，血清学检测阳性，且间隔 14 天的样本显示中和试验阳性，则无论 RT-PCR 结果如何，都认为其属于确诊病例。对无症状患者，如血清学检测阳性且该样本中和试验阳性，则认为其属于可能病例。对接触者，如血清学检测阳性且该样本中和试验阳性，则认为其曾感染过病毒。

【诊断标准】

WHO 基于临床表现和实验室检测结果，确定了 MERS 诊断标准，并将 MERS 患者区分为确诊病例与可能病例两种。

1. 确诊病例　实验室确诊感染 MERS-CoV 的人，不论其临床体征和症状如何。

2. 可能病例　可能病例分为以下三种。

（1）存在肺实质病（如肺炎或 ARDS）的临床、放射学或组织病理学证据的发热性急性呼吸系统疾病；并且与确诊中东呼吸综合征冠状病毒病例存在直接流行病学联系；并且中东呼吸综合征冠状病毒检验无法获得、单一不合格标本阴性或检测结果不确定。

（2）存在肺实质病（如肺炎或 ARDS）的临床、放射学或组织病理学证据的发热性急性呼吸系统疾病；并且该人在中东或已知中东呼吸综合征冠状病毒在单峰骆驼中流行或最近发生过人感染的国家居住或最近旅行到过；并且中东呼吸综合征冠状病毒检测结果不确定。

（3）存在发热性急性呼吸系统疾病（不论严重程度）；并且与确诊中东呼吸综合征冠状病毒病例存在直接流行病学联系；并且中东呼吸综合征冠状病毒检测结果不确定。

WHO 对诊断标准中的一些定义给出了明确的解释。

（1）确诊感染 MERS-CoV 是指病例需通过实验室发现病毒核酸或血清学检查，如果至少两个特定基因组标靶的 RT-PCR 检测结果为阳性，或者一个阳性标靶带有另外一个标靶的序列，则可确定存在病毒核酸。通过血清学检查确诊病例则需要通过筛查（酶联免疫吸附试验、免疫荧光）及中和试验显示最好至少间隔 14 天取得的两份样本出现血清抗体阳性。

（2）与确诊中东呼吸综合征冠状病毒病例存在直接流行病学联系可包括以下情况：

1）卫生保健相关暴露：包括向中东呼吸综合征患者提供直接护理，与感染了中东呼吸综合征冠状病毒的卫生保健工作者共事，探访患者或是与感染了中东呼吸综合征冠状病毒的人员曾经处于同一个封闭空间。

2）与感染中东呼吸综合征冠状病毒的人近距离共事或使用同一间房间。

3）与感染中东呼吸综合征冠状病毒的人乘坐同一交通工具。

4）与感染中东呼吸综合征冠状病毒的人生活在同一家庭。

该流行病学联系发生在相关病例发病之前或之后 14 天内。

（3）不合格标本是指未伴有下呼吸道标本的鼻咽拭子、处理不当的标本、检测实验室认为质量差的或者在病程中采集太晚的标本。

（4）结果不确定的检测包括：

1）单一靶实时逆转录-聚合酶链反应筛查检验结果为阳性，但没有进一步确认。

2）对最好是暴露后至少 14 天采集的单一康复期血清样本进行（酶联免疫吸附试验、免疫荧光）筛查检验及中和试验获得血清反应性证据，但没有来自呼吸道标本的分子确认。

3）检测不确定：最初检验结果不确定的患者应再进行一次病毒学和血清学检测，以确定能否将患者归类为中东呼吸综合征冠状病毒确诊病例。强烈建议尽可能采集并检测多种下呼吸道标本，如痰、气管内吸出物或支气管肺泡灌洗液。如患者并无下呼吸道疾病的体征或症状而且无法获得下呼吸道标本或无相关临床表现，则应采集鼻咽和口咽拭子标本。

如被强烈怀疑感染中东呼吸综合征冠状病毒患者的鼻咽拭子初步检测结果为阴性，应使用下呼吸道标本进行重新检测；如果不能获得下呼吸道标本，则可使用重复鼻咽标本和更多口咽标本以及适当时间的急性期和恢复期双份血清进行重新检测。

如有必要，也可考虑对其他类型的临床标本进行分子检测，包括血液、血清、尿和粪便。这些标本的病毒滴度一般低于呼吸道标本，但在其他标本不适当或不可获得时也被用于确诊病例。聚合酶链反应检测结果不一致且检测中东呼吸综合征冠状病毒经验有限的实验室应考虑将标本转至更有经验的实验室进行确认。

【鉴别诊断】

早期的发热、咳嗽等呼吸道症状需要与普通的上呼吸道感染相鉴别。一旦出现气促、呼吸困难，需要呼吸机治疗时，需要与其他病原学引起的重症肺炎相鉴别。一般情况下对于有疫区逗留史或是与已知 MERS 患者密切接触史的患者，需要高度怀疑 MERS-CoV 感染。鉴别的关键是进行实验室病毒检测。对于基础合并免疫缺陷的患者，如存在消化道症状如腹泻、恶心、呕吐等，且具有疫区逗留史或是与已知 MERS 患者密切接触史，即使没有呼吸道症状表现，也需要怀疑感染 MERS-CoV 的可能。

【治疗原则】

目前为止尚没有特异性针对 MERS-CoV 的药物。所有确诊患者都应予隔离。轻症患者应给予常规呼吸道感染治疗，并密切观察症状进展情况。重症患者应送至专门的 ICU 接受治疗。支持治疗是现有针对重症 MERS 患者的主要治疗手段。

1. 一般治疗　包括氧疗、心电血压氧饱和度监护、记 24 小时出入液量等。高热以及感染会增加机体的隐性失水，需要适当地补充液体，维持患者的水、电解质平衡。

2. 机械通气　重症 MERS 患者通常会合并呼吸衰竭，因此需要接受机械通气治疗。尚没有证据显示何种机械通气模式对 MERS-CoV 引起的呼吸衰竭治疗效果最好。通常首先选择无创机械通气模式。如患者不能配合或呼吸窘迫、低氧血症无法改善，再调整为有创机械通气模式。在呼吸机参数设定方面，需遵从治疗 ARDS 的肺保护性通气策略，即小潮气量（6~8ml/kg）、低平台压（≤30cmH$_2$O）以及使用呼气末正压（positive end-expiratory pressure，PEEP）。PEEP 和供氧浓度需要进行滴定，来找到最佳 PEEP 同时满足机体的氧需，又避免产生气压伤。肺保护性通气策略会引起患者相对通气不足，导致二氧化碳升高，引起高碳酸血症。此时可以通过适当增加呼吸频率来增加通气量。对于有创机械通气的患者，还需间断使用镇静药物，以此降低患者的氧耗、减少躁动引起的脱管等医疗事件的发生。但是建议每天唤醒，以此评估病情变化以及减少镇静相关并发症。

3. 抗生素治疗　MERS-CoV 感染的患者可同时合并其他呼吸道细菌感染。因此对重症 MERS 患者，如有证据证明患者合并细菌感染，可以使用针对性的抗生素。一般入院时即存在肺部细菌感染，可以根据社区获得性肺炎的治疗指南进行治疗，常规选择单用呼吸喹诺酮药物或大环内酯类药物+二代或三代头孢菌素。如患者入院后 72 小时后出现细菌感染，需按照治疗院内获得性感染的模式进行治疗，此时可选择单用碳青霉烯类或者碳青霉烯类联合糖肽类抗生素。细菌培养的结果要远远滞后于临床症状的出现。感染 MERS-CoV 的患者存在相对的免疫缺陷。临床上完全等待细菌培养结果再选择针对性的抗生素往往会延误治疗时机。因此，对重症 MERS 患者，如考虑合并细菌感染，可以按照免疫缺陷患者的抗感染治疗方案先予抗感染经验治疗。

4. 脏器功能支持治疗　肾衰竭是 MERS 患者最常见的肺外脏器功能不全。对于合并肾衰竭的 MERS 患者需要进行肾脏替代治疗。持续肾脏替代治疗（continuous renal replacement therapy，CRRT）具有对血流动力学影响小、近乎完全模拟肾脏的清除功能以及能适当地清除炎性因子等特点，是危重症患者肾脏替代治疗的首选。

危重症患者通常合并休克或有效血容量不足，多数表现为脓毒性休克。此时不单单需要进行液体复苏，还需要早期使用血管活性药物，维持重要脏器的灌注。对于 ARDS 患者还需要注意的是，过度的容量复苏会加重肺水肿，引起氧合进一步恶化。因此，对于该类的休克患者，需要严格监测血流动力学变化，进行限制性体液复苏，避免医源性肺水肿的发生。

单纯的机械通气如果无法改善患者的低氧血症，可选择进行体外膜氧合（extracorporeal membrane oxygenation，ECMO）治疗。ARDS 是体外膜氧合，特别是静脉-静脉体外膜氧合（venovenous ECMO，VV ECMO）治疗的绝对适应证。虽然没有关于 ECMO 治疗 MERS 的数据，但是基于 ECMO 治疗 ARDS 以及之前禽流感病毒 H7N9 导致重症肺炎的临床试验结果，可以认为 MERS 患者会从 ECMO 治疗中获益。

5. 糖皮质激素　使用糖皮质激素治疗 ARDS 患者可以减轻肺水肿，改善氧合，但是大样本临床试验却没有改善死亡率的结果。同时全身激素治疗不但可抑制某些患者的免疫宿主反应，还存在增加二次感染、消化道出血以及糖代谢紊乱等其他并发症的机会。因此目前激素并不是常规 ARDS 患者治疗方案。特别对 SARS 期间使用激素治疗幸存患者的随访数据显示，大剂量的激素使用会恶化患者的远期预后。因此，对重症 MERS 患者，使用激素需要谨慎评估；如果使用，建议中小剂量［甲泼尼龙 0.5~2mg/(kg·d)］。

6. 抗病毒治疗 细胞研究证实 MERS-CoV 可以被 I 型干扰素（IFN-α 和 IFN-β，特别是 IFN-β）抑制。猕猴接种 MERS-CoV 病毒后 8 小时内给予 IFN-α2b 以及利巴韦林可以减轻肺损伤的程度并且降低肺内的病毒滴度。这种联合制剂被用于一些重症感染患者，发现可改善 14 天死亡率，但是对 28 天死亡率没有影响。这可能与其在疾病的进展期给药相关。其他在细胞试验中证明有效的药物还包括环孢素和霉酚酸。在体内动物实验发现一种氯喹、氯丙嗪、洛哌丁胺以及洛匹那韦的混合制剂可以抑制病毒的复制，但目前是否可以对患者起效尚不明确。与治疗 HIV 药物恩夫韦肽类似，针对 MERS-CoV 的药物研究方向，应该是特异性抑制 MERS-CoV 肽段融合，减少病毒的复制。

7. 其他辅助治疗 康复患者的单克隆抗体和恢复期血清如果可以适时地用于患者可能会是一种有效的治疗方法。关于 SARS 以及其他流感病毒的 meta 分析结果提示相比安慰剂或者无治疗，抗体治疗可显著降低死亡率。

【预后】

到目前为止，MERS 的总体死亡率是 35%，高于 SARS 报道的死亡率两倍多。这可能是因为经历了 SARS 和禽流感等呼吸系统传染病暴发之后，世界各国和 WHO 对此类疾病的预防与控制都具有相当的经验，因此可以将疾病的传播范围控制在一个较小的区域，降低了感染人群数量，使得死亡率相对提高。但临床数据显示，MERS 从感染病毒到出现临床症状，以及从出现临床症状到呼吸机支持的时间均短于 SARS，且 MERS 需要的呼吸机支持力度更大。

【预防与控制】

由于并没有针对 MERS-CoV 的特效治疗药物，因此预防与控制病毒传播显得更加有意义。WHO 推出了一系列防止人-人传播和人-畜传播的措施。

1. 预防人-人传播 预防与控制感染的主要措施是针对 MERS 患者的飞沫传播以及与MERS 患者的密切接触。所有的防护耗材如隔离衣、手套、护目镜或防护面罩以及 N95 口罩都必须是一次性的。做好手卫生，即使在戴手套的情况下，接触患者前后也必须要洗手。在患者 1 米以内的范围里需要戴手术级别的口罩。进入患者房间时戴手套、穿隔离衣，出房间时脱掉并弃去。对于急诊或是发热门诊的医护工作人员，如需要接触急性呼吸道感染的患者，必须使用面罩防护。接触确诊或可疑患者的时候要做好眼睛防护，常用的眼睛防护包括护目镜或面罩。MERS 患者必须隔离在负压的房间。对于会产生气溶胶的操作，如气管插管、吸痰等，必须在通风的房间里进行，如果是机械通风的房间每小时至少要通风 6 次。

2. 预防人-畜传播 骆驼感染 MERS-CoV 后可无症状或是仅表现为轻度的鼻窦炎，病毒可以通过骆驼的鼻腔或是眼睛的分泌物向外界持续释放。此外，在骆驼奶和尿液中也发现了 MERS-CoV。因此，对于人畜传染预防，WHO 的建议是，骆驼奶需要巴氏消毒后才可饮用，不要把骆驼尿用于医疗用途，进食骆驼肉需要煮熟。对于畜牧业，屠宰场以及市场工作人员，在接触骆驼之后必须做好手卫生。

3. PCR 检测阳性的无症状者　约 20% 的确诊 MERS 病例可表现为无症状或极轻微的呼吸道症状。目前，这些无症状的 MERS 患者是否具有传播病毒的可能性尚不明确。因此，对于此类情况仍需要进行隔离与观察，但并不硬性规定隔离在医院内，如家庭卫生环境理想也可以考虑在家中隔离。至少 24 小时采集的两次连续上呼吸道标本［如鼻咽拭子和（或）口咽拭子］RT-PCR 检测结果为阴性时可结束隔离。

主要参考文献

［1］ Zaki AM，van Boheemen S，Bestebroer TM，et al. Isolation of a novel coronavirus from a man with pneumonia in Saudi Arabia. NEJM，2012，367（19）：1814-1820.

［2］ Assiri A，McGeer A，Perl TM，et al. Hospital outbreak of Middle East respiratory syndrome coronavirus. NEJM，2013，369（9）：886.

［3］ Azhar EI，El-Kafrawy SA，Farraj SA，et al. Evidence for camel-to-human transmission of MERS Coronavirus. NEJM，2014，370（26）：2499-2505.

［4］ Zumla A，Hui DS，Perlman S. Middle East respiratory syndrome. Lancet，2015，386（9997）：995-1007.

［5］ Cho SY，Kang JM，Ha YE，et al. MERS-CoV outbreak following a single patient exposure in an emergency room in South Korea：an epidemiological outbreak study. Lancet，2016，388（10048）：994-1001.

［6］ Dellinger RP，Levy MM，Rhodes A，et al. Surviving sepsis campaign：international guidelines for management ofsevere sepsis and septic shock：2012. Crit Care Med，2013，41（2）：580-637.

［7］ World Health Organization. Middle East respiratory syndrome coronavirus（MERS-CoV）-Thailand.（2016-08-26）［2016-09-02］. http：//www. who. int/csr/don/26-august-2016-mers-thailand/en/.

［8］ 世界卫生组织. 中东呼吸综合征冠状病毒用于向世卫组织报告的病例定义.（2015-07-14）［2016-09-02］. http：//www. who. int/csr/disease/coronavirus_ infections/case_ definition/zh/.

［9］ 世界卫生组织. 中东呼吸综合征冠状病毒的实验室检测.（2015-06-01）［2016-09-02］. http：//www. who. int/csr/disease/coronavirus_ infections/mers-laboratory-testing/zh/.

［10］ 世界卫生组织. 中东呼吸综合征冠状病毒感染可能或确诊病例治疗期间的感染预防和控制.（2015-06-04）［2016-09-02］. http：//www. who. int/csr/disease/coronavirus_ infections/ipc-mers-cov/zh/.

第三节　新型肠道病毒感染

（沈银忠　潘孝彰　卢洪洲）

新型肠道病毒是指近年来新发现的新肠道病毒 68~71 型，为小 RNA 病毒，具有肠道病毒的理化特性，现又将甲型肝炎病毒归于肠道病毒 72 型，新型肠道病毒均可在猴肾细胞培养中生长，病毒可以累及全身各个系统。新型肠道病毒感染在世界各地均有散发和流行。68 型主要引起肺炎和毛细支气管炎，2014 年 8 月，68 型导致的呼吸系统疾病在美国中西部地区至少 10 个州蔓延，引起恐慌；69 型在墨西哥首次发现，与人类疾病的关系尚不清楚；70 型主要引起急性出血性眼结膜炎、脑膜炎、瘫痪型疾病、多发性神经根炎；71 型主要引起脑炎、脑膜炎、口腔炎、淋巴结节性咽炎、出疹性疾病、手足口病（hand-foot-and-mouth disease，HFMD）、肌病等；72 型引起甲型病毒性肝炎。新型肠道病毒感染在儿童中发病率高。临床上以肠道病毒 71 型和 70 型引起的感染为多见。本文介绍此两型肠道病毒所引起的感染。

【病原学】

肠道病毒属于小 RNA 病毒科（Picornaviridae）的肠道病毒属（Enterovirus）。病毒呈圆球状颗粒，直径 20~30nm，体积很小，病毒核酸内核为单股 RNA，基因组由约 7450 个核苷酸组成，长约 7.5kb。核酸内核外包 60 个亚单位组成的衣壳，有 4 种壳体结构蛋白 VP_1、VP_2、VP_3 和 VP_4。肠道病毒能抵抗乙醚、乙醇等一般消毒剂，耐酸、耐低温；在 pH 3~10 的环境中仍很稳定，低温 -70~-20℃ 仍保持活力，能抵抗胃酸、肠液，对氧化剂如游离氯、高锰酸钾等很敏感，不能耐受高温，56℃ 半小时即可将其灭活。在干燥环境和紫外线照射下极不稳定，紫外线照射 0.5~1 小时即死亡，也可被甲醛、酚和放射线灭活。68 型分离自下呼吸道感染者，病毒由粪便及鼻咽分泌物排出，主要通过密切接触而经口感染；69 型分离自健康人的肛门拭子；70 型分离自结膜炎患者；71 型分离自脑膜炎患者的粪便和脑组织。

肠道病毒 70 型（Enterovirus type 70，EV70）属于小 RNA 病毒，与柯萨奇病毒和埃可病毒在抗原性方面不同，是引起急性出血性眼结膜炎最主要的病原体。病毒很容易在疾病早期（病程的 1~3 天）从结膜中分离到，很少从鼻咽分泌物中分离出来。病毒复制的最适温度是 33~35℃。我国于 1971 年开始出现急性出血性眼结膜炎病例，并分离出 EV70。

肠道病毒 71 型（Enterovirus type 71，EV71）属于小 RNA 病毒科肠道病毒属，基于全长 VP1 区核苷酸序列的差异，目前可将 EV71 分为 A、B、C、D、E、F 和 G 七个基因型，其中 A 基因型只有 1 个成员，即 EV71 的原型株——BrCr 株；B 和 C 基因型又进一步划分为 B0~B7 和 C1~C6 基因亚型。B 基因型和 C 基因型分布较广，B 基因型主要分布地区包括美国、澳大利亚、哥伦比亚、新加坡、中国大陆部分地区与中国台湾、马来西亚等；C 基因型主要分布地区包括美国、澳大利亚、欧洲、中国大陆、中国台湾、加拿大和马来西亚等。C4 基因亚型为我国 1998 年以来 EV71 流行的优势基因型，其又可进一步分为 C4a 和 C4b 分支，其中的 C4a 分支则为 2007 年来引起我国较多重症和死亡 HFMD 病例的绝对优势亚型。我国的 EV71 疫苗是以 C4a 分支病毒株为基础研发的。病情严重程度与病毒基因型并无关系。EV71 耐酸、耐热，故可以通过粪-口途径传播，且在较高温度下仍能复制。EV71 可从患者的痰液、粪便、口腔分泌物、尿液和脑脊液中分离出来。

EV71 的病毒颗粒为二十面体立体对称的球形结构，无包膜和突起，直径约为 24~30nm，核酸为单股正链 A。病毒粒子的衣壳由 60 个亚单位构成，后者又是由四种衣壳蛋白（VP_1~VP_4）拼装成的五聚体样结构。四种结构蛋白中，除 VP_4 包埋在病毒粒子外壳的内侧与病毒核心紧密连接以外，其他三种结构蛋白均暴露在病毒颗粒的表面，因而抗原决定簇基本上位于 VP_1~VP_3 上。EV71 基因组为 7408 个核苷酸（SHZH98）的单股正链 RNA，基因中只有一个开放阅读框（ORF），编码含 2194 个氨基酸的多聚蛋白，在其两侧为 5′和 3′-非编码区（UTRs），在 3′非编码区的末端含有一个长度可变的多聚腺苷酸尾巴（poly-A）。该多聚蛋白可进一步被水解成 P_1、P_2、P_3 三个前体蛋白，P_1 前体蛋白编码 VP_1、VP_2、VP_3 和 VP_4 四个病毒外壳蛋白；P_2 和 P_3 前体蛋白编码 7 个非结构蛋白（2A~2C 和 3A~3D）。除 VP_4 外的其他结构蛋白的变化构成 EV71 抗原的多样性，其中又以 VP_1 最为重要，中和抗体主要针对 VP_1 发挥作用，通过检测 VP_1 序列可将 EV71 与其他小 RNA

病毒区分开来。

【流行病学】

1969 年首先发现急性出血性眼结膜炎后，西非、北美、新加坡、日本、印度尼西亚、印度、南亚及欧洲等都有 EV70 感染病例报道，我国华东地区和香港 1971 年也有流行，汕头市在 1994 年夏秋季曾流行本病。疾病流行后 6%～50% 的人群血清中可以检测到抗体。小儿和成人均可得病；在发达国家 10 岁以下儿童血清阳性率最高，而患者多见于青少年。EV70 通过日常生活接触传播，不通过粪-口传播，以手到眼传染为主，眼分泌物中分离病毒多，而从粪便及咽拭子分离病毒极少。本病传染性强，常发生暴发流行。潜伏期 1 天左右。

EV71 是 1969 年首次从加利福尼亚患有中枢神经系统疾病的婴儿的粪便标本中分离出来的。1974 年首次报道 EV71 感染病例，此后，在澳大利亚、瑞典、日本、保加利亚、匈牙利、马来西亚、新加坡、中国大陆、中国香港和台湾等国家和地区均有本病流行的报道，到目前为止，EV71 流行范围已遍布全球。其中几次大的流行有：①1975 年保加利亚大流行，705 名患儿受感染，其中 149 例发生了急性弛缓性瘫痪，44 例死亡；②1997 年马来西亚 EV71 流行，共有 2628 例发病，39 例发生急性脊髓灰质炎样麻痹或无菌性脑膜炎，30 余例患儿死亡；③1998 年我国台湾 EV71 大暴发，共发生 129 106 例手足口病和红斑疹，其中 405 例为严重的中枢神经系统感染，78 例死亡，91% 的死亡患儿小于 5 岁；④2008 年 3 月安徽阜阳出现由 EV71 引起的大范围感染。2008—2015 年我国共报告 HFMD 约 1380 万例，平均年发病率为 147/10 万，报告重症病例约 13 万例，死亡 3300 余人，给我国儿童生命健康带来严重威胁。

病毒主要通过粪-口途径传播，易出现暴发流行，人类是 EV71 的唯一已知的自然宿主。EV71 感染对象主要为 5 岁以下的幼儿。近年来，EV71 的流行在亚太地区呈上升趋势，EV71 感染常引起患者发生严重的中枢神经系统症状，病死率较高。

【发病机制与病理】

病毒从咽部或肠道侵入，在局部黏膜或淋巴组织中增殖，并由局部排出，此时可引起局部症状。继而病毒又侵入局部淋巴结，并由此进入血液循环导致第一次病毒血症。病毒经血循环侵入网状内皮组织、深层淋巴结、肝、脾、骨髓等处大量繁殖并由此进入血循环，引起第二次病毒血症。病毒可随血流进入全身各器官，如中枢神经系统、皮肤黏膜和心脏等，进一步复制并引起病变。

易感者感染 EV71 后，出现血管变态反应和组织炎症病变。当病毒累及中枢神经系统时，组织炎症较神经毒性作用更为强烈，中枢神经系统小血管内皮最易受到损害。细胞融合、血管炎性变、血栓形成可导致缺血和梗死。在脊髓索、脑干、间脑、大脑和小脑的局部组织中，除嗜神经性作用外，还存在广泛的血管周围和实质细胞炎症。

【临床表现】

（一）肠道病毒 70 型感染

EV70 主要引起急性出血性眼结膜炎、脑膜炎、瘫痪性疾病和多发性神经根炎。急性出血性眼结膜炎起病急促，突发眼痛、畏光、流泪及眼睑水肿。通常发生于一只眼睛，几小时后波及另一只眼睛。约20%的患者出现发热、头痛及全身不适等表现。在病程的2~3天出现特征性表现，即眼球结膜下出血，从细小的出血点至整个球结膜下出血不等，也可伴角膜炎，但极少累及巩膜和虹膜。患者眼部常可并发细菌感染。儿童病例2~3天痊愈，成人1~2周内完全恢复。

神经系统并发症主要为类似脊髓灰质炎的瘫痪，发病极少，常发生于发病后5天至6周内。临床上先出现1~3天的发热和全身症状，而后出现神经根痛和急性瘫痪，呈不对称性，一个或多个肢体瘫痪。第2~3周出现肌肉萎缩，常遗留后遗症。半数病例可出现眼球麻痹，偶可出现呼吸困难。

（二）肠道病毒71型感染

EV71主要引起手足口病，还可引起无菌性脑膜炎、脑干脑炎和脊髓灰质炎样麻痹等多种神经系统疾病。手足口病和中枢神经系统感染是EV71感染所致的两大常见临床表现。

1. 手足口病 人们最早发现手足口病的病原是柯萨奇A16（CA16），后来发现柯萨奇病毒A组4型、5型、9型、10型以及B组2型和5型等肠道病毒也可引起手足口病。1969年首次分离到EV71以来，人们逐渐认识到EV71引起手足口病的主要病原。此病传染性强，可呈家庭集聚性发病，并可造成局部暴发和流行。患者以4~5岁以下小儿多见，成人也可患病，但病情多较轻。一年四季均可发病，以5月和6月为多发。EV71相关HFMD潜伏期一般为3~7天。传播途径不仅是粪-口传播，病毒主要通过人群间的密切接触进行传播，人群密集处易发生病毒的流行，幼托机构内的学龄前儿童是感染的高危人群。

感染初期患者表现为低热、流涕、食欲下降、口痛、呕吐、腹泻等。口腔黏膜出现小疱疹，常分布于舌、颊黏膜、硬腭，也可以出现在扁桃体、牙龈及咽部等，疱疹破溃后形成溃疡。在口腔病变的同时皮肤可以出现斑丘疹，以手足为多见，皮疹主要分布于手背、指间，偶见于躯干、大腿、臀部、上臂等处，呈离心性分布，斑丘疹很快转为小疱疹，直径约3~7mm，质地稍硬，自几个至数十个不等，2~3日自行吸收，不留痂。大多数为良性过程，多自愈，但可复发，有时伴发无菌性脑膜炎、心肌炎等。在马来西亚、我国台湾和香港、新加坡、澳大利亚等地暴发的手足口病中，均出现与EV71感染有关的严重中枢感染，甚至发生致死性脑病、肺出血和心肌炎猝死。

2. 中枢神经系统感染 EV71累及神经系统主要表现为无菌性脑膜炎、脑炎及瘫痪性疾病，多发生于5岁以下幼儿，1岁以下婴儿发病率最高。临床表现变化多样，病情轻重不一，一般表现为阵挛、呕吐、共济失调、意向性震颤、眼球震颤及情感淡漠等。头颅MRI及脑电图检查有助于明确疾病的严重性。一项调查表明：EV71所致HFMD住院儿童中，10%~30%出现神经系统并发症。脑干脑炎是最常见的表现，占神经系统并发症的58%，其次是无菌性脑膜炎（36%）以及脑干脑炎伴心肺功能不全（4%）。

3. 神经源性肺水肿 最早描述EV71感染引起的神经源性肺水肿来自1995年美国的一个3岁女孩患者，大量的病例来源于亚太地区的EV71流行。其症状为起病第1~3天内突然发生心动过速、呼吸困难、发绀和休克，胸片显示双侧对称性非心源性肺水肿，90%的病例于发病后12小时内死亡。大量尸检和组织病理学研究表明，EV71引起的肺水肿是神经源性的。EV71首先破坏脑干组织特定的具调节功能的结构，引起自主神经功能的紊乱，最终导致肺水肿。研究表明，高血糖、白细胞升高和急性松弛性瘫痪是出现神经源性肺水肿的高危因素，其机制尚不清楚。

4. 循环系统表现　面色苍灰、皮肤花纹、四肢发凉，指（趾）发绀；出冷汗；毛细血管再充盈时间延长。心率增快或减慢，脉搏浅速或减弱甚至消失；血压升高或下降。

5. 其他表现　发热是婴幼儿 EV71 感染的常见临床症状，患者绝大多数是小于 6 个月婴儿。急性呼吸道疾病是 EV71 感染的又一常见临床症状，在澳大利亚、加拿大和 1998 年我国台湾的 EV71 流行中都有报道。它包括一些常见呼吸道症状，如咽炎、哮喘、细支气管炎和肺炎，发病年龄一般为 1~3 岁，需要住院治疗。急性咽峡炎也是 EV71 的一个临床症状，在中国香港和台湾以及日本的 EV71 感染流行中都曾有报道，其中 1998 年台湾 EV71 流行期间急性咽峡炎患者比例达 10% 以上。

【诊断和鉴别诊断】

（一）肠道病毒 70 型感染

有急性眼结膜炎流行时，应考虑到肠道病毒感染的可能，如果有出血性结膜炎发生时更应注意 EV70 感染的可能，作病毒分离可明确诊断。在起病 3 天内可从患者结膜拭子或刮取物中检出 EV70。患者双份血清可检出抗体滴度的升高。采用新型特异性免疫反应，可检测 EV70 的 IgM 抗体，也可用分子生物学的方法进行病原学诊断。急性出血性眼结膜炎应注意与流行性角膜结膜炎、包涵体结膜炎以及急性卡他性结膜炎相鉴别。

（二）肠道病毒 71 型感染

1. 病毒分离　取急性期患者的疱疹液、口腔分泌物、粪便、尿液和脑脊液培养分离 EV71，其中以疱疹液分离率最高，脑脊液培养分离率最低。分离培养阳性率以非洲绿猴肾细胞和乳鼠接种为最高。

2. 免疫学检查　用 EV71 的衣壳蛋白 VP_1 制成的 VP_1 融合蛋白作为抗原，检测血清中 VP_1-IgM 和 VP_1-IgG，对近期感染或既往感染的判断具有高效、快速、价廉的特点，且与 CA16 无交叉反应。EV71 IgM 阳性或恢复期血清中和抗体有 4 倍及以上升高有助于诊断。

3. 免疫组化　免疫组化对早期诊断有一定价值。可取患者不同部位组织利用免疫组化技术观察细胞中的病毒抗原，阳性者即可确诊。

4. 分子生物学技术　EV71 是所有肠道病毒中最难鉴定的病毒之一，其原因：一是 EV71 引起的手足口病，与柯萨奇 A 组和 B 组的一些病毒引起的手足口病在临床上难以区分，而且 CA16 往往伴随着 EV71 的流行；其二是 EV71 可引起与脊髓灰质炎病毒同样的临床症状即急性弛缓性麻痹，因此对此类中枢神经系统疾病的临床诊断，首先要对病原进行判断。EV71 的常规诊断方法为病毒分离培养、中和抗体检测以及免疫组织化学法。这些方法费时、费力，无法满足病毒流行期间同时处理大量样本的需要。而且目前的肠道病毒组合血清中并不包含 EV71 和 CA16 的抗血清；而单价的 EV71 抗血清可能因存在抗原漂移而呈阴性，或者与 CA16 出现交叉免疫反应。

分子生物学技术的发展克服了以上缺点，RT-PCR 技术已成为快速诊断肠道病毒的重要手段。以往肠道病毒的 RT-PCR 检测主要基于 5′ 端非编码区来设计引物，近年来的研究表明肠道病毒的 VP_1 蛋白是主要的病毒抗原决定簇，VP_1 基因与病毒血清型完全对应；

VP_1基因可作为肠道病毒属内不同血清型分类的依据，而且可作为小 RNA 病毒科内不同属的分类参考。因此，EV71 的 RT-PCR 检测主要基于 VP_1 和 5′端非编码区来设计引物。

【治疗】

治疗急性出血性眼结膜炎尚无特效治疗药物，合并细菌感染者可以给予抗菌药物治疗，局部可选用 0.1% 碘苷（疱疹净）、4% 吗啉胍眼药水滴眼。有并发症者，则给予相应的治疗和护理，以减少后遗症的发生。

目前对 EV71 无特异、高效的抗病毒药物，主要是对症治疗，加强护理和支持治疗，预防继发感染。曾尝试用 IFN-α 治疗 EV71 引起的中枢神经系统感染，结果表明，早期应用可逆转病毒对神经系统的损伤。另外，静脉注射丙种球蛋白因能有效地抑制炎症的发生，对 EV71 引起的中枢神经系统感染有一定的疗效。

【预后】

肠道病毒感染绝大多数病情较轻，一般都可顺利恢复。新生儿全身感染影响心、脑、肝等脏器时，病情危重，预后差。急性中枢神经系统感染也很少发生瘫痪，轻瘫者恢复快，极少留下后遗症。如侵犯延髓和脑桥，则可危及生命。

急性出血性眼结膜炎一般预后良好，无角膜后遗症。少数并发瘫痪性疾病者可遗留长期瘫痪和肌肉萎缩等后遗症。

【预防】

急性出血性眼结膜炎患者应隔离至症状消失时为止，患者使用过的毛巾、手帕应煮沸消毒；接触患者后应洗手；在流行期间避免到公共浴池游泳，以防治交叉感染。

EV71 流行期间隔离患者 2 周，并对接触者进行检疫，有助于阻止疫情的蔓延。非疫苗预防措施主要有：①开展卫生宣传教育工作，提高公众的安全防范意识；②加强对公共场所（幼儿园、中小学、儿童经常参与的游乐场所等）卫生监督、监测和管理的力度；③建立完善的 EV71 流行监测网络。自 2008 年 5 月 2 日起，我国将手足口病纳入丙类传染病管理。各级各类医疗机构要按照《中华人民共和国法定传染病防治法》和《传染病信息报告管理规范》的有关规定，对符合上述病例定义的手足口病病例进行报告。

2015 年 12 月 3 日，国家食品药品监督管理总局批准我国自主研发的预防用生物制品1 类新药——肠道病毒 71 型灭活疫苗（人二倍体细胞）生产注册申请，2016 年 3 月 15 日首批疫苗获得批签发合格报告。该疫苗的问世，对于有效降低我国儿童手足口病的发病率，尤其是减少该病的重症及死亡病例，保护我国儿童生命健康具有重要意义。目前疫苗接种推荐意见为：建议 EV71 疫苗接种对象为 ≥6 月龄易感儿童，越早接种越好；鼓励在12 月龄前完成接种程序，以便尽早发挥保护作用。对于 5 岁以上儿童，不推荐接种 EV71疫苗。接种程序：基础免疫程序为 2 剂次，间隔 1 个月。是否需要加强免疫，暂未确定。接种途径及剂量：上臂三角肌肌内注射。每次接种剂量为 0.5ml。接种禁忌和慎用情况：已知对 EV71 疫苗任何一种成分过敏者、发热、急性疾病期患者及慢性疾病急性发作患者不得接种，使用时注意参考说明书，注意慎用情况。

主要参考文献

［1］中国疾病预防控制中心. 手足口病诊疗指南（2008 年）.（2009-03-24）［2016-09-02］. http：//www. chinacdc. cn/jkzt/crb/bl/szkb/jszl_ 2275/200903/t20090324_ 24706. html.

［2］安志杰，刘艳，廖巧红，等. 肠道病毒 71 型灭活疫苗使用技术指南. 中国疫苗和免疫，2016（4）：458-464.

［3］张东晓，杨帆，王冰，等. 深圳市社区人群 EV71 和 CoxA16 隐性感染的流行病学分析. 中国热带医学，2011，11（11）：1332-1333.

［4］李洁，林长缨，贾蕾，等. 北京地区不同人群柯萨奇病毒 A16 型和肠道病毒 71 型感染状况调查. 中华疾病控制杂志，2016，20（8）：768-771.

［5］Böttcher S，Prifert C，Weiβbrich B，et al. Detection of enterovirus D68 in patients hospitalised in three tertiary university hospitals in Germany，2013 to 2014. Euro Surveill，2016，21（19）. doi：10. 2807/1560-7917. ES. 2016. 21. 19. 30227.

［6］WHO. A Guide to clinical management and public health response for hand，foot and mouth disease（HFMD）.（2011-07-01）［2016-09-02］. http：//www. wpro. who. int/publications/docs/GuidancefortheclinicalmanagementofHFMD. pdf？ua＝1.

第四节　艾　滋　病

（徐小元　李文刚）

艾滋病即获得性免疫缺陷综合征（acquired immuno deficiency syndrome，AIDS），是由人类免疫缺陷病毒（human immunodeficiency virus，HIV）引起的一种慢性、进行性、致死性传染病。病毒特异性地侵犯 CD4⁺T 淋巴细胞，造成细胞免疫受损，最终导致机体免疫系统崩溃。临床上表现为急性期、无症状期和 AIDS 期，最后并发各种严重机会性感染（opportunistic infection）和艾滋病相关肿瘤，病死率极高。

【病原学】

HIV 是 1983 年法国和美国科学家共同发现的，曾分别命名为淋巴结相关病毒（lymphaden associated virus，LAV）和人类嗜 T 淋巴细胞病毒Ⅲ型（human T-cell lymphotropic virus Ⅲ，HTLV-Ⅲ），后来证明二者是同一病毒，于 1986 年由国际病毒分类委员会统一命名为 HIV。

HIV 是单链 RNA 病毒，属逆转录病毒科（Retroviridae）慢病毒属（Lentivirus）。根据 HIV 基因差异，分为 HIV-1 型和 HIV-2 型，两者主要感染 CD4⁺T 淋巴细胞，均能引起 AIDS；HIV-1 是引起 AIDS 的主要毒株。

1. HIV 形态　呈圆形或椭圆形，直径约 90~140nm，外层为类脂包膜，表面有突出于病毒包膜之外的外膜蛋白 gp120，另一端与贯穿病毒包膜的运转蛋白 gp41 相连接，gp120 在分子构型上有与 CD4 分子结合的部位。gp41 起协同 HIV 进入宿主细胞的作用。核呈圆柱状，位于中央，含有两条单股 RNA 链、逆转录酶和结构蛋白等。

2. HIV 的基因结构　病毒基因长约 9.7kb，有 9 个基因片段。3 个结构基因：gag 编码核心蛋白 P24、P17、P9 等；env 编码包膜蛋白 gp120 及 gp41；pol 编码逆转录酶、整合酶和蛋白酶。3 个调节基因：tat 能使 CD4$^+$T 淋巴细胞内病毒复制加速；rev 能增加 gag 和 env 基因表达；nef 为负调节子，可以抑制所有 HIV 基因的表达。另 3 种基因与病毒的成熟和释放有关：vif 表达病毒传染因子，vpu 表达病毒蛋白 u，vpr 表达病毒蛋白 r。

HIV-1 可进一步分为不同的亚型，包括 M 亚型组（主要亚型组）、O 亚型组和 N 亚型组，其中 M 组有 A、B、C、D、E、F、G、H、I、J、K 11 个亚型。我国已发现的有 A、B（欧美 B）、B'（泰国 B）、C、D、E、F 和 G 8 个亚型，还有不同流行重组型。目前全球流行的主要是 HIV-1 型，一般所指的 AIDS 即为 HIV-1 型。

HIV-2 主要见于西非。其生物学特性与 HIV-1 相似，两型间氨基酸序列的同源性为 40%～60%。HIV-2 基因组不存在 vpu 基因，而存在一个 vpx 基因（表达病毒蛋白 x），功能尚未完全清楚。一般 HIV-2 毒力较弱，传染性较低，从感染进展到 AIDS 所需的时间要长得多，引起的艾滋病临床进展较慢，症状较轻，我国有少数 HIV-2 型感染者。

3. HIV 的抵抗力　HIV 对外界抵抗力较弱，对热敏感，56℃ 30 分钟能灭活。25% 以上的酒精即能杀灭病毒，70% 的效果最好；5%～8% 甲醛及有机氯溶液等均能灭活病毒。但对 0.1% 福尔马林、紫外线和 γ 射线不敏感。

HIV 侵入人体数周至 6 个月产生抗-HIV，此抗体不是中和抗体，而是表示已被 HIV 感染，抗-HIV 阳性的血清有传染性。

【流行病学】

自 1981 年报告首例 AIDS 以来，估计全球目前仍存活约 3670 万 HIV 感染者/AIDS 患者。估计我国现 HIV 感染者约 70 万，其中艾滋病患者约 15 万。目前，我国艾滋病疫情已覆盖全国所有省、自治区、直辖市；我国的艾滋病流行有四大特点：①艾滋病疫情上升幅度进一步减缓，艾滋病综合防治效果开始显现；②性传播持续成为主要传播途径，同性传播上升速度明显；③全国艾滋病疫情总体呈低流行态势，但部分地区仍疫情严重；④全国受艾滋病影响的人群增多，流行模式多样化。

（一）传染源

病人和无症状 HIV 感染者是本病的传染源。患者的传染性最强，无症状 HIV 感染者在流行病学上意义更大。病毒主要存在于血液、精液、子宫和阴道分泌物中。

（二）传播途径

1. 性接触传播　是本病主要传播途径，欧美等发达国家以同性恋为主，约占 AIDS 的 70%；非洲以异性恋传染为主。男女发病比例在欧美地区以男性多见，非洲地区男女发病率相似。

2. 血液传播　该途径含义较广，方式很多。注射途径传播，主要指静脉毒瘾者之间共用针头；消毒隔离措施不严，使用非一次性注射器；输注含 HIV 或 HIV 污染的血或血制品；不规范的单采血浆等。

3. 母婴传播　感染本病的孕妇可以通过胎盘、产程中及产后血性分泌物等传播给婴儿。

4. 其他途径　病毒携带者的器官移植、人工授精，还有经破损的皮肤、刮脸刀片、口腔操作等，但感染率较低。医护人员意外地被 HIV 污染的针头或其他物品刺伤亦可感染。

由于 HIV 在离体的情况下抵抗力很弱，很快就会失去活性和感染力，日常生活和工作接触是不会传播的，握手、拥抱、共用办公用具、共用马桶圈、卧具、浴池等也不会传播。接吻、共同进餐、咳嗽或打喷嚏也不可能传播。

蚊虫叮咬不会传播 AIDS，蚊子不是 HIV 的适宜宿主，HIV 在蚊子体内既不增殖，也不发育，且数小时或两三天内即消失。蚊子的食管和涎管不是同一条管腔，吸入的血液和吐出的唾液都是单向的，不会出现类似皮下注射的结果。

（三）高危人群

同性恋和性乱交者、静脉毒瘾者、血友病患者、接受可疑血及血制品或器官移植者、13 岁以下儿童其双亲或双亲之一是 HIV 感染者等受感染的危险比较大，属高危人群，发病年龄主要为 40 岁以下的青壮年。

【发病机制及病理】

（一）发病机制

HIV 对 CD4$^+$T 淋巴细胞（包括单核细胞、巨噬细胞和树突状细胞等）有特殊的亲嗜性。根据 HIV 亚株对不同类型细胞的亲嗜性，可分为嗜 T 淋巴细胞毒株（X4 型）、嗜巨噬细胞毒株（R5 型）和双嗜性毒株（X4R5 型）。R5 型病毒通常只利用 CCR5 受体，而 X4 型和 X4R5 型病毒常同时利用 CXCR4、CCR5 和 CCR3 等受体。

1. HIV 复制过程　HIV 侵入人体后，在辅助受体（趋化因子受体）CCR 5、CXCR 4 等的协同作用下，病毒表面 gp120 与 CD4$^+$T 淋巴细胞的 CD4 分子特异受体结合，借助于 gp41 脱去衣壳后，病毒核心蛋白及 RNA 进入细胞质，病毒 RNA 链在逆转录酶的作用下，逆转录成单链 DNA，然后以此 DNA 为模板在 DNA 多聚酶作用下复制 DNA，部分存留在胞质内，部分与宿主细胞内 DNA 整合，成为潜伏状态的前病毒 DNA（proviral DNA）。前病毒 DNA 可被某种因素所激活，复制、转录成病毒 RNA 和 mRNA，翻译病毒蛋白，装配成新病毒，以芽生方式释出，再感染其他细胞。

2. CD4$^+$T 淋巴细胞受损伤的方式

（1）直接损伤：HIV 在细胞内大量复制，导致细胞溶解或破裂。

（2）间接损伤：又称融合性损伤，受感染的 CD4$^+$T 淋巴细胞表面有 gp120 表达，可与邻近未受感染的 CD4$^+$T 淋巴细胞结合，形成融合细胞，使细胞膜通透性改变，细胞发生溶解破坏。血液中游离的 gp120 亦可以与 CD4$^+$T 淋巴细胞结合，使之成为靶细胞。

（3）骨髓干细胞受损：HIV 可以感染破坏干细胞，使 CD4$^+$T 淋巴细胞产生减少。

3. HIV 对其他细胞的影响　HIV 可导致单核-巨噬细胞、B 淋巴细胞、自然杀伤细胞（NK 细胞）受损和功能异常。

4. 机体免疫系统崩溃　HIV 进入人体后，24~48 小时到达局部淋巴结，5 天左右在外周血中可以检测到病毒成分；继而产生病毒血症，导致急性感染，以 CD4$^+$T 淋巴细胞短期内一过性迅速减少为特点。机体对 HIV 可产生较好的免疫反应，大多数感染者 CD4$^+$T 淋巴细胞数可自行恢复至正常水平。由于机体的免疫系统不能完全清除病毒，形成慢性感染，包括无症状期和 AIDS 期，表现为 CD4$^+$T 淋巴细胞数量持续缓慢减少；进入 AIDS 期后，CD4$^+$T 淋巴细胞再次迅速减少，甚至降至 200/mm^3 以下，最后 CD4$^+$T 淋巴细胞耗竭，导致整个免疫系统崩溃。CD4$^+$T 淋巴细胞的损伤除了数量上的减少，还表现为功能异常。

（二）病理

AIDS 的病理变化呈多样性和非特异性，可有机会性感染引起的病变、淋巴结病变、中枢神经系统病变和肿瘤。

由于存在严重免疫缺陷，表现为多种机会性病原体反复重叠感染，组织中病原体繁殖多，炎症反应少。淋巴结和胸腺等免疫器官出现滤泡增殖、融合，淋巴结内淋巴细胞完全消失，胸腺可有萎缩、退行性或炎性病变。可有卡波西肉瘤（Kaposi's sarcoma，KS）和其他恶性肿瘤的发生。

【临床表现】

潜伏期 2 周至 6 个月。HIV-1 侵入机体后 2~10 年可以发展为 AIDS，HIV-2 所需的时间更长。

（一）AIDS 的分期

HIV 感染人体后分为 3 期。

1. 1 期（急性期） 感染 HIV 后，大多数患者临床症状轻微，可出现发热、咽痛、头痛、厌食、全身不适及关节肌肉痛等症状。可伴有红斑样皮疹、腹泻、淋巴结肿大和血小板减少，CD4/CD8 比例倒置。此时血液中可检出 HIV RNA 及 P24 抗原。此期持续 1~3 周。

HIV 感染初期，血清中虽有病毒和 P24 抗原存在，但 HIV 抗体尚未产生，此时临床检测抗-HIV 常呈阴性，称为窗口期，一般数周到 3 个月。

2. 2 期（无症状期） 本期可从急性期进入此期，或无明显的急性期症状而直接进入此期。临床上没有任何症状。但血中能检出 HIV RNA 及 HIV 抗体即抗-HIV，外周血单个核细胞可检出 HIV DNA。此期可持续 2~10 年或更长。

原来的持续性全身淋巴结肿大综合征（persistent generalized lymphadenopathy，PGL）期现归入无症状期。其特点为除腹股沟淋巴结以外，全身两处或两处以上淋巴结肿大，直径大于 1cm，持续 3 个月以上，质地柔韧，无压痛，无粘连，可活动，活检为淋巴结反应性增生。

3. 3 期（AIDS 期） 为感染 HIV 后的最终阶段。患者 $CD4^+T$ 淋巴细胞计数明显下降，多<350/mm^3，HIV 血浆病毒载量明显升高。

本期主要表现有：

（1）艾滋病相关综合征（AIDS related complex，ARC）：发热、乏力、全身不适、盗汗、厌食、体重下降（>10%）、慢性腹泻、全身淋巴结肿大，肝脾大等。

（2）机会性感染：常见的是卡氏肺孢子菌、巨细胞病毒、结核杆菌、EB 病毒、鸟分枝杆菌、弓形虫、隐球菌及念珠菌等感染。

（3）神经系统症状：头晕、头痛、恶心、呕吐，也可表现为反复发作的癫痫、进行性痴呆及瘫痪等。

（4）因免疫缺陷而继发肿瘤：最常见为卡波西肉瘤、非霍奇金淋巴瘤（non-Hodgkin lymphoma）等。

AIDS 病人经过治疗后症状好转或消失，$CD4^+T$ 淋巴细胞和总淋巴细胞数上升，这时的诊断仍维持原来的诊断。

（二）AIDS 常见的机会性感染和临床表现

AIDS 的主要临床表现是由机会性感染所引起。

1. **呼吸系统**　最常见的机会性感染是耶氏肺孢子菌肺炎（Pneumocystis pneumonia，PCP）。是由耶氏肺孢子菌引起的间质性浆细胞性炎症，肺泡内充满泡沫状液体及大量卡氏肺孢子菌，肺间质内有大量淋巴细胞和浆细胞浸润。临床表现为发热、咳嗽，咳少量白色泡沫样痰，呼吸困难，通气功能障碍，症状进行性加重。在痰、胸腔积液、气管灌洗液或气管内膜活检中找到病原菌即可诊断。

肺结核也较常见。此外，巨细胞病毒、军团菌、弓形虫、隐球菌、鸟分枝杆菌及念珠菌等均常引起肺部感染。

2. **消化系统**　念珠菌、巨细胞病毒和疱疹病毒等侵犯口咽部及食管引起溃疡或炎症，表现为吞咽痛、吞咽困难及胸骨后烧灼感等，内镜检查可确诊。疱疹病毒、隐孢子虫、鸟分枝杆菌可侵犯胃肠道引起腹泻，为水泻或脂肪泻。巨细胞病毒感染引起溃疡性结肠炎可出现黏液便或脓血便，腹泻可达数月，每日几次至几十次。由于长期腹泻使体重明显减轻，消瘦。诊断主要依靠粪检和肠镜检查。

3. **神经系统**　隐球菌脑膜炎、巨细胞病毒性脑炎、脑弓形虫病、类圆线虫性脑炎。HIV 还可直接引起进行性亚急性脑炎、AIDS 痴呆综合征等。诊断主要依靠脑脊液检查、头颅 CT 和 MRI 检查等。AIDS 性脊髓病表现为进行性痉挛性截瘫、共济失调及尿失禁等。

4. **泌尿系统**　主要是肾脏损伤，机会性感染是引起肾脏损伤的主要原因之一。巨细胞病毒、EB 病毒可引起免疫复合物肾炎，为局灶性或弥漫性系膜增殖性肾小球肾炎、急性肾小管坏死、肾小管萎缩及局灶性间质性肾炎等。HIV 本身亦能引起 HIV 相关性肾病，可于 2~4 个月内迅速发展至尿毒症。静脉药瘾者所致的海洛因相关肾病发展相对缓慢。

5. **血液系统**　主要表现为粒细胞及血小板减少、贫血以及非霍奇金淋巴瘤等。

6. **皮肤黏膜**　口腔毛状白斑（oral hairy leucoplakia，OHL）表现为舌两侧缘有粗厚的白色突起，是 EBV 等病毒感染所致，抗真菌治疗无效。有时舌腹面形成白色纤维状毛苔，称为白毛舌，提示有真菌感染。其他常见的有念珠菌等真菌感染，表现为局部黏膜潮红，剧烈触痛，舌苔白，用抗真菌药治疗可迅速好转，反复发作。同性恋患者可发生肛周传染性软疣、肛周单纯疱疹病毒感染和疱疹性直肠炎。脂溢性皮炎样病变常发生在生殖器、头皮及面部等处。

7. **心血管系统**　以心肌炎最多见，由病毒、细菌、真菌及心肌的其他机会性病原体感染所致。细菌性心内膜炎可为 AIDS 机会性感染的一种表现，心包炎在 AIDS 病人中常由隐球菌引起。

8. **卡波西肉瘤**　来源于血管内皮细胞或淋巴管内皮细胞，因此可在各系统发生。如肺、肝、肾和眼卡波西肉瘤等，多见于皮肤和面部。早期皮肤卡波西肉瘤通常是红色或紫红色斑疹或丘疹，数量多，压之不褪色，迅速扩大，周围常伴有棕黄色瘀斑，在疾病进展期常融合成斑块。卡波西肉瘤早期无疼痛，在疾病进展期可出现疼痛，晚期常伴发致命性机会性感染。

9. **其他**　AIDS 患者眼部可受累，常见的有巨细胞病毒性视网膜炎、弓形虫视网膜脉络膜炎等。AIDS 性肌病一般起病缓慢，近端肌无力，肌酶异常等。

【实验室检查】

主要包括 HIV 抗体、病毒载量、CD4$^+$T 淋巴细胞、HIV 基因型耐药等检测。HIV 抗体检测是 HIV 感染诊断的金标准；病毒载量和 CD4$^+$T 淋巴细胞检测可判断疾病进展、临床用药、疗效和预后；病毒载量测定也是 HIV 感染早期诊断的重要指标。基因型耐药检测可指导抗病毒治疗方案的选择和更换。

1. 血常规　可有不同程度的贫血，白细胞减少，多在 $5×10^9$/L 以下，分类中性粒细胞增加，少数表现为粒细胞减少。淋巴细胞明显减少，常低于 1000/mm^3（$1.0×10^9$/L），血小板一般无变化，也可明显减少。

2. HIV1/2 检测　包括筛查试验（初筛和复检）和确证试验。HIV1/2 抗体筛查常用酶联免疫吸附试验（ELISA），确证试验常用免疫印迹法（WB）。

3. 病毒载量测定　病毒载量一般用血浆中每毫升 HIV RNA 的拷贝数（copies/ml）或每毫升国际单位（IU/ml）来表示。常用方法有逆转录 PCR（RT-PCR）、核酸序列依赖性扩增（NASBA NucliSens）技术和实时荧光定量 PCR（real-time PCR）。

4. 淋巴细胞亚群检查　CD4$^+$T 淋巴细胞计数下降［正常值 730~1200/mm^3 或（0.73~1.2)×10^9$/L]，CD4/CD8<1.0（正常值 1.75~2.1）。

5. HIV 基因型耐药检测　耐药测定方法有基因型和表型，目前国内外多用基因型。HAART 治疗病毒载量下降不理想或治疗失败需要改变治疗方案时，最好进行耐药检测。对于抗病毒治疗失败者，耐药检测需在病毒载量>1000copies/ml 且未停用抗病毒药物时进行，如已停药需在停药 4 周内进行基因型耐药检测。

6. 其他　尿蛋白、血肌酐、尿素氮可升高；本病极易反复发生机会性感染和恶性肿瘤，应及时进行 X 线、B 超、CT 和 MRI 等检查。

【诊断及鉴别诊断】

（一）诊断

HIV 感染各阶段表现不同，应根据具体情况进行诊断。

1. 急性期　有流行病学史和临床表现，通过 HIV 抗体或病毒检查确诊。

2. 无症状期　有流行病学史，HIV 抗体阳性；或仅 HIV 抗体阳性。

3. 艾滋病期　有流行病学史，HIV 抗体阳性，加下述各项中任何一项；或 HIV 抗体阳性，CD4$^+$T 淋巴细胞数<200/mm^3。①原因不明的 38℃ 以上持续不规则发热>1 个月；②慢性腹泻>1 个月；③6 个月内体重下降 10% 以上；④反复发作的口腔白念珠菌感染；⑤反复发作的单纯疱疹病毒感染或带状疱疹病毒感染；⑥肺孢子菌肺炎；⑦反复发生的细菌性肺炎；⑧活动性结核或非结核分枝杆菌病；⑨深部真菌感染；⑩中枢神经系统占位性病变；⑪中青年出现痴呆；⑫活动性巨细胞病毒感染；⑬弓形虫病；⑭青霉菌感染；⑮反复发生的败血症；⑯卡波西肉瘤；⑰淋巴瘤。

（二）鉴别诊断

本病临床表现复杂多样，易与许多疾病相混淆。

1. 急性期　应与传染性单核细胞增多症和结缔组织疾病等相鉴别。

2. 特发性 CD4$^+$T 淋巴细胞减少症（即类艾滋病）　目前已发现少数 CD4$^+$T 淋巴细胞

明显减少并发严重机会性感染的患者，但通过各种检查没有发现 HIV 感染，鉴别主要依靠 HIV 抗体或病原学检查。

3. 继发性 CD4$^+$T 淋巴细胞减少　主要见于肿瘤和自身免疫性疾病经化疗或免疫抑制剂治疗后。

4. 淋巴结肿大　应与血液系统疾病相鉴别，特别要注意与性病淋巴结病综合征相鉴别。后者淋巴结活检为良性反应性滤泡增生，血清学检查提示多种病毒感染。

【预后】

HIV 感染在临床上可表现为典型进展者、快速进展者和长期不进展者三种转归，与 HIV 含量、毒力、变异及 CD4$^+$T 淋巴细胞数量、功能、机体免疫状况和遗传背景等有关。

部分患者无症状感染期可达 10 年以上，如进行有效的抗病毒治疗，可停留于无症状期，而不发生 AIDS。进展至 AIDS，预后凶险，病死率极高，主要死因为机会性感染，一般存活期为 6~18 个月，但经抗病毒等治疗后能明显提高生存率。

【治疗】

目前艾滋病治疗最为关键的是抗病毒治疗（曾称高效联合抗逆转录病毒疗法 highly active anti-retrovirus therapy，HAART；鸡尾酒疗法 Cocktail Therapy）。其次，针对机会性感染和肿瘤采取相应治疗。

（一）抗病毒治疗

1. 开始抗病毒的指征　①急性 HIV 感染者；②无论 CD4$^+$T 淋巴细胞计数多少，只要血浆 HIV RNA 阳性者。

对 HIV 感染者建议只要患者同意无论 CD4$^+$T 淋巴细胞计数多少均应抗病毒治疗。在开始进行抗病毒前，如果病人存在严重的机会性感染，应控制感染后再开始治疗。

2. 抗逆转录病毒（antiretrovirus，ARV）药物　目前已获得美国 FDA 批准的抗病毒药物共七大类，分别为核苷（酸）类反转录酶抑制剂（nucleoside reverse transcriptase inhibitor，NRTIs）、非核苷类反转录酶抑制剂（non-nucleoside reverse transcriptase inhibitor，NNRTIs）、蛋白酶抑制剂（protease inhibitor，PI）、整合酶抑制剂（INSTIs）、融合抑制剂（FIs）、CCR5 受体拮抗剂和药代动力学增强剂。国内的抗逆转录病毒药物有核苷类逆转录酶抑制剂、非核苷类逆转录酶抑制剂、蛋白酶抑制剂和整合酶抑制剂等，共 10 余种。

（1）核苷类逆转录酶抑制剂（NRTIs）

替诺福韦（tenofovir，TDF）：成人，300mg/次，1 次/日。不良反应有恶心、呕吐、腹泻、腹胀等，偶见肾功能损害和骨密度下降。有肾功能损害危险的患者应定期监测肌酐清除率、血磷和肾功能。对有病理性骨折或骨硬化症风险的患者，应进行骨密度等的监测。

齐多夫定（zidovudine，AZT）：成人，300mg/次，2 次/日。不良反应：①骨髓抑制、严重的密度贫血或中性粒细胞减少症；②胃肠道不适：恶心、呕吐、腹泻等；③肌酸激酶和丙氨酸氨基转移酶升高，乳酸酸中毒和（或）肝脂肪变性。不能与 d4T 合用。

拉米夫定（lamivudine，3TC）：成人，150mg/次，2 次/日；或 300mg/次，1 次/日。

阿巴卡韦（abacavir，ABC）：成人，300mg/次，2 次/日。

双肽芝（combivir，AZT+3TC）：成人，1 片/次，2 次/日。

三协唯（trizivir，AZT+3TC+ABC）：成人，1片/次，2次/日。

（2）非核苷类逆转录酶抑制剂（NNRTIs）

奈韦拉平（nevirapine，NVP）：成人，200mg/次，2次/日。在开始治疗的最初14天，需先从治疗量的一半开始（1次/日），如无严重的不良反应才可以增加到足量（2次/日）。

依非韦伦（efavirenz，EFV）：成人，600mg/次，1次/日，睡前服用。

（3）蛋白酶抑制剂（PI）：

茚地那韦（indinavir，IDV）：成人，800mg/次，3次/日，空腹服用。奈韦拉平、依非韦伦可引起茚地那韦血浓度下降，与奈韦拉平、依非韦伦合用时，茚地那韦剂量增至每次1000mg，3次/日，服药期间，每日均匀饮水1.5~2L。

利托那韦（ritonavir，RTV）：成人，在服药初至少用2周的时间将服用量逐渐增加至600mg/次，2次/日。通常为第1、2天口服300mg/次，2次/日，第3~5天口服400mg/次，2次/日，第6~13天口服500mg/次，2次/日。由于RTV可引起较重的胃肠道不适，大多数患者无法耐受本药，故多作为其他蛋白酶抑制剂类药物的激动剂。

克力芝Kaletra（Lopinavir/ritonavir，LPV/RTV）：成人，3粒/次，2次/日（Kaletra每粒含量：LPV 133.3mg，RTV 33.3mg）；与ddI合用时，ddI应在本药服用前1小时或服用后2小时再口服。

（4）整合酶抑制剂（PI）：拉替拉韦（RAL），每12小时1次，每次400mg；多替拉韦（DTG），每天1次，每次50mg。

3. 常用的抗病毒方案　初治患者推荐方案为2种核苷类逆转录酶抑制剂+1种非核苷类逆转录酶抑制剂；或2种核苷类逆转录酶抑制剂+1种蛋白酶抑制剂。基于我国可获得的抗病毒药物，对于成人及青少年初治患者抗病毒治疗方案（预防母婴传播除外）：

（1）一线推荐方案：TDF（ABC）+3TC+EFV/克力芝/RAL/DTG。

（2）二线推荐方案：AZT（TDF）+3TC+NVP；或3TC+ABC+NVP等。

4. 疗效的评估

（1）病毒学指标：治疗有效时血浆中病毒载量4周内应下降1个lg copies/ml以上，3~6个月应达到检测不出。

（2）免疫学指标：治疗有效时3个月后CD4$^+$T淋巴细胞计数与治疗前相比增加30%，或治疗1年后CD4$^+$T淋巴细胞计数增长100/mm^3。

（3）临床症状：治疗有效时临床症状能够缓解，机会性感染的发生率降低。

5. 抗病毒治疗监测

（1）病毒监测：未治疗的无症状HIV感染者建议每年检测一次病毒载量；初治、调整治疗方案前或调整治疗方案初期每4~8周检测一次；病毒载量达到检测不出后，每3~4个月检测一次；已接受抗病毒药物6个月以上、病毒持续抑制的患者，可每6个月检测一次。病毒载量抑制不理想或需调整治疗方案时需根据患者的具体情况决定。

（2）CD4$^+$T淋巴细胞检测：一般建议对于CD4$^+$T淋巴细胞数>350/mm^{3}的HIV无症状感染者，每6个月检测一次；对已接受抗病毒药物治疗的患者在治疗的第一年内应每3个月检测一次；治疗1年以上且病情稳定可每半年检测一次。

6. 免疫重建炎性反应综合征（immune reconstitution inflammatory syndrome，IRIS）　是指艾滋病患者在经抗病毒治疗后，免疫功能恢复过程中出现的一组临床综合征，主要表现为发热、潜伏感染的出现或原有的机会性感染在抗病毒治疗后加重或恶化。如结核病、PCP、CMV 感染、水痘-带状疱疹病毒感染及新型隐球菌感染等；在合并 HBV 及 HCV 感染时 IRIS 可表现为病毒性肝炎的活动或加重。IRIS 多出现在抗病毒治疗后 3 个月内，需与原发或新发的机会性感染相鉴别。

IRIS 出现后应继续进行抗病毒治疗。原有机会性感染恶化的 IRIS 通常为自限性，不用特殊处理可自愈；而潜伏感染出现的 IRIS，需要进行针对性的抗病原治疗；严重者可短期应用激素或非类固醇抗炎药控制。

（二）机会性感染的病原治疗

1. PCP　复方磺胺甲基异噁唑（复方新诺明）3 片/次，3~4 次/日，口服，总量一天一般不超过 12 片，疗程 2~3 周。复方新诺明针剂剂量同上，3~4 次/日，静脉滴注。克林霉素 600~900mg/次，静脉注射，4 次/日，或 450mg/次，口服，4 次/日。

2. 巨细胞病毒感染　更昔洛韦 10~15mg/（kg·d），静滴；2~3 周后改为 5mg/（kg·d），静滴；也可口服。或膦甲酸钠 180mg/（kg·d），2~3 周后改为 90mg/（kg·d），静滴。可两者联用。

3. 白色念珠菌感染　可口服氟康唑，首日 200mg，1 次，后改为 50~100mg，1 次/日，疗程 1~2 周。局部口腔黏膜病变处，可用制霉菌素局部涂抹。

4. 弓形虫病　乙胺嘧啶首剂 100mg，此后 50~75mg，1 次/日，加用磺胺嘧啶 1.0~1.5g/次，4 次/日，疗程 3 周，重症患者和临床、影像学改善不满意者疗程可延长至 6 周以上。

5. 结核杆菌感染　包括肺结核及结核性脑膜炎、胸膜炎、腹膜炎等，可采用链霉素、利福平和异烟肼等联合治疗，疗程应适当延长。

6. 鸟分枝杆菌感染　克拉霉素 500mg/次，2 次/日，或阿奇霉素 600mg/次，1 次/日，加用乙胺丁醇 15mg/kg，1 次/日，重症病人可同时联合应用利福布汀或阿米卡星 10mg/kg，1 次/日，肌内注射，疗程 6 个月。

7. 隐球菌脑膜炎　可用两性霉素 B 联合 5-氟胞嘧啶（5-FC）治疗。两性霉素 B，第 1、2、3 天剂量分别为 1、2、5mg，加入 5% 葡萄糖注射液 500ml 中缓慢静脉滴注（不宜用生理盐水，需避光），滴注时间不少于 6 小时。若无不良反应，第 4 天可增量至 10mg。以后每日增加 5mg，一般达 30~40mg/d（最高剂量 50mg/d），疗程 3 个月以上，总剂量为 2~4g。两性霉素 B 与氟胞嘧啶合用具有协同作用。氟胞嘧啶 1.5~2.0g/次，3 次/日。二者共同使用至少 8~12 周。

（三）其他

包括对症、支持、免疫调节和中医中药治疗等。卡波西肉瘤可用长春新碱、多柔比星和博来霉素等治疗，亦可用放疗等。

【预防】

（一）控制传染源

病人及 HIV 携带者血、排泄物和分泌物应进行消毒，AIDS 进展期病人应注意隔离。

（二）切断传播途径

1. 杜绝不洁注射，严禁吸毒，不共用针头、注射器，如被 HIV 感染者用过的针头或器械刺伤，应在 2 小时内服用 AZT，时间 4 周。

2. 加强血制品管理 血液抗-HIV 阳性者应禁止献血、血浆、器官、组织和精液。

3. 加强与 HIV 及 AIDS 有关的性知识、性行为的健康教育。

4. 切断母婴传播 女性 HIV 感染者应尽量避免妊娠，防止母婴传播，HIV 感染的哺乳期妇女应人工喂养。

（三）保护易感人群

在进行手术及有创检查前，应检测 HIV 抗体。加强对吸毒、卖淫、嫖娼等高危人群的 HIV 感染监测。接触患者的血液或体液时，应戴手套、穿隔离衣。

主要参考文献

［1］中华医学会感染病学分会艾滋病学组. 艾滋病诊疗指南第三版（2015 版）. 中华临床感染病杂志，2015，8（5）：385-401.

［2］徐小元，祁伟. 传染病学. 北京：北京大学医学出版社，2013.

第五节 丙型病毒性肝炎

（徐小元 李文刚）

丙型病毒性肝炎（hepatitis C）是由丙型肝炎病毒（hepatitis C virus）主要经血液传播的传染病，呈全球性广泛流行，是欧美及日本等国家终末期肝病的最主要原因。据世界卫生组织统计，全球 HCV 的平均感染率约为 2.8%，约 1.85 亿人感染 HCV，每年因 HCV 感染死亡病例约 35 万例。

1974 年美国科学家用放射免疫法（RIA）检测输血后肝炎患者的血清，发现多数病例甲、乙型病毒标记物为阴性，因此认为除甲、乙型肝炎病毒以外，尚有未发现的肝炎病毒，并首先提出了非甲、非乙型病毒性肝炎的命名，因其多来源于输血后肝炎患者的血清，因而称为输血后非甲、非乙型肝炎病毒，又称肠道外传播的非甲、非乙型肝炎病毒。1985 年曾有科学家推断该病毒可能是一种 RNA 病毒，1988 年 Houghtom 等第一次克隆出部分病毒基因片段；1989 年 Kuo 等建立了特异性的抗 HCV 放射免疫检测方法，随后 Chiron 公司应用逆转录随机引物从受感染的黑猩猩血清中成功地克隆出与 HCV RNA 互补的 cDNA，使本病的研究获得突破性进展。同年在日本东京召开的国际非甲、非乙型肝炎会议上正式将肠道外传播的非甲、非乙型肝炎命名为丙型病毒性肝炎（viral hepatitis C），将病毒命名为丙型肝炎病毒（HCV）。

【病原学】

丙型肝炎病毒（HCV）是一类具有包膜结构的单股正链 RNA 病毒。颗粒呈球形，由于其在受感染者血清及肝组织中数量较少，电镜下不易看到，通过微滤技术判断其大小为 40~60nm，膜上有刺状突起。经 HCV cDNA 分析，HCV 与黄病毒、瘟病毒基因结构非常相似，因而 1991 年国际病毒命名委员会将 HCV 归入黄病毒科（Flavivirus）丙型肝炎病毒属。

HCV 基因组全长 9419bp，由编码区（9030bp）、5' 非编码区（332bp）和 3' 非编码区

（54bp）组成。有一个开放读码框（ORF），编码区包括结构基因和非结构（nonstructural，NS）基因。结构基因分 C 区和 E 区，分别编码核心蛋白和壳蛋白，非结构基因为 N_1S_1、N_1S_2、NS_3、NS_4 和 NS_5 基因，分别编码五种非结构区蛋白，主要是参与 HCV 复制的功能酶。目前世界各地分离的 HCV-RNA，以 C 和 $N_1S_{3~5}$ 区最保守。RT-PCR 检测 HCV-RNA 时，常选此区的引物，检出率较高。E 基因核苷酸同源性较低，特别是 E_2/N_1S_1 区为高变区，使得 HCV 具有显著的异质性。

核苷酸序列分析可将 HCV 分为 6 个基因型及 100 多个亚型，其中基因 1 型呈全球性分布，占所有 HCV 感染的 70% 以上，1b 型是我国主要感染的基因型，约占 56.8%，其次为 2 型，约占 24.1%。HCV 感染宿主后，以准种（quasispecies）的形式存在。所谓准种，就是在感染者体内形成以一个优势株为主的相关突变株病毒群。HCV 基因分型对追踪传染源，研究 HCV 的地域性分布、病情轻重、病毒载量以及慢性化机制和评价抗病毒药物疗效方面都有重要意义。

由于 HCV 在血中浓度较低，故血中 HCV Ag 不易检出，仅能用针对某一基因片段的单克隆抗体以免疫组化法检出肝细胞上的 HCV Ag。但成本较高，阳性率低，目前尚未用于常规检查。自血液中检出的抗-HCV（化学发光免疫分析法 CIA，或者酶免疫分析法 EIA）为非保护性抗体，可用于 HCV 感染者的筛查。对于抗体阳性者，应进一步进行 HCV RNA 检测，以确定是否为现症感染。血清抗-HCV 滴度越高，HCV RNA 检出的可能性越大。由于 HCV 高度易变，因而更易慢性化，HCV 感染者抗体水平较低，恢复后仅有低度免疫力。实验感染黑猩猩恢复后，再用同一毒株攻击，几乎无保护性，提示免疫力不强。

用逆转录巢式聚合酶链反应 PCR（RT-Nest-PCR）可直接自血清和肝组织中检出 HCV RNA。用定量 RT PCR 法可检测体内 HCV 病毒载量以明确 HCV 的复制水平和用于评价抗病毒药物疗效。HCV RNA 在血清中往往呈间歇性，可持续至整个感染过程。血清中检出 HCV RNA 是 HCV 感染的直接证据，表明传染性强。

【流行病学】

（一）传染源

为丙型病毒性肝炎病人及 HCV 携带者，其中以献血员尤其是献血浆的 HCV 携带者危害性更大。

（二）传播途径

1. 经输血和血制品传播　我国自 1993 年对献血员进行抗-HCV 筛查，加上无偿献血法的实施，使该途径得到了有效控制，丙型肝炎发生率大幅下降。但由于抗-HCV 存在窗口期、抗-HCV 检测试剂不稳定等原因，无法完全筛除 HCV RNA 阳性者，因此，大量输血和血液透析仍有可能感染 HCV。2015 年我国已开始对抗-HCV 阴性患者进行 HCV RNA 筛查，经输血和血制品传播已很少发生。

2. 经破损的皮肤和黏膜传播　静脉注射毒品、使用非一次性注射器注射、未经严格消毒的牙科器械、内镜、侵袭性操作、针刺等是经皮肤和黏膜传播的重要途径。一些可能导致皮肤破损和血液暴露的传统医疗方法也与 HCV 传播有关。公用剃须刀、牙刷、文身和穿耳环孔也是潜在的经血传播方式。

3. 性传播　与 HCV 感染者性交及有性乱行为者感染 HCV 的危险性较高。同时伴有其他性传播疾病者，特别是感染人类免疫缺陷病毒（HIV）者，感染 HCV 的危险性更高。

4. 母婴传播　抗-HCV 阳性母亲将 HCV 传播给新生儿的危险性为 2%，若母亲在分娩时 HCV RNA 阳性，则传播的危险性可高达 4%~7%，合并 HIV 感染时，传播的危险性增至 20%。HCV 病毒高载量可能增加传播的危险性。另外，尚有 15% 以上的 HCV 感染传播途径不明。接吻、拥抱、咳嗽、食物、共用餐具等无皮肤破损及其他无血液暴露的接触一般不传播 HCV。

（三）流行特征

HCV 感染呈全球分布，无地域界限，但各国间丙型肝炎的发生率差异较大。我国血清流行病学调查资料显示，1~59 岁人群抗-HCV 流行率为 0.43%，在世界上属 HCV 低流行地区，由此推算，我国一般人群 HCV 感染者约 560 万，如加上高危人群和高发地区的 HCV 感染者，约 1000 万例。各地抗-HCV 阳性率有一定差异，以长江为界，北方（0.53%）高于南方（0.29%）。抗-HCV 阳性率随年龄增长而逐渐上升，由 1~4 岁组的 0.09% 至 50~59 岁组的 0.77%。男女间无明显差异。

HCV 可发生于任何年龄，供或受血者、血友病患者、静脉药瘾者、血液透析病人及医务工作者是 HCV 感染高危人群。性别与 HCV RNA 阳性率及感染者的预后有关。国外流行病学调查表明 HCV RNA 阳性率女性明显高于男性，而 HCV RNA 阳性的人群中，男性氨基转移酶一般明显高于女性。

（四）自然史

暴露于 HCV 1~3 周后，在外周血中可检测到 HCV RNA。但在急性者出现临床症状时，仅 50%~70% 患者抗-HCV 阳性。3 个月后约 90% 抗-HCV 阳性。感染 HCV 后，病毒血症持续 6 个月未清除者为慢性感染。丙型肝炎自然转阴率低，慢性化率极高，感染后 20 年，儿童和年轻女性肝硬化发生率为 2%~4%；中年因输血感染者 18%~30%；单采血浆还输血细胞感染者约 1.4%~10.0%；一般人群 5%~15%，肝硬化失代偿的年发生率为 3%~4%。有报道，一旦发生肝硬化，10 年生存率约为 80%；如出现失代偿期肝硬化，10 年的生存率仅为 25%。HCV 相关的 HCC 发生率在感染 30 年后为 1%~3%，主要见于肝硬化和进展性肝纤维化患者，一旦发展成为肝硬化，HCC 的年发生率为 2%~4%。肝硬化和 HCC 是慢性丙型肝炎患者的主要死因，其中失代偿期肝硬化最为主要。

【发病机制】

HCV 感染以后大多数发展为慢性持续性肝炎，肝脏损害轻重不一。在其发病过程中有机体因素、病毒因素参与其中，或者是二者相互作用的结果。但最重要的是 HCV 持续感染引起的体液和细胞免疫应答。

1. HCV 感染的体液免疫应答　HCV 感染后 7~13 周，机体能对 HCV 各种蛋白产生相应抗体包括抗-core、抗-E1、抗-E2、抗-NS2-NS5。研究表明，抗-core 抗-NS2-NS5 均无阻止 HCV 再感染作用。抗-E2、抗-HVR1 抗体在病程早期有中和病毒作用，但在慢性持续感染者体内也可出现，提示可能在慢性丙型肝炎中无保护作用。但也有报道，在动物实验中黑猩猩体内上述两种抗体的出现似乎与肝炎的慢性化无关。

2. HCV 感染的细胞免疫应答　HCV 感染后 3~4 周，外周血中即可检测到特异性

CD8$^+$和 CD4$^+$淋巴细胞。肝组织中淋巴细胞浸润可导致肝细胞损伤、ALT 升高。HCV 侵入肝细胞以后,细胞内的 MHC-Ⅰ类分子向细胞表面体呈 HCV 特异性抗原多肽,CD4$^+$T 细胞通过特异性受体识别抗原,一方面将抗原信号通过 MHC-Ⅱ类分子传递给 CD8$^+$T 细胞,激活 CD8$^+$T 细胞发挥细胞毒效应,杀伤受感染的肝细胞,从而清除病毒,并分泌一些细胞因子加强这一作用;另一方面,可增强 B 细胞功能,促进体液免疫。

在急性丙型肝炎中,机体的免疫反应强烈,受感染的肝细胞周围大量淋巴细胞浸润,通过 CTL 效应杀伤靶细胞,在清除病毒同时引起肝细胞损害,导致急性肝炎的发生。在这一过程中以 CD8$^+$T 细胞为主的细胞免疫发挥主要作用,CD4$^+$T 细胞起辅助作用和免疫调控作用。慢性持续性感染中,由于这一反应较弱,CD8$^+$细胞活性低,仅能降低病毒载量,而不能将其完全清除,病毒在肝细胞内持续复制,引起低水平的免疫应答,损伤肝细胞。丙型肝炎慢性化机制还尚未阐明,考虑是宿主免疫、遗传易感性和病毒共同作用的结果。可能机制有:①由于 HCV 在体内滴度较低,不能充分刺激机体产生较强的免疫反应;②HCV 高度变异,尤其是"准种"的出现,逃避机体的免疫监视;③免疫细胞本身也可能被感染,导致功能低下。

【临床表现】

潜伏期:输血后丙型肝炎的潜伏期为 30～83 天(平均 52.1 天),散发性丙型肝炎潜伏期尚未明确界定。

丙型肝炎的临床表现酷似乙型肝炎,但症状较轻,大多数表现为亚临床型,慢性率比乙型肝炎更高。

1. 急性丙型肝炎 急性丙型肝炎约占 HCV 感染的 20%,其中 40%～75% 为无症状感染者,少数出现黄疸,以乏力、纳差等非特异性症状最常见而与其他类型肝炎不易区分。大多数患者在感染后数周血清氨基转移酶升高,但峰值较乙型肝炎低。输血后丙型肝炎 2/3 以上为无黄疸型,多无明显症状或症状很轻,非输血途径传播的散发性无黄疸型病例更为多见。起病多无发热,约有 1/3 的病例肝脏肿大,黄疸期持续时间短,血清胆红素一般不超过 52μmol/L。少数病例临床症状显著,肝功能受损明显,也可为淤胆型肝炎。

2. 重型肝炎 单纯 HCV 感染引起重型肝炎少见,乙型肝炎患者重叠 HCV 感染后,可使原有症状加重,容易引起重型肝炎,迅速出现肝衰竭的表现,如Ⅱ度以上肝性脑病、凝血酶原活动度低于 40%、黄疸迅速加深(血清胆红素>171μmol/L)、病死率极高。

3. 慢性肝炎 丙型肝炎慢性化率为 55%～85%。慢性丙型肝炎的症状轻重不一,多数患者可有肝功能损害,表现为 ALT 持续增高,可为轻度和中度慢性肝炎。亦有少数患者尽管有肝脏损伤和纤维化,但 ALT 持续正常。HCV 感染后 20 年发展为肝硬化的概率在一般人群为 5%～15%。HCV 感染后 30 年肝细胞癌发生率为 1%～3%,主要见于肝硬化和进展期肝纤维化患者,而形成肝硬化后,每年有 2%～4% 演变为肝细胞癌。

4. 无症状 HCV 携带者 在慢性 HCV 感染者中,约 60% 以上 20 年内进展缓慢,无慢性肝病特异性症状和体征。在日本普通人群中,HCV 携带率为 1%～3%,非洲一些国家高达 6%,我国尚缺乏这方面的统计学资料。

慢性 HCV 感染根据临床过程和肝脏损害程度可分为三种类型:

(1)反复发作型:为典型的慢性 HCV 感染,ALT 反复出现异常波动,间歇期正常。

肝组织活检显示不同程度的慢性炎症改变。

（2）持续异常型：ALT 持续性异常，升高程度不一，肝活检也呈不同程度的慢性炎症。

（3）无症状携带者：ALT 正常，临床亦无症状，但有些患者数年后可发现 HCV 感染，肝活检可有慢性炎症或肝纤维化的改变。

5. 儿童 HCV 感染　多由输血或血制品及母婴传播而感染。由输血或血制品引起 HCV 感染的儿童多有不同的原发性疾病。有学者对曾接受过未经 HCV 筛选的献血员输血的 458 例儿童进行随访观察，约 20 年后，67 个儿童（14.6%）外周血中 HCV 阳性，这些抗-HCV 阳性患者中仅有 37 人 HCV RNA 阳性，这个比例较成人 HCV 感染者为低，可能与自发性的病毒清除率高有关。儿童感染者临床过程也较成人轻。近年，由于严格控制献血员的筛查，通过母婴传播成为儿童感染 HCV 的主要途径，HCV RNA 阳性母亲所生婴儿约有 5%～10%感染 HCV。儿童期感染 HCV 后多数症状不明显，如没有及时清除病毒而发展为慢性者，肝脏损害进展缓慢，肝穿刺活检证实有肝纤维化，但在 20 年内较少出现症状，纤维化亦随年龄增长而加重。在感染 20 年以后或更长是否出现严重肝病表现尚需进一步随访观察。

6. HCV 感染的肝外表现　HCV 感染的肝外表现近年越来越受到重视。已经证实 HCV 感染最常见的肝外病变为冷球蛋白血症，其特点为血清中出现含 HCV 颗粒的免疫复合物、HCV 抗体、免疫球蛋白、类风湿因子、补体的冷球蛋白。这些免疫复合物可沉积在肾小球基底膜和毛细血管，引起脉管炎和肾病，出现相应症状，如乏力、肌肉关节痛、关节炎、皮疹等。HCV 还可直接刺激 B 细胞使其增殖或引起 B 细胞非霍奇金淋巴瘤，可出现黄疸、发热、乏力、肝脾大等。此外，HCV 感染似与某些心肌病有关，在受 HCV 感染的心肌病患者心肌中可检测出 HCV RNA，说明 HCV 可在心肌组织中复制，因此 HCV 感染可能是一些原因不明心脏病的病因之一。其他肝外表现包括类风湿关节炎、眼口干燥综合征、扁平苔藓和迟发性皮肤卟啉症等。

【实验室检查】

（一）常规实验室检查

1. 血常规　外周血白细胞总数正常或偏低，淋巴细胞比例增高，可有异型淋巴细胞。

2. 肝功能　血清丙氨酸氨基转移酶（ALT）常于黄疸前期即开始升高，直至黄疸消退后 2～4 周方恢复正常。慢性肝炎时 ALT 可持续或反复升高，有时为肝损害的唯一表现。天门冬氨酸氨基转移酶（AST）的意义与 ALT 相同。肝损害时合成白蛋白的功能下降，因而血清白蛋白浓度降低，而在慢性肝病时由于肝脏清除能力降低，一些抗原物质可进入体循环刺激免疫系统产生大量免疫球蛋白，导致血清球蛋白浓度上升。使白/球（A/G）比例下降，甚至倒置。黄疸型肝炎时血清直接和间接胆红素均升高，血清胆红素升高常与肝细胞坏死程度相关。慢性肝炎时凝血酶原时间长短与肝损害程度成正比，与正常对照相比延长一倍以上时表明肝损害严重。

（二）特异性检查

1. 抗 HCV 和抗 HCV-IgM 检测　抗 HCV 是有传染性的标记而非保护性抗体。检测抗 HCV 是最初筛选 HCV 感染的方法。有三种检测方法：酶联免疫吸附试验（ELISA）、酶免疫分析（EIA）和重组免疫印迹法。ELISA 最为常用，根据所用抗原不同分为第一代（抗原为 C-100$_3$）、第二代（抗原包括核心抗原及 N$_1$S$_3$、N$_1$S$_4$ 抗原）和第三代（在第二代的基础上再加上 N$_1$S$_5$ 抗原）。随着不断改进，其特异性、灵敏度也在逐渐提高，血清 IgM 型抗 HCV，在急性 HCV 感染性出现较早，发病 1~4 周内阳性率最高，可达 90% 以上，持续 4~48 周，可作为早期诊断依据，抗 HCV IgM 水平与肝炎活动度以及严重程度有关。已经证实，血清抗 HCV IgM 滴度与血清 HCV RNA 相平行。抗 HCV IgM 检测除可诊断 HCV 感染外，尚可评价抗病毒药物的疗效。

2. HCV RNA 检测　HCV 感染后，血清 HCV RNA 出现比抗 HCV 早数周，且它的出现标志着有病毒血症存在，因此检测血清 HCV RNA 是早期诊断 HCV 感染的金标准。HCV RNA 检测常采用 RT-PCR 法，可定性及定量，引物多采用 5' 端非编码区，此法灵敏性、特异性均较高。此外，尚可用分支链 DNA（bDNA）信号扩增分析做 HCV RNA 定量。

3. 免疫组织化学标记物检测　可用于检测肝细胞内的 HCAg，常用于科学研究。

（三）HCV 基因型检测

Simmonds 等 1~6 型分型方法应用最为广泛。可将 HCV 分为 6 个基因型，每个基因型又可再分为若干个亚型。我国的 HCV 感染者多为 1、2、3 型，其中 1 型最常见，其他型少见。基因 2、3 型对干扰素的应答率较高，1 型和 4 型病毒的复制水平和致病力强，对干扰素的疗效差。HCV 基因分型有助于临床制定抗病毒治疗方案、疗程、判断治疗难易程度和预测治疗以及追踪传染源和传播途径等。

（四）HCV 耐药相关基因检测

直接抗病毒药（direct acting anti-viral agents，DAA）单药治疗容易导致耐药的发生，检测耐药相关基因变异的方法有 DNA 测序法，包括 PCR 产物直接测序法、深度测序法，以及体外表型分析法即测定抑制病毒复制所需的药物浓度，如 EC50 或 EC90。目前已确认的耐药相关变异位点主要有：

（1）NS3/4A 靶点相关：V36M、T54A、Q80K、R155K、A156T 和 D168V。

（2）NS5A 靶点相关：M28T、Q30E/H/R、L31M、H58D 和 Y93H/N。

（3）NS5B 靶点相关：S282T、C316N/H/F、M414T、A421V、P495L/S 和 S556G 等。

1a 型 HCV 感染患者如果在基线时存在 Q80K 耐药突变株，对 simeprevir 联合 PR 治疗应答不佳。因此，对于 1a 型 HCV 感染者采用上述联合治疗时建议在治疗前检测耐药突变是否存在；但对于未采用 simeprevir 联合 PR（聚乙二醇干扰素联合利巴韦林）治疗的 1a 型 HCV 感染者及其他基因型感染者，目前认为没有必要在抗病毒治疗前进行病毒的耐药检测，因为目前的研究结果显示，即使存在预存的耐药相关变异株，也不会显著影响 DAA 的疗效。

（五）宿主 IL-28B 基因分型

常用的 IL-28B 基因分型测定方法主要包括 DNA 直接测序、TaqMan 单核苷酸多态性探针法。在含 Peg IFNα 的治疗方案中，宿主 IL-28B 基因的多态性与 SVR 相关，特别是在感染了基因 1 型或 4 型病毒的患者中更加明显，但在基因 2 型和 3 型病毒感染者中的作用还存有争议。IL-28B 的 rsl2979860 的 CC 基因型、rs8099917 的 TT 基因型以及 rsl2980275 的 AA 基因型与 HCV 感染的自发清除和 IFN 治疗应答良好具有相关性。在 DAA 治疗方案中，宿主 IL-28B 基因的多态性对治疗应答反应没有预测价值。

【诊断与鉴别诊断】

（一）急性丙型肝炎

1. 流行病学史 有明确的就诊前 6 个月内的流行病学史，如输血史、应用血制品史或者明确的 HCV 暴露史。

2. 临床表现 全身乏力、食欲减退、恶心和右季肋部疼痛等，少数伴低热，可有肝、脾大，少数可出现黄疸。部分患者无明显症状。

3. 实验室检查 ALT 多呈轻度和中度升高，有明确的 6 个月内的抗-HCV 和 HCV RNA 阳性史。HCV RNA 可在 ALT 恢复正常前转阴，但也有 ALT 恢复正常而 HCV RNA 持续阳性者。有上述 1、2、3 或 2、3 者可诊断。不具备临床表现，仅血清 HCV 标记物阳性时，可诊断为无症状 HCV 携带者。

（二）慢性丙型肝炎

HCV 感染超过 6 个月，或发病日期不明、无肝炎史，但肝脏组织病理学检查符合慢性肝炎，或根据症状、体征、实验室以及影像学检查综合分析，亦可诊断。

肝活组织检查病理学诊断可以判定肝脏炎症分级和纤维化分期。慢性丙型肝炎肝组织炎症坏死的分级（G）、纤维化程度的分期（S），推荐采用国际上常用的 METAVIR 评分系统（详见《丙型肝炎防治指南（2015 更新版）》）HCV 重叠 HIV 或 HBV 感染、过量饮酒、使用肝毒性药物时可发展为重型肝炎。其症状和体征与其他嗜肝病毒所致的重型肝炎基本相同。本病须与下列疾病鉴别：

1. 药物性肝损害 有些药物可引起肝损害，但有用过可致肝损害的药物史，多同时伴有其他肝外表现，如变态反应性药物可同时伴有发热、皮疹、关节肌肉酸痛等。

2. 酒精性肝病 有长期酗酒史，可根据个人史和血清学检查相鉴别。

3. 血吸虫性肝病 有疫水接触史或到过疫区，实验室检查从粪便或直肠黏膜中找到虫卵可资鉴别。

4. 钩端螺旋体病 有疫水接触史，畏寒发热、周身酸痛无力、眼结膜充血、腓肠肌压痛等，青霉素治疗迅速显效。

5. 其他病原体引起的病毒性肝炎 参考流行病学史，有助于鉴别。如甲、戊型肝炎有进食污染食物或水源史，血清病原学检测是鉴别的主要依据。

6. 肝豆状核变性（Wilson 病） 血清铜及铜蓝蛋白降低，眼角膜边缘可检出凯-弗环（Kayser-Fleischer ring）。

此外，尚需和其他类型的病毒型肝炎尤其是乙型肝炎鉴别，主要根据特异性血清病原学检查。

【治疗】

（一）一般治疗

治疗原则以足够的休息、合理的营养为主，辅以适当药物，应避免饮酒及使用对肝脏有害的药物。

（二）抗病毒治疗

抗病毒治疗是丙型肝炎治疗的关键，目的是清除或持续抑制体内 HCV，以改善或者减轻肝损害，阻止进展为肝硬化、肝衰竭或肝细胞癌，并提高患者的生活质量。

1. 急性丙型肝炎的治疗 急性丙型肝炎患者的慢性化率高达 50%～90%，因此，应积极处理这类患者。对急性 HCV 患者何时开始抗 HCV 治疗目前观点不一。有学者认为若伴有 ALT 升高，无论有无其他临床症状均建议抗病毒治疗；而其他学者建议每 4 周复查一次 HCV RNA，对持续 12 周 HCV RNA 阳性患者才考虑抗病毒治疗。急性 HCV 感染患者，推荐单用聚乙二醇干扰素（pegylated interferon，Peg IFN）治疗。

2. 慢性丙型肝炎的治疗 抗病毒治疗的适应证：所有 HCV RNA 阳性患者，只要有治疗意愿，无治疗禁忌证，均应接受抗病毒治疗。聚乙二醇干扰素（pegylated interferon，Peg IFN）联合利巴韦林（Ribavirin，RBV）方案是我国现阶段 HCV 现症感染者抗病毒治疗的首先推荐方案，可应用于所有基因型 HCV 感染同时无治疗禁忌证的患者。以直接抗病毒药（DAA）为基础的抗病毒方案包括 DAA 联合 PR、DAA 联合 RBV，以及不同 DAA 联合或复合制剂，三种方案可涵盖几乎所有类型的 HCV 感染者。在医疗资源有限的情况下，应在考虑患者意愿、患者病情及药物可及性的基础上，让部分患者优先得到治疗。

具有重度肝纤维化或肝硬化的患者，合并 HIV、HBV 感染，同时存在其他肝病（如非酒精性脂肪性肝炎）的患者，实体器官移植指征的移植前 HCV 感染者，或器官移植后出现 HCV 复发的患者，存在病情加重的高风险，有显著 HCV 感染相关的肝外表现的患者，活动性静脉用药者、有高危性行为者、处于育龄期有妊娠意愿的女性、服刑人员等应优先治疗。

有吸毒或酗酒者，需停止吸毒或禁酒 6 个月后才可进行治疗。由于吸毒人群应用 Peg IFNα 治疗的依从性差且疗效低于一般人群，因此，如果可以获得 DAA，最好选择无 IFN 的治疗方案，并强调个体化治疗。慢性丙肝合并 HIV 感染者，如病情稳定，临床和免疫功能良好者，可按照上述的剂量和疗程用干扰素治疗。病人如有严重忧郁症的病史、血细胞减少、甲状腺功能亢进、肾移植和自身免疫病，均应作为禁忌证。若用 DAA 方案，如 HIV 不活动而 HCV 活动，所有基因型均可以采用 sofosbuvir 联合 daclatasvir 的治疗方案。针对基因 2、3 型 HCV 患者，也可考虑予以 sofosbuvir 联合 RBV 治疗。若 HCV 基因 1 型患者，建议采用 sofosbuvir 联合 daclatasvir 治疗，也可考虑予以 ledipasvir/sofosbuvir 治疗及 sofosbuvir 联合 simprevir 治疗方案。

3. 抗病毒治疗方案 治疗前应检测基因型和 HCV RNA 定量，以便确定治疗方案、疗程及利巴韦林剂量。

（1）PR 治疗初治患者：目前，我国批准用于慢性丙型肝炎的治疗药物为 Peg IFNα、普通 IFN 和 RBV。PR 治疗 48 周，停药后 24 周 SVR 率（54%～56%）明显高于普通 IFN 联合 RBV（44%～47%）。在 DAA 上市前，Peg IFNα 联合 RBV 仍然是我国目前慢性丙型肝炎主要的抗病毒治疗方案，其次是普通 IFN 与 RBV 联合疗法，均优于单用 IFN。

1）基因 1 型或基因 6 型的治疗方案：首先推荐使用 PR 治疗或在医师指导下使用 DAA 治疗。

PR 治疗：基本疗程为 48 周。在治疗过程中应根据不同应答给予相应处理。聚乙二醇干扰素是将 α-干扰素与聚乙二醇分子连接起来，即在保持干扰素原有的生物活性的基础上，加上聚乙二醇，延长其半衰期。聚乙二醇干扰素吸收入血后，代谢速度缓慢，半衰期为 40～100 小时。常用剂量：聚乙二醇干扰素 α-2a（派罗欣）180μg 或聚乙二醇干扰素 α-

2b 1.5μg/kg，每周 1 次皮下注射，联合利巴韦林 10~15mg/（kg·d）。至治疗 12 周时检测 HCV RNA，若下降幅度小于 2 个对数级，则对治疗反应性差，可考虑停药；若 HCV RNA 阴转或测不出，则继续治疗至 48 周；若虽 HCV RNA 下降幅度在 2 个对数级以上，但未转阴，应继续用药至 24 周。如 24 周时 HCV RNA 转阴，则治疗至 72 周，24 周仍未转阴，则停药观察。

2）基因 2 型、3 型治疗方案：PR 治疗方案或在医师指导下使用 DAA 治疗。

PR 治疗方案：这是 HCV 基因 2 型或 3 型的首先推荐方案。PEG-IFNα-2a（派罗欣）180μg 或聚乙二醇干扰素 α-2b（佩乐能）1.5μg/kg，每周 1 次皮下注射，RBV 给药剂量为 800mg/d；但若患者存在低应答的基线因素，如胰岛素抵抗、代谢综合征、重度肝纤维化或肝硬化、年龄较大，RBV 则应根据体质量给药。在接受 Peg-IFN 仅联合 RBV 治疗过程中应根据不同应答给予相应处理。

用干扰素（IFN）治疗的禁忌证有：妊娠；精神病史；失代偿期肝硬化；有心、肝、肾代偿功能不全者；严重粒细胞减少（$< 1×10^9/L$）或血小板 $< 50×10^9/L$；自身免疫性疾病等应慎用。

（2）PR 经治未获 SVR 患者：抗病毒治疗未获得 SVR 的患者可分为以下两类：①病毒学复发（virological relapse）：治疗结束时 HCV RNA 未检测到，但是停药后 24 周内出现 HCV RNA 阳转；②无应答（null response）：治疗中从未出现过 HCV RNA 转阴，其中部分患者治疗 12 周 HCV RNA 下降 < 2 Log IU/ml。

1）复发患者的再次治疗：应首先考虑 DAA 治疗方案。如 DAA 不可及，既往治疗未采用 Peg IFNα 联合 RBV，或者治疗的剂量不够、疗程不足而导致复发的患者，可给予 Peg IFNα 联合 RBV 再次治疗，疗程 48 周，治疗监测及停药原则同初治患者。既往经过规范 Peg IFNα 联合 RBV 治疗复发的患者，再次给予 Peg IFNα 联合 RBV 治疗 48 周，SVR 率为 71%。如果复发患者不存在迫切治疗的需求，例如没有以下情况：显著肝纤维化或肝硬化（F3~F4）、HIV 或 HBV 合并感染等，等待肝移植、肝移植后 HCV 复发、明显肝外表现、传播 HCV 的高危个体等，可以选择等待更多可选的治疗方案后再治疗。

2）无应答患者的再次治疗：应首先考虑 DAA 治疗方案。如无法获得 DAA，既往治疗未采用 Peg IFN 而仅联合 RBV，或者治疗的剂量不够、疗程不足的无应答患者，可给予 Peg IFNα 联合 RBV 再次治疗，疗程延长至 72 周，治疗监测及停药原则同初治患者。既往规范 PR 治疗无应答患者，可等待获得适合的可及药物再治疗，但是有迫切治疗需求的患者应尽早进行 DAA 的治疗。

（3）DAA 初治及经治患者 自 2011 年，DAA 中的多种药物已经陆续在美国和欧洲等地上市。不同 HCV 基因型患者，采用的 DAA 治疗方案和疗程不同。

1）基因 1 型初治及 PR 治疗失败患者

Peg IFNα（1 次/周）、RBV（体质量<75kg，1000mg 1 次/日；体质量≥75kg，1200mg 1 次/日）、simeprevir 150mg 1 次/日，先联合治疗 12 周，之后，对于初治和复发的患者再应用 Peg IFNα 和 RBV 治疗另 12 周（总疗程 24 周）；对于既往部分应答或无应答者应治疗另 36 周（总疗程 48 周）。经直接测序检测到基线存在 NS3 蛋白酶序列 Q80K 变异的基因 1a 型感染者，不采用该联合方案，但是国内基因 1a 型患者比例仅为 1.4% 左右。在治疗 4、12 周或 24 周时，HCV RNA≥25IU/rnl，应该停止治疗。

Peg IFNα（1 次/周）、RBV、sofosbuvir 400mg 1 次/日，治疗 12 周。

sofosbuvir 400mg 和 ledipasvir 90mg 复合片剂，1 片，1 次/日。无肝硬化患者疗程 12 周，甚至无肝硬化的基线低病毒载量（HCV RNA<6×10^{6}IU/ml）初治患者可考虑缩短疗程至 8 周。代偿期肝硬化患者应联合 RBV，疗程 12 周；代偿期肝硬化患者如有 RBV 禁忌或不耐受，则不使用 RBV，但是疗程延长至 24 周；如果为代偿期肝硬化经治患者及存在不利于应答因素，应联合 RBV 且疗程延长至 24 周。

paritaprevir（12.5mg）/ritonavir（50mg）、ombitasvir（75mg）和复合单片药（2 片，1 次/日，与食物同服）以及 dasabuvir 250mg 2 次/日。基因 1b 型无肝硬化患者疗程 12 周；基因 1b 型肝硬化患者联合 RBV，疗程 12 周。基因 1a 型无肝硬化患者联合 RBV，疗程 12 周；基因 1a 型肝硬化患者联合 RBV，疗程 24 周。

sofosbuvir 400mg 1 次/日和 simeprevir 150mg 1 次/日，疗程 12 周。肝硬化患者加用 RBV，对于 RBV 禁忌的肝硬化患者，需将疗程延长至 24 周。

sofosbuvir 400mg 1 次/日和 daclatasvir 60mg 1 次/日，疗程 12 周。肝硬化患者加用 RBV，对于 RBV 禁忌的肝硬化患者，需将疗程延长至 24 周。

daclatasvir 60mg 1 次/日和 asunaprevir 100mg 2 次/日，疗程 24 周。

2）基因 2 型初治或者 PR 治疗失败的患者

sofosbuvir 400mg 1 次/日和 RBV（体质量<75kg，1000mg 1 次/日；体质量≥75kg，1200mg 1 次/日），疗程 12 周。肝硬化患者，特别是肝硬化经治患者，疗程应延长至 16~20 周。

肝硬化和（或）PR 经治患者可应用 Peg IFNα（1 次/周）、RBV 和 sofosbuvir 400mg 1 次/日，疗程 12 周；或者 sofosbuvir 400mg 1 次/日和 daclatasvir 60mg 1 次/日，疗程 12 周。

3）基因 3 型初治或者 PR 治疗失败的患者

Peg IFNα（1 次/周）、RBV（体质量<75kg，1000mg 1 次/日；≥75kg，1200mg 1 次/日）和 sofosbuvir 400mg 1 次/日三联治疗，疗程 12 周。

RBV 和 sofosbuvir 400mg 1 次/日，疗程 24 周。非肝硬化初治患者采用此方案的 SVR 率为 94%，非肝硬化经治患者为 87%，而肝硬化经治患者 SVR 率仅为 60%，因此，肝硬化经治患者不建议选择此方案。

sofosbuvir 400mg 1 次/日和 daclatasvir 60mg 1 次/日，无肝硬化患者疗程 12 周；有肝硬化患者，联合 RBV 疗程为 24 周。

4）基因 4 型初治或者 PR 治疗失败的患者：对于基因 4 型患者，含 IFN 的三联方案同基因 1 型患者。使用无 IFN 方案 sofosbuvir 400mg 和 ledipasvir 90mg 复合片剂，或者 sofosbuvir 400mg 1 次/日和 simeprevir 150mg 1 次/日，或者 sofosbuvir 400mg 1 次/日和 daclatasvir 60mg 1 次/日的方案，同基因 1 型。采用 paritaprevir（12.5mg）、ombitasvir（75mg）和 ritonavir（50mg）复合单片药（2 片，1 次/日，与食物同服）治疗时，需要联合 RBV，但是不联合 dasabuvir，无肝硬化患者疗程 12 周；肝硬化患者疗程 24 周。

5）基因 5/6 型初治或者 PR 治疗失败的患者

Peg IFNα（1 次/周）、RBV（体质量<75kg 或体质量≥75kg 的患者剂量分别为 1000 或 1200mg/d）和 sofosbuvir 400mg 1 次/日，疗程 12 周。

sofosbuvir 400mg 和 ledipasvir 90mg 固定剂量联合片剂，1 片，1 次/日，具体方案同基

因 1 型。

sofosbuvir 400mg 1 次/日和 daclatasvir 60mg 1 次/日，疗程 12 周。肝硬化患者加用 RBV，RBV 禁忌的肝硬化患者需将疗程延长至 24 周。

患者治疗过程中应进行疗效监测和安全监测。疗效监测应采用灵敏度高的实时定量 PCR 试剂（检测下限<15IU/ml），在治疗的基线、第 4 周与 12 周、治疗结束时、治疗结束后 12 周或 24 周应检测 HCV RNA。采用 Peg IFNα、RBV 和 simeprevir 三联治疗的患者，如果治疗第 4、12 周或 24 周时的 HCV RNA 用灵敏试剂能检测到，应停止治疗，更换为包括另一种 DAA 的含 IFN 的治疗方案，或者不包括蛋白酶抑制剂的无 IFN 治疗方案。使用 RBV 时以及停药后 6 个月需避孕；接受 sofosbuvir 治疗的患者，应定期监测肾功能；皮疹和间接胆红素升高但不伴 ALT 升高，可能与 simeprevir 相关。使用 DAA 治疗，特别应了解药品说明书中指出的具有相互作用的其他药物。

新的复方单片 Zepatier（elbasvir 和 grazoprevir）用于基因 1、4 型等；Epclusa（sofosbuvir+velpatasvir）治疗不受基因型的影响，为泛基因型。

【监测和随访】

1. 对于未治疗的患者 根据未治疗的具体原因和疾病状态，首先治疗对于总体生存影响最重要的疾病，积极治疗禁忌证和并发疾病，寻找抗病毒治疗时机。对于失代偿期肝硬化和 HCC 患者，首先应该考虑肝移植。如果确实目前不能治疗，以无创诊断方式每年复查、评价一次肝纤维化的进展情况。对于既往抗病毒治疗失败者，明确既往治疗的方案以及治疗失败的临床类型（无应答或复发或突破）、有无肝硬化，根据药物可及性和 DAA 的靶点不同选择没有交叉靶点的 DAA 组合方案，并推荐以无创诊断方式每年复查、评价一次肝纤维化的进展情况。

2. 对于有肝硬化基础的患者 无论是否获得 SVR，每 6 个月复查一次腹部超声和 AFP。

【预防措施】

丙型病毒性肝炎尚无特效疫苗，对感染者治疗效果还很有限。因此就目前而言，预防重点应是控制传染源和传播途径，加强疫苗的研制。

（一）管理传染源

由于无症状 HCV 感染者广泛存在，管理传染源十分困难，最重要的是对献血员和血制品进行严格检测。

（二）切断传播途径

我国自从采用对献血员严格筛选后，虽然输血后丙型肝炎的发病率已明显降低，但散发病例有上升趋势，对易感染人群需从传播途径方面进行预防。具体措施包括：①注射器、针头、针灸针、采血针等应高压蒸汽消毒或煮沸至少 20 分钟；②非必要时不输血和血制品；③预防接种或注射药物时注射器和针头必须每人单用；④接触病人后用肥皂和流水洗手。

（三）加强疫苗的研制

丙型肝炎感染率高，因此研制有效的疫苗预防本病的发生就显得尤为重要。理想的丙型肝炎疫苗应能有效地防止与污染血液有接触的人群受感染，包括健康的医护人员、透析病人、输血制品的患者等。在 HCV 疫苗研制方面虽然研究者做了大量工作，也取得很大进展，但至今没有一种疫苗问世。HCV 病毒在保守区高变区显示了明显的遗传学和表型的不同，加之其只能感染人类及黑猩猩，在体外不能有效复制，这使得疫苗研制难度很大。HCV 疫苗面临的困难，至今依然是病毒蛋白的高变性和株间特异性，尤以包膜蛋白的变异更为重要。寻找 HCV 株间的交叉抗原表位以及核酸疫苗的策略可能会取得突破性进展。

主要参考文献

［1］魏来. 丙型肝炎病毒学研究进展与临床意义. 中国实用内科杂志, 2005, 25 (9): 776-777.

［2］中华医学会肝病学分会, 中华医学会感染病学分会. 丙型肝炎防治指南 (2015 更新版). 中华肝脏病杂志, 2015, 23 (12): 906-923.

［3］World Health Organization. Guidelines for the screening, care and treatment of persons with hepatitis C infection: Updated Version. 2016.

［4］Chen YS, Li L, Cui FQ, et al. A sero-epidemiological study on hepatitis C in China. Zhonghua Liu Xing Bing Xue Za Zhi, 2011, 32 (9): 888-891.

［5］Lontok E, Harrington P, Howe A, et al. Hepatitis C virus drug resistance-associated substitutions: state of the art summary. Hepatology, 2015, 62 (5): 1623-1632.

［6］Simmonds P, Bukh J, Combet C, et al. Consensus proposals for a unified system of nomenclature of hepatitis C virus genotypes. Hepatology, 2005, 42 (2): 962-973.

［7］Feld JJ, Hoofnagle JH. Mechanism of action of interferon and ribavirin in treatment of hepatitis C. Nature, 2005, 436 (7053): 967-972.

［8］Steininger C, Kundi M, Jatzko G, et al. Increased risk of mother-to-infant transmission of hepatitis C virus by intrapartum infantile exposure to maternal blood. J Infect Dis, 2003, 187 (3): 345-351.

第六节　戊型病毒性肝炎
（徐小元　李文刚）

戊型病毒性肝炎 (viral hepatitis E) 是一种主要经粪-口途径传播的自限性急性病毒性肝炎，过去称为肠道传播的非甲非乙型肝炎。其病原体为戊型肝炎病毒 (HEV)。戊型肝炎的临床表现似甲型肝炎，但其黄疸前期更长，症状更重，并易出现瘀胆。

【病原学】

HEV 旧称肠道传播的非甲非乙型病毒，曾归类于萼状病毒 (Caloicivirus) 科，1983 年首先由 Balayan 等用免疫电镜技术从粪便中检出，1989 年 Reyes 等获得本病毒基因克隆，同年东京国际肝炎会议正式命名为 HEV。归类于嗜肝病毒科 (hepeviridae) 肝病毒属 (hepevirus)。

已知 HEV 至少存在 3 个不同的株，即亚洲株、墨西哥株与美国株，且有流行株与散发株之分。HEV 颗粒呈球形，直径平均 32～34nm，无包膜，表面有锯齿状突起或缺失，形似杯状。本病毒不稳定，在 4℃下保存或反复冻融易裂解，在碱性条件下较稳定。

HEV 基因组为单股正链 RNA，全长 7600bp，可编码 2400~2533 个氨基酸，具有由 150~200 个腺苷酸组成的多聚 A 尾状结构（polyA），分结构区与非结构区。有三个部分重叠的开放读码框（ORF），第一个 ORF 最长，约 5079 个碱基对，编码病毒复制所需的依赖 RNA 的 RNA 聚合酶等非结构蛋白；第二个 ORF 位于第 5147~7128bp 之间，长 1980bp，编码核壳蛋白；第三个 ORF 包含 369 个核苷酸，它的 5′末端与第一个 ORF 重叠一个核苷酸，其余大部分与第二个 ORF 重叠，可能也参与编码部分核壳蛋白。HEV 核苷酸序列差异很大，世界各地分离出的 HEV 同源性为 76.5%~93.7%，中国株与缅甸株属同一型。墨西哥株与缅甸株同源性为 77%。

HEV 主要在肝细胞中复制，通过胆汁排出，其复制过程不完全清楚，其结构基因可能以亚基因转录体的形式表达。5′端非编码区可能在病毒的基因转录与表达中起作用。

目前已知人 HEV 基因型有 8 型，Ⅰ型以缅甸株为代表，Ⅱ型以墨西哥株为代表，Ⅲ型为美国株，该株又可分为 US-1 和 US-2，Ⅳ型为中国株，Ⅴ~Ⅶ型为欧洲分离株，Ⅷ型为美洲的另一分离株。

感染者的病毒血症存在时间短，在临床症状明显之前就达到峰值，然后很快消失，HEV 确定感染主要采用 RT-PCR 检测 HEV RNA，病人和实验动物的粪便、胆汁、血清和肝匀浆中均可检到 HEV RNA。人感染 HEV 后第 22 日血中就可检测到 HEV RNA，并在黄疸前期持续存在，在第 34 日粪便中可查到 HEV 颗粒，黄疸期 HEV RNA 呈弱阳性，ALT 高峰期血中 HEV RNA 转阴。国内在所发现的中和表位的基础上，研制出基于专利技术的 3 种高灵敏、高特异的新一代戊型肝炎免疫诊断试剂盒（戊型肝炎 IgM 抗体、戊型肝炎 IgG 抗体、戊型肝炎总抗体）。所研制的戊型肝炎 IgM 抗体诊断试剂盒（简称"E2-IgM"）和戊型肝炎 IgG 抗体诊断试剂盒（简称"E2-IgG"）已在国内外得到广泛应用。

HEV 在体外培养尚未成功，但能在实验动物体内传代，多种猴类如食蟹猴、恒河猴和黑猩猩对 HEV 易感，可作为实验动物模型。

【流行病学】

1. 传染源　本病传染源为戊型肝炎患者和隐性感染者。志愿者实验感染 HEV 后，28~45 天（发病前 9 天发病后 8 天）内可从粪便中检出 HEV。发病前 1~4 天检出率最高，可达 100%，病后 13 天为 70%，以后逐渐下降，说明潜伏期末和急性期初传染性最强。隐性感染者多见于儿童。

2. 传播途径　戊型肝炎主要通过粪-口传播，常因饮水污染或食物污染造成暴发流行，偶也可通过输血感染。近年发现猪、野猪和鹿等动物亦可感染 HEV，提示摄食感染动物肉可能感染。尚无垂直传播的报告。

3. 易感人群　人群对本病普遍易感，但以青壮年及孕妇最常见，有研究表明，HEV 感染后免疫力不够持久，有再次发病的可能。最近研究提示戊型肝炎可能是一种自然疫源性疾病，动物可能是重要传染源，可能成为 HEV 的贮存宿主。

根据人群 HEV 感染率，全球可分为高流行区（>5%）、中流行区（25%）、低流行区（<2%），我国属高流行区。

戊型肝炎主要有以下 4 种流行模式：①水源型：是引起 HEV 大规模流行的主要模式，由水源污染所致；②食物型：由于食物被处于潜伏期的炊事员粪便污染导致戊型肝炎的流行；③接触型：戊型肝炎也可经日常生活接触传播，即使在水源型流行时，也有部分病例系日常生活接触传播；④输入型：于发病前 2 个月内曾到过戊型肝炎流行区。

本病有明显的季节性，水源型流行多发生于雨季或洪水后，一般多见于秋季。与甲型肝炎相比，戊型肝炎发病年龄偏大，主要见于青壮年和妊娠妇女。

【发病机制与病理】

HEV 经口感染，由肠道循血运侵入肝脏复制，在肝细胞内增殖后，进入血液和胆汁，最后经粪便排出体外。HEV 是否存在肝外复制尚不知。HEV 进入人和实验动物体内后引起机体免疫应答，可产生特异性抗体，但滴度低，且在恢复期较快下降，说明该抗体不能中和病毒。采用免疫电镜技术（IEV）观察实验动物肝组织偶可发现成熟的病毒颗粒散在于肝细胞胞质中，含病毒颗粒的肝细胞中有部分并未发生变性，因而认为 HEV 并不直接引起细胞损害，这一观点在病毒体外培养中亦得到证实。戊型肝炎的肝细胞损伤可能由细胞免疫引起，用实验动物恢复期血清抗-HEV IgG 可以在感染初期的肝组织中检测到 HEV 抗原，抗原颗粒均匀分布于肝细胞胞质内，偶可见于库普弗细胞内，但在炎症细胞和胆管上皮细胞中未能检出。在 HEV 抗原相对集中区，肝细胞受损较明显，电镜观察可见淋巴细胞和受损肝细胞发生紧密接触。对含病毒抗原的肝细胞发动攻击的主要是 CD8+ 的淋巴细胞（CTL），自然杀伤细胞（NK）细胞增多。HEV 感染人体以后，临床上可表现为急性黄疸型肝炎、急性无黄疸型肝炎、淤胆型肝炎甚至重型肝炎，没有 HEV 引起慢性肝炎的报道。

戊型肝炎的病理变化在黄疸型和无黄疸型略有不同，黄疸型的病理特点是毛细胆管扩张、胆汁淤积、胆栓形成，上述改变造成肝细胞形成假腺样结构。肝细胞变性、坏死较少见。病毒感染的肝细胞周围可见大量淋巴细胞浸润，小叶和门脉区还有较多的多核细胞浸润。无黄疸型肝炎肝组织的病理学改变主要表现为门脉区炎症，有大量淋巴细胞浸润，肝细胞灶性坏死、气球样变、嗜酸性变以及凋亡小体形成。浸润的淋巴细胞以 CD8+ 细胞为主，NK 细胞浸润也常见。大多数戊型肝炎患者组织病理改变为重度损伤，大块和亚大块肝坏死也可见到。实验动物肝组织病理改变主要是以淋巴细胞浸润为主的坏死性炎症反应，出现较多的凋亡小体，而胆汁淤积现象和气球样变少见。

【临床表现】

HEV 感染后表现为急性肝炎或急性重型肝炎，症状酷似甲型肝炎，不呈慢性经过。潜伏期 15~50 天，平均 6 周（较甲型肝炎的 4 周略长）。明显黄疸出现于发病后 0~10 日，AST 及 ALT 同时达峰值，并可检出 IgG 及 IgM 型抗体。发病前后 5 周内血液与粪便中可用 RT-PCR 法检出 HEV RNA。

人感染 HEV 后可表现为亚临床型和临床型，两者的比例约为 45∶1。儿童感染多为亚临床型，成人则以临床型多见。绝大部分急性起病，包括急性黄疸型和急性无黄疸型肝炎，戊型肝炎临床表现与甲型肝炎相似，但黄疸前期更长、症状更重。此期持续约 1~10 日，主要表现为发热、乏力、厌油腻、纳差、恶心、呕吐、尿黄、肝大及血清氨基转移酶升高等，关节痛也较多见。与甲型肝炎一样，戊型肝炎也常在退热后出现黄疸，黄疸期约持续 15~40 日，此时巩膜、皮肤黄染，同时伴乏力、厌油腻、纳差及全身瘙痒、大便色淡等胆汁淤积症状，比甲型肝炎更重。本病为自限性疾病，多在发病后 4~6 周内症状消失，肝功能恢复正常，不会发展成慢性肝炎。少数患者呈急性重型肝炎和亚急性重型肝炎的临床经过。孕妇特别是妊娠晚期感染者病情较重，暴发性戊型肝炎发生率较高。

病死率高是本病的另一重要特征，最高可达 12%。孕妇病死率明显高于其他人群，特别是怀孕第 6~9 个月，为 10%~20%，最高达 39%。我国新疆报道，妊娠早、中、晚期的孕妇病死率分别为 15%、8.5%、21%，孕妇发病后常发生流产和死胎。戊型肝炎的主要死因依次为脑水肿（33.5%）、肝肾综合征（24.5%）、产后出血（18.1%）、脑疝（12.3%）及上消化道出血（11.6%）。

【实验室检查】

1. HEV 颗粒检测 免疫电镜法为最早检测 HEV 感染的手段。在发病前 9 日至发病后 8 日，即可从病人的粪便、胆汁、肝匀浆组织中观察到 HEV 颗粒。此法敏感性差，特异性抗体来源有限及需用电镜等因素均使应用受到限制。

2. HEV RNA 的检测 用 RT-PCR 法检测 HEV RNA 是确定 HEV 感染的金标准，病人和实验动物的粪便、胆汁、血清和肝匀浆中均可检出 HEV RNA，被扩增的 HEV RNA 主要是其基因组的 ORF1 区和（或）ORF2 区序列，此法敏感性高，但操作和实验条件要求高，目前尚未作为常规。

3. HEV 抗原的检测 采用免疫电镜或酶联免疫吸附法（ELISA）检测粪便或胆汁中 HEV Ag，用免疫荧光法可检测肝组织 HEV 抗原，但由于病毒颗粒等存在时间短，一般阳性率不高。

4. 抗 HEV 检测 常用 ELISA 法检测抗 HEV IgM 及抗 HEV IgG，有人认为，急性戊型肝炎时阳性率可达 86.5%，恢复期持续时间较短，仅 6.3%左右阳性。因此，用于戊型肝炎诊断时一次阳性即有意义；也有人认为部分戊型肝炎病人抗 HEV 持续时间较长，可达数年之久，而且正常人也可有 10%以上的低滴度阳性，故只有滴度较高（1:40 以上）或在病程中有动态变化（抗 HEV 由阴转阳或滴度有 4 倍以上升高）时才有诊断意义。

目前亦可用 6 种 HEV 基因重组蛋白作为抗原，建立了蛋白印迹法（WB），检测抗 HEV IgM 和抗 HEV IgG 以作为 HEV 感染的确证试验。灵敏性和特异性均很高，但操作较烦琐，至今尚未在临床推广应用。

【诊断和鉴别诊断】

流行病学、临床特点和常规实验室检查仅可作为临床诊断的参考。确诊须依赖特异性血清病原学检查，同时应排除 HAV、HBV、HCV 和其他病毒性肝炎。如具备急性肝炎的临床表现，同时血清抗 HEV IgM 或抗 HEV IgG 阳性或从粪便中检出 HEV 颗粒或 HEV RNA 者均可诊断为戊型肝炎。

本病主要需和甲型肝炎鉴别：甲型肝炎的潜伏期较短，临床表现稍轻，胆汁淤积症状没有戊型肝炎重，更重要的是血清或粪便检出 HAV 抗原、抗 HAV 或 HAV RNA 可资鉴别。

【治疗】

尚无针对 HEV 病毒的特效治疗，治疗原则以适当休息、合理营养为主，药物治疗为辅，应避免饮酒和应用对肝脏有损害的药物，用药宜简不宜繁。

应强调早期卧床休息，给予清淡、营养丰富的饮食，补充足够的维生素 B 和维生素 C。进食过少及呕吐者，可给予 10% 葡萄糖 1000~1500ml，酌情加入能量合剂及 10% 氯化钾，也可适当应用中药治疗，至症状明显减退，可逐步增加活动。初感染的急性黄疸型戊型肝炎患者，发病后 2 周临床症状消失，血清总胆红素在 17.1μmol/L 以下，ALT 在正常值 2 倍以下时可以出院，出院后仍应休息 1~3 个月，恢复工作后定期复查 1~3 年。重型肝炎除一般治疗外，早期输入血浆、白蛋白，并积极防治各种并发症的发生，可以防止病情恶化。本病有下列因素之一者预后差：合并妊娠、老年患者、与 HBV 重叠感染。关于终止妊娠是否可以改变急性重症戊型肝炎的预后尚无统一认识。

【预防】

尚无戊型肝炎疫苗真正应用于临床，有人认为人免疫球蛋白可能有预防 HEV 感染作用，后经实验观察证实，人免疫球蛋白对预防戊型肝炎无效。故目前的预防主要是以管理传染源和切断传播途径为主。

1. 管理传染源　早期发现传染源并予以隔离，隔离期自发病之日算起共计 2 周。病人隔离以后对其居住、活动频繁地区尽早进行终末消毒。托幼机构发现有戊型肝炎后，除对病儿隔离治疗外，应对接触者进行 45 天医学观察。由于在戊型肝炎流行区和非流行区的动物体内均检测到了高水平的抗 HEV 抗体。推断动物可能是 HEV 的重要贮存宿主，如猪就是其中之一。因此，对动物的管理也很重要。

2. 切断传播途径　主要在于切断粪-口传播，应提高集体和个人卫生水平，养成餐前、便后洗手习惯，共用食具应消毒，实行分餐制，保护水源，加强食品、粪便管理等。

3. 戊型肝炎疫苗研究现状　自 1991 年戊型肝炎病毒（HEV）全基因测序完成后，给 HEV 的疫苗研究带来了希望。HEV 基因组 ORF_2 区编码的核衣壳蛋白和结构蛋白是疫苗研究的核心和焦点。该区有多个中和抗原表位，其中 N 端和 C 端各有一个区域免疫原性最强，含有强的 IgG 和 IgM 抗原表位。各种研究表明，许多抗原表位都是构象依赖性的，如果重组蛋白表达片段过长，则其抗原表位被掩盖，免疫原性丧失。能结合中和抗体的最小片段位于 $ORF_2$452~617 个氨基酸，此片段不仅能够诱导产生中和抗体，并可与其他基因型 HEV 抗体产生交叉反应。因此可能是最理想的疫苗研制位点。

由于 HEV ORF_2 编码病毒衣壳蛋白，中和抗体主要由 ORF_2 蛋白诱导产生，因此目前 HEV 基因重组疫苗均选自 ORF_2 区。但各实验室构建的 ORF_2 基因片段长短不一，病毒的基因型也不同，结果也不尽相同。早期 Purdy 等用原核细胞表达的缅甸株 ORF_2 C 端蛋白免疫食蟹、猴，然后用缅甸株攻击，动物获得保护，但用墨西哥株攻击时，仍发生感染，并产生病毒血症，但不发病。目前多数实验室是用真核细胞表达 HEV 重组蛋白，获得相对分子质量大小不一的产物，用其免疫实验动物后产生了不同的免疫效果。有学者将部分 HEV ORF_2 插入杆状病毒载体，并在昆虫细胞中表达，获得少量分子量为 58 000kD 和大量分子量为 50 000kD 的蛋白产物，后者自我装配成空病毒样颗粒（empty virus-like particles, VLPs），直径为 23.7nm，略小于完整的 HEV 颗粒，但其免疫原性与完整的 HEV 类似，VLPs 作为口服免疫原在不用佐剂的情况下分别以 10~100mg 免疫小鼠，共 4 次，结果显示可诱导产生血清抗 HEV IgM 抗体，21 周内达高峰，4 周后可检测到血清抗 HEV IgG，并持续存在 10 周以上。VLPs 口服方便，类似自然感染途径，对纯度要求低，且较安全，有一定的应用前景。

由 GlaxoSmithKline 以及 Walter Reed Army Institute 共同研发的重组疫苗在 2000 名尼泊尔战士的 Ⅱ 期临床实验中已取得成功，以三种不同剂量最终达到 96% 的有效率。然而对这个疫苗没能进行更深入的研究。一项超过 100 000 名中国人的 Ⅲ 期临床实验报道，重组 HEV 疫苗（HEV 239）可以阻止 94%~100% 的急性戊型肝炎。这项疫苗是基于基因 1 型，由细菌细胞产生，包含吸附到 0.8mg 氢氧化铝上的 30μg 纯化的 HEV 抗原。目前的疫苗与任何明显的、意料之外的副作用不存在相关性，因此在怀孕的妇女中使用是安全的。这种疫苗只限于防止基因 1 型和 4 型的 HEV 感染，而其对于基因 3 型的有效性尚未明确。该疫苗还需要在特定的高危人群中进行更为深入的评估，例如晚期肝病或是处于免疫抑制状态的患者。同时也需要其他研究来明确能起到保护作用的 HEV 抗体滴度值及疫苗免疫后 HEV 抗体滴度的下降速度。2011 年 12 月该疫苗在中国获批（根据 2012 年 1 月 15 日 ClinicalTrials. gov database）。截至目前仍未应用于临床。

主要参考文献

［1］ Wedemeyer H, Pischke S, Manns MP. Pathogenesis and treatment of hepatitis e virus infection. Gastroenterology, 2012, 142（6）：1388-1397.

［2］ Blasco-Perrin H, Abravanel F, Blasco-Baque V, et al. Hepatitis E, the neglected one. Liver Int, 2016, 36 Suppl 1：130-134.

［3］ Khuroo MS, Khuroo MS. Hepatitis E：an emerging global disease-from discovery towards control and cure. J Viral Hepat, 2016, 23（2）：68-79.

第七节　丁型病毒性肝炎

（徐小元　李文刚）

丁型病毒性肝炎（viral hepatitis D）是由丁型病毒性肝炎病毒（hepatitis D viral, HDV）与 HBV 等嗜肝 DNA 病毒共同感染引起的以肝细胞损害为主的传染病。HBV 感染是它在肝细胞内存在的必要条件，有合并感染与重叠感染两种形式。HDV 重叠感染后易使原有肝炎病情发生慢性化和重型化，预后更差。

【病原学】

HDV 于 1977 年由 Rizzrtto 首先发现，当时称为 δ 因子（delta agent），1983 年国际病毒性肝炎会议正式命名为 HDV。1986 年成功克隆出了 HDV cDNA 片段，1987 年获得 HDV 全序列。

丁型肝炎病毒（HDV）是一种缺陷型 RNA 病毒，必须在 HBV 或其他嗜肝病毒的辅助下才能复制。HDV 颗粒呈球形，直径约 36nm，外壳为 HBsAg，内部有丁型肝炎抗原（HDAg）和病毒基因组（HDV RNA）。HDV 基因组为一单链环状 RNA，全长 1780bp。基因组 G-C 含量很高，容易通过 G-C 发生分子内互补，折叠成不分支的双股杆状结构。HBsAg 可防止 HDV RNA 被核酶降解，在 HDV 致病中起主要作用，该 RNA 不是 HDV 基因产物，而是由同时感染宿主细胞的 HBV 提供。丁型肝炎有两种感染方式：一是 HDV 与 HBV 同时感染，另一种是在 HBV 感染的基础上引起重叠感染。HDAg 有两种多肽形式（P24 和 P27），主要存在于肝细胞内，在核内表达，呈粒状、小球状或弥散分布，可用 ELISA 方法检出。血清中出现早，但维持时间短，且有外壳包被，故不易检出，需先除去 HDV 颗粒的外壳后用免疫酶法或放射免疫法检测血清 HDAg。HDV 感染后 2 周产生抗-HD-IgM，1 个月达高峰，抗-HD-IgG 产生晚，在恢复期出现，抗-HD 不能清除病毒，如持续高效价，可作为慢性丁肝的指标。在 HDV 复制前，可在肝细胞、血液、体液中检测到 HDV RNA，通常用 cDNA 探针斑点杂交法（Nothern blot）检测或逆转录-PCR 法，可作为抗病毒治疗疗效观察的指标。

目前已知人 HDV 的基因型共有 8 型。在欧洲、中东地区、北美及北非地区最常见的为基因 1 型；而基因 2 型主要存在于远东地区，基因 3 型在亚马逊盆地发现。

黑猩猩和土拨鼠可作为 HDV 临床研究的动物模型。

【流行病学】

HDV 呈全球性分布，但各地区发病率有显著差异，多数情况下 HDV 感染率与 HBV 感染率的高低相一致。HDV 主要流行于地中海盆地、中东、南美等地，全球以意大利最严重。发展中国家 HBsAg 携带率较高，有引起 HDV 传播的基础。我国各地 HBsAg 阳性者中 HDV 感染率为 0.32%。近年 HDV 感染率已显著下降，其下降可能与慢性 HBsAg 携带者的减少、一次性注射器的推广以及社会经济的改善有关。

丁型肝炎的传染源主要是急慢性丁型肝炎病人和 HDV、HBV 携带者，实验动物模型如黑猩猩、土拨鼠等也可作为传染源。传播途径与乙型肝炎相似，主要是输血和血制品，日常生活接触也有可能传播，是否存在母婴传播尚不肯定，易感人群为 HBsAg 携带者，从未感染乙型肝炎病毒者不会单独感染 HDV。HDV 传播与 HBV 相似；此外，我国发现生活密切接触是重要传播方式。

HBV 感染者，尤其是慢性无症状 HBsAg 携带者是 HDV 感染的高危人群，多次接受输血者、献血浆者、静脉药瘾者都是本病高危人群。

【发病机制与病理】

尽管丁型肝炎病毒能够引起最严重的肝炎，但肝脏损伤的程度可从无症状到急性肝衰竭不等。丁型肝炎的发病机制尚未完全阐明，目前认为，HDV 引起肝炎的机制可能既有病毒复制对肝细胞的直接损伤作用，也有宿主免疫反应参与。高水平表达的 HDAg 对体外培养的 HeLa 细胞和 Hep-G2 细胞有直接细胞毒作用，单纯 HDV 感染组织学所见主要是肝细胞退行性变和嗜酸性变，而炎症细胞浸润少见。一般来说，急性丁肝的临床表现与急性乙肝的表现难以区分。急性丁肝通常表现为肝酶的两个连续高峰，偶尔表现为胆汁淤积的过程。在 HDV 与 HBV 重叠感染时常见肝细胞损害加重，肝炎向慢性化发展。此外，免疫病理发现 HDV 感染者肝细胞也有不同程度的病变，HDV 与 HBV 重叠感染所致的慢性肝炎患者肝组织内也有大量淋巴细胞浸润，与 HBV 引起的免疫反应极为相似。

丁型肝炎的肝组织病理改变以肝细胞的嗜酸性变和小泡状脂肪变性为特点，伴肝细胞气球样变和汇管区炎症细胞浸润，在重型肝炎时，常可见大块肝坏死，残存肝细胞小泡状脂肪变性、假胆管形成，汇管区炎症更加明显。国外也有报道，在 HDV 感染时肝细胞损伤较明显，而炎症细胞浸润少见，提示病变主要由病毒直接损伤肝细胞所致。

【临床表现】

HDV 感染与 HBV 感染多同时或重叠发生，故其临床表现也在一定程度上取决于 HBV 感染状态。根据两者的关系，可分为四种临床类型。

1. 急性丁型肝炎　多由 HDV 与 HBV 同时感染所致，潜伏期多为 6~12 周，临床多呈急性自限性肝炎的表现，大多数为急性黄疸型肝炎。肝损害常不太严重，酷似单纯的急性乙型肝炎。在病程中先后出现两次肝功能损害是其特点，即血清胆红素和氨基转移酶出现两个高峰（分别由两种病毒所致）。很少发展为重型肝炎和慢性肝炎，病程短，预后好。

2. HDV 与 HBV 重叠感染　在慢性 HBV 感染的基础上又发生 HDV 感染，其临床表现轻重不一，病情复杂多样。可表现为慢性 HBsAg 携带者的急性发作或慢性乙型肝炎恶化，也可发生重型肝炎，特别是慢性重型肝炎。重叠感染的病例 80% 左右发展成慢性，少数 HDV 阴转仅剩下单纯慢性 HBV 感染。

3. 慢性丁型肝炎　几乎全部由重叠感染发展而来。HDV 感染可以使原有的 HBsAg 携带者发展为慢性乙型肝炎，慢性化后发展为肝硬化的过程也较快。过去认为 HDV 感染很少发展到肝细胞癌，但近年经过长期观察发现，慢性丁型肝炎中肝细胞癌的发生率占慢性丁型肝炎病人的 40% 以上。丁型肝炎病人肝细胞核中有原癌基因 c-myc 积聚，后者的存在与 HDAg 一致，c-myc 在 HDAg 阳性细胞中的表达不需要 HBV 感染的存在，因而认为持续感染 HDV 的病人属于肝细胞癌高危人群，HDV 可能是独立的促癌因素，不容忽视。

4. 重型肝炎　包括急性和亚急性重型肝炎，在无症状慢性 HBsAg 携带者基础上重叠感染 HDV 时颇易发展成急性或亚急性重型肝炎。欧洲的一项研究显示，在急性重型肝炎中，HDV 感染标志阳性率高达 21%~60%，认为 HDV 感染是导致大块肝坏死的一个重要因素。原本病情相对稳定或进展缓慢的慢性乙型肝炎患者，临床状况可突然恶化，呈暴发性肝衰竭的表现，死亡率高达 20%~30%。

【实验室检查】

近年丁型肝炎的特异性诊断方法日臻完善，从患者肝脏或血清中检测到 HDAg 或 HDV RNA；或从血清中检测到抗 HD，均可确诊为 HDV 感染。

1. HDAg 检测　丁型肝炎病程早期都有 HDAg 血症。用 EIA 或 ELISA 方法检测血清 HDAg，阳性率分别可达 87% 和 100%，有助于早期诊断。在慢性 HDV 感染时，由于血清持续存在高水平的抗 HDV，HDAg 多以免疫复合物的形式存在，如先用免疫印迹法（Western Blot）分离出 HDAg，则可检测到 HDAg-D 蛋白，但此法烦琐，目前仅用于科研。对于肝穿刺标本，可用免疫荧光法或免疫组化法检测肝细胞内的 HDAg。

2. 抗-HD 检测　抗 HD 在感染初期主要为 IgM，稍后则以 IgG 型为主。血清抗-HD-IgM 在急性 HDV 感染时出现较早，一般持续 2~20 周为早期诊断指标，抗 HD-IgM 有 17S 和 7S 两种多肽形式，急性期为 19S 型，在慢性 HDV 感染时，抗 HD-IgM 以 7S 型为主。一旦 HDV 感染终止，IgM 型抗体滴度迅速下降，甚至转阴。抗 HD-IgM 的清除可能与治疗后应答相关。而血清抗-HD-IgG 在急性 HDV 感染时多出现于发病后 3~8 周，滴度较低，有时也可不出现。在慢性感染时，血清抗 HD-IgG 多呈持续性高滴度，贯穿慢性 HDV 感染的整个过程，在 HDV 感染终止以后仍可继续存在多年。因此持续高滴度的抗 HD-IgG 是诊断慢性丁型肝炎的主要血清学标志。目前常用的检测方法是酶免疫法（EIA）或放射免疫法（RIA），以检测血清抗 HD-IgG 为主。

3. 血清 HDV RNA 检测　多用 cDNA 探针斑点杂文法和 RT-PCR 法（逆转录-多聚酶链反应）检测，阳性结果是 HDV 复制的直接证据。

【诊断和鉴别诊断】

HDV 与 HBV 同时感染所致的急性丁型肝炎，临床可出现典型的两次肝损害表现，但仅依靠临床资料不能确定病因。出现下列情况者均应想到 HDV 重叠感染的可能：①急性乙型肝炎病程中表现二次黄疸和 ALT 升高；②无症状 HBsAg 携带者出现急性肝炎发作的临床表现；③慢性乙型肝炎病程中出现急性恶化的征象；④慢性乙型肝炎病情逐渐加重，而无 HBV 复制证据；⑤病情进展较快的急性或亚急性重型肝炎。

需明确诊断者应做特异性血清学检查，只要从肝组织或血清检测出 HDAg、HDV RNA、抗-HD 或抗-HD-IgM，任何一项阳性，即可诊断。

本病需与其他类型的病毒性肝炎如单纯乙型病毒性肝炎、丙型肝炎等鉴别。特异性血清学检查病原明确病因可资鉴别。

【治疗】

对于急性丁型肝炎，治疗应予足够休息、对症护肝为主，慢性 HDV 感染，尚无可靠的治疗手段。IFN 是目前唯一可供选择的治疗慢性丁型肝炎的药物，但疗效有限。40%~70%的病人经 IFN 治疗（剂量为 3MIU，3 次/周）可使血清中 HDV RNA 消失，但是抑制 HDV 复制作用非常短暂，停止治疗后 60%~97%的病人复发。研究发现，丁型肝炎有短暂的 HBsAg 出现时，对 IFN 治疗有持续应答，对治疗有应答的病人抗-HD-IgM 逐渐消失，提示 HDV 感染终止。无环鸟苷、利巴韦林等对 HDV 感染无效。有报道硫代反义寡脱氧核苷酸可能通过抑制 HDV 核酶而有抗 HDV 感染的作用。在活体组织它能有效抑制 HDV 复制，是目前最有前景的治疗手段。

多项研究数据证实 HBV 直接抗病毒药物抗 HDV 感染作用的有限性，但与小幅度的 HBsAg 的下降密切相关。拉米夫定、阿德福韦酯以及恩替卡韦均证明不能有效地治疗 HDV。然而，来自 HIV/HBV/HDV 的共感染患者的数据显示长期替诺福韦的治疗不仅可以抑制 HBV，同时还可以引起 HDV 复制相关参数的下降以及肝脏状况的改善。

【预防】

预防重点是防止乙型肝炎病毒感染，因此，乙型疫苗的推广应用是很重要的预防手段。其次是防止 HBsAg 阳性者重叠感染 HDV，但这一点目前仍是十分困难的，因为至今尚无有效的丁型肝炎疫苗问世。目前主要采用以下手段进行预防：①广泛接种乙肝疫苗，控制乙型肝炎病毒感染是消灭 HBV 携带状态的有力措施，也是控制 HDV 感染切实可行的方法；②严格执行无菌操作技术和消毒隔离制度，针灸和注射实行一次性医疗用具，防止医源性感染；③严格筛选献血员，保证血液和血制品质量，是防止输血后丁型肝炎发生的有效方法。

主要参考文献

［1］Yurdaydin C. Treatment of chronic delta hepatitis. Semin Liver Dis，2012，32（3）：237-244.

［2］Soriano V，Vispo E，Sierra-Enguita R，et al. Efficacy of prolonged tenofovir therapy on hepatitis delta in HIV-infected patients. AIDS，2014，28（16）：2389-2394.

［3］Rizzetto M. Hepatitis D Virus：Introduction and Epidemiology. Cold Spring Harb Perspect Med，2015，5（7）：a021576.

［4］Alfaiate D，Dény P，Durantel D. Hepatitis delta virus：From biological and medical aspects to current and investigational therapeutic options. Antiviral Res，2015，122：112-129.

［5］Sureau C，Negro F. The hepatitis delta virus：Replication and pathogenesis. J Hepatol，2016，64（1 Suppl）：S102-S116.

第八节 庚型病毒性肝炎
（徐小元 李文刚）

迄今为止仍有部分病毒性肝炎的病原未明，有不少输血后或散发性病例不能用现有的检测方法检出病毒学标记，提示可能还有新型肝炎病毒存在。GB 病毒是近年发现的可能与人类肝炎有关的病毒，它不属于目前已确认的五型肝炎中的任何一型。现已发现 GBV-A、GBV-B、GBV-C 三种，随后又发现了一种新的黄病毒样的 RNA 病毒，暂命名为庚型肝炎病毒（HGV）。GBV-A、GBV-B 病毒在人类是否存在、能否导致人类肝炎等问题尚不清楚。GBV-C 与 HGV 是同一种病毒的不同分离株，目前暂时称为庚型肝炎病毒（包括 GBV-C 和 HGV）。庚型病毒性肝炎（viral hepatitis G）可能由上述 GBV-C 及 HGV 引起。

【病原学】

在可靠的检验方法用于病毒性肝炎检测后，仍发现有部分肝炎患者的病原体不明，称为非甲-戊（non-A-E）型肝炎。1976 年美国 Deinhardt 把一名患黄疸型肝炎的外科医生血清接种到一种南美绢猴身上，导致绢猴发生肝炎，当时将此血清可能存在的致炎因子以该医生的姓名缩写命名为 GB 病毒。1995 年美国科学家采用代表性差异分析法（representational difference analysis，RDA）从接种病人血清的绢猴中获得了两个肝炎相关的 RNA 病毒样基因序列，暂命名为 GBV-A、GBV-B。随之又扩增出 GBV-C 序列。基因分析表明 GBV-A、GBV-B、GBV-C 与 HCV 有一定的同源性，认为此类病毒为黄病毒家族新成员。几乎与此同时，美国另一实验室也发现了与非甲-戊型肝炎有关的另一株病毒，基因分析及氨基酸序列比较表明该病毒与 GBV-C 关系密切，与 GBV-A、GBV-B 及 HCV 同源性低，是黄病毒家族的又一个成员。将其与 GBV-C 统一命名为庚型肝炎病毒即 HGV。

GBV-A 和 GBV-B 与黄病毒、瘟病毒家族的病毒结构相似，结构基因区在 5′端，非结构基因区在 3′端，为有包膜的单股正链 RNA 病毒，GBV-A 全长 9493bp，编码 2972 个氨基酸的多聚蛋白，GBV-B 全长 9143bp，编码 2841 个氨基酸的多聚蛋白。GBV-A 结构基因区包括 E_1、E_2 区，非结构基因区包括 NS_2、NS_3、NS_4A/B、NS_5A 和 NS_5B 区。GBV-B 除具有 GBV-A 的基因区外，尚有一个编码核衣壳蛋白的 C 基因区。E_1、E_2 区编码包膜蛋白，NS_5 区编码解螺旋酶，NS_5B 编码 RNA 依赖性 RNA 聚合酶，其余几个区功能未明。GBV-C 基因组结构与 HCV 相似，长约 9.5kb，为单股正链 RNA 病毒，整个基因组仅有一个开放读码框（ORF），编码约 2906 个氨基酸蛋白前体。该前体蛋白经病毒或宿主细胞蛋白酶水解后，可形成不同的结构蛋白和非结构蛋白。ORF 两侧分别为 5′非编码区（5′-NCR）和 3′非编码区（3′-NCR）。基因组 5′端的结构基因依次编码核心蛋白（C）和包膜蛋白（E_1、E_2）；3′端的非结构基因区编码病毒的功能蛋白，其中 NS_3 区编码病毒解旋酶、锌蛋白酶和丝氨酸蛋白酶，NS_5B 编码依赖 RNA 的 RNA 聚合酶（RDRP）。HGV 基因组核苷酸可以发生替代突变及插入/缺失突变，某些突变可以改变 5′端 ATG 的起始位置，从而产生大小不同的病毒蛋白。因此 HGV 的不同分离株的核心蛋白氨基酸长度不一，有些分离株无核心蛋白。根据序列分析，HGV 至少存在 5 种基因型。其中 I 型多存在西非人群，III 型在亚洲多见。

【流行病学】

各国学者对既往肝炎病例的回顾性调查发现，HGV/GBV-C 呈全球性分布。研究表明，美国感染 HGV/GBV-C 较严重，而日本是继美国之后发现 HGV/GBV-C 感染的第一个亚洲国家。

HGV/GBV-C 主要经血或肠道外途径传播，也可经性接触或垂直传播。受血者、静脉注射毒品和接触血源的医务人员等为高危人群。传染源主要是 HGV/GBV-C 感染者和病毒携带者。由于 HGV/GBV-C 与 HBV 和 HCV 的传播途径相似，所以庚型肝炎患者常合并感染 HBV 和 HCV。约有 6% 的慢性乙型肝炎患者同时感染 HGV/GBV-C，10% 的慢性丙型肝炎患者同时感染 HGV/GBV-C。亚培（Abbott）实验室利用基因工程重组抗原或检测 GBV-A、B、C 抗体的 ELISA 试剂盒，检测 101 名多次输血者，结果发现抗 GBV-A、B、C 阳性率分别为 3%、11%、7%；112 名静脉注射毒品者中其抗体率分别为 8%、4.4%、1.8%。但奇怪的是在抗 GBV-A、抗 GBV-B 阳性的人血清中利用 RT-PCR 法却没有查出相应的病毒核酸，因此对 GBV-A、GBV-B 的致病性提出质疑。在美国供血员中约有 1.5% HGV RNA 阳性，而国内有一项报道，静脉吸毒者和供血员中 HGV RNA 阳性率分别达 75% 和 2%，充分说明经血传播是 HGV/GBV-C 主要的传播途径。

日本 Feucht 等报道，9 个 HGV 阳性的母亲所生婴儿中有 3 个 HGV 阳性。德国 Viazovt 等报道 17 名 HGV/GBV-C 阳性母亲生下的 18 名婴儿中有 10 名 HGV/GBV-C 阳性，且母婴间 HGV/GBV-C 序列同源性高达 96.3%~99.9%。有人调查 87 名男同性恋者发现 HGV/GBV-C 阳性者 27 人（31%）。50 名妓女中阳性 9 人（18%）。台湾 Kao 等报道，在 100 名丙型肝炎患者配偶中发现 12 名 HGV/GBV-C 阳性，核苷酸序列表明，在感染的配偶间 HGV/GBV-C 分离株十分接近。由此表明，HGV/GBV-C 可以通过母婴垂直传播和性接触传播。

GBV-C 等基因型分布存在地区差异。I a 和 I b 型主要分布在欧洲和北美地区以 II a 和 II b 型常见，亚洲地区分离株主要为基因 III 型，南非以 IV 型为主。

【临床表现】

HGV/GBV-C 感染有可能引起人类急、慢性肝炎，重型肝炎和病毒携带状态。

目前认为 HGV/GBV-C 引起的肝炎临床症状一般较轻，黄疸较少见，血清 ALT 平均水平较丙型肝炎低，约 50% 患者 ALT 正常，为无症状携带状态。HGV/GBV-C 可与 HBV、HCV 同时感染引起持续性肝炎，容易发展成慢性肝炎。关于 HGV/GBV-C 是否可引起重型肝炎的问题尚有争论，一些报道在非甲-戊型重型肝炎患者血清中检出 HGV-RNA，认为 HGV/GBV-C 可引起重型肝炎，临床表现为亚急性经过，但也有在非甲-戊型重型肝炎患者血清中不能检出 HGV-RNA 的报道。

总之，庚型肝炎的临床表现缺乏明显特异性，有一般病毒性肝炎的症状和体征，例如纳差、恶心、右上腹部不适、疼痛、肝大、肝区压痛等。至于庚型肝炎是否可以进一步发展为肝硬化、肝癌，目前尚不十分明确。

【实验室检查】

目前 HGV 感染的检测最有效和常用的方法是 RT-PCR 法检测 HGV RNA，采用 5′-NCR、NS_3 区和 E_2 区的套式引物。血清中 GBV-C RNA 的存在提示活动性的 GBV-C 感染，然而 GBV-C 包膜糖蛋白 E_2 抗体的检测则与其既往感染有关。由于 E_2 抗体的出现与 HGV RNA 的消失有关，可将 E_2 抗体作为 HGV 感染恢复的标志。但是目前商品化的 HGV 感染的血清学检测试剂盒仍无法获得。HGV/GBV-C 感染的病原学诊断目前主要依赖两种方法，酶联免疫吸附实验（ELISA）检测抗 HGV 和逆转录聚合酶链反应（RT-PCR）检测 HGV RNA，但抗 HGV 和 HGV RNA 的检出不一定平行。有 25% 左右抗体阳性的标本用 RT-PCR 检测 HGV/GBV-C RNA 是阴性的。

【诊断和鉴别诊断】

参考流行病学资料，如曾经接受过输血或为献血员，或有静脉吸毒史者，结合临床有病毒性肝炎的表现，一般应想到庚型肝炎的可能。但确诊须依赖特异性血清学检查，如抗 HGV 或 HGV/GBV-C RNA 一项阳性，即可诊断为庚型病毒性肝炎。

本病须和其他类型的病毒性肝炎相鉴别，尤其是慢性乙、丙型肝炎。特异性血清学检查是鉴别诊断的依据。

【治疗】

目前对庚型肝炎尚缺乏特效的治疗方法，一般对急性肝炎仍以适当休息、营养、保肝治疗为主。有关 HGV/GBV-C 病毒治疗的资料不多，有报道用干扰素治疗 HGV/GBV-C 和 HCV 双重感染时，HGV RNA 滴度降低，但治疗停止后，滴度会回升。是否与干扰素的用量和疗程有关，尚须研究证实。

【预防】

目前对庚型肝炎的研究尚处于初级探索阶段，对 HGV/GBV-C 病毒的基因结构、致病性、致病机制等方面皆缺乏深入了解，因此预防措施主要以管理传染源和切断传播途径为主。由于庚型肝炎病人和 HGV/GBV-C 携带者广泛存在，且和其他类型肝炎病毒如 HBV、HCV 等混合存在，故管理很困难。切实有效的途径是严格控制献血员的筛选，建立敏感性和特异性更高的检测 HGV/GBV-C 的方法。对静脉药瘾者加强管理，HGV/GBV-C 阳性妇女避免妊娠，以减少母婴传播。

主要参考文献

[1] Stapleton JT, Foung S, Muerhoff AS, et al. The GB viruses: a review and proposed classification of GBV-A, GBV-C (HGV), and GBV-D in genus Pegivirus within the family Flaviviridae. J Gen Virol, 2011, 92 (Pt 2): 233-246.

[2] Bhattarai N, Stapleton JT. GB virus C: the good boy virus? Trends Microbiol, 2012, 20 (3): 124-130.

[3] Ranjbar MM, Ghorban K, Alavian SM, et al. GB Virus C/Hepatitis G Virus Envelope Glycoprotein E2: Computational Molecular Features and Immunoinformatics Study. Hepat Mon, 2013, 13 (12): e15342.

第九节　其他新型病毒性肝炎

（徐小元　李文刚）

一、输血传播病毒（TTV）

输血传播病毒（transfusion transmitted virus，TTV）是 1997 年首先从一例日本输血后非甲-庚型肝炎患者血清中获得的一类新的 DNA 病毒。该病毒以病人的名字命名为 TTV，恰与经输血传播病毒吻合。同年，Okamoto 等人测定 TTV 的全基因序列，并分析 TTV 在人群的分布，第一次系统地展现了 TTV 病毒。该研究证实，TT 病毒与输血后肝炎有相关性，可能是一种新型的肝炎相关病毒。

【病原学】

TTV 为无包膜的单股负链环状 DNA 病毒，目前将其归类为指环病毒家族（*Anelloviridae*）。病毒颗粒呈球形，直径 30~50nm，无包膜。基因组大约 3.8kb。TTV 在氯化铯和蔗糖中的悬浮密度分别为 $1.31~1.35g/cm^3$ 和 $1.26g/cm^3$。继 1998 年 Okamoto 等在 Gen Bank 上公布第一个 TTV 基因序列之后，Mushahwar 等作了更为系统的研究，于 1999 年报道 TTV 基因组系由 3852 个核苷酸组成的环状单股 DNA。其基因组长度因株而异，原型 TTV（基因型 1a）基因组分为约 1.2kb 的非编码区和 2.6kb 的编码区，编码区含有两个编码病毒蛋白的开放读码框（ORF）。ORF_1 位于基因组的 589~2898 位核苷酸，编码 770 个氨基酸，N 端为富含精氨酸的高亲水区。ORF_2 位于基因组的 107~712 位核苷酸，编码 202 个氨基酸，为非结构蛋白的编码区。TTV 虽为 DNA 病毒，但其变异率亦很高，在目前已经分离的 TTV 株中，病毒 DNA 核酸序列变异超过 30% 者居多，就目前的研究来看，TTV 至少可分为 11 个基因型。将来自世界各地的 93 株 TTV 根据 Okamoto 公布序列的第 1902~2257 位核苷酸之间的 356bp 序列差异，将 TTV 分为 6 型（G1G6），其中 G1、G2 型又各分为两个亚型，即 G_1a、G_1b、G_2a、G_2b，此两型散见于世界各国，是世界范围的主体型株。Mushahwar 也分析了 151 株来自不同国家的 TTV 分离株，认为可以分为三个基因型，其中 2 型又可分为两个基因亚型。目前尚无明确的统一分型方法，因此也没有统一的 TTV 基因型标准。

目前 TTV 的诊断主要是采取 PCR 法检测血清中 TTV DNA，但引物设计时应选不同区段互为补充。

【流行病学】

初步研究结果显示，TTV 可经血传播，分布甚为广泛。在非甲-庚型重型肝炎病人中TTV 感染率达 47%，非甲-庚型慢性肝病中，TTV 阳性率为 46%，我国学者先后从各地非甲-庚型肝炎患者、职业献血员、静脉药瘾者以及健康人群的血清中分离出 TTV 病毒，进行分子克隆、核甘酸序列分析，在国内建立特异性和敏感性强的巢式聚合酶链反应（nest-PCR）检测到 TTV。国内许多实验室都研究表明，在甲-庚型肝炎患者中，合并 TTV 阳性率为 2.9%，在 ALT 升高的献血员中，阳性率为 34.6%。ALT 正常的献血员中，阳性率为14.4%。英国 Simmonds 等人研究资料提示，2% 的苏格兰献血员带有 TTV，10% 的英格兰人携带 TTV 病毒。他们的资料证实 50% 的血液制品可能已被 TTV 污染，20% 的 TTV 携带者伴有严重肝病。泰国 Poovorawan 等在慢性非甲-庚型慢性肝病病人、吸毒人员、肝癌病人、地中海贫血病人中均查出 TTV。由此看来，TTV 在人群中分布广泛，其生物学行为酷似乙型肝炎，既可引起重型肝炎、急性肝炎、慢性肝炎，还可以形成慢性携带状态，而且比例之高令人震惊。虽然已经肯定 TTV 经血传播，但在无输血或使用血制品的患者中也检出了 TTV DNA，提示可能还存在非血源的传播途径，Okamoto 等将 5 例血清 TTV DNA 阳性的肝癌患者粪便处理后检测，其中 3 例粪便 TTV DNA 阳性。也有学者从各种肝病患者的唾液中检出了 TTV，而且浓度高于血清浓度 10~1000 倍。显然 TTV 病毒的传播不限于输血和使用血制品，日常生活接触传播很可能是造成高比例人群携带 TTV 的主要原因。

【发病机制】

目前对 TTV 的研究尚处于探索阶段，将人类 TTV 阳性的血液通过静脉接种于黑猩猩，发现可以造成 TTV 传播，但生化和组织学检查没有发现出现肝炎症状，因此对其致病性尚存在争议。

有学者认为 TTV 感染与 HCV 关系密切，二者传播途径相同，但在 HCV 高发区和低发区分别用 PCR 法检测 TTV DNA，发现两地区 TTV 的感染率无显著性差异，表明 TTV 感染可能独立于 HCV 之外而广泛存在。在 HCV 和 TTV 均阳性的肝炎患者中，引起 ALT 升高的可能是 HCV 而不是 TTV。关于 TTV 与肝细胞癌的关系也不肯定，用 Southern 斑点杂交技术并未发现 TTV DNA 整合入肝细胞基因组中。国内一项研究对 27 例原因不明的急慢性肝炎患者肝活检组织行 TTV DNA 原位杂交检测，在 11 例患者的肝组织中检出了 TTVDNA，在 TTV 阳性的急性肝炎患者肝小叶内 TTV 阳性细胞呈弥漫性分布，在慢性肝炎可成片状不规则聚集，也可集中于汇管区周围。无论急慢性肝炎病例均在光镜下观察到不同程度的肝细胞胞质疏松化、嗜酸性变、凋亡小体形成或点灶性坏死病变，汇管区轻度扩大，但炎症反应（淋巴细胞浸润）和纤维化均较轻。表明 TTV 感染可以引起肝组织损伤，但致病性可能较弱，TTV 对肝细胞的损伤是病毒直接作用还是病毒诱导免疫反应所致则尚不明确。但也有人认为，多数 TTV 阳性者并无明显的肝功能异常和组织学上的肝损伤证据，因此对其致病性提出质疑。我国科学家于 1997 年开始用猕猴建立实验室动物模型来研究 TTV 感染，用 4 份 TTV 全为阳性的确诊的非甲-庚型肝炎病人血清接种 10 只猕猴，结果猕猴全被 TTV 感染但肝炎症状不明显，接种 6 个月后，猕猴血清 TTV 仍为阳性，提示 TTV 可以引起持续感染，猕猴肝组织中也可检出 TTV。建立猴模型为研究 TTV 的致病性、TTV 复制部位以及 TTV 可能的疫苗研究提供基础。

【临床表现】

由于对 TTV 的致病性尚不十分清楚，因此混合感染的临床表现是否由 TTV 引起也不能肯定。国内学者调查了 381 例 TTV 阳性的非甲－庚型肝炎患者，35.9%发病时有轻微感冒样症状，26.7%诉乏力、食欲减退，10.7%出现尿黄，8.4%有腹胀，2.3%腹泻，13.7%有右上腹隐痛。另有报道，在暴发性肝衰竭患者中检出了 TTV DNA，因此认为 TTV 可能也是其病因。

【实验室检查】

主要是利用 PCR 方法检测病毒 DNA，在操作中特别需要注意病毒 DNA 的提取，因为 TTV 基因型是单链 DNA，加之其在不同 TTV 感染者血清中滴度差别较大。在提取时须选出较敏感的试剂，操作要细心。此外在引物选择上的不同，可能也会影响 TTV DNA 的检出率。鉴于 PCR 法有上述局限性，要了解 TTV 的临床和流行病学特征，建立 ELISA 方法检测 TTV 感染刻不容缓。

【诊断与鉴别诊断】

对于 TTV 感染的诊断，主要是利用 PCR 方法检测病毒 DNA，若血清 TTV DNA 阳性，可诊断为 TTV 感染，由于现用方法的局限性，即使 TTV DNA 阴性，也不能排除其感染。

本病需与其他类型的病毒性肝炎如乙型病毒性肝炎、丙型肝炎等鉴别，特异性血清学检查明确病因可资鉴别。

【治疗】

应用干扰素 α（IFN）治疗 TTV 感染 6 个月后，在 TTV 重叠 HCV 感染患者中，TTV DNA 阴转率为 19.4%，单纯 TTV 感染者阴转率 26.6%，两组间无显著性差异。观察发现，IFN 治疗 TTV 重叠 HCV 感染后 HCV RNA 转阴的病例，即使 TTV 仍然阳性，但其 ALT 可恢复正常。反之，TTV DNA 转阴而 HCV RNA 仍阳性的患者，ALT 持续异常。IFN 对 TTV 的疗效与治疗前血清 TTV DNA 水平有关，血清浓度低者疗效好。另据报道，拉米夫定对 TTV 感染有一定疗效，在对合并 TTV 感染的中度慢性乙型肝炎患者接受拉米夫定 100mg/d，疗程 5 年，治疗期间 88.1% TTV DNA 转阴。

【预防措施】

因为对 TTV 的研究尚处于探索阶段，目前尚无特异性免疫预防方法。主要措施是严格筛选献血员和管理血制品，阻断 TTV 通过输血途径传播，同时养成良好的卫生习惯，实行分餐制，防止 TTV 通过非血液途径传播。

二、SEN 病毒（SEN-V）

在用现有的检测方法检测以后，仍有 10%~20%的急性肝炎及 30%的慢性肝炎仍然病因不明。近年人们陆续发现 HGV/GBV-C、TTV 可能是不明原因肝炎（非甲–戊型）的重要致病原，除此之外，可能尚有未被发现的其他引起非甲–戊型肝炎的病原体。

1998 年，美国免疫学家 Daniele Primi 及其同事采用随机引物扩增技术对从静脉吸毒所致 AIDS 病人血液中找到一种新的病毒，以该患者命名为 SEN-V。SEN-V 为 DNA 病毒，其基因序列与已知的任何病毒的同源性不超过 50%。以后研究发现，在 12 例输血相关的非甲–非戊型肝炎病人中，有 10 例为 SEN-V 阳性。而在 50 例有输血史但没有肝炎表现的病人中，仅 4 例查到 SEN-V 阳性；49 名无输血史的人中，仅有 1 例 SEN-V 阳性。由此推断，SEN-V 可能是一种新的非甲非戊型肝炎的病原体。1999 年，有关发现 SEN-V 的文章发表在《科学》杂志上。一年之后（2000）年，美国马里兰州、意大利和日本名古屋大学的学者联合报道，SEN-V 即可能是 TTV 家族中的一名成员，它是一种无包膜的单股环状 DNA 病毒，大小在 3788~3815bp 之间，将其基因序列所编码的蛋白质以及生物学特性与 TTV 病毒进行分析，发现其核苷酸序列与 TTV 的同源性为 50%，氨基酸同源性为 30%，两种病毒来源同一家族。根据相互间核苷酸的差异性，目前将 SEN-V 分为 SENV-A~I 等 9 个基因型，各型间核苷酸序列差异性为 15%~50%。研究最多的是 SENV-D 和 SENV-C/H，认为它们与输血后非甲–庚型肝炎关系密切，现有研究提示 SEN-V 可能与不明原因的慢性肝炎有关。

SEN-V 在人群中的感染率报道不一，国内一项报道在 495 例不同人群血清标本中共检出 SEN-V 感染者 37 例（7.5%），表明我国有 SEN-V 感染散发存在，在正常人群中 SEN-V 检出率为 0，在 ALT 升高患者中的检出率为 14%，与在 ALT 正常的患者中的检出率（5.8%）相比，两者有显著性差异，另有一项研究报道，在 180 例病毒性肝炎患者血清中 SEN-V 检出率为 18.3%（33/180），其中 SENV-D 和 SAENV-D/H 分别为 17.2%（31/180）和 5.6%（10/180），甲、乙、丙、戊型肝炎患者合并 SEN-V 与否其病情和生化指标无明显差异。

SEN-V 主要经输血和静脉注射毒品传播，也可通过垂直传播。此外可能还存在消化道传播途径。SEN-V 在健康人群中的感染呈全球性分布，且具有明显的地区差异。SEN-V 感染后是否发展为肝炎及其相关的临床表现各家报道不一，但已经证实 9 种亚群中 SENV-D 和 SEN-H 与输血后非甲–戊型肝炎具有较强的相关性。

迄今为止，对病毒的培养体系、生物学特性、形态观察方面还知之甚少，需要建立实验动物模型对其致病性、病毒特征等作更深入的研究，同时进行大规模的流行病学调查，以积累更多的临床资料，寻找 SEN-V 与慢性肝病之间相关性的证据。

三、己型肝炎病毒

除现已公认的五种肝炎病毒之外，尚有部分经肠道传播的肝炎病因未明。1994 年，法国学者 Deka 等对法国散发性肠道传播的新型肝炎（非甲–戊型急性肝炎）作了深入研究，认为其病原体是一类双链 DNA 病毒，基因全长 20kb，病毒颗粒 27~37nm，命名为己型肝炎病毒（HFV）。次年，印度学者又报道在印度发生的水源暴发性流行的非甲–戊型肝炎与上述 HFV 感染相似，二者是否为同一病毒引起未能最后肯定。关于 HFV 的资料甚少，需在临床及科研过程中不断积累。

主要参考文献

［1］Dai CY, Yu ML, Lin ZY, et al. Clinical significance of TT virus（TTV）infection in chronic hepatitis C patients with high dose interferon-alpha therapy in Taiwan：re-evaluated by using new set of TTV primers. Hepatol Res, 2003, 27（2）：95-100.

［2］Biagini P. Classification of TTV and related viruses（anelloviruses）. Curr Top Microbiol Immunol, 2009, 331：21-33.

［3］Okamoto H. History of discoveries and pathogenicity of TT viruses. Curr Top Microbiol Immunol, 2009, 331：1-20.

［4］Spataro P, Di Pietro A, Scoglio ME, et al. Prevalence of SENV-H and SENV-D virus：epidemiological study in blood donors and dialysis patients. Ren Fail, 2006, 28（5）：441-448.

［5］Hsu HY, Ni YH, Chiang CL, et al. SEN virus infection in children in Taiwan：transmission route and role in blood transfusion and liver diseases. Pediatr Infect Dis J, 2006, 25（5）：390-394.

第十节　西尼罗病毒感染

（陈志海　王贵强）

西尼罗病毒感染是由携带西尼罗病毒（west nile virus，WNV）的蚊虫叮咬所致的急性人畜共患传染病。绝大部分感染者无症状或症状轻微，呈自限性经过，少部分发病者常常出现发热、头痛、皮疹、淋巴结肿大等症状，严重时表现为脑炎、脑膜炎，甚至死亡。20世纪30年代，该病在乌干达西尼罗地区暴发流行，此后曾在非洲、欧洲、亚洲、大洋洲等地区流行。1999年WNV首次传入美国，逐渐蔓延至整个国家，此后每年都有疾病流行。2004年在我国新疆维吾尔自治区喀什地区"群体性病毒性脑炎（脑膜炎）流行"，是我国首次报道WNV所致群体性神经系统感染。2011年我国新疆维吾尔自治区喀什地区采集的蚊虫标本中分离到WNV，是我国首次分离到WNV。

【病原学】

WNV属于黄病毒科、黄病毒属，与乙型脑炎、圣路易脑炎、黄热病、登革热、丙型肝炎等病毒同属。由多个壳蛋白构成二十面体，核内是由大约12 000个核苷酸构成的单股正链RNA。电镜下WNV颗粒为直径40~60nm的球形结构，脂质双分子膜包裹着一个直径在30nm左右的二十面体核衣壳。WNV基因组首先翻译成一个多聚蛋白，进而被宿主和病毒的蛋白酶切割成3个结构蛋白——衣壳蛋白、囊膜蛋白和前膜蛋白和7个非结构蛋白——NS1、NS2A、NS2B、NS3、NS4A、NS4B和NS5。结构蛋白主要参与病毒粒子的形成，NS主要与病毒复制、病毒组装和诱导宿主的先天性免疫应答相关。

根据20%~25%的基因组差异和地理差异，将WNV分为5型，包括lineage 1~5，其中lineage 1包括lineage 1a和lineage 1b。

WNV对热、紫外线、化学试剂如乙醚等敏感，加热至56℃ 30分钟即可灭活。

【人类流行简史】

1937年12月，人类首次从乌干达西尼罗省的1名发热女子的血液标本中分离出该病毒，所以称为"WNV"。最初，人们认为它只是非洲的一种地方病，但20世纪50年代在以色列，60年代在法国，70年代在南非，1994年在阿尔及利亚都有过WNV感染的暴发。1996年在罗马尼亚曾感染352人，1997年在捷克，1998年在刚果，1999年在俄罗斯也都有过WNV感染的暴发。

1999年WNV首次传入美国，逐渐蔓延至整个国家，1999年至2015年美国WNV感染病例达43 937例，其中有神经系统受累病例达20 265例，死亡病例1911例，仅阿拉斯加州没有病例报告。病例大多发生在7~9月，流行季节高峰在8月。截至2016年9月20日，2016年共报道WNV感染868例，其中神经系统受累者448例。

2004年我国新疆维吾尔自治区喀什地区发生"群体性病毒性脑炎（脑膜炎）流行"，其中6例病例检测到WNV-IgM抗体阳性，且标本中WNV中和抗体也呈现较高效价，这是我国首次报道WNV所致群体性神经系统感染。2011年夏季，研究者在新疆维吾尔自治区喀什地区采集的尖音库蚊标本中首次分离到WNV，同时在当地1例病毒性脑炎患者急性期与恢复期血清中检测到具有4倍以上差异的WNV中和抗体，提示WNV在当地仍有流行。

【流行病学】

1. 传染源　WNV感染的传染源主要是鸟类，包括乌鸦、家雀、知更鸟、杜鹃、海鸥等。鸟类常因感染病毒死亡，人类可根据鸟类感染病毒死亡的情况预测疫情的变化，人间疫情一般迟于鸟类感染33天。WNV还可以感染马、猫、鼠类、家兔等。

2. 传播途径　人类主要通过被感染病毒的蚊子的叮咬传染。当蚊子以受感染的鸟类为食时就会感染，而病毒会在蚊子体内循环几天，最终病毒会到达蚊子的唾液腺。之后当它再吸血时（蚊子叮咬时），病毒就有可能被注入人体和动物体内，病毒随之可以繁殖并可能引起疾病。与其他受感染动物、其血液或其他组织接触也有可能感染病毒。

极少一部分人通过器官移植、输血和母乳获得感染。目前尚无通过一般接触出现人与人传播的报道。曾有西尼罗河病毒经胎盘传播的报告。

3. 易感人群　人群对WNV普遍易感，老年人和免疫力弱者易发病，病死率高。感染后可产生较持久免疫力。

4. 流行特征　发病季节主要在6~10月，高峰在8月下旬，与蚊虫滋生季节有关。干燥炎热的天气有助于病毒传播。

【发病机制】

WNV病的发病过程主要包括3个阶段：感染和传播、外周组织病毒扩散和入侵神经系统。动物宿主一旦被带病毒的蚊子叮咬，病毒首先在皮肤树突状细胞内复制，随后感染细胞转移至淋巴结，引起首次的病毒血症，进而感染脾脏和肾脏等器官。病毒血症扩散至内脏器官后，WNV可通过血脑屏障进入中枢神经系统，感染脑和脊髓。

WNV的遗传物质位于病毒核心，其外壳为蛋白质，外壳的蛋白质可能与病毒的入侵及炎症有密切关联。美国宾州大学医学中心的科学家表示，WNV外鞘（简称WNV-Cp）是一种剧毒蛋白，会引发细胞凋亡，使得被感染的细胞自行摧毁。

法国巴斯德研究所在实验鼠身体中发现一种决定对WNV敏感程度的基因。这个基因位于第 5 号染色体上，被称做 "OAS-L1"。OAS-L1 基因的作用是使机体产生抵抗黄热病毒属病毒的酶。如果这种基因出现变异，机体就无法产生抗病毒酶，而且还会使来自外界的抗病毒酶失去活性。OAS-L1 基因的变异可增加实验鼠对 WNV 的敏感性。这一发现有助于解释不同个体在病毒感染后临床表现不同，轻者无任何临床表现，重者出现脑炎、脑疝甚至死亡。

老人和免疫缺陷者更容易感染 WNV，并易发展为脑炎。利用小鼠为感染模型，有关固有免疫和获得性免疫方面的研究表明：在易感人群体内，针对疫苗和保护反应的固有免疫和获得性免疫功能均下降。

【临床表现】

WNV 感染的潜伏期一般为 3~14 天。

WNV 感染可表现为三种类型：隐性感染、西尼罗热、神经系统受累性疾病。

WNV 感染后绝大多数人（70%~80%）表现为隐性感染，不出现任何症状，也无法预知是否会继续发展为疾病状态，但血清中可查到抗体。

少数人（约 20% 的感染者中）会发展为西尼罗热，患者出现发热、头痛、肌肉疼痛、恶心、呕吐、皮疹、淋巴结肿大等类似感冒的症状，持续 3~6 天。

极少数人（约 1%）感染后累及神经系统，表现为 WNV 性脑炎、脑膜炎或脑膜脑炎或西尼罗脊髓灰质炎，多发生在老年人及儿童。表现为起病急骤，高热，持续不降，伴有头晕，头痛剧烈，恶心，可有喷射样呕吐，嗜睡，昏睡，昏迷，可有抽搐，脑膜刺激征阳性，巴氏征及布氏征阳性。这些症状可持续几个星期，对神经系统的影响可能是持久性的。病情严重者深昏迷，可因脑疝导致呼吸衰竭，病情严重者死亡。近年暴发流行的 WNV 感染，呈现重症病例明显增加的趋势。

个别患者表现为急性弛缓性麻痹，患者出现急性无痛、不对称性肌无力，脑脊液淋巴细胞增多，也可出现心肌炎、胰腺炎、肝炎等。

【实验室检查】

1. 血常规 血白细胞正常或稍高，中性粒细胞及淋巴细胞多在正常范围。

2. 脑脊液 压力升高，外观无色透明或微混，蛋白升高，糖及氯化物正常，细胞数轻度增加，以单核细胞增加为主。

3. 免疫学检查

（1）血清特异性 IgM 抗体：WNV 感染 3~8 天后血清可检测到特异性 IgM 抗体，该抗体可持续 30~90 天或更长，需排除黄病毒属其他病毒感染引起的交叉反应，或其他非特异反应。

（2）脑脊液 IgM 抗体：脑脊液中 WNV-IgM 抗体阳性提示中枢神经系统受到感染。

（3）血清特异性 IgG 抗体：血清特异性 IgG 抗体一般在 IgM 抗体产生后不久后出现，仅有 IgG 抗体阳性提示既往感染，恢复期 IgG 滴度较急性期 4 倍或以上升高提示近期感染。

4. 病原学检查

（1）分子生物学检测：目前已建立了多种针对 WNV 核酸的检测方法，主要有反转录聚合酶链反应（RT-PCR）、反转录套式聚合酶链反应（RT-nPCR）、反转录实时荧光定量

PCR（real time RT-PCR）、反转录环介导等温扩增和依赖核酸序列的扩增技术等。

（2）病毒分离：病毒分离和鉴定是经典的病毒检测技术，是病毒检测的金标方法。将脑脊髓液血液或组织器官等样品的上清液接种到 Vero、RK-13 或 AP61 等细胞单层，每天观察细胞病变，如果不明显可以结合间接免疫荧光方法进行鉴定，也可以使用分子生物学方法进行检测。

【诊断】

1. 诊断原则及依据　根据流行病学资料、临床表现、病原学检查综合分析，作出诊断。

（1）流行病学资料：WNV 感染流行季节、在流行地区被蚊虫叮咬，或者近期有输血史、移植史以及母亲孕期或者哺乳期感染 WNV 的婴儿。

（2）临床特征：急性发热和（或）神经系统受累症状。

（3）WNV 免疫学或和病原学检测阳性。

2. 诊断分类

（1）临床诊断：符合 WNV 感染的流行病学、临床特征［急性发热和（或）神经系统感染表现］，血清 WNV-IgM 阳性。

（2）确定诊断

临床诊断基础上，符合下列条件之一者：①脑脊液检测 WNV-IgM 阳性；②血清 WNV-IgG 急性期滴度较恢复期有四倍或四倍以上的升高；③血清、脑脊液或组织标本 WNV-RNA（RT-PCR）检测阳性；④血清、脑脊液或组织标本 WNV 培养阳性。

【鉴别诊断】

1. 流行性乙型脑炎（乙脑）　乙脑病毒与 WNV 同属黄病毒属，发病季节相同，传播途径类似，临床表现甚至脑脊液检查亦难以鉴别。当地当时的流行病学报告有助于鉴别。乙脑抗体 IgM 或病毒 PCR 检查可以确定诊断。

2. 中毒型菌痢　本病亦多见于夏秋季，儿童多发，病后迅速出现高热及神经症状（昏迷、惊厥）。本病起病更急，早期即有休克，一般无脑膜刺激征，脑脊液无改变，大便或灌肠液可查见红细胞、脓细胞及吞噬细胞，培养有痢疾杆菌生长。北美洲、欧洲该病少见。

3. 化脓性脑膜炎　此病（包括流行性脑脊髓膜炎）冬春季节多见，起病急，重者病后 1~2 天内即可进入昏迷。流行性脑脊髓膜炎（流脑）可见瘀点。肺炎链球菌脑膜炎、链球菌脑膜炎以及其他化脓性脑膜炎可先有或同时伴有肺炎、中耳炎、乳突炎、鼻窦炎或皮肤化脓病灶。脑脊液外观浑浊，蛋白升高，糖及氯化物降低，细胞数明显升高，常在 $1000 \times 10^6/L$ 以上，多核细胞增加为主。

4. 结核性脑膜炎（结脑）　少数结脑患者发病急，在夏秋季节易误诊，但一般病程长，有结核病灶或结核病接触史，结核菌素试验大多阳性。结脑脑脊液外观呈毛玻璃样，白细胞分类以淋巴细胞为主，糖及氯化物含量减低，蛋白可增加；放置后脑脊液出现薄膜，涂片可找到结核分枝杆菌。

5. 脑型疟疾　发病季节、临床表现均与 WNV 脑炎相似，尤其在非洲两者易混淆。但脑型疟疾热型较不规则，病初先有发冷、发热及出汗，然后出现脑症状。还可有脾大及贫血。血涂片查找疟原虫可确诊。

【治疗】

1. 抗病毒治疗 法匹拉韦（favipiravir）是一种 RNA 依赖的 RNA 聚合酶抑制剂类广谱抗病毒药物，2014 年 3 月在日本批准上市。法匹拉韦对 WNV 有效。用法：第 1 天 1600mg/次，2 次/日；第 2~5 天，600mg/次，2 次/日。

体外实验研究证明利巴韦林和干扰素 α-2b 对 WNV 感染的治疗可能有用，但这些药物的有效性在临床尚待证实。

2. 一般治疗 卧床休息，对患者要尽量避免不必要的刺激。保持呼吸道通畅，昏迷患者注意定时翻身、拍背、吸痰，吸氧，防止发生压疮。注意精神、意识、体温、呼吸、脉搏、血压以及瞳孔的变化。给予足够的营养及维生素，保持水及电解质平衡。室温控制在 30℃ 以下，可采用电风扇、空调降温。

3. 对症治疗

（1）降温：高热者以物理降温为主，首选冰帽降温，同时酒精擦浴，大血管部位如腹股沟、腋下、颈部放置冰袋。药物降温为辅，阿尼利定、柴胡、吲哚美辛栓均可选用。如上述方法效果不佳，可采用亚冬眠疗法，肌内注射氯丙嗪及异丙嗪各 0.5~1mg/(kg·次)，每 4~6 小时一次。

（2）惊厥或抽搐：针对病因治疗，辅以镇静措施。

脑水肿或脑疝所致者，应立即采用脱水剂治疗，可用 20% 甘露醇 1~2g/kg 快速静脉滴注，每 4~6 小时一次，有脑疝者可增量；多数抽搐者，降温后抽搐、惊厥即可停止；呼吸道分泌物阻塞后的缺氧所致，应及时吸痰，保持呼吸道通畅，必要时气管切开。

镇静剂治疗：地西泮，成人 10~20mg/次，小儿 0.1~0.3mg/(kg·次)，肌内注射，必要时静脉缓注，但不超过 10mg；水合氯醛，成人 1.5~2g/次，小儿 50mg/(kg·次)（每次不大于 1g），鼻饲或保留灌肠；苯巴比妥钠，成人 100mg/次，肌内注射。

（3）脑水肿而无抽搐的治疗：甘露醇用量同上述。呋塞米、高渗葡萄糖可辅助脱水治疗。糖皮质激素可减轻脑水肿，可短期应用，常用地塞米松 10mg/次，1 次/日，也可用甲泼尼龙。

（4）呼吸衰竭：常规氧疗；静脉滴注呼吸兴奋剂洛贝林、尼可刹米、哌甲酯等；必要时气管插管、气管切开，及时机械通气治疗。

【预后】

轻者预后良好，严重者会有瘫痪、震颤麻痹，可留有乏力、记忆力减退、行走困难、肌无力等后遗症。病死率约为 3%~5%，老年人免疫力差者病死率较年轻人为高。

【预防】

避免蚊虫叮咬：外出时应用驱虫剂，并在天气允许下穿长袖、长裤及袜子，在蚊子叮咬的高峰时期加强保护。

安装或修理好门窗上的纱窗避免蚊子进入室内，屋内可应用空调。清除住所周围的积水。

主要参考文献

[1] Centers for Disease Control and Prevention (CDC). Statistics and Maps. http：//www. cdc. gov/ncidod/dvbid/westnile/wnv_ factsheet. htm.

[2] 斯崇文，贾辅忠，李家泰. 感染病学. 北京：人民卫生出版社，2004.

[3] Sejvar JJ. The long-term outcomes of human West Nile virus infection. Clin Infect Dis, 2007, 44 (12)：1617-1624.

[4] Li XL1, Fu SH, Liu WB, et al. West Nile Virus Infection in Xinjiang, China. Vector-Borne and Zoonotic Diseases, 2013, 13 (2)：131-133.

[5] 梁国栋. 我国西尼罗病毒和Tahyna病毒的发现与流行. 微生物与感染, 2016, 11 (2)：66-71.

[6] World Health Organization (WHO). West Nile Virus. http：// www. who. int/mediacentre/factsheets/fs354/en/

[7] European Centre for Disease Prevention and Control (ECDC). EU case definition. http：//ecdc. europa. eu/en/healthtopics/west_ nile_ fever/EU-case-definition/Pages/EU-case-definition. aspx

[8] Centers for Disease Control and Prevention (CDC). West Nile Virus in the United States：Guidelines for Surveillance, Prevention, and Control. http：//www. cdc. gov/westnile/resources/pdfs/wnvguidelines. pdf

第十一节 阿根廷出血热
（赵鸿 王贵强）

阿根廷出血热（Argentine hemorrhagic fever，AHF）是 1958 年首发于阿根廷由鸠宁病毒所致的病毒性出血热疾病，为自然疫源性疾病。啮齿动物为贮存宿主，受染后呈亚临床感染表现，可长期从唾液和尿中排出病毒。人类常因吸入含病毒的气溶胶而感染，主要表现为发热、头痛、消化道症状，重症者伴有出血和神经系统症状，血白细胞和血小板减少。属于肾综合征出血热。恢复期可长达数月。病死率<1%。

【病原学】

阿根廷出血热由鸠宁病毒（Junin virus，又名阿根廷出血热病毒 Argentine haemorrhagic fever virus）引起，鸠宁病毒属于沙粒病毒科，为 RNA 病毒。1958 年首次被分离。

病毒颗粒呈球形或多形性，直径为 50~300nm，常为 120nm。包膜致密，含脂类物质，表面有 8~10nm 长的棒状突起。直径 20~25nm 的核糖体位于病毒颗粒的表面，常为 2~12 个，使病毒颗粒在电子显微镜下呈现沙粒样外观。

病毒基因组为单股双节 RNA。大、小两节 RNA 片段分别由约 7200、3500 个核苷酸组成。每个基因组片段均包括两个不重叠的开放读码区，分别编码两种蛋白质。开放读码区之间为一个非编码区，可以形成 1~2 个发卡样结构。每个基因组片段的 5′端和 3′端均为非编码区。大片段基因组编码病毒 RNA 依赖的 RNA 聚合酶和锌结合蛋白，后者的作用尚不清楚。小片段基因组编码两种结构蛋白：核蛋白（nucleoprotein，NP）和糖蛋白前体（glycoprotein precursor，GPC），后者裂解为包膜蛋白 G_1、G_2。

病毒的抵抗力弱，56℃、pH<5. 5 或>8. 5、紫外线或脂溶剂等均可灭活病毒。

【流行病学】

流行概况：阿根廷出血热首次发现于1953年。疾病开始于布宜诺斯艾利斯省西北部地区农村人群中，后来在阿根廷东北部某些省（如布宜诺斯艾利斯、圣菲、科尔多瓦和拉潘帕等省）中流行。每年报告有100~4000病例，然而在1993年竟达24 000例患者。

流行病学特征：①它是由鸠宁病毒（Junin virus）引起的一种动物源性疾病，宿主动物和传染源为鼠类啮齿动物、壮暮鼠（*Calomys musculinus*）和草原暮鼠（*Calomys laucha*）。病毒存在于这些鼠的涎腺、血液及尿中。约50%的野鼠受染后终身有病毒血症和病毒尿症，表现为慢性和亚临床感染。②疫区共15万平方公里，包括阿根廷布宜诺斯艾利斯在内的4个省区，受累人群估计500万。③人经呼吸道或胃肠道摄入被鼠的分泌物、排泄物污染的尘埃或食物而感染，也可经破损的皮肤感染。大多在农村，80%感染者是15~60岁的男性。④疾病发生有季节性，3~6月（玉米收获季节）有高峰。⑤自然（不治疗）病死率达15%~30%。

阿根廷出血热在1953—1954年首次暴发于阿根廷大草原的玉米种植地区，包括布宜诺斯艾利斯省的东北部、科尔多瓦省的东南部、圣菲省的南部。此后每年均有流行。本病以当地农民为主，据估计1971和1972年的发病人数布宜诺斯艾利斯是8万和6.6万，科尔多瓦省是3.9万和1.6万，男女比例为4∶1。发病有明显的季节性。20世纪80年代后期，因减毒活疫苗的使用，本病的流行明显减少。

本病为自然疫源性疾病。啮齿动物是鸠宁病毒的天然宿主，人常因接触受染啮齿动物或吸入其排泄物或分泌物而被感染。仓鼠（*Calomys musculinus*、*C. laucha*）为病毒的主要储存宿主，故又成为本病的重要传染源。病毒可从这些啮齿动物的尿、血、唾液中排出。吸入受染啮齿动物尿形成的气溶胶是主要传播途径。地方性鸠宁病毒常感染玉米收割机操作者。尚未有人与人之间传播的报道。人类对本病普遍易感。

【发病机制与病理】

发病机制的相关报道少见。可能以病毒的直接损害作用为主。病毒使毛细血管内皮细胞受损、血管通透性和脆性增加，从而引起出血、水肿、休克等症状。病理表现为脑和其他组织中血管通透性增加，导致皮肤、内脏器官和组织出血，重者可发生休克，但很少因为出血死亡；骨髓和淋巴结坏死性表现；最常受累的器官为肝、肾、淋巴及涎腺。

【临床表现】

潜伏期为7~14天（2~21天）。隐袭性发病，常以发热、不适为首发症状。皮肤感觉过敏为常见表现，其他还有肌痛、背痛、头痛和头晕、恶心、呕吐、便秘或腹泻、眼球后痛等非特异性表现。早期症状还可有软腭、牙龈和皮肤出血点。发热持续5~8天，轻型病例可自行恢复。较重的病例通常在发病后第4天症状加重，主要表现为出血和神经系统异常，可单独也可合并出现。出血表现为皮肤瘀点、瘀斑，牙龈、阴道、消化道出血，随之出现低血容量性休克。神经系统异常表现为反应迟钝、平衡失调、吞咽困难、吐字不清、肌张力减低、反射消失，重者可有抽搐、昏迷、死亡。

【实验室检查】

外周血白细胞减少，血小板减少。尿蛋白可增高，但肾功能损伤则发生于休克出现之后。文献报道，白细胞 $<2500/mm^3$（$2.5\times10^9/L$）和血小板 $<100\ 000/mm^3$（$100\times10^9/L$）对诊断的特异性和敏感性分别为88%和87%。42%的患者有蛋白尿，尿蛋白可 $>1g/L$。

病毒分离：患者起病后3~10天的血清或咽拭子接种 Vero 细胞系，培养1~5天后可分离出病毒，尿标本接种的阳性率低。动物接种需7~20天方可获阳性结果。有中枢神经系统表现的患者脑脊液标本接种后则尚未发现病毒。

病毒核酸检测：用 RT-PCR 方法检测患者血清、血浆、尿、咽拭子和各种组织标本，这是目前唯一的快速诊断方法。

血清学检测：间接荧光抗体法和酶联免疫吸附检测方法主要检测 NP。恢复期血清抗体滴度4倍升高为血清学诊断标准；高滴度 IgG 抗体或 IgM 抗体阳性为疑诊病例。起病后12~30天出现阳性结果，常与疾病恢复同步。血清中和试验检测包膜糖蛋白，阳性结果出现晚但持续时间长，常用于毒株鉴别或流行病学调查研究。

【诊断】

本病的诊断主要依据临床表现和实验室检查，只有60%的急性患者能得以诊断，2/3的病例需由实验室诊断进一步证实。流行区，衰弱、头晕伴皮肤瘀点、瘀斑，结膜充血者均应考虑本病。

鉴别诊断：主要与引起出血的病毒性疾病相鉴别，包括黄热病、登革出血热、病毒性肝炎、细螺旋体病、肾综合征出血热、立克次体病等。

【治疗】

起病后头8天内给予恢复期血清治疗有效。抗血清通过中和病毒而发挥作用。但10%的患者用抗血清治疗可发生不明原因的神经系统症状，机制不明。

利用该病的豚鼠模型研究发现：法匹拉韦（favipiravir）使受病毒攻击豚鼠的存活率达到75%；而小剂量利巴韦林可进一步提高法匹拉韦对受病毒攻击豚鼠的存活率，利巴韦林和法匹拉韦之间有协同抗病毒作用。最近的研究发现，以病毒表面糖蛋白为靶点的嵌合单抗具有中和病毒的作用，从而达到控制病变的目的。采用恢复期血清治疗后的病死率降至 $<1\%$。死亡常发生于起病后第7~12天。妊娠晚期孕妇的预后最差。恢复期常为数周或数月，后遗症少见；持续高热患者可有短暂性脱发。

【预防】

控制啮齿动物和为易感人群接种鸠宁病毒减毒疫苗是预防本病的主要环节。

鸠宁病毒减毒疫苗（candid 1）的主要作用机制为产生病毒特异的抗体依赖的细胞毒应答和诱导中和抗体应答。一项在6500名男性中进行的前瞻性、随机、双盲、安慰剂对照研究表明：23例实验室确诊的患者中，22例为使用安慰剂者；疫苗无明显不良反应。

主要参考文献

［1］Zeitlin L, Geisbert JB, Deer DJ, et al. Monoclonal antibody therapy for Junin virus infection. Proc Natl Acad Sci U S A. 2016, 113（16）: 4458-4463.

［2］Crispin M, Zeltina A, Zitzmann N, et al. Native functionality and therapeutic targeting of arenaviral glyco-proteins. Curr Opin Virol, 2016, 18: 70-75.

［3］Negrotto S, Mena HA, Ure AE, et al. Human Plasmacytoid Dendritic Cells Elicited Different Responses after Infection with Pathogenic and Nonpathogenic Junin Virus Strains. J Virol, 2015, 89（14）: 7409-7413.

［4］Golden JW, Maes P, Kwilas SA, et al. Glycoprotein-Specific Antibodies Produced by DNA Vaccination Protect Guinea Pigs from Lethal Argentine and Venezuelan Hemorrhagic Fever. J Virol, 2016, 90（7）: 3515-3529.

［5］Harrison LH, Halsey NA, McKee KT Jr, et al. Clinical case definitions for Argentine hemorrhagic fever. Clin Infect Dis, 1999, 28（5）: 1091-1094.

［6］González Ittig RE, Gardenal CN. Recent range expansion and low levels of contemporary gene flow in Calomys musculinus: its relationship with the emergence and spread of Argentine haemorrhagic fever. Heredity（Edinb）, 2004, 93（6）: 535-541.

第十二节　委内瑞拉出血热

（赵鸿　王贵强）

委内瑞拉出血热（Venezuelan hemorrhagic fever, VHF）于 1989 年 9 月首次发生于委内瑞拉，病原体为沙粒病毒科的瓜纳瑞托病毒（Guanarito virus），为人畜共患疾病。临床上主要表现为发热、头痛、关节痛、腹痛、抽搐和各种出血表现，白细胞和血小板减少，重者可有神经系统表现。目前无特异性治疗方法，亦无有效的预防性疫苗。

【病原学】

委内瑞拉出血热的病原体为瓜纳瑞托病毒（Guanarito virus），与鸠宁病毒同属沙粒病毒科，为 RNA 病毒，与该科的其他病毒均有相似的形态学、生物学和物理化学的特性。病毒的主要储存宿主为短尾颊齿鼠（*Zygodontomys brevicauda*）和委内瑞拉棉田鼠（*Sigmodon alstoni*）。

【流行病学】

该病于 1989 年 9 月首先发生在委内瑞拉，到目前为止，病例都集中在波图格萨州的南部、西南部地区和巴里纳斯州。该病可全年发病，但 11 月至次年 1 月为高发季节。感染多与从事农业活动及接触土壤有关。男性农业劳动者为高发人群，男女比例约为 7:3，平均发病年龄为 26~29 岁。病死率为 33%，隐性感染率约 2.6%。

传染源：啮齿动物为储存宿主，是本病的重要传染源。

传播途径：病毒可从啮齿动物的尿、血、唾液中排出。所以，被感染的动物咬伤、吸入其分泌物或排泄物的气溶胶或食用含有病毒的食品等都可引起感染。尚无医院内传播的报道，有 1 例患者在丈夫患病 12 天后发病。

易感人群：人类对本病普遍易感。疫区人群抗体阳性率为 0.1%～3%，家庭接触者抗体阳性率为 10.5%。

【临床表现】

该病起病隐匿，92.7%的患者有发热和与其他病毒性出血热相似的表现。疾病常在起病后 5～7 天加重。主要临床表现为发热、不适、头痛、关节痛、咽痛、呕吐、腹痛、腹泻、抽搐和各种出血表现。可有白细胞和血小板减少，其中血小板减少、出血和神经系统表现为该病临床特征。早期尚可见咽炎，恢复期可有严重的视力损伤。

【实验室检查】

外周血象：所有确诊患者的血小板均<$150×10^9$/L，85.7%的患者白细胞均<$5×10^9$/L。
病毒分离：患者血清接种于 Vero E6 细胞系培养分离病毒。
病毒核酸检测：用 RT-PCR 法检测患者血清、血浆、尿、咽拭子和各种组织标本。
血清学检测：恢复期血清抗体滴度 4 倍升高为血清学诊断标准。

【诊断和鉴别诊断】

最近在流行区居住过，发热伴头痛、肌痛、咽痛、呕吐、腹痛、腹泻、抽搐和任何一种出血表现，白细胞和血小板减少者应考虑本病。除上述流行病学史和临床表现外，病毒分离（Vero E6 细胞系培养）阳性或恢复期血清病毒抗体滴度比急性期升高 4 倍以上者为确诊病例。

鉴别诊断：本病应与登革出血热、其他沙粒病毒引起的出血热相鉴别。鉴别诊断在疾病早期较为困难。

【治疗】

目前尚无特异性治疗方法，以支持和对症治疗为主。因无特异性治疗，病死率为 33.3%，而有抽搐者预后更差，病死率可高达 70%以上。

【预防】

以控制啮齿动物为主。尚无有效的疫苗。

主要参考文献

［1］ de Manzione N, Salas RA, Paredes H, et al. Venezuelan hemorrhagic fever: clinical and epidemiological studies of 165 cases. Clin Infect Dis, 1998, 26 (2): 308-313.

［2］ Salas R, de Manzione N, Tesh RB, et al. Venezuelan hemorrhagic fever. Lancet, 1991, 338 (8774): 1033-1036.

［3］ Charrel RN, de Lamballerie X. Arenaviruses other than lassa virus. Antiviral Res, 2003, 57 (1-2): 89-100.

［4］ Shao J, Liang Y, Ly H. Human hemorrhagic Fever causing arenaviruses: molecular mechanisms contributing to virus virulence and disease pathogenesis. Pathogens, 2015, 4 (2): 283-306.

［5］ Golden JW，Maes P，Kwilas SA，et al. Glycoprotein-Specific Antibodies Produced by DNA Vaccination Protect Guinea Pigs from Lethal Argentine and Venezuelan Hemorrhagic Fever. J Virol，2016，90（7）：3515-3529.

第十三节 埃博拉出血热

（陆海英 王贵强）

1976 年在非洲的苏丹和扎伊尔暴发流行埃博拉出血热，研究人员在患者体内分离到病毒，因该病始发于扎伊尔北部的埃博拉（Ebola）河流，并且于该区域流行严重，因此病原体被命名为埃博拉病毒，所引发的疾病称为埃博拉出血热（Ebolahamorrhagic fever，EB-HF）。埃博拉出血热主要通过患者的血液和排泄物传播，临床表现为急性发病、高热、肌肉疼痛、腹泻、呕吐、出血及肝肾功能损害等，病死率高达 50%~90%。

【病原学】

埃博拉病毒（Ebolavirus，EBV）属丝状病毒科（Filoviridae），丝状病毒属（Filovious），单股负链 RNA 病毒，分子量为 4.2×10^6。形态不一，多为杆状、丝状，病毒颗粒长 300~1500nm，平均 1000nm，直径约为 70~90nm，表面有突起，包绕着螺旋状的核衣壳，内含有负链 RNA。埃博拉病毒分 5 个不同的属种：本迪布焦型（Bundibugyo）、扎伊尔型（Zaire）、雷斯顿型（Reston）、苏丹型（Sudan）和塔伊森林型（TaïForest，即科特迪瓦型）。其中本迪布焦型、扎伊尔型和苏丹型与历年来非洲埃博拉病毒大型疫情相关，而雷斯顿型和塔伊森林型则对人类没有严重危害。扎伊尔型致病性最强，致死率近 90%，2014 年西非埃博拉疫情暴发的就是这一病毒分型。埃博拉病毒基因组编码 7 种蛋白质，NP 是主要的核衣壳蛋白质；VP30 和 VP35 功能尚不明确，可能参与基因复制和基因表达的调节；VP40 是一种基质蛋白，参与膜成分和 NP 的相互作用；GP 是由通过转录编辑连接的两个开放读码框 ORF1 与 ORF2 编码的，与毒力蛋白结构密切相关；VP24 是一种小的膜蛋白，与毒力蛋白结构有关；L 蛋白是一种 RNA 依赖的 RNA 聚合酶。病毒在胞质内繁殖，由浆膜芽生，可以实验感染多种动物培养细胞，可使 Vero 细胞（绿猴肾传代细胞）产生细胞变性。

埃博拉病毒在室温下稳定，4℃ 可存活数天，-70℃ 可长期保存，对紫外线、γ 射线敏感，对 1% 福尔马林、次氯酸钠、过氧乙酸、乙酸、甲基乙酸等消毒剂敏感，60℃ 1 小时可使病毒全部灭活。

【流行病学】

（一）传染源和宿主动物

感染埃博拉病毒的病人和灵长类动物为本病传染源。

目前认为埃博拉病毒的自然宿主为狐蝠科的果蝠，尤其是锤头果蝠、富氏前肩头果蝠和小领果蝠，但其在自然界的循环方式尚不清楚。猿猴（包括黑猩猩）曾为首例病人的传染源。人感染后产生高滴度病毒血症，病人血、尿、体液、呕吐物、排泄物及分泌物中均带病毒，各脏器均能查出病毒，因此病人也是本病的传染源。此外，猴以及哺乳动物豚鼠和仓鼠等亦可感染发病，并可作为传染源而造成流行。1994 年科特迪瓦发生了由死亡的黑猩猩将埃博拉出血热传给人的事件。1996 年在加蓬发生的流行中，37 例病例中的 21 例患者的发病与接触一只黑猩猩的污染物有关。2014 年西非暴发的埃博拉疫情很可能源于一名几内亚的 2 岁"小病人"，其在被感染埃博拉病毒的果蝠叮咬后，开始发热、排黑便、呕吐，并在发病 4 天后，于 2013 年 12 月 6 日死亡。研究人员事后追溯了这名婴儿的家族，发现了一系列埃博拉病毒感染的连锁反应：该婴儿的 3 岁姐姐也出现发热、呕吐等症状，于 12 月 29 日死亡；婴儿的祖母后来也有同样症状，于 2014 年 1 月 1 日死亡；几名村庄的人员参加了婴儿祖母的丧礼后，陆续出现了感染症状。由于埃博拉病毒随着前来参加葬礼的人越传越远，疫情范围越来越大。

（二）传播途径

1. 接触传播 接触传播是本病最主要的传播途径，病人（病毒血症可持续 13 天）和带病毒的亚临床感染者通过密切、持久的接触（特别是血液、排泄物及其他污染物）传播。通过护理病人可使医护人员继发感染（占 3%~17%），在卫生条件及医疗水平差的地区，本病在医院内的传播是导致博拉出血热流行的重要因素。在非洲，传统的葬礼仪式洗手（仪式要求参加者与死亡病人接触同一碗水）也是本病重要的传播方式。

2. 注射途径传播 使用未消毒或消毒不完全的注射器也是本病的重要传播途径，并可造成医院内埃博拉出血热的流行。

3. 空气传播（气溶胶） 吸入被感染动物的分泌物、排泄物，经呼吸道和结膜传播。

4. 性传播 埃博拉病毒在精液中可存活 2~3 个月，故存在性传播的可能。

虽然尚未证实有通过性传播和空气传播的病例发生，但应予以警惕，做好防护。有专家建议，曾感染埃博拉的男患者，康复后 90 天内性交时需要戴安全套。

（三）人群易感性

人群普遍易感（保健人员、医护人员及患者家属最易受感染），各年龄组均可发病，成年人较多，以 15~29 岁最多见，这与暴露或接触机会多有关。目前尚无资料表明不同性别间存在发病差异。本病全年均可发病，无明显的季节性。

（四）流行情况

几个世纪前，埃博拉病毒即流行于中非热带雨林地区和东南非洲大陆。埃博拉病毒最早于 1967 年在德国的马尔堡被发现，但直到 1976 年苏丹和扎伊尔即现在的刚果（金）的埃博拉河地区再次发现它的存在后，才引起医学界的广泛关注和重视。1976 年至今，全世界一共暴发过 14 次埃博拉出血热疫情，造成超过 3 万人死亡。1976 年，埃博拉出血热在非洲中部的苏丹暴发流行，发病人数 284 人，死亡率达 53%；同年在扎伊尔也发生了较大规模的流行，发病人数 318 人，死亡率高达 88%。1979 年苏丹再次出现暴发，共有 34 个病例，22 人死亡。自 1994 年至 1999 年底，在科特迪瓦、刚果（金）等国家共发生 456 例，病死率近 80%。2000 年 8 月至 2001 年 1 月，乌干达暴发了埃博拉出血热大流行，共有 425 人发病，224 人死亡。2001 年 10 月—2003 年 1 月，加蓬、刚果埃博拉出血热病例 302 例，死亡 254 例。2002 年和 2003 年的埃博拉病毒暴发夺去了约 5500 只大猩猩的生命。2004 年苏丹确认了 17 例埃博拉出血热病例，死亡 7 例。2005 年 4~6 月，刚果又报告发生 12 例，死亡 9 例。2007 年 6 月起，埃博拉出血热在乌干达西部与刚果（金）接壤的本迪布焦行政区肆虐，截至 2007 年 12 月 1 日，已导致 51 人受到感染，16 人死亡，且检测结果证实，该次暴发的埃博拉出血热是由一种新的亚型病毒导致的。2014 年西非埃博拉病毒疫情暴发，疫情自 2014 年 2 月第一次暴发于几内亚境内发生，并呈加速蔓延之势，先后波及几内亚、利比里亚、塞拉利昂、尼日利亚、塞内加尔、美国、西班牙、马里八国，并首次超出边远的丛林村庄，蔓延至人口密集的大城市。2014 年 8 月 8 日，世界卫生组织宣布埃博拉疫情为"国际突发公共卫生事件"，要求所有报告埃博拉疫情的国家都应宣布进入国家紧急状态。截至 2014 年 12 月 2 日，世界卫生组织关于埃博拉疫情报告称，几内亚、利比里亚、塞拉利昂、马里、美国以及已结束疫情的尼日利亚、塞内加尔与西班牙累计出现埃博拉确诊、疑似和可能感染病例 17 290 例，其中 6128 人死亡。多个国家、数个援助机构及国际组织投入人力物力帮助西非对抗史上最严重的埃博拉疫情，使疫情逐渐得到控制，2016 年 1 月，世界卫生组织宣布非洲西部埃博拉疫情已经结束。但很快塞拉利昂又出现埃博拉新发病例，直到 2016 年 3 月 17 日，世界卫生组织宣布 2016 年 1 月在塞拉利昂复燃的小规模埃博拉疫情结束。此次西非埃博拉疫情暴发流行，感染及死亡人数创历史最高纪录，在疫情最严重的三个国家利比里亚、塞拉利昂和几内亚，共有 26 593 人被感染，11 005 人死亡，死亡人数分别为 4716 人、3903 人和 2386 人。

【发病机制和病理】

诱导免疫抑制是埃博拉病毒感染具有高度致死性的原因之一。埃博拉病毒侵袭目标主要是免疫系统的细胞，尤其是树突状细胞，抑制 IFN-α 和 IFN-γ 靶基因的诱导表达，使这些细胞因子水平降低，同时抑制 MHI-蛋白基因的表达。埃博拉病毒的基因编码产物（GP）可以导致大量细胞死亡；其基因能编码分泌蛋白和表面蛋白，前者与中性粒细胞粘连，并且与中性粒细胞表面的一种蛋白结合，阻止了中性粒细胞受各种免疫细胞的刺激而被活化的作用，使埃博拉病毒逃避免疫应答。病毒在血液中不受控制地复制，感染组织和器官，导致细胞、组织的大量坏死，死亡的细胞将它们所有的内容物释放到血液中，最终引发"细胞因子风暴"。细胞因子风暴使血管壁通透性增加，动脉、静脉和毛细血管内的血液和血浆渗出；细胞因子风暴还会引发一氧化氮的大量释放，进一步稀释血液并破坏血管。患者出现严重的出血、血压下降、休克，甚至死亡。

埃博拉出血热的主要病理学特征是单核巨噬细胞系统活化、淋巴系统受抑制及血管的损伤。表现为肝、脾、肺、淋巴结和睾丸等多脏器的急性坏死，血管闭塞、血栓形成和出血。

【临床表现】

潜伏期 2~21 天，平均 7 天。

埃博拉病毒感染后可以不发病或呈轻型。典型病例表现为急性起病，临床表现为高热、畏寒，头痛、肌痛、恶心、结膜充血及相对缓脉。2~3 天后可有呕吐、腹痛、腹泻、血便等表现，半数患者有咽痛及咳嗽。病后 4~5 天进入极期，患者可出现神志的改变，如谵妄、嗜睡等。重病患者在发病数日可出现咯血，鼻、口腔、结膜下、胃肠道、阴道及皮肤出血或血尿，第 10 病日为出血高峰，50% 以上的患者出现严重的出血，并可因出血、肝肾衰竭及致死性并发症而死亡。90% 的死亡患者在发病后 12 天内死亡（7~14 天）。病人最显著的病症为低血压、休克和面部水肿，还可出现 DIC、电解质和酸碱的平衡失调。在病程第 5~7 日可出现麻疹样皮疹，数天后消退并脱屑，部分患者可较长期地留有皮肤的改变。非重症者，发病后两周内恢复。

2014 年 10 月 12 日，世界卫生组织一项针对 3343 名确诊病例及 667 疑似病例的研究显示，超过 10%的埃博拉病毒感染者没有发热症状。

【并发症】

急性期可并发心肌炎、细菌性肺炎。迟发症可因病毒持续存在精液中引起睾丸炎、睾丸萎缩，还可有复发性肝炎、横断性脊髓炎及眼葡萄膜炎。

【诊断和鉴别诊断】

（一）临床诊断

1. 流行病学资料　在流行区（苏丹、乌干达、刚果（金））或疑有本病的地区生活、旅行的历史，有与病人或其血液接触史。

2. 临床表现　发热、头痛、肌痛、腹痛、腹泻、咽痛、出血性皮疹及腔道出血等表现。

（二）实验室诊断

1. 化验检查　血常规白细胞减少，第 7 病日后上升，并出现非典型浆细胞样的淋巴细胞和中性粒细胞，核呈异常形态（杆形、球形或哑铃形），血小板可减少。生化检查 AST、ALT 和淀粉酶可升高。

2. 病毒分离　取急性期患者（7 病日内）的全血或死者的肝组织接种于 Vero 细胞培养或接种于豚鼠腹腔，以分离病毒；取患者早期血标本，经超速离心，电镜下可找到病毒，但阳性率较低。

3. 血清学检测　埃博拉出血热病人血液中特异性 IgM 抗体在发病后 2~9 天出现，持续存在到发病后 30~168 天。而 IgG 抗体在发病后 6~18 天出现，并且至少持续存在至出现症状后 661~749 天。IgM 抗体阳性可作为现症感染的指标，但有时不能满足早期诊断的需求；取双份血清检测 IgG 抗体，由阴性转为阳性或滴度升高 4 倍以上，有诊断价值。

4. 病毒抗原及病毒 RNA 的检测　病毒抗原及病毒 RNA 阳性可以确诊。1995 年，刚果民主共和国的 Kikwit 地区发生埃博拉出血热暴发，有学者检测埃博拉病毒抗原，并证实其与逆转录 PCR（RT-PCR）检测病毒核酸的一致性几乎达到 100%。

（三）鉴别诊断

早期诊断较困难，应与其他疾病如沙拉热、伤寒、恶性疟疾、黄热病、马尔堡病、克里米亚-刚果出血热鉴别，主要根据病原学检查确诊。

【治疗】

无特效治疗措施，主要以对症和支持治疗为主，注意水电解质平衡、控制出血，肾衰竭时进行血液透析治疗。输入恢复期血浆或含有埃博拉病毒抗体的抗血清可有一定疗效。干扰素及利巴韦林等抗病毒药物疗效尚有争议。

有研究表明多种腺苷类似物（如碳环 3-去氮腺苷）能抑制埃博拉病毒复制，可保护受埃博拉病毒感染小鼠免于死亡。其可能的机制是阻滞受感染细胞的 S-腺苷-L-高半胱氨酸水解酶，从而间接地限制病毒 mRNA 的 5′帽的甲基化。

2014 年西非埃博拉疫情暴发，杜伯曼堡的一家隔离中心给埃博拉感染者服用拉米夫定抗病毒治疗，结果 15 人中 13 人生还，死亡率从原来的 70% 下降至 13%；在美国，两名感染埃博拉病毒的患者首次接受名为 ZMapp 的药物试验性治疗，病情得以好转出院。尽管该新药的最终疗效还有待观察，但给埃博拉病毒感染的治疗带来了希望。

【预防】

（一）管理传染源

对病人应严格隔离，有条件的地区病人应收入负压病房，隔离至体温正常后 7 天或病后 21 天，以防止扩散流行。目前可以肯定埃博拉出血热是一种动物源性传染病，故从国外进口动物特别是从该病流行地区引进动物，要严格进行卫生检疫。对其排泄物及污染物用品均需用高效或中效化学消毒剂进行严格消毒。尸体应用密闭防漏物品包裹，及时焚烧或就近掩埋；尸解时应就有关消毒隔离问题向防疫部门咨询。总之，埃博拉出血热应按 FED（难治性流行疾病预防）进行预防。

（二）切断传播途径

埃博拉病毒具有高度的传染性，接触污染物是主要的传播途径，因此在诊疗中应尽量减少接触机会。标本采集时应注意隔离，置于密闭的塑料袋中，再置于标志清晰、耐用防腐容器中转送实验室。病毒的分离和培养应在 P4 级高度安全实验室中进行。抓好医院内的消毒隔离是预防埃博拉出血热在院内流行的关键，应做到一人一针或使用一次性注射器。

（三）保护易感人群

接触病人时，应做好个人防护，如穿隔离衣、戴手套、口罩、护目镜、帽子及套鞋等。

（四）疫苗研制

2014 年 9 月 9 日，美国国家卫生研究院用埃博拉疫苗进行猴子实验，结果显示，4 只猴子注射疫苗 5 周后接触病毒全都无恙，但 10 个月后疫苗保护力减弱，有 2 只感染。随后，研究人员再为猴子注射不同配方的第 2 剂疫苗，这次 4 只猴子都无恙。加拿大公共卫生局委托美国生物技术公司"纽琳基因"生产的疫苗也开始对医护人员进行人体实验。2015 年 6 月 24 日，俄罗斯研制的第一种抗埃博拉病毒疫苗已送交注册。

我国目前尚未发现埃博拉出血热病例，但随着我国同国际交往的日益增多，不能完全排除该病通过进口动物或通过隐性感染及潜伏期病人进入我国的可能性，因此应密切注视国外疫情的变化，搞好国境检疫，防止埃博拉出血热传入我国。

【预后】

埃博拉出血热预后较差，病死率 50% 以上。

主要参考文献

［1］世界卫生组织. 突发事件防范和应对埃博拉. www. who. int/csr/don/archive/disease/ebola_ haemor-rrhagic_ fever

［2］聂福平，范泉水，王灵强，等. 埃博拉病毒的研究进展. 中国畜牧兽医，2006，33（10）：65-67.

［3］张文生，李学军. 埃博拉出血热的流行病学研究进展. 现代预防医学，2007，34（15）：2856-2857.

［4］斯崇文，贾辅忠，李家泰. 感染病学. 北京：人民卫生出版社，2004：355-357.

［5］国家卫生计生委疾病预防控制局. 埃博拉出血热防控方案. http://www. nhfpc. gov. cn/jkj/s3578/201407/530a2d22409249a7a5fbde51f0117b32. shtml，2014-07-31.

第十四节 汉坦病毒肺综合征

（陆海英 王贵强）

汉坦病毒肺综合征（hantavirus pulmonary syndrome，HPS）是一种新型汉坦病毒感染引起的以急性呼吸衰竭为主要表现的疾病，病原体于 1993 年首次确认，病理改变多为非心源性肺水肿，致病机制可能为病毒通过细胞因子介导血管通透性增加。此病病情凶险，病死率高达 76%。

【病原学】

HPS 的病原体为汉坦病毒中的一个新型汉坦病毒，属布尼亚病毒科。根据最早发现该病毒的地区而将病毒命名为四角病毒（four corners virus），后来又改称为辛诺柏病毒（Sin Nombre virus，SNV）。

SNV 电镜下呈粗糙的圆球形，平均直径为 112nm，有致密的包膜及细的表面突起，病毒颗粒内有 7nm 长的丝状核衣壳。HPS 病毒基因组与汉坦病毒一样也为分节段的单股负链 RNA，由 L、M 及 S 三个片段所组成，但其三个节段与其他几种汉坦病毒相比均存在差异，核苷酸序列与希望山病毒（PHV）最相近，但也有 30% 的差异。其 M 和 S 基因片段大小与非 HPS 汉坦病毒相似，而 S 片段略大，前者的 M 片段由 3696 个核苷酸组成，可编码 1140 个氨基酸；而非 HPS 汉坦病毒的 M 片段由 3616 个核苷酸组成，编码 1136 个氨基酸，两者之间略有差异。HPS 病毒的 S 片段由 2083 个核苷酸组成，能编码 428 个氨基酸；而非 HPS 汉坦病毒的 S 片段由 1696 个核苷酸组成，可编码 429 个氨基酸。HPS 病毒株 M 片段与之有 1% 的差异，而 S 片段的差异达 13%。

基因重排在 SNV 很常见，故 SNV 存在不同的亚型。HPS 病毒核衣壳蛋白的 mRNA 具有较长的 3′非编码区（700 个核苷酸），由许多不完全重复序列构成，这可能是由于病毒 RNA 聚合酶滑动造成的，该非编码区的功能目前尚不清楚。啮齿动物及患者组织检测到的 HPS 病毒核酸序列存在很大差异，如新墨西哥州、亚利桑那州和科罗拉多州大多数病例之间的 HPS 病毒序列变异多达 10%，表明在不同地区 HPS 病毒与不同的啮齿动物种群之间有着长期联系。

根据病毒核酸序列的测定，目前认为至少有六种汉坦病毒与 HPS 有关：1993 年引起美国西南部地区急性呼吸衰竭的辛诺柏病毒（Sin number virus，SNV）、与 1 例佛罗里达的 HPS 病人有关的黑渠港病毒（Black creek canal virus，BCCV）、纽约病毒（New York Virus，NYV）、纽约 I 型病毒（NYV-I）、长沼病毒（Bayou Virus，BAYV）及安第斯病毒（Andes Virus）等。六种汉坦病毒肺综合征相关病毒的免疫原性与引起肾综合征出血热的Ⅲ型普马拉病毒和Ⅳ型希望山病毒有弱的中和交叉反应，但与 I 型的汉滩病毒和Ⅱ型的汉城病毒却很少有交叉反应。

【流行病学】

回顾性研究表明 HPS 不是一种新的疾病，只是未引起人们的注意。直到 1993 年春，美国西南部四角地区暴发 HPS 流行，这才使人们认识到 HPS 病毒的存在，并且病原不久即被确认为一种新型汉坦病毒。随后，Frampton 等对 1 例在 1959 年有 HPS 临床表现的病人于 1994 年 9 月随访时留取的血清进行了 SNV 特异 IgG 抗的检测，结果为阳性反应。此病例因此成为经血清学证实的最早的 HPS 病例。对 1 例 1978 年死于 HPS 的尸检组织进行免疫组织化学染色，发现尸检组织中存在汉坦病毒抗原；对另一例 1983 年死于病因未明的非心源性肺水肿的 23 岁男性患者进行回顾性研究，发现患者的病史和有关临床、实验室检测、X 线胸片等资料均符合 HPS，镜检复查归档的尸检组织，有典型的 HPS 病理学变化。病理组织经与汉坦病毒核衣壳抗原决定簇起交叉反应的单克隆抗体进行免疫组织化学分析，证实为 HPS 病毒感染。到 1996 年 2 月，CDC 已确诊 128 例 HPS，其中 77 例是1994 年以前患病的，总病死率为 50%。

1. 传染源　鼠是 HPS 病毒的宿主，而且鼠种不同，其所携带的病毒血清型也不同。如鹿鼠是美国西南及加拿大的 SNV 主要储存宿主，棉鼠主要携带黑渠港病毒，米鼠则携带长沼病毒，白足鼠是纽约和纽约 1 型病毒的储存宿主。已感染 HPS 病毒的鼠类宿主本身并不发病，但能从其唾液、尿及粪排出病毒达数月之久。

2. 传播途径　HPS 的传播可通过多种途径，但主要是通过接触携带病毒的动物或其排泄物，尤其以吸入含病毒排泄物的气溶胶为主要的传播途径。因此，进入有大量鼠类出没的房间和地区最危险。用分子生物学方法证实了 HPS 在人与人间传染的可能性。与肾综合征出血热不同的是，HPS 可能不存在母婴垂直传播。Woard 等报道了在妊娠 13~29 周时患 HPS 的 5 例妇女，其中 1 例死亡，2 例流产。他们用免疫组化方法在流产的 2 例胎儿和 3 只胎盘中均未检测到病毒抗原，3 例存活婴儿的血清中也未检测到病毒的抗体。因此目前还没有证据表明 SNV 能引起垂直传播。

3. 易感人群　早期调查发现大多数 HPS 患者是土著的美国人，但近年来发现白人和美洲人也患有此病。确诊患者的平均年龄为 35 岁（11~68 岁），患者多半是男性，男女比为 55：45，约 75% 的 HPS 患者是农民。根据流行病学调查，诊为 HPS 病人中，70% 病人曾在有大量鼠类出没的房屋或附近密切活动过，4% 病人是职业性地接触鼠类，17% 既有职业性接触又有生活接触的经历。

4. HPS 的流行特征　本病可全年发病，但每年 6~7 月是发病的高峰期。自 1993 年春夏季确认 HPS 在美国西南四角地区流行以来，美国西部内华达州、西海岸的加利福尼亚州、西北部的爱达荷州、东部的罗得岛州、东南部的佛罗里达州、南部的路易斯安那州、西南部的德克萨斯州、中北部的南达科地州和威斯康星州、东北的新英格兰和中东部的印第安纳州等地约 31 个州也先后有 HPS 散发病例报告，经证实的 HPS 共 277 例。除美国外，加拿大、巴西、巴拉圭、阿根廷、玻利维亚、乌拉圭等所有美洲国家也有本病发生。德国、南斯拉夫、瑞典和比利时等欧洲国家也有病例报告。

【发病机制】

目前倾向于病毒是出血热发病的直接致病因素。Fedman 等研究发现 Sin Nombre 病毒感染 6~8 日后，用间接免疫荧光技术方法经证实患者 80% 的内皮细胞能检出病毒抗原，而 Sin Nombre 病毒感染人单核或巨噬细胞 14~18 日后，仅有 1% 的细胞呈抗原阳性。Terajima 等研究发现病毒血症的水平与肺细胞感染的病毒抗原水平相关，死亡患者比存活者有较高的病毒 RNA 拷贝水平。他们还发现病毒 RNA 的拷贝量与患者血小板减少和血液浓缩的程度相关。这种高水平的病毒血症亦能触发免疫病理发病。此外，免疫应答及一些炎症介质参与了该病的发病过程。Koster 等人发现 HPS 患者在出现肺水肿前，血循环中已存在抗 SNV 的 IgG 和 IgM 抗体。在不同病期外周血淋巴细胞多为 CD3、CD8 和 CD4 淋巴细胞，提示病变是 T 细胞介导的免疫反应。研究还发现这些患者的 CD8 和 CD4 淋巴细胞克隆株能识别不同汉坦病毒株的高保守区域，部分淋巴细胞还能识别有靶细胞表达遗传距关系较远的病毒株，因此认为 T 细胞表位的交叉反应在 HPS 的发病中可能起着较重要的作用。Van Epps 等认为在 HPS 的发病中，CTL 的反应既有清除病毒的作用，同时也能诱导免疫病理的作用。Fedman 等研究发现巨噬细胞在感染后 4 小时内被激活，患者血清中一些细胞因子如 γ 干扰素、肿瘤坏死因子、白细胞介素 6 等因子明显升高，这些细胞因子也是 HPS 感染后引起血管通透性增加，导致肺水肿的重要因素之一。

血管通透性增加是 HPS 发病的最可能的病理生理机制。应用辣根过氧化物酶渗出法在一转孔滤膜系统中发现，感染 SNV 的巨噬细胞培养上清可增加内皮细胞的通透性，此效应是由于去六肽珠蛋白（plakoglobin）的重新分布而形成内皮裂缝。该结果支持病毒通过单核或巨噬细胞途径增加血管通透性的观点。最近的研究发现整合素 αβ3 的抗体能抑制 HPS 相关病毒进入人的脐静脉内皮细胞和 VeroE6 细胞，因而认为整合素 β3 可能是汉坦病毒在内皮细胞和血小板上的受体，汉坦病毒通过该受体入内皮细胞和血小板从而引起一系列病理生理改变。

病理改变：非心源性的胸腔积液和严重的肺水肿为该病的主要病理特征，肺脏为 HPS 的原发靶器官，而肺毛细血管内皮细胞是 HPS 相关病毒感染的主要靶细胞，这些内皮细胞被损伤导致肺毛细血管通透性增加，大量血浆外渗，进入肺间质和肺泡，引起非心源性肺水肿。典型 HPS 病例的肺脏病理表现为轻到中度的间质性肺炎，伴有不同程度的充血、水肿，单核细胞浸润及病灶透明样改变。肺泡内含有水肿液、纤维和炎性细胞。单克隆抗体伴免疫组织化学染色显示在大多数组织的毛细血管内皮细胞中有汉坦病毒抗原存在，含汉坦病毒抗原的内皮细胞保持相对完整。脾脏、肾脏及其他全身器官均可检出汉坦病毒抗原，肺脏中病毒抗原则有显著的聚集现象。

【临床表现】

HPS 病毒感染潜伏期目前还不清楚，根据个别病例的病史推测潜伏期约为 1~2 周（9~34 日）。Moolenaar 将 HPS 病程分为前驱期、心肺期和恢复期临床三期。

1. 前驱期　HPS 发病多急骤，有畏冷、发热、肌痛、头痛、乏力等中毒症状，亦可伴有恶心、呕吐、腹痛、腹泻等胃肠症状。少数患者可有咳嗽。发热一般为 38~40℃。以上症状短者 12 小时，长者持续数天，平均 4 天（2~15 日）。由于前驱期的症状无特异性，故很难与流感及无菌性脑膜炎等热性病相区别，但 HPS 常无喉痛、鼻炎和假性脑膜炎等表现。

2. 心肺期　病程以发热、缺氧和低血压为主要特征。经过前驱期后，多数在发病 2~3

天后，患者出现干咳，迅速发展成非心源性肺水肿者导致呼吸功能不全及血流动力学改变。表现为烦躁不安，迅即出现呼吸困难，呼吸频率最快者可达 35 次/分，心率增快，唇指发绀，有严重低氧血症，吸入 40% 以上氧气时动脉氧分压仍低于 60mmHg（8.0kPa），动脉二氧化碳分压下降。体检可见呼吸增快，常达 20~28 次/分以上，心率增快可达 120 次/分，肺部可闻及粗大或细小湿啰音。X 线胸片开始呈间质性肺水肿表现，可见细网状阴影、毛玻璃状改变或肺纹理增强；转为肺泡性水肿后，胸片显示两肺弥漫性肺浸润及胸膜渗出，但肋膈角正常，病灶消散较心源性肺水肿慢。部分患者出现胸腔积液或心包积液。重症患者可出现低血压、休克、窦性心动过缓或心动过速、心律紊乱等。仅少数患者发现有睑结膜充血、球结膜水肿、皮肤黏膜出血点或出血斑。有报道（美国 17 例）88%的患者住院后 24 小时内需要插管进行机械通气，死亡 13 例（76%），死亡者病程为 2~16天，平均 8 天，83%的死亡患者在发病后 9 日内死亡。SNV 所引起的急性感染也有极少数患者呈轻型表现，无明显呼吸功能的损害，但血清学检查阳性。

由 SNV、NYV、NYV-1 引起者一般没有肾损害。但 Bayou Virus 引起者则可伴有肾损害，可出现少尿。

3. 恢复期 患者的氧合与血流动力学功能得到改善，恢复较快，一般无后遗症。

【实验室检查】

1. 血常规 血液浓缩，红细胞和血红蛋白升高。多数患者白细胞计数升高，最高可达（30~65）×10^9/L，早期中性粒细胞可升高，伴核左移，以后淋巴细胞升高，可以出现免疫母细胞型细胞、晚幼粒细胞和（或）髓细胞，异型淋巴细胞亦常见。血小板减少及血循环中免疫细胞增多。

2. 尿常规 有肾损害者可出现尿蛋白和显微镜血尿，尿蛋白一般为（++）。

3. 血液生化检查 肝功能 ALT、AST 可升高，LDH 和肌苷激酶常明显升高，可有低蛋白血症。有肾损害者 BUN 和 Cr 升高。少数患者有代谢性酸中毒，二氧化碳结合力（CO_2CP）减低，阴离子间隙增大，乳酸盐增高，碳酸盐降低。

4. 血气分析 动脉血氧分压低于 7.98kPa。

5. 凝血功能检查 可以出现活性部分凝血酶时间和凝血酶原时间延长。少数患者纤维蛋白降解物升高。

6. 病原学检查 常用 HPS 相关病毒感染 Vero-E 细胞的病毒抗原来检测患者的特异性 IgM 和 IgG。亦有应用 SNV 重组核蛋白、重组 G_1 蛋白等，应用免疫印迹法或免疫斑点法来检测 IgG 抗体，IgG 抗体一般在发病后第 7 天出现。RT-PCR 法能检出患者血清、血浆或单个核细胞中的病毒 RNA。恢复期病人一般血液中病毒 RNA 不再能检出，但亦有病程第 23天仍在血液中检出病毒 RNA 的报告。

7. X 线胸片检查 可见双肺间质浸润影或间质和肺泡均出现浸润影。部分患者能看到胸腔积液和心包积液。

8. 支气管镜检查 气道正常，没有支气管内黏膜损害。少数气道可见红斑，气管内吸出物做总蛋白、白蛋白及 LDH 测定均明显增高，甚至超过血清水平。

9. 肺动脉导管检查 肺动脉楔状压正常或偏低，心脏指数明显减低，符合非心源性肺水肿的血流动力学改变。

【并发症】

重症患者可出现低血压、休克、心力衰竭以及窦性心动过缓或窦性心动过速等心律失常。仅少数患者发现睑结膜充血、球结膜水肿、皮肤黏膜出血点或出血斑。

【诊断与鉴别诊断】

HPS 的诊断主要是根据临床有发热、肌痛，并迅速出现的呼吸窘迫综合征；化验检查白细胞升高，核左移，并有异型淋巴细胞及血液浓缩，血气分析有低氧血症，胸片有肺间质水肿等作为临床诊断依据。确诊依靠病原学检查检出 HPS 相关病毒的特异性抗体或病毒 RNA。

鉴别诊断：

（1）发病早期需与流感、肺炎、败血症和钩端螺旋体病等相鉴别。有报道流感患者咽痛和咳嗽症状显著高于 HPS；HPS 患者胸部 X 线检查为弥漫性间质浸润，肺炎则表现为肺小叶浸润。

（2）心肺期应与其他疾病引起的 ARDS 鉴别。有报道临床症状有头晕、恶心或呕吐而缺乏咳嗽，而且化验检查有血小板减少、血清碳酸盐水平低下和红细胞比容升高者，有助于 HPS 的诊断。

【治疗】

（一）一般治疗

由于 HPS 病情进展迅速，病死率极高，因此应仔细监护呼吸、心率和血压等生命体征的变化情况。予对症及支持治疗，如降温、输液补充热量及营养等。HPS 时肺泡毛细血管通透性明显增加，故补液时应注意体液平衡问题，补液过多将会加重肺水肿，使氧合障碍更加严重，危及病人生命。但血容量不足也会降低心排出量，引起低血压，并造成组织灌注不足，导致脑、心、肾等重要脏器的氧供应不足。因此，理想的办法是插漂浮导管监测肺楔压，使之维持在 14~16cmH$_2$O 之间。低血压休克患者，应及时补充血容量，经扩容后血压仍不能维持者应注意纠正酸中毒，必要时用血管活性药物。出现少尿和肾衰竭者，应限制入水量，同时予呋塞米利尿；少尿持续 4 天或无尿 24 小时以上且尿素氮 > 28.56mmol/L 的患者应接受血液透析治疗。

（二）抗病毒与免疫疗法

1. 利巴韦林　为广谱抗病毒制剂，主要是通过抑制肌酸小磷酸脱氢酶，阻断肌苷酸转变为鸟苷酸，从而抑制病毒核酸合成。1993 年美国曾试用该药治疗 HPS 患者，取得了较好的疗效。美国 CDC 已批准试用利巴韦林静脉滴注治疗 HPS。但美国利巴韦林研究组总结了 1993 年 6 月—1994 年 9 月利巴韦林治疗 HPS 效果，30 例确诊 HPS 患者病死率为 47%（14/30），与同期未进入研究的 34 例 HPS 患者相比无明显差异。因而认为需要一种随机、安慰剂作对照的试验来评价利巴韦林治疗 HPS 的效果。

2. 干扰素　300 万 U/d 肌注可缩短病毒血症期，可缩短患者的发热时间，并减轻症状，疗程 3 天。

3. 急性呼吸衰竭　是 HPS 的主要临床表现，因此改善通气和积极纠正缺氧是治疗

HPS 的关键。若吸氧无效、动脉血氧持续低于 60mmHg（8.0kPa），应及时改用机械通气，进行呼气末正压呼吸。该通气方式可阻止呼气末的气道塌陷，保证足够的氧供应，提高氧分压，但也容易并发气压损伤。因此近年来主张在使用低潮气量、低呼吸频率的前提下使用 PEEP，从而产生允许性高碳酸血症，这样既可确保提高氧分压，又可避免在机械通气特别是使用 PEE 过程中易产生的气压伤，而较短时间内的适度高碳酸血症对机体并无危害性。糖皮质激素能减少肺毛细血管的通透性，从而减轻肺间质的水肿及渗出，但应早期、足量、短期使用，以免产生严重的激素副作用。剂量为地塞米松 80mg/d，应用时间不宜超过 24 小时。

【预后】

HPS 预后较差，病死率高达 50%~78%。经多因素分析认为病死率与红细胞比容及乳酸脱氢酶水平呈正相关，白细胞计数越高和活性部分凝血酶时间越长，病死率也越高；红细胞比容越高和活性部分凝血酶时间越长者，预后越差。也有学者提出 HPS 病例出现以下情况者死亡率为 100%：①心脏指数小于 2.5L/（min·m³）；②血清乳酸盐浓度大于 4.0mmol/L（正常 0~2.2mmol/L）；③较小的脉搏电位或心室纤颤、室性心动过速；④难治性休克。

【预防】

1. 消灭传染源　HPS 病毒主要由啮齿类动物携带。1993 年，美国四角地区气候异常造成该地区鹿鼠数量急剧增长，增加了人与感染动物的接触机会，从而引发了 HPS 的暴发流行。因此灭鼠是预防 HPS 流行的有效途径。此外，目前尚未排除人与人之间的传播，因此患者应严密隔离。

2. 保护易感人群　现有的汉坦病毒Ⅰ型和Ⅱ型疫苗与 HPS 相关病毒的各亚型之间没有交叉免疫作用，目前仍未研制出有效的疫苗。

3. 注意个人防护及个人卫生，不要用手去接触鼠类的分泌物和排泄物，注意与病人的隔离。

目前，我国还未发现 HPS 的病例，但我国为出血热的高发国家，应高度警惕该病传入我国的可能。因此除了搞好国门的动物检疫工作外，加强临床医务工作者对本病的认识和了解也具有十分重要的意义。

主要参考文献

［1］Reynolds S, Galanis E, Krajden M, et al. Imported fatal hantavirus pulmonary syndrome. Emerg Infect Dis, 2007, 13（9）：424-425.

［2］宋平. 肾综合征出血热和汉坦病毒肺综合征手册. 第 2 版. 北京：人民军医出版社，2004.

［3］Graziano KL, Tempest B. Hantavirus pulmonary syndrome：a zebra worth knowing. Am Fam Physician, 2002, 66（6）：1015-1020.

［4］Duchin JS, Koster FT, Peters CJ, et al. Hantavirus pulmonary syndrome：a clinical desciption of 17 patients with a newly recognized disease. N Engl J Med, 1994, 330（4）：949-955.

［5］Jenison S, Hielle B, Simpson S, et al. Hantavirus pulmonary sydrome：clinical diagnostic and virologic aspects. Semin Respir Infect，1995，10（4）：259-269.

［6］Terajima M，Hendershot JD，Kariwa H，et al. High levels of viremia in patients with the Hantavirus pulmonary syndrome. J Infect Dis，1999，180（6）：2030-2034.

第十五节 人 禽 流 感

（阮冰）

人禽流感（human avian influenza）是由甲型流感病毒（*influenza virus*）某些亚型中的一些毒株感染人所导致的急性呼吸道传染病。通常情况下，禽流感病毒并不感染人类，但自 1997 年我国香港发生了禽甲型流感病毒 H5N1 亚型感染人类以来，相继又有 H9N2、H7N7 亚型感染人类和 H5N1 亚型多次感染人类的报道，2013 年 3 月在人体上首次发现的新型禽流感 H7N9 亚型更是引人关注。人禽流感临床症状随病原的亚型不同而异，主要表现为高热、咳嗽和呼吸急促，病情轻重不一。其中 H5 和 H7 常被认为是高致病性禽流感（highly pathogenic avian influenza，HPAI），病情严重，可出现败血症、感染性休克、多脏器功能衰竭以及瑞氏（Reye）综合征等多种并发症，甚至死亡。

【病原学】

禽流感病毒与流感病毒一样，同属正黏病毒科甲（A）型流感病毒属。甲型流感病毒是多型性囊膜病毒，常为球形，颗粒直径 80～120nm，平均为 100nm。病毒基因组为 8 个节段单股负链 RNA。依据外膜血凝素（hemagglutinin，HA）和神经氨酸酶（neuraminidase，NA）蛋白抗原性的不同，甲型流感病毒可分出许多亚型，已鉴定出 16 个 H 亚型（H1～H16）和 9 个 N 亚型（N1～N9），近年又发现了 H17 和 N10，任何一种 HA 与任何一种 NA 结合后即成为一种血清亚型。甲型流感病毒除感染人外，还可感染猪、马、海洋哺乳动物和禽类，感染禽类的甲型流感病毒称为禽流感病毒。目前能感染人类的亚型主要有 H5、H7、H9 及 H10，其中以 H5 和 H7 亚型（以 H5N1 和 H7N7 为代表）对人的致病力较强，引起的症状较重，病死率较高，称为高致病性禽流感。人类对大多数 H 和 N 亚型没有免疫力，因此禽流感病毒具有启动人类新的流感大流行的潜在威胁。

禽流感病毒很容易被乙醚、氯仿、丙酮等有机溶剂以及漂白粉、氧化剂、稀酸、碘剂等消毒剂所灭活，对热也较敏感，56℃加热 30 分钟或煮沸（100℃）2 分钟以上可使该病毒灭活。在自然条件下，存在于口腔、鼻腔和粪便中的病毒由于受到有机物的保护，具有较大的抵抗力。病毒对低温抵抗力较强，在 4℃可保存数周，在冷冻的禽肉和骨髓中可存活 10 个月，在干燥尘埃中可存活 2 周。

【流行病学】

（一）传染源

主要为患禽流感或携带禽流感病毒而无症状的鸡、鸭、鹅等家禽。其他禽类、野禽或家猫、犬类、猪等家畜类也有可能成为传染源，少数研究报道支持患者也是人禽流感传染源的可能性。

（二）传播途径

主要经呼吸道传播，也可通过密切接触感染的禽类及其分泌物、排泄物，受病毒污染的水等被感染。

1. 禽-人传播　直接由家禽到人类的禽流感传播是主要的人类感染方式，感染禽流感的禽类呼吸道分泌物、唾液和粪便中可以排泄出大量病毒。近年来报告的大多数病例均有与禽类的直接接触史，其方式包括宰杀拔毛、加工、逗玩家禽、进食鸭血及进食未熟的家禽。

2. 环境-人传播　接触病死禽的分泌物、排泄物或尸体污染的环境、人禽流感病例分泌物、排泄物污染的环境成为禽流感环境到人传播的危险因素。我国 2007 年发现的部分人感染禽流感病例均无与禽类直接的接触史，可能与环境的污染有关。

另外，有研究报道存在母-婴垂直传播的可能，尚有少数和非持续证据支持人际间的有限传播。

（三）易感人群

人群普遍易感。以 12 岁以下儿童发病率较高，病情较重。与不明原因病死家禽或感染、疑似感染禽流感家禽密切接触人员为高危人群。

【发病机制和病理解剖】

人禽流感病毒通过血凝素与呼吸道表面纤毛柱状上皮细胞上的 α-2,3-半乳糖-N-乙酰神经氨酸的糖蛋白和糖脂结合，进入细胞并在细胞内复制。在神经氨酸酶的作用下，新的病毒从感染细胞中释放出来并向周围组织扩散，继续感染其他的细胞，而受感染的细胞最终发生变性、坏死、溶解等。另外，HA 的裂解点结构、HA 和 NA 之间的平衡、聚合酶等对人禽流感病毒的致病性也有一定的影响。

细胞感染了禽流感病毒后，巨噬细胞趋化因子增多，中性粒细胞被活化，并被介导进入病变组织，导致炎症反应。在全身各器官，巨噬细胞广泛吞噬红细胞、白细胞、血小板的现象，称为反应性嗜血细胞综合征（reactive hemophagocytic syndrome，RHS），它是由禽流感病毒感染触发多种细胞因子释放入血引起的相关病理改变，部分患者可进展为弥散性血管内凝血及多脏器功能衰竭，病死率极高。

据目前已有的尸解资料阐述了肺部早期及晚期的病变。发病初期以急性渗出病变为主，严重者则表现为肺水肿及透明膜形成，细胞内富含液体及纤维素，上皮脱落，肺泡壁及小气道表面广泛存在透明膜，肺泡有塌陷现象，少数则代偿性扩张。如病人能进入恢复期，则肺部病变以纤维化为主，部分区域肺泡间隔明显增宽伴纤维化，部分细支气管及肺泡上皮坏死、脱落、增生及鳞状上皮化生，后者有一定特异性。

以上病理显示，禽流感病毒侵犯人体后，肺内病变依次出现渗出期、增生期及纤维化期等不同阶段。初期的渗出造成影像学上的"白肺"，此后由于上述细胞因子的持续存在及病毒的作用，肺毛细血管内皮细胞和肺泡上皮细胞的损伤进一步加重，导致纤维蛋白原渗出增多并凝聚成纤维素，形成肺透明膜，影响了呼吸，加之前述的肺上皮鳞状上皮化生等均影响其他交换，使低氧血症难以纠正。

重症人禽流感患者全身淋巴组织萎缩伴活跃的嗜血现象，表现为脾脏白髓内淋巴细胞显著减少。淋巴结内淋巴滤泡萎缩乃至消失，脾及淋巴结的病变显示，B 及 T 淋巴细胞均明显减少。淋巴窦扩张，窦组织细胞增生，细胞质内可见吞噬的淋巴细胞、红细胞和细胞碎片，临床上所见的嗜血细胞综合征可能与此有关。

重症患者可出现间质性心肌炎改变、心肌水肿等，肝脏见广泛肝细胞内小泡状脂肪变性，汇管区少量淋巴及单核细胞浸润，脑部有脑水肿及脑充血改变。肾可见肾小管上皮空泡变性，下肾单位肾小管上皮崩解。妊娠患者胎盘绒毛滋养叶细胞见灶状变性坏死、间质炎细胞浸润。

【临床表现】

潜伏期一般在7天以内，通常为2~4天。人禽流感患者常见症状为高热、咳嗽、呼吸困难等，其中呼吸困难呈进行性加重，可在短时间内出现急性呼吸衰竭的表现；相当比例病人表现为流感样症状（肌痛、咽痛、流涕等）和消化系统症状（呕吐、腹痛、腹泻等）等。个别患者在病程中出现精神神经症状，如烦躁、谵妄。感染不同亚型的患者临床表现各不相同，如H9N2亚型感染患者仅有轻微的上呼吸道感染症状，H7N7亚型感染患者常表现为结膜炎。

体格检查可发现受累肺叶段区域实变体征，包括叩浊、语颤和语音传导增强、吸气末细湿啰音及支气管呼吸音等。在病程初期常见于一侧肺的局部，但随病情进一步恶化，可扩展至双肺的多个部位，肺内可闻细湿啰音。合并心力衰竭时，部分病人心尖部可闻舒张期奔马律。

如症状不缓解，病情仍持续发展，人感染禽流感病毒可出现多种并发症，包括呼吸系统症状（呼吸衰竭、ARDS、胸腔积液、肺间质纤维化等）、循环系统症状（心肌炎、心力衰竭、低血压等）、消化系统症状（消化道出血、抗生素相关性腹泻等）。重症肺炎恢复者可见原有病变部位肺纤维化。

【实验室检查】

1. 血常规 大部分患者存在外周血白细胞、淋巴细胞和血小板呈不同程度减少。

2. 血生化检查 多数病人在疾病早期即有不同程度肝的酶学异常，如丙氨酸氨基转移酶、天门冬氨酸氨基转移酶、磷酸肌酸激酶、乳酸脱氢酶等。我国禽流感病例中有近40%的患者出现蛋白尿（+~++++）。

3. 病原学及相关检测

（1）病毒抗原及基因检测：取患者呼吸道标本，采用免疫荧光法或酶联免疫法，检测甲型流感病毒核蛋白（nucleoprotein，NP）抗原及禽流感病毒H亚型抗原。还可采用逆转录-聚合酶链反应（RT-PCR），检测相应核酸。

（2）病毒分离：可从患者呼吸道标本（如鼻咽分泌物、口腔含漱液、气管吸出物或呼吸道上皮细胞）中分离禽流感病毒。

（3）血清学检查：采集发病初期和恢复期双份血清，采用血凝抑制试验、补体结合试验或酶联免疫吸附试验，检测禽流感病毒抗体，如前后滴度有4倍或以上升高，可作为回顾性诊断的参考指标。

4. 影像学检查 人禽流感患者发生肺部感染后，X线胸片和肺CT检查可见肺内片状高密度影。影像学检查用以发现病变、确定病变的范围、观察病变的动态变化和提示并发症。

人禽流感的胸部影像学表现具有肺炎的基本特点。病人早期的局限性片状影像与一般肺炎相似。对于严重病例者肺内片状影像弥漫分布、病变进展迅速，临床上较快发生急性呼吸窘迫综合征。

疾病早期（发病3天左右或较长时间）肺内出现局限性片状影像，为肺实变或磨玻璃密度，多为一个肺段或肺叶内的病灶。各个肺野均可发生病变。疾病进展后（发病3~7天）肺部影像为大片状或融合的斑片状影，片状影内可见"空气支气管"征。病变一般为多发，范围较广泛，位于一侧或两侧肺部。病变可累及多个肺叶或肺段，但肺部影像多不以肺叶或肺段的解剖形态划分界限。重症患者的肺内病变在两肺弥漫分布。少数病人可合并单侧或双侧胸腔积液。一些病例在初次影像检查时病变已经进展为较大的范围或已累及多个叶段。病变最为严重时（多为发病7~10天），患者常合并急性呼吸窘迫综合征，出现两肺弥漫实变影像。晚期可见胸腔积液，但常合并腹腔及心包积液。

一般于发病后4~8天行影像学检查，常呈肺实质渗出的浅淡阴影，呈磨玻璃或絮状。进展数日后，密度加大，范围也扩大，病变中可见支气管充气征，部分可呈"白肺"，可合并间质浸润。

双下肺首发多见，病变由小变大，变化迅速，也可由局部扩至全肺，从单侧到双侧，磨玻璃样发展为实质密度。

【诊断】

根据《人禽流感诊疗方案（2008版修订版）》中的标准和流行病学接触史、临床表现及实验室检查结果，可作出人禽流感的诊断。

1. 流行病学接触史　定义：①发病前1周内有病、死禽接触史；②发病前14天内曾到过活禽交易宰杀市场；③发病前14天内曾与人禽流感疑似、确诊病例有过密切接触；④发病前14天内在出现异常病、死禽的地区居住、工作、生活过；⑤高危职业史：从事饲养、贩卖、屠宰、加工家禽工作的职业人员、临床诊断或禽流感病毒实验室工作人员。

2. 诊断标准

（1）医学观察病例：有流行病学史，或与人禽流感患者有密切接触史，1周内出现流感样临床表现者。

（2）疑似病例：有流行病学史和临床表现，采用甲型流感病毒H亚型单克隆抗体在患者呼吸道分泌物或尸检肺标本中查到相应特异性抗原，或RT-PCR扩增出H亚型基因。

（3）临床诊断病例：①被诊断为疑似病例，但无法进一步取得临床检验标本或实验室检查证据，而与其有共同接触史的人被诊断为确诊病例，并能够排除其他诊断者；②有流行病学史和临床表现，实验室病原检测患者恢复期血清红细胞凝集抑制（hemagglutination inhibition，HI）试验或微量中和试验A（H5N1）抗体阳性（HI抗体或中和抗体效价≥40）。

（4）确诊病例：有流行病学接触史和临床表现，从患者呼吸道分泌物标本或相关组织标本中分离出特定病毒，或采用其他方法检测到禽流感病毒亚型特异抗原或核酸检查阳性，或发病初期和恢复期双份血清禽流感病毒亚型毒株抗体滴度4倍或以上升高者。

另外，在流行病学史不详的情况下，根据临床表现、辅助检查和实验室检查结果，特别是从患者呼吸道分泌物或相关组织标本中分离出特定病毒，或采用其他方法检测到禽流感病毒亚型特异抗原或核酸检查阳性，或发病初期和恢复期双份血清禽流感病毒亚型毒株抗体滴度4倍或以上升高，也可确诊病例。

（5）重症病例：具备以下三项之中的任何一项，即可诊断为重症人禽流感。①呼吸困难，成人休息状态下呼吸频率≥30次/分，且伴有下列情况之一：a. 胸片显示多叶病变或在正位胸片上病灶总面积占双肺总面积的1/3以上；b. 病情进展，24~48小时内病灶面积增大超过50%，且在正位胸片上占双肺总面积的1/4以上；②出现明显低氧血症，氧合指数低于300mmHg（1mmHg＝0.133kPa）；③出现休克或多器官功能障碍综合征（MODS）。

【鉴别诊断】

在诊断人禽流感时，应注意与SARS等其他病毒性和非典型病原（如军团杆菌、肺炎支原体、肺炎衣原体）等所致的肺炎进行鉴别。尤其是对中国疾病预防和控制中心提出的"不明原因肺炎"病例，更应提高警惕，注意及时加以甄别。

【预后】

人禽流感的预后与感染的病毒亚型有关，感染H7N7、H9N2者大多预后良好，而感染H5N1亚型者预后较差，病死率约为30%~80%。本病预后还与患者年龄、是否有基础性疾病、是否治疗及时以及是否出现并发症等有关。

【治疗】

对于人禽流感疾病，应采取以预防为主、治疗为辅的策略。

（一）隔离

对疑似病例、临床诊断病例和确诊病例均应以隔离治疗为首选方法。

（二）对症治疗

卧床休息，密切观察病情变化，早期给予鼻导管吸氧，维持稳定的脉氧饱和度>93%。对发热、咳嗽等临床症状给予对症治疗，如物理降温、止咳祛痰等，有肝肾功能损伤者采用相应治疗。维持水、电解质平衡，加强营养支持。注意保护消化道黏膜，避免消化道出血。预防下肢深静脉血栓形成，必要时给予适当抗凝治疗。儿童忌用阿司匹林等水杨酸类药物退热，以免引起Reye综合征。

（三）抗病毒治疗

应在发病48小时内试用抗流感病毒药物治疗。

1. 离子通道M_2阻滞剂 该类药物主要通过干扰病毒M_2离子通道活性来抑制流感病毒复制，早期应用可阻止病情发展、减轻病情、缩短病程、改善预后。金刚烷胺治疗时，1~9岁的患者，可给予5mg/（kg·d）（最大150mg），分两次口服，疗程5天；10~65岁的患者，100mg，2次/日，口服，疗程5天；65岁以上的患者，100mg，2次/日，口服，疗程5天。预防性治疗方案为在前述同等条件下，治疗7~10天。约有14%患者出现不良反应（主要是中枢神经系统和胃肠道不良反应），金刚乙胺的神经系统不良反应比金刚烷胺少见。长期使用该类药物易诱发禽流感病毒产生耐药性。

2. 神经氨酸酶抑制剂 通过抑制流感病毒的神经氨酸酶来抑制病毒复制，同时减弱病毒的致病力。奥司他韦（oseltamivir，达菲）仅有口服制剂，是目前WHO确认和推荐的人禽流感预防治疗药物，对禽流感病毒H5N1和H9N2亚型均有较好的抑制作用，对耐金刚烷胺和金刚乙胺的禽流感病毒仍有效。成人每日150mg，疗程5天。儿童患者可根据体重给予治疗，体重不足 15kg 时，给予 30mg，2 次/日；体重 15~23kg 时，45mg，2 次/日；体重 23~40kg 时，60mg，2 次/日；体重大于 40kg 时，75mg，2 次/日。本品能减轻流感症状、缩短病程、减少并发症，而且毒性低，副反应有头痛、皮疹、血小板减少、肝脏损害等。有 1% 左右患者因药物副作用而停药。有研究表明在欧洲部分地区流感病毒对奥司他韦这种广泛使用的抗病毒药物具有高度耐药性。另一神经氨酸酶抑制剂为扎那米韦（zanamivir），给药方法为经鼻吸入 10mg，1 次/日，疗程 7~10 天。吸入后有 21% 到达支气管，血浓度很低。该药可缩短病程 1~2 天。

3. 其他　利巴韦林等药物经体外试验证实有抗流感病毒作用。

（四）加强支持治疗和预防并发症

应注意休息、多饮水、增加营养，饮食要易于消化。抗菌药物应仅在有充分证据提示继发细菌感染时使用。

（五）重症患者的治疗

处理要点：①给予营养支持；②加强血氧监测和呼吸支持；③防止继发细菌感染；④防止出现其他并发症，如短期给予肾上腺皮质激素改善毒血症状及呼吸窘迫。

【预防】

（一）监测及控制传染源

加强人禽流感疫情监测，密切部门间协作，一旦发现人禽流感疫情，立即应急处理，调查感染来源，评估人传人的风险，进行疫源地消毒、接触者跟踪，及时在疫点上把疫情彻底消灭，严格防止疫情扩散。

（二）切断传播途径

发生人禽流感疫情后，紧急隔离封锁高致病性禽流感的疫区、疫点，对病死禽及其排泄物、污物等进行焚烧深埋消毒，对疫区疫点进行全面清洗消毒，对可能污染的环境和空气进行彻底消毒。医院诊室要彻底消毒，防止病人排泄物及血液污染院内环境及医疗用品；医护人员要做好个人防护，严格执行操作规范，防止医院感染和实验室的感染及传播。保持室内空气清新流通；勤洗手，养成良好的个人卫生习惯。

（三）保护易感人群

因禽流感病毒高度易变，我国已自行研制出多种禽流感疫苗，包括 H5N2 灭活疫苗、H5N1 基因重组灭活疫苗、H7N9 禽流感病毒疫苗株等，对人禽流感起到特异性的预防作用。对密切接触者也可试用抗流感病毒药物或按中医药辨证施治。

主要参考文献

［1］Beigel JH, Farrar J, Han AM, et al. Avian influenza A（H₅N₁）infection in humans. N Engl J Med, 2005, 353（13）：1374-1385.

［2］Zitzow LA, Rowe T, Morken T, et al. Pathogenesis of avian influenza A（H₅N₁）viruses in ferrets. J Virol, 2002, 76（9）：4420-4429.

［3］Ungchusak K, Auewarakul P, Dowell SF, et al. Probable person-to-person transmission of avian influenza A（H₅N₁）. N Engl J Med, 2005, 352（4）：333-340.

［4］Ward P, Small I, Smith J, et al. Oseltamivir（Tamiflu）and its potential for use in the event of an influenza pandemic. J Antimicrob Chemother, 2005, 55 Suppl 1：i5-i21.

［5］卫生部办公厅文件（卫办医发〔2008〕100号）．卫生部办公厅关于印发《人禽流感诊疗方案（2008版）》的通知．

［6］Capua I, Alexander DJ. Ecology, epedemiology and human health implications of avian influenza virus infections. Springer Milian, 2009：1-18.

［7］Auewarakul P. Pathogenesis of the H5N1 avian influenza virus in humans and mammalian models. Future Virol, 2009, 4（2）：177-184.

［8］Owai PU. Global overviwe of human infection with the avian influenza viruses and possible control measures. J Food Agricl Environ, 2011, 9（2）：33-36.

［9］Manabe T, Thuy PTP, Kudo K, et al. Impact of education and network for avian influenza H5N1 in human：knowledge, clinical practice, and motivation on medical providers in Vietnam. Plos One, 2012, 7（1）：e30384.

附：人感染 H7N9 禽流感

人感染 H7N9 禽流感是由 H7N9 禽流感病毒感染人类引起的一种急性呼吸道传染病。在全球范围内，禽感染 H7 亚型是很普遍的，但严重的人类感染却很少见，但自 2013 年 3 月底以来，我国陆续出现较多 H7N9 亚型人禽流感病例，并呈季节性流行趋势。该病发病迅猛、致死率高。2013 年 11 月 4 日被列入乙类传染病。

【病原学】

H7N9 禽流感病毒属正黏病毒科甲（A）型流感病毒属，是由 H7 的 HA 基因、N9 的 NA 基因以及 H9N2 病毒的 6 个内部基因片段重配而成的新型病毒。H7N9 禽流感病毒既往仅在禽间传播，引起人感染 H7N9 禽流感病毒疫情的蔓延起因于禽流感病毒基因重配和基因突变。

该病毒对热敏感，56℃加热 30 分钟或煮沸（100℃）2 分钟可使该病毒灭活。对低温抵抗力较强，在 4℃水中或有甘油存在的情况下可保持活力 1 年以上。

【流行病学】

（一）传染源

目前已经在禽类及其体液、分泌物、排泄物和组织中以及活禽市场环境标本中检测和分离到 H7N9 禽流感病毒，与人感染 H7N9 禽流感病毒高度同源。传染源可能为携带 H7N9 禽流感病毒的禽类。

（二）传播途径

可经呼吸道传播或者密切接触病禽的分泌物、排泄物而获得感染，或通过接触病毒污染的环境而被感染，直接接触病毒毒株也可被感染，不排除有限的非持续的人传人。

（三）易感人群

人群普遍易感，疾病严重程度与年龄、基础疾病、免疫状况密切相关，其中在发病前 1 周内接触过禽类或到过活禽市场者（特别是老年人）为高危人群。

【发病机制和病理解剖】

H7N9 禽流感病毒进入宿主体内后，可同时结合唾液酸 α-2，3 型受体（禽流感病毒受体）和唾液酸 α-2，6 型受体（人流感病毒受体），较 H5N1 禽流感病毒更易与人上呼吸道上皮细胞（唾液酸 α-2，6 型受体为主）结合，具有典型的"双受体结合"特性。相对于季节性流感病毒更容易感染人的下呼吸道上皮细胞（唾液酸 α-2，3 型受体为主）。病毒 HA 蛋白裂解为 HA1 和 HA2 是病毒感染宿主细胞的先决条件，HA2 亚基 N 末端的融合肽能介导病毒包膜与溶酶体膜的融合。与流感病毒裂解活性有关的是宿主细胞中的两类蛋白酶，其中枯草杆菌蛋白酶类只能裂解高致病性毒株的 HA 蛋白。因此，高致病性毒株能在组织细胞中复制而导致广泛的组织和器官损伤。

H7N9 禽流感病毒感染人体后，呼吸道黏膜上皮细胞和免疫细胞迅速产生各种细胞因子（如 IP-10、MIG、MCP-1、IL-6、IL-8 和 IFN-α 等），诱发"细胞因子风暴"，导致全身炎症反应，可出现 ARDS、休克甚至多脏器功能衰竭。个别重症病例下呼吸道病毒可持续阳性至病程的 3 周以上。H7N9 禽流感病例肺组织中细胞因子的浓度比血液中的浓度高 100~1000 倍，且干扰素诱导的跨膜蛋白 3（IFITM3）不同的基因型对临床症状影响不同，其中 C/C 基因型较 C/T 和 T/T 基因型 H7N9 禽流感病毒感染所致临床症状更严重。

【临床表现】

人感染 H7N9 禽流感潜伏期一般≤7 天。

轻症或早期患者通常表现为流感症状，如发热、咳嗽、少痰，可伴有头痛、肌肉酸痛、腹泻和全身不适。重症患者病情发展迅速，多在发病 3~7 日出现重症肺炎，体温大多持续在 39℃以上，表现为呼吸困难，可伴有咯血痰，常快速进展为急性呼吸窘迫综合征、感染性休克、脓毒症、意识障碍、急性肾损伤，甚至发生多器官功能障碍，部分患者可出现胸腔积液等表现。

【实验室检查】

1. 血常规检查　外周血白细胞总数一般不高或降低，重症患者多有白细胞总数及淋巴细胞下降。可有血小板降低，发生 DIC 时血小板可重度下降。

2. 血生化检查　磷酸肌酸激酶、乳酸脱氢酶、丙氨酸氨基转移酶（ALT）、天门冬氨酸氨基转移酶（AST）等升高，有些患者会出现高血糖、C 反应蛋白和肌红蛋白升高。

3. 病原学及相关检测　抗病毒治疗之前必须采集呼吸道标本送检（如鼻咽分泌物、口腔含漱液、呼吸道分泌物、气管吸出物），气管深部咳痰或气管吸出物检测阳性率高于上呼吸道标本。有病原学检测条件的医疗机构应尽快检测，无病原学检测条件的医疗机构应留取标本尽快送指定机构检测。

（1）核酸检测：对可疑患者呼吸道标本采用 real-time PCR（或普通 RT-PCR）检测 H7N9 禽流感病毒核酸，在人感染 H7N9 禽流感病毒病例早期识别中宜首选核酸检测。对重症病例应定期行呼吸道分泌物核酸检测，直至阴转。有人工气道者优先采集气道内吸取物（ETA）。

（2）甲型流感病毒抗原检测：呼吸道标本甲型流感病毒抗原快速检测阳性。仅适用于没有核酸检测条件的医疗机构作为初筛实验。

（3）病毒分离：从患者呼吸道标本中分离 H7N9 禽流感病毒。

（4）动态检测：急性期和恢复期双份血清 H7N9 禽流感病毒特异性抗体水平呈 4 倍或以上升高。

4. 胸部影像学检查　人感染 H7N9 禽流感病毒患者的胸部影像学发现肺炎患者肺内出现片状阴影。重症患者病情进展迅速，常呈双肺多发磨玻璃影及肺实变影像，可合并少量胸腔积液。发生 ARDS 时病变分布广泛。

【诊断】

根据流行病学接触史、临床表现及实验室检查结果，排除其他疾病后，可作出人感染 H7N9 禽流感的诊断。

1. 流行病学史　指发病前 1 周内曾到过活禽市场，或与病禽及其分泌物、排泄物等有密切接触者，或与人感染 H7N9 禽流感病例有流行病学联系。

2. 诊断标准

（1）疑似病例：符合上述临床表现，甲型流感病毒抗原阳性，或有流行病学接触史。

（2）确诊病例：符合上述临床表现，或有流行病学接触史，并且呼吸道分泌物标本中分离出 H7N9 禽流感病毒，或 H7N9 禽流感病毒核酸检测阳性，或动态检测双份血清 H7N9 禽流感病毒特异性抗体水平呈 4 倍或以上升高。

（3）重症病例：符合以下任一条标准，即诊断为重症病例：①X 线胸片显示为多叶病变或 48 小时内病灶进展>50%；②呼吸困难，呼吸频率>24 次/分；③严重低氧血症，吸氧流量在 3~5L/min 条件下，患者 $SpO_2 \leqslant 92\%$；④出现休克、ARDS 或 MODS（多器官功能障碍综合征）。

【鉴别诊断】

应注意与人感染高致病性 H5N1 禽流感等其他禽流感、季节性流感（含甲型 H1N1 流感）、传染性非典型肺炎（SARS）、细菌性肺炎、中东呼吸综合征（MERS）、腺病毒肺炎、衣原体肺炎、支原体肺炎等疾病进行鉴别诊断。鉴别诊断主要依靠病原学检查。

【预后】

人感染 H7N9 禽流感重症患者预后差。本病预后与患者年龄、是否有基础性疾病、是否治疗及时、是否出现并发症等因素有关。

【治疗】

（一）隔离

对疑似病例和确诊病例均应尽早进行隔离治疗。

（二）对症治疗

患者应卧床休息，密切观察病情变化。对有发热、咳嗽等症状者，可进行物理降温或应用解热药物、缓解鼻黏膜充血药、止咳祛痰药等。有肝肾功能损伤者应及时治疗，维持水、电解质平衡和体内微生态平衡。

（三）抗病毒治疗

应尽早应用抗流感病毒药物。重点使用人群：人感染 H7N9 禽流感病例，甲型流感病毒抗原快速检测阳性的流感样病例，甲型流感病毒抗原快速检测阴性或无条件检测的流感样病例。

（四）重症患者的治疗

1. 呼吸功能支持　对出现呼吸功能障碍者给予吸氧及其他相应呼吸支持。重症患者病情进展迅速，可较快发展为 ARDS，此时需及时进行机械通气。传统机械通气无法维持满意氧合和（或）通气时，有条件时，推荐使用体外膜氧合（ECMO）。传统机械通气无法维持满意氧合时，可以考虑俯卧位通气或高频振荡通气（HFOV）。

2. 循环支持　加强循环评估，及时发现休克患者。早期容量复苏，及时合理使用血管活性药物。有条件进行血流动力学监测并指导治疗。

3. 其他治疗　应当重视其他器官功能状态的监测及治疗；预防并及时治疗各种并发症尤其是医院获得性感染

【转科或出院标准】

1. 因基础疾病或合并症较重，需较长时间住院治疗的患者，待人感染 H7N9 禽流感病毒核素检测连续 2 次阴性后，可转出隔离病房进一步治疗。

2. 体温正常，临床症状基本消失，呼吸道标本人感染 H7N9 禽流感病毒核酸检测连续 2 次阴性，可以出院。

【预防】

（一）监测及控制传染源

加强人和禽类 H7N9 禽流感疫情监测工作，发现疑似或确诊人感染 H7N9 禽流感感染患者，应按照有关要求及时报告，做好相应处置工作。应加强对密切接触禽类人员的检疫，特别应注意加强来自动物疫情流行国家或地区的运输工具的防疫消毒。

（二）切断传播途径

日常生活中应尽量避免直接接触活禽类、鸟类或其粪便，尤其是病、死禽，若有接触，须尽快用肥皂及流动水洗手。

一旦发生人感染 H7N9 禽流感疫情，应对禽类养殖场、市售禽类摊档以及屠宰场进行全面清扫、清洗、彻底消毒，对死禽及禽类废弃物应销毁或深埋；医院诊室要彻底消毒，防止病人排泄物及血液污染院内环境及医疗用品；医护人员要做好个人防护。

（三）保护易感人群

平时应加强体育锻炼，保持良好的作息习惯，保证充足的睡眠和休息，避免过度劳累。勤洗手，养成良好的个人卫生习惯。注意饮食卫生，不购买未经检疫的鲜、活、冻禽及其产品。生禽肉和鸡蛋等一定要烧熟煮透，不吃生或半生的动物食品。当手部有破损时，处理禽肉类应佩戴手套。保持室内空气流通，每天 1~2 次开窗换气半小时。尽量少去空气不流通和人群拥挤的公共场所。高危人群可口服抗流感病毒药物或者接种疫苗进行预防。

主要参考文献

[1] 国家卫生计生委医政医管局. 国家卫生计生委办公厅关于印发人感染 H7N9 禽流感诊疗方案（2014 年版）的通知（国卫办医发〔2014〕6 号）. http：//www. nhfpc. gov. cn/yzygj/s3593g/201401/3f69fe196ecb4cfc8a2d6d96182f8b22. shtml，2014-01-26.

[2] Li Q，Zhou L，Zhou MH，et al. Preliminary report：epidemiology of the avian influenza A（H7N9）outbreak in China. N Engl J Med，2013，370（6）：1668-1677.

[3] Chen Y，Liang W，Yang S，et al. Huam infections with the emerging avian influenza A H7N9 virus from wet market poultry：clinical analysis and characterisation of viral genome. Lancet，2013，381（9881）：1916-1925.

[4] Gao HN，Lu HZ，Cao B，et al. Clinical findings in 111 cases of influenza A（H7N9）virus infection. N Engl J Med，2013，368（24）：2277-2285.

[5] Graaf M，Fouchier RA. Role of receptor binding specificity in influenza A virus transmission and pathogenesis. EMBO J，2014，33（8）：823-841.

[6] Guan Y，Farooqui A，Zhu H，et al. H7N9 incident，immune status，the elderly and a warming of an influenza pandemic. J Infect Dev Ctries，2013，7（4）：302-307.

[7] Zhou J，Wang D，Gao R，et al. Biological features of novel avian influenza A（H7N9）virus. Nature，2013，499（7459）：500-503.

[8] Wang Z，Zhang A，Wan Y，et al. Early hypercytokinemia is associated with interferon-induced transmembrane protein-3 dysfunction and predictive of fatal H7N9 infection. Proc Natl Acad Sci USA. 2014，111（2）：769-774.

第十六节 尼帕病毒脑炎
（陈军 卢洪洲）

尼帕病毒脑炎（Nipah virus encephalitis）是由尼帕病毒（Nipah virus，NiV）所引起的一种病毒性脑炎。该病毒因首先于马来西亚尼帕村的死亡病例中分离出而得名。NiV 的宿主广泛，包括人及多种动物，如猪、猫、犬、马等。虽然 NiV 只引起数次局部地区暴发，但因其感染的宿主广，人感染后病死率较高，因而受到广泛关注。由于人类的易感性、NiV 高度的致病性以及缺乏有效治疗手段和有效疫苗等原因，NiV 被列为生物安全 4 级病原体。

【病原学】

NiV 是一种非节段性的单股链 RNA 病毒，绝大多数为负链，少数为正链。NiV 属副黏病毒科（Paramyxoviridae）、副黏病毒亚科（Paramyxovirinae）、亨得拉尼帕病毒属（*Henipavirus*），同属的还有亨得拉病毒（Hendra virus，HeV）。与其他副黏病毒相比，该属病毒宿主范围明显较广，毒力明显较强。

NiV 结构与其他副黏病毒相似。电镜下呈圆形，直径约 150~200nm，有包膜，包膜表面有由糖蛋白构成的脊状突起，长约 15nm。病毒颗粒内含核糖核酸和呈螺旋形排列的核壳体，核壳体直径约 18nm。NiV 基因组与 HeV 有较高的同源性，而与其他副黏病毒相差较大。其基因组全长为 18 246 个核苷酸，明显长于其他属副黏病毒。基因转录起始和终止信号及基因组的 3′、5′末端均高度保守，各基因间序列（intergenic sequence，IGS）均为 GAA。NiV 含有 6 个基因，序列为 3′-N-P-M-F-G-L-5′。其中 N 基因编码核壳体蛋白（nucleocapsid protein，N），可与 RNA 结合，每六个核苷酸即有一个核壳体蛋白结合其上。因 N 基因高度保守并高效表达，故核壳体蛋白广泛用于 NiV 感染的诊断和流行病学调查上。P 基因可通过调节不同转录起始位点和编辑 RNA，分别编码 P、V、W、C 四种蛋白。此四种蛋白均可抑制宿主细胞干扰素的合成和功能。另外，P 蛋白可保护病毒基因组 RNA 免受破坏并参与病毒 RNA 的转录和复制。M 基因编码基质蛋白（matrix protein，M），是病毒外膜的内层，可维持病毒颗粒的完整性。F 基因编码融合蛋白（fusion protein，F），G 基因编码糖蛋白（glycoprotein，G），G 蛋白与细胞表面的受体结合，并与 F 蛋白共同作用，诱导病毒囊膜和细胞膜发生融合，与许多其他副黏病毒不同，NiV 的 G 蛋白无血凝素、神经氨酸酶活性。L 基因编码大蛋白（large protein，L），具有 RNA 聚合酶活性，在病毒的转录复制中发挥重要作用。

NiV 可在任意一种哺乳动物的细胞系上生长，形成合胞体样病变，但不能在昆虫细胞系中生长。病毒在 Vero、BHK、PS 等细胞上生长良好，而在体外不稳定，对温度、消毒剂及清洁剂敏感，56℃经 30 分钟即可被破坏，常用消毒剂和一般清洁剂即可灭活。

【流行病学】

NiV 感染首先发生于 1997 年，当时马来西亚坚打（Kinta）地区养猪农户中暴发过一次脑炎流行，造成 1 人死亡。因该地区为日本脑炎（国内称为流行性乙型脑炎）流行区，被认为由日本脑炎病毒所引起。1998—1999 年，新加坡和马来西亚各出现高热伴脑炎症状病例，患者均为养猪农户或猪肉加工厂工人。从死者脑脊液中分离出病毒，经查明是一种属于副黏病毒的新病毒。由于第一株病毒是在马来西亚霹雳州尼帕村患者中分离到的，因此命名为尼帕病毒。马来西亚的该次疫情中 116 万余头猪遭扑杀，并有 283 人感染 NiV，其中 109 人死亡。此后，孟加拉国每年均有此病病例报道，而印度也偶有发生。果蝠（fruit bats/flying foxes of Pteropus species）是 NiV 的自然宿主。生态的改变，尤其是农业方式的改变，使得果蝠赖以生存的环境受到明显破坏，果蝠前所未有地侵入果园和人类居住地，与人类及家畜等有了密切接触，造成病毒的传播。

1. 传染源　虽然 NiV 可通过果蝠传染给多种家畜，但猪是主要中间宿主。然而，越来越多的报告显示病毒可通过被污染的食物传播或人-人直接传播。

2. 传播途径　病毒在动物之间及动物与人之间的传播方式仍不清楚。通过果蝠-猪-人传播者，人类感染可能主要是通过呼吸道和密切接触传播，发病者多有与猪的密切接触史；在果蝠-人的传播中，患者多因饮用被果蝠污染的海枣汁（收集海枣汁容器被污染）或由其制成的饮料而感染；通过人-人直接传播者多有与患者密切接触史。

3. 易感人群　人群普遍易感，其中接触家畜、引用海枣汁和其制品以及与本病患者密切接触者均为高危人群。

【发病机制与病理】

NiV 通过 G 蛋白与宿主细胞表面受体 ephrin B2 相互作用，识别并吸附至宿主细胞表面。ephrin B2 是受体酪氨酸激酶（receptor tyrosine kinases，RTKs）中 eph B 亚类的配体。

ephrin B2 主要表达于神经元细胞、平滑肌细胞、动脉内皮细胞及毛细血管等，因此 NiV 对内皮细胞及神经系统具强亲嗜性。很多哺乳动物的 ephrin B2 丰富，造成对 NiV 易感。另外，ephrin B2 的同源蛋白 ephrin B3 也有协助 NiV 进入细胞的能力，可能也是 NiV 的受体之一。NiV 侵入内皮细胞后在其内快速复制，在 P、V、W、C 等多种蛋白作用下影响干扰素的合成及其功能，以逃避机体免疫。在 F 蛋白和 G 蛋白的作用下，内皮细胞发生融合，形成内皮细胞合胞体，继而细胞破裂并释放病毒。内皮细胞合胞体出现是 NiV 感染的特征性表现，约 1/4 病例在病理检查中可见。另外，NiV 也可直接感染神经元细胞并在其内生长增殖，从而引起神经系统症状。

NiV 感染可引起全身系统性感染。尸检发现脑是最严重的感染器官，脑灰质、脑白质、基底核、小脑、脑干和脊髓等均可受到侵犯，其他器官包括肺、心和肾也可受到侵犯。基本病理学改变是多器官血管炎和内皮细胞的炎症。血管炎以血管壁坏死、血栓形成及白细胞、单核细胞等炎症细胞浸润为特征，主要发生于小动脉、微动脉、毛细血管和微静脉。中枢神经系统可见广泛而弥散的小坏死灶。免疫组化检测可在中枢神经系统特别是发生血管炎的血管内皮细胞、内皮细胞合胞体和实质细胞中检测到 NiV 抗原，其他组织中也可检测到少量病毒抗原。患者死亡的主要原因是大脑出现广泛的局灶性梗死和受病毒感染的神经细胞大量死亡。

【临床表现】

NiV 感染临床主要表现为神经系统症状，但约 25% 患者可有呼吸道症状。潜伏期约 4 天~2 个月，90% 以上的患者为 2 周，亚临床感染率为 8%~15%。初起 3~4 天可有发热、头痛、恶心、干咳、肌肉疼痛等类似流感的症状，随后出现神经系统症状，其表现多与脑干损伤有关，而脑膜炎症状如颈强直等则较轻微。患者多出现不同程度的意识障碍，重症者可昏迷甚至需机械通气，可有头眼反射异常、瞳孔缩小、高血压、心动过速等。部分患者可伴有癫痫发作、节段性肌阵挛、反射减弱或消失、肌张力低下等。其中节段性肌阵挛、反射减弱或消失、肌张力低下、高血压、心动过速等具有鉴别意义，提示脑干和上段颈脊髓索受损。另外，部分患者的神经系统症状出现较晚，甚至可至感染 4 年后方出现，其间无脑炎症状，也无其他症状。少数患者急性脑炎恢复后也可复发，多在初次感染后数月至 2 年左右发生，也有病例出现于初次感染后约 4 年，可能与病毒长期持续存在于中枢神经系统有关。

【实验室检查】

1. 血液常规及生化检查 50% 患者可有血淋巴细胞减少，白细胞计数偏低，血小板减少，低钠血症，天门冬氨酸氨基转移酶、丙氨酸氨基转移酶浓度轻度升高。

2. 病毒分离培养 是本病的最基本及最可靠方法。NiV 可于患者脑脊液、呼吸道分泌物及尿液等分离到，并于 Vero、BHK 细胞中培养，但须在 P4 实验室进行。

3. 电镜 可分别用相差电子显微镜和免疫电镜观察到培养中的病毒的超微结构及其抗原活性。

4. 免疫学检查 血清中和抗体试验是标准血清学实验，但须于 P4 实验室（P4 实验室是生物安全最高等级，可有效阻止传染性病原体释放到环境中，同时为研究人员提供安全保证。）进行。IFA、ELISA 等方法可在普通实验室进行，可于血清或脑脊液中检出病毒的特异性 IgM、IgG 抗体。用免疫组织化学法可于脑、肺、肾等多个组织器官中检测到病毒抗原，其中中枢神经系统中阳性检出率较高，为肺、肾等组织的 3~4 倍。

5. 核酸检测　RT-PCR 能检出脑脊液、血清、血浆和脑组织中的病毒 RNA，多检测病毒的 M 或 N 基因。

6. 脑脊液检查　75%患者发病初期即有脑脊液异常，表现为蛋白升高，常在 4.45g/L 以上，白细胞总数增加，淋巴细胞大于 6 个/mm^3，脑脊液压力轻度增高。脑脊液检查结果与疾病严重程度无相关性，然而若脑脊液中分离到病毒则与高死亡率有关。

7. 影像学检查　X 线胸片检查可见肺部轻度间质性阴影。脑电图可见弥漫的慢波伴局部尖波和持续弥散的不规则的慢波。脑电图结果与疾病严重性及预后有关。脑部 MRI 表现与神经体征、昏迷深度和预后无关联性，病变广泛呈多灶性，表现为脑部小血管炎和广泛的微梗死灶，和其他急性及急性后期病毒性脑炎的 MRI 表现相似，主要特点是广泛的不连续的高密度微灶性损伤，病灶直径<1cm，散布于整个脑组织，于皮质下和白质深部多见，脑室周围、胼胝体和丘脑也可见，但未见大块脑组织损伤或脑积水。

【诊断】

尼帕病毒脑炎的诊断需结合流行病学史，如患者来自疫区，在发病前 2 周曾与猪或 NiV 感染者有密切接触，或曾食用可能被果蝠污染的食物等。临床表现有发热、头痛、眩晕、呕吐、不同程度的意识模糊和明显的脑干功能失调，免疫学检查发现 NiV 的特异性 IgM、IgG 抗体或 RT-PCR 扩增出病毒 RNA 及脑部特征性 MRI 表现等可明确诊断。

【并发症】

重症病例可有败血症、胃肠道出血、肾损害等并发症，还可出现肺栓塞、房颤，但少见。

【治疗】

患者应及早卧床休息和住院治疗，目前尚未发现特异的抗病毒药，故治疗重点在加强护理、对症处理和防治并发症。有报道显示在疾病早期使用利巴韦林可减轻症状并降低病死率。也有少数病例静脉使用阿昔洛韦后有一定疗效。有研究发现利巴韦林和 EICAR 衍生物、阿扎利平（azaribine）、吡唑呋喃菌素（pyrazofurin）等在体外试验中对 NiV 有较强的抑制作用。另外动物研究显示，分别针对 G 蛋白和 F 蛋白的人源性单克隆抗体对 NiV 有一定中和作用，有望用于诊断、治疗及疫苗开发等。目前尚无疫苗。

【预后】

本病预后不良，病死率高达 32%~70%。患者可复发，约 15%~25%患者留有后遗症，包括生理改变及精神改变，如神经麻痹、眼球震颤症、颈肌张力障碍、视网膜分支动脉闭塞、精神抑郁、认知障碍、语言障碍、人格改变、慢性疲劳综合征等。

【预防】

直接与活的可能感染 NiV 的猪接触是人类感染 NiV 的最重要的危险因素，应采取措施防止这种致死性疾病从猪到人的传播，停止猪的进口，严格禁止流行疫区的猪流向屠宰场或其他的农场，宰杀和埋葬感染地区的猪，关闭屠宰场，疏散疫区居民，对受染区进行清洁消毒，对屠宰场的非正常死亡的猪进行持续性监测，及早发现并采取积极的措施防止该病的播散。另外，切断人与人之间传播及食物传播也是预防本病的重要环节。普通群众需避免接触可能感染 NiV 的患者。在收治 NiV 感染的医院中医护人员要做好防护，避免院内感染发生。同时，避免食用可能被果蝠污染的食物是防止感染的有效措施。

主要参考文献

［1］Islam MS, Sazzad HM, Satter SM, et al. Nipah Virus Transmission from Bats to Humans Associated with Drinking Traditional Liquor Made from Date Palm Sap, Bangladesh, 2011-2014. Emerg Infect Dis, 2016, 22（4）：664-670.

［2］CDC. Nipah Virus（NiV）. http：//www. cdc. gov/vhf/nipah/index. html.

［3］Sazzad HM, Hossain MJ, Gurley ES, et al. Nipah virus infection outbreak with nosocomial and corpse-to-human transmission, Bangladesh. Emerg Infect Dis, 2013, 19（2）：210-217.

［4］Dhondt KP, Mathieu C, Chalons M, et al. Type I interferon signaling protects mice from lethal henipavirus infection. J Infect Dis, 2013, 207（1）：142-151.

第十七节　人类细小病毒感染

（陈军　卢洪洲）

人类细小病毒感染是指由人类细小病毒（human parvovirus）所致的感染性疾病。自 1975 年首次从献血者血液中检测出人类细小病毒 B19 以来，人类细小病毒及其感染的研究进展较大。至今已发现 4 种人类细小病毒，包括人类细小病毒 B19（human parvovirus B19，B19V）、腺相关病毒（adeno-associated virus，AAV）、人类博卡病毒（human bocavirus，HBoV）、bufa 病毒（Bufavirus）human parvovirus PARV4。

一、人类细小病毒 B19 感染

人类细小病毒 B19 感染可无症状，也可致多种疾病，包括传染性红斑、胎儿水肿、关节痛、短暂性再生障碍性贫血、慢性贫血等。

【病原学】

人类细小病毒 B19 属于细小病毒科（Parvoviridae）、细小病毒亚科（Parvovirinae）、红病毒属（*Erythrovirus*），是一种体积微小、直径约 18～26nm、无包膜的单链 DNA 病毒。核衣壳呈对称的二十面体，由 58kD 的主要结构蛋白 VP2（约占 95%）及 83kD 的次要结构蛋白 VP1（约占 5%）组成。VP1 与 VP2 在羧基端完全一致，但 VP1 较 VP2 在氨基端多一个由 227 个氨基酸组成的亚基，内含介导细胞免疫的抗原表位。除 VP1、VP2 蛋白外，人类细小病毒 B19 还含有 77kD 的非结构蛋白 1（non-structural protein 1，NS1）、11kD 的非结构蛋白及 7.5kD 的蛋白。其中 NS1 具有多种功能，如通过 p6 启动子反式激活转录、反式激活宿主细胞表达 IL-6 以及细胞毒作用等。11kD 的非结构蛋白可能与结构蛋白的合成有密切关系，而 7.5kD 的蛋白仍不清楚。B19V 基因组长约 5.6kb。单股正链 DNA 和单股负链 DNA 约各占一半。至今发现人类细小病毒 B19 只有一个血清型，含 A6、Au、LaLI、V9、Wi 5 种病毒株及 3 种基因型。由于缺乏脂质包膜及 DNA 的稳定性，使 B19V 对热稳定，不易被一般的去污剂清除。血液制品常被人类细小病毒 B19 污染，故对血液制品进行人类细小病毒 B19 的测定及消毒非常必要。通常，不同的血液制品需采用不同的消毒方法以保证效果。

【流行病学】

人类细小病毒 B19 感染呈全球分布，全年均可发生，尤以冬春季常见。主要暴发在学校。国外资料显示血清抗体阳性率随年龄增长而增加，1~5 岁儿童中约为 2%~15%，6~19 岁青少年中约为 15%~60%，成人中约 30%~60%，老年人中为 85%。

1. 传染源　患者是唯一传染源。其中表现为短暂性再生障碍危象的患者传染性较强，而表现为传染性红斑的患者传染性相对较弱。学龄儿童由于血清抗体普遍呈阴性且相互之间接触密切，可成为重要传染源，引起 B19V 感染的暴发流行。

2. 传播途径　主要通过呼吸道传播，如飞沫、气溶胶等。另外也可通过被污染的血液制品传播及垂直感染等。我国一项研究显示血制品中 B19V 污染率高达 71.91%。

3. 易感人群　人群普遍易感，以儿童及孕妇较常见。地方流行时，孕妇发病率约 1%~2%，大范围暴发时可达 10%。学校、幼儿园教师职工等因与儿童密切接触，发病率可达 20%~30%。当家庭中有一人患病时，可引起家中约半数人感染，而学校发生暴发流行时可有高达 60% 的学生感染。

【发病机制与病理】

人是 B19V 的唯一宿主。B19V 感染有明显的组织特异性和细胞亲嗜性。其通过至少 3 种受体以吸附到宿主细胞表面。一为红细胞糖苷脂（Gb4），即血型 P 抗原。人群中缺乏 P 抗原者（约 1/200 000）对 B19V 抵抗。它主要表达于造血前体细胞、有核红细胞、巨核细胞中，也可见于血管内皮细胞及心、肺、肝、肾、滑膜等组织。部分患者出现心肌炎、先天性感染、血管炎等表现，可能即与此有关。研究显示，除红系细胞外多数细胞为 B19V 的非嗜性细胞，B19V 感染后不能产生完整的病毒颗粒，但可导致 NS1 的积累。NS1 具有细胞毒性，大量 NS1 积累可致宿主细胞凋亡。另一种为共受体 α5β1 整合素，它与细胞黏附有关，且表达于红系母细胞。还有一种为自身抗原 Ku80，表达于有核红细胞、T 细胞、B 细胞、骨髓中的巨噬细胞等表面，可能与 B19V 急性感染时血中 TNF-α、IFN-γ 浓度增高，粒细胞和淋巴细胞数量减少有关。病毒进入人体后，通过受体吸附到宿主细胞，穿入细胞并进行复制。病毒复制是 B19V 所致短暂性再生障碍性贫血、慢性贫血、先天性红细胞发育不全、血管炎、肝炎等疾病的主要原因。NS1 可促进 IL-6 分泌，后者可促进 B 淋巴细胞中的浆细胞分化，使 IgG 分泌增多。研究表明，VP2 抗原与多种人体自身抗原有交叉反应，包括角蛋白、胶原和心肌磷脂等，可引起自身免疫性疾病。免疫复合物沉积则可引起急性多关节病变及传染性红斑。

发生传染性红斑时，皮肤组织活检可以是正常或有轻度炎症，血管周围有单核细胞浸润，"手套和短袜"样综合征可见表皮角化不全、棘细胞层增厚、细胞间水肿、基底层细胞坏死或液化变性，真皮及血管周围可见淋巴细胞及少量嗜酸粒细胞和中性粒细胞浸润，个别病例尚有出血及血管炎改变。并发血管炎时，免疫组化染色可见 IgM、IgA、C3 血管壁沉积，使用抗细小病毒 B19 抗体染色，可显示病毒颗粒沉积于血管壁、汗腺导管和角质形成细胞等处。急性感染可见骨髓中无成熟的红细胞前体细胞，外周血涂片或骨髓抽取物涂片可见特征性的巨原红细胞，其形态为胞核巨大（直径 35~80μm），有伪足形成，胞质深蓝，内含空泡，胞核染色质细致，且核内常有多个大的病毒包涵体。某些患者中，尽管有特异性 IgG 抗体，B19V 仍可在血液、骨髓、肝脏、扁桃体、皮肤等处低水平长期地存在数年，甚至持续终身。

【临床表现】

B19V 可引起多种疾病，潜伏期约 14~21 天。不同患者有不同临床表现。

1. 传染性红斑　又称第五病，学龄儿童多见。前驱期症状较轻，且无特异性，表现为低热、流涕、头痛、恶心、腹泻等，类似上呼吸道感染，易被误诊。典型的皮疹出现一般经历三期。初期，感染后约 18 天可见颜面部对称性红斑，伴口周苍白圈，颇似打耳光所致。随后 1~4 天进入第二期，表现为躯干及四肢出现大范围红色斑丘疹，可相互融合。斑丘疹持续约 1~6 周，而后可自中央向周围开始消退，呈网状或花边状。第三期时斑丘疹逐渐消退，但亦可在原部位复发，可因外界环境如阳光、温度等改变及情绪波动等而发生明显变化，持续 1~3 周。红斑被认为是免疫复合物所致，一般出现红斑时患者传染性已不强。

2. 关节病　约 8% 的儿童、80% 的成人（中年女性较多）感染 B19V 后可出现关节病变。多发于手、腕、膝、踝部小关节，呈对称性。约 80% 的儿童患者发生于膝、踝部关节。表现为疼痛、肿胀、僵硬，类似类风湿关节炎，但病变多不侵蚀关节。一般持续数周至数月，少数患者（女性多见）可持续数年不愈。成人多不伴传染性红斑所具的典型颜面部红斑。部分患者血清类风湿因子（RF）及抗核抗体可呈阳性。

3. 短暂性再生障碍危象（transient aplastic crisis，TAC）　当患者在感染 B19V 的同时存在其他使红细胞减少的疾病，如患有缺铁性贫血、镰刀形红细胞贫血、地中海贫血、遗传性球形红细胞增多症等或急性出血时，可出现短暂性再生障碍危象，表现为虚弱、嗜睡、苍白、严重贫血等，可危及生命。患者体内网织红细胞显著减少，持续约 7~10 天，骨髓中无红系祖细胞。白细胞和血小板也可降低。血红蛋白急剧降低可致充血性心力衰竭、脑血管意外、脾隔离症等。10 天后网织红细胞可重新产生，而 2~3 周后骨髓可恢复正常。正常人红细胞生命周期约 120 天，故无慢性贫血及急性失血患者感染 B19V 不会发生短暂性再生障碍危象。

4. 慢性贫血　免疫功能缺陷或免疫功能不全患者感染 B19V 后，由于机体免疫不能及时清除病毒，使得 B19V 持续破坏红系母细胞，造成慢性贫血。表现为虚弱、苍白等，且可反复发作，严重时可危及生命。严重慢性贫血在 AIDS 患者中有高达 25% 由于 B19V 感染引起；因血液系统肿瘤而进行化疗的患者中，5% 的成人及 10% 儿童存在 B19V 持续感染，导致严重贫血甚至致死；1%~2% 器官移植或干细胞移植患者可因 B19V 感染而危及生命。由于中和抗体滴度较低，此类患者一般不出现传染性红斑及关节病等。

5. "手套和短袜"样综合征（gloves and socks syndrome）　丘疹紫癜性"手套和短袜"样综合征（papular-purpuric gloves-and-socks syndrome，PPGS）可由多种病毒引起，但约

50%患者因 B19V 感染引起。好发于成人，儿童偶见。表现为手、足部对称性红斑、水肿，疼痛显著，并逐渐发展至瘀点和紫癜，也可出现小囊泡、大水疱及腐肉。多发于腕踝部，也可见于面颊、肘、膝、大腿内侧及外生殖器，还可累及口腔与唇部，出现小溃疡、黏膜疹和大水疱等。可伴有关节痛或发热。一般在 1~3 周内可恢复，无瘢痕形成。

6. 宫内感染　妊娠期妇女感染 B19V 除可发生上述症状外，还可发生自发流产，也可垂直传播给胎儿。感染 B19V 的妇女其胎儿垂直感染率约 33%~51%。在出现特异性 IgM时（约为感染后第 7 天），其垂直感染概率最大。胎儿感染 B19V 可无症状，也可致胎儿贫血、低白蛋白血症、肝炎、心肌炎，甚至宫内死胎（intrauterine fetal death，IUFD）和非免疫性胎儿水肿（non-immune fetal hydrops，NIFH）。宫内死胎一般发生在妊娠第 20~24周，也有早至第 10 周和晚至第 41 周发生死胎者。约 15%~20% 的非免疫性胎儿水肿由 B19V 感染造成。B19V 感染引起的胎儿水肿多发生在妊娠第 17~24 周，尤以第 8~20 周常见。此时造血发生在胎肝，红细胞生命周期较短，B19V 感染可致充血性心力衰竭和胎儿水肿。因红细胞糖苷脂在绒毛膜滋养层细胞上的表达随妊娠年龄增大而逐渐减少，孕妇感染 B19V，其垂直传播率和胎儿死亡率也随妊娠年龄增大而降低。

除上述症状和疾病外，B19V 感染还可引起白细胞减少症、血小板减少症、噬血细胞综合征、肾炎、肝炎、肺炎、心肌炎、脑膜炎、脑炎等。此外，B19V 还被认为与多种自身免疫病，包括类风湿关节炎、幼年型类风湿关节炎、系统性红斑狼疮、巨细胞动脉炎、结节性多动脉炎、特发性血小板减少性紫癜等有关。也有报道，B19V 可能引起急性泛发性发疹性脓疱病。

【并发症】

B19V 感染引起的并发症包括关节炎、噬血细胞综合征、肺炎、脑血管意外、慢性疲劳综合征、肾小球肾炎、神经系统症状、肝炎、过敏性紫癜、血管炎、心肌炎、心包炎等。

【实验室检查】

1. 周围血象　根据贫血的严重程度可见血红蛋白、红细胞数、网织红细胞计数不同程度减少或伴有全血细胞减少。

2. 血清学检测　包括放射免疫测定法（RIA）、酶联免疫吸附测定（ELISA）等，血中特异性抗 B19V IgM 在感染后 10~12 天可测出，于 1 个月时达到高峰，通常 3~4 个月后消失。IgG 在 IgM 出现后不久出现，可持续终身，IgA 也可在短期内检测到。免疫功能缺陷或者免疫功能不全的患者（包括新生儿）可能检测不到特异性 B19V 抗体，需结合 PCR以明确诊断。

3. 形态学检查　外周血涂片或骨髓抽取物涂片光镜下可见特征性的巨原红细胞，可辅助诊断。

4. 影像学检测　X 线检查一般无关节破坏。并发心脏病变时可见心电图和超声心动图改变。妊娠期妇女疑似 B19V 感染时，应及时进行超声检查，胎儿贫血时可见大脑中动脉的收缩期峰值流速增加，胎儿水肿时可见腹水、心脏肥厚、心脏扩大、心包积液，甚至全身性水肿。

5. 病毒核酸检测 敏感度较高，包括斑点杂交、聚合酶链反应（PCR）等，可取患者血清、骨髓、羊水、脐带血、呼吸道分泌物等检查 B19V DNA。PCR 可弥补血清抗体检测的不足，免疫功能缺陷或者免疫功能不全的患者中也可检测到 B19V DNA。但少数患者急性感染 B19V 恢复后数年，组织中仍有较低水平的 B19V，可被误诊为急性感染。

【诊断与鉴别诊断】

流行病学资料如本病的暴发流行情况及易感人群对诊断有一定意义。若发生典型的传染性红斑，一般无须检查即可确诊。确诊 B19V 感染需要结合特异性 B19V 抗体检测及 B19V DNA 检测。

传染性红斑需与风疹、麻疹、系统性红斑狼疮、莱姆病、幼儿急疹、肠道病毒感染、药物疹等其他皮肤改变疾病相鉴别，关节病需与类风湿关节炎及其他病毒引起的关节病变相鉴别。慢性贫血需与缺铁性贫血、镰刀形红细胞贫血、地中海贫血、遗传性球形红细胞增多症等相鉴别。

【治疗】

B19V 感染一般无须治疗。部分患者可给予对症治疗。关节痛可给予非甾体抗炎药；短暂性再生障碍性贫血需给予输血；免疫功能缺陷或免疫功能不全患者给予静脉输注免疫球蛋白，用法为 $0.4g/kg×5$ 天或 $1g/kg×3$ 天，可改善贫血，也可降低患者病毒载量并改善心功能，但可能出现传染性红斑和关节痛等；对于应用免疫抑制剂患者，可考虑暂停免疫抑制剂。已确诊 B19V 感染的妊娠期妇女，应每周进行超声检查，监测胎儿状况。若发生胎儿贫血或胎儿水肿，可给予宫内红细胞输注进行治疗，能明显降低胎儿病死率。一般输注一次已足够，几周后水肿症状方可消失。也有报道给予母体静脉输注免疫球蛋白和宫内输注富含 B19V IgG 的丙种球蛋白进行治疗，但其疗效还需进一步研究。

【预后】

本病的预后视患者性别、年龄、自身状况、临床类型、诊断与治疗是否及时等而不同。一般传染性红斑、关节病变、"手套和短袜"样综合征等预后良好，多无后遗症；短暂性再生障碍性贫血及慢性贫血部分患者如治疗不及时可危及生命；2%~6% 的胎儿感染可致死，垂直感染发生在妊娠早期时，预后较差。

【预防】

1. 管理传染源 发生短暂性再生障碍性贫血或 B19V 持续感染的患者其传染性较强，需隔离治疗。

2. 切断传播途径 注意个人卫生，进食前及接触被 B19V 污染的物品后勤洗手。血制品应进行严格检测。

3. 保护易感人群 免疫功能缺陷或免疫功能不全的患者、贫血患者及孕妇等可输注免疫球蛋白进行预防。目前尚无有效疫苗。

二、人类博卡病毒感染

人类博卡病毒是 2005 年 10 月瑞典科学家等从小儿下呼吸道感染分泌物中发现的一种

新的细小病毒。它是通过分子生物学方法筛选出来的。由于其基因序列与牛博卡病毒（bovine parvovirus 1）和犬细小病毒（canine minute virus）序列相似，因而被命名为人类博卡病毒（bocavirus），源于 bovine 中的 bo 和 canine 中的 ca 字母的组合。暂时归属于细小病毒科、细小病毒亚科、博卡病毒属。此后，另外 3 个基因型的人类博卡病毒也相继发现。因此将上述 4 种基因型的博卡病毒分别命名为人类博卡病毒 1~4 型。该病毒至今还无法培养，也无相应的动物模型。

自其发现至今已有来自欧洲、北美、中东、亚洲、非洲、大洋洲等地区的 20 多个研究者报道从患者呼吸道分泌物样本中检测出 HBoV，大多来自儿童，多数样本的阳性率为 1%~8%，最高的报道有 19%。一项研究报道，我国有下呼吸道症状的住院患儿的鼻咽抽取物中 HBoV 阳性率为 8.3%。从目前研究来看，HBoV 感染呈世界分布，全年流行。一般认为其与呼吸道症状有关，可能通过呼吸道传播，但也有与腹泻相关的病例报道，因此可能还存在呼吸道外其他传播途径。国外有研究显示健康献血者的血浆中 HBoV PCR 阳性率达 5.51%，提示本病也可能通过血液传播。因为有母体的保护性抗体，6 个月以下儿童相对较少。94% 的儿童在 2~3 岁时感染了博卡病毒。因此，全人群在儿童时期可能都曾有过感染。我国的数据显示高达 78.7% 健康人血浆中可检出 HBoV 的 IgG 抗体，表明之前已感染过该病毒。

HBoV 常在有呼吸道症状的儿童呼吸道分泌物中检出，被认为与呼吸道疾病有关。但是由于无法分离培养病毒，又无动物模型，呼吸道分泌物的标本留取方法未规范，检验差异较大，且临床研究中 HBoV 也可在无症状人群中检出，因此仍无法确定 HBoV 是否能引起呼吸道疾病。目前一般认为 HBoV 1 型可引起或加重小儿呼吸道疾病。同样，HBoV 1 型也在腹泻患儿的粪便中检出，被认为可能引起腹泻。相比 HBoV 1 型与呼吸道疾病的关联，HBoV 2~4 型多认为可能引起消化道疾病。此外，HBoV 1~3 型还可能引起小儿脑炎。

HBoV 感染诊断可采用 PCR 方法，有报道从呼吸道分泌物、血液、粪便中检出 HBoV。但是由于感染恢复后病毒 DNA 在体内仍可长期存留，使 PCR 存在一定的假阳性。同时也可采用血清学方法，如检测 IgM 或见 IgG 4 倍及以上升高。

由于其致病性仍不十分清楚，一般 HBoV 感染无须治疗，若有症状，可给予相应治疗。

三、腺相关病毒和 PARV4

腺相关病毒对人体无致病性，因此现多用于作为基因治疗工具的载体。

人类细小病毒 PARV4 首先是从一名疑似 HIV 感染者血浆中用 PCR 方法检测出的。PARV4 有 3 个基因型。PARV4 基因组约 5kb，有 2 个开放读码框，分别编码非结构蛋白以及衣壳蛋白 1 和 2。PARV4 可能经血液传播，研究发现高达 95% 的 HIV、HBV 或 HCV 感染人群中血浆中 PAR4 IgG 抗体呈阳性。然而部分无其他病毒感染的患者中 PAR4 IgG 抗体呈阳性，特别是有研究显示约 0.5%~0.8% 的有呼吸道症状或消化道症状患者的鼻部或粪便标本中检出 PAR4，提示可能该病毒可通过呼吸道或粪口途径传播。

PARV4 是否致病尚不明确。目前认为 PARV4 感染多呈自限性，而其也不会加重其他如 HIV、HBV、HCV 感染。PARV4 感染多通过检测抗体而诊断。PCR 方法也可应用。

主要参考文献

[1] Jia J, Ma Y, Zhao X, et al. Prevalence of human parvovirus B19 in Chinese plasma pools for manufacturing plasma derivatives. Virol J, 2015, 12: 162.

[2] Meriluoto M, Hedman L, Tanner L, et al. Association of human bocavirus 1 infection with respiratory disease in childhood follow-up study. Finland. Emerg Infect Dis, 2012, 18 (2): 264-271.

[3] Dennert R, Velthuis S, Schalla S, et al. Intravenous immunoglobulin therapy for patients with idiopathic cardiomyopathy and endomyocardial biopsy-proven high PVB19 viral load. Antivir Ther, 2010, 15 (2): 193-201.

[4] Zhao LQ, Qian Y, Zhu RN, et al. Human bocavirus infections are common in Beijing population indicated by sero-antibody prevalence analysis. Chin Med J (Engl), 2009, 122 (11): 1289-1292.

第十八节 人疱疹病毒6型感染

（陈军 卢洪洲）

人疱疹病毒6型（human herpesvirus 6，HHV-6）发现于1986年，是从患有AIDS合并淋巴细胞增生性疾病患者的外周血单个核细胞中分离出的一种病毒。与其他疱疹病毒类似，急性感染恢复后病毒可长期潜伏在体内，一旦机体免疫功能降低，病毒即可激活致病，故为"机会"致病微生物。HHV-6可引起幼儿急疹，并与器官移植后并发症、AIDS以及人类某些肿瘤等多种疾病有一定关联。HHV-6还是至今发现的唯一一种可以将其DNA整合至宿主细胞染色体上的疱疹病毒。

【病原学】

HHV-6归于疱疹病毒科（Herpesviridae）、β疱疹病毒亚科（Betaherpesvirinae）、玫瑰疹病毒属（Roseolovirus）。病毒形态多为球形，直径约120~200nm，由包膜、内膜、核衣壳、胞核四部分组成。包膜表面凸起，上有刺突均匀分布。核衣壳是由162个壳微粒组成的二十面体对称结构，直径约100~110nm，内含病毒DNA。HHV-6基因组为线性双链DNA，全长160~162kb，其中鸟嘌呤（G）和胞嘧啶（C）约占56%，包括143~145kb的特异序列片段和2段约8~9kb的末端正向重复序列，内含六核苷酸重复序列（GGGTTA）$_n$，与脊椎动物的端粒酶DNA序列相同。HHV-6基因转录模式符合疱疹病毒科的特征：即刻早期蛋白（IE）-早期蛋白（E）-晚期蛋白（L）的表达模式。根据病毒DNA的限制性核酸内切酶分析、核苷酸序列分析、对单克隆抗体的反应性以及在不同T淋巴细胞株培养中的生长情况等，可将病毒分为HHV-6A和HHV-6B两型。然而，目前多认为这两型病毒不属于同一种。

在体外培养中，HHV-6在T细胞中生长良好，也能感染成纤维细胞、NK细胞、上皮细胞、内皮细胞、胎儿星形胶质细胞、少突胶质细胞和小胶质细胞等。一般加热至56℃1小时或紫外线16J/m^{2}可灭活。

【流行病学】

HHV-6B感染呈全球分布，全年均可发生，几乎所有成人在儿童期均感染过HHV-6B。

但 HHV-6A 感染流行情况还不清楚，多见于免疫抑制人群如 AIDS 患者。随年龄增长，人群中血清抗体阳性率亦增高。据估计，2 岁以上所有人群的 HHV-6 抗体阳性率>95%。<1%患者感染 HHV-6 后，可被整合至宿主 DNA 上。加拿大的一项近 2 万人的调查显示 HHV6 DNA 整合率在 0.58%

1. 传染源　HHV-6 的感染者是本病的重要传染源，包括患者和隐性感染者。

2. 传播途径　一般认为 HHV-6 通过唾液传播。9.8%健康人可在其唾液中检测到 HHV-6 DNA。母婴垂直传播也是一种重要的传播途径。有研究显示，先天感染的发生率约为 1%~2%，可能由于病毒穿越血胎屏障进入胎血而传播，也可能是通过 HHV-6 DNA 整合至双亲一方的染色体上而遗传下来。另外，也可通过输血、器官移植、骨髓移植等传播。

3. 易感人群　儿童、免疫功能抑制者（器官或骨髓移植者、HIV 感染者等）。儿童在 4 月龄以后由于无来自母体的保护性抗体的作用而易感，发病年龄高峰在 6~9 个月。至 2 岁时，几乎所有儿童均被感染。HHV-6 可在人体中潜伏，待免疫功能降低后活化，因此器官或骨髓移植者、HIV 感染者等均是高危人群。

【发病机制与病理】

HHV-6 可于单核细胞、淋巴细胞中长期潜伏，也可长期存在于脑、肝、扁桃体、唾液腺及内皮组织等。HHV-6 可以通过多种途径逃避机体免疫，并为其复制或长期潜伏提供适宜内部环境。HHV-6 有嗜 T 细胞特性，尤其是 $CD4^+$ T 细胞。HHV-6 的糖蛋白通过与宿主细胞表面 CD46 分子作用，识别并穿入宿主细胞。CD46 表达于所有有核细胞表面，是一种膜辅蛋白，参与补体调节，保护自身细胞免受补体介导的杀伤作用，是连接固有免疫和适应性免疫的重要纽带。HHV-6 与 CD46 结合后可发生以下作用：①抑制抗原呈递细胞（APC）分泌 IL-2，影响 Th1 的生成，细胞免疫乃受抑制；②抑制 CD46 表达，再加上病毒又与已有的 CD46 结合，CD46 的量大为减少，从而抑制了 CD46 分子的补体调节功能，造成补体对自身细胞的杀伤；③可促进调节性 T 细胞（Tr1）分化，抑制机体免疫。HHV-6 可通过上调 TNF 受体表达，诱导细胞凋亡。HHV-6 还可影响部分细胞表面受体的表达，如可促进 $CD8^+$ T 细胞表面表达 CD4，这可能使 HIV 的感染范围扩大；也可抑制树突状细胞（DC）表面表达 DC-SIGN，抑制适应性免疫；此外，HHV-6 还可降低单核细胞表面受体 CD14、CD64、HLA-DR 表达等，抑制其抗原呈递能力。HHV-6 又能抑制 T 细胞分泌 IL-2，但增加促炎症因子如 IFN-α、TNF-α、IL-1β、IL-8、IL-15 等的表达。HHV-6A 与 HIV-1 对 $CD4^+$ T 细胞有共同的亲嗜性，可与其协同裂解 T 细胞，并激活 HIV-1 LTR 启动子的表达，还可诱导多种细胞表达 CD4，促进 HIV-1 感染，加速 AIDS 进程。体外培养表明，HHV-6 对神经系统细胞也有较强的亲嗜性，通过破坏宿主细胞或机体免疫的改变，造成对神经系统的损伤。HHV-6 造成的病理改变多无特异性。

【临床表现】

HHV-6 先天感染多无症状，但可有 10%的患儿在出生时发生 HHV-6 再激活。HHV-6 原发感染多发生于婴幼儿时期，以后长期潜伏于宿主体内，不引起临床症状。当机体抵抗力减弱、免疫功能低下时体内潜伏感染的 HHV-6 可被激活而发病。成人很少发生原发感染，一旦发病，症状多比较严重。曾有报道，成人 HHV-6B 原发感染患者发生类似传染性单核细胞增多症样疾病。临床有以下相关疾病：

1. 幼儿急疹（exanthem subitum）　又称第六病（sixth disease），多为首次感染 HHV-6B 所致。常见于 2 岁以下小儿，尤以日本患儿多见。潜伏期为 5~15 天，一般为 9 天。典型表现为热退疹出，即初期为急性高热，体温可达 40℃以上，持续约 3~7 天后体温骤降，随后出现玫瑰色麻疹样或风疹样皮损，按之褪色。一般先发于躯干，后蔓延至颈部、面部、四肢等处，常伴有颈部淋巴结肿大，而发病前 3 天枕后淋巴结肿大则是本病的特征性表现。随后疹退，一般不留瘢痕。整个病程长约 6 天。可伴有胃肠道症状、呼吸道症状、鼓膜炎症、前囟膨隆等。约 10%首次感染儿童可有热性癫痫发作。也可发生其他中枢神经系统疾病，如脑膜脑炎、脑病、无热惊厥等。

2. 中枢神经系统疾病　这些患者脑组织的不同部位常可检测到 HHV-6 DNA（HHV-6A 多于 HHV-6B），因此 HHV-6 被认为与多种神经系统疾病相关。HHV-6 相关脑炎常见于 AIDS 患者或移植术后患者，偶也可见于免疫正常患者，常表现为嗜睡、昏迷、癫痫发作和神经系统定位体征等。HHV-6A 还可能与多发性硬化有关。其他相关中枢神经系统疾病有进行性多灶性白质脑病、慢性脱髓鞘性脊髓病、顺行性遗忘症、逆行性遗忘症等。

3. 加速 AIDS 病程　HHV-6A 与 HIV-1 均对人体内 CD4$^+$ T 细胞有亲嗜性，前者还可协同 HIV-1 破坏 CD4$^+$ T 细胞。HIV-1 感染者常可分离到 HHV-6，HHV-6 在 HIV-1 感染者淋巴组织中持续复制，并伴 HIV-1 病毒载量升高，在晚期 AIDS 患者体内可见 HHV-6 广泛播散。HHV-6 再激活多发生在 HIV-1 感染的早期。因此有人认为 HHV-6A 可能加速 AIDS 病程。最近有实验报道，HHV-6A 与猿猴免疫缺陷病毒（SIV）合并感染可显著加速豚尾猴的 AIDS 进程。

4. 移植手术后患者并发症　移植术后由于应用免疫抑制剂，机体抵抗力下降，可造成 HHV-6 再激活（也可能是移植物中带有 HHV-6），引起相关疾病。与多发性硬化不同，移植术后检测到的病原通常为 HHV-6B（>97%）。接受异体干细胞移植的患者中，约 40%~50%可重新激活，多在移植后 2~6 周内发生。对骨髓移植术后或干细胞移植术后患者而言，与 HHV-6 再激活相关的并发症中最常见的是脑病、脑炎，其次为肺炎，而发热及皮疹较少。干细胞移植术后出现 HHV-6 相关性脑炎，其病死率高达 40%。进行实体器官移植患者中则常见发热、皮疹，其次为脑炎、脑病、肝炎、移植物失功能或排斥反应、骨髓抑制、肺炎等。HHV-6 可抑制和调节机体免疫功能，造成其他机会性感染病原体（如 CMV）再激活和真菌感染等。

5. 肿瘤　在多种淋巴细胞增生性疾病中能检出 HHV-6，包括急性淋巴细胞白血病、多发性骨髓瘤、霍奇金病、T 细胞淋巴瘤、骨髓增生综合征等。另有报道，HHV-6 可能促进人疱疹病毒 8 型（human herpesvirus 8，HHV-8）复制，增加其病毒载量，后者与卡波西肉瘤的发展有关。其促进肿瘤发展作用还可能与抑制机体免疫有关。

6. 心绞痛　近期有研究显示，发生 HHV-6 整合的患者心绞痛发生率是未发生 HHV-6 整合患者的 3 倍，提示 HHV-6 可能与心绞痛有关。

此外，还有学者认为 HHV-6 再激活与特发性血小板减少性紫癜、噬血细胞综合征、药物超敏综合征（drug-induced hypersensitivity syndrome，DIHS)/药疹伴嗜酸粒细胞增多及系统症状（drug rash with eosinophilia and systemic symptoms，DRESS)、心肌炎、慢性疲劳综合征（chronic fatigue syndrome，CFS）、多发性硬化等多种疾病有关，但均有待进一步研究。

【实验室检查】

1. 周围血象 发生幼儿急疹时可见白细胞计数下降，中性粒细胞和淋巴细胞计数下降，病程第4天时可达最低，随后可逐渐恢复。

2. 病毒分离培养 可从患者唾液、血液、脑脊液等标本中分离，分离后添加丝裂原并置于脐带血淋巴细胞中培养，此方法耗时且较昂贵，临床很少使用。

3. 血清学检测 多为抗体检测，包括酶免疫法（EIA）、间接荧光抗体法（IFA）、ELISA等。血清学检测可检测血清或血浆中HHV-6的特异性抗体IgM和IgG，检测IgM可提示是否近期有原发感染或再激活，成人一般无须检测。抗体检测不能区分HHV-6A和HHV-6B，且与HHV-7有交叉反应性。抗原检测、抗体亲和力检测、蛋白质印迹（Western blotting）、免疫组化等也可应用。

4. 核酸检测 包括实时定量PCR、实时PCR、巢式PCR等，可取患者血液、脑脊液、唾液等进行检查。可区分HHV-6A与HHV6-B，但由于多数健康人体内也有HHV-6潜伏，PCR检测易于出现假阳性。实时定量PCR可有效区分潜伏感染和再激活。其他如原位PCR、实时反转录PCR、环介导等温扩增（LAMP）等多用于实验研究。

【诊断】

本病诊断主要依靠实验室检查，尤其是抗体检测及核酸检测。

2岁以下患儿在典型的高热后出现玫瑰色麻疹样或风疹样皮损，若检测到特异性IgM抗体或恢复期血清IgG抗体滴度升高4倍以上或PCR阳性即可诊断为幼儿急疹。对于免疫抑制、移植术后、有中枢神经系统症状、AIDS、淋巴增生性疾病、卡波西肉瘤等患者怀疑有HHV-6感染时，可做血清学检测或实时定量PCR以明确诊断。

幼儿急疹需与风疹、麻疹、系统性红斑狼疮、莱姆病、传染性红斑、肠道病毒感染、药物疹等其他皮肤改变疾病相鉴别，除临床症状外，实验室检查可明确诊断。

【治疗】

免疫功能健全的患儿HHV-6原发感染后，一般无须抗病毒治疗，可给予对症治疗，如退热、补液等以防止热性癫痫和脱水。退热可用物理降温，或给予对乙酰氨基酚，切勿给予阿司匹林，以防止瑞氏综合征发生。而对于免疫功能缺陷或者免疫功能抑制的患者，HHV-6感染的危险性大，应给予抗病毒治疗。但至今还未有一套公认的方案，因此临床用药常与人巨细胞病毒治疗药物相似。可用更昔洛韦（缬更昔洛韦）、阿昔洛韦（缬阿昔洛韦）、西多福韦、膦甲酸等，具有一定的治疗效果。另外，有报道聚肌胞、异丙肌苷可用于治疗疲劳综合征伴HHV-6再激活。

【预后】

幼儿原发感染预后多良好，但发生神经系统症状时需引起注意。成人原发感染罕见，仅有的报道显示预后不良。免疫功能缺陷或免疫功能不全、移植术后患者发生HHV-6再激活，预后视个体情况不同而有所不同，可痊愈，也可危及生命，发生中枢神经系统症状时尤甚。

【预防】

幼儿原发感染多难以预防，但仍应注意个人卫生习惯，勤洗手，避免与其他发生幼儿急疹患者接触。患者的分泌物和排泄物应予消毒处理。输血者和器官移植者 HHV-6 检测应为阴性。鉴于传染源广泛、且多为隐性感染者、传播途径不易控制、易感性普遍等特点，预防措施的重点在于保护易感者，如进行移植术前可考虑开始抗病毒治疗，以预防 HHV-6 再激活。

主要参考文献

[1] Gravel A，Dubuc I，Morissette G，et al. Inherited chromosomally integrated human herpesvirus 6 as a predisposing risk factor for the development of angina pectoris. Proc Natl Acad Sci U S A，2015，112（26）：8058-8063.

[2] Agut H. Deciphering the clinical impact of acute human herpesvirus 6（HHV-6）infections. J Clin Virol，2011，52（3）：164-171.

[3] Voumvourakis KI，Kitsos DK，Tsiodras S，et al. Human herpesvirus 6 infection as a trigger of multiple sclerosis. Mayo Clin Proc，2010，85（11）：1023-1030.

第十九节 人疱疹病毒 7 型感染

（孙建军 卢洪洲）

人疱疹病毒 7 型（human herpes virus 7，HHV-7）首次于 1990 年由 Frenkel 等学者在健康人体外周血的活化 CD4$^+$T 细胞中分离得到，之后又在人体的血液和唾液中被分离鉴定。HHV-7 属于人疱疹病毒科，因其基因组与人疱疹病毒 6 型（HHV-6）和人巨细胞病毒（HCMV）有 75% 左右的同源性，故将其归属于 β 疱疹病毒亚科。HHV-7 为 T 淋巴细胞亲嗜性病毒，其细胞亲嗜范围较 HHV-6 小，常在巨噬细胞和 T 细胞以及唾液腺细胞中潜伏，并从唾液腺细胞中频繁地释放入唾液。HHV-7 与幼儿急疹和玫瑰糠疹等的关系密切，与神经系统病变亦有一定的关系。HHV-7 引起的原发感染一般晚于 HHV-6，其原发感染多发生在幼童时期，一般引起短暂的发热，有时伴有皮疹。在人群中 HHV-7 多呈潜伏感染状态，其血清抗体阳性率在 90% 以上。当潜伏病毒激活后，既可呈无症状感染，又可导致器官移植受者或免疫缺陷者出现严重的并发症。曾被认为是对健康无害的 HHV-7，近来已被认为是对人体的健康有严重影响的机会性感染病原。

【病原学】

HHV-7 基因组长度约为 145kb，编码蛋白 84 种，包括 2 种主要的衣壳蛋白。HHV-7 在分子生物学上近似于 HHV-6，亦有哺乳动物端粒样基因序列，但相对 HHV-6 其异质性更强。HHV-7 未显示出明显的变异性，其准种间变异度非常小，仅有 0.1%。在大多数健康人的唾液腺中有 HHV-7 持续复制，在感染者的肺、皮肤、乳腺、肝、肾以及扁桃体中均可用免疫组化法检出 HHV-7 的结构蛋白 p85，而在大肠、脾和脑中此结构蛋白为阴性。

这说明在这些检测结果阳性的组织内，可能存在 HHV-7 的持续感染，在宿主免疫力下降之时活化并致病。HHV-7 能在体外的脐血淋巴细胞、活化 T 细胞和类淋巴母细胞的 T 细胞系（SupT1）中进行培养、增殖。CD4 分子是 HHV-7 主要受体，在有 HHV-7 感染的细胞表面 CD4 分子合成和表达有显著性下降。虽认为 HHV-7 以 CD4 分子为受体而侵染宿主细胞，但未能找到与 CD4 分子结合的配体。在疱疹病毒属中，病毒往往编码数种糖蛋白而分泌于病毒外膜上，在病毒的侵染过程中，如吸附、穿入、细胞间的传播和病毒的增殖成熟过程中，这些糖蛋白均发挥着重要作用。在人疱疹病毒属中，外膜糖蛋白 H（gpH）和糖蛋白 L（gpL）形成二聚体复合物，它们在病毒融合入细胞的过程中起关键作用。gpH 对病毒融入细胞有关键作用，而 gpL 则作为伴随蛋白，对 gpH 的折叠和转运有积极作用。作为人疱疹病毒属的一种，HHV-7 也可在宿主细胞内产生 gpH 和 gpL 的复合物。另外，在 HHV-7 的 U47 基因片段上有一与巨细胞病毒和 HHV-6 糖蛋白 O（gpO）的编码基因位置相同的等位基因，也能编码 gpO。此糖蛋白在宿主细胞内亦可与 gpH 形成复合物，并在宿主细胞内发挥某些辅助作用。

【流行病学】

HHV-7 呈现世界范围内的流行，无明显季节性。成人的 HHV-7 抗体阳性率很高，具体数值随地区不同而异，一般可达 95% 以上。新生儿体内 HHV-7 IgG 的阳性率较高，该抗体来自母体，婴儿出生后此阳性率逐渐下降并阴转，因而对 HHV-7 失去抵抗力而易于感染。据报道，在英国约有 60% 的儿童在 3 岁时已有 HHV-7 的感染，而在巴西，儿童感染可能更早。儿童中发生 HHV-7 原发感染的年龄在 26 月龄，等到 6~10 岁时，此病原在大约 90% 的儿童中呈现为血清学阳性。HHV-7 的传播模式尚未被完全阐明，分子流行病学分析显示，HHV-7 的传播途径主要是密切接触后的水平传播。因 75% 的健康个体都可从其唾液中分离出有侵袭力的 HHV-7，故认为唾液接触可能是主要的传播途径。由于在女性生殖道中发现有 HHV-7，所以有假说认为存在母胎传播途径和性传播途径，但也没有得到证实。同样，有人提出了通过母乳喂养的感染途径或器官移植传播，但仅是推断。需要说明的是，在健康人以及一些急慢性皮肤炎症的患者中间，HHV-7 不会频繁复制。在玫瑰糠疹患者中间，HHV-7 的复制发生与患者年龄无关。成人与儿童的血浆病毒阳性率几乎相同。

【发病机制与病理】

HHV-7 主要引起宿主细胞和其邻近细胞发生病理改变而致病。就宿主细胞而言，HHV-7 的感染使其基因表达、形态、功能都发生了变化。受染细胞或通过细胞间的细胞膜融合或通过抑制细胞分裂而形成多核细胞，流式细胞检测表现为单个细胞包含的 DNA 含量 $>4N$。在受染细胞内，HHV-7 的糖蛋白 U21 与宿主细胞的 MHC-Ⅰ 分子结合，减少 MHC-Ⅰ 分子在细胞表面的表达，进而减弱了细胞毒性淋巴细胞对受染细胞的清除。HHV-7 感染的细胞还可产生肿瘤坏死因子（tumor necrosis factor，TNF），通过肿瘤坏死因子相关诱导凋亡的配体途径（tumor necrosis factor-related apoptosis inducing ligand，TRAIL）与邻近细胞表面的相关配体 TRAIL-R1 结合而引起凋亡，因受染细胞表面 TRAIL-R1 受体表达下降而对其影响较小，这也是 HHV-7 逃避免疫清除的一种策略。

【临床表现】

1. HHV-7 原发感染 原发性 HHV-7 感染患者常无临床症状，偶尔引起幼儿急疹，表现为持续或间断的高热（常超过 39.5℃）3～5 天后，热退，之后很快出现主要分布在躯干的皮疹。皮疹呈分散的不规则圆形或斑点，粉红色，压之褪色，可迅速消退，亦可持续 2～3 天再消退。发热期间患儿一般情况较为平稳。HHV-7 原发感染亦可引起无皮疹表现的发热。据临床病例报告，HHV-7 引起的发热可能与小儿惊厥、罕见性脑病相关。原发性 HHV-7 感染与小儿脑炎或脑病也有关联，目前还认为它与脑炎和弛缓性瘫痪亦有相关性。这些均提示原发性 HHV-7 感染对脑病的发生起重要作用。关于 HHV-7 的先天性感染尚未见诸报道，故需通过进一步的大规模前瞻性调查研究来确证。在 5～6 岁以后的原发感染则被认为是发生较晚的原发感染，一般不同于发生较早的原发感染。与其他人疱疹病毒相似的是，较晚的原发感染可能会引起比婴儿时期原发感染更严重的病症，但这些方面的证据尚待充实。

2. HHV-7 潜伏感染激活 主要发生在免疫力缺陷的宿主体内。但在健康人群中，HHV-7 潜伏感染再激活可引发皮肤或系统性病变。但要确定病毒激活源具有较大的困难。对于 HHV-7 再发感染的研究则要比原发感染更困难，因为这需要通过多种途径对病毒复制水平的升高进行检测。HHV-7 再发感染与玫瑰糠疹具有较大的关联性。另外，在器官移植中因使用免疫抑制剂而使机体免疫力低下，易激发 HHV-7 的再激活，进而造成严重的并发症。若发生在骨髓移植后，则可出现迟发性抗移植物反应或严重的移植物抗宿主反应。但相关性未得到证实。还有报道指出，HHV-7 再发感染与慢性疲劳综合征的发生有较好的相关性。

【实验室检查】

1. 常规检查 可发现原发性 HHV-7 感染常伴随有白细胞总数、淋巴细胞数以及中性粒细胞数下降，通常在 1 周内恢复正常；生化检查提示肝氨基转移酶水平升高。

2. 抗体测定 通常原发感染抗体检测的结果表现为感染 1 周内出现血清 IgM 抗体阳性，之后 2 周出现 IgG 阳性。间接荧光抗体法是目前应用最广的方法，现已有商业化生产的试剂供检验之用。而蛋白质印迹法和酶免疫分析法也在不断改进。间接荧光抗体法在用于测定原发感染的儿童血清时，发现 HHV-6 和 HHV-7 有抗体交叉反应。一般认为，间接荧光抗体法用于 HHV-6 和 HHV-7 的敏感性分别为 95% 和 84%，特异度分别为 95% 和 76%。对于抗体交叉反应性的影响，可通过使用异种抗原将其吸收而加以消除，但这些操作复杂且难以重复，同时还需对两种病毒进行常规培养，也降低了试剂的敏感性。蛋白质印迹法可通过使用每种病毒的免疫显性抗原来消除抗体交叉反应，但此试剂尚未普及。鉴于此，间接荧光抗体法仍认为是最有价值的方法，其若连续检测则能记录抗体滴度的增加程度，还可进行抗体亲和力的测定，以此来区别 HHV-7 的原发感染和持续感染。一般而言，抗体亲和力低认为是原发感染。

3. 病毒检测

（1）病毒分离：HHV-7 可在脐血的淋巴细胞中进行增殖，其细胞表现与 HHV-6 相近，出现病变后再用商业化的 HHV-7 单克隆抗体鉴定 HHV-7。

（2）抗原测定：通过特定的 HHV-7 抗体来检测 HHV-7 抗原。

（3）病毒核酸检测：先用免疫组化法直接识别结合病毒的结构蛋白，也可用 DNA 杂交法来寻找组织中的病毒，然后取活检，用 PCR 对其进行病毒核酸的检测。此外，PCR 亦可对血液中的病毒核酸进行检测。这些检测反映了活动的病毒复制量及感染状态。其他可供选择的方法有：用反转录 PCR（RT-PCR）测定病毒 mRNA，用多重 PCR（multiplex PCR）区别 HHV-6 和 HHV-7 感染，用实时定量 PCR 检测病毒 DNA 载量。

【诊断】

1. 儿童原发感染

（1）双份血清检测：发病 1 周内留取急性血清 1 份，另取发病 10 ~ 14 天后恢复期血清一份。通过该传统的诊断方法，可明确地将有抗 HHV-7 抗体阳性转换而无抗 HHV-6 阳性抗体者诊断为 HHV-7 的原发感染。但若有抗 HHV-6 和抗 HHV-7 抗体的双阳性表现则需要加作抗体亲和力的测定。若抗 HHV-6 和抗 HHV-7 抗体双阳性，IgG 低亲和力者为原发感染。

（2）单份恢复期血清检测：抗 HHV-6 和抗 HHV-7 抗体均有很高的阳性率，通过抗体亲和力测定可说明感染是否为原发性。

2. 免疫抑制者、少年、成年人原发性感染诊断　除上述的儿童原发性感染诊断外，接受化疗者以及少年和成年的原发性感染诊断必须进行抗体亲和力的测定。尤其在抗体滴度降到血清抗体检测阴性值附近或者再次应答抗体和初次应答抗体混合存在时，加作抗体亲和力检测方能明确是原发性感染还是再发性感染。

3. 潜伏感染激活的诊断　此种情况下，抗体检测不太适用，因为检测多克隆抗体的方法不能将抗原交叉反应和再发感染区分开来。宜选用病毒 DNA 定量检测和反转录 PCR（RT-PCR）法。

【鉴别诊断】

需与 HHV-6 感染进行鉴别诊断，具体方法参见实验室检查和诊断。

【治疗】

迄今尚无针对 HHV-7 感染抗病毒治疗的临床对照研究，故暂无指导性的治疗用药。对于无症状的抗 HHV-7 抗体阳性者，暂不使用抗病毒药物。由于 HHV-7 缺乏胸苷激酶基因同系物的表达，因此针对胸苷激酶起效的药物如阿昔洛韦及其衍生物对 HHV-7 的复制无治疗作用。目前认为有效的药物有更昔洛韦、西多福韦以及膦甲酸钠等，可用于 HHV-7 感染免疫缺陷患者造成的系统性症状。

【预防】

如前所述，HHV-7 的传播途径尚需进一步明确，这就给预防带来一定的难度。但在日常生活中，注意个人饮食卫生，均衡营养，加强锻炼提高身体的抵抗力，这些均可对防治感染以及感染后减少再发感染有积极作用。目前暂无 HHV-7 疫苗的报道，因此还没有特异性的预防手段。

主要参考文献

［1］Stone RC, Micali GA, Schwartz RA. Roseola infantum and its causal human herpesviruses. Int J Dermatol, 2014, 53（4）：397-403.

［2］Drago F, Ciccarese G, Rebora A. Distinguishing the status of human herpesvirus 6 and 7 infection. Int J Dermatol, 2015, 54（9）：e365-e366.

第二十节　人疱疹病毒8型感染
（孙建军　卢洪洲）

在 1994 年，有学者首次从感染 HIV 的卡波西肉瘤患者（Kaposi sarcoma, KS）组织细胞中发现和鉴定出一种新型的 DNA 病毒，当时命名为卡波西肉瘤相关病毒（Kaposi sarcoma associated herpesvirus, KSHV）。此后由于在原发性渗透性淋巴瘤（primary effusion lymphoma, PEL）和多中心型巨大淋巴结增生症（multicentric Castleman disease, MCD）等病变组织中亦能检出此病毒，且证明其与此类疾病亦有一定相关性。由于此病毒与 EB 病毒以及其他疱疹病毒具有较高的 DNA 序列同源性，故又将其命名为人疱疹病毒-8 型（HHV-8），归属于人类 γ 疱疹病毒亚科。

【病原学】

HHV-8 有一个二十面体衣壳，直径为 120~150nm。衣壳由四种结构蛋白构成，其中三种由可读框（ORF）编码（即 ORF25、ORF26 和 ORF62）并与 α、β 人疱疹病毒亚科的衣壳蛋白有显著的相似性。HHV-8 基因组为长约 165kb 的线性双链 DNA，中间为 140kb 的低 GC（53.3%）DNA 区，含 HHV-8 保守基因序列和编码调节因子、细胞因子特有基因序列，至少含 90 个可读框。两侧为高 GC（85%）DNA 重复串联序列，长约 35kb，为 803 个核苷酸的 DNA 重复序列。HHV-8 可侵染多种类型的细胞，如 B 细胞、单核细胞以及在卡波西肉瘤组织的血管内皮细胞和梭形细胞等，但以 B 细胞为主。HHV-8 在宿主细胞内可分为潜伏期和裂解期两种状态。在感染后的绝大部分时间，病毒处于潜伏感染状态，在此阶段，HHV-8 的 DNA 以环形存在于宿主细胞核内，维持在 100~150 个拷贝，病毒按照宿主的复制机制伴随宿主 DNA 复制而进行复制。其基因产物如潜伏相关核抗原（LANA, ORF73）、病毒细胞周期蛋白（vCyclin, ORF72）以及病毒 FLIP（vFLIP, ORF71）和微小 RNA 具有调控宿主细胞周期和抗凋亡的作用；在裂解期，病毒以线性存在，在自身编码的聚合酶作用下复制并且包被后成为具有侵染能力的病毒颗粒。在此阶段，其基因产物主要调控病毒复制和抑制宿主产生的抗病毒反应。病毒编码的蛋白能够促进多种旁分泌因子的分泌，这些因子包括细胞因子、生长因子、血管内皮生长因子、白介素-6、白介素-8、血小板源生长因子、成纤维生长因子-2 以及间质金属蛋白酶等，这些都会在未感染或潜伏感染的宿主细胞内促进血管生成、淋巴管再构架以及炎性损伤。所有在潜伏期和裂解期的 HHV-8 病毒基因的转录成分都有可能促进肿瘤的进展。在病毒基因的潜伏期，潜伏相关核抗原 1（LANA1）几乎存在于所有受染细胞内，故其可作为 HHV-8 感染的标志；在裂解期的基因表达中，ORFK8.1 编码了两种有强免疫原性的糖蛋白 K8.1A 和 K8.1B。ORF26

和 ORF65 编码小的衣壳蛋白，宿主免疫系统产生的制约病毒复制的细胞免疫反应可被该蛋白所拮抗。根据 ORFK1 的不同，HHV-8 被分为 6 种亚型：A、B、C、D、E 和 N 型。有 24 种以上的进化支，其中 A、C 亚型主要分布于欧洲，B 亚型分布于非洲，其他亚型则散发于大洋洲和南美洲的局部。已报道的分型表明，我国大陆也主要为 A 和 C 亚型。对于某一个体而言，可能有两种或两种以上的亚型感染。

【流行病学】

在不同区域，HHV-8 的血清阳性率存在较大的差异：在血清阳性率高的地区，如非洲和亚马逊盆地，卡波西肉瘤患者中 HHV-8 抗体血清阳性率可达 50% 以上；在中等流行区域，如中东和地中海为 5%～20%；在低流行区域，如北欧、中欧和北美以及亚洲大部分地区则小于 5%。我国大陆地区，普通人群中 HHV-8 血清阳性率为 11.3%，最高的地区是新疆，可高达 29.6%。在同一区域，HIV 阳性的卡波西肉瘤患者、男同性恋、血友病、器官移植者以及儿童中的 HHV-8 阳性率较高。据调查，我国目前免疫缺陷人群中，HHV-8 血清学阳性率为 22.2%，接近于普通人群的两倍。对于 HHV-8 的确切传播途径仍有争论，但大多数研究资料显示，其传播途径可能随病毒流行地或流行率高低的不同而变化。对于高流行区域，已有的研究支持家庭内部的密切接触是该地区 HHV-8 流行的主要途径，而非粪-口、异性性接触及静脉等途径。PCR 原位杂交显示 HHV-8 DNA 存在于口腔和舌上皮细胞，在唾液中的载量为 $10^2～10^6$copies/ml，而在外周血和生殖器分泌液中则很低。因此，唾液接触是病毒传播的最可能途径。但对于低流行区域，除了唾液传播外，还可能会通过精液传播。因为很难界定这类人群中的传播模式是由性接触还是由唾液接触抑或两者共同作用造成。现有研究不支持 HHV-8 通过器官移植传播的假设。总体而言，唾液传播被认为是 HHV-8 的主要传播途径，其他诸如性接触、输血、实体器官和骨髓移植以及母婴传播等途径需要进一步研究证实。与无症状的 HHV-8 携带者相比，卡波西肉瘤患者体内针对 HHV-8 特异性 T 细胞有明显减少，而这与 $CD4^+$ T 细胞数和 HHV-8 载量无关。另外，个体免疫遗传因素通过调控细胞因子亦可影响 HHV-8 感染的进程。这提示 HHV-8 传播感染方式可能随个体免疫状况和遗传背景不同而异。

【致病机制】

在 HHV-8 感染者中只有部分人群会最终发病，而在此过程中，HHV-8 的活化往往早于疾病发生。现有研究提示，在儿童、老年以及化疗和 HIV 感染导致的免疫缺陷人群中，由于出现了 T 淋巴细胞耗竭或失能而出现感染致病。HHV-8 与卡波西肉瘤的发病有密切的联系，但肿瘤的发生是多因素共同参与的结果。病毒感染上皮细胞后可以促进肿瘤局部的病毒播散和血管生成。HHV-8 感染后可以上调多种细胞信号通路，从而在血管新生和生成中增加上皮细胞的增殖和渗透性。

已有的研究表明，HHV-8 通过其表面的糖蛋白与宿主细胞表面的硫酸乙酰肝素分子结合，进而被细胞内吞而完成侵入。在细胞内，其产生具有调节免疫和调控凋亡的蛋白。此类蛋白通过多种途径诱导卡波西肉瘤的发生。例如：可通过调节病毒基因的转录和表达，在 P53 的参与下抑制癌变细胞凋亡的途径；促进肿瘤细胞的生长，使其免于在 Fas、IFN 的诱导下发生凋亡；对抗宿主 P27 介导的细胞周期性停滞，抑制 IFN 的信号转导，保护病毒感染免受清除等。此外，血管和淋巴管的生成对于肿瘤的进展以及远处转移速度非常重要，而 HHV-8 可以通过旁分泌的途径直接影响着肿瘤局部的血管生成。

【临床表现】

可分为 HHV-8 原发感染和 HHV-8 相关疾病。在局部流行的地区，约 7% 的 1~4 岁免疫力正常儿童，其发热原因为 HHV-8 感染。儿童的 HHV-8 原发感染症状包括发热、斑丘疹、上呼吸道症状等。所有感染儿童在 3 个月内得到恢复，感染后 3~12 个月内血清抗体转为阳性。HIV 阴性的同性恋成年男子的原发感染则以腹泻、疲乏以及局限性皮疹和淋巴结病为主。

在 HHV-8 相关疾病中，卡波西肉瘤最多见。它是一种多病灶的、源于血管内皮细胞的血管源性炎症新生物，分为四型：经典型，多见于地中海和东欧的老年人群，呈无痛性进展；地方型，多发于非洲亚热带地区的儿童和年轻人，为侵袭性的恶性肿瘤；移植型和 AIDS 相关型，为最有侵袭力的类型。经典型常累及皮肤，其他 3 种类型则累及部位广泛，可波及皮肤、淋巴器官、胃肠道和肺部。除了卡波西肉瘤外，HHV-8 亦与其他几种淋巴组织增殖失调疾病有关，如原发性渗透性淋巴瘤、巨大淋巴结增生症、巨大淋巴结增生相关淋巴瘤及其他淋巴组织增殖失调症。

【实验检查】

目前有血清学检测法及分子检测法两种。血清学检测法广泛用于 HHV-8 感染筛查和流行病学调查。其中，间接荧光抗体法（IFA）用于检测潜伏期和裂解期的抗 HHV-8 抗体。在 HHV-8 相关淋巴瘤的细胞中，HHV-8 主要呈潜伏状态，在十四酰佛波醇醋酸盐（TPA）的诱导下病毒可进入复制阶段。在未诱导的细胞中，间接荧光抗体法针对的抗原是潜伏相关核抗原 1（LANA1）；而在 TPA 诱导后的细胞中，此法针对的是 HHV-8 溶细胞抗原。一般而言，潜伏抗原不及溶细胞性抗原敏感，后者的抗体出现速度也快于前者。对于 ELISA 检测法，则需要采用纯化或重组后抗原和合成多肽等。因本法操作简便，故适于大规模流行病学研究。蛋白质印迹法可识别一种或多种抗原，对不同 HHV-8 相关疾病存在的不同抗原具特定的识别作用，对不同感染时期、疾病的不同阶段都有重要的鉴别和指导治疗作用，但因操作烦琐而不适于大规模筛查。免疫组织化学法（IHC）非常灵敏，适于卡波西肉瘤组织中 HHV-8 的测定，但不适于扁桃体、腺样体等增殖性组织中 HHV-8 的检测。

分子检测法可用于病毒核酸的检测，可对 HHV-8 相关疾病进行分类并指导治疗用药。分子检测法主要有实时荧光定量 PCR、巢式 PCR 以及环介导等温扩增（loop-mediated iso-thermal amplification，LAMP）。PCR 是分子检测中最为成熟的一种，具有很高的敏感性和特异性。目前，前两者较为广泛地用于 HHV-8 感染状态检测。

【诊断】

鉴于目前 HHV-8 尚难以稳定地培养，故暂无诊断的金标准。常用血清学检查，如间接荧光抗体法、ELISA 和蛋白质印迹法等方法。这些检查法的敏感性为 80%~90%。同时对细胞裂解抗原和潜伏感染抗原进行测定或可提高检出率。荧光定量 PCR 可用于核酸检测。

【治疗】

对于 HHV-8 感染导致的包括卡波西肉瘤在内的肿瘤，需要根据病情在必要时针对性予以化疗药物联合治疗。对于 HHV-8，一般认为该病毒对西多福韦（cidofovir）和更昔洛韦（ganciclovir）敏感，而对阿昔洛韦（acyclovir）的敏感性则较差。把抗病毒药物如更昔洛韦、西多福韦等与诱导 HHV-8 表达复制并裂解受染细胞的药物如丙戊酸盐（valproate）或精氨酸（arginine）等合用，此举在于抑制病毒合成的同时诱导受染细胞裂解以期加速HHV-8 的清除。

【预防】

在发生潜伏感染之前接种 HHV-8 疫苗可能是清除感染和感染所致疾病所必需的手段，但目前尚无疫苗可用。需要说明的是，HHV-8 在婴儿中的流行率类似于其他人疱疹病毒。在该病毒流行区域的青春期少年中约有 80% 出现 HHV-8 的血清学阳性转化。但与此不同的是，在除非洲和地中海地区之外的世界其他区域，只有高危人群中反复接触或存在免疫缺陷才会出现感染率高于 5% 的情况（全世界的 HHV-8 的平均流行率）。这就说明，发生暴露后的部分人群才会具有潜伏感染和最终发病。而在免疫力正常的人群中，发生 HHV-8重复感染的可能性很小。

主要参考文献

［1］Dittmer DP，Damania B. Kaposi sarcoma-associated herpesvirus：immunobiology，oncogenesis，and therapy. J Clin Invest，2016，126（9）：3165-3175.

［2］Zhang T，Wang L. Epidemiology of Kaposi´s sarcoma-associated Herpesvirus in Asia：Challenges and Opportunities. J Med Virol，2017，89（4）：563-570.

［3］Bender Ignacio RA，Goldman JD，Magaret AS，et al. Patterns of human herpesvirus-8 oral shedding among diverse cohorts of human herpesvirus-8 seropositive persons. Infect Agent Cancer，2016，11：7.

［4］Purushothaman P，Uppal T，Sarkar R，Verma SC. KSHV-Mediated Angiogenesis in Tumor Progression. Viruses，2016，8（7）：pii：E198.

第二十一节 亨德拉病毒感染

（刘萍）

亨德拉病毒（Hendra 病毒）感染是由 Hendra 病毒引起的一种新的人畜共患的严重病毒性传染病，是近年新发现的致死性传染病之一。曾称马麻疹病毒（Equine morbilli virus，EMV）感染。

Hendra 病毒感染最早于 1994 年 9 月发现，属于副黏病毒科，是一类单股、负链、具有包膜的 RNA 病毒，该病毒最初在澳大利亚昆士兰省首府布里斯班尼（Brisbane）近郊的亨德拉镇（Hendra）赛马房内暴发，21 匹受感染马匹有 14 匹死亡，与病马密切接触的驯马师和马夫也被感染，最终驯马师死亡。从马匹感染的组织中分离出的病毒以其发生地点命名为"亨德拉"。Hendra 病毒可在人和马之间造成感染，通常马以呼吸道症状为主，而人可表现为间质性肺炎或无菌性脑膜炎。目前 Hendra 病毒感染只发生在澳大利亚，仅报道 3 例，但其感染后可引起许多物种及人类的致死性疾病，已经引起国际上高度重视和广泛关注。

【病原学】

根据亨德拉病毒的形态和特征，最初将其列为副黏病毒亚科的麻疹病毒属，后经分析本病毒的基因组大小、比较系列分析、P 基因对小型基本蛋白编码能力、病毒形态、宿主范围及其他生物学形状，发现 Hendra 病毒不是马的病毒（曾称为马麻疹病毒），也难列入麻疹病毒属中，而是副黏病毒科的一个新的种属，国际病毒分类委员会 2005 年发表的病毒分类报告，将 Hendra 病毒归为亨尼病毒属（Henipavirus）。其与尼帕（Nipah）病毒密切相关，具有共同的抗原和不同于其他副黏病毒的超微细结构。分子生物学表明，该病毒与 Nipah 病毒核酸序列的差异为 21%，氨基酸序列的差异为 11%。病毒颗粒由囊膜和核衣壳组成，核衣壳被囊膜所包围，呈螺旋形，含核糖核酸。该病毒对理化因素抵抗力不强，对热不稳定，一旦暴露于空气中，就无法生存，一般的肥皂、清洁剂、消毒剂和高温均可杀灭该病毒。

【流行病学】

亨德拉病毒自然宿主是果蝠的狐蝠物种，抗体监测发现狐蝠体内的抗体水平与疾病的地方流行性相一致，这种病毒也从这些蝙蝠的胎儿组织和子宫液中分离出来，预示狐蝠处于感染的亚临床状态。黑妖狐蝠、灰头狐蝠、小红狐蝠、眼圈狐蝠等四种狐蝠可能是该病毒的自然宿主，也是 Hendra 病毒的主要传染源。虽然这种病毒在蝙蝠群体中似乎很普遍，但蝙蝠看护者之间没有感染或血清转化的临床证据。亨德拉病毒主要感染马，病毒在马群中通过尿液或鼻腔分泌物传播，但马匹呼气不会传染此病，可能通过唾液、汗液和血液传染给人，该病毒对人类的感染性不强。以该病毒由鼻腔内滴入、皮下注射或口服均能引起马和猫的致死性肺炎。该病毒有较广泛的动物感染范围，但在实验室中，亨德拉病毒不易传播。与马有密切接触史的人是高危人群，目前尚未发现人-人之间的传播。

【发病机制与病理】

病毒主要侵犯血管内皮细胞，尤其是毛细血管内皮细胞，病理变化主要见于肺和脑。该病毒主要引起间质性肺炎，伴局部坏死性肺泡炎，可有肺充血、肺气肿、肺泡水肿和肺淤血。切开肺表面可见肺小叶间隔膨胀。肺泡内含大量浆液性炎性渗液，肺泡弥散功能严重受损；显微镜下可见大量单核细胞、巨细胞，并可见病毒包涵体以及特征性的内皮融合细胞。也可导致肠系膜水肿、胸腹腔积液，淋巴结肿大等变化。病马表现为发热、厌食、咳嗽、呼吸困难，鼻腔中有大量泡沫样分泌物；步态不稳，心动过速。人感染该病毒后，除有上述肺部病变以外，还可引起软脑膜炎，病毒起初侵害脑组织的毛细血管，影响脑部的血液供应，引起脑膜脑炎。脑实质内有淋巴细胞、浆细胞、多形核细胞浸润，并有局灶性坏死。其他内脏也可发生和脑一样的病理改变。

【临床表现】

自确认病毒以来，已有 11 种由蝙蝠传染给马，其中有 4 种已被确认为人类感染。

Hendra 病毒自然潜伏期为 7~14 天，最初的两例患者病初表现为急性流感样症状伴有发热和咳嗽、呼吸困难等呼吸道症状，第三例患者在照顾随后死亡的两匹病马后出现轻微的脑炎症状，症状略有恢复后又出现癫痫、昏迷后死亡，在病马及患者体内均检测出 Hendra 病毒阳性。在脑磁共振成像显示在 T_2 加权系列脑皮质呈局限性高信号而脑电图呈持续性周期性癫痫样放电。尽管本病毒对人类的感染性不高，但一旦感染，死亡率较高。

【实验室检查】

1. 血常规及生化检查　周围血象检查，淋巴细胞减少，血小板减少，低血钠、天门冬氨酸转移酶升高。

2. 病原学检查　在患者或马的脑、肺、肾等组织的取样中分离出病毒是最可靠的确诊方法。用于亨德拉病毒分离的细胞有 Vero 细胞、MDCK、LLC-MK Z、BHK、RK13 和 MRCS 等。病毒在上述细胞培养物中增殖后引起细胞病变效应，形成典型的合胞体。在电子显微镜下可观察到典型的病毒粒子结构特征，特别是具有双绒毛样纤突。还可在免疫电镜下检测病毒抗体之间的反应，达到快速诊断的目的。

3. 血清学检查　目前常用于亨德拉病诊断的血清学方法有间接荧光抗体法、蛋白质印迹法、ELISA 和血清中和试验。可在血清或脑脊液中查见 Hendra 病毒的特异性 IgM、IgG 抗体。在这些诊断方法中，ELISA 和血清中和试验比较可靠。

4. 脑脊液检查　发病初期可发现脑脊液异常，多表现为脑脊液压力增加，白细胞总数增加，蛋白升高。

【诊断】

1. 流行病学史　有在流行地区工作与生活的经历，近期有与病马、狐蝠等动物有过密切接触史。

2. 临床表现　早期呈急性流感样症状，继而出现肺炎或脑炎的患者应高度怀疑。

3. 可通过上述实验室检查以明确。

该病应与中毒、急性细菌感染、炭疽、布氏杆菌病、军团菌病、非洲马瘟、马病毒性动脉炎、流行性感冒等相鉴别，确诊有赖于病原学和血清学检查。

【治疗】

以对症治疗为主，病情重者需重症监护。目前尚未有针对亨德拉病毒特别有效的药物。

基于亨德拉病毒糖蛋白 G 的马疫苗已被批准用于澳大利亚。在非人灵长类动物的研究中，支持这类疫苗的研究用于对人类尼帕病毒感染的保护。此外，在动物模型中的研究表明，对病毒 G 蛋白的人单克隆抗体可能是一种对于暴露后亨德拉和尼帕病毒的有效治疗方法。

【预防】

该病毒体外不能存活，对人类的感染性不高，但应避免与病马密切接触，持续监测动物疫情，早期发现，防止扩散。加强个人防护。如发现发病家畜及疑似感染家畜，应捕杀并深埋处理，对感染家畜场进行全面、彻底消毒，以消灭或减少传染源。对与疫区家畜密切接触的人员以及马等易感家畜进行隔离观察。

主要参考文献

[1] Selvey LA, Wells RM, McCormack JG, et al. Infection of humans and horses by a newly described morbillivirus. Med J Aust, 1995, 162 (12)：642-645.

[2] Murray K, Selleck P, Hooper P, et al. A morbillivirus that caused fatal disease in horses and humans. Science, 1995, 268 (5207)：94-97.

[3] O'Sullivan JD, Allworth AM, Paterson DL, et al. Fatal encephalitis due to novel paramyxovirus transmitted from horses. Lancet, 1997, 349 (9045)：93-95.

[4] Centers for Disease Control and Prevention (CDC). Outbreak of Hendra-like virus--Malaysia and Singapore, 1998-1999. MMWR Morb Mortal Wkly Rep, 1999, 48 (13)：265-269.

[5] Harcourt BH, Tamin A, Ksiazek TG, et al. Molecular characterization of Nipah virus, a newly emergent paramyxovirus. Virology, 2000, 271 (2)：334-349.

[6] Wang LF, Yu M, Hansson E, et al. The exceptionally large genome of Hendra virus：support for creation of a new genus within the family Paramyxoviridae. J Virol, 2000, 74 (21)：9972-9979.

[7] Halpin K, Young PL, Field HE, et al. Isolation of Hendra virus from pteropid bats：a natural reservoir of Hendra virus. J Gen Virol, 2000, 81 (Pt 8)：1927-1932.

[8] Field H. Hendra virus infection risks. Neurol Asia 2009, 14：77-78.

[9] Selvey L, Taylor R, Arklay A, et al. Screening of bat carers for antibodies to equine morbillivirus. Com Dis Intell, 1996, 20 (22)：477-478 .

[10] Rockx B, Bossart KN, Feldmann F, et al. A novel model of lethal Hendra virus infection in African green monkeys and the effectiveness of ribavirin treatment. J Virol, 2010, 84 (19)：9831.

[11] Broder CC, Xu K, Nikolov DB, et al. A treatment for and vaccine against the deadly Hendra and Nipah viruses. Antiviral Res, 2013, 100 (1)：8-13.

[12] Balzer M. Hendra vaccine success announced. Aust Vet J, 2011, 89 (7)：N2-N3.

[13] Bossart KN, Rockx B, Feldmann F, et al. A Hendra virus G glycoprotein subunit vaccine protects African green monkeys from Nipah virus challenge. Sci Transl Med, 2012, 4 (146)：146ra107.

第二十二节 人类嗜 T 淋巴细胞病毒 I 型感染

（阮冰）

人类嗜 T 淋巴细胞病毒 I 型（human T lymphotropic virus I）是第一个被发现与人类疾病相关的逆转录病毒，可引起成人 T 淋巴细胞白血病（adult T-cell leukemia, ATL）和 HTLV-I 相关性脊髓炎/热带痉挛性瘫痪（HTLV-I -associated myelopathy/tropical spastic paraparesis, HAM/TSP）等疾病。ATL 是一种 T 淋巴细胞增殖性疾病，临床特征为淋巴结与肝、脾大、皮肤浸润、高钙血症以及溶骨性改变等。

【病原学】

1980 年以来，美国学者 Gallo 等从皮肤型 T 细胞淋巴瘤患者分离出 HTLV-C. R. 和 HTLV-M. B. 病毒，日本学者 Miyoshi 等将成人 T 细胞白血病细胞与婴儿血中的白细胞共同培养得到 MT-1、MT-2 等细胞。这四种病毒株在电镜下均呈 C 型病毒颗粒形态，在细胞膜上芽生，属逆转录病毒，均作用于 T 淋巴细胞。后经血清流行病学调查和分子杂交技术等研究证明，这几株病毒有相同的抗原性，于 1983 年在美国 T 细胞白血病病毒会议上统一命名为人类嗜 T 淋巴细胞病毒（human T lymphotropic virus，HTLV），1985 年以后统一命名为 HTLV-Ⅰ型病毒。由于 HTLV-Ⅰ 阳性 T 淋巴细胞与正常脐血淋巴细胞共培养后，后者可转化为成人 T 淋巴细胞白血病（ATL）样细胞，故认为 HTLV-Ⅰ 与 ATL 之间有病因学联系。

HTLV-Ⅰ 呈球形，直径约为 100nm，颗粒中心是病毒 RNA（70S RNA）和逆转录酶，外面环绕病毒结构蛋白，最外层镶嵌病毒外膜的脂膜。病毒基因组由 9032 个核苷酸组成，末端重复序列为 754 个核苷酸，基因组自 5′ 至 3′ 端排列依次为 gag-pol-env 三个结构基因以及 tax、rex 两个调节基因，未发现有 onc 基因，在 env 基因与 3′端 LTR 之间是 px 区和一非翻译区（non-translation region，NT）。因为与病毒复制有关的 gag、pol、env 基因是完整的，所以 HTLV-Ⅰ 是无缺陷性逆转录病毒。

gag 基因编码产生核心蛋白，包括基质蛋白 P19、衣壳蛋白 P24 和核衣壳蛋白 P15，其中 P24 是核心蛋白的主要结构。这 3 种蛋白在体内均有抗原性，其中 P15 的抗原性较弱。gag 基因 3′端部分与 pol 基因 5′端部分共同编码一种蛋白酶，该酶可以裂解 gag 基因编码的蛋白质前体，并形成成熟蛋白质。pol 基因编码聚合酶前体蛋白，产生整合酶、逆转录酶和核糖核酸酶 H。env 基因编码氨基酸前体蛋白并糖基化成表面糖蛋白 gp46 和跨膜糖蛋白 gp21。

在基因组 px 区内有四个开放阅读框架，分别为Ⅺ、Ⅻ、ⅩⅢ和ⅩⅣ，其中ⅩⅢ和ⅩⅣ分别编码两个调节基因 tax 和 rex，这两个基因对病毒的增殖和功能有重要作用。tax 基因编码的 Tax 蛋白（P40）属于反式激活蛋白，不仅激活 HTLV 前病毒 DNA 的转录，也可以启动细胞 DNA 链上某些细胞基因的表达。rex 基因编码的蛋白 P27 为磷酸化蛋白，能与病毒 mRNA 的特定结构结合，阻止 mRNA 的剪接和促进 mRNA 转运至细胞质。rex 调节蛋白对 HTLV-Ⅰ 基因表达的调控属于负反馈调节，使感染细胞的病毒基因表达减少，被感染 T 淋巴细胞增殖减少，并转移到静止状态，从而免受宿主的免疫监护。这样形成了 tax 蛋白在 RNA 转录水平阳性和 rex 蛋白在 RNA 加工水平阴性的反复调节过程中，使 HTLV-Ⅰ 感染成为慢性状态。

另外，HTLV-Ⅰ 基因组两端的 LTR 由 U3、R 和 U5 三部分组成，研究表明，U3 区有转录启动子和增强子序列，而且 U3 区可以决定白血病类型的特异性。位于 HTLV-Ⅰ 前病毒基因两端 LTR 内的 U3 区都含有 Tax 应答元件（Tax response element，TRE）。该元件是 HTLV-Ⅰ 病毒转录的增强子，Tax 与之结合不仅可以调控正义链转录，而且可以调控反义链 HBZ 基因的转录。当 Tax 与 CREB 形成的复合物结合到 3′LTR TRE 位点时，HBZ 基因的转录就会被激活。但是，Tax 对 3′LTR 的激活能力要弱于其对 HTLV-Ⅰ 基因组正链转录的调控。

HTLV-Ⅰ 系非内源性病毒，该病毒核苷酸序列与其他动物 RNA 肿瘤病毒的核苷酸序列无同源性。目前，世界各地已分离出几十株 HTLV-Ⅰ，各株间差异仅 0.5%~0.3%，其中西非、加勒比海地区、南美及北美地区 HTLV-Ⅰ 株高度一致，因此有人认为 HTLV-Ⅰ 是 16 世纪奴隶交易时被带入美国的。在巴布亚新几内亚和所罗门群岛与世隔绝的人群中分离出的 HTLV-Ⅰ株与从澳大利亚土著居民中分离的病毒株高度同源，但与其他各株比较只有92%同源性，说明它们都可能由与日本、非洲、美洲株不同的祖先进化而来。研究表明，我国的 HTLV-Ⅰ株可能与其他株来源不同。

【发病机制】

HTLV-Ⅰ可以侵犯 $CD4^+$、$CD8^+$ 和 B 淋巴细胞，其主要靶点是 $CD4^+$ 淋巴细胞，体外培养下也可以感染纤维母细胞、内皮细胞及神经胶质细胞等。HTLV-Ⅰ主要通过促进受感染细胞的有丝分裂来复制，当病毒吸附、穿透 T 淋巴细胞膜进入胞质后，病毒脱衣壳露出RNA，RNA 经逆转录酶作用生成 DNA，后者在整合酶的协助下插入宿主细胞 DNA 中造成潜伏感染。在体外培养下，正常 T 淋巴细胞感染 HTLV-Ⅰ后，能够产生不依赖 T-CGF 的永久生长的细胞，形态类似 ATL 细胞，还能够发生下列生物学变化：①转化细胞产生许多淋巴因子（如 B 细胞生长因子、集落刺激因子、成纤维细胞激活因子等），使患者出现相应的继发症状；②使杀伤性 Th 淋巴细胞丧失免疫功能；③导致 B 淋巴细胞多克隆激活；④选择性杀死某些细胞毒性 T 淋巴细胞。

CTCF 是宿主细胞中一种染色质结构和基因表达的主调控蛋白，它的重要功能是确定基因序列如何在空间上折叠为 DNA，是 HTLV-Ⅰ感染过程中的一个关键因子。HTLV-Ⅰ进入人体后，CTCF 直接结合到已经整合进宿主细胞 DNA 中的 HTLV-Ⅰ病毒 DNA 上，作为一种增强子阻断剂发挥作用，调节 HTLV-Ⅰ mRNA 剪接，并且与 HTLV-Ⅰ病毒 DNA 两侧的宿主细胞 DNA 序列发生长程相互作用，从而在 HTLV-Ⅰ病毒 DNA 和宿主细胞 DNA 之间形成环状结构，这会改变 HTLV-Ⅰ病毒和宿主细胞基因的表达。

大部分 ATL 患者早期（甚至婴孩时期）即已感染 HTLV-Ⅰ，潜伏期大约 20~30 年，5% 的感染者发生 ATL，这提示 HTLV-Ⅰ感染仅仅是诱发 ATL 的第一步，而 ATL 的发生是一个复杂的过程，其中 tax 基因具有多重调节功能，其编码的蛋白 P40 具有反式激活宿主细胞相关基因的作用，被认为在 ATL 发病机制中起关键性作用，然而后来的统计研究发现大约 60% 的 ATL 病人样品中检测不到 Tax 的表达，Tax 的表达可受到 5′LTR 的缺失或其CpG 的甲基化干扰。与 HTLV-Ⅰ 5′LTR 缺失不同，HTLV-Ⅰ 3′LTR 在病毒感染至 ATL 发生过程中始终未发生缺失并保持未甲基化状态。HBZ（HTLV-Ⅰ bZIP factor）是由 HTLV-Ⅰ前病毒反义链编码的病毒蛋白。有研究表明，在 HTLV-Ⅰ所编码的病毒基因中，HBZ 是唯一一个在所有 ATL 病人样品中持续稳定表达的病毒基因，其在 HTLV-Ⅰ诱发肿瘤的过程中发挥着极其重要的作用。ATL 病人晚期多有 T 淋巴细胞功能缺陷，易发生机会性感染。

HTLV-Ⅰ尚可侵犯中枢神经系统，引起热带痉挛性轻瘫/HTLV-Ⅰ相关骨髓病（TSP/HAM）。有关 TSP/HAM 的研究表明，在病程早期，软脑膜、血管及脑实质被 $CD4^+$、$CD8^+$、B 淋巴细胞及泡沫状巨噬细胞浸润，在后期病程中，$CD8^+$ 淋巴细胞在接下来的相对非细胞的萎缩性模式的轴突及髓变性过程中占主导地位。HTLV-Ⅰ细胞感染出现在脑脊液中且通常是其在外周血中量的 2 倍以上，这反映出 HTLV-Ⅰ感染细胞在中枢神经系统中的补充性和扩张性，然而，并无证据证明 HTLV-Ⅰ直接感染神经元细胞、星形胶质细胞或小胶质细胞。另外，有许多疾病（如急发性肌炎、视网膜炎、轻度免疫损害、B 淋巴细胞慢性白血病、嗜酸性粒细胞增多性皮肤淋巴结病）与 HTLV-Ⅰ有关。

【流行病学】

1. 传染源　主要为 HTLV-Ⅰ感染者，病毒可存在于乳汁、血液、精液、子宫和阴道分泌物等体液中。

2. 传播方式　主要有：①垂直传播：以母亲传染给子女最常见，主要经母乳传播（占25%），也可通过宫内或分娩感染（5%）；②输血传播：受血者输入被感染的血细胞制品可以感染 HTLV-Ⅰ；③水平传播：HTLV-Ⅰ感染者可以通过性接触传染给配偶及他人，研究显示，丈夫传染给妻子的可能性（61%）远大于妻子传染给丈夫的可能性（0.4%），另外，同性恋者可相互传染，静脉药瘾者可通过共用注射针头相互传播。

3. 人群易感性　人群普遍易感，且感染率随年龄增加而增高。

4. 流行特征　HTLV-Ⅰ感染主要见于加勒比海地区、日本、非洲、中美洲及南美洲等地区，尚有许多散在病例分布于世界各地。各地区 HTLV-Ⅰ感染阳性率有所不同。血清流行病学调查显示日本西南部是世界上最大的 HTLV-Ⅰ流行区，40岁以上健康人群 HTLV-Ⅰ抗体阳性率高达 6%~37%，ATL 患者的 HTLV-Ⅰ抗体阳性率高达95%。在牙买加，健康人群阳性率为 5%~6%，在欧洲意大利南部阳性率为8%，美国南部某些地区阳性率为和2%。近年来一些调查显示，我国十几个省市地区均有 HTLV 感染病例，在不同地区健康献血者中感染率为 0.06%~1.27%。我国东南沿海地区，如在广州、福建等地出现高流行区域。

【临床表现】

本病潜伏期不定，长者可于感染 HTLV 后数年至数十年才出现临床症状。

1. 病毒携带状态　早期病毒感染者，HTLV-Ⅰ血清抗体反应阳性，但无症状。HTLV-Ⅰ抗体阳性者均为 HTLV-Ⅰ携带者，每年从 HTLV-Ⅰ携带者发展为 ALT 约 $1/10^3$。病毒携带者的外周血红细胞、白细胞和淋巴细胞计数与正常对照组无明显差异，且发生 ATL 前的 HTLV-Ⅰ抗体滴度与 ATL 发病无明显相关。

2. 成人 T 淋巴细胞白血病（ATL）　世界上不同地区 ATL 患者的临床表现大致相同。多数患者有广泛的浅表淋巴结肿大、肝脾大、皮肤损害、中枢神经系统受累、高血钙和机会性感染，外周血中存在多形性 ATL 细胞。根据不同的临床表现，可分为以下几型：

（1）急性型（亦称危象型）：约 55%~56% 的患者属于此型，大多数患者年龄约40岁，发病急，病情进展迅速，主诉有乏力、咳嗽、腹痛，可有腹水，亦可有发热、淋巴结肿大、多种皮肤损害（如散在分布的瘤块、斑块、丘疹、非特异性红斑、融合的小结节等）、肝脾大、肺部及脑部症状。患者白细胞计数升高，伴有血清乳酸脱氢酶、钙和胆红素升高，大多对联合化疗有抗药性，预后不良。

（2）慢性型：具有轻度淋巴结肿大和肝脾大、皮肤及肺部浸润。白细胞计数升高，血液中异型淋巴细胞>10%，嗜酸性粒细胞增多，乳酸脱氢酶升高，但血钙和胆红素正常。

（3）隐匿型：皮肤损害（表现为丘疹、红斑、结节）为该型的突出特征，可有轻度淋巴结、肝、脾肿大及骨髓浸润。在较长时间内患者外周血中有少数 ATL 细胞（0.5%~3%），血清乳酸脱氢酶、钙和胆红素均正常。经数年后，隐匿型和慢性型可发展为急性 ATL。

（4）淋巴瘤型：淋巴结肿大，无白血病细胞浸润。该型平均生存期不足 10 个月。

3. 中枢神经系统损害 多见于 40～50 岁 HTLV-Ⅰ型感染者。临床可见软脑膜病变症状（如脑膜刺激症状、神志改变等）和脊髓病变症状（如趾端麻木或感觉丧失、下肢无力及下肢强直性瘫痪等）。

【实验室检查】

1. 外周血 ATL 患者一般无贫血，部分患者有轻度贫血，也有少数严重贫血者。白细胞数常增高，血小板数一般轻度降低或正常，也可明显降低，原始淋巴细胞比例占 10%～90%。

2. 骨髓检查 骨髓中淋巴细胞多在（26～85）×10^9/L，可少于 30%，也可多于 60%。多形核淋巴细胞是本病特征之一，细胞化学染色可见，PAS 阳性，酸性磷酸酶弱阳性，末端脱氧核苷酸转移酶阴性，过氧化氢酶阴性，ATL 细胞表面免疫标志为 $CD2^+$、$CD3^+$、$CD4^+$、$CD8^+$、$CD25^+$（IL-2 受体，tac），符合成熟 T 淋巴细胞的特点。

3. 细胞遗传学 目前，尚没有发现一致性的染色体异常，但有 28% 累及 14 号染色体上 q32、15% 累及 q11，但 7 号染色体的三倍体（6q-，13q-，14q+，3p+）较为常见。

4. 病毒学检查 用酶标免疫分析法或间接荧光试验可检测 HTLV-Ⅰ抗体，或用 RT-PCR 方法检测肿瘤细胞的 HTLV-Ⅰ病毒 RNA 表达，PCR 技术检测 HTLV-Ⅰ前病毒负荷有助于早期评估 ATL 的瘤负荷。

5. 病理学检查 淋巴结、皮肤或者骨活检可见 ATL 细胞浸润。

6. 其他 血清钙、乳酸脱氢酶、胆红素等的检测有助于了解病情，X 线胸片可显示双肺有弥漫性浸润，骨骼 X 线摄片常可发现溶骨性损害。

【诊断和鉴别诊断】

主要依据是在流行地区出现上述临床表现，结合外周血、骨髓象、细胞化学、免疫学及病毒学检查进行诊断。

1. 国内诊断标准

（1）白血病临床表现：发病于成年人，有浅表淋巴结肿大，无纵隔或胸腺肿瘤。

（2）实验室检查：外周血白细胞数常增高，多形核淋巴细胞（花细胞）占 10% 以上，属于 T 淋巴细胞型，有成熟 T 淋巴细胞表面标志，血清抗 HTLV-Ⅰ抗体阳性。

2. 国外诊断标准

（1）组织学和（或）细胞化学证明为淋巴细胞白血病伴 T 淋巴细胞表面抗原（主要有 CD2、CD3、CD4）。

（2）外周血必须有异常 T 淋巴细胞，包括典型 ATL 细胞。

（3）HTLV-Ⅰ抗体必须阳性。

3. 鉴别诊断 需与蕈样真菌病、Sézary 综合征 T 淋巴细胞型慢性淋巴细胞白血病以及非霍奇金淋巴瘤鉴别，可根据 ATL 细胞形态、溶骨性损害、高钙血症及病毒学检查等协助诊断。

【治疗】

ATL 的治疗比较困难，一般依据临床分型不同而决定治疗策略。慢性型和隐匿型 ATL

患者一般不用化疗，多采用对症支持治疗以积极控制感染和改善脏器功能为主。有中枢神经系统病变者，使用糖皮质激素治疗可以缓解病情。急性型和淋巴瘤型 ATL 患者多应用联合化疗方案，但疗效不佳，多在 6~12 个月内复发。

化疗仍是治疗进展期 ATL 的主要手段。经典的 CHOP（环磷酰胺、阿霉素、长春新碱和泼尼松）方案、CVP 方案、MACOP-B 方案、ProMACE-MOPP 方案等的治疗效果均不理想。目前最常用的治疗方案为 VEPA 方案（长春新碱 1mg/周，连用 6 周；环磷酰胺 300mg/d，第 8、22、29 天；泼尼松 40~60mg/d，每周 3 天；多柔比星 40~60mg/d，第 1、22 天），有研究应用此方案治疗 322 例患者完全缓解 71 例（22%）。日本学者采用 LSG15 方案（7 个周期 VCAFAMP 及 VECP 方案）化疗期间应用加粒细胞生长因子（G-CSF）治疗 96 例进展期 ATL 患者，直至中性粒细胞重新升高后停用，完全缓解 33 例（35.5%），部分缓解 42 例（45.2%），中位生存时间 13 个月，有 20 例患者的平均生存时间为 4.2 年，2 年无病生存率达 31.3%，明显高于其他化疗方案。

另外，维 A 酸（全反式维甲酸）、干扰素 α-2b 与抗病毒药齐多夫定联合应用、喷司他丁及利用针对新生 T 淋巴细胞特异性表面抗原如 CD25 的单克隆抗体的主动免疫均有一定疗效，造血干细胞移植亦可用于 ATL 治疗。体外放射线照射用于治疗溶骨性损害，电子束照射用于治疗皮肤损害，可以缓解 ATL 患者的症状。

【预防】

目前的主要预防措施是加强卫生知识的宣传，避免与 HTLV-Ⅰ型患者的体液尤其是血液或者精液等接触，HTLV-Ⅰ血清学阳性者不行母乳喂养，不献血、精液、器官或其他组织，不共享针头或注射器，以及使用乳胶避孕套等措施可以有效防止 HTLV-Ⅰ 的传播。对供血者可行 HTLV-Ⅰ 抗体检测，保证血源的安全性。而有效的特异性疫苗的制备尚在进一步研究之中。

主要参考文献

［1］吕联煌，胡建达，陈元仲，等. 人类 T 细胞白血病病毒感染的系列研究. 医学研究通讯，1998，27（3）：13-14.

［2］Yoshida M, Osame M, Kawai H, et al. Increased replication of HTLV-I in HTLV-I-associated myelopathy. Ann Neurol, 1989, 26（3）：331-335.

［3］Bangham CR. HTLV-1 infections. J Clin Pathol, 2000, 53（8）：581-586.

［4］Lynch MP, Kaumaya PT. Advances in HTLV-1 peptide vaccines and therapeutics. Curr Protein Pept Sci, 2006, 7（2）：137-145.

［5］Satou Y, Miyazato P, Ishihara K, et al. The retrovirus HTLV-1 inserts an ectopic CTCF-binding site into the human genome. Proc Natl Acad Sci USA., 2016, 113（11）：3054-3059.

［6］Fan J, Ma G, Nosaka K, et al. APOBEC3G generates nonsense mutations in human T-cell leukemia virus type 1 proviral genomes in viro. Journal of virology, 2010, 84（14）：7278-7287.

［7］Landry S, Halin M, Vargas A, et al. Upregulation of human T-cell leukemia virus type 1 antisense transcription by the viral tax protein. Journal of Virology, 2009, 83（4）：2048-2054.

第二十三节 人类嗜 T 淋巴细胞病毒 Ⅱ 型感染

（阮冰）

人类嗜 T 淋巴细胞病毒 Ⅱ 型（human T lymphotropic virus Ⅱ）与毛细胞白血病（hairy cell leukemia，HCL）有关，后者是一种少见的进展缓慢的淋巴细胞增生性慢性白血病，伴有特殊的活化现象，临床主要特点为贫血、出血、脾大并在外周血、骨髓和其他组织中出现形态不规则、有胞质突起、纤细如毛的典型毛细胞，常伴有骨髓纤维化。

【病原学】

1982 年，美国国立卫生研究所的盖洛博士从一例 T 细胞型毛细胞白血病患者脾脏的癌细胞中分离出人类嗜 T 淋巴细胞白血病病毒（human T cell leukemia virus，HTLV）Ⅱ型，但到目前为止，尚没有足够证据能够证明 HTLV-Ⅱ与 HCL 之间的因果关系。HTLV-Ⅱ型 3′端的区域由 1557 个核苷酸组成，分为两个亚区，其中长度为 546 个核苷酸的亚区是靠近 5′端的一段序列，称为非保留区域（non-conserved region，NCR）；长度为 1011 个核苷酸的亚区组成靠近 3′端的序列。HTLV-Ⅱ型病毒基因组内 1011 个核苷酸序列相当于 1 个长的开放阅读框架（longopenreadingframe），能编码 337 个氨基酸（其中有 259 个与 HTLV-Ⅰ型是相似的），这种开放阅读框架的核苷酸序列称为 LOR 区域（long open reading region）。

HTLV-Ⅱ 的两个调控基因的 tax 和 rex 产物的主要作用是使病毒基因的表达水平增高，但两者作用方式不同。tax 基因产物主要作用于转录水平，增加细胞内病毒 RNA 的量，而 rex 基因产物在转录之后再起作用。

【流行病学】

本病较少见，多流行于一些印第安人群和某些中非部落，但在欧洲、北美地区及世界范围内，静脉药瘾者及其性伴侣中病毒感染相对常见。据报道其发病率约为（0.2 ~ 0.5）/10 万，在美国，每年有新发病例 600 例，在日本，每年新发病例不足 200 人，多见于中年男性，该病在我国发病率很低。

【临床表现】

部分患者无任何症状。仅在常规体格检查或因发现颈部、腋下、腹股沟淋巴结肿大，左上腹不适或自己触及左上腹肿块（肿大的脾脏）就诊时被发现。

本病发病年龄一般在 40~60 岁之间，男女比例为（3.5~6）∶1。起病隐袭，出现症状至确诊的时间平均均为 1 年，以发热、贫血及脾大为特征，可出现面色苍白、乏力、消瘦、虚弱、盗汗、眩晕、心悸等症状，HCL 患者出血常不严重，多表现为皮肤瘀斑、鼻出血、牙龈渗血等。常伴自身免疫性疾病的某些表现，如关节痛、低热、药物过敏等。

多数患者全血细胞减少，免疫力低下，容易并发感染，且感染是 HCL 患者死亡的主要原因。化脓性感染者约占 50%，革兰阳性菌和革兰阴性菌引起的比例大致相同，非化脓性感染者约 30%，主要病原体有非典型的分枝杆菌、各种真菌、病毒、弓形虫和肺孢子虫等。

另外，HCL 患者易继发多种自身免疫性疾病，可在疾病的任何时期发作，与肿瘤细胞的负荷无关，极易并发各种感染，可表现为发热、结节性多动脉炎、关节痛、关节炎和结节性皮肤损害等，有些患者可合并多系统受累，如肝、肾、肺、肠道，这些患者发生发热、体重下降等症状更为明显。皮损活检看不到毛细胞浸润，证实为累及中等动脉的纤维坏死性血管炎。血清学检查如抗核抗体、免疫复合物、类风湿因子等有助于诊断。

其他少见的表现有溶骨性损害、脾破裂、皮肤损害和中枢神经损害。有些患者合并溶骨性损害与多发性骨髓瘤，以累及股骨近端较常见，伴有广泛的毛细胞浸润，对放疗疗效好，糖皮质激素能减轻骨痛。皮损较少由毛细胞引起，常与血小板减少、感染和血管炎有关。

以脾脏显著肿大为主要体征，可见于患者的 78%～92%，且多为巨脾。极少患者伴有肝大，一般无浅表淋巴肿大，但疾病晚期可出现深部淋巴结肿大。

【实验室检查】

1. 血常规　约 2/3 患者表现为全血细胞减少，贫血为正细胞正色素性，偶有溶血性贫血，淋巴细胞比例显著增高，外周血中可见数量不等的毛细胞，常见轻度至中度血小板减少，血小板低于 $20 \times 10^9/L$ 者少见。白细胞计数常低于 $4 \times 10^9/L$，10%～15% 的患者白细胞计数超过 $10 \times 10^9/L$。

在瑞特染色下，毛细胞直径 10～25μm，大小不等，胞质呈淡蓝至灰蓝色、无颗粒、常有不同数量的毛状突起，核呈圆形、卵圆形、肾形、哑铃状或多角形，核染色质呈一致性，相比正常淋巴细胞，慢性淋巴细胞白血病（CLL）和幼淋巴细胞白血病（PLL）细胞较少凝聚，核仁明显或模糊。

变异型毛细胞白血病（HCL-V）是 HCL 的一种特殊类型，其克隆性 B 细胞是介于典型 HC 和幼稚淋巴细胞的中间型，HCL-V 患者通常可见细胞表面有多个突起，无典型的绒毛结构。血常规检查结果白细胞计数异常升高，外周血涂片及骨髓细胞学检查可见淋巴细胞比例明显升高，核仁明显，胞体边缘不整齐。

在相差显微镜下，HC 更易辨认，活检 HC 大于淋巴细胞 1.5～2 倍，核圆形或卵圆形，核膜较厚，胞质规则，在细胞分散充分的标本中可见粗细不等、长短不一的毛状突起，且能活动。

在透射电镜下，可见胞质边缘有绒毛，长短不等，线粒体中等量，胞质内可见核糖体-板层复合物（RLC），高尔基体发达。光学显微镜下，RLC 呈棒状。

在扫描电镜下，可观察到毛细胞表面伸出许多拉长的胞质微绒毛，最长可达 4μm，或广泛的基底皱褶或假伪足，十分显著。

2. 骨髓象　常伴有网状纤维增生，因此骨髓穿刺常难以抽取到骨髓液而使穿刺失败，成为"干抽"。骨髓穿刺涂片呈三系细胞减少，可见数量不等的毛细胞，形态同外周血。

骨髓活检：骨髓纤维化和毛细胞呈弥散状或片状浸润，每个 HC 的核被胞质晕轮包绕而呈蜂窝状外观，呈"油煎蛋"样，网状纤维特殊染色呈弥散状纤维增生，而无过多的胶原纤维增多。

3. 细胞化学　过氧化物酶（POX）、中性粒细胞碱性磷酸酶（NAP）阴性，SB 染色阴性或弱阳性，非特异性酯酶多呈阴性或弱阳性且不被氟化钠抑制，约半数病例过碘酸希夫（PAS）反应阳性。HC 胞质内存在的酸性磷酸酶同工酶 5 不被左旋酒石酸抑制，为 HCL 鉴别诊断的关键特征，但在 CLL 的其他淋巴细胞增生性疾患也偶有此特征，要注意鉴别。此外，佛波酯（为一种促细胞分化剂，兼有轻微的丝裂原作用）诱导分化试验可引起 HC 贴壁，胞质呈长枝状突起，该特征有利于本病的诊断。

4. 免疫学标记 单克隆抗体检查有助于 HCL 的诊断，尤其对于 TRAP 阴性的患者更有意义，全 B 细胞标记（如 CD11$_C$、CD19、CD25、CD103、CD20、CD22、CD38、Sig）阳性。Annexin 1（ANXA1）是用于区别 HCL 及其变异体的新指标，HCL 的变异体（HCL-V）经常不表达 CD25 和 CD103。

5. 细胞遗传学 毛细胞基因组稳定，无特异性的克隆异常，最常见的是 14q+。

6. 其他 肝、脾、淋巴结的活检切片上可见毛细胞呈弥漫性浸润。

【诊断及鉴别诊断】

对于不明原因的脾大伴有全血细胞减少者，如有"干抽"现象或增生低下，应考虑此病。结合外周血和骨髓象检查、佛波酯诱导分化、细胞化学、免疫学检查和电子显微镜检查可做出诊断。此外，对 HCL-V 有时需做免疫球蛋白和 T 淋巴细胞受体基因重排。

诊断 HCL 的主要依据有：外周血和骨髓可见典型的 HC、存在耐 TRAP 的 HC、骨髓活检显示典型 HC 浸润的骨髓网硬蛋白纤维化等。检测毛细胞的免疫表型，在 B 细胞的基础上 CD11$_C$、CD25 和 CD103 阳性可作为确诊的有力佐证；电镜下观察到典型的毛细胞和（或）板层糖体复合物亦是诊断 HCL 的可靠证据。

本病需与淋巴细胞增生性疾病，如有绒毛的脾性淋巴瘤、边缘区淋巴瘤、慢性淋巴细胞白血病、单核样 B 细胞淋巴瘤、幼稚淋巴细胞白血病、恶性组织细胞病和肥大细胞白血病相鉴别。

【治疗】

约 10% 的 HCL 患者病情相对稳定，无任何症状、脾大不明显、外周血象血细胞正常，应密切观察，可暂不予治疗。有些患者病情发展迅速，脾大、血细胞明显减少，需积极治疗，伴有严重骨髓抑制或感染者应予以粒细胞集落刺激因子（G-CSF）支持治疗；对于无严重骨髓抑制者多选用 2-氯脱氧腺苷/2-去氧助间型霉素治疗。

1. 系统治疗的指征 ①有症状的脾大；②贫血（Hb<100g/L）；③出现血小板减少症状（PLT<100×10^9/L）；④出现中性粒细胞减少症（中性粒细胞绝对值<1×10^9/L），伴复发性机会性感染；⑤HCL 的白血病状态（白细胞>20×10^9/L）；⑥伴自身免疫性并发症；⑦组织中有毛细胞浸润。

嘌呤类似物为首选药物，此类药物为强烈的免疫抑制剂，有一定的副作用。使用指征为：①出现复发性或严重感染；②中性粒细胞不稳定或计数少于 1.5×10^9/L；③有显著贫血或需依赖输血；④有出血倾向或血小板少于 100×10^9/L。

2. 脾切除 有学者研究认为脾切除术从总体上只是减轻 HCL 患者痛苦的姑息性方法。对于病情重的难治性患者有下列情况者可考虑脾切除治疗：①巨脾、脾区疼痛或脾破裂者；②全血细胞严重减少和机会性感染，妨碍立即行系统化疗者；③对系统治疗耐药、无效或缺乏有效治疗者。

3. 免疫治疗　Kreitman 等报道了一种专门抗毛细胞的抗体—毒素融合蛋白。BL22 含有一个抗 CD22 多变区，该多变区与截短的假单胞菌外毒素 PE38（PE38 含有致细胞衰亡片段，但缺乏结合细胞区域）相融合，此融合蛋白被认为可与 CD22 在毛细胞表面结合，毛细胞表面 CD22 抗原的表达均为强阳性，且 CD22 抗原仅为 B 淋巴细胞所表达。

4. 另外，G-CSF 有利于减轻中性粒细胞减少的程度和持续的时间。抗 CD20 的单克隆抗体美罗华（化学名利妥昔单抗）可特异地与 B 淋巴细胞表面的 CD20 抗原结合，进一步杀伤 B 细胞。变异型 HCL 多呈良性临床经过，无须治疗。

【预防】

HTLV-Ⅱ的预防原则包括：在献血者中进行抗 HTLV-Ⅱ的检测，保证血源的安全性；HTLV-Ⅱ阳性的母亲应避免母乳喂养；正确使用安全套；不共用针头。目前暂无 HTLV-Ⅱ型疫苗。

主要参考文献

［1］Savoie L，Johnston JB. Hairy cell leukemia. Curr Treat Options Oncol，2001，2（3）：217-224.

［2］Kreitman RJ，Wilson WH，Bergeron K，et al. Efficacy of the anti-CD22 recombinant immunotoxin BL22 in chemotherapy-resistant hairy-cell leukemia. N Engl J Med，2001，345（4）：241-247.

［3］Saven A，Burian C，Koziol JA，et al. Long-term follow-up of patients with hairy cell leukemia after cladribine treatment. Blood，1998，92（6）：1918-1926.

［4］Biswas HH，Kaidarova Z，Garratty G，et al. Increased all-cause and cancer mortality in HTLV-Ⅱ infection. J Acquir Immune Defic Syndr，2010，54（3）：290-296.

［5］Novoa P，Vergera MPP，Casseb J. Molecular characterization of human T-cell lymphotropic virus type 2（HLV-Ⅱ）from people living in urban areas of Sao Paulo city：evidence of multiple subtypes circulation. J Med Virol，2007，79（2）：182-187.

［6］Zunt JR，La Rosa AM，Peinado J，et al. Risk factors for HTLV-Ⅱ infection in Peruvian men who have sex with men. Am J Trop Med Hyg，2006，74（5）：922-925.

第二十四节　基孔肯雅热

（张锋镝　卢洪洲　潘孝彰）

基孔肯雅热（Chikungunya fever）是由基孔肯雅病毒（Chikungunya virus，CHIK-V）感染所引起的急性发作疾病，属自然疫源性疾病。该疾病传染源主要是受基孔肯雅病毒感染的人和动物，经蚊虫叮咬传播。基孔肯雅热发病后表现为高热伴有严重关节疼痛及皮疹。基孔肯雅热较少致命，但自从 2004 年该疾病于肯尼亚再现并开始在世界范围内广泛流行，至今已造成数百万人感染并导致巨大的经济损失。

【病原学】

基孔肯雅热的病原体是基孔肯雅病毒，属于披膜病毒科的甲病毒属，为正链 RNA 病毒。该病毒属虫媒病毒，通过吸血昆虫叮咬进行传播。基孔肯雅病毒首次于 1953 年由 Ross 在坦桑尼亚的尼瓦拉地区感染者分离获得。在疾病流行地区，基孔肯雅病毒自然宿主包括绿猴、狒狒、黑猩猩、牛、马、猪、兔等多种动物，受病毒感染的人和动物均可传播该疾病。

【流行病学】

基孔肯雅热的传染源包括被感染的人和动物，经蚊虫叮咬进行传播，传播媒介包括埃及伊蚊、白纹伊蚊、非洲曼蚊、非洲伊蚊、棕翅曼蚊等。此外，基孔肯雅病毒还可经呼吸道传播，也曾有母婴传播和直接接触急性感染者体液标本而被感染的报道，基孔肯雅热的潜伏期为1~12天（平均2~4天）。所有年龄段及性别人群均易感。

最初，基孔肯雅病毒流行于非洲东部及中部丛林中野生动物，其后该地区出现散发感染病例并逐渐传播开来。1952年基孔肯雅热首次暴发于坦桑尼亚南部尼瓦拉州。20世纪60年代，基孔肯雅热多次造成非洲以及亚洲热带地区如印度尼西亚、菲律宾、泰国、越南、缅甸和印度等地出现疾病流行。1965年在印度马德拉斯的流行过程中，200万人口中就有30万人感染。其后基孔肯雅热在印度地区曾一度销声匿迹，但在2005年该病再次出现且呈大规模流行。据估计，自2005年12月开始印度已有超过140万人被感染。印度洋西南部岛屿中的马达加斯加岛、科摩罗、塞舌尔群岛的马约特岛、毛里求斯等同样于2004年底开始出现本病流行，至2006年该病在印度洋沿岸及岛屿已形成大流行，其中以法属留尼旺岛的流行情况最为严重。在留尼旺岛770 000人口中，截至2007年2月19日共报道临床病例266 000例，发病率超过34%，其中死亡254例，病死率约为千分之一。基孔肯雅热有在全球进一步传播趋势，2006年，在欧洲、加拿大和加勒比海、南部美洲、美国有输入病例报告。2006年全球的病例数接近200万。2007年及2008年世界很多地方均有病例报告。

1987年我国云南西双版纳首次确诊基孔肯雅热患者，并从其血液中分离出病毒。我国相关研究表明，基孔肯雅病毒可通过埃及伊蚊和白纹伊蚊传播并能经卵传递，并于2001年在云南景洪野生的白纹伊蚊体内分离到该病毒，说明我国存在该病的自然疫源地。

基孔肯雅热的流行特点为间歇期再现，表现为暴发流行过后数年甚至数十年再次出现流行。目前认为，这种流行规律主要和当地野生灵长类动物对该疾病的易感性有关，经过一次流行以后，这些动物体内针对该病毒的抗体滴度升高，易感性下降，过数年后，抗体滴度逐步下降，对该病毒的易感性再次增高，导致再次流行。此外，影响流行的其他因素包括人类的易感性、蚊子的带毒状态、适宜蚊虫繁殖的条件、蚊虫传播病毒的能力等，全球化进程同样加速了本病由流行区向非流行区传播。

气候温和的国家常有外来的植物、无脊椎动物和脊椎动物迁入，在无脊椎动物中，蚊子因可以传播多种感染性疾病而被特别关注。随着航空业和海上贸易的繁荣，昆虫可在短时间内长距离跨越地理空间。在过去的50年里，嗜吸人血的白纹伊蚊散布到所有的大陆且大多适应了当地的气候。该蚊原生长于东南亚、西太平洋和印度洋，近年来快速传播至非洲、中东、欧洲和美洲等地。一般认为白纹伊蚊传播虫媒病毒的能力不如埃及伊蚊，但经过变异的病毒可能会更适应于白纹伊蚊而加速该病的传播。

【发病机制与病理】

本病是由埃及伊蚊和白纹伊蚊在感染基孔肯雅病毒后再叮咬人类而引起的。基孔肯雅病毒属于披膜病毒科的甲病毒属。甲病毒可在节肢动物体内长期存在，但并不破坏细胞，病毒呈较低水平复制，形成慢性携带病毒状态，而该病毒感染脊椎动物在感染初期即可大量复制并引起细胞溶解，导致急性感染，但病程通常较短，当脊椎动物体内针对病毒的特异性免疫逐步增强后，病毒即被清除。本病预后良好，但若出现严重的临床类型如脑膜脑炎或肝衰竭等，也可引起死亡。目前已知的甲病毒至少有 27 种，呈世界性分布，其中 VEE/EEE 群多可引起脑炎，SF 或 SIN 群多可引起明显的关节症状和皮疹。

【临床表现】

"基孔肯雅"是坦桑尼亚南部的土语"Chikungunya"的译音，意即身体弯曲形同折叠，是关节剧痛引起的，故本病可意译为"屈曲病"。临床表现与登革热类似，突发高热，常伴有寒战、严重的关节痛和肌痛，关节痛可波及多关节或呈游走性疼痛，常可出现头痛、恶心、呕吐、皮疹、畏光，可出现致命性出血。关节疼痛正是本病急性期与慢性期疾病的主要特点。手部小关节和腕关节、踝关节是本病最常受累的关节，也可能涉及膝和肩关节等大关节，腕关节受压引起剧烈疼痛是本病的重要特征。关节可有肿胀、疼痛，可在早晨恶化，可使关节不能活动并影响睡眠。关节 X 线检查多正常，炎症相关指标多正常或轻度升高。本病具有自限性，关节疼痛常在 1~3 周缓解，但有部分病例关节疼痛可持续数周至数月。本病起病时常突起高热，常持续 3~4 天后缓解，有些病例具有"双峰热"，在发热 4~6 天后出现数天无热期，其后再次出现发热数天。发病时在躯干、四肢的伸展侧、手掌和足底出现红色斑丘疹或猩红热样皮疹，疹间皮肤多为正常，有瘙痒感，数天后可消退，可伴脱屑。40%~50% 的患者有皮肤损害。有些患者可有结膜充血和轻度畏光等结膜炎表现，也可出现脑膜脑炎（尤其是新生儿）和肝衰竭。本病恢复期长达几周至数月，甚至 3 年以上。恢复期患者可分为 4 组：①急性期后 90% 患者关节疼痛及僵硬状态完全恢复；②远端关节间歇性僵硬和不适，随运动而加重，但 X 线检查正常；③遗留持续性关节僵硬；④5.6% 的患者关节持续性疼痛和僵硬，或伴肿胀。尽管绝大多数患者的关节损害最终可以恢复，但剧烈疼痛和恢复缓慢的特点则严重影响患者的正常生活和工作。

基孔肯雅热的病死率不高，成人感染者病死率较低，病情严重者多见于老年患者、婴幼儿或免疫缺陷者。

【诊断】

临床上符合本病的流行病学史，有发热、急性关节痛/关节炎及皮疹三联征，应疑及本病可能。诊断该病的金标准是病毒分离，但因病毒分离较为困难而难以常规开展，快速诊断常采用 RT-PCR 法，RT-PCR 检测在第一次病毒血症阶段（发病后 7 天内）具有较高的诊断价值。也可采用间接荧光抗体法或酶联免疫吸附试验检测 IgM 或 IgG 抗体，最好能收集急性期和恢复期的血液标本，以比较抗体滴度变化。IgM 型抗体在发病后平均 2 天（1~12 天）即可检出，IgG 型抗体常可持续多年。血清学检测有可能存在假阳性，对于临床常规诊断价值不大，但对症状不典型、病情严重者（如脑膜脑炎）或从疫区归来的旅游者等的诊断有一定价值。

本病在临床表现上与登革热较难鉴别，因两种疾病的传播媒介相同，疾病流行区域大多在非洲、亚洲和印度洋，临床表现也类似。但基孔肯雅热发热期较短，皮疹、结膜充血和关节痛更为常见。通常急性期的血液学异常包括白细胞或淋巴细胞减少、血小板减少等。肝脏的酶常升高，病毒载量常很高，通常每毫升大于 10^9 拷贝。

【治疗】

目前治疗本病无特效药物，主要是对症治疗。急性期患者应卧床休息，对症治疗和加强支持疗法，确保足够的液体摄入，慎重使用对乙酰氨基酚和非甾体抗炎药可缓解症状。南非的一项研究认为氯喹并不能有效缓解关节疼痛。阿司匹林因对血小板有影响而应避免使用。糖皮质激素、抗生素和抗病毒药物不作为常规治疗。有研究表明，干扰素-α 与利巴韦林有协同作用。病程中应注意观察有无电解质紊乱、急性肾衰竭和出血等表现。

【预防】

本病目前尚无可应用于临床的疫苗，最重要的预防方法为保护易感人群，如尽量避免蚊虫叮咬，进入流行区时应穿长衫、长裤和使用驱蚊液，房间的门窗应使用纱门、纱窗等防蚊设施，同时注意控制传播媒介，包括清除水坑、水桶等处易于滋生蚊虫的积水。

由于基孔肯雅热是由蚊虫传播的，主要分布于冬季气温18℃以上的非洲及东南亚热带及亚热带地区，因此在流行地区开展灭蚊是控制该传染病的关键措施。就目前而言，本病主要在国外流行，但东南亚各国的疫情对我国的威胁较大，因此我国应提高警惕，加强检疫，消灭蚊子，严防基孔肯雅热在我国蔓延。同时，应做好口岸蚊虫媒介的监测和控制。

预防基孔肯雅热在全球的流行仍有许多工作要做，其中包括：研究与本病突发和长时间的流行间歇的相关因素，研发有效的疫苗，开发快速而准确的血清学诊断方法等。

主要参考文献

[1] Thiberville SD, Moyen N, Dupuis-Maguiraga L, et al. Chikungunya fever：Epidemiology, clinical syndrome, pathogenesis and therapy. Antiviral Res, 2013, 99（3）：345-370.

[2] Ramachandran V, Das S, Roy P, et al. Chikungunya：a reemerging infection spreading during 2010 dengue fever outbreak in National Capital Region of India. Virusdiseae, 2016, 27（2）：183-186.

[3] Sanyaolu A, Okorie C, Badaru O, et al. Chikungunya Epidemiology：A Global Perspective. SM J Public Health Epidemiol, 2016, 2（2）：1028.

[4] Charrel RN, de Lamballerie X, Raoult D. Chikungunya outbreaks-the globalization of vectorborne diseases. N Engl J Med, 2007, 356：769-771.

[5] Pialoux G, Gaüzère BA, Jauréguiberry S, et al. Chikungunya, an epidemic arbovirosis. Lancet Infect Dis, 2007, 7：319-327.

第二十五节　猴痘病毒感染

（沈银忠　潘孝彰）

猴痘（monkeypox）是一种罕见的人畜共患病毒性传染病，主要发生于中非和西非的一些热带雨林地区。1958 年因首次在丹麦哥本哈根一实验室绿猴中发现而得名为猴痘。

1970 年刚果首次报告人猴痘病毒感染病例。猴痘的临床表现与天花类似，但病情相对较轻，在人群中的传播力弱于天花。猴痘病毒感染已列入我国传染病控制管理体制中。

【病原学】

猴痘由猴痘病毒引起，猴痘病毒与天花病毒、牛痘病毒、痘苗病毒（用于制备预防天花疫苗）同属于正痘病毒属（*Orthopoxvirinae genus*）。猴痘病毒为双链 DNA 病毒，其形态与正痘病毒一致，呈卵圆形或圆角砖形，直径 200~400nm，外周是 30nm 的外膜，环绕匀质的核心体。猴痘病毒的基因组长约 197kb，末端含一个 6379bp 的末端反向重复序列。

猴痘病毒在 4℃下可存活 6 个月，在低温干燥条件下很稳定，56℃ 20 分钟即可灭活病毒，甲醛、乙醇、十二烷基磺酸钠、酚、氯仿均可灭活猴痘病毒。

猴痘病毒是一种天花样人畜共患病原体，可在许多动物宿主（啮齿类及哺乳类等）中存在，其自然宿主是猴和猿类，兔和小鼠为易感的实验动物。该病毒能在人羊膜传代细胞、HeLa、Vero、BSC-1、BK-13、人肾、肺和甲状腺细胞上生长，产生细胞圆化，呈颗粒状、变性等病变。病毒在 33~35℃ 鸡胚绒毛膜上培养，可产生不透明血性痘疱。有白色痘疱变种。有血凝素，可凝集鸡红细胞。

【流行病学】

目前，人猴痘病毒感染报道仅见于中非、西非与美国。1970 年刚果首次报告人感染猴痘病毒感染的病例，此后病例多见于刚果盆地和西非的雨林地区，尤其是刚果；1996—1997 年刚果出现了本病的暴发。2003 年在美国发生了由于宠物（草原犬鼠）进口而引起的非洲以外的首例人感染猴痘病毒病例。2003 年美国先后有 6 个州共报告 72 例人猴痘病毒感染病例，其中 37 例实验室确诊病例。2005 年苏丹及西非部分地区出现暴发流行。猴痘是一种源于非洲的人畜共患病毒性传染病，近年有蔓延趋势。2016 年 8 月至 10 月在中非共和国出现本病暴发，共出现 26 例病例，其中死亡 2 例。我国目前尚无本病报道。随着旅游和经济交往，我国公众也存在被感染的风险。

猴痘的流行有一些特点：主要发生于非洲；多见于热带雨林、居民稀少的地区；全年散发，6~8 月为发病高峰期。

猴痘的传染源是感染猴痘病毒的动物（主要是啮齿类动物），其次是患者。从出现皮疹第 1 天到皮疹消失 21 天内有传染性。猴痘病毒主要通过动物-人的方式传播，也可发生人-人传播，但是人与人之间的传播是十分罕见。具体传播途径包括：被感染动物咬伤；直接接触感染动物的损伤皮肤或体液；呼吸道飞沫传播；直接接触患者体液或被其污染的物品。目前尚无证据表明单纯人与人之间传播可导致本病在人群中的持续传播。人群对猴痘病毒普遍易感，10 岁以下儿童为高危人群。

【发病机制和病理】

猴痘病毒由呼吸道黏膜进入人体后，在淋巴细胞增殖并侵入血流发生暂时性病毒血症，在细胞内繁殖至一定数量后，病毒乃入血并运行至全身皮肤发育繁殖引起病变。

皮肤的病理改变为基底层和棘细胞层水肿、变性及坏死，真皮层毛细血管扩张、水肿及周围血管细胞浸润。此病理变化与天花出疹期的皮肤病理变化相似。

【临床表现】

猴痘主要感染未接种牛痘疫苗的儿童。猴痘病毒感染的潜伏期通常为 6~16 天，但可短至 5 天，长至 21 天。人类的猴痘类似天花，但症状一般较轻。与天花不同的是猴痘引起淋巴结肿大（淋巴结病），淋巴结病变是其与天花的主要区别之一。临床表现可分为侵入期和出疹期。侵入期（发病后 5 天内）常有发热、头痛、肌肉痛、背痛、淋巴结肿大、疲乏、呼吸道症状等。发热 1~2 天后常可出现颈部、腋下、腹股沟等浅表淋巴结肿大。出疹期（发热后 1~3 天）：发热 1~3 天后出现皮疹，皮疹常从面部开始出现，后向其他部位扩散，但也可首发于身体其他部位。皮疹呈离心性分布，直径 2~5mm，皮疹多见于面部和手掌和脚掌。皮疹呈周期性演变，而不是各种形态并存，皮疹通常经过斑疹、丘疹、疱疹、脓疱与结痂等几个阶段，皮疹形态大小相似。皮疹开始为红色斑疹，数小时后形成圆形丘疹，约 1 周后形成疱疹，内含浆液，逐渐形成脓疱疹，中心凸起，周围红晕，2 周左右中心萎陷，周围隆起，中心凹陷，周围红晕更浓，继而结痂，脱痂后留有瘢痕，结痂通常需要 3 周时间才能完全消失。病变可影响到口腔黏膜、生殖器以及结膜及角膜。居住在丛林地区人群可能曾暴露于感染本病的动物，而可能导致亚临床感染（无症状感染）。

【实验室检查】

1. 白细胞总数减少或正常，粒细胞减少，淋巴细胞增多。

2. 血清学检测一是取双份血清进行血凝抑制试验作初筛试验；二是用 ELISA 或放射免疫学方法检测抗原或抗体，但敏感性和特异性较差。血清学检测可用于流行病学调查。

3. 通过 PCR 技术，可以从猴痘患者皮损标本中检测出猴痘病毒的基因组 DNA，也可以通过电镜或培养从皮损标本中分离出病毒。

4. 免疫组织化学技术检测到正痘病毒，并除外其他种病毒。

【诊断】

本病的确诊主要依靠实验室检查，包括电镜检查、PCR 基因扩增、血清学检查、免疫组化以及基因测序等。美国疾病预防控制中心对本病作了分类，制定了临床标准、流行病学标准和实验室诊断标准，根据这些标准将病例分为确诊、疑似和可能 3 级。

临床诊断标准：出现皮疹和发热。其他症状和体征包括寒战和（或）出汗、头痛、背痛、淋巴结病变、咽痛、咳嗽、呼吸困难。

流行病学标准：暴露于有临床症状的外来哺乳动物宠物；暴露于有或无临床症状的外来哺乳动物宠物；与哺乳动物或人类病例接触过；暴露于疑似、可能或确诊的人感染猴痘病毒病例。

实验室标准：分离培养到猴痘病毒；临床标本中 PCR 检测到证实猴痘病毒的 DNA；电镜下观察到正痘病毒并排除其他种病毒；用免疫组化检测证实组织标本中存在正痘病毒并排除其他病毒。

疑似病例应同时符合下列条件：符合流行病学标准中的 1 项；发热或不可解释的皮疹；有 2 项或 2 项以上其他症状或体征；符合流行病学标准，即于末次暴露后 21 天内（含 21 天）出现首发症状或体征。可能病例应同时符合下列条件：符合流行病学标准中的

1 项；发热和水疱-脓疱状皮疹；符合流行病学标准，即末次暴露后 21 天内（含 21 天）出现首发症状或体征。确诊病例应满足下列条件：符合其中 1 项实验室标准。

猴痘需与急性热性发疹性疾病相鉴别。①天花：天花症状较猴痘重，猴痘可引起淋巴结肿大，此特点与天花明显不同。②风疹：风疹患者也有发热、皮疹及淋巴结肿大，但无猴痘的周期性发疹过程，淋巴结以耳后、枕部及颈部肿大明显。③水痘：水痘早期表现与猴痘相似，但水痘的皮疹与猴痘不同，水痘皮疹一般经数小时由丘疹变为内部充满透明液体的疱疹，而后疱疹内液体变浑浊，此后皮疹干燥结痂。水痘是分期出疹，皮疹形态及大小不等，在同一患者皮肤上，可同时存在斑疹、丘疹、水疱与结痂等皮损形态，皮疹呈向心性分布，躯干及头部多见，而四肢较少。④麻疹：麻疹也有发热、皮疹、淋巴结肿大的症状，但其皮疹先见于耳后、发际及额、面、颈，自上而下蔓延到胸、背、腹及四肢，最后达手掌、足底，3~5 天出齐，形态为不规则的鲜红色斑丘疹，疹退后有脱屑和色素沉着，口腔可出现特征性麻疹膜斑即口腔科氏斑。

【治疗】

治疗原则是强调早发现、早诊断、早隔离、早治疗。目前尚无证实有对猴痘安全有效的治疗药物，主要是支持对症治疗，加强护理，避免交叉感染，防止继发细菌感染。暴露前接种天花疫苗可有一定保护作用，暴露后接种可能会防止发病或减轻症状，但天花消灭后目前无法获得此疫苗。

【预后】

本病呈自限性，绝大部分患者 2~3 周可自愈，部分可在病程中并发细菌感染，严重者可发展成败血症，重型患者可发生呼吸窘迫综合征，甚至死亡。猴痘的病死率为 1%~10%，死亡多见于年幼儿童中，儿童患者的病死率可高达 17%。

【预防】

本病的预防措施包括隔离感染动物及患者，切断传播途径以及预防接种等。

对那些有症状但没有皮疹的人，隔离期应持续到出现发热后 7 天。如果这期间仍未出现皮疹应解除隔离。应继续观察被解除隔离人员 14 天，如果重新出现症状或出现皮疹应立即报告卫生部门。对接触过疑似感染猴痘的动物或人的无症状接触者应观察 21 天。

应加强海关管理，严格限制进口野生动物，特别加强对疫区来的人和动物及动物制品的检疫。另外应加强有关教育，增强防范意识。

由于猴痘病毒与天花病毒相似，牛痘疫苗对猴痘也有保护作用。暴露前接种牛痘疫苗可有效保护人群免受猴痘病毒感染。暴露后接种也可能会防止发病或减轻症状。美国疾病控制预防中心建议与感染动物和患者有接触的相关人员应接种疫苗，但目前无法获得此疫苗。

主要参考文献

[1] 赵志晶，刘学恩，庄辉. 猴痘病毒感染. 中华流行病学杂志，2003，24（7）：623-624.

[2] Hutin YJ, Williams RJ, Malfait P, et al. Outbreak of human monkeypox, Democratic Republic of Congo,

1996 to 1997. Emerg Infect Dis，2001，7（3）：434-438.

［3］Sale TA，Melski JW，Stratman EJ. Monkeypox：an epidemiologic and clinical comparison of African and US disease. J Am Acad Dermatol，2006，55（3）：478-481.

［4］Morand A，Delaigue S，Morand JJ. Review of poxvirus：emergence of monkeypox. Med Sante Trop，2017，27（1）：29-39.

［5］WHO. Monkeypox. http：//www. who. int/mediacentre/factsheets/fs161/en/

第二十六节　发热伴血小板减少综合征（新布尼亚病毒）

（康文　孙永涛）

发热伴血小板减少综合征（severe fever with thrombocytopenia syndrome，SFTS）是由新亚型布尼亚病毒感染引起的一种新发急性传染病，临床上以发热、乏力、消化道症状伴白细胞、血小板减少为主要表现，少数患者病情较重且发展迅速，可因多脏器功能衰竭而死亡。该病近年来在我国部分地区首先报告，2010 年中国疾病预防控制中心在湖北、河南两省报告的大部分病例标本中分离出一种新病毒，经分离培养、电镜观察和基因组测序分析后确定为布尼亚病毒科（Bunyaviridae）白蛉病毒属（Phlebovirus）的一个新成员，该病毒被命名为发热伴血小板减少综合征布尼亚病毒（severe fever with thrombocytopenia syndrome bunyavirus，SFTSV），又称新布尼亚病毒。我国卫生部于 2010 年制定了《发热伴血小板减少综合征防治指南》（2010 版）。

【病原学】

新布尼亚病毒属于布尼亚病毒科白蛉病毒属，病毒颗粒呈球形，直径 80~100nm，外有脂质包膜，表面有棘突。基因组包含三个单股负链 RNA 片段（L、M 和 S），L 片段全长为 6368 个核苷酸，包含单一读码框架编码 RNA 依赖的 RNA 聚合酶；M 片段全长为 3378 个核苷酸，含有单一的读码框架，编码 1073 个氨基酸的糖蛋白前体；S 片段全长为 1744 个核苷酸，是一个双义 RNA，基因组以双向的方式编码病毒核蛋白和非结构蛋白。病毒基因组末端序列高度保守，与白蛉病毒属其他病毒成员相同，可形成锅柄状结构。

该病毒与布尼亚病毒科白蛉病毒属的裂谷热病毒 Uukunie 病毒的氨基酸同源性约为 30%。

布尼亚病毒科病毒抵抗力弱，不耐酸，易被热、乙醚、去氧胆酸钠和常用消毒剂及紫外线照射等迅速灭活。

【流行病学】

（一）流行区域和发病季节

目前已在我国河南、湖北、山东、安徽、辽宁、江苏、浙江等 11 个省份发现大约 2500 例该病病例，主要分布在以上省份的山区和丘陵地带的农村，呈高度散发。在疫情较重地区、流行高峰期常有聚集性病例发生。类似病例在美国、韩国和日本等地也有报道。

我国病例具有明显的季节性，主要为春、夏季，集中在 3~11 月，流行高峰为 5~7 月，不同地区可能略有差异。

（二）动物宿主

在我国不同 SFTS 流行地区的羊、牛、猪、狗、鸡等家畜、家禽中均检测到了新布尼亚病毒抗体，这些家畜、家禽和人类接触密切，在病毒传播过程中扮演重要角色。

（三）传播途径

根据地理环境、发病季节以及患者发病前的野外暴露史（部分患者有明确的蜱叮咬史），并且从疫区蜱体内分离出的 SFTSV 核酸序列与从 SFTS 患者血清中分离的 SFTSV 同源性达到 95%，目前认为，蜱是本病最可能的传播媒介。另外，SFTSV 可通过患者的血液或血性分泌物引起人-人传播，尤其是接触血液中病毒载量高的危重患者，我国多省份均报道过这种人-人之间的传播。

（四）易感人群

人群普遍易感，在丘陵、山地、森林等地区生活、生产的居民和劳动者以及赴该类地区户外活动的旅游者感染风险较高。年龄多集中在 40~80 岁，女性略高于男性，主要与近年来我国农村中青年男性进城务工、暴露概率降低有关。

【发病机制与病理】

本病的发病机制尚未完全阐明，病毒复制水平和机体免疫应答水平影响了疾病严重程度与临床预后。研究发现，死亡者体内病毒复制水平及血清细胞因子白介素-6（IL-6）、白介素-10（IL-10）、干扰素-γ（IFN-γ）显著高于存活者。提示 SFTSV 感染机体后，快速升高的病毒血症不仅可能直接造成组织损伤，更重要的是激活机体的固有免疫系统和获得性免疫系统，致使如 IL-6 等促炎细胞因子大量释放，进一步加重组织器官损伤；作为对抗过度激活的炎性因子的平衡机制，机体通过负反馈调节增加 IL-10 等抑炎因子的分泌以下调或抑制过度的炎性反应。如果机体促炎因子和抑炎因子反应适度，机体则能够有效地清除病毒并逐渐修复受损的组织。如果机体过度分泌促炎因子和抑炎因子，所形成的"细胞因子风暴"将导致更严重的免疫功能失衡和更广泛的组织器官损伤，从而加速疾病进展。高病毒载量是致使机体免疫紊乱的始动因素，失控的"细胞因子风暴"是导致严重组织器官损伤的"加速器"。动态监测患者血清病毒载量和细胞因子有助于病情和预后判断。

目前尚无 SFTS 患者的病理研究。通过对模型鼠的研究发现，脾是 SFTSV 的主要靶器官，肝、肾也是其靶器官，但脾是 SFTSV 复制的场所，而在肝、肾中未发现 SFTSV 的复制。在早期，只有脾和骨髓发生病理学改变，而肝脏和肾脏的病理损害发生在感染后期。小鼠的脾内聚集了大量巨噬细胞和血小板，SFTSV 黏附血小板共同存在于脾红髓区域的巨噬细胞胞质里。模型鼠的研究表明，SFTSV 引起血小板减少是因为脾源性巨噬细胞清除了被 SFTSV 黏附的血小板。

【临床表现】

潜伏期尚不十分明确，可能为 1~2 周，在人-人传播病例中，潜伏期多在 6~9 天。典型患者临床病程分为 3 期。

1. 初期　病初 1~3 日，起病急，发热，体温 38~39℃，持续不退，伴乏力、明显食欲缺乏、恶心、呕吐等，部分病例有肌肉酸痛、腹泻，少数患者神志淡漠。常有单侧腹股沟或颈部浅表淋巴结肿大伴压痛，较大者局部红、肿、热、痛。外周血白细胞轻度降低，血小板、肝酶（AST、ALT）、肌酶（LDH、CK）尚在正常范围，SFTSV-RNA 多阴性。

2. 极期　病程 4~12 日，持续高热，可达 40℃，呈稽留热，初期症状加重，极度乏力、食欲缺乏。部分病人可出现下颌、四肢等部位不自主运动伴肌张力增高，重症患者可出现皮肤瘀斑、腔道出血、烦躁不安、谵妄，甚至昏迷、抽搐等神经系统症状，少数因多脏器功能衰竭等原因死亡。浅表淋巴结肿大及压痛更加明显。外周血白细胞、血小板进行性降低，AST、ALT、LDH、CK 进行性升高，SFTSV-RNA 多阳性。

3. 恢复期　此时体温逐渐下降至恢复正常，症状、体征逐渐改善或消失，白细胞、血小板逐渐升高，AST、ALT、LDH、CK 逐渐下降，浅表淋巴结肿大及压痛逐渐减轻，一般 2 周左右可恢复，有并发症者则病程延长。康复后无后遗症，也无转为慢性、复发及再次患病者。

【并发症】

1. 出血　临床常见的是腔道出血，呕血、便血、咯血、鼻出血、牙龈出血、阴道出血等均较常见。有报道少数患者合并腹直肌鞘内血肿

2. 感染　继发感染是 SFTS 的主要死因之一。临床常见的是肺部细菌或真菌感染、鹅口疮等。

3. 电解质紊乱　以低钠、低钾、低钙血症多见，与患者食欲缺乏、腹泻等严重消化道症状有关。

4. 多器官功能衰竭　重症患者可引起多器官功能损害，如呼吸衰竭、心力衰竭、肾衰竭、中枢神经系统损害等。

【实验室检查】

1. 血、尿常规　外周血白细胞从第 1~2 病日开始减少，是早期判断疑似 SFTS 的重要指标，多为（1.0~3.0）×10^9/L，重症可降至 1.0×10^9/L 以下，中性粒细胞比例、淋巴细胞比例多正常；血小板从第 3 病日开始减少，多为（30~60）×10^9/L，重症者可低于 20×10^9/L，需要注意的是轻症患者血小板可在正常范围内，但恢复期明显升高。半数以上病例出现蛋白尿（+~+++），少数病例出现尿潜血或血尿。

2. 血液生化　第 3 病日开始可出现不同程度 AST、ALT、LDH、CK 等升高，其中 AST>ALT，常有低钠血症，部分病例 BUN、Cr 升高，补足血容量后多恢复正常，病程长者 ALB 降低。

3. 凝血功能　大部分患者出现 APTT 延长，而少有凝血酶原时间延长，纤维蛋白原多正常。

4. 血清学检测　可检测新型布尼亚病毒 IgM 抗体（多在 1 周后阳性），或者检测发病期或恢复期血清中新型布尼亚病毒 IgG 抗体滴度，若呈 4 倍增高则可确诊。

5. 病原学检查　通过荧光 RT-PCR 对标本中新型布尼亚病毒核酸进行检测，持续高病毒载量提示预后不佳，且传染性强。DH82 细胞是做病毒分离的最佳选择，可在电镜下明显观察到细胞病变。

【诊断】

依据流行病学史（流行季节在丘陵、林区、山地等地工作、生活或旅游史等或发病前

2 周内有被蜱叮咬史或接触患者血液）、临床表现和实验室检测结果进行诊断。

1. 疑似病例　具有流行病学史、发热等临床表现且外周血白细胞和血小板降低者。

2. 确诊病例　疑似病例具备下列之一者：

（1）病例标本新型布尼亚病毒核酸检测阳性。

（2）病例标本检测新型布尼亚病毒 IgG 抗体阳转或恢复期滴度较急性期 4 倍以上增高者。

（3）病例标本分离到新型布尼亚病毒。

本病应与人粒细胞无形体病等立克次体病、肾综合征出血热、登革热、败血症、伤寒、血小板减少性紫癜等疾病相鉴别。

【治疗】

本病目前尚无特效治疗手段，主要为对症支持治疗。患者应当卧床休息，流质或半流质饮食。如果患者不能进食或处于危重状态，应补足能量和水分以维持水、电解质和酸碱平衡，尤其注意对于低钠、低钾血症的纠正。发热患者应给予物理降温为主，必要时使用温和退热药，忌用强烈发汗退热药。对于有明显出血和（或）血小板数很低（<30×10^9/L）者，建议输注血小板和血浆。如患者中性粒细胞数严重减少（<1×10^9/L），推荐给予粒细胞集落刺激因子皮下注射。继发细菌、真菌感染者，应当选用敏感抗生素治疗。同时注意基础疾病的治疗和对肝、肾、脑等重要器官的保护。

体外实验结果提示利巴韦林对该病毒有抑制作用，临床上可以试用。目前尚无证据证明糖皮质激素的治疗效果，应当慎重使用。

【预后】

绝大多数患者预后良好，但老年患者、既往有基础疾病（尤其 COPD、糖尿病）、出现精神神经症状、出血倾向明显、低钠血症、持续高病毒载量等提示病重，预后较差，少数因呼吸衰竭、急性肾衰竭、弥散性血管内凝血等多脏器功能衰竭死亡，病死率 12% 左右。

【预防】

目前尚无有效的疫苗可供使用，预防的关键是切断传播途径为主的综合防控措施。野外劳作或活动时，加强个人防护、减少暴露部位，可使用驱虫剂喷涂皮肤，降低蜱叮咬的机会。临床上一般无需对患者实施隔离，但在抢救或护理危重患者，尤其是患者有咯血、呕血现象时，医务人员和陪护人员应加强个人防护，避免与患者血液直接接触。此外，强化流行区基层医务人员和疾控人员的培训工作，提高发现、识别、报告、调查、治疗和疫情处置能力，同时做好公众健康教育，提高群众对该病的认知度，避免盲目恐慌。

主要参考文献

［1］卫生应急办公室（突发公共卫生事件应急指挥中心）．卫生部办公厅关于印发《发热伴血小板减少综合征防治指南（2010 版）》的通知（卫办应急发〔2010〕163 号）http：//www. moh. gov. cn/mo-hwsyjbgs/s8348/201010/49272. shtml. 2010-10-08.

[2] Yu XJ, Liang MF, Zhang SY, et al. Fever with thrombocytopenia associated with a novel bunyavirus in China. N Engl J Med, 2011, 364 (16): 1523-1532.

[3] Jin C, Liang MF, Ning JY, et al. Pathogenesis of emerging severe fever with thrombocytopenia syndrome virus in C57/BL6 mouse model. Proc Natl Acad Sci USA., 2012, 109 (25): 10053-10058.

[4] Liu S, Chai C, Wang C, et al. Systematic review of severe fever with thrombocytopenia syndrome: virology, epidemiology, and clinical characteristics. Rev Med Virol, 2014, 24 (2): 90-102.

[5] Liu Q, He B, Huang SY, et al. Severe fever with thrombocytopenia syndrome, an emerging tick-borne zoonosis. Lancet Infect Dis, 2014, 14 (8): 763-772.

[6] Guo CT, Lu QB, Ding SJ, et al. Epidemiological and clinical characteristics of severe fever with thrombocytopenia syndrome (SFTS) in China: an integrated data analysis. Epidemiol Infect, 2016, 144 (6): 1345-1354.

第二十七节　寨卡病毒病
（朱翠云　卢洪洲）

寨卡病毒病（Zika virus disease）是由寨卡病毒引起的一种自限性急性传染病，通过伊蚊（主要是埃及伊蚊）叮咬传播。临床特征主要为皮疹、发热、关节痛或结膜炎，极少引起死亡。世界卫生组织（World Health Organization，WHO）认为，新生儿小头畸形、吉兰-巴雷综合征（Guillain-Barré syndrome）可能与寨卡病毒感染有关。

寨卡病毒病主要在全球热带及亚热带地区流行。目前寨卡病毒病主要流行于拉丁美洲及加勒比、非洲、东南亚和太平洋岛国等国家和地区。1947年通过一个黄热病监测网络首次在乌干达的恒河猴中发现寨卡病毒。1952年，在乌干达和坦桑尼亚的人体中分离到该病毒。此后，多个国家有散发病例报道。20世纪60年代到20世纪80年代，从非洲到亚洲都发现有人类感染，通常伴随轻微病症。2007年，首次在西太平洋国家密克罗尼西亚的雅普岛发生寨卡病毒病疫情暴发。2015年7月，巴西报告说寨卡病毒感染与吉兰-巴雷综合征之间存在关联。2015年10月，巴西再次报告说寨卡病毒感染与小头症之间存在关联。自2007年至2016年11月18日，75个国家和地区有寨卡病毒感染病例，以巴西疫情最为严重，其中69个国家是2015年后报道有寨卡病毒感染病例。2016年2月以来，有12个国家报告寨卡病毒的人际传播。我国于2016年1月19日在台湾发现1例输入性病例后，于2016年2月9日在江西省发现大陆首例输入性病例，截至2016年11月22日共发现输入性病例23例。

【病原学】

寨卡病毒是一种蚊媒病毒，属黄病毒科黄病毒属，为单股正链RNA病毒，呈球形，直径40~70nm，有包膜，包含10 794个核苷酸，编码3419个氨基酸。根据基因型别分为非洲型和亚洲型，本次美洲流行的为亚洲型。寨卡病毒与同为黄病毒属的登革病毒、黄热病毒及西尼罗病毒等存在较强的血清学交叉反应。病毒可在蚊源细胞（C6/36）、哺乳动物细胞（Vero）等细胞中培养繁殖并产生病变。

寨卡病毒的抵抗力不详，但黄病毒属的病毒一般不耐酸、不耐热。60℃ 30分钟可灭活，70%乙醇、0.5%次氯酸钠、脂溶剂、过氧乙酸等消毒剂及紫外线照射均可灭活。

【发病机制】

寨卡病毒发病机制尚未阐明。受寨卡病毒影响最大的群体是孕妇，寨卡病毒通过伊蚊叮咬进入人体。寨卡病毒感染孕妇后，在妊娠早期阶段，寨卡病毒通过胎盘攻击胎儿神经祖细胞，减小脑容量，导致胎儿小头症。动物实验显示寨卡病毒能感染成年小鼠大脑前脑脑室下区和海马齿状回颗粒下层区的神经祖细胞，导致细胞死亡并降低新神经元的生成量，造成认知能力下降和神经类疾病，如吉兰-巴雷综合征、抑郁症和老年痴呆。目前发现寨卡病毒非结构蛋白 1（NS1）的独特表面静电特性参与发病机制。

【流行病学】

（一）传染源和传播媒介

1. 传染源　患者、无症状感染者和感染寨卡病毒的非人灵长类动物是该病的可能传染源。

2. 传播媒介　埃及伊蚊为寨卡病毒主要传播媒介，白纹伊蚊、非洲伊蚊、黄头伊蚊等多种伊蚊属蚊虫也可能传播该病毒。

根据监测，我国与传播寨卡病毒有关的伊蚊种类主要为埃及伊蚊和白纹伊蚊，其中埃及伊蚊主要分布于海南省沿海市县及火山岩地区、广东省雷州半岛、云南省的西双版纳州、德宏州、临沧市以及台湾嘉义县以南及澎湖县部分地区；白纹伊蚊则广泛分布于北至沈阳、大连，经天水、陇南至西藏墨脱一线及其东南侧大部分地区。我国目前已有寨卡病毒病输入病例，在有伊蚊分布的地区存在发生本地传播的风险。

（二）传播途径

1. 蚊媒传播　为寨卡病毒的主要传播途径。蚊媒叮咬寨卡病毒感染者而被感染，其后再通过叮咬的方式将病毒传染给其他人。

2. 人与人之间的传播

（1）母婴传播：有研究证明寨卡病毒可通过胎盘由母亲传染给胎儿。孕妇可能在分娩过程中将寨卡病毒传播给新生儿。在乳汁中曾检测到寨卡病毒核酸，但尚无寨卡病毒通过哺乳感染新生儿的报道。

（2）性传播：寨卡病毒可通过性传播，目前报告的少量病例均为男性患者感染其女性性伴。目前尚无证据表明感染寨卡病毒的女性可将病毒传播给其性伴。

（3）血液传播：寨卡病毒可能通过输血传播，目前已有可能经输血传播的病例报告。

3. 人群易感性　包括孕妇在内的各类人群对寨卡病毒普遍易感。曾感染过寨卡病毒的人可能对再次感染具有免疫力。

4. 潜伏期和传染期

（1）潜伏期：目前该病的潜伏期尚不清楚，有限资料提示可能为 3~12 天。

（2）传染期：患者的确切传染期尚不清楚，有研究表明患者发病早期可产生病毒血症，具备传染性。病毒血症期多为 5~7 天，一般从发病前 2~3 天到发病后 3~5 天，部分病例可持续至发病后 11 天。最新研究提示约有一半的寨卡病毒感染者在发病后 2 周，血液中仍可检测到寨卡病毒核酸。患者尿液可检出病毒，发病后 1 周时有一半阳性，发病后 39 天时仅有 5% 阳性。患者唾液也可检出病毒，病毒载量可高于同期血液标本，阳性率低于同期的血清和尿液。病毒在患者精液中持续检出时间长，个别病例发病后 62 天仍可检出病毒核酸。95% 的男性精液中的寨卡病毒核酸在感染后约 3 个月清除。无症状感染者的传染性及期限尚不明确。

5. 地区分布　寨卡病毒病目前主要流行于拉丁美洲及加勒比、非洲、东南亚和太平洋岛国等国家和地区。1947 年病毒发现至 2007 年以前，寨卡病毒病主要表现为散发。2007 年在太平洋岛国出现暴发疫情。2013—2014 年在南太平洋的法属波利尼西亚发生暴发疫情，报告病例约 10 000 例。2015 年开始蔓延至拉丁美洲及加勒比多个国家。北美洲的美国、加拿大，亚洲及欧洲部分国家有输入病例报告。我国目前有输入病例报道，随着蚊媒活跃季节的到来，有伊蚊分布的地区存在发生本地传播的风险。

6. 发病季节特点　寨卡病毒病发病季节与当地的媒介伊蚊季节消长有关，疫情高峰多出现在夏秋季。在热带和亚热带地区，寨卡病毒病一年四季均可发病。

【临床表现】

寨卡病毒病的潜伏期一般为 3~12 天。人感染寨卡病毒后，仅 20% 出现症状，且症状较轻，主要表现为皮疹（多为斑丘疹）、发热（多为中低度发热），并可伴有非化脓性结膜炎、肌肉和关节痛、全身乏力以及头痛，少数患者可出现腹痛、恶心、腹泻、黏膜溃疡、皮肤瘙痒等。症状持续 2~7 天缓解，预后良好，重症与死亡病例罕见。婴幼儿感染病例还可出现神经系统、眼部和听力等改变。

孕妇感染寨卡病毒可能导致胎盘功能不全、胎儿宫内发育迟缓、胎死宫内和新生儿小头畸形等。

有与寨卡病毒感染相关的吉兰-巴雷综合征病例的报道，但二者之间的因果关系尚未确定。

【实验室检查】

寨卡病毒在我国归属于三类病原体，应在生物安全二级（biosafety level 2，BSL-2）实验室开展实验室检测。应按照《病原微生物实验室生物安全管理条例》等相关规定要求，做好生物安全防护工作。

（一）一般检查

血常规：部分病例可有白细胞和血小板减少。

（二）血清学检查

1. 寨卡病毒 IgM 检测　采用酶联免疫吸附法（enzyme linked immunosorbent assay，ELISA）、免疫荧光法等进行检测。

2. 寨卡病毒中和抗体检测　采用空斑减少中和试验（plaque reduction neutralizaion test，PRNT）检测血液中和抗体。应尽量采集急性期和恢复期双份血清开展检测。

寨卡病毒抗体与同为黄病毒属的登革病毒、黄热病毒和西尼罗病毒抗体等有较强的交叉反应，易于产生假阳性，在诊断时应注意鉴别。

（三）病原学检查

1. 病毒核酸检测　采用荧光定量 RT-PCR（reverse transcription-polymerase chain reaction）检测血液、尿液、精液、唾液等标本中的寨卡病毒核酸。

2. 病毒抗原检测　采用免疫组化法检测寨卡病毒抗原。

3. 病毒分离培养　可将标本接种于蚊源细胞（C6/36）或哺乳动物细胞（Vero）等方法进行分离培养，也可使用乳鼠脑内接种进行病毒分离。

【诊断和鉴别诊断】

（一）诊断依据

根据流行病学史、临床表现和相关实验室检查综合判断。

（二）病例定义

1. 疑似病例　符合流行病学史且有相应临床表现。

（1）流行病学史：发病前 14 天内在寨卡病毒感染病例报告或流行地区旅行或居住；或者接触过疑似、临床诊断或确诊的寨卡病毒病患者。

（2）临床表现：难以用其他原因解释的发热、皮疹、关节痛或结膜炎等。

2. 临床诊断病例　疑似病例且寨卡病毒 IgM 抗体检测阳性，同时排除登革热、流行性乙型脑炎等其他常见黄病毒感染。

3. 确诊病例　疑似病例或临床诊断病例经实验室检测符合下列情形之一者：

（1）寨卡病毒核酸检测阳性。

（2）分离出寨卡病毒。

（3）恢复期血清寨卡病毒中和抗体阳转或者滴度较急性期呈 4 倍以上升高，同时排除登革热、流行性乙型脑炎等其他常见黄病毒感染。

（三）鉴别诊断

需要和以下疾病进行鉴别诊断：

1. 主要与登革热和基孔肯雅热进行鉴别诊断。

2. 其他　与微小病毒、风疹、麻疹、肠道病毒、立克次体病等相鉴别。

（四）传染病报告制度

各省份发现的首例寨卡病毒感染病例的确诊，应由中国疾病预防控制中心实验室检测复核后予以确认。重症病例、死亡病例以及暴发疫情的指示病例和首发病例标本均应送至中国疾病预防控制中心实验室进行复核检测。

各级各类医疗机构发现寨卡病毒病疑似病例、临床诊断病例或确诊病例时，应于 24 小时内通过国家疾病监测信息报告管理系统进行网络直报，报告疾病类别选择"其他传染病中的寨卡病毒病"，如为输入性病例须在备注栏注明来源地区，统一格式为"境外输入/X 国家或地区"或"境内输入/×省×市×县"。

各县（区）内出现首例病例，暂按照突发公共卫生事件要求在 2 小时内向所在地县级卫生计生行政部门报告，并同时通过突发公共卫生事件信息报告管理系统进行网络报告。接到报告的卫生计生行政部门应当在 2 小时内向本级人民政府和上级卫生计生行政部门报告。

【治疗】

本病无特效抗病毒药物治疗，主要为对症支持治疗。

（一）一般治疗

寨卡病毒病通常症状较轻，不需要做出特别处理，以对症治疗为主，加强营养支持。在排除登革热之前避免使用阿司匹林等非甾体抗炎药物治疗。

（二）对症治疗

1. 高热不退患者可服用解热镇痛药，如对乙酰氨基酚，成人用法为 250~500mg/次、每日 3~4 次，儿童用法为 10~15mg/（kg·次），可间隔 4~6 小时 1 次，24 小时内不超过 4 次。儿童应避免使用阿司匹林以防并发 Reye 综合征。

2. 伴有关节痛患者可使用布洛芬，成人用法为 200~400mg/次，4~6 小时 1 次，儿童 5~10mg/（kg·次），每日 3 次。

3. 伴有结膜炎时可使用重组人干扰素 α 滴眼液，每次滴眼 1~2 滴，每日 4 次。

（三）中医药治疗

本病属中医"瘟疫·疫疹"范畴，可参照"疫疹"辨证论治。

1. 邪犯卫表证

症状：皮疹、发热、恶风寒、咽痛、肌肉骨节疼痛，或见肌肤疹点隐约，或头颈皮肤潮红、目赤多泪。可见舌尖边红，脉浮数。

治法：清热解表。

基本方药：银花、连翘、荆芥穗、赤芍、青蒿、淡豆豉、黄芩、柴胡。

加减：目赤者，加菊花、夏枯草；肌肤疹点显露者，加升麻、紫草；热甚者，加生石膏、知母。

中成药：可选用清热解表类中成药。

2. 邪郁气营证

症状：发热，口渴，疹点稠密，紫赤成片，头痛，骨节疼痛。可见舌质红绛，脉数。

治法：清营透邪。

基本方药：生地、赤芍、丹皮、紫草、银花、连翘、白茅根、青蒿、炒栀子、生石决明。

加减：大便秘结者，加生大黄、枳实；热甚者，加生石膏；头疼甚者，加钩藤；关节疼痛重者，加松节、桑枝。

中成药：可选用清营透邪类中成药。

3. 气阴两虚证

症状：热退，神疲，口干，少气，斑疹渐隐，小便黄。可见舌红、少苔，脉细。

治法：益气养阴。

基本方药：北沙参、麦冬、山药、五味子、天花粉、淡竹叶、白茅根、麦芽。

中成药：可选用益气养阴类中成药。

（四）其他

对感染寨卡病毒的孕妇，建议定期产检，每 3~4 周监测胎儿生长发育情况。

（五）出院标准

综合评价住院患者病情转归情况以决定出院时间。建议出院时应符合以下条件：

1. 体温正常，临床症状消失。

2. 血液核酸连续检测 2 次阴性（间隔 24 小时以上）；不具备核酸检测条件者，病程不少于 10 天。

【预后】

寨卡病毒病为自限性疾病，仅 20% 出现症状，预后良好。孕妇感染后，可致新生儿小头畸形。目前认为寨卡病毒是小头症和吉兰-巴雷综合征的一个病因。

【预防与控制措施】

目前尚无疫苗进行预防，最佳预防方式是防止蚊虫叮咬。建议准备妊娠及妊娠期女性谨慎前往寨卡病毒流行地区。

患者及无症状感染者应当实施有效的防蚊隔离措施 10 天以上，4 周内避免献血，6 个月内如发生性行为应使用安全套。

（一）预防输入及本地传播。

1. 关注国际疫情动态　密切追踪寨卡病毒病国际疫情进展信息，动态开展风险评估，为制定和调整本地防控策略与措施提供依据。

2. 根据需要发布旅行健康提示　各地卫生计生部门协助外交、教育、商务、旅游及出入境检验检疫等部门做好前往寨卡病毒病流行区旅行者、居住于流行地区的中国公民及从流行地区归国人员的宣传教育和健康提示。健康教育要点为：防止蚊虫叮咬，若出现发热、皮疹、红眼及肌肉关节痛等症状或体征要及时就医。

3. 对群众开展健康教育　若发现输入病例或者出现本地传播，当地卫生计生行政部门要组织做好对群众的健康教育。健康教育要点为：防止蚊虫叮咬，若出现发热、皮疹、红眼及肌肉关节痛等症状或体征要及时就医。

4. 做好口岸卫生检疫　卫生检疫部门一旦发现疑似病例，应及时通报卫生计生部门，共同做好疫情调查和处置。

（二）病例监测与管理

1. 病例监测与早期发现　各级各类医疗机构发现发热、皮疹、结膜炎及肌肉关节痛的患者，应注意了解患者的流行病学史（流行地区旅行史），考虑本病的可能，并及时采样送检。此外，对于新生儿出现小头畸形的产妇，如有可疑流行病学史，也需考虑寨卡病毒感染的可能。

2. 流行病学调查　对相关病例进行个案调查，重点调查病人发病前 2 周的活动史，查明可疑感染地点，寻找感染来源；同时调查发病后 1 周的活动史，开展病例搜索，评估发生感染和流行的风险。

3. 病例搜索　对于输入病例，应详细追查旅行史，重点在与其共同出行的人员中搜索。如病例从入境至发病后 1 周曾在本县（区）活动，还应在其生活、工作区域搜索可疑病例。

在出现本地感染散发病例时，以病例住所或与其相邻的若干户、病例的工作地点等活动场所为中心，参考伊蚊活动范围划定半径 200 米之内空间范围为核心区，1 例感染者可划定多个核心区，在核心区内搜索病例。可根据城区或乡村不同建筑类型，推测伊蚊活动范围，适当扩大或缩小搜索半径。

4. 病例管理　病例管理主要包括急性期采取防蚊隔离措施、患者发病后 6 个月内应尽量避免性行为或采取安全性行为。

防蚊隔离期限为从发病之日起至患者血液标本中连续两次病毒核酸检测阴性，两次实验室检测间隔不少于 24 小时；如果缺乏实验室检测条件则防蚊隔离至发病后 10 天。防蚊措施包括病房/家庭安装纱门、纱窗，清除蚊虫滋生环境；患者采取个人防蚊措施，如使用蚊帐、穿长袖衣裤、涂抹驱避剂等。

应向男性患者提供病毒传播、疾病危害和个人防护等基本信息。男性患者发病后 6 个月内应尽量避免性行为或每次性行为中全程使用安全套。如果其配偶处于妊娠期，则整个妊娠期间应尽量避免性行为或每次性行为中全程使用安全套。

如果经检测发现无症状感染者，应采取居家防蚊隔离措施，防蚊隔离期限为自检测之日起 10 天；自检测之日起 6 个月内尽量避免性行为或采取安全性行为。

医疗卫生人员在开展诊疗及流行病学调查时，应采取标准防护措施。在做好病例管理和一般院内感染控制措施的基础上，医疗机构特别是收治病例的病区，应严格落实防蚊灭蚊措施，防止院内传播。病例的尿液、唾液及其污染物的处理按照《医院感染管理办法》和《医疗废物管理条例》等相关规定执行。

（三）媒介监测与控制

有媒介分布地区，除做好上述工作外，还需做好媒介监测与控制工作。

1. 日常监测与控制 各级卫生计生行政部门负责领导并组织当地疾病预防控制机构开展以社区为基础的伊蚊密度监测，包括伊蚊种类、密度、季节消长等。日常监测范围、方法及频次要求同登革热，可参照《登革热媒介伊蚊监测指南》中的常规监测进行。

当发现媒介伊蚊布雷图指数及诱蚊诱卵器指数超过 20 时，应及时提请当地政府组织开展爱国卫生运动，清除室内外各种媒介伊蚊的滋生地及开展预防性灭蚊运动，降低伊蚊密度，以降低或消除寨卡病毒病等蚊传疾病的暴发风险。

2. 应急监测与控制 当有寨卡病毒病病例出现且以疫点为圆心 200 米半径范围内布雷图指数或诱蚊诱卵指数≥5、警戒区（核心区外展 200 米半径范围）≥10 时，其他区域布雷图指数或诱蚊诱卵器指数大于 20 时，应启动应急媒介伊蚊控制。

媒介伊蚊应急控制要点包括：做好社区动员，开展爱国卫生运动，做好蚊虫滋生地清理工作；教育群众做好个人防护；做好病例和医院防蚊隔离；采取精确的疫点应急成蚊杀灭；根据媒介伊蚊抗药性监测结果指导用药，加强科学防控等。通过综合性的媒介伊蚊防控措施，尽快将布雷图指数或诱蚊诱卵器指数控制在 5 以下。

（四）宣传与沟通

存在流行风险的地区应全民动员，采取多种有效形式，以通俗易懂的方式开展健康教育活动。宣传要点包括：寨卡病毒病主要由伊蚊（俗称花斑蚊或花蚊子）叮咬传播；伊蚊在室内外的水缸、水盆、轮胎、花盆、花瓶等积水容器中滋生繁殖；翻盆倒罐清除积水，清除蚊虫滋生地可以预防寨卡病毒病流行；在发生疫情的地区要穿长袖衣裤，在身体裸露部位涂抹防蚊水、使用驱蚊剂或使用蚊帐、防蚊网等防止蚊虫叮咬。

除一般旅行健康提示外，应提醒孕妇及计划怀孕的女性谨慎前往寨卡病毒病流行的国家或地区，如确需赴这些国家或地区时，应严格做好个人防护措施，防止蚊虫叮咬。若怀疑可能感染寨卡病毒时，应及时就医，主动报告旅行史，并接受医学随访。

（五）培训和实验室能力建设

1. 强化医务人员培训，提高疾病识别能力　开展医务人员诊疗知识培训，提高疾病诊断与识别能力。重点地区应在每年流行季节前，结合登革热、基孔肯雅热的防控工作开展基层医务人员寨卡病毒病相关知识的强化培训，增强对寨卡病毒病的认识，及时发现和报告疑似寨卡病毒感染病例。

2. 建立寨卡病毒检测能力　建立和逐步推广寨卡病毒的实验室检测技术。各省级疾病预防控制中心要尽快建立实验室检测的相关技术和方法，做好实验室技术和试剂储备，逐步提高基层疾病预防控制中心对该病的实验室检测能力，以应对可能发生的疫情。

主要参考文献

［1］国家卫生计生委医政医管局. 国家卫生计生委办公厅关于印发寨卡病毒病诊疗方案（2016年第2版）的通知（国卫办医函〔2016〕259号）http：//www. nhfpc. gov. cn/yzygj/s3593g/201603/caf676bda9db4c94950126f9cb126b96. shtml. 2016-03-30.

［2］姜良铎，李秀惠. 寨卡（Zika）病毒病中医认识初探. 环球中医药，2016，9（4）：472-473.

［3］朱翠云，卢洪洲. 加强我国寨卡病毒等蚊媒传染病的预防控制. 中华临床感染病杂志，2016，9（2）：104-108.

［4］World Health Organization. WHO statement on the first meeting of the International Health Regulations（2005）（IHR 2005）Emergency Committee on Zika virus and observed increase in neurological disorders and neonatal malformations. http：//www. who. int/mediacentre/news/statements/2016/1st-emergency-committee-zika/en/.

［5］World Health Organization. Zika situation report. http：//www. who. int/emergencies/zika-virus/situation-report/27-october-2016/en/.

［6］钟渊斌，李小鹏，张伦理，等. 中国大陆首例输入性寨卡病毒病的临床分析. 中华传染病杂志，2016，34（2）：72-74.

［7］World Health Organization. Zika virus. http：//www. who. int/mediacentre/factsheets/zika/en/.

［8］Johansson MA，Mier-y-Teran-Romero L，Reefhuis J，et al. Zika and the Risk of Microcephaly. N Engl J Med，2016，375（1）：1-4.

［9］国家卫生计生委疾病预防控制局. 国家卫生计生委办公厅关于印发寨卡病毒病防控方案（第二版）的通知（国卫办疾控函〔2016〕311号）. http：//www. nhfpc. gov. cn/jkj/s3577/201604/d27c387de74a48668dc895371c97e523. shtml. 2016-04-01.

［10］Paz-Bailey G，Rosenberg ES，Doyle K，et al. Persistence of Zika Virus in Body Fluids-Preliminary Report. N Engl J Med，2017 Feb 14. doi：10. 1056/NEJMoa1613108.［Epub ahead of print］

第二十八节　罗斯河病毒病

（朱翠云　卢洪洲）

罗斯河病毒病（Ross River virus disease）是由罗斯河病毒（Ross River virus，RRV）引起的、主要由伊蚊和库蚊传播的、以多关节炎和皮疹为主要表现的蚊媒传染病。主要表现为发热、皮疹（多在躯干和四周发生斑丘疹）和多发性关节炎，往往表现手的小关节和踝关节肿痛，活动受限，一般2周可自愈，但有的患者有持续性的或再发性关节疼痛，可长达1年。该病毒是引起流行性多发性关节炎的主要病原之一。

罗斯河病毒病首例病例于 1928 年澳大利亚昆士兰州报道，主要分布在澳大利亚和西南太平洋地区的岛屿，是澳大利亚最常见的病媒传播的疾病。主要流行期为 2~7 月份，我国首次于 1993 年从海南岛捕获的蝙蝠中分离一株病毒，经血清学和分子生物学鉴定为罗斯河病毒。该病毒可在蚊体内复制，并通过蚊媒传播。用间接免疫荧光法在当地健康人、发热待查病人和鼠血清中检测到罗斯河病毒抗体，阳性率分别为 1.02%、8.7% 和 8%。罗斯河病毒在海南岛感染人和鼠较为广泛。

【病原学】

罗斯河病毒是一种蚊媒病毒，属于披膜病毒科（Togaviridae）甲病毒属（Alphavirus）第 1 组，为单股正链 RNA 病毒，核衣壳直径 40nm，有包膜，包含 11 853 个核苷酸，编码 4 个非结构蛋白（nonstructural proteins，nsP1-nsP4）、1 个衣壳蛋白和 3 个包膜糖蛋白（envelope glycoproteins，E1~E3）。

罗斯河病毒可在乳仓鼠肾细胞（BHK-21）、蚊源细胞（C6/36）、哺乳动物细胞（Vero）等细胞中培养繁殖并产生病变。对乳小鼠有稳定的致病性；对乙醚、去氧胆酸盐和酸敏感；能抵抗 5-氟脱氧尿苷；能凝集鹅红细胞；能在蚊体内复制，并可通过蚊媒传播。

【发病机制】

罗斯河病毒经伊蚊或库蚊叮咬进入人体，主要在骨骼肌复制，然后进入血液，出现临床症状，在症状开始的时候，病毒通常不能从外周血培养出来，是由于病毒进入血液后，主要可被血液中的中和抗体和 I 型干扰素清除，但此时病毒已经感染了其他组织。

罗斯河病毒引起关节症状的机制主要是由于罗斯河病毒在滑膜巨噬细胞中持续复制，而机体的抗病毒免疫应答虽可增强巨噬细胞和单核细胞的抗感染力，但也导致关节炎症状。在罗斯河病毒感染者的炎症性滑膜中检出罗斯河病毒 RNA，且罗斯河病毒能在巨噬细胞中建立体外持续性感染。这些巨噬细胞也分泌与巨噬细胞募集和活化有关的炎症介质，如趋化因子、白细胞介素-8 和 α-干扰素。T 细胞衍生的 γ-干扰素也参与罗斯河病毒病。在罗斯河病毒感染者的滑膜液中检测出了 γ-干扰素，从人类和小鼠中分离出针对罗斯河病毒的特异性 T 细胞，可能与罗斯河病毒在滑液巨噬细胞内的持续复制有关。罗斯河病毒感染的皮疹可能是细胞介导对基底表皮和外分泌腺导管上皮细胞的免疫反应的表现。

【流行病学】

（一）传染源和传播媒介

1. 传染源　患者、无症状感染者是该病的可能传染源，袋鼠、沙袋鼠、马、负鼠、蝙蝠等可能是罗斯河病毒的主要宿主动物。

2. 传播媒介　1959 年 Doherty 首次从澳大利亚东部海岸平原敦斯维尔（Townsville）沿罗斯河（Ross river）的红树林捕获的雌性警觉伊蚊（Aedes vigilax）成蚊中分离出罗斯河病毒，1972 年从澳大利亚的昆士兰州的流行性多发性关节炎病人血液中分离出罗斯河病毒。

罗斯河病毒可通过许多种类的蚊子（主要是伊蚊和库蚊）传播，并可在干旱环境下的蚊卵中存活，因此，罗斯河病毒有传播到其他地理区域的能力。目前可在 40 多种蚊子体内分离到罗斯河病毒。

（二）传播途径

蚊媒传播为罗斯河病毒的主要传播途径。通过人-蚊-人方式传播，即蚊媒叮咬罗斯河病毒感染者而被感染，其后再通过叮咬的方式将病毒传染给其他人。

（三）人群易感性

人群对罗斯河病毒普遍易感。曾感染过罗斯河病毒的人可能对再次感染具有免疫力。

（四）流行特征

1. 地区分布　罗斯河病毒病目前主要流行于澳大利亚、巴布亚新几内亚、所罗门群岛、印度尼西亚东部的岛屿、西南太平洋、斐济和美属萨摩亚等国家和地区。

在有伊蚊和库蚊分布的地区就存在发生本地传播的风险。

到目前为止，我国尚无罗斯河病毒病输入病例报道。

2. 发病季节特点　罗斯河病毒病发病季节与当地的媒介伊蚊和库蚊季节消长有关，疫情高峰多出现在夏秋季。在澳大利亚，罗斯河病毒病主要流行期为 2~7 月份。

【临床表现】

罗斯河病毒病的潜伏期为 3~7 天。感染通常伴发热、关节炎和皮疹三联征；发热、头痛、皮疹、多在躯干和四周发生斑丘疹、淋巴结肿大和多发性关节炎，往往表现为手的小关节和踝关节肿痛，活动受限，一般 2 周可自愈，但有的患者有持续性的或再发性关节疼痛，可长达 1 年。该病毒是引起流行性多发性关节炎的主要病原之一。

然而，三联征的 3 个方面可能不一定都出现，使诊断有时变得困难。罗斯河病毒有症状感染与无症状感染的比例在 4∶1 到 1∶1 之间，也有报道 55%~75% 的人感染罗斯河病毒后没有临床症状。在儿童中，临床上这种疾病常不能与其他发热性疾病相区分，且罗斯河病毒导致的通常较轻。大多数患者出现多关节痛，通常累及足、踝、膝、腰、手指、腕、肘、肩和（或）颈部。大约 1/3~1/2 患者常经历皮疹、发热、肌痛和（或）疲劳，有时也出现肌腱炎和关节周围受累。大部分情况下，症状在平均 3~6 个月的时间逐渐消退，罗斯河病毒在少数患者中持续时间超过 1 年。皮疹在出现关节症状后数日发生，持续时间短，累及面部、躯干和四肢的屈肌面。所有类型的病毒感染都有可能出现轻度淋巴结肿大。罗斯河病毒病最显著和致残症状是关节痛。

【实验室检查】

（一）一般检查

血常规：部分病例可有轻度白细胞减少伴相对淋巴细胞增多。

（二）血清学检查

一般通过血清学方法诊断罗斯河病毒感染，最常采用的血清学方法为酶联免疫吸附试验（enzyme linked immunosorbent assay，ELISA）、血凝抑制试验（hemagglutination inhibition，HI）等。在澳大利亚，ELISA 检测作为诊断该病的金标准，有商业性 ELISA 试剂盒可用。

近期感染的三种表现：①罗斯河病毒特异性 IgM 抗体效价 ≥1∶1280；②HI 抗体在急性期和恢复期抗体效价 4 倍以上升高；③最初呈 IgM 阳性和 IgG 阴性，进而为 IgM 阳性和 IgG 阳性，最后显示 IgM 阴性和 IgG 阳性的改变。首次血清应在起病后 7 天内采集。IgM 抗体在急性感染后持续数月阳性。

应该谨慎解读 IgG 的阳性结果，尤其是在流行区生活或生活过的个体，因既往感染，IgG 可能呈阳性。

对于持续高水平的罗斯河病毒特异性 IgM 和 IgG 抗体的患者，可检测罗斯河病毒特异性 IgA，升高则提示急性感染。

（三）病原学检查

1. 病毒核酸检测　采用荧光定量 RT-PCR（reverse transcription-polymerase chain reaction）检测血液、关节液等标本中的罗斯河病毒核酸。

2. 病毒抗原检测　采用免疫组化法检测罗斯河病毒抗原。

3. 病毒分离培养　可将标本接种于蚊源细胞（C6/36）或哺乳动物细胞（Vero）等方法进行分离培养，也可使用乳鼠脑内接种进行病毒分离。

【诊断和鉴别诊断】

有罗斯河病毒流行地区旅行或居住史，出现急性多发性关节炎和皮疹时，要考虑罗斯河病毒感染可能。

（一）诊断依据

根据流行病学史、临床表现和相关实验室检查综合判断。

（二）病例定义

1. 疑似病例　符合流行病学史且有相应临床表现。

（1）流行病学史：发病前 7 天内在罗斯河病毒感染病例报告或流行地区旅行或居住；或者接触过疑似、临床诊断或确诊的罗斯河病毒病患者。

（2）临床表现：难以用其他原因解释的发热、皮疹、关节痛等。

2. 临床诊断病例　疑似病例且罗斯河病毒 IgM 抗体检测阳性，同时排除其他原因。

3. 确诊病例　疑似病例或临床诊断病例经实验室检测符合下列情形之一者：

（1）罗斯河病毒核酸检测阳性。

（2）分离出罗斯河病毒。

（3）恢复期血清罗斯河病毒 IgM 血清转化 IgG 抗体，或者 IgG 抗体滴度较急性期呈 4 倍以上升高，同时排除其他原因。

（三）鉴别诊断

需要和以下疾病进行鉴别诊断：

1. 主要与巴尔马（Barmah）森林病毒感染和基孔肯雅热进行鉴别诊断。罗斯河病毒和巴尔马（Barmah）森林病毒为甲病毒属第 1 组病毒，均可在澳大利亚发现，每年约有 500~1500 例临床病例。

2. 其他　与风疹、传染性单核细胞增多症、细小病毒 B19、IgA 血管炎、血清病、药物反应、多形红斑、系统性红斑狼疮等相鉴别。

细小病毒 B19 是唯一已知的会感染人类的细小病毒。它是传染性红斑的病因，传染性红斑是一种儿童期的引起发热性皮疹的自限性疾病。感染也可导致关节痛或关节炎。B19 感染还可表现为见于儿童和成人的非特异性热性疾病伴结缔组织病样综合征。

（四）传染病报告制度

各省份发现的首例罗斯河病毒感染病例的确诊，应由中国疾病预防控制中心实验室检测复核后予以确认。重症病例、死亡病例以及暴发疫情的指示病例和首发病例标本均应送至中国疾病预防控制中心实验室进行复核检测。

各级各类医疗机构发现罗斯河病毒病疑似病例、临床诊断病例或确诊病例时，应于24小时内通过国家疾病监测信息报告管理系统进行网络直报，报告疾病类别选择"其他传染病中的罗斯河病毒病"，如为输入性病例须在备注栏注明来源地区，统一格式为"境外输入/X国家或地区"或"境内输入/×省×市×县"。

各县（区）内出现首例病例，暂按照突发公共卫生事件要求在2小时内向所在地县级卫生计生行政部门报告，并同时通过突发公共卫生事件信息报告管理系统进行网络报告。接到报告的卫生计生行政部门应当在2小时内向本级人民政府和上级卫生计生行政部门报告。

【治疗】

甲病毒属感染相关关节炎的治疗是非特异性的。NSAIDs是罗斯河病毒疾病的最佳治疗。

本病无特效抗病毒药物治疗，主要为对症支持治疗。

（一）一般治疗

罗斯河病毒病通常症状较轻，不需要做出特别处理，以对症治疗为主，加强营养支持。在排除登革热之前避免使用阿司匹林等非甾体抗炎药物治疗。

（二）对症治疗

1. 高热不退患者可服用解热镇痛药，如对乙酰氨基酚，成人用法为250~500mg/次、每日3~4次，儿童用法为10~15mg/（kg·次），可间隔4~6小时1次，24小时内不超过4次。儿童应避免使用阿司匹林以防并发Reye综合征。

2. 伴有关节痛患者　可使用布洛芬，成人用法为200~400mg/次，4~6小时1次，儿童5~10mg/（kg·次），每日3次。

【预后】

单纯镇痛药通常对严重程度较轻的疾病有效；通常不需要糖皮质激素，因其存在潜在副作用，非甾体抗炎药是罗斯河病毒疾病的最佳治疗。

罗斯河病毒病为自限性疾病，仅25%~45%出现症状，无症状感染者预后良好。有症状感染者可致多发性关节炎。

【预防与控制措施】

目前尚无针对罗斯河病毒病的特异性预防疫苗。主要是做好防蚊、灭蚊措施，消灭滋生场所和消灭蚊幼虫。

做好环境卫生是防蚊最基本的措施。

防蚊：穿戴可使尽可能多的身体部位得到覆盖的衣服（最好是浅色衣服）；采用纱网、门窗紧闭以及在蚊帐内睡觉等物理屏障，尤其是在伊蚊最为活跃的白天当中，防止蚊虫叮咬。

灭蚊：如将水桶、花盆或者汽车轮胎等可能蓄水的容器实施排空、保持清洁或者加以覆盖，避免蚊虫滋生的地方。对无法清除的大中型水体，采用抽水排放、养鱼、投放灭蚊蚴缓释剂等办法控制蚊虫滋生；对防蚊闸等基础设施要加强管理和维护；改善和动员社区参与，实现持续蚊媒控制。目前，杀灭蚊幼虫的药剂主要为有机磷类杀虫剂和昆虫生长调节剂，采用的方法主要是对滋生水体进行常量喷洒。昆虫生长调节剂可制成颗粒剂撒放于滋生水体中，具有很好的持效性，并且对环境友好，是幼虫防治重点推荐的药剂。我国使用最广泛的且可获得的杀虫剂有拟除虫菊酯类、有机磷类和昆虫生长调节剂。

驱蚊：使用蚊子驱避剂。美国疾病预防与控制中心推荐了四种经美国环保局（EPA）批准的能有效持久保护的驱蚊产品，包括避蚊胺（DEET）、埃卡瑞丁（picaridin）、柠檬桉油（oil of lemon eucalyptus，OLE）或其中的有效成分对-孟烷-3，8-二醇（PMD）和伊默宁（又称 IR3535，驱蚊酯）。EPA 将避蚊胺和埃卡瑞丁视为传统驱避剂，而柠檬桉油和伊默宁分别为来自天然和化学合成的生物驱避剂。

（一）预防输入及本地传播

1. 关注国际疫情动态　密切追踪罗斯河病毒病国际疫情进展信息，动态开展风险评估，为制定和调整本地防控策略与措施提供依据。

2. 根据需要发布旅行健康提示　各地卫生计生部门协助外交、教育、商务、旅游及出入境检验检疫等部门做好前往罗斯河病毒病流行区旅行者、居住于流行地区的中国公民及从流行地区归国人员的宣传教育和健康提示。

3. 对群众开展健康教育　若发现输入病例或者出现本地传播，当地卫生计生行政部门要组织做好对群众的健康教育。健康教育要点为：防止蚊虫叮咬，若出现发热、皮疹及关节痛等症状或体征要及时就医。

4. 做好口岸卫生检疫　卫生检疫部门一旦发现疑似病例，应及时通报卫生计生部门，共同做好疫情调查和处置。

（二）病例监测与管理

1. 病例监测与早期发现　各级各类医疗机构发现发热、皮疹及多发性关节炎关节痛的患者，应注意了解患者的流行病学史（流行地区旅行史），考虑本病的可能，并及时采样送检。

2. 流行病学调查　对相关病例进行个案调查，重点调查病人发病前 1 周的活动史，查明可疑感染地点，寻找感染来源；同时调查发病后 1 周的活动史，开展病例搜索，评估发生感染和流行的风险。

3. 病例搜索　对于输入病例，应详细追查旅行史，重点在与其共同出行的人员中搜索。如病例从入境至发病后 1 周曾在本县（区）活动，还应在其生活、工作区域搜索可疑病例。

在出现本地感染散发病例时，以病例住所或与其相邻的若干户、病例的工作地点等活动场所为中心，参考伊蚊活动范围划定半径 200 米之内空间范围为核心区，1 例感染者可划定多个核心区，在核心区内搜索病例。可根据城区或乡村不同建筑类型，推测伊蚊活动范围，适当扩大或缩小搜索半径。

4. 病例管理　防蚊隔离期限为从发病之日起至患者血液标本中连续两次病毒核酸检测阴性，两次实验室检测间隔不少于 24 小时；如果缺乏实验室检测条件则防蚊隔离至发病后7天。防蚊措施包括病房/家庭安装纱门、纱窗,清除蚊虫滋生环境;患者采取个人防蚊措施,如使用蚊帐、穿长袖衣裤、涂抹驱避剂等。

医疗卫生人员在开展诊疗及流行病学调查时,应采取标准防护措施。在做好病例管理和一般院内感染控制措施的基础上,医疗机构特别是收治病例的病区,应严格落实防蚊灭蚊措施,防止院内传播。病例的尿液、唾液及其污染物的处理按照《医院感染管理办法》和《医疗废物管理条例》等相关规定执行。

（三）媒介监测与控制

有媒介分布地区,除做好上述工作外,还需做好媒介监测与控制工作。

1. 日常监测与控制 各级卫生计生行政部门负责领导并组织当地疾病预防控制机构开展以社区为基础的伊蚊和库蚊密度监测,包括伊蚊和库蚊种类、密度、季节消长等。日常监测范围、方法及频次要求同登革热,可参照《登革热媒介伊蚊监测指南》中的常规监测进行。

当发现媒介伊蚊和库蚊布雷图指数及诱蚊诱卵器指数超过20时,应及时提请当地政府组织开展爱国卫生运动,清除室内外各种媒介伊蚊的滋生地及开展预防性灭蚊运动,降低伊蚊和库蚊密度,以降低或消除罗斯河病毒病等蚊传疾病的暴发风险。

2. 应急监测与控制 当有罗斯河病毒病病例出现且以疫点为圆心200米半径范围内布雷图指数或诱蚊诱卵指数≥5、警戒区（核心区外展200米半径范围）≥10时,其他区域布雷图指数或诱蚊诱卵器指数大于20时,应启动应急媒介伊蚊控制。

媒介伊蚊和库蚊应急控制要点包括:做好社区动员,开展爱国卫生运动,做好蚊虫滋生的清理工作;教育群众做好个人防护;做好病例和医院防蚊隔离;采取精确的疫点应急成蚊杀灭;根据媒介伊蚊抗药性监测结果指导用药,加强科学防控等。通过综合性的媒介伊蚊防控措施,尽快将布雷图指数或诱蚊诱卵器指数控制在5以下。

（四）宣传与沟通

存在流行风险的地区应全民动员,采取多种有效形式,以通俗易懂的方式开展健康教育活动。宣传要点包括:罗斯河病毒病主要由伊蚊（俗称花斑蚊或花蚊子）和库蚊叮咬传播;伊蚊在室内外的水缸、水盆、轮胎、花盆、花瓶等积水容器中滋生繁殖;翻盆倒罐清除积水,清除蚊虫滋生地可以预防罗斯河病毒病流行;在发生疫情的地区要穿长袖衣裤,在身体裸露部位涂抹防蚊水、使用驱蚊剂或使用蚊帐、防蚊网等防止蚊虫叮咬。

除一般旅行健康提示外,应提醒谨慎前往罗斯河病毒病流行的国家或地区,如确需赴这些国家或地区时,应严格做好个人防护措施,防止蚊虫叮咬。若怀疑可能感染罗斯河病毒时,应及时就医,主动报告旅行史,并接受医学随访。

（五）培训和实验室能力建设

1. 强化医务人员培训,提高疾病识别能力 开展医务人员诊疗知识培训,提高疾病诊断与识别能力。重点地区应在每年流行季节前,结合登革热、基孔肯雅热的防控工作开展基层医务人员罗斯河病毒病相关知识的强化培训,增强对罗斯河病毒病的认识,及时发现和报告疑似罗斯河病毒感染病例。

2. 建立罗斯河病毒检测能力 建立和逐步推广罗斯河病毒的实验室检测技术。各省级疾病预防控制中心要尽快建立实验室检测的相关技术和方法,做好实验室技术和试剂储备,逐步提高基层疾病预防控制中心对该病的实验室检测能力,以应对可能发生的疫情。

主要参考文献

[1] Edwards AM. An unusual epidemic. Med J Aust, 1928, 1：664-665.

[2] Nimmo JR. An unusual epidemic. Med J Aust, 1928, 1：549-550.

[3] 赵春生，蒋廉华，余兴龙，等. 从海南省蝙蝠脑中分离出1株罗斯河病毒及其血清抗体调查. 中国兽医学报，1997，17（3）：241-243.

[4] Harley D, Sleigh A, Ritchie S. Ross River Virus transmission, infection, and disease：a cross-disciplinary review. Clin Microbiol Rev, 2001, 14（4）：909-932.

[5] Centers for Disease Control and Prevention. Ross River virus disease. https：//wwwnc. cdc. gov/travel/diseases/ross-river-virus-disease.

[6] Soden M, Vasudevan H, Roberts B, et al. Detection of viral ribonucleic acid and histologic analysis of inflamed synovium in Ross River virus infection. Arthritis Rheum, 2000, 43（2）：365-369.

[7] Way SJ, Lidbury BA, Banyer JL. Persistent Ross River virus infection of murine macrophages：an in vitro model for the study of viral relapse and immune modulation during long-term infection. Virology, 2002, 301（2）：281-292.

[8] Gerszten RE, Garcia-Zepeda EA, Lim YC, et al. MCP-1 and IL-8 trigger firm adhesion of monocytes to vascular endothelium under flow conditions. Nature, 1999, 398（6729）：718-723.

[9] Mateo L, La Linn M, McColl SR, et al. An arthrogenic alphavirus induces monocyte chemoattractant protein-1 and interleukin-8. Intervirology, 2000, 43（1）：55-60.

[10] Lidbury BA, Rulli NE, Musso CM, et al. Identification and characterization of a ross river virus variant that grows persistently in macrophages, shows altered disease kinetics in a mouse model, and exhibits resistance to type I interferon. J Virol, 2011, 85（11）：5651-5663.

[11] Reusken C, Cleton N, Medonça Melo M, et al. Ross River virus disease in two Dutch travellers returning from Australia, February to April 2015. Euro Surveill, 2015, 20（31）. pii：21200.

第二十九节 野生脊髓灰质炎病毒感染
（朱翠云 卢洪洲）

野生脊髓灰质炎病毒感染是指由野生脊髓灰质炎病毒引起的、严重危害儿童健康的急性传染病，脊髓灰质炎病毒为嗜神经病毒，主要侵犯中枢神经系统的运动神经细胞，以脊髓前角运动神经元损害为主。患者多为5岁以下的儿童，主要症状是发热，全身不适，严重时肢体疼痛，发生分布不规则和轻重不等的弛缓性瘫痪，俗称小儿麻痹症。脊髓灰质炎临床表现多种多样，包括程度很轻的非特异性病变、无菌性脑膜炎（非瘫痪性脊髓灰质炎）和各种肌群的弛缓性无力（瘫痪性脊髓灰质炎）。脊髓灰质炎患者由于脊髓前角运动神经元受损，与之有关的肌肉失去了神经的调节作用而发生萎缩，同时皮下脂肪、肌腱及骨骼也萎缩，使整个机体变细。

【病因】

脊髓灰质炎病毒按病毒来源分为野生脊髓灰质炎病毒和疫苗衍生型脊髓灰质炎病毒。野生脊髓灰质炎病毒是自然存在的已知或认为在社区中持续循环的分离物，而疫苗衍生型脊髓灰质炎是指减毒的口服脊髓灰质炎疫苗（OPV）病毒，主要是Sabin株。

野生脊髓灰质炎病毒为小核糖核酸病毒科，肠道病毒属，直径约 27~30nm，核衣壳为立体对称 20 面体，含 60 个壳微粒，无包膜，属于单股、正链核糖核酸。根据抗原不同可分为三种血清型：1 型、2 型和 3 型，各型间很少交叉免疫，分别可用相应的免疫血清作中和试验定型，3 型间基因组核苷酸序列有 36%~52% 的差异。野生脊髓灰质炎病毒在外界环境中有较强的生存力，在污水和粪便中可存活数月，冰冻条件下可保存几年，在酸性环境中较稳定，不易被胃酸和胆汁灭活，耐乙醚和乙醇，但加热至 56℃ 以上、甲醛、2% 碘酊、各种氧化剂如过氧化氢溶液、含氯石灰、高锰酸钾等，均能使其灭活。该病毒可用人胚肾、人胚肺、猴肾、Hela、Vero 等多种细胞培养来分离病毒及制备疫苗。

现已消除 2 型野生脊髓灰质炎病毒。最后一例 2 型野生脊髓灰质炎病毒于 1999 年在印度检出。目前已进入消灭脊髓灰质炎的最后阶段，只有 1 型和 3 型野生脊髓灰质炎病毒仍在流行区传播。两者皆有高度传染性，均能引致麻痹性脊灰。1 型是最普遍的脊髓灰质炎病毒，而 3 型很罕见。

【发病机制】

野生脊髓灰质炎病毒经口咽或消化道进入体内，先在鼻咽部及胃肠道内复制，然后逐渐侵犯相关淋巴组织，大多数人感染后，机体可产生相应保护性抗体，病毒不进入血液，不出现症状或仅有轻微不适，表现为隐性感染。若机体抵抗力较低，病毒可入血先引起较轻的病毒血症（即第一次病毒血症），若病毒未侵犯神经系统，机体免疫系统又能清除病毒，患者可不出现神经系统症状，为顿挫型；少部分患者因病毒毒力强或血中抗体不足，病毒随血流扩散至全身淋巴组织或其他组织中进一步增殖，大量复制并再度入血形成较为严重的病毒血症（即第二次病毒血症），病毒通过血脑屏障，侵入中枢神经系统，在脊髓前角运动神经细胞中增殖，引起细胞坏死，若运动神经元受损严重，则导致肌肉瘫痪，引起瘫痪期症状。可引起瘫痪的高危因素包括过度疲劳、剧烈运动、肌内注射、扁桃体摘除术和遗传因素等。在瘫痪刚发生的几日内病毒在脊髓的复制量可达最大，但一周后病毒即无法检出，而遗留的局部炎症反应则可持续存在达数月之久，除神经系统病变之外，肠壁及其他淋巴组织亦可发生退行性或增生性病变，偶见局灶性心肌炎、间质性肺炎及肝、肾等其他脏器病变。

【流行病学】

（一）传染源
人是脊髓灰质炎病毒的唯一自然宿主，隐性感染和轻症瘫痪型病人是本病的主要传染源，其中隐性感染者、既往无症状病毒携带者约占 90% 以上。瘫痪型在传播上意义不大。

（二）传播途径
主要传播方式是粪-口感染，感染初期主要通过患者鼻咽排出病毒，随着病程进展病毒随之由粪便排出，粪便带毒时间可长达数月之久，通过污染的水、食物以及日常用品可使之播散。

此外，口服的减毒活疫苗在通过粪便排出体外后，在外界环境中有可能恢复毒力，从而感染其他易感者，成为疫苗衍生脊髓灰质炎。

（三）人群易感性

人群普遍易感，感染后获持久免疫力并具有型特异性。抗体可通过胎盘（IgG）及母乳（含分泌型IgA）由母体传给新生儿，这种被动免疫在出生后6个月中逐渐消失，年长儿大多经过隐性感染获得免疫力，抗体水平再度增长，故6个月以上小儿发病率逐渐增高，至5岁后又降低，到成人时多具有一定免疫力。

（四）流行情况

在三株野生脊髓灰质炎病毒中（1型、2型和3型），2型野生脊髓灰质炎病毒已于1999年得到消灭。自2012年11月尼日利亚最后一个报告病例以来，世界各地没有发现3型野生脊髓灰质炎病毒病例。

自1988年全球消灭脊髓灰质炎行动启动以来，脊髓灰质炎病例数量减少了99%以上，从当时逾125个流行国家中估计的35万例病例，下降至2016年的37例报告病例。1994年，世界卫生组织美洲区域被认证为无脊髓灰质炎。随后，2000年世界卫生组织西太平洋区域以及2002年6月欧洲区域也获得认证。2014年3月27日，世界卫生组织东南亚区域被认证为无脊髓灰质炎地区，这意味着野生脊髓灰质炎病毒的传播在横跨印度尼西亚和印度的这一11个国家群组中已经得到阻断。这一成就标志着在全球消灭疾病方面迈出了一大步，现在世界上有80%的人口生活在无脊髓灰质炎地区。目前，全世界只有尼日利亚、印度、巴基斯坦和阿富汗等国是野生脊髓灰质炎高发国家，只要还有一名儿童感染有脊髓灰质炎病毒，所有国家的儿童就仍有感染该疾病的危险。如果不能将这些最后仍然持续发生脊髓灰质炎传播的情况加以消灭，在十年之内就会使全世界每年出现的新发病例多达20万例。

【临床表现】

本病潜伏期5~35天，一般为8~12天，临床上可分为多种类型：①轻型（隐性感染）；②顿挫型；③无瘫痪型；④瘫痪型。本病90%以上为轻型病例，仅可从粪便或鼻咽部分泌物中分离出病毒抗体。顿挫型，占4%~8%，通常无特异性临床表现，仅有发热（2~3天）、头痛、乏力、咽喉肿痛，或纳差、恶心、腹痛等消化道症状，一般不伴有神经系统症状体征。无瘫痪型与顿挫型相比，主要区别为脑膜刺激征的出现，但其临床表现与其他肠道病毒引起的脑膜炎难以鉴别，此外，全身症状也较顿挫型为重。瘫痪型主要可分为以下各期：

1. 前驱期 主要症状为发热、乏力、多汗，可伴咽痛、咳嗽等呼吸道症状或食欲下降、恶心、呕吐、腹痛等不适，持续1~4天。若病情不发展，即为顿挫型。

2. 瘫痪前期 多数患者由前驱期进入本期，少数于前驱期症状消失后1~6天再次发热进入本期，亦可无前驱期症状而从本期开始。患儿出现高热、头痛、恶心呕吐，烦躁或嗜睡/感觉过敏、肢体强直灼痛。体检可有颈抵抗或凯尔尼格（Kernig）征、布鲁津斯基（Brudzinski）征阳性。三脚架征，即患儿坐起时因颈背强直不能屈曲，坐起时需要双手后撑床上而呈"三脚架"状；吻膝试验阳性即患者坐起、弯颈时下颌不能接触膝部。可伴有交感神经功能紊乱而出现面色潮红、多汗、括约肌功能障碍等表现。后期可有腱反射减弱或消失。如病情到此为止，3~5天后热退，即为无瘫痪型，如病情继续发展，则常在瘫痪前12~24小时出现腱反射改变，最初是浅反射，以后是深腱反射抑制，因此早期发现反射改变有重要临床诊断价值。

3. 瘫痪期 临床上无法将此期与瘫痪前期截然分开，一般于起病后3~10天或第二次发热后1~2天出现不对称性肌群无力或弛缓性瘫痪，多于体温开始下降时出现，瘫痪前可有肌力减弱，伴腱反射减弱或消失，并逐渐加重。无感觉障碍，瘫痪早期可伴发热和肌痛，多数患者随发热而加重，热退后瘫痪不再进展。大小便功能障碍少见。根据病变部位可分为以下几型。

（1）脊髓型：此型最为常见。表现为弛缓性瘫痪，不对称，腱反射消失，肌张力减退，因病变多在颈、腰部脊髓，故四肢瘫痪，尤以下肢瘫痪居多。近端肌群较远端肌群受累重，出现早。躯干肌群瘫痪时头不能直立，颈背无力，不能坐起和翻身。颈胸部脊髓病变严重时可累及呼吸肌而影响呼吸运动，表现呼吸浅速、咳嗽无力等。

（2）延髓型：又称球麻痹型，系延髓和脑桥受损所致。呼吸中枢受损时出现呼吸不规则，呼吸暂停，严重时出现呼吸衰竭。血管运动中枢受损时可有血压和脉率变化，乃至循环衰竭。脑神经受损时则出现相应的神经麻痹症状和体征，以面神经及第X对脑神经损伤多见。

（3）脑型：此型少见。表现为高热、头痛、烦躁、惊厥或嗜睡，可有神志改变，有上运动神经元痉挛性瘫痪表现。

（4）混合型：以上几型同时存在的表现。

4. 恢复期 一般在瘫痪后1~2周，瘫痪从肢体远端开始恢复，持续数周至数月，轻型病例1~3个月可基本恢复，一般病例8个月内可完全恢复，严重者需6~18个月或更长时间。

5. 后遗症期 瘫痪1~2年后仍不恢复为后遗症。若不积极治疗，则长期瘫痪的肢体可发生肌肉萎缩、肢体畸形。部分瘫痪型病例在感染后25~35年发生进行性神经肌肉软弱、肌肉萎缩、疼痛，受累肢体瘫痪加重，称为脊髓灰质炎后肌肉萎缩综合征（post-poliomyelitis syndrome）。

【实验室检查】

（一）血常规

白细胞多正常，早期及继发感染时可增高，以中性粒细胞为主。急性期血沉增快。

（二）脑脊液

脑脊液改变类似于其他病毒所致的脑膜炎。颅压可略高，细胞数稍高，早期中性粒细胞为主，后以淋巴细胞为主。热退后细胞数迅速降至正常，蛋白可略高，呈蛋白-细胞分离现象。少数患者脑脊液可始终正常。

（三）病原学检测

1. 病毒核酸检测 应用聚合酶链反应（polymerase chain reaction，PCR）核酸扩增技术检测脑脊液中脊髓灰质炎病毒RNA，可用于疾病早期诊断。

2. 病毒分离 起病一周内咽部及粪便内可分离出病毒，也可从血液或脑脊液中分离病毒，多次送检可增加阳性率。该方法敏感性低于PCR。

（四）血清学检查

可用中和试验、补体结合试验及酶标等方法检测特异抗体，其中以中和试验较常用，阳性率及特异性均较高。通过比较急性期和恢复期的血清病毒滴度而做出血清学诊断，常用于回顾性诊断。

【诊断】

根据流行病学资料，当地有本病发生，未服用疫苗者接触患者后发生多汗、烦躁、感觉过敏、颈背疼痛、强直、腱反射消失等现象，应疑及本病。瘫痪出现前多不易诊断，弛缓性瘫痪的出现有助于诊断。流行病学资料对诊断起重要作用，病毒分离和血清特异性抗体检测可确诊。

前驱期需和上呼吸道感染、流行性感冒、胃肠炎等鉴别。瘫痪前期病人可与各种病毒性脑炎、化脓性脑膜炎、结核性脑膜炎及流行性乙型脑炎相鉴别。瘫痪病人还应和与其他急性迟缓性麻痹（AFP）如感染性多发神经根炎（吉兰-巴雷综合征）、急性脊髓炎、重症肌无力、周期性瘫痪以及其他肠道病毒感染等疾病相鉴别。

【治疗】

目前尚无特效抗病毒治疗，无药物可控制瘫痪的发生和发展，主要是对症处理和支持治疗。

治疗原则是对症处理，预防及处理合并症，康复治疗。

1. 卧床休息 患者卧床持续至热退1周，隔离40天，避免体力活动至少2周。卧床时使用踏脚板使脚和小腿有一正确角度，以利于功能恢复。

2. 对症治疗 可使用退热镇痛剂、镇静剂缓解全身肌肉痉挛和疼痛；轻微被动运动可减少肌肉萎缩、避免畸形发生。

3. 瘫痪期

（1）正确的姿势：患者卧床时身体应呈一直线，膝部稍弯曲，髋部及脊柱可用板或沙袋使之挺直，踝关节呈90°。疼痛消失后立即做主动和被动锻炼，以防肌肉萎缩和避免骨骼畸形。

（2）适当的营养：应给予营养丰富的饮食和大量水分，维持电解质平衡。如因环境温度过高或热敷引起出汗，则应补充钠盐；厌食时可用胃管保证食物和水分摄入。

（3）药物治疗：促进神经传导功能药物如地巴唑；增进肌肉张力药物如加兰他敏等；神经细胞营养药物如维生素 B_1、维生素 B_{12} 等，一般在急性期后使用。继发感染者选用适宜的抗生素治疗。

（4）延髓型瘫痪：①保持呼吸道通畅：采用低头位（床脚抬高呈20°~25°）以免唾液、食物、呕吐物等吸入，最初数日使用静脉途径补充营养，避免胃管喂养，如气管内分泌物较多，应及时吸出，防气道梗阻；②每日测血压2次，如有高血压脑病，应及时处理；③声带麻痹、呼吸肌瘫痪者，需行气管切开术，通气受损者，则需机械辅助呼吸。

4. 恢复期及后遗症期 体温恢复正常，肌肉疼痛消失和瘫痪停止发展后，应尽早开始主动和被动锻炼，防止肌肉萎缩。也可采用针灸、按摩及理疗等，促进功能恢复，严重肢体畸形可手术矫正。

【预后】

每200例感染病例中会有一例出现不可逆转的瘫痪。在瘫痪病例中，5%~10%的患者因呼吸肌麻痹而死亡。

【预防】

脊髓灰质炎没有特效药，只能采取预防措施。多次接种脊髓灰质炎疫苗，可使儿童获得终身保护。

1. 管理传染源　早期发现病人，及时疫情报告。自起病之日起至少隔离 40 天，最初 1 周强调呼吸道和胃肠道隔离。密切接触者应医学观察 20 天，对于病毒携带者应按患者的要求隔离。

2. 切断传播途径　急性期病人粪便用含氯消毒剂浸泡消毒后再排放。沾有粪便的尿布、衣裤应煮沸消毒，被服应日光曝晒。

3. 保护易感人群　目前，全球消灭脊髓灰质炎行动总共使用四种脊髓灰质炎疫苗阻断脊髓灰质炎传播：口服脊髓灰质炎减毒活疫苗（oral poliovirus vaccine，OPV），单价口服脊髓灰质炎减毒活疫苗（mOPV1 和 mOPV3），双价口服脊髓灰质炎减毒活疫苗（bOPV）和灭活脊髓灰质炎疫苗（inactivated poliovirus vaccine，IPV）。

OPV：口服，使用方便，95% 以上接种者可产生长期免疫，但由于是活病毒，故不可用于免疫功能缺陷者或免疫抑制剂治疗者，优点为成本低、易于接种、可诱导黏膜免疫、传播疫苗病毒给未经免疫接种的接触者，能预防野生脊髓灰质炎病毒传播；而主要的缺点是罕见情况下 OPV 可引起疫苗相关的麻痹型脊髓灰质炎（vaccine-associated paralytic poliomyelitis，VAPP）。三价 OPV 是全世界常规疫苗接种使用的主要口服脊髓灰质炎疫苗，但在 2016 年 4 月之后，三价疫苗就会被替换为 1 型和 3 型的 OPV，这是因为 WHO 计划在接下来的 4~5 年内全面停用所有的 OPV，而计划的第一步就是全球同步替换三价疫苗。免疫程序一般首次免疫从 2 月龄开始，2、3、4 月龄各服 1 次，4 岁时再加强免疫一次。

IPV：较为安全，可用于免疫功能缺陷者及接受免疫抑制剂治疗者，但价格昂贵，免疫维持时间短，需要重复注射，是发达国家优先采用的疫苗，因为这种疫苗不会引起 VAPP。IPV 的血清转化率和抗体滴度取决于疫苗接种的剂次、疫苗接种的间隔时间、首剂疫苗接种时的年龄，以及母体的抗体水平。一般来说，如果在婴儿 2 月龄、4 月龄和 6~18 月龄时接种 3 剂，则血清转化率预计可达 95% 以上。IPV 不能预防野生脊髓灰质炎病毒传播。

全球脊髓灰质炎免疫接种实践已开始了从 OPV 到 IPV 的阶段性过渡，以期在 2018 年前实现全球清除脊髓灰质炎。

主要参考文献

[1] World Health Organization. Poliomyelitis. http：//www. who. int/mediacentre/factsheets/fs114/en/.

[2] Wright PF, Kim-Farley RJ, de Quadros CA, et al. Strategies for the global eradication of poliomyelitis by the year 2000. N Engl J Med, 1991, 325（25）：1774-1779.

[3] Garon J, Seib K, Orenstein WA, et al. Polio endgame：the global switch from tOPV to bOPV. Expert Rev Vaccines, 2016, 15（6）：693-708.

[4] World Health Organization. Polio vaccines：WHO position paper, January 2014. Wkly Epidemiol Rec, 2014, 89（9）：73-92.

[5] 李兰娟，任红. 传染病. 第 8 版. 北京：人民卫生出版社，2013.

[6] Arita M. Poliovirus Studies during the Endgame of the Polio Eradication Program. Jpn J Infect Dis，2017，70（1）：1-6.

第三十节 裂 谷 热

（朱翠云 卢洪洲）

裂谷热也称立夫特谷热（Rift Valley fever），是由裂谷热病毒也称立夫特谷热病毒（Rift Valley fever virus，RVFV）引起、由节肢动物传播的急性传染病。1931 年首次在肯尼亚证实了本病的存在，并分离到病毒。人感染裂谷热病毒后多无症状，少数可有发热、头痛、视网膜炎、出血等表现。临床特点为突然发热（常为双相热）、头痛、肌肉关节疼痛等，重症病例可表现为多脏器受累。按病情轻重分为轻度和重度，出现眼部反应、出血热症状、脑膜炎症状属于重度裂谷热。本病主要流行于非洲，亚洲中东地区也有报道。2000 年以来已报道出现人间重度裂谷热的疫情国家有 11 个，分别是沙特阿拉伯、也门、埃及、肯尼亚、索马里、坦桑尼亚、苏丹、马达加斯加、南非共和国、毛里塔尼亚共和国和尼日尔共和国。2016 年 7 月 23 日，我国报道首例裂谷热输入性病例。

【病因】

RVFV 属于布尼亚病毒科白蛉病毒属。直径约 90~110nm，球形，有包膜。基因组为分节段的单股 RNA，分为 L、M、S 三个片段，长度分别为 6.4kb、1.7kb 和 3.9kb，其中 L 和 M 片段为负链 RNA，S 片段为双义 RNA。L 片段编码 RNA 依赖的 RNA 聚合酶，M 片段可编码至少 4 种产物：糖蛋白 Gn 和 Gc、NSm（14kDa）和一种 NSm 与 Gn 的融合蛋白（78kDa），S 片段编码病毒核蛋白和 NSs（31kDa）。

RVFV 可在 Vero、BHK-21 和 C6/36 等细胞中繁殖并产生细胞病变。可感染鸡胚、大鼠、小鼠、仓鼠和猴等实验动物和家禽，并产生高滴度病毒。

RVFV 对理化因素的抵抗力较强，能够抵抗 0.5% 石炭酸 6 个月，56℃ 40 分钟才可灭活，在-60℃ 以下，病毒可存活多年。病毒对酸（pH 3.0 以下）、脂溶剂、去污剂和甲醛敏感。

【流行病学】

（一）传染源

RVFV 主要在家畜（如绵羊、山羊、牛、水牛和骆驼等）中引起流行或暴发，是本病的主要传染源。

（二）传播途径

1. 直接接触受染动物组织、血液、分泌物和排泄物或食用未煮熟的肉、奶等。

2. 蚊虫传播，伊蚊、库蚊、按蚊和其他很多蚊种均可传播，但以伊蚊为主。

3. 因气溶胶导致的实验室感染偶有报道，但很少见，尚未有人-人传播的报道。

（三）人群易感性

人对 RVFV 普遍易感，多为隐性感染，病后可产生持续免疫力。

（四）流行特征

1. 地区分布　裂谷热主要分布于非洲东部和南部，主要流行的国家为肯尼亚、津巴布韦、赞比亚、纳米比亚、索马里、坦桑尼亚、莫桑比克、马达加斯加、南非、苏丹、毛里塔尼亚、埃及等，中东的沙特阿拉伯、也门也有本病的报道。

2. 人群分布　任何年龄均可感染发病，但儿童发病较少，男性多于女性，动物养殖和屠宰人员、兽医等为高危人群。

3. 季节分布　本病全年均可流行。季节分布主要与媒介的活动有关。

【发病机制】

裂谷热的发病机制尚未完全阐明。

病毒进入机体后，首先在侵入的局部组织中复制，通过淋巴系统转移至局部淋巴结进一步复制；继而进入血循环形成病毒血症，一般持续 4~7 天，出现发热等感染中毒症状，并可引起多脏器局灶性感染，以肝脏受累为著。动物实验证明，各器官病变部位和病毒复制部位相一致，病毒对细胞的损伤可能通过溶解效应所致。此外，还可能与免疫损伤有关。

血管炎和肝坏死是导致出血的关键性病变。严重的病毒血症和来自肝脏及其他受染细胞的广泛坏死导致促凝物质释放，终末毛细血管内皮细胞受损，纤维素沉着，纤维降解产物增加，促进血小板聚集、消耗，引起 DIC。肾小球毛细血管和近曲小管内可出现纤维素沉着，尿中出现红细胞、白细胞、管型、少尿甚至肾衰竭。

【病理改变】

皮肤、皮下组织和内脏器官表面浆膜广泛出血；肝中度肿大，有广泛坏死灶，并可融合成大片坏死，镜下可见肝细胞灶性坏死，可相互融合，病变广泛，多见于肝中带，肝细胞内可见嗜酸性变；脾脏充血肿大，包膜下出血，滤泡中淋巴细胞减少；肾皮质可见充血和点状出血，肾实质可见出血和肾小球毛细血管纤维素沉着，以肾小管病变为著；肾上腺肿大、皮质点状出血；脑组织和脑膜呈灶性细胞变性与炎症浸润。

【临床表现】

潜伏期：2~6 天，可短至数小时。

人感染 RVFV 大多为隐性感染，只有少数感染后有发热、肝炎、视网膜炎等症状。急性起病，发热，伴畏寒、寒战、头痛、乏力、肌肉关节疼痛；发热可持续数天，常为双相热。病程 4~7 天后体温恢复正常，症状改善，常在 2 周内完全恢复。部分病例可表现为多系统受累。按病情轻重分为轻度和重度，出现眼部反应、出血热症状、脑膜炎症状属于重度裂谷热。

1. 视网膜炎（0.5%~2%）　多发生在病程 1~3 周。表现为视物模糊或视力下降，有时产生盲点。严重时发生视网膜脱落。视力障碍可持续 10~12 周后自愈，无任何长期影响；不过当损伤发生在黄斑或严重出血和视网膜脱落，约 50% 的病人可导致单只眼或双眼永久性失明。此种疾病患者仅仅因为眼部反应而死亡的情况并不常见。

2. 出血综合征（不到 1%）　病程 2~4 天后出现，表现为皮肤黏膜黄染、斑疹、紫癜、瘀斑和广泛的皮下出血，穿刺部位出血、咯血、鼻出血、牙龈出血、月经增加、黑便、肝脾大。重症病例往往死于出血、休克及肝、肾衰竭。该病有出血热症状的患者的病死率很高，约为 50%。死亡往往发生在出现症状 3~6 天后。

3. 脑膜脑炎（不到 1%） 可单独出现，也可和出血综合征同时出现。病程 1~4 周突然发生脑炎症状，如剧烈头痛、记忆丧失、思维混乱、颈强直、眩晕、精神异常、定向障碍、遗忘、假性脑膜炎、幻觉、多涎、舞蹈样运动、惊厥、抽搐、偏瘫、昏睡、去大脑强直、昏迷甚至死亡。病程常大于 60 天的存活病例可有后遗症（如偏瘫）。病情可能会很严重，但死亡率不高。

该病总病死率随着流行情况的不同而存有很大差异，但总体来说，记录到的病死率尚不足 1%。大多数死亡的是有出血性黄疸症状的患者。

【实验室检查】

（一）一般检查

1. 血常规 病程 1~2 天白细胞可正常或轻度增高，伴中性粒细胞增多，继而白细胞下降，可 $<2\times10^9/L$，可出现血小板减少。出凝血时间、凝血酶原时间及凝血酶时间均延长，凝血因子 Ⅱ、Ⅴ、Ⅶ、Ⅸ 显著减少。纤维蛋白原减少和血纤维蛋白降解产物增多。

2. 尿常规 可见少量尿蛋白、红细胞、管型。

3. 肾功能 血肌酐、尿素氮增高。

4. 肝生化 血清 ALT、AST 均可增高，可伴 TBIL 增高。

5. 脑脊液 压力增高，蛋白轻度增高，细胞数增加，以淋巴细胞为主，糖和氯化物正常。

（二）血清学检查

1. 血清特异性 IgM 抗体检测 多采用 IgM 捕捉酶联免疫吸附试验（ELISA）法检测。一般情况下，病程第 5 天即可出现 IgM 抗体，可持续 2 个月。

2. 血清特异性 IgG 抗体 采用 ELISA、空斑减少中和试验（PRNT）及血凝抑制试验等方法检测。一般情况下，病程 1 周后出现 IgG 抗体。

（三）病原学检查

1. 病毒抗原检测 多采用 ELISA 法检测。动物试验表明，恒河猴感染后第 1~2 天就可检到特异性病毒抗原。

2. 核酸检测 采用 RT-PCR 等核酸扩增方法检测。病程 4 天内在多数患者的血清中可检测到病毒核酸。裂谷热患者若有出血性黄疸症状，血液中可检出病毒的时间会长达 10 天。

3. 病毒分离 采集发病 4 天内患者血清标本，用 Vero、BHK-21 和 C6/36 等敏感细胞进行病毒分离。

【诊断】

（一）诊断依据

1. 流行病学资料 生活在裂谷热流行地区或到疫区旅行，有患病动物接触史或蚊虫叮咬史。

2. 临床表现 发热（常为双相热）、头痛、乏力、肌肉关节疼痛，部分病例可表现为多系统受累。

3. 实验室检查

（1）病毒抗原阳性。

（2）血清特异性 IgM 抗体阳性。

（3）恢复期血清特异性 IgG 抗体滴度比急性期增高 4 倍以上。

（4）从患者标本中检出 RVFV RNA。

（5）从患者标本中分离到 RVFV。

以上结果均可确诊。

（二）诊断

由于裂谷热症状变化多端且没有特异性，因此往往难以做出临床诊断，尤其是在病程初期时。裂谷热很难与其他病毒性出血热以及引起发热的许多其他疾病包括疟疾、志贺菌病、伤寒、黄热病等区分开来。得到只有参比实验室才可完成的检测结果后就可做出确切诊断。

1. 疑似病例 具有流行病学史和临床表现。

2. 确诊病例 疑似或临床诊断基础上具备诊断依据中实验室检查任一项者。

（三）传染病报告

各级医疗卫生机构发现符合病例定义的疑似和确诊病例时，应参照甲类传染病的报告要求，通过国家疾病监测信息报告管理系统进行网络直报，报告疾病类别选择"其他传染病"。符合《国家突发公共卫生事件相关信息报告管理工作规范（试行）》要求的，按照相应的规定进行报告。

【鉴别诊断】

需要与流感、乙脑、病毒性肝炎、布氏杆菌病、Q 热、其他各种病毒性出血热等鉴别。

1. 流行性感冒 全身中毒症状明显，表现为高热、头痛、全身酸痛，呼吸道症状较轻，高热持续 2~3 天后缓解，呈双峰热，确诊需病毒分离或血清学检查。

2. 乙脑 夏秋季流行，蚊虫叮咬，临床上以高热、意识障碍、抽搐、呼吸衰竭和脑膜刺激征。一般无肝损伤和出血症状。血液检测乙脑病毒 IgM 抗体阳性或者检测到乙脑病毒抗原、核酸可以确诊。

3. 病毒性肝炎 起病初可有畏寒、发热，体温 38℃左右，伴有全身乏力、食欲缺乏、厌油、恶心、呕吐和上腹胀不适。重症肝炎有出血倾向、肝性脑病，意识障碍，但无 DIC 出血表现。肝炎病毒标志物阳性可以确诊。

4. 布氏杆菌病 是通过从感染的动物未经高温消毒的奶制品传播的。主要的临床表现为伴或不伴局部体征的急性发热性疾病及慢性感染，临床上以长期发热、多汗（汗液带有一种强烈的、特殊的霉味）、关节疼痛，肝、脾及淋巴结肿大为特点。培养到布氏杆菌或者布氏杆菌抗体（试管凝集试验）效价>1：160 可确诊。

5. Q 热 一种分布广泛的人畜共患性感染，由贝纳柯克斯体（Coxiella burnetii）引起，可有急性和慢性表现，急性感染最常表现为自限性的流感样疾病、肺炎或肝炎。通常与动物接触有关。确诊主要依赖血清学检查。

6. 其他病毒性出血热　能够导致出血热的其他病毒，包括登革病毒、埃博拉病毒、马尔堡病毒、拉沙病毒、克里米亚-刚果出血热病毒和黄热病毒。这些疾病都可以引起严重的多器官系统疾病，伴有出血。疾病可以基于相关的流行病学依据和 PCR 或血清学试验来区分。

【治疗】

本病无特效药物治疗，大多数 RVF 为轻症病例且病程较短，无需特别治疗，对重症病例主要是对症和支持治疗。

（一）对症和支持治疗

1. 高热　给予物理降温，也可使用小剂量解热镇痛药，避免大量出汗。

2. 呕吐　给予甲氧氯普胺、维生素 B_6。

3. 出血　发现 DIC，可早期用肝素钠，应用酚磺乙胺（止血敏）、维生素 C 等，补充血容量、血浆、白蛋白、全血、纤维蛋白原、血小板等替代疗法治疗 DIC。

4. 肝损伤　保肝、退黄、营养支持，可用甘草酸制剂。

5. 颅内高压　密切观察生命体征、呼吸节律、瞳孔等变化，予 20% 甘露醇（1～2g/kg）快速静点脱水，必要时每 4 小时一次。

6. 肾衰竭　少尿、无尿、高血钾等时积极行血液透析。

同时注意维持水、电解质、酸碱平衡。

（二）抗病毒治疗

利巴韦林在动物实验和细胞培养中有抗 RVFV 作用，可考虑在早期试用。

【预后】

该病为自限性疾病，大部分病例可自愈，不到 5% 的病人发展为视网膜炎、出血综合征、脑膜脑炎。病死率约为 1%。

【预防】

裂谷热的预防主要采取以下措施。

（一）控制传染源

1. 加强口岸的动物及人间检疫工作，严防国外染病动物及人间病例输入我国。

2. 家畜的预防接种，有灭活疫苗和减毒活疫苗两种，应在动物疫情发生前接种。

（二）切断传播途径

1. 避免与患病动物组织、体液等接触，不食用未煮熟的肉、奶等。

2. 灭蚊防蚊。一旦有疫情报告，要立即在家畜养殖场所和人群密集地方，采取消除蚊虫滋生地、药物喷洒等多种措施减少蚊虫滋生，降低蚊媒密度，控制疫情播散。

（三）保护易感人群

目前尚无可供使用的人用疫苗。防护措施主要为：

1. 兽医、实验室人员或医护人员在接触染病动物或病人时，必须加强个人防护。在屠宰及出栏患病动物时做好个人防护。

2. 采取个人防蚊措施。

（四）裂谷热预测和气候模型

预测能够预知常常与暴发风险增加有关的气候条件，并且可以增进疾病控制。在非洲、沙特阿拉伯和也门发生的裂谷热疫情与高于平均水平的降雨期存有密切关联。植被对降雨量增加的反应，可通过遥感卫星图像很容易做出衡量和监测。另外，东部非洲的裂谷热暴发与厄尔尼诺/南方涛动现象暖期期间出现的强降雨有紧密联系。这些结论使人们能够使用卫星图像和天气/气候预报数据来成功开发裂谷热预测模型和早期预警系统。比如早期预警系统，可用于启动疫情初期的动物病例发现程序，使当局能够落实有关措施来避免即将发生的疾病流行。在新的《国际卫生条例（2005）》框架下，裂谷热疫情的预测和早期发现以及对扩散到新的地区危险性的综合评估，对于及时落实有效控制措施具有不可或缺的作用。

主要参考文献

［1］World Health Organization. Rift Valley fever. http：//www. who. int/mediacentre/factsheets/fs207/en/.

［2］卫生应急办公室（突发公共卫生事件应急指挥中心）. 卫生部办公厅关于印发埃博拉出血热等6种传染病预防控制指南和临床诊疗方案的通知（卫办应急发〔2008〕140号）. http：//www. nhfpc. gov. cn/bgt/pw10810/200807/24a950fca3b94ea4a5568aa934fdedda. shtml. 2008-07-23.

［3］World Health Organization. Rift Valley fever in China. http：//www. who. int/csr/don/02-august-2016-rift-valley-fever-china/en/.

第三十一节 拉 沙 热

（朱翠云　卢洪洲）

拉沙热（Lassa fever）是由拉沙病毒（Lassa virus）引起，主要经啮齿类动物传播的发生在西非的人畜共患的一种急性病毒性出血热疾病，20世纪50年代首次被发现，但直到1969年才分离出病毒。临床表现主要为发热、寒战、咽炎、胸骨后疼痛和蛋白尿，可出现多系统病变。本病主要在贝宁、几内亚、加纳、利比里亚、马里、塞拉利昂和尼日利亚等西非国家流行。总病死率为1%，但在住院患者中最高可达15%。早期的支持性护理，例如补液治疗或对症治疗有助于提高存活率。

【病因】

拉沙病毒属于沙粒病毒科，病毒直径约80~150nm（平均100nm），有包膜。拉沙病毒的基因组为2条双义单股负链RNA（S和L），S片段全长3.5kb，编码病毒的核蛋白（NP）和包膜糖蛋白（GP1、GP2），L片段全长7.2kb，编码病毒RNA多聚酶和Z蛋白。

拉沙病毒可在Vero细胞中繁殖，也可以感染多种动物如小鼠、仓鼠、豚鼠、恒河猴等。

拉沙病毒对理化因素的抵抗力较弱，对酸、热、紫外线、脂溶剂、去污剂等敏感。

【发病机制】

拉沙热的发病机制尚未完全阐明。目前认为拉沙病毒可通过损伤的皮肤或黏膜侵入，进入淋巴系统和血液循环。病毒在咽部淋巴组织内增殖，出现咽炎症状。导致多器官损伤的主要机制为病毒直接作用，以肝损伤最常见。出血主要为血小板和内皮细胞功能丧失所致。拉沙病毒可感染人树突状细胞（DC）和巨噬细胞（MP），但不引起 DC、MP 细胞凋亡。拉沙热患者血清中炎性介质升高，如 IL-8、干扰素诱导蛋白-10（IP-10）、IFN-γ、IL-12、IL-6、RANTES 等。在致死性患者中，IL-8 水平较低或检测不到。IP-10 可通过抑制内皮细胞功能，趋化 T 细胞和 NK 细胞参与感染和休克。重症病例表现为细胞免疫反应受到抑制。

【病理】

本病病例尸检资料较少，现有的少数病理所见多为非特异改变。肝脏为主要靶器官。

肝脏肿大、切面苍白。肝索和肝窦状隙可见凋亡小体。电镜下肝脏细胞内可见大量的拉沙病毒颗粒。肝细胞胞质致密可见嗜酸性包涵体，胞核固缩或消失。肝小叶内点、灶状坏死、出血，但其网状组织构架完好。炎症细胞较少，可见到库普弗细胞。

心、肺、肾、脑等器官可见充血、水肿。

淋巴结单核吞噬细胞增生，皮质、滤泡淋巴细胞减少。

【流行病学】

（一）传染源

拉沙病毒在自然界中的主要传染源和宿主为啮齿动物，以多乳鼠（Mastomys natalensis）为主，其次还有黑家鼠（Rattus rattus）和小鼷鼠（Mus minutoides）。多乳鼠感染拉沙病毒并不发病，但在其排泄物（如尿和粪便等）中含有病毒。

感染拉沙热的病人和隐性感染者亦为传染源，可导致医院内感染。

（二）传播途径

拉沙热为人畜共患疾病，人主要通过接触受染动物及其排泄物而感染。也可通过直接接触拉沙热患者的血液、尿、粪便或其他身体分泌物，以及通过污染的针头等感染。拉沙病毒可发生人际传播或医院内感染。尚无流行病学证据表明人与人之间可通过空气传播。

（三）人群易感性

人对拉沙病毒普遍易感，隐性感染及轻症病例占多数。

（四）流行特征

1. 地区分布　拉沙热主要分布于几内亚、利比里亚、塞拉利昂、尼日利亚、贝宁（2014 年 11 月首次诊断出该病）、加纳（2011 年 10 月首次诊断出该病）、马里（2009 年 2 月首次诊断出该病）等西非国家，在布基纳法索、中非共和国、冈比亚、科特迪瓦、塞内加尔等国家也存在拉沙病毒感染的血清学证据。据估计，每年新发病例数达 100 000 人以上，其中约 1000~3000 人死亡（病死率 1%~3%），住院患者的病死率为 15%~25%。

2. 人群分布　任何年龄均可感染发病，无性别、职业和种族差异。但在农村生活的人风险最大，那里通常可见 Mastomys 鼠，尤其是环境卫生不良或生活条件拥挤的社区。医务人员在护理拉沙热患者时，如缺少适当的隔离护理和感染控制规范，也会处在危险中。

3. 季节分布　无明显的季节性，全年均可流行。

4. 输入性　自 1969 年以来，美国、英国、德国、荷兰、以色列、日本、加拿大等国家均有输入性病例的发生。

【临床表现】

拉沙热的潜伏期为 2 到 21 天，平均 10 天。

起病较缓，约 80% 的人类感染表现为轻症或无症状。表现为发热（为稽留热或弛张热）、寒战、全身不适、虚弱、头痛、咽痛、咳嗽、恶心、呕吐、腹泻、弥漫性肌痛及胸腹部疼痛，常见眼部和结膜的炎症和渗出。少数病例在病程第 2 周在面、颈、躯干和臀部出现微小的斑丘疹。胸骨后疼痛、肝区触痛明显。发热一般持续 7~17 天，第 2~4 周开始恢复，多数患者周身虚弱乏力并持续数周。10% 的拉沙热患者会出现典型的面部和颈部肿胀，20% 的拉沙热患者会出现出血症状。

少数患者（5%~20%）在病程 3~6 天上述表现加重。病程后期可出现脑膜脑炎，可表现为震颤、肌阵挛性抽搐、癫痫样发作、定向力障碍、痴呆、嗜睡、昏迷等，致死性病例表现为多脏器功能障碍、衰竭。危重病例发病后通常在 14 天内因多器官衰竭死亡。

文献报道，重症儿童病例可出现严重全身水肿、口唇起疱、腹胀和出血等，病死率高。

恢复期可出现短暂性头发脱落、步态不稳、共济失调、听觉神经损伤等。

孕妇感染拉沙热后多为重症患者，病死率高，尤其在妊娠期后 3 个月，80% 的孕妇可发生流产和死胎。

后遗症：主要为神经精神系统后遗症，如听觉异常、耳聋，前庭功能障碍，幻觉、痴呆、躁狂、抑郁等。25% 的存活患者出现第八脑神经性耳聋。

【实验室检查】

（一）一般检查

1. 血常规检查　重症病例白细胞计数及中性粒细胞升高。

2. 尿常规检查　约 2/3 病例有蛋白尿。

3. 生化检查　可有 AST、ALT、BUN 升高。

（二）血清学检查

1. 血清特异性 IgM 抗体　多采用 IgM 捕捉 ELISA 的方法检测。IgM 抗体一般于发病后第 2 周出现。

2. 血清特异性 IgG 抗体　采用 ELISA、免疫荧光法（IFA）等方法检测，但 IFA 的敏感性较 ELISA 差。一般情况下，发病后第 3 周出现 IgG 抗体。

（三）病原学检查

1. 血清中特异性抗原　多采用 ELISA 法检测。一般情况下，拉沙病毒抗原于发病后第 1 周出现。

2. 核酸检测　采用 RT-PCR 等核酸扩增等方法检测。病程 5 天内大多数患者的血清中可检测到病毒核酸，发病后 30 天内在半数以上患者中仍可检到。

3. 病毒分离　采集发病 14 天内患者血清或全血标本，用 Vero 细胞进行病毒分离。需要在生物安全 4 级（biosafety level 4，BSL-4）实验室中完成。

【诊断】

(一) 诊断依据

1. 流行病学资料 生活在拉沙热流行地区或 3 周内有疫区旅行史。

2. 临床特点 发热、咽炎、胸骨后疼痛和蛋白尿可作为早期诊断线索。

3. 实验室检查

(1) 血清中特异性病毒抗原阳性。

(2) 血清特异性 IgM 抗体阳性。

(3) 恢复期血清特异性 IgG 抗体滴度比急性期有 4 倍以上增高。

(4) 从患者标本中检出拉沙病毒 RNA。

(5) 从患者标本中分离到拉沙病毒。

(二) 诊断

1. 疑似病例 具有流行病学史和临床表现。

2. 确诊病例 疑似或临床诊断基础上具备诊断依据中实验室检查任一项者。

(三) 鉴别诊断

由于拉沙热症状的变化多端和非特异性,往往难以进行临床诊断,尤其在病程初期。拉沙热很难与其他病毒性出血热例如埃博拉病毒病,以及引起发热的其他许多疾病例如流感、疟疾、志贺菌病、伤寒、黄热病等相区分。

1. 其他病毒性出血热 能够导致出血热的其他病毒包括登革病毒、埃博拉病毒、马尔堡病毒、裂谷热病毒、克里米亚-刚果出血热病毒和黄热病毒。这些疾病都可以引起严重的多器官系统疾病,伴有出血。疾病可以基于相关的流行病学依据和 PCR 或血清学试验来区分。

2. 流行性感冒 全身中毒症状明显,表现为高热、头痛、全身酸痛,呼吸道症状较轻,高热持续 2~3 天后缓解,呈双峰热,确诊需病毒分离或血清学检查。

3. 疟疾 常有去过疟疾疫区,有被蚊子叮咬史或者输血史,临床上以反复发作的间歇性寒战、高热、继之出大汗后缓解为特点。间日疟及卵形疟可出现复发。恶性疟发热常不规则,病情较重,并可引起脑型疟等凶险发作。血涂片找到疟原虫或者疟原虫特异性抗原检测阳性可以确诊。

4. 志贺菌病 在有频繁少量血样便、腹部痛性痉挛和里急后重的情况下(尤其是如果还伴有发热),应怀疑志贺菌感染,重症患者可出现感染性休克和(或)中毒性脑病。通过大便培养确诊。

5. 伤寒 持续发热、表情淡漠、心动过缓、相对缓脉、玫瑰疹、肝脾大和白细胞减少。需要通过粪便和(或)血液培养来确定诊断。

6. 黄热病 主要表现为发热、黄疸、出血。确诊需要病毒核酸检测或血清学检查。

【治疗】

本病无特效药物治疗,主要为对症处理。应采取严密隔离至少 3~4 周。

在临床病程早期给予抗病毒药利巴韦林对拉沙热是有效的治疗。尚无证据支持利巴韦林作为接触后预防性治疗的作用。

（一）对症支持治疗

卧床休息，水电解质平衡，补充血容量、防治休克，密切观察心肺功能，监测血压、肾功能，继发细菌感染时使用抗生素。

（二）抗病毒治疗

利巴韦林（ribavirin）：发热期均可使用，应尽早应用，病程 1 周内接受治疗可降低病死率。

首选静脉给药：成人首剂 30mg/kg，最大剂量不超过 2g。之后每 6 小时给药一次，剂量 16mg/kg，每次最大剂量不超过 1g，持续 4 天。再改为 8mg/kg，每次最大剂量不超过 0.5g，连续 6 天。儿童按体重给药，和成人同。

口服：成人首剂 2g，之后按体重，> 75kg 者，1200mg/d，分 2 次；< 75kg 者，1000mg/d，分 2 次（上午 400mg，下午 600mg），连续 10 天。儿童 30mg/kg，一次服，之后 15mg/（kg·d），分 2 次，持续 10 天。

（三）免疫血浆

1969 年就开始使用免疫血浆治疗，但除了在免疫血浆的获得、检测、控制、储存等方面存在困难外，免疫血浆的疗效在动物实验中相对有限。可使用免疫血浆 1~2 单位/次，10~12 小时可见效。

目前没有拉沙热防护疫苗。

【预后】

大部分病例预后良好，少数可遗留听力丧失等后遗症。病死率小于 1%，重症病例病死率约为 15%~25%，孕妇感染拉沙热后多为重症患者，病死率较高，尤其在妊娠后 3 个月感染，80% 的孕妇会出现死胎和流产。

【预防】

（一）控制传染源

主要为灭鼠和环境整治，降低鼠密度。

（二）切断传播途径

主要为防鼠，避免直接接触鼠类及其排泄物。

（三）保护易感人群

目前尚无可供使用的疫苗，主要采取个体防护措施，家庭成员和医务人员避免接触患者血液、体液和排泄物。

医务人员在护理患者时，应始终遵循标准的感染预防和控制措施，包括基本的手部卫生、呼吸卫生、使用个人防护设备（防止泼溅或与感染物质的其他接触）、安全的注射方法和安全的葬埋方法。在与拉沙热患者密切接触时（1 米之内），医务人员应有面部防护（面罩或医用口罩和护目镜），干净、无须消毒的长袖罩衣和手套（某些程序需要无菌手套）。

从人类和动物身上取下的拉沙病毒感染调查样本，应由训练有素的实验室工作人员在具有最佳生物防护条件的实验室处理。

主要参考文献

［1］World Health Organization. Lassa fever. http：//www. who. int/mediacentre/factsheets/fs179/en/.

［2］卫生应急办公室（突发公共卫生事件应急指挥中心）. 卫生部办公厅关于印发埃博拉出血热等6种传染病预防控制指南和临床诊疗方案的通知（卫办应急发〔2008〕140号）. http：//www. nhfpc. gov. cn/bgt/pw10810/200807/24a950fca3b94ea4a5568aa934fdedda. shtml. 2008-07-23.

［3］Centers for Disease Control and Prevention. Lassa Fever. http：//www. cdc. gov/vhf/lassa/index. html.

［4］World Health Organization. Lassa Fever（Germany）. http：//www. who. int/csr/don/27-april-2016-lassa-fever-germany/en/.

［5］World Health Organization. Lassa Fever（Nigeria）. http：//www. who. int/csr/don/27-may-2016-lassa-fever-nigeria/en/.

［6］Brosh-Nissimov T. Lassa fever：another threat from West Africa. Disaster Mil Med，2016，2：8. doi：10. 1186/s40696-016-0018-3. eCollection 2016.

［7］邵楠，曹玉玺，王环宇. 拉沙热研究进展. 微生物与感染，2016，11（6）：329-337.

第二章

朊 毒 体 病

（王珍燕　卢洪洲）

朊毒体病（prion disease），又称传染性海绵状脑病（transmissible spongiform encephalopathies），是一组可以累及人和动物的致死性中枢神经系统变性疾病。它是一种分子构象病，由正常朊蛋白（PrP^c）结构改变形成的异常朊蛋白（PrP^{Sc}）在神经元内沉积所致。人类朊毒体病包括克雅病（Creutzfeldt-Jakob 病，CJD）、Gerstmann-Straussler Scheinker 病（GSS 综合征）、库鲁病（kuru）及致死性家族性失眠症（fatal familial insomnia，FFI）。

最常见的人类朊毒体病为 CJD，它包括以下三种类型：散发性、遗传性和获得性。散发性 CJD（sCJD）最为多见，约占总发病率的 85%~90%，发病率为每年（1~1.5）人/百万。家族性/遗传性朊毒体病（fCJD/gCJD）约占 10%。获得性 CJD 包括新变异型克雅病（variant CJD，vCJD）和医源性克雅病（iatrogenic CJD，iCJD），约占克雅病的 2%~5%。朊毒体病根据获得病原体的途径不同又可分为两类：内源性感染，包括 fCJD/gCJD、GSS 和 FFI；外源性感染，包括 Kuru、sCJD、iCJD 和 vCJD。无论哪种类型，都具有共同的神经病理改变，即神经元空泡变性、缺失，神经胶质增生，淀粉样蛋白沉积及脑海绵状改变等，同时具备散发性、遗传性及获得性致使朊毒体病成为一种奇怪的疾病。年老、创伤、应急或某些环境因素等使神经元中朊蛋白发生构象改变形成 PrP^{Sc}，可能与散发性朊毒体病有关。遗传性朊毒体病是由于朊蛋白基因（Prion protein gene，PRNP）突变所致。获得性朊毒体病可通过摄入污染的食物或医源性途径而感染，后者包括器官移植（角膜、脊髓、硬脑膜）、垂体来源激素（生长激素、促性腺激素）的应用、接触污染的手术器械或输血及血制品等。

【朊蛋白性质及构象改变】

PrP^c 为单体、可溶、富含 α-螺旋的胞膜糖蛋白，其几乎在机体所有组织表达，但 mRNA 在中枢神经系统表达活性最高，在脾脏和肝脏的表达活性是大脑皮质的 1/20，在肺的表达活性是大脑皮质的 1/10，在肾和肾上腺的表达活性是大脑皮质的 1/5。也可见于血细胞、血小板及肠道细胞等，能够被蛋白酶或去污剂降解。PrP^c 的生理功能尚不明确，可能与突触信号传导及铜离子转运有关。PrP^{Sc} 为 PrP^c 发生构象改变后形成的，分子内富含 β-片层结构，不可溶且不能被蛋白酶或去污剂降解，易在细胞内形成淀粉样沉积。通过对

PrP^c 与 PrP^{Sc} 的生化特性研究发现二者氨基酸序列完全相同，区别就在于空间结构不同。众所周知，蛋白质的空间结构是在翻译后的修饰过程中通过肽链的折叠产生的。因此，PrP^{Sc} 的出现极有可能是 PrP^c 发生错误折叠造成的。已知有很多因素会导致朊蛋白（PrP）折叠异常，而且折叠过程的任何一步受到干扰都有可能造成 PrP 异常。在遗传性朊毒体病中可由 PrP^c 基因突变使关键位点氨基酸发生改变，造成 PrP 折叠错误，引起空间结构改变，形成 PrP^{Sc}。年老、应激、紫外线及某些药物等也可引起 PrP 空间构象改变，这些均可能与散发性朊毒体病的发生有关。在获得性朊毒体病中，PrP^{Sc} 扮演着病原体的角色。对于不具核酸结构的朊蛋白如何具有传染性对生物学家来说是个极大的困惑。目前认为 PrP^{Sc} 传染过程可能是：少量 PrP^{Sc} 与细胞 PrP^c 结合后，以 PrP^{Sc} 为模板，使 PrP^c 发生明显构象改变而转变为 PrP^{Sc}，从而 PrP^{Sc} 大量扩增，最终使 PrP^c 全部转变成不溶性的 PrP^{Sc}，脑组织形成淀粉样斑块直至死亡。

【发病机制与病理】

（一）PrP^{Sc} 与朊毒体病

目前普遍认为，PrP^{Sc} 在神经元内形成淀粉样沉积与朊毒体病的发生有关，但 PrP^{Sc} 沉积物形成是否为朊毒体病发病机制的关键因素则尚不清楚。研究发现：

（1）把 PrP^{Sc} 接种至去除 PRNP 的小鼠，虽然 PrP^{Sc} 在胞质沉积并形成不溶性聚集物，但不产生神经毒性，说明 PrP^{Sc} 本身无神经毒性。

（2）具有部分 PRNP（缺少蛋白进入内质网所需的信号肽序列）的转基因鼠，表达高水平变异的 PrP，引起小脑颗粒层神经元大量丢失。

（3）过度表达野生型 PrP 的转基因鼠随着年龄增大自发产生神经退行性病变。

（4）过度表达 PrP 但尚没有出现症状的转基因鼠在 PRNP 沉默后可阻断 PrP^c 形成 PrP^{Sc}，可预防神经变性症状的发生。

（5）感染 PrP^{Sc} 的小鼠脑组织中 PrP^{Sc} 的水平与神经症状的严重程度不相关。

以上现象均说明 PrP^{Sc} 诱导的神经变性改变并非单纯由 PrP^{Sc} 在胞内的沉积引起，在无 PrP^{Sc} 条件下，PrP^c 本身亦可致病。故有学者提出这样一种假说：神经退行性变不以 PrP^{Sc} 沉积作为初始事件，而由异常的 PrP^c 在胞质积聚引起，所以 PrP^{Sc} 致神经毒性的关键因素似为首先出现胞质形式的 PrP^c。胞质中 PrP^c 可由于突变、折叠异常、生成过多或转运障碍等代谢改变或泛素蛋白酶体系统（UPS）功能障碍引起，其中 UPS 功能障碍使 PrP^c 在胞内持续堆积。某些情况下，外源性的 PrP^{Sc} 可激发 PrP^c 在胞内堆积，使 PrP^c 发生构象改变形成 PrP^{Sc}。

（二）UPS 与朊毒体病

UPS 是细胞内一个重要的质量控制体系，其介导的蛋白降解过程相当复杂而精细，对细胞的分化、发育、转录、周期调节等多种生理过程起重要作用。此外，UPS 能选择性地识别并降解胞内折叠异常或损伤的蛋白质，保护细胞免受这些蛋白堆积所造成的损伤。在 UPS 发挥功能时，底物蛋白通过共价键与泛素分子链结合，带有泛素的蛋白则可被 26S 蛋白酶体复合物识别并将之降解。近年来 UPS 在神经变性疾病中的作用受到了重视，认为 UPS 功能异常可能为朊蛋白导致神经退行性变的一个胞内机制。有研究发现，UPS 功能障碍可引起 PrP^{Sc} 在胞内积聚，进而导致神经元凋亡，而朊毒体病中产生的异常蛋白 PrP^{Sc} 反过来又可抑制 UPS 的功能。

UPS 功能障碍可引起 PrP^{Sc} 在胞内积聚：朊蛋白受 UPS 蛋白质量控制体系调节，通常在内质网折叠异常的朊蛋白会被逆转运到胞质并将其降解，故在胞质中通常检测不到朊蛋白。在人神经母细胞瘤细胞进行的体外研究表明，用蛋白酶体抑制剂将蛋白酶体的活性抑制后将引起内源性朊蛋白在胞质堆积，而 PrP^{c} 在沉积的过程中可发生构象改变形成 PrP^{Sc}。PrP^{Sc} 恶性增殖使沉积物无法被 UPS 逆转，导致 PrP^{Sc} 最终在胞内大量沉积。

胞内异常朊蛋白可以抑制 UPS 的功能：Kristiansen 等研究发现，感染了 PrP^{Sc} 后的神经元及成神经瘤细胞内的蛋白酶体降解活性下降。20S 蛋白酶体的中空桶状结构内有 6 个活性位点，Kristiansen 等用每个位点的特异性多肽底物与蛋白酶体作用，发现 PrP^{Sc} 感染后的神经元内的蛋白酶体活性均下降。而且，发现神经元胞质中出现 PrP^{Sc}。神经元的清除能力下降，但当胞内朊蛋白构象恢复正常后，神经元也就恢复了对蛋白的降解能力。PrP^{Sc} 对 UPS 的抑制是通过抑制 20S 蛋白酶体 β 亚基的催化功能来实现的，老鼠体内也证实了朊毒体病神经变性损伤与蛋白酶体功能下降之间具有直接相关性。目前尚不清楚多大体积的 PrP^{Sc} 聚集物才能抑制蛋白酶体对多肽的降解功能。目前认为位于蛋白酶体 19S 调节亚单位上的 ATP 酶环可能为 PrP^{Sc} 寡聚物的结合位点。正常情况下，要降解的目标蛋白首先和 ATP 酶结合，由 ATP 酶将其折叠结构展开，然后再易位到 20S 蛋白酶体。然而，PrP^{Sc} 异常稳定，其折叠结构不能被 ATP 酶打开，且 PrP^{Sc} 形成的颗粒聚集体体积太大，不能通过 ATP 酶环以及更窄的 20S 蛋白酶体的门控通道。它就像个黏性软木塞一样，与 19S 调节亚基结合后阻碍了其他蛋白底物进入 20S 蛋白酶体进行降解。这一朊毒体病的形成机制也待进一步阐明。

（三）病理

朊毒体病变主要集中在中枢神经系统。CJD 的病理形态学特点主要为脑组织的海绵样变，淀粉样斑块形成，神经元变性、减少或丢失及反应性星形胶质细胞增生。其中海绵样变为最常见最具特征性的病理改变，遍布整个脑及脊髓内的灰质结构，主要累及大脑皮质、基底核、丘脑及小脑皮层，其中大脑皮质最为明显。病程较长的患者上述结构内可见明显的神经元丢失及反应性星形胶质细胞增生。PrP 免疫组化可发现灰质内广泛的 PrP 沉积，主要分布在大脑皮质、基底核、丘脑及小脑。

vCJD 的病理学特点与 CJD 有明显不同，有大量弥漫性 PrP 淀粉样斑块形成，斑块周围围绕一圈海绵样变晕。海绵样变及星形胶质细胞增生主要发生在基底核，另外还有明显的丘脑胶质细胞增生及小脑分子层的融合性海绵样变。

对于 FFI，通常在前腹侧、中背侧丘脑核以及下橄榄核有大量神经元丢失，与星形胶质细胞以及小胶质细胞的活化有关。小脑大量浦肯野细胞丢失，与颗粒细胞层的轴突水肿有关。神经纤维网的海绵状改变可能缺如，或只在海马旁区出现。也可没有异常的 PrP^{Sc}，或只在海绵状改变区域可见。FFI 相关朊蛋白在脑内较少沉积。

fCJD 的病理表现为脑内可见较大量异常朊蛋白（21kDa）的沉积，在顶叶、额叶较枕叶、纹状体及小脑多见。

GSS 综合征典型的病理表现为小脑大量的多中心 PrP 淀粉样斑块形成。通常没有海绵状改变。

【流行病学】

1. sCJD　CJD 最早于 20 世纪 20 年代初报道。最常见的 sCJD 发病率无性别差异，多于 60~69 岁发病。全年均可发病，无季节差异。典型的临床表现为进行性痴呆，伴视觉和小脑功能障碍，肌阵挛，锥体系及锥体外系症状，无动性缄默等。sCJD 病程较短，根据 CJD 国际监测网络提供的数据，自 1993 年至 2013 年，年死亡率在增加。不同地区该病生存期及年死亡率有一定差别，法国和瑞士年死亡率最高（分别为 1.51 人/百万和 1.72 人/百万）。中国 sCJD 患者中位生存期为 7.1 个月（范围：1~23.3 个月），78.5% 的患者在发病 1 年内死亡。

2. 遗传性朊毒体病　编码朊蛋白的基因 PRNP 位于人类染色体 20p12，目前 40 余种 PRNP 基因突变被证实与遗传性朊毒体病有关，包括 fCJD/gCJD、GSS 和 FFI。但有些患者无相关疾病家族史。PRNP 基因突变发生率在地域及人种之间分布不同。对于 fCJD/gCJD，在欧洲高加索人、北美及澳大利亚最常见的三种 PRNP 突变为 E200K、V210I 和 D178N/129V。在斯洛伐克和瑞士仅有 E200K 突变 gCJD 病例报道。根据欧洲 CJD 监测数据，意大利人群 V210I 突变发生率显著高于其他十个国家。在中国最常见的突变类型为 T188K 和 E200K。引起 GSS 综合征的 PRNP 基因变异在高加索人及东亚人群也显著不同。最常见的突变类型为 P102L，而 P105L 只见于东亚人群，A117V 仅在高加索人中有报道。FFI 与 PRNP D178N 变异以及 129 位基因型有关，其发病率亦有地区和种族差异，在欧洲某些地区较为显著，如在西班牙和德国 FFI 发病率分别占遗传性朊毒体病的 56.8% 和 25%。在汉族人群，FFI 也是最常见的遗传性朊毒体病。遗传性朊毒体病发病较 sCJD 早，gCJD 发病年龄为 30~55 岁，GSS 为 40~60 岁，FFI 为 20~72 岁。点突变引起的 gCJD 虽较 sCJD 死亡为早，但病程长短无差异。八肽重复插入突变引起的 GSS 和 FFI 病程较长。

除了疾病相关的基因突变，单核苷酸的多态性与朊毒体病易感性有关，包括 129 位和 219 位密码子。在东亚，绝大多数（92%~94%）为甲硫氨酸纯合子（M129M），在高加索人中占 32%~45%。129 位杂合子（MV）是高加索人发生 sCJD 的高危因素。所有的 vCJD 基因特点为 M129M 纯合子。另外，129 位密码子多态性对朊毒体病的临床表现及神经病理学特点也有影响。例如，在 D178N 突变人群，129 位密码子多态性决定了疾病类型：M129M 导致 FFI，M129V 引起 gCJD。

3. iCJD　1974 年，因接受来自 CJD 患者尸体角膜移植而发生的 iCJD 被首次报道。之后又有关于脑内脑电图针、外科手术器材以及促性腺激素的使用引起感染的报道。据报道，人类 iCJD 流行主要与两种途径有关：尸体硬脑膜移植和肌内注射受污染的垂体来源的生长激素和促性腺激素。自 1987 年硬脑膜移植相关 iCJD 被报道以来，目前共有 228 例病例被报道。几乎 2/3 发生在日本，还有一些欧洲国家。226 例生长激素相关的 iCJD 被报道，多数来自法国（119 例）。硬脑膜移植相关的 iCJD 临床病理特点与 sCJD 相似。潜伏期 1.3~30 年。生长激素相关的 iCJD 临床表现与 Kuru 病类似，潜伏期为 5~42 年。

4. vCJD　1996 年英国首次报道 10 例 vCJD。截至 2015 年 4 月，共有 229 例 vCJD 病例报道，来自 7 个欧洲国家（包括英国、法国、西班牙、爱尔兰、荷兰、意大利和葡萄牙）和 5 个非欧洲国家和地区（美国、加拿大、沙特阿拉伯、日本和中国台湾）。其中多数发生于英国（177 例），其次为法国。血液传播引起 vCJD 也有报道。M129V 基因型对 vCJD 不易感。

【临床表现】

（一）多样性

朊毒体病是一类侵犯人类和动物中枢神经系统的人畜共患性疾病。目前已知的动物朊毒体病有6种，包括羊瘙痒病、传染性水貂脑病、马鹿和麋鹿的慢性消耗病、猫海绵状脑病、捕获的野生反刍动物海绵状脑病和牛海绵状脑病。人的海绵状脑病有4种，包括克雅病（含新变异型克雅病）、GSS综合征、库鲁病和致死性家族性失眠症。发病可由散发、遗传及获得引起，临床表现也不完全一致。

（二）临床亚型

动物实验中观察到，拥有相同基因的小鼠感染PrP^{Sc}后临床表现不一致；散发性克雅病及致死性家族性失眠症患者都存在睡眠障碍，但前者缺少海马病变，而后者海马神经元大量缺失。以上现象说明朊毒体感染可导致不同的临床表现，包括疾病潜伏期、临床症状及体征、大脑受损区域等。这可能是由于朊毒体具有不同的分子型所致，有不同的折叠和聚集方式，且可沉积于脑中不同部位而导致不同的临床亚型。Gambetti等将PrP^{Sc}分为1型和2型，该二型的不同点为经蛋白酶K处理后分别在82位和97位氨基酸处断裂，分别产生21kDa和19kDa不同的蛋白酶抗性核心片段。

根据朊蛋白129位单倍体型（甲硫氨酸M或缬氨酸V）及蛋白酶抗性片段大小乃将散发性克雅病分为六型：MM1、MM2、MV1、MV2、VV1、VV2。其中MM1及MV1亚型为典型的克雅病，约占70%。临床表现为老年发病、快速进展的痴呆，较早出现肌阵挛及视觉障碍（包括皮质性盲），脑电图出现周期性尖波（PSW），病程近4个月。而MV2和VV2亚型表现为非典型的疾病过程，病程较长（6~18个月），较早出现共济失调，有典型的锥体外系症状，痴呆出现较晚，周期性尖波（PSW）缺如。VV1型为少见的散发性朊毒体病，患者发病年龄轻，比其他朊毒体病发病年龄小20岁，大多为男性。

（三）CJD临床表现

CJD发病年龄多为40~80岁，平均65岁，30岁以下者很少见。本病潜伏期长，可超过10年，病程3~12个月。典型临床表现为伴有肌阵挛的快速进展的痴呆。早期患者有乏力，注意力不集中，失眠，抑郁不安，记忆困难等，部分患者还伴有头痛、眩晕、视力模糊或小脑性共济失调。随病程进展，患者出现明显的记忆障碍，伴有认知障碍及人格改变，最后发展成为痴呆。多数患者出现肌阵挛。有的患者出现多动或癫痫发作，轻偏瘫，视力障碍，小脑性共济失调，肌强直，腱反射亢进和Babinski征阳性。脑电图呈现特征性的周期性尖锐复合波。晚期患者呈现尿便失禁、无动性缄默或去皮质强直，85%于发病后1年内死亡。

（四）vCJD临床表现

与典型CJD相比，vCJD具有一些特有的临床表现。首先，发病年龄较早，平均29岁，病程较长，平均14个月；其次，较常见的早期症状为精神异常及感觉症状，如抑郁和焦虑等，小脑性共济失调出现较早，不自主运动常见；最后，脑电图无周期性复合波表现。

（五）遗传性朊毒体病临床表现

不同的PRNP突变可引起不同的朊毒体疾病，所有这些突变为常染色体显性遗传。已报道的 PRNP 突变包括点突变、多点突变、提前终止突变以及 PRNP 氮端八肽片段的重复插入或删除突变。该组疾病包括家族性 CJD（familial CJD，fCJD）、GSS 综合征以及家族性致死性失眠症（FFI）。然而，超过半数的 fCJD 没有相关疾病家族史，目前多用"遗传性朊毒体病"（genetic CJD，gCJD）来代替"fCJD"。gCJD 是指单一的 CJD 疾病，被定义为 PRNP D178N 突变联合 129 位等位基因为 VV 型。

gCJD/fCJD 往往发病较早（30~70 岁），表现为记忆力减退、思维混乱、肌阵挛和共济失调。某些 PRNP 突变（例如 V210I 或 E200K）起病表现可有不同。随年龄增长，疾病外显率上升。如果基因突变携带者活到 80 岁，则 100% 发病。然而，70 岁的携带者发病率则大大降低。与 sCJD 类似，gCJD/fCJD 的临床病理表型也与 129 位等位基因的 M/V 多态性有关，如 E200K 突变携带者。在八肽重复插入（OPRI）突变携带者，PRNP 129 位 M/M 基因型较 M/V 基因型发病早。

PRNP 基因 D178N 突变联合 129 位甲硫氨酸表型被定义为 FFI。然而，如果 129 位为缬氨酸则引起不同的病理表现，被称为 fCJD。FFI 是世界范围内最常见的遗传性朊毒体疾病，通常开始表现为睡眠障碍，认知缺陷，空间定向障碍，幻觉，自主神经功能障碍，运动障碍，36~62 岁发病，平均 56 岁。然而，目前许多研究表明，FFI 患者可没有失眠的症状，与 sCJD 表现类似。病程与 129 位密码子的多态性有关，一般为 6~72 个月，MM 基因型平均为 11 个月，而 MV 平均为 23 个月。

GSS 综合征可由多种不同的突变引起，包括 102、105、117 密码子变异，Y145 终止突变，或八肽重复序列的插入变异。GSS 综合征最常见的变异为 102 位密码子脯氨酸到亮氨酸的变异（P102L）。40~60 岁发病，70% 的患者有相关家族史。临床上最典型的表现为共济失调，晚期可发生痴呆。病程 1~7 年。

【实验室检查】

（一）脑脊液检查

尽管脑脊液中蛋白浓度可能有轻微升高，但脑脊液常规和生化检查无特殊意义。脑蛋白 14-3-3、微管相关蛋白（Tau）、S-100、神经元特异性烯醇酶（NSE）检测有一定的诊断价值。其中对于 sCJD 诊断敏感性较高的为 14-3-3 及 Tau，如 14-3-3 联合另外一种标志物（Tau、NSE 或 S100）检测可提高敏感性。脑脊液 Tau 蛋白检测可提高 14-3-3 蛋白诊断 sCJD 特异性，降低误诊率。14-3-3 蛋白检测对于病程短、发病年龄大于 40 岁、朊蛋白基因 129 位为甲硫氨酸纯合子的敏感性较高，对 1 型克雅病敏感性比 2 型高，对典型的克雅病比非典型者高。故评价 14-3-3 蛋白检测结果需要考虑到克雅病的临床分型。

有研究表明，脑脊液蛋白分析有助于鉴别 sCJD 的分子亚型。其中 Tau 蛋白、NSE 和 S100B 在纯合子（MM 和 VV）较杂合子（MV）高。MM1 型患者脑脊液 Tau 蛋白和 NSE 蛋白较 MM2 型为高，磷酸化 Tau（p-tau）/tau 比值较低。S100B 和 NSE 水平在 VV2 患者较 VV1 亚型高。如果已知 129 位密码子的基因分型，则脑脊液蛋白分析有助于鉴别 PrP^{sc} 的分型。在 MM 亚型，tau 蛋白>5800pg/ml、NSE>62ng/ml 和（或）p-tau/tau 比值<0.01 提示为 MM1 亚型。在 VV 亚型，NSE>40ng/ml 和 S100B>9ng/ml 提示 VV2 亚型。对于 MV 亚型，p-tau/tau>0.015 对于鉴别诊断 MV2 亚型的敏感度和特异度为 70%。

（二）PrP^{Sc}检测

免疫组化可直接显示脑、淋巴网状组织等处 PrP^{Sc} 的存在，具有较好的确诊价值。研究表明，免疫组化技术可以在阑尾和扁桃体活检标本中检测到 PrP^{Sc}，能够生前诊断 vCJD。免疫印迹法简便、快速，不受组织自溶的影响，能在病理学结果阴性或不确定的情况下检出 PrP^{Sc}。酶联免疫吸附试验用单克隆抗体检测组织或体液中是否存在 PrP^{Sc}，特异性和灵敏性分别达到了 100% 和 97.9%。构象免疫分析技术是一种新技术，通过检测空间构象的不同来区别致病和非致病的朊毒体。

体外错误蛋白复制体系的建立是检测 PrP^{Sc} 方法的重要革新，包括蛋白错误折叠循环扩增法（protein misfolding cyclic amplification，PMCA）和实时震动诱导转化（real-time quaking-induced conversion，RT-QuIC）技术等，概念上类似 PCR 扩增。PMCA 是在体外将组织匀浆或生物体液与过量的 PrP^c 孵育，如有 PrP^{Sc} 存在，则会以之为模板，诱导 PrP^c 变构为 PrP^{Sc} 并形成不溶性凝聚物。凝聚物经超声作用后可产生多个小片段结构单位，这些小单位可继续作为底物形成新 PrP^{Sc} 的模板，最终形成大量的 PrP^{Sc}。RT-QuIC 原理与PMCA 相似，区别在于：PMCA 基于声波降解法，前者基于朊蛋白种子诱导的重组朊蛋白底物错误折叠和聚集，可被交替循环的振动和静息过程加速，最终在荧光板读出信号；前者可用于检测人脑组织和脑脊液中微量的 PrP^{Sc}，后者可用于检测脑组织、脑脊液、血、尿液、口腔分泌物、脾和肝脏中的 PrP^{Sc}；RT-QuIC 采用 96 孔板一次可同时检测 96 份标本；PMCA 采用脑组织匀浆作为 PrP^c 底物来源，RT-QuIC 采用重组的 PrP^c 作为底物，从而避免了潜在的交叉污染。

（三）尿液检测

Connie Luk 等研究发现，检测尿液中疾病相关的 PrP 对于诊断朊蛋白疾病的特异性达到 100%，诊断 sCJD 的敏感性为 40%，然而用于诊断 vCJD 的敏感性较低。该研究是采用酶联免疫吸附试验及化学发光法等用 anti-PrP 检测尿液中存在的异常折叠的PrP。尿液检测为非创伤性检查，可以对大规模人群进行快速筛查，在分子水平上进行诊断。

（四）影像学检查

弥散加权显像（DWI）是诊断 sCJD 最敏感的 MRI 序列，影像学检查可表现为 MRIDWI 和 FLAIR 序列尾状核和壳核以及大脑皮质的信号改变。影像学异常可出现于临床症状出现之前。有病例报道称一例最终由脑活检证实的 sCJD 患者在临床症状出现前 14 个月即有头颅影像学的改变，起初表现为大脑一侧颞叶和枕叶异常，之后进展为累及所有脑叶的皮质带状征。随着疾病进展，MRI DWI 序列显示基底核信号强度增加。

（五）其他

脑电图出现特征性周期性尖锐复合波；组织病理学检查可发现脑组织呈海绵状改变；电镜检查发现异常脑纤维（即瘙痒症相关纤维）存在；从患者外周血白细胞提取 DNA 来对 PrP 进行分子遗传学分析，可以诊断遗传性朊毒体病。

【诊断】

根据诊断依据的不同，临床 CJD 分为肯定 CJD、拟诊 CJD 及可疑 CJD。肯定的 CJD 只能通过尸检或脑活检神经病理学检查发现脑组织海绵状变和 PrP^{Sc} 做出。拟诊 CJD 需具有 2

年内进行性发展的痴呆及特征性的脑电图周期性同步放电改变（或脑蛋白检测阳性），并至少具有以下 4 项中的 2 项：肌阵挛、视觉或小脑障碍、锥体系或锥体外系功能障碍、无动性缄默。可疑 CJD 可以没有或者有不典型脑电图改变，其他标准与拟诊 CJD 相同。

vCJD 诊断标准如下：

Ⅰ.A：进展性神经精神症状（包括抑郁、焦虑、感情淡漠、戒断症状和妄想）；B：病程>6 个月；C：常规检查不提示其他诊断；D：没有潜在医源性暴露的历史。

Ⅱ.A：早期精神症状；B：顽固性痛觉症状；C：共济失调；D：肌阵挛、舞蹈病、肌张力障碍；E：痴呆。

Ⅲ.A：脑电图没有散发性 CJD 的典型表现：周期性三相复合波，每秒 1 次（或没有脑电图检查）；B：双侧丘脑后结节磁共振呈高信号成像。

具备ⅠA 和神经病理发现海绵状改变和致病性朊蛋白过量沉积，伴全脑红色空斑变性者为确诊的 vCJD；具备Ⅰ和Ⅱ中的 4 条，以及同时具备Ⅲ中的 A、B 为高度可疑 vCJD 但不能确诊；具备Ⅰ和Ⅱ中的 4 条，以及具备Ⅲ中 A 为可疑 vCJD。

诊断遗传性朊毒体病需要依赖 PRNP 基因突变检测、进展的神经精神异常表现以及脑组织检查来确定。常用于 sCJD 的诊断方法，包括脑脊液 14-3-3 蛋白、RT-QuIC、MRI 等，用于诊断遗传性朊毒体病的敏感性较低。

【鉴别诊断】

蛋白错误折叠不仅发生于朊毒体病，在人类，阿尔兹海默病、帕金森病、亨廷顿病、肌萎缩性脊髓侧索硬化症的发病也与蛋白的错误折叠与增殖有关。朊毒体病与上述疾病最明显的区别为具有传染性。诊断朊毒体病时应与上述疾病进行鉴别。另外，其他尚需鉴别的疾病包括进行性核上麻痹、橄榄桥小脑萎缩、脑猪囊尾蚴病、肌阵挛性癫痫等。

【治疗】

迄今，朊毒体病尚缺乏特效治疗，主要措施为对症支持治疗。从理论上讲，有许多潜在的靶点可用于研发疫苗或治疗药物。包括阻止 PrP^c 向 PrP^{Sc} 转变，减少外周组织和脑淀粉样 PrP 的沉积，减少脑的炎症反应以及促进神经元愈合等。

1. 小分子作为治疗药物　有研究表明，多硫酸化聚糖通过抑制朊毒体受体层黏连蛋白（LPR/LR）依赖的 PrPSc 与靶细胞的结合从而抑制朊毒体的复制。用反义 RNA 敲除 LPR/LR 也显示了治疗效果。

2. 戊聚糖多硫酸酯（PPS）　是一种大的多聚糖分子，可以竞争结合内源性的硫酸肝素蛋白聚糖，后者为 PrP 与细胞表面结合的辅助受体。PPS 不能通过血脑屏障，动物实验显示直接注射 PPS 至老鼠脑室可以延长生存期。对于人类，尚没有确定一个安全有效的剂量。

3. 免疫疗法　目前关于免疫治疗的研究主要集中在三个方面：抗体疫苗、树突状细胞疫苗和过继转移朊蛋白特异的 CD4 淋巴细胞。抗体疫苗以疾病特异的抗原表位为靶点，该抗原表位只在错误折叠的 PrPSc 上有表达。装载有抗原的树突状细胞疫苗可以避免产生免疫耐受，刺激 CD4 细胞产生免疫反应。过继转移 CD4 细胞可以产生适应性免疫反应。动物实验显示，朊毒体单克隆抗体 ICSM18 及 ICSM35 能抑制朊毒体复制。接受 ICSM18 及

ICSM35被动免疫治疗的小鼠健康生长达500天以上，且未出现自身免疫反应的副作用；而对照组未接受单克隆抗体治疗小鼠的平均存活期仅为197天左右。研究表明，二者与PrP^C有高亲和力，通过识别PrP的抗原决定簇即第146~159位氨基酸（该序列在朊毒体复制中起重要作用），防止PrP^C进入复制状态。但它们仅在朊毒体复制开始及PrP^{Sc}积聚高峰期进行治疗效果显著，出现临床症状后治疗不佳，这可能是因为抗体不能有效通过血脑屏障所致。另外，Gln168、Gln172、Thr215及Gln219抗原表位被取代也可阻止朊毒体的复制。研究发现，用作疫苗的沙门菌经基因修饰后与瘙痒病朊毒体结合制成朊毒体疫苗免疫小鼠可保护其免受朊毒体攻击。

4. 其他 抗病毒药物阿糖胞苷、阿糖腺苷及干扰素等均被试用过，但显效甚微。实验发现，具有三环结构和中间一个芳香族侧链的丫啶和酚噻嗪及其一些衍生物，如抗疟疾药阿的平及抗精神病药氯丙嗪，可阻止PrP^C向PrP^{Sc}转化。但人体试验疗效欠佳。鉴于朊蛋白构象改变时可能经过一个三元络合物的过渡形式（PrP^C/PrP^{Sc}/辅助分子），因此可以设计药物识别此络合物，阻止蛋白质之间的相互作用。但目前尚不知此辅助分子的成分。

朊毒体病的发病机制、疾病特点、诊断和防治等方面的研究尚有诸多问题亟待解决。如：PrP^{Sc}是否为朊毒体病发病机制中的关键因素？PrP^{Sc}是导致朊毒体病的罪魁祸首还是神经退行性变的一种终末产物？PrP^{Sc}与UPS之间的因果关系不明，究竟哪一个在先？免疫系统为何不能识别与正常蛋白质具有相同序列但构象不同的朊毒体？朊毒体感染为何会导致不同的临床表现？相信随着研究的不断深入，上述问题将逐步得到解决，人类最终会攻克朊毒体病难关，并且蛋白质复制理论的研究也将给分子生物学理论带来新的突破。

主要参考文献

[1] Fornai F, Ferrucci M, Gesi M, et al. A hypothesis on prion disorders: Are infectious, inherited, and sporadic causes so distinct? Brain Res Bull, 2006, 69 (2): 95-100.

[2] Kristiansen M, Deriziotis P, Dimcheff DE, et al. Disease-associated prion protein oligomers inhibit the 26S proteasome. Mol Cell, 2007, 26 (2): 175-188.

[3] Goldberg A L. On prions, proteasomes, and mad cows. N Engl J Med, 2007, 357 (11): 1150-1152.

[4] Polymenidou M, Stoeck K, Glatzel M et al. Coexistence of multiple PrP^{Sc} types in individuals with Creutzfeldt-Jakob disease. Lancet Neurol, 2005, 4 (12): 805-814.

[5] Sanchez-Juan P, Green A, Ladogana A, et al. CSF tests in the differential diagnosis of Creutzfeldt-Jakob disease. Neurology, 2006, 67 (4): 637-643.

[6] Luk C, Jones S, Thomas C, et al. Diagnosing Sporadic Creutzfeldt-Jakob Disease by the Detection of Abnormal PrionProtein in Patient Urine. JAMA Neurol, 2016, 73 (12): 1454-1460.

[7] Zanusso G, Camporese G, Ferrari S, et al. Long-term preclinical magnetic resonance imaging alterations in sporadic Creutzfeldt-Jakob disease. Ann Neurol. 2016; 80 (4): 629-632.

[8] Leitão MJ, Baldeiras I, Almeida MR, et al. CSF Tau proteins reduce misdiagnosis of sporadic Creutzfeldt-Jakob disease suspectedcases with inconclusive 14-3-3 result. J Neurol, 2016, 263 (9): 1847-1861.

[9] Schmitz M, Dittmar K, Llorens F, et al. Hereditary Human Prion Diseases: an Update. Mol Neurobiol, 2016, 54 (6): 4138-4139.

[10] Gmitterová K, Heinemann U, Krasnianski A, et al. Cerebrospinal fluid markers in the differentiation of molecular subtypes of sporadic Creutzfeldt-Jakobdisease. Eur J Neurol, 2016, 23 (6): 1126-1133.

[11] Chen C, Dong XP. Epidemiological characteristics of human prion diseases. Infect Dis Poverty, 2016, 5 (1): 47.

[12] Schmitz M, Cramm M, Llorens F, et al. The real-time quaking-induced conversion assay for detection of human prion disease and study of other protein misfolding diseases. Nat Protoc, 2016, 11 (11): 2233-2242.

第三章

新发现的细菌与立克次体病

第一节　O157：H7 出血性肠炎

（麦丽　凌云　江元森）

O157：H7 出血性肠炎是由 O157：H7 大肠杆菌感染引起的食源性疾病，临床表现为腹痛、腹泻、恶心、呕吐，严重病例可快速出现溶血性尿毒综合征（HUS）和血栓性血小板减少性紫癜（TTP）。

【病原学】

大肠杆菌是一类革兰阴性兼性厌氧杆菌，于 1885 年由 Theodor Escherich 首次描述。多数的大肠杆菌无害定植于人类或动物消化道中；但有少数通过质粒、转座子、噬菌体和或毒力岛获得致病性。这些大肠杆菌根据血清型、致病机制、临床症状、毒力因子分类。

大肠杆菌的特点是无芽胞，有鞭毛，革兰染色呈阴性。电镜下为短杆菌，两端圆钝，约 $0.5\mu m \times 1.0\mu m \sim 0.5\mu m \times 3.0\mu m$。在自然界的生存力强，在 $7 \sim 50$℃ 均可生长，对热抵抗力弱，加热至 70℃ 可被杀死。耐酸、耐寒能力较强，在自然界的水中可存活数周至数月，在温度较低时存活更久。具有很强的聚集黏附能力，即使在人体外也能黏附在物体表面，并能生存较长时间。培养符合大肠杆菌的特点，在温度 36℃±1℃ 的普通培养基上生长良好。在麦康凯培养基上呈粉红色乳糖发酵菌落，在伊红美蓝琼脂培养基（EMB）上呈紫黑色金属光泽菌落，可发酵山梨醇、乳糖。

大肠杆菌主要有三种抗原：一是 O 抗原，为菌体抗原，主要成分是脂多糖，该抗原刺激机体主要产生 IgM 类抗体；二是 K 抗原，为荚膜抗原，位于 O 抗原外层，具有抗吞噬的能力，与细菌的侵袭力有关；三是 H 抗原，为鞭毛抗原，H 抗原主要刺激机体产生 IgG 类抗体，与其他肠道菌基本无交叉反应。其中肠出血性大肠杆菌（EHEC）指病原为可产生志贺毒素大肠杆菌，可导致出血性肠炎，以及威胁生命的溶血性尿毒综合征。最常见的几种血清型包括 O26：H11、O91：H21、O111：H8、O157：NM、O157：H7，其中 O157：H7 是常见类型。

基因组：O157：H7 的基因组约为 5.5Mb，包括 4.1Mb 的所有大肠杆菌的共享保守骨架序列和 O157：H7 特异序列。与非致病的 E.coli K12 相比，EHEC O157：H7 缺失了

0.53Mb 的 DNA 序列，提示基因组的减少可能在 O157：H7 的进化中起了一定的作用。O157：H7 的特异序列（1.4Mb）可以将外来的 DNA 序列（如噬菌体和噬菌体样元素）水平转入；O157：H7 有 463 个噬菌体相关基因，而 K12 仅有 29 个。研究发现至少有 53 个不同的种参与到 O157：H7 的独特序列。总之，插入或丢失 DNA 序列都在 O157：H7 致病性的进化中起了重要的作用。从进化树和流行病学的研究发现 O157：H7 可能来源于减毒株 O55：H7，经历了 4 个事件，包括：①获得 stx2 基因；②获得 pO157 和 rfb 区域；③获得 stx1 基因；④丢失发酵山梨醇活性和丢失 GUD 活性。

志贺毒素：以往称为志贺样毒素（Shiga-like toxin，SLT），包括志贺样毒素 1（STL1）、志贺样毒素 2（STL2），后认为它们与志贺毒素相同，目前倾向用志贺毒素一词（Shiga toxin，STx）。STx 是由 A 及 B 两个亚基组成的蛋白毒素。A 亚基又由 A1 及 A2 两个亚基组成；B 亚基则由 5 个亚基构成。STx1 与 STx2 的碱基有 58% 同源性，氨基酸则有 56% 同源性。B 亚基能与人体细胞膜受体 Gb3 及 Gb4 结合，其后 STx 和脂多糖作用刺激细胞分泌细胞因子 IL-1 及 TNF 等。人红细胞表面也含有 Gb4，故红细胞可充当 STx 的载体，将其带至全身。EHEC O107：H7 含有志贺毒素 stx1 基因、stx2 基因，或 2 种基因同时存在。其中 stx2 与出血性肠炎、溶血性尿毒综合征的致病性相关。

【流行病学】

首次在 1982 年美国俄勒冈和密歇根州的出血性肠炎暴发时鉴别出来，随后在 1983 年发现可散发。自此以后在美国多次的暴发 O157：H7 大肠杆菌引起出血性肠炎，但自 1999 年起感染率显著下降。美国 CDC 估计每年有 73 000 例 O157：H7 大肠杆菌感染，其中 2200 例需要住院治疗，60 例死亡；估计因 O157：H7 大肠杆菌感染每年可造成 4 亿美元左右的高额损失，因而需要重点关注。

自 1993 年起，美国 CDC 根据 PFGE 电泳，限制性片段长度多态性（RFLP），以及噬菌体类型将 E. coli O157：H7 分为几种不同的亚型，已成功用于分析 E. coli O157：H7 的流行情况，包括暴发、散发和不相关感染。

牛是 O157：H7 大肠杆菌主要的储存宿主，一般仅为无症状携带，罕见情况下可导致小牛的腹泻。在绵羊、山羊、猪和火鸡的粪便中也发现了 O157：H7 的存在。

传播途径：一般认为，EHEC 通过污染食物而感染人类。人与人的密切接触也可导致人际传播，特别是在幼托机构中较易发生。接触农场的动物也有感染案例报道。美国 CDC 分析了 350 例 O157：H7 案例，结果显示主要有三种传播途径：

1）食源性传播（占 52% 的病例），存在于牛、羊等动物肠道内的 EHEC，通过污染食物而感染人类。

2）水源性传播（占 9%）。

3）人群密切接触传播（占 14%）。

此外，接触动物传播占 3%，未知途径占 21%。

易感人群：所有人群均易感染，儿童与老人易于出现包括 HUS 在内的并发症。

【发病机制】

EHEC O157：H7 可分泌的 stx2 是主要毒力因子，这种毒素可造成肠黏膜上皮细胞破坏、肠黏膜溃疡、出血、血管内皮细胞损伤、溶血和血小板减少，直接导致肾脏和内皮细胞的损伤。志贺样毒素 stx2 可以黏附在肠上皮细胞而导致血性腹泻，继而引发严重的 HUS，表现为急性肾衰竭。STx 对 Hela 及 Vero 细胞均具有毒性，对结扎的兔回肠有肠毒素作用。对小鼠的致死量在 100ng 至 2μg 间。STx 与细胞膜受体结合后细胞因子释放，会导致肠道上皮及隐窝上皮细胞坏死、脱落，肠黏膜破坏出血。肾脏的变化最严重的是HUS，最初，肾小球基底膜细胞、巨噬细胞、单核细胞在受到 STx 作用后，分泌大量细胞因子、趋化因子，发生局部炎症且导致肾髓祥内皮细胞表面表达 Gb3，后者与 STx 结合后加重了毒性作用，导致一系列炎症反应。肾小球内皮细胞肿胀、损伤及毛细血管狭窄。此外，由于 STx 可促进血小板和纤维素聚集，这又加重了肾脏病变，最终使肾小球滤过率下降，同时又引起血小板减少，最后导致 HUS 典型的急性肾衰。志贺毒素是引起肠出血和HUS 重要因子，stx2 在致成 HUS 中比 stx1 更为重要，对肾脏血管内皮细胞有更大毒性。儿童感染 HUS 出现继发性神经损伤的概率为 50%～100%，最常见的症状和局部发作症状为癫痫、昏迷、易怒和焦躁、半身偏瘫或失语症。儿童感染出现 HUS，在大多数的情况下有神经系统后遗症、弥漫性脑病。EHEC O157：H7 感染严重者可发展为多器官功能障碍综合征（MODS），导致患者死亡。

【临床表现】

E. coli O157：H7 是北美、欧洲和其他地区的主要公共卫生问题，尽管发病数低于沙门杆菌和弯曲杆菌，但由 E. coli O157：H7 造成的住院人数和死亡率高很多。

潜伏期 2～10 天，常见为 3～4 天。

临床表现轻重不一。多数患者为轻者，无症状或症状常不典型，表现为腹痛、水样便、低热或无发热，通常为自限性。少数患者可在 1～3 天内进展为血性腹泻，或出血性肠炎；5%～10% 的出血性肠炎患者疾病可进展至威胁生命，发生溶血性尿毒综合征（HUS）或血小板减少性紫癜（TTP）；儿童和老年人重症的发生率更高。重者表现为出血性肠炎，起病急骤，右下腹部痉挛性疼痛，初始为水样腹泻，随后出现血性腹泻，并可伴有恶心、呕吐，并可出现 HUS、血栓性血小板减少性紫癜、微血管病变溶血性贫血等多种不同的临床表现。最常见的为消化系统症状以及 HUS。消化系统的症状最初表现为腹痛、水样腹泻、呕吐，通常不发热。感染 48～72 小时后，90% 的患者并发出血性肠炎，85% 的病例在症状出现 7 天后腹泻症状好转，患者血性腹泻的症状较为严重。部分患者出现神经系统受累症状，如焦躁不安、语言障碍或抽搐等。

HUS 多发生在感染后 5～7 天，起病急，进展快，病情危重，出现少尿甚至无尿，血尿、血红蛋白尿，个别患者死亡。

在 EHEC 的感染区域 HUS 的发病率为 6%～9%，而且 70% 的 HUS 由 EHEC 引起，幼儿占 15%，死亡率低（占 5%～7%）。

1. 出血性肠炎　典型的出血性肠炎的临床表现为腹部剧烈疼痛、先期水样便，继而有类似下消化道出血的血性粪便、低热或不发热。低热或不发热是与其他炎症性结肠炎的区别。粪便中无炎性排出物，且钡餐检查有特征性的拇指印状或假肿瘤状缺损区。血性腹泻时病原菌的分离率可达 40% 左右。

2. 溶血性尿毒综合征（HUS）　HUS 主要包括 3 个症状：急性肾衰、血小板减少症、微血管异常溶血性贫血。前驱症状是血性腹泻或腹痛，严重者可发热。无脓血便和里急后重症状。在实验室检查时可发现：①外周血涂片见破碎的红细胞，同时有贫血和血小板减少；②血尿或血红素尿、蛋白尿、肌酐升高等肾损害，并见血清乳酸脱氢酶升高和珠蛋白减低。

3. 血栓性血小板减少性紫癜（TTP）　40%的 TTP 患者具有 5 种症状：发热、血小板减少、微血管异常溶血性贫血、肾功能异常（血尿、蛋白尿、急性肾衰）和神经系统症状（头痛、轻瘫、昏迷、间隙性谵妄），多发生于 20~30 岁的青年人，病情发展迅速，90 天内有 70%的病人死亡。TTP 的复发率可高达 37%。TTP 的病理特征是动脉透明血栓，与一般的 TTP 的区别是此前有血性腹泻。

【实验室检查】

（一）一般实验室检查

1. 血常规　外周血白细胞及中性粒细胞增高，合并 HUS 者可有贫血、血小板减少。血涂片可见破碎的红细胞。

2. 大便常规　轻症患者以水样便为主，显微镜检查可见少量红白细胞；出血性肠炎患者大便为血水样或血样便，镜下可见大量红细胞、白细胞。

3. 尿常规　合并 HUS 者可出现血尿、血红蛋白尿、管型尿。

4. 生化检查　合并 HUS 者血尿素氮、肌酐升高。乳酸脱氢酶（LDH）、氨基转移酶（AST、ALT）、肌酸激酶（CK、CK-MB）、胆红素等升高，血清纤维蛋白降解产物 E 增加。

（二）病原学检查

从粪便标本中分离到 EHEC O157：H7 菌株，stx1 和（或）stx2 基因检测阳性。

【临床诊断】

1. 疑似病例
（1）有鲜血便、低热或不发热、痉挛性腹痛的腹泻病例。
（2）腹泻若干天后继发少尿或无尿等表现的急性肾衰竭病例。
（3）腹泻病人粪便标本 O157 抗原免疫胶体金检测阳性者。
符合以上条件之一者，即为疑似病例。

2. 确诊病例　疑似病例或其他腹泻病患者，具有以下条件之一者即为确诊病例：
（1）从粪便标本中检出产生志贺毒素的肠出血性大肠杆菌 O157：H7，或经蛋白印记试验证实血清标本有与肠出血性大肠杆菌溶血素，或志贺毒素分子量一致的特异性抗体。
（2）在流行区内，与确诊病例流行病学密切相关，并排除其他疾病的疑似病例，为临床符合病例。
（3）腹泻病例的粪便中分离出不产生志贺毒素 1 或志贺毒素 2 及其变种的肠出血性大肠杆菌 O157：H7，亦为确诊病例（不产毒）。

【鉴别诊断】

1. 急性细菌性痢疾　全身感染症状明显，恶心、呕吐少见，腹泻为脓血黏液便，量少，有里急后重。粪便培养出痢疾杆菌。

2. 霍乱 有流行病学线索，常先泻后吐，吐泻较为严重。腹泻常为无痛性，呕吐常为喷射性与连续性，吐泻物为米泔水样。常出现明显脱水、酸中毒及周围循环衰竭。粪便悬滴镜检或培养可检出病原菌。

3. 急性坏死性肠炎 全身中毒严重，发病早期常易发休克。患者脐周或上腹剧痛，血水样大便中常伴有坏死组织。重症者可有肠麻痹及腹膜刺激征。

【治疗】

1. 对症处理 消化道隔离。卧床休息，流质、易消化、少渣饮食。对症状较严重者，要进行血肌酐、尿素氮、血小板及尿常规检查，及时发现可能出现的严重并发症。若出现焦躁不安、语言障碍或抽搐等，可加用安宫牛黄丸口服、醒脑静注射液等。止泻药和抑制肠蠕动的药物有可能延长志贺样毒素在肠道的滞留时间，原则上不使用。

2. 补液治疗 轻者给予口服补液。重者应尽快静脉补充液体，补液量根据脱水程度而定，避免水、电解质紊乱，适当碱化尿液。

3. HUS 治疗 可考虑输注新鲜血浆或血浆置换疗法。根据肾功能损伤情况及时进行血液净化治疗。

4. 抗菌药物 目前认为抗菌药物的应用可能增强细菌释放志贺样毒素，增加 HUS 的发生率，因此确诊为肠出血性大肠杆菌 O157：H7 感染的病例，不建议使用抗菌药物治疗。

【预防和控制】

（一）出现散发病例，应当采取以下措施

1. 医疗机构和疾病预防控制机构对发现的疑似病例，原则上应当要求其住院治疗。病例转诊时应当做好医护人员的标准预防和运输工具的消毒处理。

2. 医疗机构对住院病例应当按照相关的诊疗指导原则，积极开展医疗救治，并做好标准预防的各项措施，预防和控制 EHEC O157：H7 的医院感染。

3. 社区卫生机构对居家治疗的轻症病例应当定期随访并提供必要的指导；对密切接触者要密切关注其健康状况，并要求其一旦出现可疑症状，应当立即就诊。

4. 疾病预防控制机构应当及时开展流行病学调查，指导患者家庭或相关人员做好排泄物和被污染物品的消毒处理，并对患者及其密切接触者开展健康教育。

（二）发生暴发疫情时，还应当同时做好以下工作

1. 在当地政府的统一领导下，成立由卫生、教育、宣传、农业、质监、工商和食品药品监管等部门组成的联合工作组，共同研究制订疫情防控方案，共同采取措施，及时控制疫情。

2. 进一步加强病例监测报告，在医疗机构的肠道门诊和肾病科开展主动监测，对可疑症状者及时采样检测，并启动疑似病例的日报或零报告、腹泻病疫情动态报告等报告机制。同时，应当开展流行病学调查，追查传染来源、传播途径，确定疫情波及的范围，提出预防控制措施。将食品中 EHEC O157：H7 纳入地方食品安全风险监测方案，依法进行监测。

3. 开展"三管一灭"（管水、管粪、管饮食，消灭苍蝇），加强食品和饮用水的卫生

监督管理，对不符合食品安全要求的生产、经营单位要进行依法处理，对可疑食品和水源立即封存，暂停其销售和使用。疫情流行期间，减少聚餐、宴请活动。加强对集中式供水、单位自备水源的管理，对疫区周围及相关水源的检测，并采取严格的消毒措施，确保供水安全。同时，要积极开展爱国卫生运动，改善环境卫生状况，落实各项防蝇措施。

积极开展健康教育及风险沟通，提高公众对肠道传染病的传染来源、主要传播途径和防护措施的知晓率。提醒公众注意个人卫生，勤洗手，生熟分开，生吃瓜果应当洗干净，出现腹泻症状时应当及时就诊。同时，应当主动做好风险沟通，及时、准确发布相关疫情信息，正确引导社会舆论导向。

主要参考文献

［1］Lim JY, Yoon J, Hovde CJ. A brief overview of Escherichia coli O157：H7 and its plasmid O157. J Microbiol Biotechnol, 2010, 20（15）：5-14.

［2］World Health Organization. Escherichia coli outbreak update. http：//www. infectioncontroltoday. com/news/2011/06/who-issues-e-coli-outbreak-update. aspx. 2011-06-13.

［3］武雅蓉，杨瑞馥，崔玉军. 大肠埃希菌的群体基因组学研究. 中华预防医学杂志，2016，50（6）：554-558.

［4］王金良. 新型肠出血性大肠埃希菌感染的检验诊断与防治. 实验与检验医学，2011，29（4）：337-338，418.

［5］中国疾病预防控制中心. 大肠埃希菌属腹泻. 2011. http：//www. chinacdc. gov. cn.

［6］中华人民共和国卫生部. 肠出血性大肠杆菌 O157：H7 感染性腹泻监测方案（试行）. www. mon. gov. cn, 2005.

［7］中国疾病预防控制中心. 全国肠出血性大肠杆菌 O157：H7 区监测方案（试行）. 2005. http：//www. chinacdc. gov. cn.

第二节　O_{139}霍乱

（庄鹏　江元森）

霍乱（cholera）是由霍乱弧菌引起的烈性肠道传染病，发病急、传播快，是亚洲、非洲大部分地区腹泻的重要原因，属国际检疫传染病。在我国，霍乱属于甲类传染病。典型患者发病急骤，以剧烈的腹泻、呕吐、脱水及肌肉痉挛，循环衰竭伴严重电解质紊乱与酸碱失衡，甚或急性肾衰竭等为临床特征，一般以轻症多见，带菌者亦较多，但重症及典型患者病死率极高，人类历史上曾先后发生过 7 次霍乱世界大流行，都是由 O_1 群霍乱弧菌（古典生物型和埃尔托生物型）引起的。1992 年，在印度、孟加拉、泰国等地出现霍乱样腹泻疾病的暴发流行。从病人中分离到的病原菌是一种新型的霍乱弧菌，与 O_1 群及非 O_1 群的 $O_2 \sim O_{138}$ 的诊断血清都不凝集。日本专家 Shimada 等将之命名为 O_{139} 血清型霍乱弧菌。由该菌引起的疾病在临床和流行病学上与 O_1 菌所致霍乱无法区分，故也被 WHO 定为霍乱。由于 O_{139} 群具有造成流行的潜力，而目前我国对外交往频繁，应警惕 O_{139} 群流行的可能。

【病原学】

1. 形态　O_{139}霍乱弧菌是革兰染色阴性，弧形，长 $2 \sim 3\mu m$，宽 $0.5\mu m$，菌体单端有一根鞭毛，运动与 O_1 群霍乱弧菌相似，在电镜下可见菌体较薄的荚膜。

2. 培养 霍乱弧菌在普通培养基中生长良好，属兼性厌氧菌，在碱性环境中生长繁殖快，一般增菌培养常用 pH 8.4~8.6 的 1% 碱性蛋白胨水以抑制其他细菌生长。培养温度以 37℃ 适宜。钠离子可刺激生长。O_{139} 群霍乱弧菌能在无氯化钠或 30g/L 氯化钠蛋白胨水中生长，而不能在 80g/L 浓度下生长，在 TCBS 琼脂上菌落呈黄色，在 TTG 琼脂上菌落呈浅灰色，中心黑色，周围见一个不透明的带。

3. 生化反应 O_{139} 型能发酵葡萄糖、麦芽糖、蔗糖和甘露糖，产酸不产气，不发酵肌醇和阿拉伯糖，氧化酶试验和明胶试验呈阳性，靛基质试验阳性。对绵羊红细胞溶血试验结果不定（+/−），鸡红细胞凝集试验阳性，对 O_1 群霍乱弧菌 Murkherjee 的 Ⅳ 和 Ⅴ 型噬菌体不敏感。

4. 菌毛抗原 对菌毛抗原的研究表明，O_{139} 群菌与埃尔托型霍乱弧菌相似，在最适宜的 AKI-SW 培养环境中能产生致病性菌毛，称为毒素协同菌毛（Toxin coregulation pilis，Tcp）。Tcp 的主要亚单位为 TcpA，TcpA 基因序列分析及同源性比较发现，O_{139} 群菌与尔托型型菌 TcpA 基因关系密切。如去除 TcpA 结构的基因活性后再把此变异株移植至乳鼠肠道，发现此菌株无法在肠道定植，故 TcpA 被称为"定植因子"。此外，它还有与多种革兰阴性杆菌共有的 $2.8×10^3$ 亚单位的弯曲状菌毛，使该菌在体外能牢固吸附于单层 Hep-2 细胞上，因而在患者小肠上段，也使该菌能黏附在小肠的黏膜组织中。

5. 抵抗力 霍乱弧菌对于干燥、加热和消毒剂均敏感，一般煮沸 1~2 分钟可杀灭。0.2%~0.5% 的过氧乙酸溶液可立即杀灭。正常胃酸中仅能存活 5 分钟，但在自然环境中存活时间较长，如在江、河、井或海水中埃尔托生物型霍乱弧菌能生存 1~3 周，在鱼虾和介壳类食物中可存活 1~2 周。O_{139} 型霍乱弧菌在水中存活时间较 O_1 群霍乱弧菌长。

【流行病学】

1992 年在印度孟加拉等地发生霍乱暴发流行，分离出的霍乱弧菌既不同于 O_1 群霍乱弧菌，也不同于非 O_1 群霍乱弧菌的 138 个血清群。后由 Shimada 等命名为 O_{139} 血清型。因 1992 年 12 月 22 日首先在孟加拉分离到，所以又称 Bengal 型。自 1992 年以来，已有数十个国家和地区检出 O_{139} 群霍乱弧菌。其流行方式类似埃尔托型，但聚集暴发少，呈高度散发。1993 年 5 月，我国新疆南部柯平县发生了 O_{139} 霍乱弧菌暴发流行，随后几年在海南、浙江、广东、湖南、江西等地也出现小型暴发。O_{139} 霍乱过去曾引发了数起疫情，国际上曾有专家认为它可能取代 O_1 群霍乱弧菌蔓延到世界各国流行，不过近年来在亚洲仅发现了一些散在病例，目前仍应警惕 O_{139} 霍乱在我国大流行的可能。

1. 传染源 病人和带菌者是霍乱的传染源，其中轻型和隐性感染者在疾病传播上起重要作用。

2. 传播途径 霍乱是胃肠道传染病。病人及带菌者的粪便和排泄物污染水源和食物后可引起传播。其次日常的生活接触和苍蝇均可起传播作用。近年来发现不论埃尔托和 O_{139} 霍乱弧菌均能通过污染鱼、虾等水产品引起传播。

3. 人群易感性 人群对 O_{139} 霍乱弧菌普遍易感。由于该菌是新出现的血清型，与 O_1 群无交叉免疫的保护作用。即便过去对 O_1 群霍乱有免疫力的人群皆缺乏对 O_{139} 霍乱的免疫力，从而造成人群的易感。

4. 流行特征 O_{139}群霍乱的流行特征基本与 O_1 群霍乱一致。在我国流行季节为夏秋季，以 7~10 月为多，流行地区以沿海一带为多。O_{139}型霍乱无家庭聚集性，发病以成人为主（74%），男性多于女性。

【发病机制与病理】

1. 发病机制 O_{139}霍乱弧菌致病与其产生毒素和 TcpA 有关。O_{139}霍乱弧菌具有三种毒素即霍乱肠毒素（CT）、Zot（zonula occludens toxin）毒素、Ase（accessory cholera entero-toxin）毒素。CT 与 O_1 群霍乱弧菌产生的一样，由一个 A 亚单位和五个 B 亚单位组成。CT-A 是毒素效应单位，起致泻作用，CT-B 为非毒性蛋白，介导 CT-A 进入细胞，CtxAB 操纵子编码 CT-A 和 CT-B 的亚单位。O_{139}霍乱弧菌能产生 10.4~80ng/ml 以上的肠毒素，与 O_1 群霍乱弧菌产生的量相近。这些毒素可被 10ng 抗毒素抗体 IgG 中和或用 1∶40 的纯霍乱毒素抗血清中和。Zot 可影响肠黏膜上皮细胞的紧密连接性，增大细胞间隙，使液体漏出而引起腹泻。Ase 毒素由 ase 基因编码，类似 CT 的作用，导致肠腔分泌增多。

霍乱肠毒素（B）亚单位与肠细胞膜表面上的受体（神经节苷脂 GM1）结合后，释放活性（A）亚单位，后者进入宿主细胞，激活腺苷酸环化酶，引起环磷酸腺苷（cAMP）增多，导致肠黏膜细胞分泌功能大为亢进，使大量体液和电解质进入肠腔而发生剧烈吐泻，从而导致脱水和电解质紊乱。严重脱水患者可出现循环衰竭，若不及时纠正，进一步发展则可引起急性肾衰竭。

腹泻除丢失大量碳酸氢根外，失水可导致周围循环衰竭，组织因缺氧进行无氧代谢，继而会因乳酸产生过多可加重代谢性酸中毒。急性肾衰竭不能排泄代谢的酸性物质，也是引起酸中毒的原因。

2. 病理解剖 本病主要病理变化为严重脱水，脏器实质性损害不重，可见皮肤干燥，皮下组织和肌肉脱水，心、肝、脾等脏器因脱水而缩小。肾小球和肾间质毛细血管可见扩张。肾小管可有浑浊变性和坏死，小肠黏膜仅见非特异性浸润。

【临床表现】

O_{139}群霍乱弧菌引起的霍乱与 O_1 群引起霍乱无明显区别，但与古典生物型所致疾病一样，由 O_{139}型霍乱弧菌所致的症状较重。而埃尔托生物型霍乱弧菌则以轻者为多，典型患者多突然发病，少数患者发病前 1~2 天可有头昏、乏力或轻度腹泻等症状。典型病例病程可分三期，各期的表现与其他菌群所致的霍乱相似。

1. 吐泻期 以剧烈的腹泻开始，继而出现呕吐。一般不发热，仅少数有低热。

（1）腹泻：腹泻是发病的第一个症状，其特点为无里急后重感，多数不伴腹痛，排便后有轻快感。少数患者有腹部隐痛，个别病例可有伴发性绞痛（因腹直肌痉挛所致），粪便初为黄色稀便，后为水样便，多见黄色水样。腹泻次数由每日数次至数十次不等。重者则大便失禁。

（2）呕吐：一般发生在腹泻之后，不伴恶心，多为喷射性呕吐，呕吐物初为胃内容物，继而为水样，严重者亦可呕吐"米泔水"样物，与粪便性质相似。轻者可无呕吐。

2. 脱水期 由于剧烈的呕吐与腹泻，体内大量水分和电解质丧失，因而出现脱水、电解质紊乱和代谢性酸中毒，严重者出现循环衰竭。本期病程长短主要决定于治疗是否及时和正确与否。一般为数小时至 2~3 天。

（1）脱水：可分轻、中、重三度。轻度脱水可见皮肤黏膜稍干燥，皮肤弹性略差，丧失水分约 1000ml，儿童 70~80ml/kg；中度脱水时皮肤弹性差，眼窝凹陷，声音轻度嘶哑，血压下降和尿量减少，水分丧约 3000~3500ml，儿童约 80~100ml/kg；重度脱水则出现皮肤干皱，没有弹性，声音嘶哑，并可见眼窝下陷，两颊深凹，神志淡漠或不清的"霍乱面容"，出现循环衰竭和酸中毒者，若不积极抢救可危及生命。重度脱水患者约脱水 4000ml，儿童 100~120ml/kg。

（2）循环衰竭：是严重失水所致的失水性休克，表现为四肢厥冷、脉搏细速甚至不能触及，血压下降或不能测出。继而由于脑部供血不足，脑缺氧而出现意识障碍，开始为烦躁不安，继而呆滞、嗜睡甚至昏迷。

（3）尿毒症酸中毒：表现为呼吸增快，严重者除出现 Kussmaul 大呼吸外，可有意识障碍如嗜睡、感觉迟钝甚至昏迷。

（4）肌肉痉挛：由于呕吐、腹泻使大量钠盐丧失，严重的低血钠引起腓肠肌和腹直肌痉挛，表现为痉挛部位的疼痛和肌肉呈强直状态。

（5）低血钾：频繁的腹泻使钾盐大量丧失，血钾可显著降低，临床表现为肌张力减弱、膝反射减弱或消失、腹胀，亦可出现心律失常，心电图可见 QT 延长，T 波平坦和倒置和出现 U 波。

3. 恢复期和反应期　腹泻停止，脱水纠正后多数病人症状消失，尿量增加，体力逐步恢复。但亦有少数病例由于血循环的改善，残留于肠腔的内毒素被吸收进入血流，引起轻重不一的发热，体温可达 38~39℃，持续 1~2 周可自行消退。

4. 临床类型　根据失水程度、血压和尿量情况，可分为轻、中、重三型。

（1）轻型：起病缓慢，腹泻每日不超过 10 次，为稀便或稀水样便，一般无呕吐，持续腹泻 3~5 天后恢复，无明显脱水表现。

（2）中型（典型）：有典型的腹泻和呕吐症状，腹泻每日达 10~20 次，为水样或"米泔水"样便，量多。因而有明显失水体征，血压下降，尿量减少。

（3）重型：患者除有典型腹泻和呕吐症状外，存在严重失水，因而出现循环衰竭。表现为脉搏细速或不能触及，血压明显下降或不能测出，24 小时尿量在 50ml 以下。

除上述 3 种临床类型外，尚有一种罕见的暴发型或称中毒型，又称"干性霍乱"（cholera sicca）。本病起病急骤，尚未出现腹泻和呕吐症状，即迅速进入中毒性休克而死亡。

5. 并发症

（1）急性肾衰竭：由于剧烈呕吐、腹泻导致脱水，若补液不及时则脱水加重引起休克，进而肾脏供血不足，引起肾小管缺血性坏死，出现少尿、无尿和氮质血症。

（2）急性肺水肿：由于本病脱水严重，往往需要快速补液，若不注意同时纠正酸中毒，则往往容易发生肺水肿，这是代谢性酸中毒可导致肺循环高压所致。

【诊断】

霍乱流行地区，在流行季节，任何有腹泻和呕吐的病人均应疑及霍乱的可能。因此均需进行霍乱的细菌学检查，有典型症状者，可先按霍乱处理。

1. 诊断标准

（1）具有下列之一者，可诊断为霍乱：

1）有腹泻症状，粪便培养 O_{139} 群霍乱弧菌阳性。

2）霍乱流行期间，在疫区内有典型的霍乱腹泻和呕吐症状，迅速出现严重脱水、循环衰竭和肌肉痉挛者。粪便培养尚未发现霍乱弧菌，应作双份血清凝集素试验，急性期、恢复期血清凝集抗体滴度 4 倍上升者亦可诊断。

3）疫源检索中发现粪便培养阳性，粪检前 5 天或检后 5 天内有腹泻症状及明显的霍乱接触史，可诊断为轻型霍乱。

（2）疑似诊断：具有以下之一者，可作出疑似霍乱的诊断。

1）具有典型霍乱症状的首发病例，病原学检查尚未完成。

2）霍乱流行期间与霍乱患者有明显接触史，并发生泻吐症状，而无其他原因可查者。

疑似病人应进行隔离、消毒，作疑似霍乱的疫情报告，并每日作粪便培养。若连续 3 次为阴性，且血清学检查 2 次阴性，可作否定诊断，并作疫情订正报告。

2. 粪便实验室检查

（1）常规镜检：可见黏液和少许红、白细胞。

（2）涂片染色：可见革兰阴性稍弯曲、无芽胞、有荚膜的 O_{139} 弧菌，这点与 O_1 群不同。

（3）悬滴检查：将新鲜粪便作悬滴或暗视野显微镜检，可见运动活泼呈梭状的弧菌。

（4）制动试验：取急性期病人的水样粪便或碱性蛋白胨水增菌培养 6 小时左右的表层生长物，先作暗视野显微镜检观察动力。如发现有呈穿梭样运动时，则加入 O_1 群多价血清一滴。若是 O_1 群霍乱弧菌，由于抗原抗体作用，则可出现凝集块，弧菌运动即停止。如加 O_1 群血清后，不能制止运动，应再用 O_{139} 血清重作试验。如弧菌凝集成块并停止运动，即为 O_{139} 菌阳性。

（5）增菌培养：所有怀疑霍乱患者的粪便除作显微镜检外，均应作增菌培养，粪便留取应在使用抗菌药物之前，且应尽快送到实验室作培养，增菌培养一般用 pH 8.4 的碱性蛋白胨水，37℃培养 6~8 小时后表面能形成菌膜。此时应进一步作分离培养，并进行动力观察和制动试验，这将有助于提高检出率和早期诊断。

（6）分离培养：常用庆大霉素琼脂平皿或碱性琼脂平板，前者为强选择性培养基37℃，8~10 小时霍乱弧菌即可长成小菌落，后者则需培养 10~20 小时，选择可疑或典型菌落，应用霍乱弧菌"O"抗原的抗血清作玻片凝集试验，若阳性即可出报告。近年来国外亦有应用霍乱弧菌基因的 DNA 探针作菌落杂交，可迅速鉴定出产毒 O_1 群霍乱弧菌。

（7）PCR 检测：新近国外应用 PCR 技术来快速诊断霍乱，其中通过识别 PCR 产物中的霍乱弧菌基因亚单位 CtxA 和毒素协同菌毛基因 TcpA 来区别霍乱菌株和非霍乱弧菌，然后根据 TCPA 基因的不同 DNA 序列来区别古典生物型、埃尔托生物型及 O_{139} 霍乱弧菌，4小时内可获结果。能检出每毫升碱性蛋白胨水中<10 个菌体。

【鉴别诊断】

1. 非 O_1 群霍乱弧菌性肠炎 临床症状较典型霍乱轻，鉴别主要依靠粪便细菌学检查。

2. **急性细菌性胃肠炎** 包括副溶血弧菌、金黄色葡萄球菌、变形杆菌、蜡样芽孢杆菌、致病性和产毒性大肠杆菌等引起者。由于细菌在食物中产生肠毒素，人进食后即发病。本病起病急骤，同食者常集体发病，且往往是先吐后泻，排便前有阵发性腹痛，粪便常为黄色水样便，偶带脓血。

3. **病毒性胃肠炎** 常由轮状病毒、诺沃克等病毒引起。患者一般有发热，除腹泻、呕吐外，可伴有腹痛、头痛和肌痛，少数有上呼吸道症状，大便为黄色水样，能检出病毒抗原。

4. **急性细菌性痢疾** 典型患者有发热、腹泻、里急后重和脓血便，易与霍乱鉴别，轻型患者仅为黏液稀便，需与轻型霍乱鉴别，主要依靠粪便细菌学检查。

【治疗】

治疗原则：严格隔离，及时补液，辅以抗菌和对症治疗。

1. **严格隔离** 病人应按甲类传染病进行严格隔离，确诊患者和疑似病例应分别隔离，直至症状消失后 6 天，并隔日粪便培养 1 次，连续 3 次粪便培养阴性方可解除隔离。

2. **补液疗法** 霍乱早期病理生理变化主要是水和电解质丧失，因此及时补充液体和电解质是治疗本病的关键。

（1）静脉补液：输液时剂量和速度，应视病情轻重、脱水程度、血压、脉搏、尿量及血浆比重等而定。液体的选择是非常重要的，通常选择与患者丧失电解质浓度相似的 541 溶液（即 1000ml 水中含氯化钠 5g，碳酸氢钠 4g，氯化钾 1g），和 3:2:1 溶液（3 份 5%~10% 葡萄糖溶液，2 份生理盐水，1 份 0.167mol/L 碳酸氢钠和乳酸钠溶液）。轻度失水者以口服补液为主，如有呕吐不能口服者给予静脉补液，最初 12 小时宜快速滴入，速度为 20~30ml/min，待血压、脉搏恢复正常后再减慢速度为 5~10ml/min。重度脱水一般以两条静脉管道，开始按 40~80ml/min 的速度输入，以后按 20~30ml/min 的速度快速滴入，直至休克纠正后相应减慢输液速度，直到脱水纠正。若患者没有呕吐，部分液体可经口服途径补充。

由于患者有个体差异，病情也各不相同，因此补液量和补液速度应根据病情而调整，补液过程中应仔细观察病人症状和体征变化，如血压是否恢复、皮肤弹性是否好转、尿量是否正常等。目前国外报告应用无损伤的生物阻抗分析仪（BIA 101）自动监测霍乱的脱水和补液过程，其效果优于血清蛋白和血细胞比容的测定。

（2）口服补液：霍乱肠毒素虽然能抑制肠黏膜对 Na^+ 和 Cl^- 的吸收，但对葡萄糖的吸收能力并无改变。根据葡萄糖与 Na^+ 共同运载原理，葡萄糖的吸收能增加钠和水的吸收，也能增加 K^+ 的吸收。临床实践证明口服补液治疗霍乱脱水是有效的，适用于轻型患者，为减少静脉输液量，亦可用于中、重型经静脉补液后已纠正休克的患者。

3. 应用抗菌药物控制病原菌后，能缩短病程，减少腹泻次数并迅速从粪便中清除病原菌，目前 O_{139} 霍乱弧菌对磺胺甲噁唑、氨苄西林、庆大霉素、妥布霉素、氯霉素、四环素的耐药率较高，现可选用环丙沙星、诺氟沙星（norfloxacin）或阿米卡星等连服 3 天，不能口服者可应用第三代头孢菌素静脉滴注。

4. **对症治疗**

（1）纠正酸中毒：重型患者在输注 541 溶液的基础上尚需根据 CO_2 结合力情况，应用

5%碳酸氢钠溶液酌情纠正酸中毒。

（2）纠正休克和心力衰竭：少数患者经补液后血容量基本恢复，皮肤黏膜脱水表现已逐渐消失，但血压仍低者可应用地塞米松 20~40mg 或氢化可的松 100~300mg 静脉滴注，并可加用血管活性药物多巴胺和间羟胺静脉滴注。如出现心力衰竭、肺水肿，则应暂停或减慢输液速度，应用强心药物毛花苷丙 0.4mg 或毒毛花苷 K 0.25mg 加葡萄糖 20ml，缓慢静脉注射，必要时应用呋塞米 20~40mg 静脉注射，亦可应用哌替啶 50mg 肌内注射镇静，严重氮质血症者可作血液透析。

（3）纠正低血钾：补液过程中出现低血钾者应静脉滴入氯化钾，浓度一般不宜超过0.3%，轻度低血钾者可口服补钾。

（4）抗肠毒素治疗：目前认为氯丙嗪对小肠上皮细胞的腺苷环化酶有抑制作用，临床应用能减轻腹泻，可应用 12mg/kg 口服或肌内注射。黄连素亦有抑制肠毒素、减少分泌和具有抗菌作用，可减少腹泻次数。

【预防】

1. 控制传染源 及时发现病人和疑似病人，进行隔离治疗，并做好疫源检索，这是控制霍乱的重要环节。

（1）建立腹泻肠道门诊：所有城镇医院均应建立肠道门诊，接诊有腹泻病人，做到逢泻必检，以便及时发现患者和疑似患者，进行隔离治疗和做好疫情报告，以防传染源扩散。

（2）对密切接触者进行粪检和预防性服药：对接触者应严格检疫 5 天，留粪培养并服药预防，可选用诺氟沙星 200mg，每日 3 次，连服 2 天。

（3）做好国境卫生检疫和国内交通检疫：在霍乱流行期间，加强对车辆、船舶和飞机上乘客的医学观察。

2. 切断传播途径 加强饮水消毒和食品管理，确保用水安全，对病人和带菌者的排泄物进行彻底消毒，此外应消灭苍蝇等传播媒介。世界卫生组织指出，提供安全饮用水和卫生设施对于控制霍乱的传播至关重要。

3. 提高人群免疫力 以往应用全菌死菌苗或并用霍乱肠毒素的类疫苗免疫人群，由于保护率低，保护时间短，且不能防止隐性感染和带菌者，对 O_{139} 感染无预防作用，因而已不提倡应用。目前国内外正应用基因工程技术研制针对 O_{139} 霍乱的菌苗。

当前有三种经过世界卫生组织资格预认证的口服霍乱疫苗，其中基于霍乱血清型 O_1 和 O_{139} 研制的 Shanchol 疫苗对于 O_1 和 O_{139} 感染均具备免疫原性。研究表明得到 $Shanchol^{TM}$ 或 $Euvichol^{®}$ 疫苗接种的人员在接种后高达 5 年时间内可获得 65% 的霍乱保护。世界卫生组织建议，在霍乱呈地方流行的地区以及面临暴发危险的地区，利用现有霍乱疫苗所开展的免疫接种活动应与通常情况下推荐的控制措施并行使用。

我国对 O_{139} 霍乱的防治工作非常重视，卫生部要求对病人及带菌者按《中华人民共和国传染病防治法》及《霍乱防治手册》中有关霍乱的规定进行处理。总之，控制 O_{139} 霍乱的流行，一定要早发现、早治疗并及早采取预防措施，将疫情控制在萌芽状态。

主要参考文献

[1] Desai SN, Pezzoli L, Martin S, et al. A second affordable oral cholera vaccine: implications for the global

vaccine stockpile. Lancet Glob Health, 2016, 4 (4): e223-e224.

［2］Li BS, Xiao Y, Wang DC, et al. Genetic relatedness of selected clinical Vibrio cholerae O139 isolates from the southern coastal area of China over a 20-year period. Epidemiol Infect, 2016, 144 (12): 2679-2687.

［3］Verma R, Khanna P, Chawla S. Cholera vaccine: new preventive tool for endemic countries. Hum Vaccin Immunother, 2012, 8 (5): 682-684.

［4］Harris JB, LaRocque RC, Qadri F, et al. Cholera. Lancet, 2012, 379 (9835): 2466-2476.

［5］Gotazzo E, Seas C. Cholera // Goldman L, Ausiello D. Cecil Medicine. 23rd. Philadelphia: Sauders, 2008.

［6］张佳峰，朱海，杨泽，等. 实时定量 PCR 快速检测 O1 群和 O139 群霍乱弧菌. 中华微生物学和免疫学杂志，2007，27（7）：675-676.

第三节　空肠弯曲菌感染

（淦伟强　谢奇峰）

空肠弯曲菌（*Campylobacter jejuni*）感染常引起弯曲菌性肠炎，为人类急性感染性腹泻的重要病因，是常见的肠道传染病。临床表现为腹泻，部分有发热、腹痛、呕吐和黏液血便，少数患者可出现菌血症、心内膜炎和反应性关节炎等肠外表现或后发病。

空肠弯曲菌在分类学上属于弯曲菌属（*Campylobacter*）。自 1972 年首次证实弯曲菌可引起人类急性腹泻，本病在世界各地均有报道，并作为人畜共患病而受到重视。弯曲菌属至少有 15 个种和亚种，并非所有弯曲菌属均对人类致病，致病类型的弯曲菌分为两组，即腹泻组和肠道外感染组。引起人类腹泻的弯曲菌以空肠弯曲菌为主，约占 80%～90%，其他有结肠弯曲菌（*C. coli*）等。自 20 世纪 80 年代以来，空肠弯曲菌就受到了国内外的广泛关注，它是引起人细菌性腹泻的最重要原因之一。在很多动物中属于正常携带细菌，能够通过食物链传递给人类，引起人类发病，同时在畜牧业也会引起牛羊的流产、禽类的肝炎等疾病。世界卫生组织（WHO）已经将空肠弯曲菌列为最常见的食源性病原之一。本节着重讨论空肠弯曲菌感染。

【病原学】

弯曲菌是严格微嗜氧菌，革兰染色阴性，形态细长［（0.2～0.5）μm×（1.0～5.0）μm］，呈弧形、螺旋形、S 形、C 形或海鸥展翅状等多形态小杆菌。一端或两端各有一根鞭毛，暗视野下运动非常活泼，标枪样或螺旋样前进为其特征。最适生长环境是含氧气 5%、二氧化碳 10%、氮气 85%。空肠弯曲菌在 42℃ 中生长良好，但在 25℃ 则不能生长。弯曲菌无芽胞，无荚膜，其生化特性为不分解、不发酵各种糖类，不分解尿素，氧化酶或过氧化氢酶阳性。空肠弯曲菌和结肠弯曲菌在含 3.5% 氯化钠培养基中不生长，对甘氨酸耐受试验和 H_2S 生长试验均呈阳性反应。有人认为马尿酸水解试验和氯化三苯基四氮唑（CTTC）试验阳性为空肠弯曲菌的生物标志，有别于其他肠道弯曲菌。

现已确认许多弯曲菌属（"非典型"弯曲菌）可导致人类疾病，因为通过使用过滤和无抗生素的培养基，已从粪便样本中分离出这些病原体。目前已识别出 18 种弯曲菌，而新的菌种正在有规律地被发现。大多数都是在某个时间自人类中分离出来的。然而，引起人类疾病的最重要菌种是空肠弯曲菌（*Campylobacter jejuni*）和结肠弯曲菌（*Campylobacter coli*），是弯曲菌肠炎（*Campylobacter enteritis*）的主要原因。弯曲菌具有耐热的菌体表面脂多糖抗原 O 抗原，还有不耐热的鞭毛抗原 H 抗原，菌壁类似荚膜结构的 K 抗原。空肠弯曲菌有侵袭力，既有内毒素，也分泌外毒素如肠毒素。

培养弯曲菌属的最佳方法是使用选择性培养基，并在含有 5%~10% 的氧气、1%~10% 的二氧化碳和适量氢气的混合气体中培养。空肠弯曲菌和结肠弯曲菌的最适培养温度为 42~43℃，因此有时将"嗜热"弯曲菌这一术语用于这些菌种。在设备有限的实验室中，可通过在蜡烛熄灭罐中培养获得成功的结果，前提是将培养皿置于这种较高的温度中培养。

空肠弯曲菌对外界的抵抗力不强，易被干燥、直射阳光及弱消毒剂杀灭。对热敏感，60℃ 20 分钟即可杀死。但耐寒，在 4℃ 的粪便、牛奶中可存活 3 周，水中 4 周。肉类冷冻保存 3 个月仍可检出。

【流行病学】

本病呈世界性分布。亚、非一些发展中国家，5 岁以下的腹泻患者中，弯曲菌分离率可达 12%~18%。基于人群的研究发现弯曲菌性肠炎可以感染各段年龄的人，但发病率有一个独特的双峰年龄分布，峰值出现在 1 岁以下儿童和 20~29 岁的成人。成人的感染情况往往比儿童更严重，而婴儿通常对感染耐受较好。在温带地区，弯曲菌肠炎有明显恒定的季节性模式，其特点是初夏发病率急剧上升，仲夏时达到峰值，然后稳步下降至冬季的基线水平。有时在深秋季节还有一个明显但较小的第二峰值。这种季节性模式的原因尚未知晓。在热带地区没有观察到弯曲菌感染的发病率有季节性变化。大多数的感染为散发病例，社区暴发并不常见。尽管弯曲菌性肠炎在大范围内的社区内暴发很罕见，却具有很重要的意义。这种暴发大多数情况下是经水源或牛奶传播的。

1. 传染源 传染源主要是动物，弯曲菌属广泛散布在各种动物体内，其中以家禽、野禽和家畜带菌最多，其次在啮齿类动物也分离出空肠弯曲菌。空肠弯曲菌作为共生菌大量存在于各种野生或家养动物的肠道内，与人体感染较为密切的主要为家禽和家畜。目前认为，猪、牛、鸡和狗是最为常见的传染源。被感染的动物常无明显的症状，并长期携带此菌，其分泌物可污染周围的环境、水和牛奶，在屠宰过程中可污染动物胴体本身。当人与这些动物密切接触或食用被污染的食品时，病原体就进入人体。由于动物多是无症状的带菌，且带菌率高，因而是重要的传染源和贮存宿主。病人也可作为传染源，尤其儿童患者往往因粪便处理不当，污染环境机会多，传染性大。发展中国家由于卫生条件差，重复感染机会多，可形成免疫带菌。这些无症状的带菌者不断排菌，排菌期长达 6~7 周，甚至 15 个月之久，因此也是传染源。鸡和猪是我国空肠弯曲杆菌的主要传染源。鸡源空肠弯曲菌的血清型较猪源更接近人源菌株，故有学者提出鸡在我国人类空肠弯曲菌肠炎的发生上较猪更为重要。目前我国家养狗的数量也在增长，所以通过和狗的密切接触传染也不容忽视。

2. 传播途径 一般认为经粪-口传播，污染的食品和水源也可传播。人-人传播较少，但有报告产妇传播给新生儿，输血也可传播本病。市售家禽家畜的肉、奶、蛋类多被空肠弯曲杆菌污染，如进食未加工或加工不适当，吃凉拌菜、生蛤、调味品、汉堡包等，均可引起传染。水源传播也很重要，由于人和动物粪便直接或间接污染了供水系统，水源或自来水消毒不彻底而引起水型肠炎，有报告空肠弯曲菌引起的腹泻患者有 60% 在发病前一周有喝生水史，而对照组只有 25%。由于饮食习惯和卫生生活条件的差异，在发展中国家和发达国家的传播途径也有较大差异。在美国等发达国家，食用生的或未熟透的禽肉是空肠弯曲菌主要的感染原因。由此引起的病例占总数的 10%～50%。在发展中国家由于卫生条件有限，水源性传播最多见。

3. 人群易感性　普遍易感，各种年龄均可发病。发达国家中，1 岁以下的幼儿和 20～29 岁年轻人发病率最高，呈双峰分布；发展中国家则以 5 岁以下儿童染病最为多见。发展中国家和发达国家的这一差异与卫生条件有关，发展中国家的成人平时经常少量接触细菌获得一定水平的免疫力，所以发病率低。病后可产生一定的免疫力，血液中抗体效价增高，但持续时间较短。

【发病机制与病理】

空肠弯曲菌的致病机制中会有许多毒力因子的参与，包括与吸附、定植和侵入有关的毒力因子，还有细胞致死性膨胀毒素、细胞紧张性毒素等外毒素和内毒素。各种毒力因子共同调控了空肠弯曲菌的致病过程，在其感染的不同阶段发挥着作用，毒力基因的表达还受外界环境和机体环境的影响而表现出差异性，因此空肠弯曲菌的致病机制是较复杂的。

近年来经电镜观察该菌对空、回肠及结肠早期的致病机制，与弯曲菌通过其具有动力的鞭毛入侵而导致肠黏膜损伤有关，早期受损的黏膜无炎症反应。空肠弯曲菌可产生肠毒素和细胞毒素。肠毒素属外毒素。结扎老鼠回肠袢的动物实验表明，空肠弯曲菌肠毒素进入肠黏膜上皮细胞后与腺苷环化酶作用，激活细胞内环磷腺苷（cAMP）介质系统，细胞内 cAMP 产生增多，导致小肠液体过度分泌，超过肠道吸收能力而引起腹泻。细胞毒素属内毒素，对多种哺乳动物的细胞具有细胞毒性。

体液免疫机制可能在对抗弯曲菌感染中发挥重要作用。血清抗体（例如 IgA、IgG 和 IgM）在感染后 2～4 周达到峰值，随后下降。观察发现低丙种球蛋白血症患者存在特别严重和病程迁延的弯曲菌感染，这一点进一步支持了体液免疫机制在遏制弯曲菌感染中的重要性。细胞免疫机制在遏制弯曲杆菌感染中的作用尚不清楚。然而，观察发现 HIV 感染者病情更为严重且持久，还可发生肠道外弯曲菌感染，这提示细胞介导免疫可能对弯曲菌感染具有一定的防护作用。

空肠弯曲菌感染可累及空肠、回肠和结肠。外观呈散发性或弥漫性黏膜水肿及渗出，有时可见出血性溃疡。镜检可见小肠黏膜有绒毛损害和炎症浸润。在行剖腹术的患者中，曾见到末端回肠炎及肠系膜腺炎。结肠部位可观察到黏膜固有层大量炎症细胞浸润、大量黏液分泌和黏膜溃疡等典型的急性结肠炎改变，均为非特异性表现。感染后 1～3 周针对弯曲菌脂多糖的抗体可与神经系统的糖脂类等起交叉反应，这是吉兰-巴雷综合征的原因，尤以空肠弯曲菌 O19 及 O14 型为多见。而且，HLA-B27 的患者易发生关节炎。

【临床表现】

空肠弯曲菌感染的潜伏期长短不一，平均为 3～5 天。如果是感染力较强的菌株，出现腹泻和发热的平均潜伏期分别是 53 小时和 67 小时。感染后多数表现为较轻的胃肠炎，其病程短且呈自限性，少数表现为重型的小肠结肠炎。

在大约 1/3 的病例中，观察到以高热伴寒战、全身疼痛、头晕以及谵妄为特征的前驱期。前驱期在胃肠道症状发作之前可能会持续 1 日，极少的情况下会持续 2~3 日。因前驱症状而就诊的患者倾向于比因腹泻而就诊的患者有更为严重的疾病。"流感样"或者"伤寒样"的前驱症状加上没有腹部症状很可能误导医生，而腹部症状可能在 2~3 天后才会出现。

急性疾病的特点是痉挛、脐周腹痛以及腹泻。患者每日排便大于或等于 10 次，大便呈水样或黏液样，有恶臭。在大约 15% 的患者中，在腹泻的第 2 日或第 3 日会观察到血便；含有质粒 pVir 的细菌引起的感染可能与更严重的侵袭性疾病以及伴血便的腹泻高度相关。腹泻是自限性的，平均持续时间为 7 日。腹泻缓解后腹痛可能持续，并且可能观察到体重减轻 5kg 或更多。临床康复后数周期间，粪便中仍可排菌。据某项研究报道，平均排菌期为 38 日。虽然在没有临床症状的情况下不需要进行随访培养，但免疫缺陷患者可能会发生慢性携带。5%~10% 的患者可能会出现复发。然而，腹痛也可能不伴有腹泻。疼痛可能会变为持续性的，并向右髂窝放射，类似急性阑尾炎。恶心症状常见；大约 15%~25% 的患者有呕吐症状。重型患者可有黏液血便。多数人伴有痉挛性腹痛，便后可减轻；腹痛有时可先于腹泻出现，呈剧痛而与急腹症相混淆。部分患者有腹部压痛和恶心、呕吐等表现。多数患者有发热，体温 38~40℃。病程为数天到数周，平均 10~14 天。未经治疗的患者，5%~10% 出现复发。

少数极重型病例，出现中毒性巨结肠的暴发性结肠炎和胃肠道大量出血。曾有报道在儿童和年轻成人中，空肠弯曲菌可引起肠系膜淋巴结炎和阑尾炎。偶有患者发生胆囊炎和胰腺炎。如有基础性疾病如肝硬化或兼有其他肠道疾病者，可发展为重症型，其预后较差。艾滋病患者相关性腹泻可由空肠弯曲菌和结肠弯曲菌感染而引起。无腹泻症状的艾滋病患者其肠道可带空肠弯曲菌。在男同性恋患者中，空肠弯曲菌感染较为常见。

空肠弯曲菌或结肠弯曲菌局灶性肠外感染罕见，仅发生于有慢性基础性疾病的患者中，如肝硬化、糖尿病、恶性肿瘤、艾滋病及丙种球蛋白低下患者，伴或不伴前驱腹泻，例如脓毒性关节炎、滑囊炎、骨炎、软组织感染和胎儿/胎盘感染。胎儿弯曲菌感染也可引起流产。此外，弯曲菌肠炎的急性并发症包括还包括：胆囊炎、伴或不伴前驱腹泻；持续不卧床腹膜透析患者出现的腹膜炎，通常伴有前驱腹泻；皮疹（例如荨麻疹、结节性红斑、血管炎和蜂窝织炎）；脓毒性假性动脉瘤；心包炎和心肌炎，典型的临床表现包括急性胸痛伴心电图改变、心肌酶水平升高，并伴有前驱性或同时发生的肠炎。

空肠弯曲菌感染后还可能导致某些后发病。感染后数周内可出现反应性关节炎、其他风湿病的症状和 Reigter 综合征（非淋病性关节炎、结膜炎、尿道炎）等具有自身免疫疾病特征的病征，多见于 HLA-B27 表型的患者。近年常有报道空肠弯曲菌性肠炎后可发生吉兰-巴雷综合征（Guillian-Barre syndrome，GBS），又称急性感染性多发性神经根炎，这是一种瘫痪性病征，常有肢体的瘫痪，严重者可致死。据估计，30%~40% 的GBS 疾病由弯曲杆菌感染引起，这种感染通常发生在神经系统症状发作前的 1~2 周内。弯曲菌相关的 GBS 更有可能与轴突型 GBS（与脱髓鞘型相反）有关。相比其他型的GBS，空肠弯曲杆菌感染后出现的 GBS 的预后更差，恢复更慢，出现残留神经功能障碍的可能性更大。

【实验室检查】

如果出现严重腹痛伴腹泻，则应怀疑弯曲菌肠炎。只有在患者的粪便中发现了弯曲菌才能完全确诊弯曲杆菌肠炎。因此实验室诊断在患者的诊断以及流行病学调查和统计中有着重要的作用。在所有急性腹泻患者中，其粪便都必须检查是否有弯曲菌感染。

1. 常规检查　外周血象白细胞总数和中性粒细胞常轻度增高。大便呈水样或为黏液血便，镜检可见少量白细胞和多量红细胞及脓细胞。

2. 病原学检查　此法有助于快速诊断。敏感性主要取决于标本的新鲜程度以及检查者的经验。刚刚排出 2 小时之内的湿粪便可以直接使用暗视野显微镜或者是相差显微镜下观察，可见逗号状或海鸥展翅状菌体和特有的快速运动。革兰染色为阴性弧形杆菌，有鞭毛，阳性率 50%~75%。

作病原菌分离的大便标本应在用抗菌药物之前直接采自患者，或用肛门拭子，标本立即接种到选择性培养基上。42℃ 微氧条件下培养 24~48 小时，观察结果。病后尽早采集标本或标本选择性过滤后再作培养，均可提高病原菌的培养阳性率。

3. 血清学检查　血清学诊断有时对于怀疑有弯曲菌感染晚期并发症的患者是很有价值的。例如反应性关节炎或吉兰-巴雷综合征，在这些患者中由于抗生素的使用或者是疾病已经痊愈，粪便的培养是阴性的。血清学诊断通过检测弯曲菌常见菌株抗原的抗体提供了一种总的筛查方法，也可以筛查特定的菌株。采取双份血清标本作凝集试验，检测空肠弯曲菌抗体，若恢复期较急性期血清抗体滴度升高 4 倍或以上，有回顾性诊断价值。

其他尚有 DNA 探针、PCR 技术等分子生物学方法检测空肠弯曲菌，近来发展的多种PCR 技术，其检出率远高于传统的培养方法。

【诊断与鉴别诊断】

根据有无集体腹泻史、近期有无到过卫生条件较差地区旅游等流行病学资料，结合腹泻、腹痛及发热等肠炎的临床表现，可作出初步临床诊断。确诊有赖于在患者粪便中发现或培养出病原菌。

本病从临床表现上难以与志贺菌属、沙门菌属、耶尔森菌属等细菌和肠道病毒引起的感染性腹泻作鉴别，需以病原学检查来区别。若腹痛和便血明显，尚需与溃疡性结肠炎、急性阑尾炎和肠套叠作鉴别诊断。

【预后】

绝大多数患者患本病后可完全恢复。患有慢性严重基础性疾病及免疫功能低下者，可发展为重症型。吉兰-巴雷综合征是一种较少见的后发病，偶可引起死亡。

【治疗】

空肠弯曲菌感染大多呈轻症和自限性，对这些病例无须作特别的治疗处理。大多数弯曲菌肠炎患者只需要口服补液和补充电解质，维持水、电解质平衡的治疗。

1. 一般治疗

（1）隔离与休息：按消化道传染病隔离并卧床休息，对患者排泄物进行彻底消毒。

（2）护理与饮食：密切观察体温、脉搏、血压、腹部情况及大便性状等。给予高热量、高营养而易消化的饮食。充分补给所失水量和维生素，维持水、电解质平衡。

（3）对症处理：高热者予物理降温，腹痛难忍时可予解痉处理。

2. 病原治疗　考虑到大多数弯曲菌感染具有自限性以及常规抗生素治疗的疗效有限，该疗法只须用于有重度疾病或有重度疾病风险的患者。有重度疾病的患者包括出现血便、高热、肠道外感染、有恶化或复发症状或症状持续 1 周以上的个体。有严重疾病风险的患者包括老年、妊娠或免疫功能受损的患者。应尽早积极地进行经验性抗病原治疗，待细菌培养结果出来后再按药敏结果作抗菌药物调整。

治疗弯曲杆菌胃肠炎的一线药物包括氟喹诺酮类或者阿奇霉素。以前偏爱使用红霉素，但考虑到毒性和可能的药物相互作用，现在不再将红霉素作为一线药物。

国内报告 90 株空肠弯曲菌的药敏试验，其中高度敏感的抗菌药物有庆大霉素（91.4%）、阿奇霉素（89.3%）、红霉素（88.5%）、阿莫西林（87.1%）、链霉素（83.9%）、头孢噻肟（81.7%）、卡那霉素（81.7%），高度耐药的有头孢哌酮、复方新诺明、头孢拉定、头孢克洛、环丙沙星以及左氧氟沙星等。

对于有重度疾病风险、无并发症的弯曲菌感染患者，我们通常使用左氧氟沙星（500mg/d，口服）、环丙沙星（750mg，口服，一日 2 次）或阿奇霉素（500mg，口服，一日 1 次），持续使用 3 日或一直服用直到疾病的症状和体征得到改善。对于有并发症或基础免疫抑制的患者，可能必须保证使用更长疗程（7~14 日）。对于病情严重且不能耐受口服药物治疗的患者，可给予一种氨基糖苷类药物或一种碳青霉烯药物进行治疗。

儿童禁用环丙沙星。对于免疫力低下的患者，在使用抗菌药的同时，应给予丙种球蛋白等辅助治疗。

【预防】

切断传播途径、防止病从口入是预防本病的重点。加强食品卫生管理，注意饮食卫生，不喝未消毒的牛奶，不吃未煮熟的肉类制品，不喝生水，养成饭前便后洗手习惯，不接触猫、犬等宠物等，均有利于防止本病的传播。既往感染过弯曲菌并不一定不会在将来出现症状性感染。因此，既往出现过症状性感染的患者也应被建议采取此类预防措施。

主要参考文献

［1］许海燕，黄金林，包广宇，等. 扬州市区腹泻人群空肠弯曲菌和结肠弯曲菌流行状况及耐药性分析. 中国人畜共患病学报，2008，24（1）：58-62.

［2］Ugarte-Ruiz M，Gómez-Barrero S，Porrero MC，et al. Evaluation of four protocols for the detection and isolation of thermophilic Campylobacter from different matrices. J Appl Microbiol，2012，113（1）：200-208.

［3］Centers for Disease Control and Prevention（CDC）. Incidence and trends of infection with pathogens transmitted commonly through food - foodborne diseases active surveillance network，10 U. S. sites，1996-2012. MMWR Morb Mortal Wkly Rep 2013，62（19）：283-287.

［4］Skirrow MB，Blaser MJ. Campylobacter jejuni // Infections of the Gastrointestinal Tract. 2nd ed. Philadelphia：Lippincott Williams and Wilkins，2002.

［5］Nielsen H，Hansen KK，Gradel KO，et al. Bacteraemia as a result of Campylobacter species：a population-based study of epidemiology and clinical risk factors. Clin Microbiol Infect，2010，16（1）：57-61.

第四节　军　团　病

（庄鹏　江元森）

军团病（Legionnaires' disease，Legionellosis）是由嗜肺军团菌（Legionella pneumophila，Lp）引起的感染，以肺炎为主要表现，常伴有多系统损害的急性传染病。军团病因 1976 年首次暴发流行于参加美国宾夕法尼亚州退伍军人军团会议的人员中而得名。半年之后，微生物学家 McDade 从 4 名死者的肺组织中分离出一种未知的革兰阴性杆菌病原体，1978 年国际上正式将其命名为嗜肺军团菌。随后军团菌在世界范围内多次引发疾病流行，现已发现军团菌属至少有 50 个种，70 个血清型，其中至少 20 种与人类疾病有关。军团菌肺炎 90% 是由嗜肺军团菌种感染引起的，目前已发现嗜肺军团菌种有 16 种血清型，欧洲国家以I型（LP1）引发的军团菌肺炎最为常见。

【病原学】

军团菌属在土壤、水源等自然环境中广泛分布，嗜热怕冷，在自然条件下可长期存活于水中。军团菌可在温度为 20~50℃（最适合温度为 35℃）的供水系统中生存和繁殖。虽然数量不多，但是常造成空调系统冷却塔、给水系统、涡流浴及大规模的施工建筑工地、人口稠密处等的污染。中央空调系统中污染空调的冷却水塔，在这类环境中菌量增多，成为感染的重要细菌，导致军团病暴发流行。在自然界，军团菌像铜绿假单胞菌、金黄色葡萄球菌一样属于常在菌。

军团菌为需氧的革兰阴性杆菌，长 2~4μm，宽 0.3~0.4μm。这种菌在自然环境中生活在淡水中、生物膜上，也可寄生在淡水原虫如阿米巴的细胞内。军团菌可在非寄生原生动物以及在供水系统中出现的生物膜的寄生虫中存活并繁殖。军团菌不易被普通革兰染色着色，在组织中细菌采用镀银染色，在炎症细胞内染成黑色杆菌。军团菌营养要求严格，在普通培养基上不生长，要求 L 半胱氨酸和微量铁，在缓冲的活性炭酵母浸出液培养基（BCYE）或 α 酮戊二酸活性炭酵母浸出液培养基上（α-BCYE），在需氧条件下，在 36℃左右、pH 6.85~6.95 条件下生长，有纤毛和鞭毛，能运动，能在细胞内生长繁殖。嗜肺军团菌在 BCYE 琼脂培养基上培养 3~4 天可形成灰色菌落，已发现嗜肺军团菌的血清型中，常见的为 1、5、6、8、10 型，其中以 1 型最多见。

【流行病学】

自 1976 年美国费城暴发流行以来，世界上许多国家和地区相继有该病的散发及暴发。2000 年西班牙发生一起冷却塔循环水污染引起 125 人染病，其中 4 人死亡。嗜肺军团菌 1 型是呼吸系感染的重要病原菌，最常见传播方式是吸入受到污染的气溶胶，与军团菌传播存有关联的气溶胶来源包括空调制冷塔、冷热水供应系统、加湿器和漩涡按摩浴池。军团菌常因高大建筑群集、空调系统或给水系统污染、建筑施工尘土飞扬引起暴发流行。军团菌的另一个传播载体是原虫，军团菌在阿米巴等原虫细胞内的寄生增强了其在环境中的存活能力、传播能力和致病性。但尚未见有人传播给人的报道。嗜肺军团菌感染可在一个建筑物内或其冷却塔蒸发气涉及的区域内、某个宾馆、医院门诊或住院病人（尤其 ICU 病房内）中发生，也常在办公室或工厂的工人间流行。散发病例因缺乏特异症状和体征常常漏诊。男性发病率为女性的 2 倍。正常的儿童几乎不患本病，儿童发病往往是因为院内感染，但新生儿、吸烟、吸毒、高龄、有肺部基础疾病或全身性慢性疾病（如糖尿病、血液病）、免疫功能低下者易患本病，器官移植后或因某种原因接受糖皮质激素等抗排异治疗者发病率明显增加，吸毒、艾滋病患者也是高危人群。

【发病机制】

嗜肺军团菌感染是通过吸入被污染的气溶胶颗粒，尤其是直径小于 $5\mu m$ 的颗粒可直接穿入肺泡与终末细支气管粘着，细菌的纤毛使其能黏着在黏膜上皮细胞上引起炎症反应而发病。细菌刚进入肺后，巨噬细胞、中性粒细胞向细菌游走并吞噬之，被吞噬的细菌可阻断吞噬体和溶酶体的融合机制并在巨噬细胞内繁殖，含菌后 8 小时，巨噬细胞的吞噬体膜完整，但 12 小时后，约有 70% 被裂解，而巨噬细胞质膜仍完整，18~24 小时后，细胞裂解，细菌释放。细菌可再次被其他巨噬细胞所吞噬，细菌持续增殖并释放而引起肺部损害。军团菌不仅可在吞噬细胞内生存繁殖，还产生细胞毒素等有害物质造成组织损伤。此外，吞噬细胞在吞噬细菌时的胞吐作用及细胞的裂解均可使一些生物活性因子和氧化代谢产物释放，引起组织的广泛损伤，肺外多系统的损伤主要由毒血症引起。军团菌的外毒素可阻碍中性粒细胞的杀菌作用。巨噬细胞、淋巴细胞、NK 及 LAK 细胞可产生 γ 干扰素，后者可溶解被细菌感染的吞噬细胞。对军团菌的特异性抗体可提高中性粒细胞的吞噬能力但不能提高其杀菌效果。被激活的单核细胞能抑制被吞噬在细胞内的军团菌的增殖。此为细胞免疫的作用。肺损伤的确切机制还不很清楚，可能是因为细菌毒素或者是机体对感染的免疫反应造成的损害，或者是由于以上两种原因。细菌可经淋巴系统或血液系统向肺外传播，也可通过血中被感染的单核细胞播散。

【病理学】

肺炎病理特征为广泛的急性纤维素性化脓性炎症，肺泡中有大量中性粒细胞、红细胞、吞噬细胞和纤维素样分泌物。因军团菌病死亡的绝大部分病例均可发现肺部有特异病理改变，肉眼可见肺的表面有纤维蛋白沉着，肺含气量减少，肿胀，剖面可见以两侧下叶为中心的融合性支气管肺炎，半数有浆液血性胸腔积液。病理改变主要在肺实质，镜下可见肺泡、肺泡管隔膜及气管、支气管及细支气管等有明显的炎症，炎症由细菌、粒细胞、吞噬细胞组成，肺泡腔内充满中性粒细胞、巨噬细胞、纤维蛋白。形成急性脓性纤维蛋白性肺炎，其中混杂着炎性坏死物，也可见间质炎症细胞浸润及微小脓疡，细支气管内出血等。如用镀银染色可见肺泡腔内被染成黑褐色的长 $2~4\mu m$ 短杆菌，尤其是在肺泡巨噬细胞内可观察到被吞噬的细菌。胸膜、心包或肺大疱内偶见炎症。肺炎病变部位可逐渐恢复，但亦可能因吸收不完全而引起间质炎症和纤维化。免疫功能低下可发生广泛的肺泡损伤半透明膜形成，可引起肺外多器官播散性小脓肿。

【临床表现】

（一）临床分型

1. 庞提阿克热型（Pontiac fever） 表现为急性、自限性流感样症状而不伴肺炎。主要症状是发热，在 5 小时~3 天（大都在 24~48 小时）的潜伏期后，以寒战、疲倦、肌肉痛、头痛发病，6~12 小时内寒战伴发热，有的患者 X 线胸片显示有胸腔积液。大多数患者在 5 天内不经任何治疗而恢复。到目前为止未见有死亡病例报道。细菌培养未分离出细菌，诊断靠血清学即血清抗体效价的测定。如果不是暴发流行，散发的病例很容易漏诊。世界范围内仅有 9 起集体暴发流行。

2. 肺炎型　军团病是以肺炎的形式发病的，进展迅速，严重者因呼吸衰竭而死亡。肺炎型的潜伏期一般为 2~10 天。

（1）急性感染症状：起病急，和一般革兰阴性菌引起的肺炎一样，常以寒战、发热（几乎所有的病人都有发热，常在 38℃ 以上）、全身无力、肌肉疼痛等为先行症状。重型病例常急速进展，易发展成败血症或弥散性血管内凝血（DIC）。

（2）呼吸道症状：起病初多数为干性咳嗽，起病 1~2 天后咳嗽加重，可呈脓性痰，但量不多，约有 1/3 的病人会出现痰中带血或者咯血。伴有胸痛，呼吸困难，起病后症状逐日加重。有报道呼吸困难如不及时控制则有迅速进展的趋势，可发展为呼吸衰竭而死亡。也有的患者直到病程后期才出现呼吸道症状，给诊断带来困难。

（3）消化道症状：常伴有腹痛、恶心呕吐（约 10%~30%），约 25%~50% 病人出现腹泻（水样大便）。

（4）中枢神经症状：包括不同程度的意识错乱、谵妄、情绪低落和定向障碍，常见于发病第 1 周。少数病人出现癫痫，局部神经症状等。小儿科报告对小儿不明原因的急性小脑功能失调以及心肌炎患儿伴军团菌抗体升高，可能与本病有关。

（5）体征：有时有相对缓脉，肺部呈炎症性实变，出现叩诊浊音，听诊有湿啰音或支气管呼吸音、胸膜摩擦音等。也有出现胸腔积液者。

军团菌肺炎和一般的严重肺炎、细支气管肺炎相比，在临床上并无特别之处，缺少特异的症状和体征。

（二）嗜肺军团菌引起的肺外感染

嗜肺军团菌感染绝大多数引起肺炎，但也有肺外感染，其频度很低，报告的病例数少。有报告由嗜肺军团菌引起的直肠周围脓肿、髂关节感染、心内膜炎、血液透析创口感染。细菌可从局部病灶入血散布到各个脏器，大约 20% 的重者可能引起菌血症。肺外感染往往在肺炎痊愈后仍持续数周，无肺炎史的肺外感染病例常常是清洗创口时，由于清洗液被军团菌污染而致病。因此军团菌的肺外感染途径有两种，一种是因肺炎引起，一种是因使用被污染了的水而引起。

小儿军团菌肺炎多因哮喘等疾病而使用激素后引起，脏器移植者使用免疫抑制剂及恶性疾病而免疫功能低下，均可并发此病。

【辅助检查】

1. 一般检查　末梢血白细胞升高，中性粒细胞升高，血 CRP 阳性，血沉升高，肝功异常（ALT、AST、GTP、LDH 升高），往往伴有低钠血症和低磷血症。BUN 常升高。根据胸部 X 线浸润性阴影的程度，血气分析可有低氧血症、低二氧化碳血症、呼吸性碱中毒等，脑脊液检查往往正常。

2. 细菌学、免疫学及分子生物学检查

（1）细菌培养：从患者气道分泌物、痰或胸腔积液、肺组织培养出嗜肺军团菌诊断价值最高，是确定诊断的可靠依据。绝大多数是嗜肺军团菌 1 型，细菌需要特殊的营养，分离技术要求高，耗时长，敏感性低。痰经低 pH 处理后再进行培养可提高阳性率。如以支气管-肺泡灌洗液为标本培养细菌，常因灌洗时使用利多卡因麻醉、生理盐水灌洗等影响，会使阳性率下降。

（2）血清学检查：直接荧光抗体检测用荧光标记的抗体与标本作用，可直接观察细菌形态。常用者为单克隆的荧光试剂，对嗜肺军团菌特异性最高，对其他军团菌属特异性低，试验需 2~3 小时。

军团菌感染后 1 周，人体可产生 IgM，两周起产生 IgG，1 个月达高峰。间接荧光抗体检测是常用的方法，IgG 效价在起病后 4 周开始上升，至少追踪观察 6 周，观察抗体效价变化，单一标本抗体效价等于或大于 1 : 256 为阳性，前后两次标本抗体价 4 倍增长并等于或大于 128 也属阳性。

抗体检查法还有 ELISA 法、微量定量凝集法、快速微量定量凝集法、酶抗体染色法等。由于军团菌抗体在体内存在可达数月以至于数年，所以抗体检测阳性者不能断定是新感染还是既往感染，双份血清抗体效价 4 倍及 4 倍以上的升高支持诊断。

抗原检测有乳胶凝集法、放射免疫分析法等。

（3）尿抗原检测：仅针对 LP-1，军团菌感染后数小时，尿中可出现可溶性抗原，可用酶免疫分析（EIA）、快速免疫层析试验和 ELISA 法检测。

（4）分子生物学检测：采用基因探针可在分子水平上检测和鉴定。根据军团菌的核酸序列合成一段寡核苷酸，用同位素标记，可与标本中的军团菌核酸杂交，再用同位素信号来确定结果。PCR 技术已广泛应用。目前常采用 5S rRNA 和 16S rRNA 等嗜军团菌特异引物，在病后 6~10 天阳性率高。今后的发展趋势是可以利用基因芯片或蛋白质组技术等对军团菌做进一步深入的研究。

3. 影像学检查　X 线下阴影的性状多数和一般肺炎一样，常发生在肺的一侧，呈境界不清的浸润性肺泡炎性阴影；有的阴影呈均匀性，随着病变的发展，有的形成空洞，也有呈间质性阴影或粟粒样阴影。多伴有胸腔积液影像。小儿患者因免疫功能低下，常伴有多发性空洞或呈粟粒样阴影。

【诊断】

确定军团菌常用四种诊断性检验法：细菌培养、渗出物直接荧光抗体染色、间接荧光抗体法作血清学检查和尿抗原分析，四者皆具特异性，但均不太敏感。病原菌可从痰液、气管吸出物、支气管吸出或刷检物、肺活检组织、胸膜液或血液中发现。军团菌不属正常菌群，故培养阳性具诊断价值，但痰培养阳性率不高。直接免疫荧光染色需要较高的技术，尿抗原分析相对容易操作，分子生物杂交技术很有潜力。加上相应的临床症状可有力支持诊断。

1. 庞提阿克热型　主要症状是发热，畏寒，起病后 6~12 小时内出现肌肉痛、头痛、乏力等。胸部 X 线检查无肺炎阴影，多数在 5 天内恢复。细菌培养阴性。测抗体效价上升，常为集群发生，可以诊断。

2. 肺炎型

（1）病史、症状：①常有吸烟、滥用酒精和免疫抑制等诱发因素；②前驱症状为乏力、嗜睡、发热、头痛和肌痛；③呼吸系统症状有咳嗽、咳痰（黏液痰、脓性痰或血痰）、胸痛和呼吸困难等呼吸道症状；④肺外症状：恶心、呕吐、腹泻（稀便或水样便）、嗜睡、神志模糊、谵语、昏迷、痴呆、焦虑、惊厥、定向障碍、抑郁、幻觉、失眠、健忘、言语障碍、神态失常等表现。

（2）体检发现：急性热病容，相对缓脉，可有低血压，呼吸急促，表浅淋巴结及肝脾大，受累肺部可闻及湿性啰音，可有少量胸腔积液体征。合并肺外病变时出现相应体征。

（3）辅助检查

1）X线胸片：缺乏特异性，早期为一侧或两侧斑片状阴影，后期为炎性浸润，下肺多见，脓肿与空洞仅见于免疫抑制患者，可有小范围胸腔积液。

2）病原学检查：痰液、血液或胸腔积液培养出军团菌可确诊，血清特异性抗体检测法有间接荧光抗体法（IFA）、酶联免疫吸附试验（ELISA）、与试管测集试验（TAL）等。在特定的参考实验室里，通过PCR可获得痰标本中军团杆菌的DNA扩增，但此法并不经济。尿抗原检测LP-1抗体其敏感性和特异性较高，且经济。

3）其他检查：白细胞计数多正常或稍增高，部分中性粒细胞核左移，白细胞减低者预后差。可有血尿，天门冬氨酸氨基转移酶和乳酸脱氢酶增高，黄疸，低铜、低镁血症。

以下资料均应考虑到肺炎型的诊断，如症状、体征、X线均符合急性细菌性肺炎者；病情和肺部浸润性阴影急速进展者；肺部浸润阴影面积不大，但低氧血症明显者；使用β-内酰胺类药物治疗无效者。可供诊断中考虑的有：①使用过中央空调或淋浴；②职业接触大量灰尘；③有慢性呼吸系统疾病，60岁以上的老人并有相对缓脉。

3. 院内感染军团病的诊断　院内感染嗜肺军团菌肺炎潜伏期是2~10天，再根据临床情况考虑是否为该菌感染。潜伏期很重要。

【鉴别诊断】

对于散发的嗜肺军团菌肺炎应与各种细菌性肺炎如肺炎链球菌肺炎、金黄色葡萄球菌性肺炎、肺炎克雷伯杆菌性肺炎、铜绿假单胞菌性肺炎等其他革兰阴性杆菌性肺炎、真菌性肺炎、支原体肺炎、衣原体肺炎、病毒性肺炎、Q热等相鉴别。

【治疗】

抗菌治疗甚重要，嗜肺军团菌能在细胞内生长繁殖，因此选择抗菌药物时必须选择能渗入细胞内的药物。

应尽早使用恰当的抗菌药物加以吸氧及辅助呼吸等疗法。为挽救生命可短期使用糖皮质激素，但因为糖皮质激素使细胞免疫功能降低，因此尽量短程及大量。此外，给予支持疗法和对症治疗。

对轻症患者除使用抗菌药物外，祛痰剂等也是必要的。但不主张使用糖皮质激素治疗。非肺炎型感染病人并不需要得到任何抗生素治疗，对症治疗方法就已足够。

大环内酯类药物最有效，其他如利福平、氟喹诺酮类药物、四环素类的也可选用。

体外试验证明，利福平的抗菌力大于或等于氟喹诺酮类，而氟喹诺酮类等于或大于红霉素类，红霉素类大于四环素族。但在细胞内的渗透性方面，大环内酯类（红霉素）与利福平相等，均大于氟喹诺酮类、四环素类，因此以利福平为基础合用红霉素或氟喹诺酮类，在理论上是最好的搭配。重症者可 3 种药物联合使用。

红霉素为较常用药物，通常开始时用 1g 静脉注射，每 6 小时一次，但国内常用剂量为 1~2g/d。病情不重的病人给予红霉素 500mg 口服，每日 4 次。某些专家推荐环丙沙星750mg 口服，每日 2 次，或阿奇霉素每日 1 次口服，开始剂量为 500mg，随后改为 250mg。然而，对于病情严重者建议高剂量静脉注射阿奇霉素或氟喹诺酮药物（环丙沙星、左氧氟沙星或莫西沙星）。重症病人在给予红霉素的同时，加用利福平 300mg，每日 2 次口服。对于免疫力正常的患者，阿奇霉素治疗应持续 5~10 天，氟喹诺酮治疗应持续 10~14 天。对于细胞免疫功能低下和中性粒细胞减少的患者，即使临床症状减轻，仍需继续治疗 2~3周，以防复发。

【预防】

对军团病的预防应集中在控制军团菌污染源、控制气溶胶的形成、控制阿米巴等原虫的污染方面。要定期清洁冷却塔和空调系统的管道和过滤部件，对供水和管道需要进行定期消毒，以控制军团菌的繁殖和传播。消毒可采用臭氧处理法、紫外线消毒、常规的氯消毒法等抑制军团菌的繁殖和生长，对于水池、管道、水龙头、淋浴喷头可采用热水冲刷。

一旦发现院内感染的军团菌肺炎，应设法处理残留的活菌不使其增殖。应积极进行流行病学调查，包括重新调查微生物记录、临床记录，找出潜在危险因素，采集和确定感染源，明确患者与感染源的关系。

此外，感染军团菌病的以老年人、儿童、住院病人等免疫力差的人居多。对这部分人群应加强个人预防，注意保持个人卫生和居室的清洁通风，以及定期进行体育锻炼，增强体质。

从全科医生和社区卫生服务角度而言，为发现病例，必须将保持适当警惕与采取防控措施结合起来。

主要参考文献

[1] Cunha BA, Burillo A, Bouza E. Legionnaires' disease. Lancet, 2016, 387 (10016)：376-385.

[2] Mercante JW, Winchell JM. Current and emerging Legionella diagnostics for laboratory and outbreak investigations. Clin Microbiol Rev, 2015, 28 (1)：95-133.

[3] 芦烨，陈愉，赵立. 军团菌肺炎诊断方法的研究进展. 国际呼吸杂志，2014，34 (24)：1862-1864.

[4] Jarraud S, Descours G, Ginevra C, et al. Idetification of legionella in clinical samples. Methods Mol Biol, 2013, 954：27-56.

[5] Hilbi H, Jarraud S, Hartland E, et al. Update on Legionnaires' disease：pathogenesis, epidemiology, detection and control. Mol Microbiol, 2010, 76 (1)：1-11.

[6] Stout JE, Muder RR, Mietzner S, et al. Role of environmental surverillance in detemining the risk of hospital-acquired legionellosis：a national surveillance study with clinical correlations. Infect Control Hosp Epidemiol, 2007, 28 (7)：818-824.

第五节 中毒性休克综合征

（陈军 卢洪洲）

中毒性休克综合征（toxic shock syndrome，TSS）是一类较罕见而非常严重的感染性疾病。一般起病急骤，进展迅速，以发热、皮疹、病后脱皮脱屑、低血压及三个以上器官功能受损为特征性表现，可由多种致病菌、病毒引起。根据病原不同，中毒性休克综合征可分为：①由金黄色葡萄球菌感染引起的称为中毒性休克综合征；②由链球菌引起的称为链球菌中毒性休克综合征（streptococcal toxic shock syndrome，STSS）；③由其他致病菌、病毒引起的称"类中毒性休克综合征"（toxic shock like syndrome，TSLS）或"中毒性休克综合征"。中毒性休克综合征又分为两类，出现在月经开始或结束的 3 天内称为月经相关性中毒性休克综合征，其余的为非月经相关性中毒性休克综合征。

【病原学】

金黄色葡萄球菌（*Staphylococcus aureus*，*S. aureus*）是引起中毒性休克综合征的主要病原。典型的金黄色葡萄球菌为球形，直径约 0.8μm，光镜下排列成葡萄串状。无芽胞、鞭毛，大多数无荚膜。革兰染色阳性，衰老或死亡后可转为阴性。其分泌的中毒性休克综合征毒素-1（TSST-1）和肠毒素（SE）是引起中毒性休克综合征的主要致病因子。中毒性休克综合征中约 75% 由 TSST-1 引起。TSST-1 是由金黄色葡萄球菌噬菌体 Ⅰ 群产生的一种蛋白质，相对分子质量约 22kDa，含有 194 个氨基酸残基。妇女经期使用高吸附性卫生棉塞有助于 TSST-1 的产生。金黄色葡萄球菌在干燥空气中可以存活数月，但不繁殖；耐热，70℃下 1 小时，80℃下 30 分钟不会被杀死；耐低温，在冷冻食品中不易死亡；耐高渗，可以在 15% NaCl 和 40% 胆汁中生长。

链球菌的菌体呈球形或椭圆形，直径 0.6~1.0μm。呈链状排列，长短不一，从 4~8 个至 20~30 个菌细胞组成不等。无芽胞、鞭毛。细胞壁外有菌毛样结构，含特异的 M 蛋白。革兰染色阳性，衰老或死亡后可转呈革兰阴性。大多兼性厌氧。链球菌含有蛋白质抗原、多糖抗原和核蛋白抗原。根据多糖抗原的不同，可将链球菌分为 A~H、K~V 20 个群。引起链球菌中毒性休克综合征的链球菌绝大多数是 A 组链球菌（group A streptococcus，GAS），但 B 组、C 组也偶有个别报道。A 组链球菌蛋白质抗原有 M、T、R、S 等，其中与致病性相关的为 M 抗原，可抑制巨噬细胞对 A 组链球菌的吞噬作用。M1、M3 型最多见，尤其是 T1M1 型与中毒性休克综合征的发生有关。链球菌中毒性休克综合征的发生与链球菌致热型外毒素（SPE）密切相关，包括 SPE-A、SPE-B、SPE-C、SPE-F、SPE-G、SPE-H、SPE-J 等。一般认为，M1 蛋白和 SPE-A 阳性的 A 组链球菌有极强的侵袭力。链球菌抵抗力不强，加热 60℃ 30 分钟即可杀死，且对常用消毒剂敏感。此外，也有海豚链球菌（*Streptococcus iniae*）和猪链球菌 2 型引起中毒性休克综合征的报道。

另外，中毒性休克综合征也可为其他病原体如流感病毒等引发。

【流行病学】

人群中 TSST-1 抗体阳性率随年龄而增加，1 岁儿童约为 47%，5 岁儿童约 58%，成人可达 90%。中毒性休克综合征多发生在妇女，白种人居多。自第一例中毒性休克综合征报道后，人们逐渐认识到妇女月经期的棉塞使用与中毒性休克综合征的发生密切相关。随着棉塞质量的改良及妇女正确使用棉塞，中毒性休克综合征发生率已明显下降。但是近几年又有上升趋势，可能与耐甲氧西林金黄色葡萄球菌（MRSA）感染的增加有关。美国一项研究表明，明尼苏达州中毒性休克综合征发生率已从原来的 0.8/10 万上升至 3.4/10 万。

非月经相关性中毒性休克综合征多发生于外科手术后，耳鼻喉手术后发病率可达 16.5/10万，而其他手术后的发病率约 3/10 万。另外，也可见于烧伤后，尤其是在儿童，可能与敷料的不正确使用有关。

链球菌中毒性休克综合征多发生于老年人与儿童，尤以 45 岁以上中老年人和 5 岁以下儿童多见。发病率约（0.13~0.71）/10 万。在 A 组链球菌感染中，约一半病例 A 组链球菌通过阴道、咽喉、黏膜、皮肤等进入人体，而另一半病例 A 组链球菌入侵途径仍不明。链球菌中毒性休克综合征多继发于非穿透性外伤或软组织感染。人感染猪链球菌主要通过与病猪或病死猪接触或食用加热不完全的病猪肉。屠夫、接触与清洗病死猪的人员均为易感者，尤其是手部带有伤口时更易感染。1990—1991 年我国江苏发生数千例链球菌感染，其中 22.5% 发生链球菌中毒性休克综合征，病原为缓症链球菌。1998 年江苏数万头猪相继感染死亡，当时 25 人同时患病，13 例死于链球菌中毒性休克综合征，致病菌为 2 型猪链球菌。水痘-带状疱疹病毒感染后可增加 A 组链球菌感染率，可能导致链球菌中毒性休克综合征发生。也有报道指出，非甾体抗炎药的使用掩盖了临床症状，使 A 组链球菌感染误诊、漏诊，最终导致链球菌中毒性休克综合征发生。

【发病机制】

中毒性休克综合征的发病机制尚未完全阐明，目前认为主要与 TSST-1 或 SPE 等作为超抗原有关，它刺激机体免疫系统，导致一系列细胞因子释放，产生广泛的生物效应。此外，各种毒素本身对疾病的发生也有直接作用。TSST-1、M1、M3 蛋白、SPE-A、链球菌溶血素 O（streptolysin O，SLO）等均可作为超抗原不经抗原呈递细胞（APC）加工，而直接与 APC 上的 MHC Ⅱ类分子及 CD4$^+$ T 细胞上的 T 细胞抗原受体 Vβ（TCRVβ）结合，激活 T 细胞。一般抗原所激活的 T 细胞约为人体总 T 细胞数的 0.01%~0.1%，而经超抗原激活的 T 细胞可高达 5%~30%。其结果是大量细胞因子，如 TNF-α、IL-2、INF-γ、IL-6 等的释放。另外，这些超抗原可趋化大量 T 细胞、B 细胞、APC 等至炎症部位，继而释放大量 IL-1、TNF-α 等。以上诸多细胞因子可致发热、低血压、休克等，呈现中毒性休克综合征表现。

此外，TSST-1 还可通过以下途径导致休克：①抑制内毒素脱颗粒或直接损害库普弗细胞，使内毒素在体内蓄积；②增加毛细血管通透性；③抑制 B 淋巴细胞，使特异性抗体生成减少。TSST-1 还能抑制单核-巨噬细胞凋亡，延长其分泌细胞因子的作用时间，也有助于中毒性休克综合征的发生。SPE-A 尚有直接致休克作用，其机制包括：①直接抑制心肌；②使白蛋白渗入第三间隙，降低血容量；③引起血管扩张。虽然中毒性休克综合征发病机制中单个致病因子的确切作用仍不明确，事实上，疾病的严重程度还取决于宿主免疫系统与众多致病因子相互作用的结果。缺乏抗 SPE 抗体和抗 M 蛋白抗体者易发展为菌血症和中毒性休克综合征。

【临床表现】

中毒性休克综合征发生的潜伏期不明，手术后中毒性休克综合征潜伏期一般为 2~4 天，但可短至 12 小时。中毒性休克综合征临床表现具有一定的特征，但病情轻重因个体差异而变化较大，一般起病急骤，进展迅速，病情严重。链球菌中毒性休克综合征初起症状常无特异性，部分患者可有低热、乏力、肌痛、吐泻等类似流感症状，容易误诊。中毒性休克综合征主要表现在以下方面：

1. **毒血症**　起病急骤，感染中毒症状明显，畏寒，多数患者有发热，体温常高达38.9℃，伴有头晕、头痛、全身肌肉酸痛，部分患者可有嗜睡、昏迷等意识障碍，可有草莓舌。但也有小部分中毒性休克综合征病例体温低于36℃。

2. **低血压休克或直立性晕厥**　主要表现有头昏、目眩、尿少，往往在发病后48小时内进展到低血压休克，持续的低血压休克可导致急性肝肾衰竭、代谢性酸中毒、急性呼吸窘迫综合征（ARDS）及弥散性血管内凝血（DIC）等。

3. **全身弥漫性皮疹和恢复期的脱屑**　全身弥漫性的红色皮疹和恢复期的脱屑为中毒性休克综合征的特征性表现，多见于躯干、四肢末端及面部，除非患者不能度过急性期，恢复期病例绝大部分有手心、足底的秕糠状脱屑或全身大片脱皮或手套状脱皮。

4. **多系统器官损害**

（1）肾脏与泌尿系统：突出的表现是少尿，可同时伴有氮质血症、高钾血症及代谢性酸中毒，其发生与肾缺血的时间长短及各种毒素或细胞因子的损伤程度有关。40%～50%患者的肾损害可先于低血压发生。

（2）肺与呼吸系统：部分中毒性休克综合征患者可出现无胸痛性咳嗽，肺部可闻及干湿啰音，X线出现弥漫性肺炎，少数患者可出现呼吸急促、窘迫及呼吸困难等急性呼吸窘迫综合征表现。

（3）心脏与循环系统：低血压休克为中毒性休克综合征的特征性表现。此外，绝大多数病例有心悸、胸闷和呼吸困难，少数可能出现严重的心律失常或心力衰竭而危及生命。

（4）脑功能障碍：中毒性休克综合征早期的表现是烦躁不安，随着疾病进展，脑组织缺血缺氧加重，患者可出现神志淡漠、嗜睡甚至昏迷。

（5）肝脏与消化系统：多数病例在起病后出现恶心、呕吐及非炎性水样腹泻，可伴有弥漫性腹部触、压痛。肝大、压痛，于病程1周时出现黄疸，肝功能异常，多数病例能较迅速地恢复正常，极少数患者可发生急性肝衰竭。

5. **局部症状**　疼痛是链球菌中毒性休克综合征患者最常见早期症状之一，常非常剧烈。在链球菌中毒性休克综合征患者中，80%的患者有软组织感染征象，其中70%患者迅速进展为坏死性筋膜炎，需及早进行外科清创切除。除疼痛外，局部尚有红、肿、热及功能障碍。有咽炎者可有咽痛、咽充血、水肿。有扁桃体炎者可有扁桃体肿大、充血及脓性渗出。月经相关性中毒性休克综合征可有大腿内侧及会阴部水肿、红斑以及白带增多和阴道脓性分泌物等症状。

相比月经相关性中毒性休克综合征，非月经相关性中毒性休克综合征症状出现较迟，中枢神经系统症状更明显，贫血更严重。

【实验室检查】

1. **周围血象**　贫血较为显著，可见正细胞正色素性贫血，大部分病例白细胞总数及中性粒细胞均增多，其中40%～50%为未成熟的中性粒细胞，并可见核左移及中毒颗粒。在链球菌中毒性休克综合征中其白细胞增多的程度常低于一般的A组链球菌引起的侵袭性感染。部分中毒性休克综合征病例白细胞总数低于正常。血小板计数在病程第一周大多降低，随后迅速恢复正常。

2. 尿检　因肾脏损害程度不同，可出现轻重不等的蛋白尿及血尿。

3. 血液生化　血肌酐、尿素氮大多明显增高。急性期可有 ALT、AST、总胆红素升高及凝血酶原时间、凝血活酶时间延长等，恢复期大部分病例上述指标均能恢复正常。在链球菌中毒性休克综合征中，血清肌酐激酶水平能预示深部软组织感染，其水平与坏死性肌炎及坏死性筋膜炎呈正相关。

4. 电解质及酸碱平衡失调　较常见，多为低钾、低钠、低钙血症及代谢性酸中毒。

5. 病原学检测　中毒性休克综合征病原学检查可取宫颈、阴道、软组织感染部位分泌物做涂片以直接镜检，或分离培养；链球菌中毒性休克综合征病原学检查也可做直接镜检，但主要取决于血培养、胆汁培养或组织培养，其阳性率在 50% 以上。

6. 血清学检测　可通过凝集试验、ELISA 等方法检测 TSST-1、SPE 等，以间接证明病原体的存在。

7. PCR　具有简单、快速、高效等优点，可检测产生 TSST-1 的基因 *tst* 以及产生 SPE 的 *SPE-A*、*SPE-B*、*SPE-C* 等基因。

另有研究表明，检测 $TCR\beta_2$ 可变区阳性的 T 细胞含量可用于中毒性休克综合征的诊断。

【诊断与鉴别诊断】

1. 诊断　中毒性休克综合征的诊断根据病史、临床表现及实验室检查。

（1）中毒性休克综合征诊断标准

1）临床表现

A. 发热：≥38.9℃。

B. 皮疹：弥漫性斑状红皮疹。

C. 发病后 1~2 周手掌和足底脱皮。

D. 低血压：收缩压，成人≤90mmHg，16 岁以下儿童<同龄水平的 5 个百分点，或直立性低血压（见于从卧位至立位）、体位性眩晕、体位性昏厥；舒张压下降≥15mmHg。

E. 以下 3 项或 3 项以上。

a. 胃肠道症状：呕吐或腹泻等。

b. 剧烈肌痛或肌酸磷酸激酶超过正常上限的 2 倍。

c. 黏膜损害：阴道、口咽部黏膜损害或结膜充血。

d. 肾脏损害：尿素氮或肌酐超过正常上限的 2 倍，或在排除尿路感染情况下见脓尿（每高倍视野下≥5 个白细胞）。

e. 肝脏损害：AST、ALT 或总胆红素达到或超过正常上限的 2 倍。

f. 血小板≤100×10^9/L。

g. 在无发热、低血压情况下，见定向力障碍或意识改变，但无局灶性神经病学体征。

2）实验室检查

A. 血、咽拭子以及脑脊液培养阴性（血培养金黄色葡萄球菌可呈阳性）。

B. 血清学检测排除落基山斑点热、钩端螺旋体病及麻疹。

疑似病例：符合实验室检查及上述临床表现中的 4 项。

确诊病例：符合实验室检查及上述临床表现中的 5 项（除非患者在出现皮肤脱屑前死亡，否则应包括恢复期皮肤脱屑）。

（2）链球菌中毒性休克综合征诊断标准

1）分离出 A 组链球菌

A. 从正常无菌部位，如血液、脑脊液、胸腔或腹腔液、组织活检、外科无菌伤口等。

B. 从非无菌部位，如咽喉、阴道、创伤的皮肤等。

2）严重的临床表现

A. 低血压，成人收缩压≤90mmHg，儿童收缩压<同龄水平的 5 个百分点。

B. 以下 2 项或 2 项以上

a. 肾脏损害：成人肌酐≥177μmol/L，或超过正常上限的 2 倍，原有肾脏病者超过基础水平的 2 倍。

b. 凝血障碍：血小板≤100×10^9/L 或有 DIC。

c. 肝脏损害：AST、ALT 或总胆红素达到或超过正常上限的 2 倍，原有肝脏疾病者超过其基础水平的 2 倍。

d. 急性呼吸窘迫综合征。

e. 全身性斑丘疹伴或不伴皮肤脱屑。

f. 软组织损伤：包括坏死性筋膜炎、肌炎和坏疽。

疑似病例：符合 1）B 和 2）（A+B）而无其他病原学证据者。

确诊病例：符合 1）A 和 2）（A+B）者。

有研究表明，肌酐高、体温低、血压低病死率高。

2. 鉴别诊断

（1）中毒性休克综合征虽然可由多种病原体引起，但绝大多数由金黄色葡萄球菌和 A 组链球菌引起。虽然两种病原体引起的临床症状基本相同，但在感染部位、诊断及预后方面有明显差异。金黄色葡萄球菌中毒性休克综合征与 A 组链球菌中毒性休克综合征鉴别要点见表 2-3-1。

表 2-3-1　中毒性休克综合征与链球菌中毒性休克综合征的比较

特点	TSS	STSS
超抗原	TSST-1，SE（A，B，C1~C3，D，E）	SPE（A，G，H，J），SSA，MF，SMEZ
危险因素	棉塞，烧伤，创伤	水痘，NSAID，创伤
相关感染部位	较表浅，如脓疱性皮炎、烧伤、伤口感染等	较深，如钝伤部位、坏死性筋膜炎、肌炎等
软组织感染	少见	常见
突发剧痛	少见	常见
皮疹	常见	少见
呕吐、腹泻	常见	少见
肌酐激酶升高	少见	筋膜炎、肌炎时常见

续表

特点	TSS		STSS	
菌血症	<5%		60%	
皮肤脱屑	7~14 天		少见	
病死率	3%~5%		5%~10%	

（2）与川崎病（Kawasaki disease，KD）鉴别：川崎病是一种罕见的疾病，多见于儿童，成人极少见。其特点为持续高热>5 天，眼周充血，口唇干燥，肢端红肿，指尖脱屑。中毒性休克综合征在发热、皮疹及随后皮肤脱屑、心脏受累方面与川崎病相似。但它们也有较明显的差别：①休克是中毒性休克综合征的一个主要特征，而在川崎病中则很少见；②皮疹的特点在两者也有明显差别，在川崎病主要是单个的斑丘疹，而在中毒性休克综合征中无单个丘疹，而是弥漫的猩红热样皮疹；③氮质血症和血小板减少症在川崎病中罕见，但在中毒性休克综合征中是常见的异常表现；④经典的川崎病均发生于 6 岁以下的儿童，而中毒性休克综合征可发生于任何年龄的人，尤以育龄妇女多见。

【治疗】

1. 一般治疗　严密观察心率、血压、呼吸和体温生命体征，必要时进入重症监护病房（ICU）进行监护。应对患者的意识状态、尿量等进行监测，并及时补充血容量，维持水、电解质平衡。同时可使用血管活性物质以稳定血压。另外需注意保护重要器官功能，必要时进行血液透析及应用人工呼吸器等治疗。患者无严重腹泻或意识障碍时，建议口服易消化高热量、高维生素、高蛋白、低脂肪的食物。

2. 病因治疗　对于产后或流产后阴道填塞止血或头颈部手术、五官科手术后用棉塞填塞的中毒性休克综合征患者，应及早取出异物并进行清洗及局部处理。对由于外伤、脓肿、烧伤、坏死性筋膜炎、肌炎、蜂窝织炎引起的中毒性休克综合征，应尽早进行清创，切除坏死组织。

3. 抗菌治疗　是本病治疗的关键，应尽早使用有效的抗生素。对于中毒性休克综合征患者，若做了药敏试验，应按药敏结果用药，无药敏结果可根据经验用药。如为非MRSA 者，可用克林霉素，联合第一代头孢菌素或红霉素，但目前大城市的葡萄球菌中MRSA 的比例相当高；如考虑 MRSA，则应采用万古霉素（或去甲万古霉素）合用利福平或磷霉素，一般需治疗 10~14 天，以根除病原体及防止复发。链球菌中毒性休克综合征中的链球菌对 β-内酰胺类抗生素敏感，可使用青霉素 G 治疗。对于病情较重者，可加用克林霉素 25~40mg/kg，分 3~4 次静脉滴注。

4. 辅助治疗　尽早静脉内使用人血丙种球蛋白（human normal immunoglobulin）制剂或新鲜冷冻血浆。人血丙种球蛋白可抑制或灭活金黄色葡萄球菌及 A 组链球菌等产生的超抗原，从而减少相关细胞因子的释放并改善病情。一般可静脉内给予人血丙种球蛋白 1~2g/kg，只需 1 次。对于严重的链球菌中毒性休克综合征，可适当加大剂量，能有效降低病死率。有研究显示，75%的新鲜冷冻血浆含有特异性抗毒素的免疫球蛋白，在给予新鲜冷冻血浆后 2 小时内，中毒性休克综合征相关临床症状可得到明显改善。动物实验显示针对肠毒素 B 的单克隆抗体也具有临床应用的前景。

【预后】

本病预后取决于患者自身状况及疾病类型。非月经相关性中毒性休克综合征较月经相关性中毒性休克综合征病情严重，两者病死率分别约为5%和3%。而链球菌中毒性休克综合征存在肌酐偏高、体温或血压偏低等的患者预后多不良。链球菌中毒性休克综合征在儿童中病死率约为5%~10%，而在成人中约为30%~80%。

【预防】

应提高对本疾病的认识，若经期妇女、软组织感染以及外、妇科手术患者有发热、头痛、呕吐、皮疹等症状，应警惕中毒性休克综合征发生的可能。

慎用高吸水性的卫生棉塞，避免经期性生活。卫生棉塞或其他填塞物不宜放置过久。一旦出现中毒性休克综合征症状，应立即取出卫生棉塞并及时就诊。外伤患者伤口应注意消毒，敷料应及时更换。

对与链球菌中毒性休克综合征患者密切接触的人，应服抗生素进行预防。链球菌中毒性休克综合征患者的咽喉及鼻腔分泌物或感染伤口的渗出物要及时消毒处理。

主要参考文献

[1] Tang J, Wang C, Feng Y, et al. Streptococcal toxic shock syndrome caused by Streptococcus suis serotype 2. PLoS Med, 2006, 3 (5)：e151.

[2] Tierno PM Jr. Reemergence of staphylococcal toxic shock syndrome in the United States. J Clin Microbiol, 2005, 43 (4)：2032.

[3] 翁心华，卢洪洲. 重视人感染猪链球菌病的防治. 实用医院临床杂志，2006，3 (5)：2-3.

[4] Descloux E, Perpoint T, Ferry T, et al. One in five mortality in non-menstrual toxic shock syndrome versus no mortality in menstrual cases in a balanced French series of 55 cases. Eur J Clin Microbiol Infect Dis, 2008, 27 (1)：37-43.

[5] Lappin E, Ferguson AJ. Gram-positive toxic shock syndromes. Lancet Infect Dis, 2009, 9 (5)：281-290.

[6] Karauzum H, Chen G, Abaandou L, Mahmoudieh M, Boroun AR, Shulenin S, et al. Synthetic human monoclonal antibodies toward staphylococcal enterotoxin B (SEB) protective against toxic shock syndrome. J Biol Chem, 2012, 287 (30)：25203-25215.

第六节　人感染猪链球菌病

（孙建军　卢洪洲）

猪链球菌（*Streptococcus suis*）是引起猪链球菌病的病原体，于1968年首次被丹麦学者报道。该病在世界范围内散发流行，但在我国分别有过两次暴发流行：1998年江苏南通地区发生的猪链球菌病疫情累计25人发病；2005年四川省出现人的猪链球菌疫情发病人数达204例。猪链球菌病属于我国规定的二类动物疫源性疾病，是一种人畜共患传染病。

【病原学】

猪链球菌是链球菌属中的一种，根据荚膜抗原的不同可分为35个血清型，每种血清型均可引起猪感染链球菌病，能够引起人致病的只有 1/2 型、1 型、2 型、7 型、9 型和 14 型等 6 种血清型，其中猪链球菌 2 型致病性最强，其次为 1 型。猪链球菌镜下呈球形或卵圆形，直径 0.6~1.0μm，呈链状排列，链长短不一，从患者或病猪体内刚分离的猪链球菌更易形成长链。无芽胞，无鞭毛，革兰染色阳性，对营养要求较高，一般在普通培养基中需加入血液、血清、葡萄糖等才能很好地生长。最适温度 37℃，最适 pH 7.4~7.6。典型菌落呈灰白、光滑、圆形突起，周围有不完全的溶血环。兼性厌氧，在无氧状态培养下更易出现溶血。猪链球菌抵抗力较弱，加热至 55℃多数可被杀死，对一般消毒剂敏感，干燥尘埃中可存活数日。该菌对青霉素、头孢菌素、红霉素、氯霉素、喹诺酮类等多种抗菌药物敏感。

【流行病学】

目前报道的人感染猪链球菌病病例多由猪链球菌 2 型引起。人感染猪链球菌病的主要传染源为病猪，目前还没有发现该菌在人与人之间传播的证据。人通过与病猪或病死猪接触均可被感染，食用了加热不完全的病猪肉也可被感染。有研究认为，猪链球菌可通过呼吸道在猪与猪之间传播，但缺少人与人之间呼吸道传播的证据。屠夫、接触与清洗病死猪的人员均为易感者，尤其是手部有伤口时更易感染。据估计在屠夫和养猪者中，猪链球菌性脑膜炎的年发病率约为 3/10 万，而患猪链球菌感染的发生率是不从事猪肉加工业者的 1500 倍。

【发病机制与病理】

猪链球菌侵入、定植以及感染致病起始阶段的机制仍知之甚少。宿主黏膜局部微生态、猪链球菌致病株和非致病株对于黏膜定植的影响以及致病菌在黏膜局部所引发的免疫效应同样无统一定论。目前的研究提示，猪链球菌荚膜多糖、溶血酶释放因子与细胞外因子、猪链球菌溶血素等是其主要的致病物质。

【临床表现】

人感染猪链球菌病后可经历潜伏期、前驱期、进展期和恢复期四个时期。潜伏期较短，一般为 2 小时至 7 天，平均为 2.4 天。前驱期患者常表现为畏寒、高热，可伴头晕、头痛、全身不适、乏力、腹痛、腹泻等感染中毒症状。进展期患者以链球菌中毒性休克综合征和（或）脑膜炎综合征为主要表现。链球菌中毒性休克综合征多表现为突起高热，肢体远端部位出现瘀点、瘀斑，早期多伴有胃肠道症状、休克，病情进展快，很快转入多器官衰竭，如呼吸窘迫综合征、心力衰竭、弥散性血管内凝血和急性肾衰竭等；脑膜炎综合征以高热、头痛、脑膜刺激征为突出表现，但部分患者可发生因干扰第八对脑神经所致的感音性耳聋以及运动功能失调等并发症。此外，猪链球菌还可侵入人体的关节、眼和心脏等，引起化脓性关节炎、眼内炎和心内膜炎等。多数患者在药物治疗 2~6 日后体温降至正常，皮疹多于 2~3 日消退进入恢复期。

人感染猪链球菌病根据临床表现可分为 4 种类型，即普通型、败血症休克型、脑膜炎型和混合型。普通型患者以感染中毒症状为主要表现，外周血白细胞计数升高，中性粒细胞比例升高。败血症型常发生链球菌中毒性休克综合征，表现为起病急，多为突起高热，肢体远端部位出现瘀点、瘀斑，早期多伴有胃肠道症状、休克，病情进展快，很快转入多器官衰竭，如急性呼吸窘迫综合征（ARDS）、心力衰竭、弥散性血管内凝血（DIC）和急性肾衰竭等，预后差，病死率极高，外周血白细胞计数升高，中性粒细胞比例升高。脑膜炎型主要临床表现为头痛、高热、脑膜刺激征阳性、脑脊液呈化脓性改变，该型的临床表现较轻，预后较好，病死率较低，但可发生因干扰第八对脑神经所致的感音性耳聋（54%~67%）以及运动功能失调，并发吸入性肺炎、继发性大脑缺氧等并发症。混合型在中毒性休克综合征基础上出现化脓性脑膜炎表现。

【实验室检查】

血常规多表现为白细胞计数升高（严重患者发病初期白细胞可以降低或正常），中性粒细胞比例升高。通过患者全血或尸检的无菌标本培养查找猪链球菌是主要的实验室检查手段。此外，有条件的医院还可以进行猪链球菌特有的毒力基因（*cps2A*、*mrp*、*gapdh*、*sly*、*ef*）鉴定。脑脊液的检查结果有助于确诊脑膜炎型人猪链球菌感染，典型的改变为白细胞升高，常达 500×10^9/L，多核细胞为主，蛋白升高，糖和氯化物降低。

【诊断】

综合病例的流行病学史、临床表现和实验室检测结果，排除其他明确病因的可进行诊断。诊断要点包括：

1. 流行病学史　当地一般有猪等家畜疫情存在，病例发病前 7 天内有与病（死）猪等家畜的接触史，如宰杀、洗切、销售等。

2. 疑似病例　流行病学史结合急起畏寒、发热，外周血白细胞计数升高，中性粒细胞比例升高。

3. 临床诊断　流行病学史结合中毒性休克综合征和（或）脑膜炎。

4. 确诊病例　全血或尸检标本等无菌部位的标本纯培养后，经鉴定为猪链球菌。

【治疗】

人感染猪链球菌病的治疗原则为早发现、早诊断、早治疗，尽早隔离。临床治疗包括一般治疗、病原治疗、抗休克治疗、控制颅压治疗等措施。

患者发热可以通过物理降温改善，慎用解热镇痛剂。治疗抽搐可使用地西泮 10mg 经静脉注射，8~12 小时一次，注意患者呼吸，也可以使用苯巴比妥钠 100mg 肌内注射。必要时 10%水合氯醛 20~40ml，口服或灌肠。

人感染猪链球菌疑似病例建议经验性使用大剂量青霉素类与第三代头孢菌素合用，后者可选用头孢曲松 2.0g，静脉滴注，每 12 小时 1 次；或头孢噻肟 2.0g，静脉滴注，每 8 小时 1 次。对病原培养报告的患者，根据药敏结果调整治疗。治疗 2 天效果不佳者，考虑调整抗生素；治疗 3 天效果不佳者，必须调整治疗。其他治疗包括：患者一般采取平卧位；鼻导管给氧，效果差者可面罩给氧或使用无创性呼吸机，必要时给予气管切开；进易消化的流质饮食，消化道症状严重的患者可以静脉补液，保证水、电解质及能量供应；做好心理护理，保持皮肤及口腔清洁。该疾病属新发传染病，建议由指定医院隔离治疗。

人感染猪链球菌患者休克的治疗包括：①补充血容量：以先快后慢为原则，第 1 小时可输入 1000~2000ml。晶体液：林格液 1000ml 或 5%葡萄糖氯化钠溶液 1000ml，静脉滴注，其中可加入 50%葡萄糖液 40~80ml，维生素 C 1~2g；根据血清钾及尿量情况，适当加入氯化钾。胶体液：人血白蛋白 30g 或血浆 500ml 或低分子右旋糖酐 500ml，静脉滴注，与晶体液配合使用。每 10g 人血白蛋白可与 500ml 晶体液联合使用，每 100ml 血浆可与 200ml 晶体液联合使用。②纠正酸中毒：5%碳酸氢钠 250ml，静脉滴注，24 小时可使用 2 次，最好有血气分析指导治疗。③血管活性药物：在扩容基础上，对血压仍无回升的患者，可以使用血管活性药物。以多巴胺：间羟胺 2∶1 质量比例加入晶体液，静脉滴注，根据血压调整滴速；在充分扩容基础上，四肢凉、口唇发绀、甲床发绀的患者，可使用山莨菪碱 10mg，加入 10%葡萄糖液体 100ml，静脉滴注，必要时可重复。④强心药物：心率超过 120 次/分、升压效果不好的患者，可使用洋地黄类强心药物，毛花苷丙 0.4mg，加入 10%葡萄糖溶液 20ml 中，缓慢静脉推注。⑤糖皮质激素：发病后前 3 天可用琥珀酸氢化可的松 300mg，加入 10%葡萄糖溶液，静脉滴注，每日 1 次，严重患者可每日 2 次。⑥利尿剂：无尿或少尿患者，给予呋塞米 20mg，效果不佳者可加大剂量。

患者出现颅内压增高可给予 20%甘露醇注射液 250ml，快速静脉注射，每 4~8 小时一次，病情好转改为 8~12 小时 1 次；有肾脏损害者使用甘油果糖注射液代替甘露醇。严重患者可在注射甘露醇或甘油果糖的间歇期使用呋塞米 20~100mg，或 50%葡萄糖注射液 40~60ml，静脉注射。

此外，如患者出现并发症，应根据不同的并发症给予对症治疗。同时还应强调患者的出院标准为全身中毒症状、休克表现、脑膜炎表现等消失，体温正常 3 天以上，外周血象恢复正常。

【预防】

对于人感染猪链球菌的预防重于治疗，预防原则为以控制传染源为主的综合预防措施。实行生猪集中屠宰制度，统一检疫，严禁屠宰病、死猪；加强上市猪肉的检疫与管理，禁售病、死猪肉。要求养猪户主动报告病猪疫情，死猪应就地深埋或焚烧，禁止抛入河、沟、塘等水体中。与病猪密切接触者，建议严密观察 7 天。加强屠夫、生肉销售人员的个人防护。经常接触猪和猪肉的工作人员应带保护性手套，同时把皮肤受伤的机会降到最低程度。目前我国研制的猪链球菌菌苗已经在疫区饲养的猪中试用，但还没有人类可用的猪链球菌菌苗。猪链球菌病流行期间，与病、死猪密切接触者可预防性服用抗菌药物。

主要参考文献

［1］Fittipaldi N, Segura M, Grenier D, et al. Virulence factors involved in the pathogenesis of the infection caused by the swine pathogen and zoonotic agent Streptococcus suis. Future Microbiol, 2012, 7（2）: 259-279.

［2］Segura M, Calzas C, Grenier D, et al. Initial steps of the pathogenesis of the infection caused by Streptococcus suis: fighting against nonspecific defenses. FEBS Lett, 2016, 590（21）: 3772-3799.

［3］Goyette-Desjardins G, Auger JP, Xu J, et al. Streptococcus suis, an important pig pathogen and emerging zoonotic agent-an update on the worldwide distribution based on serotyping and sequence typing. Emerg Microbes Infect, 2014, 3（6）: e45.

[4] 中国疾病预防控制中心. 全国人感染猪链球菌病监测方案（2009 版）http：//www. chinacdc. cn/jkzt/crb/rzzzlqjgr/gzjz/201301/t20130117_ 76400. htm，2013-01-17/2016-09-18.

第七节　幽门螺杆菌感染
（盛吉芳）

幽门螺杆菌（Helicobacter pylori，Hp）感染是由螺旋形、微需氧的革兰阴性 Hp 感染引起的一系列疾病总称。全球 Hp 感染率超过 50%，发展中国家感染率更高。Hp 感染多位于儿童、青少年期，80% 以上感染者可无临床症状，部分可出现腹胀、腹痛、纳差、消瘦等消化道症状。目前发现 Hp 除了与胃炎、消化性溃疡、胃癌等疾病相关外，还可能与胃黏膜相关淋巴组织淋巴瘤、结肠腺瘤、结肠癌、直肠癌等的发生相关。Hp 被世界卫生组织列为第 I 类致癌因子。

【病原学】

Hp 最初由澳大利亚 Warren 和 Marshall 在 1983 年首次从慢性活动性胃炎患者黏膜中分离，并于 1989 年定名为幽门螺杆菌。Hp 是一种单极、多鞭毛、末端钝圆、螺旋形革兰阴性微需氧杆菌，菌体长 1.5~5.0μm，宽 0.3~1.0μm，在微需氧状态下寄居于胃黏液与上皮细胞表面之间的中性微环境中。电镜下 Hp 为弯曲杆菌，呈 S 型、C 型或海鸥状，但在某些不利环境下弯曲状杆菌可转变为球形体、长丝体或巨球体。菌体表面光滑，末端钝圆，一端有 4~6 条带鞘鞭毛，其鞭毛运动能强。Hp 生长缓慢，通常需要 3~5 天才能长成，菌落为半透明或灰白色，较湿润，直径<1mm，边缘整齐，隆起的针尖样或圆形，偶见菌落周围有溶血现象。

Hp 有五个主要外膜蛋白家族，分别为黏附素、孔蛋白、铁转运蛋白、鞭毛相关蛋白和功能未知蛋白。能产生尿素酶、氧化酶、触酶、碱性磷酸酶、亮氨酸肽酶、γ-谷氨酰转肽酶和 DNA 酶，而马尿酸水解试验阴性，可作为 Hp 的生化鉴定的依据。此外，Hp 还可产生磷脂酶 A2、蛋白酶、脂肪酶、脂多糖以及与其毒力密切相关的细胞毒素。

Hp 含有多种菌株，平均包含 170 万个碱基对，约有 1576 个碱基。每种菌株间核苷酸差异可达 6%。

Hp 为微需氧菌，因此在大气和绝对厌氧环境中均不能生长；对外环境的抵抗力不强，对干燥及热敏感，多种常用消毒剂均能将其杀灭。

【流行病学】

Hp 感染呈全球分布，目前感染率大于 50%，感染率随着年龄增加而增加，西方发达国家 18~30 岁之间人群感染率为 10% 左右，而 60 岁以上人群约 50%。而印度、非洲等国家儿童感染率 80%~90%，大于 21 岁成人感染率可达 90% 以上。我国 3~12 岁儿童感染率 41%，而大于 21 岁人群中感染率为 55%。80% 以上人群感染 Hp 后可无明显临床症状，10%~20% 的 Hp 感染患者可能发展为消化性溃疡，其进展到胃癌的风险为 1%~2%。十二指肠溃疡病人 Hp 感染率达 90%~100%，胃溃疡患者组织学和细菌学检测 Hp 感染率较十二指肠溃疡低，约为 60%~100%。

1. 传染源 Hp 感染者是唯一肯定的传染源，有家庭内聚集现象。与人类接近的动物中猪、猫、羊、猴、家蝇也可能是传染源。

2. 传播途径 主要通过消化道传播，包括粪-口途径、口-口途径传播，即 Hp 可通过家庭共餐、亲吻、儿童喂养、食物污染等传染。据统计，亚洲地区 Hp 感染率相较其他地区高，而我国也属于高感染国家，可能与我国餐饮习俗聚餐不分食相关。污染的胃镜或胃内操作存在医源性传播可能。

3. 易感人群 人群普遍易感，但婴幼儿期感染率更高，据统计，婴幼儿期感染率是成人感染率的 50%~90%。同时，饮食习惯、年龄、家族史等是影响 Hp 感染的主要因素；喜好辛辣食物、吸烟、饮酒、有家族史以及年龄越大，Hp 感染概率越高。

【发病机制】

Hp 经过口腔进入胃黏膜后，与上皮细胞对应受体结合，分泌中性粒细胞和单核细胞对应的趋化因子，同时刺激上皮细胞产生 IL-8，形成中性粒细胞、单核细胞、浆细胞和淋巴细胞等炎症浸润，炎症细胞分泌大量的氧自由基，由于 Hp 具有自由基清除剂可以免于自由基清除，而大量的自由基可引起胃黏膜损害；同时 Hp 可以分泌空泡素等进一步加重胃黏膜炎症损害，上述反复发作，引起慢性胃炎、消化性溃疡。同时 Hp 可能引起胃上皮细胞凋亡增加，增加 COX-2 的表达，诱导基因突变等引起胃癌发生。

Hp 感染后一方面 Hp 增加对铁的消耗，另一方面可降低胃酸分泌和维生素 C 的浓度，减少铁的吸收；同时 Hp 感染后可引起胃十二指肠黏膜上皮细胞渗透性增加，引起铁和含铁蛋白的丢失增加。目前研究发现 Hp 感染后可刺激机体一氧化氮合成酶活性增强，抑制血红蛋白合成，进一步加重缺铁引起的缺铁性贫血。目前发现在冠心病、脑梗死、糖尿病、慢性荨麻疹、直肠肿瘤等方面具体机制还有待进一步研究。

【临床表现及相关疾病】

Hp 感染后，80% 以上可无明显临床表现，少数患者以急性胃炎起病。未治疗或未彻底治疗，而发展为慢性感染。急性感染可有腹痛、腹胀、恶心、呕吐、反酸、嗳气等表现。慢性感染临床表现无特征性，常见有上腹部隐痛、不适、饱胀感、嗳气、口腔内异味等症状。

Hp 感染与多种胃肠道疾病的发生相关，如慢性胃炎、消化性溃疡、消化不良、胃黏膜相关淋巴组织淋巴瘤、胃癌等。近年，越来越多的研究发现 Hp 与多种胃外疾病相关。自身免疫性血小板减少性紫癜患者中 Hp 的阳性率达 61%，清除 Hp 后，血小板明显上升。缺铁性贫血患者根除 Hp 后贫血可得到纠正。近来发现口臭症患者中 Hp 感染率较高；同时 Hp 感染与心血管、神经、呼吸、血液病、皮肤、头颈与泌尿生殖系统疾病以及糖尿病和代谢综合征的关系亦逐渐受到关注。

【检查与诊断】

（一）Hp 检查方法
Hp 感染的检测方法包括侵入性与非侵入性方面。前者需要行胃镜检查及胃黏膜活检。

1. 侵入性检查

（1）快速尿素酶试验（rapid urease test，RUT）：是诊断 Hp 感染和证实 Hp 清除的侵入性检查的首选方法。

（2）组织学检查：切片后采用 Warthin-Starry 和 centa 银染色或 HE 染色、Giemsa 染色、荧光素吖啶橙染色、米帕林染色以及无标记抗体 PAP 染色等在油镜下或荧光显微镜下观察。较为可靠，可直接观察 Hp，根据其在组织切片上形态特点和分布特征，可诊断 Hp 的感染。但采集部位不同可能影响检测结果。

（3）黏膜涂片染色镜检：标本直接涂片后 Gram 染色，在高倍镜下可直接观察到 Hp，该方法简单、快速，但与观察人员的临床经验和黏膜组织中细菌数量多少相关，尤其是黏膜组织中 Hp 数量少时易漏诊。

（4）Hp 培养：需要在微需氧环境下培养，有一定技术难度，且费用较高，目前主要用于 Hp 菌种鉴定。

（5）基因方法检测：如聚合酶链反应（PCR）、寡核苷酸探针杂交、基因芯片检测等，能够检出粪便、胃液、唾液或胃活检中的 Hp，但目前操作较为复杂，费用较高，目前多用于科研。

2. 非侵入性检查

（1）^{13}C-或^{14}C-尿素呼吸试验（urea breath test，UBT）：操作简单，无创伤，其准确率大于 95%，是目前 Hp 感染首选的无创性检查方法，同时也是目前 Hp 感染根除治疗后复查的首选方法。但 UBT 在抗生素治疗或 PPI 使用人群中可能存在假阴性，因此建议 UBT 检查前至少停用 4 周抗生素、2 周 PPI。同时^{14}C 有微量放射性，孕妇慎用，对婴幼儿目前未发现^{14}C 有放射损害证据。

（2）^{15}N-尿氨排出试验：受试者摄入^{15}N 标记的尿素，经 Hp 分解为^{15}N 标记的氮，经尿排出，采集尿液标本，采用 ELISA 检测，其灵敏度为 96%，特异性为 79%。

（3）粪便 Hp 抗原（H. pylori stool antigen，HpSA）检测：其特异性可达 98%，敏感性达 94%；在感染初期即可获得阳性结果，同时标本方便采集。但目前 HpSA 应用仍受限，主要是粪便标本必须-20℃保存，若置于室温 2~3 天后其敏感度将降至 69%；同时不同实验室间见结果差异较大。目前多用于根除治疗后患者随访检测。

（4）血清学试验：主要是特异性 Hp 抗体（IgG 和 IgA）及抗尿素酶、VacA、CagA 等的特异性抗体。其准确率为 80%~84%，但在婴幼儿中其准确率较低，血清学抗体检测在 2~6 岁儿童中的敏感率不到 50%。因为 Hp 根除治疗后血液中的抗体并不能快速分解，所以该方法不能用于治疗后疗效的评价和根治后随访检测，可用于新 Hp 感染的诊断。目前多用于 Hp 感染的血清流行病学检查。

（二）Hp 感染的诊断

符合下述三项之一者可判断为 Hp 现症感染：

1. 胃黏膜组织 RUT、组织切片染色或培养三项中任一项阳性。
2. ^{13}C-或^{14}C-UBT 阳性。
3. HpSA 检测（经过临床验证的单克隆抗体法）阳性。

血清抗体检测（经临床验证、准确性高的试剂）阳性提示曾经感染，从未治疗者可视为现症感染。

【治疗】

由于 Hp 感染多无临床表现，因此并非所有 Hp 检测阳性均需要治疗。同时目前针对

Hp 感染的治疗主要是 Hp 的根除治疗，同时加强对照支持治疗。

1. 根除 Hp 治疗适应证　患者 Hp 检测阳性，同时存在下列情况者：

（1）胃十二指肠疾病，如消化性溃疡、胃黏膜相关的淋巴组织淋巴瘤。

（2）萎缩性胃炎。

（3）胃癌患者的一级亲属。

（4）原因不明的缺铁性贫血。

（5）慢性特发性血小板减少性紫癜（ITP）。

（6）胃癌切除术后。

（7）年龄小于 45 岁且贫血消化不良的患者。

（8）长期服用 PPI 或计划长期服用非甾体消炎药或低剂量的阿司匹林者。

（9）存在淋巴细胞性胃炎、增生性胃息肉、Menetrier 病等其他 Hp 相关性疾病者。

（10）与医生充分沟通后仍强烈希望者。

2. 根除 Hp 治疗方案　我国目前仍是 Hp 感染的高流行区。既往推荐的标准三联疗法（PPI+克拉霉素+阿莫西林或 PPI+克拉霉素+甲硝唑）根除率已低于或远低于 80%。目前推荐铋剂+PPI+2 种抗菌药物组成的四联疗法。铋剂目前临床应用较多的是果胶铋，常规剂量为 200mg tid。而标准剂量的 PPI 为埃索美拉唑镁 20mg bid、奥美拉唑 20mg bid、兰索拉唑 30mg bid、泮托拉唑 40mg bid 或雷贝拉唑 10~20mg bid。而两种抗生素目前包括阿莫西林 1000mg bid 加克拉霉素 500mg bid、左氧氟沙星片 200mg bid 或呋喃唑酮 100mg bid 中的一种或四环素 750mg bid 基础上加甲硝唑 400mg tid、呋喃唑酮 100mg bid 中的一种。

3. 根除治疗疗程　目前发现 14 天疗法比 7 天疗法疗效更加（疗效提高 12%，95%可信区间 7%~17%），因此目前仍推荐 14 天疗法。

4. Hp 感染根除治疗后疗效判断　在根除 Hp 治疗结束至少 4 周后行 UBT。符合下述三项之一者可判断为 Hp 根除：^{13}C-或^{14}C-UBT 阴性、HpSA 检测阴性或基于胃窦、胃体两个部位取材的 RUT 均阴性。

5. 其余治疗方法　如序贯疗法和微生态疗法，都在深入的探讨中。其中微生态疗法被认为是未来治疗幽门螺杆菌的趋势。

【预防】

由于本病主要的传播途径是粪-口途径或口-口途径，因此预防主要措施是切断传播途径。包括不食生食生饮、餐具定期消毒、避免不良卫生习惯，尽量做到"聚餐用公筷，用餐要消毒"，避免对小孩进行口对口喂食，防止病从口入。同时目前仍缺乏临床疗效确切Hp 疫苗，但 Hp 疫苗在预防 Hp 感染方面仍具有广泛前景。

主要参考文献

［1］Malfertheiner P，Megraud F，O′Morain CA，et al. Management of Helicobacter pylori infection-the Maastricht Ⅳ／Florence Consensus Report. Gut，2012，61（5）：646-664.

［2］Zagari RM，Romano M，Ojetti V，et al. Guidelines for the management of Helicobacter pylori infection in Italy：The Ⅲ Working Group Consensus Report 2015. Dig Liver Dis，2015，47（11）：903-912.

［3］Ang TL，Fock KM，Tan MT，et al. Impact of Asia-Pacific guidelines on gastric cancer and Helicobacter pylori infection on prevailing clinical practices. J Dig Dis, 2016, 17（2）：122-127.

［4］中华医学会消化病学分会幽门螺杆菌学组/全国幽门螺杆菌研究协作组，刘文忠，谢勇，等，第四次全国幽门螺杆菌感染处理共识报告. 中华内科杂志，2012，51（10）：832-837.

［5］Homan M, Orel R. Are probiotics useful in Helicobacter pylori eradication? World J Gastroenterol, 2015, 21（37）：10644-10653.

第八节　猫　抓　病

（盛吉芳）

猫抓病（cat scratch disease）是巴尔通体（Bartonella）经由猫抓伤或咬伤引起的以皮肤原发病变和局部淋巴结肿大为特征的一种自限性传染病。目前证实对人类有致病性的巴尔通体种类有：汉赛巴尔通体（Bartonella henselae）、五日热巴尔通体（Bartonella quintana）、杆菌样巴尔通体（Bartonella bacilliformis）及克氏巴尔通体（Bartonella clarridgeiae）。猫抓病主要是由汉赛巴尔通体和克氏巴尔通体感染所致，其典型表现为原发性皮肤损害和淋巴结炎，病人以儿童多见，一般在2~3个月内自愈，少数患者可出现严重系统性并发症，比如肝脾大、脑病、结膜炎、骨髓炎等。尚有部分患者可表现为慢性感染状态。

【病原学】

巴尔通体在分类上属变形菌纲、α-亚纲、根瘤菌目、巴尔通体科、巴尔通体属（伯杰细菌分类手册，2004年版），包含有22个种和亚种，其中至少9种对人有致病性，另有13种仅从动物体内分离得到病原体。巴尔通体是一种细小球状、杆状或环状的多形性微生物，大小不一，球状菌直径在0.2~0.7μm，杆状菌大小约（0.3~0.6）μm×（0.8~2）μm，革兰染色阴性，吉姆萨染色呈紫色或蓝色，Maechiavell染色呈红色。也有少数菌体可同时具有次极端或侧鞭毛，初分离的汉赛巴尔通体有菌毛，传代后则失去菌毛。巴尔通体生化反应不活泼，营养要求十分苛刻，嗜血性强，主要寄生在红细胞内，常用动物接种、鸡胚卵黄囊接种和细胞培养增殖。所有的巴尔通体在血琼脂培养基上生长缓慢，原代培养在血琼脂平板上需2~6周、平均21天的时间才能形成菌落，而且菌落形态是可变的，可从小、干、灰白色菌落到光滑、奶黄色菌落，若培养60天无生长可放弃培养。

【流行病学】

本病呈全球性分布，散发为主，我国大陆地区以江苏、浙江、安徽、湖北、福建等东南部省市最多。据部分地区统计，发病率约1/10万~9.3/10万，全球每年发病人数超过4万例，男性多于女性。全年均可发病，但常见于秋、冬季。约90%的患者有猫的接触史。

1. 传染源　为带菌的猫（特别是身上带有跳蚤的小猫），约超过40%的猫有B. henselae菌存在。该病原体主要存在于猫的口咽部，带菌期可超过12个月，尽管家猫可能没有任何症状，但猫受感染后形成菌血症，来自感染猫身上的跳蚤可轻易地将B. henselae菌传染给没有感染的猫，从而在猫群中传播。

2. 传播途径　人主要被猫（少数可由狗、兔、猴等动物）在抓伤、咬伤、舌舔或接触猫产生的传染性排泄物后而传染。甚至约有25%的病例可无明显皮肤损伤史。由人到人的传播尚未见报道。虽有学者发现猫蚤可造成汉赛巴尔通体由猫至猫之间的传播，但由猫蚤叮咬造成本病从猫传播到人尚不能肯定。

3. 人群易感性 人群普遍易感，隐性感染率较高，重症感染较少见。约55%~87%的显性病例发生在18岁之前的儿童（尤其是2~14岁），另有5%的病例可见到家庭聚集感染现象。一旦感染，感染后可获得终生免疫。

【发病机制】

巴尔通体进入人体后，可通过淋巴或血液系统进行播散，引起全身多系统损害，但其确切机制尚不清楚，可能与巴尔通体的某些成分造成机体的迟发型变态反应有关。机体感染汉赛巴尔通体后，产生的抗体可通过非经典补体激活途径作用于病原体，产生体液免疫。另外，树突细胞（dentritic cell）诱导机体产生细胞免疫应答，释放CXCL8趋化中性粒细胞聚集，还可释放CXCL13促进B细胞活化、单核细胞增生，引起猫抓病的病理改变和皮肤的变态反应。

在淋巴系统播散方面，推测病原体先随猫蚤的粪便侵入人体破损的皮肤，然后经淋巴管到达相应区域的引流淋巴结内，引起淋巴结的炎症反应。切除的受累淋巴结可呈不同程度肿大，切面为暗红色，有时可见针尖大的颗粒。特征性病变是微脓肿性肉芽肿形成，微脓肿由中性粒细胞和坏死的细胞碎片组成，随着病情发展，微脓肿周围的组织细胞转化为类上皮细胞，呈放射状排列，形成微脓肿肉芽肿的特征性病变。用Warthin-Starry银染色，在病变的淋巴结内可看到其淋巴窦内和微脓肿周围的巨噬细胞内有被吞噬的细菌，呈黑色颗粒状。

而就血源性播散方面，据研究发现巴尔通体可定植在红细胞或内皮细胞上，从而一直在血液中存在。有学者认为通过在体外感染含有 B. henselae 的人 $CD34^+$ 祖细胞的试验表明，巴尔通体可以感染骨髓祖细胞，进而造成红细胞感染。骨髓祖细胞感染后，在红细胞上定植，将有效保存和传播病原体，保护其不受宿主免疫反应的影响，并通过血管转运到全身，从而降低抗生素的治疗效果。流行病学调查表明，Bartonella henselae 和 Bartonella clarridgeiae 可以引起家猫和野生猫科动物的永久性血管内感染。

【临床表现】

该病潜伏期多为3~10天，至局部淋巴结肿大约2周。典型临床特征有皮肤损害、淋巴结肿大，约有半数患者体温升高，但很少超过39℃，多数病程呈良性自限性发展，预后良好。少数患者也表现为严重的全身性损害。绝大多数急性病例在4个月内痊愈，但少数慢性病例病程可长达几十年。

汉赛巴尔通体感染人体后是否出现相应的临床表现，主要取决于细菌的致病力和人体的免疫力间的角力。一般而言，在人体免疫功能正常时，病理反应是化脓和形成肉芽肿，引起猫抓病改变；而在人体免疫功能低下时，病理反应则是高血管内皮增生，杆菌性血管瘤病形成。

1. 典型猫抓病 也叫猫抓性淋巴结炎。自猫抓伤、咬伤、舌舔后3~10天，20%~50%患者在损伤部位可出现斑丘疹、结节性红斑性皮损、疱疹、荨麻疹样皮疹、环形红斑甚至脓疱疹等表现，该皮疹多分布在颜面、手足、前臂和小腿等部位。感染2周内在皮损同侧淋巴引流区可出现亚急性区域性的淋巴结肿大，多见于头颈部淋巴结，其次为腋下和腹股沟淋巴结，耳前、耳后、颌下、锁骨上淋巴结等也可受累。淋巴结肿大大小不一，可从 1cm 到 10cm 不等，中等硬度，常伴有疼痛，另约有 10%~25% 有淋巴结化脓性改变。患者除有皮损伴同侧引流区淋巴结红肿、疼痛外，约 50% 病例还有发热，多体温小于39℃，约 9% 病例可出现高热。同时部分患者还伴有乏力、头痛、纳差、恶心、呕吐、咽喉痛、咳嗽甚至肝脾大等临床表现。典型的猫抓病多呈自限性表现，病程约 6~9 周（肿大期 2~3 周，维持期 2~3 周，消散期 2~3 周），少数病程可超过半年。

2. 非典型猫抓病 约 15% 猫抓病患者可出现淋巴结外组织器官受累的表现，这类患者常伴有较严重的全身症状，比如不明原因的发热、全身不适感及体重下降等。这类具有淋巴结外其他组织器官受累表现的猫抓病，统称为非典型猫抓病。依据淋巴结外受累的病变部位不同，非典型猫抓病主要有以下几种类型：

（1）眼病型猫抓病：5%~10% 的猫抓病患者可以出现，是最常见的非典型猫抓病类型，可表现为帕里诺眼腺综合征（parinaud oculoglandular syndrome，POGS）、视网膜视神经炎、视网膜脱落、黄斑病、脉络膜炎、葡萄膜炎、视网膜血管闭塞等多种眼科疾病，多为单眼受累。POGS 是最常见的眼病型猫抓病，临床可表现为单侧结膜炎（红眼、异物感和流泪，但分泌物不明显）伴同侧颌面部（尤其耳前区）区域性淋巴结肿大，结膜活检常提示结膜溃疡形成、新生厚壁血管增生，随着病变进展甚至可形成炎性肉芽肿。区域性淋巴结肿大的病理改变与典型猫抓性淋巴结炎改变相同。病变的结膜和区域淋巴结内均可查到病原体。视网膜视神经炎是第二常见的眼病形式，临床表现为患者单侧视力的急剧下降甚至丧失，视网膜出血、絮状斑点形成或深部多灶性点状病变等。POGS 预后良好，结膜和淋巴结的病变在数周至数月后可自愈，不留后遗症。而视网膜视神经炎的患者经积极治疗后，多数可完全康复，少数患者可能留下后遗症。

（2）中枢型猫抓病：1%~2% 的猫抓病患者可以发生，绝大多数为儿童，是第二常见的非典型猫抓病。脑炎是最常见的表现形式，还可表现为脊髓炎、脊神经根炎、多发性神经炎等。神经系统症状通常在发热、浅表淋巴结肿大 1~6 周内出现，癫痫发作是最常见的初始症状，可伴有头痛、精神状态改变、谵妄、昏迷等不同表现，甚至部分患者迅速进展为昏迷。头颅 CT 扫描一般正常或局灶的低密度病变。脑电图通常表现为异常。脑脊液检查提示有核细胞轻度升高（以淋巴细胞增高为主）和轻度蛋白含量升高。经过积极治疗，多数病人在数月到 1 年不等时间内可恢复，不留后遗症。

（3）肝脾猫抓病：0.3%~0.7% 的猫抓病患者可以发生，绝大多数为 15 岁以下的儿童。患者常常伴有发热和腹痛，伴有肝、脾和淋巴结肿大。发热几乎出现在所有病人，体温多在 38℃ 以上，持续时间超过 1 周。肝脏功能检查正常。CT 显示肝、脾多发的低密度病灶，可类似转移瘤样表现。肝脾猫抓病的标志性病理肉芽肿性改变为：中心为微脓肿，边缘最内层为栅栏状排列的组织细胞、中间层为淋巴细胞、最外层为致密的纤维化。虽然病程可能会持续数月至 1 年以上，但经积极治疗，预后良好，不留后遗症。

（4）全身性猫抓病：非常少见，多发生在免疫力低下或使用免疫抑制剂等人群。细菌经血液循环系统造成全身播散性感染，导致除淋巴结外的两个以上组织器官受累，肝脾同时受累的猫抓病亦属于此类型。所涉及部位还可以有肾、肺、肠、骨等。

（5）其他类型：骨骼、肌肉、乳腺、肺、心脏等其他器官也可受影响，分别表现为骨髓炎、关节炎、肌痛、乳腺结节、胸腔积液、肺部结节、非典型肺炎、心内膜炎等，经过积极治疗，多预后良好。

【实验室检查】

1. 常规检查 血常规在疾病早期时提示白细胞计数减少，但淋巴结呈现化脓性改变时，中性粒细胞计数可升高；血沉升高。

2. 病原体涂片和培养 采集病变部位的皮损、肿大淋巴结、病变结膜等各部位标本，制作涂片，采用 Warthin-Starry 银染色，显微镜下检查巴尔通体。从患者血液、肿大的淋巴结分泌物、原发的皮损部位采集标本，进行巴尔通体培养，若培养出病原体则可确诊。但因巴尔通体培养要求高，在含鲜血或巧克力的培养基上，培养 6 周才可明确有无病原体。故鉴于组织培养的周期长、成功率低，不能作为早期诊断的依据。

3. 皮肤试验 取猫抓病患者的化脓性淋巴结病变组织中的脓液经过加热灭菌等制作为抗原。取上述抗原 0.1ml 给可疑患者在前臂掌侧皮肤进行皮内注射，48 小时后观察患者注射点的红肿情况来判定患者的感染情况。若 48 小时出现直径≥5mm 的硬结者为阳性，周围有 30~40mm 的水肿红晕。但对于早期感染（4 周内）患者的阳性诊断率较低，另外感染后皮肤试验阳性可持续 10 年以上。鉴于皮肤试验操作中伴有的潜在致病性已被废用。

4. 血清抗体检测 采用免疫荧光抗体进行血清巴尔通体抗体检测，其效价≥1：64 为阳性；或病程早期及 4~6 周两份血清抗体效价>4 倍以上升高，也有诊断价值。免疫抗体检测方法其特异性和敏感性均较高，尤其对肝脾型猫抓病有诊断价值。也可用 ELISA 法或 PCR 法检测。

5. 组织病理学检测 对原发皮损、淋巴结、肿大的肝脾、肺部或乳腺结节等病变部位取活组织性 Warthin-Starry 和 Brown-Hopp 组织染色或组织电镜等检查，发现坏死性肉芽肿及小脓肿等典型病变也有助于猫抓病的诊断。

【诊断与鉴别诊断】

1. 诊断 1977 年美国病理学年鉴提出了猫抓病的诊断标准，符合以下 4 条中的 3 条需考虑：
（1）有猫的抓伤史且有眼或皮肤的原发病变。
（2）皮肤试验检测阳性。
（3）病变部位淋巴结活检具有特征性的病理形态学改变。
（4）实验室检查除外其他造成淋巴结肿大的疾病。
该诊断标准虽仍被广泛引用，但由于该诊断的局限性，目前猫抓病的诊断多结合特征性临床表现、特异性病原学等综合进行。

2. 鉴别诊断 本病与艾滋病、梅毒、莱姆病、结核或非结核分枝杆菌感染、淋巴瘤、卡波西肉瘤、坏死性淋巴结炎等疾病有时难以鉴别，需要行病理活检或病原学检查等进一步明确。

【治疗】

1. 病原菌治疗 一般认为免疫功能正常的患者轻度和中度猫抓病（局部淋巴结病）

时可不予抗生素治疗。重度猫抓病患者可给予抗生素治疗，首选庆大霉素及复方磺胺甲噁唑（SMZco），其他抗生素比如环丙沙星、利福平、阿奇霉素等也可选用。对于合并脑炎等重症猫抓病或有免疫缺陷基础的患者，应联合两种抗菌作用强的药物治疗。并且大多数文献报道抗生素使用不得短于2周，一般使用4周以上。

2. 局部治疗及对症治疗 淋巴结化脓后可进行坏死组织的引流，若对液化的淋巴结手术切除，应予填塞引流并保持伤口开放，留待二期愈合。原发皮肤损害部位也可给予局部湿敷。发热明显时可给予退热等对症治疗。

【预后】

本病属自限性疾病，一般在2~3个月可自行缓解，绝大多数患者预后良好，部分合并严重脑病患者可能残留后遗症，同时免疫功能障碍者（例如艾滋病）猫抓病有部分死亡的报告。极少数还可变为慢性感染者。

主要参考文献

［1］马亦林，李兰娟. 传染病学. 第5版. 上海：科学技术出版社，2011.

［2］Wormser GP. Discovery of new infectious diseases—Bartonella species. N Engl J Med, 2007, 356（2）：2346-2347.

［3］Weilg C, Del Aguila O, Mazulis F, et al. Seronegative disseminated Bartonella spp. infection in an immuno-compromised patient. Asian Pac J Trop Med, 2016, 9（12）：1197-1200.

［4］Mandle T, Einsele H, Schaller M, et al. Infection of human CD34+ progenitor cells with Bartonella henselae results in intraerythrocytic presence of B. hensela. Blood, 2005, 106（4）：1215-1222.

［5］Sendi P, Hirzel C, Bloch A, et al. Bartonella-associated transverse myelitis. Emerg Infect Dis, 2017, 23（4）：712-713.

［6］De Keukeleire S, Geldof J, De Clerck F, et al. Prolonged course of hepatic granulomatous disease due to Bartonella henselae infection. Acta Gastro-Enterologica Belgica, 2016, 79（4）：497-499.

第九节 杆菌性血管瘤
（盛吉芳）

杆菌性血管瘤（bacillary angiomatosis, BA）是一种新的感染性疾病，主要由亨塞尔洛治利马菌（Rochalimaea henselae）和五日热洛治利马菌（Rochalimaea quintana）感染所致，前者感染更多见，主要通过猫抓痕或咬合传播；而后者主要引起"战壕热"，通过虱子等传播。BA主要表现为皮肤损害和内脏紫癜，伴有畏寒发热、头痛、腹痛、恶心、肝脾淋巴结肿大和全身不适等症状。其中皮肤损害表现为表面皮肤单发、多发红色丘疹或结节，根据皮肤损害情况临床可分为化脓性肉芽肿、皮下结节、色素沉着硬结性斑（上皮样血管瘤）。

【病原学】

亨塞尔洛治利马菌是立克次体科洛治利马菌属中的一种，长约1~2μm，宽0.5~0.6μm，无鞭毛，无荚膜，革兰阴性弯曲杆菌。该菌属于非严格细胞内寄生菌，只能在真核细胞表面繁殖，也可在无宿主细胞的培养基上繁殖，在 35℃ 5%CO_2 条件下含兔血清的琼脂培养基上生长良好。

【流行病学】

1. 传染源 主要为含有病原体的猫。患者尤其是流浪者也可能成为宿主。

2. 传播途径 亨塞尔洛沦利马菌主要通过猫抓痕或咬合传播，近 2/3 的杆菌性血管瘤病患者存在猫接触史，包括养猫史、猫舔史、猫抓史和猫咬史；五日热洛沦利马菌引起也可通过蜱虫或跳蚤等叮咬传播。

3. 易感人群 主要是免疫低下人群易感，尤其是艾滋病患者。杆菌性血管瘤既往曾被称为艾滋病相关性血管瘤，但免疫功能正常的人群也可感染本病。性别方面 90% 为男性。

【病理改变】

病理改变最重要的表现是组织中大量中性粒细胞的浸润和两染性颗粒物质的聚集。BA 主要有两种类型的组织学损害。第一种见于化脓性肉芽肿的皮肤浅层，特点为圆形小血管的增生并衬以一层丰富的内皮细胞。此外，在小间隙内还有大的骰状内皮细胞。虽然其基质消失并水肿，但内皮细胞仍紧密地粘连在一起。这是一种由淋巴细胞、组织细胞和呈辐射状分布的中性粒细胞所形成的炎性浸润。第二种类型常位于比浅层病变更深的地方，其基质致密，主要由内皮细胞组成。大部分损害由多数圆形小血管衬以丰富的内皮细胞组成。密集的中性粒细胞浸润总是出现于小间隙内，并常显示出一种颗粒状两染性物质，组织学切片用 Warthin-starry 染色时，有大量的紫色杆菌束。此菌束与苏木素和伊红染色切片中所见到的紫色颗粒状物质相似。

【临床表现】

主要包括皮肤损害和全身其他系统损害，其中皮肤损害是 BA 最常见的表现形式。其他包括发热（93%）、淋巴结肿大（41%）、多系统受累等。皮损类型包括皮肤型、皮下型，按皮损形态可分为三种，包括化脓性肉芽肿、皮下结节和色素沉着硬结性斑。化脓性肉芽肿可见于身体任何部位，通常是一个隆起的松软的血红色或暗红色丘疹，大小由几毫米到几厘米不等，数目不等，常多发，表面坚硬而易碎，易出血，常有小块的血痂，有轻度触痛。皮下结节常为数厘米大小，生长迅速，圆形，呈肤色，可见于人体各处，常有触痛，易出血。结节可附着于其下的骨骼，位于四肢时，可出现明显的疼痛。色素沉着硬结性斑常见于黑种人患者，皮损略呈椭圆，宽度为几厘米，边缘模糊，颜色几乎黑色，中央角化过度，多见于四肢末端。

除常见的皮肤症状外，杆菌性血管瘤还可累及肝、脾、淋巴结、胃肠道、呼吸道、支气管黏膜、脑以及骨髓等。不同受累部位临床表现各异，肝、脾、淋巴结受累可出现肝、脾、淋巴结肿大；骨骼受累表现为骨质疏松伴剧烈疼痛。一般情况下内脏感染和播散性感染可伴畏寒、发热、体重减轻等全身症状，个别病例还可发生败血症样综合征、菌血症等。

【诊断及鉴别诊断】

典型皮肤损害，组织活检出现下列部分或全部病理改变，可以作出诊断。

1. 皮损四周呈鲜红色。

2. 由大内皮细胞（类上皮）排列成的小血管呈小叶增生。

3. 水肿性基质。

4. 散在的多形核白细胞及其碎屑。

5. 用 Warthin-Starry 银染色呈阳性的成堆嗜酸性颗粒物质。可以作出诊断，若 16S 核糖体 DNA 分析，对杆菌性血管瘤可作出特异性诊断。

本病与化脓性肉芽肿、韦格纳肉芽肿、卡波西肉瘤、皮肤性淋巴瘤、软斑病、非结核分枝杆菌感染等有时临床难以鉴别，需要组织病理学或 PCR 等进一步明确。同时对于韦格纳肉芽肿予以免疫抑制剂或细胞毒药物治疗有效；而卡波西肉瘤放疗或细胞毒药物治疗有效。

【治疗】

治疗包括对症支持治疗和抗病原体治疗。其中对症支持这里主要是消除皮损以及减轻系统症状。病原体治疗方面可用红霉素 250～500mg qid 治疗，一般 1 周内皮损开始恢复，其疗程至少 4 周。对红霉素无效或无法耐受的患者可尝试用利福平、强力霉素等治疗。有 Meta 分析发现红霉素和多西环素在治疗杆菌性血管瘤方面其治愈率、复发率无统计学差异。但对磺胺、青霉素、头孢菌素等治疗无效，同时对放疗和细胞毒药物这里无效。

本病总体预后尚可，但对于免疫力低下的患者，合并多系统受累时预后可能不佳。

主要参考文献

［1］Diniz LM，Medeiros KB，Landeiro LG，et al. Lucas，Bacillary angiomatosis with bone invasion. An Bras Dermatol，2016，91（6）：811-814.

［2］Berkowitz ST，Gannon KM，Carberry CA，et al，Resolution of spontaneous hemoabdomen secondary to peliosis hepatis following surgery and azithromycin treatment in a Bartonella species infected dog. J Vet Emerg Crit Care，2016，26（6）：851-857.

［3］Markowicz M，Käser S，Müller A，et al，Bacillary angiomatosis presenting with facial tumor and multiple abscesses：A case report. Medicine（Baltimore），2016，95（28）：e4155.

第十节 人类单核细胞性埃利希体病
（盛吉芳）

埃利希体病（human ehrlichiosis）是一种经蜱传播埃利希体（ehrlichiosis）引起的一组人畜共患病。临床多急性起病，以发热、头痛、乏力、肌肉酸痛为主要表现，实验室检测提示白细胞和血小板降低、肝功能异常。本病总体预后较好，但严重时可引起多系统功能衰竭，甚至死亡。

【病原学】

埃利希体是一种革兰染色阴性的球菌，属于立克次体。目前感染人的埃利希体主要有四种，包括 *E. chaffeensis*、*HE. agent*、*E. ewingii* 和 *E. sennetsu*。除 *E. ewingii* 外其余三种埃利希体均可在体外细胞中培养。直径 0.4~1.5μm。侵入人体后主要侵犯单核巨噬细胞、淋巴细胞，也可侵犯上皮细胞等其他细胞，但只能在单核-巨噬细胞内大量繁殖，在单核细胞的胞质内可形成桑葚状包涵体。其中 *E. chaffeensis* 的包涵体位于单核细胞内，因此被命名为人类单核细胞性埃利希体病（Human Monocytic Ehlichiosis，HME）。HME 是埃利希体病的最主要的类型，其临床表现也较其他埃利希体病典型、危重，因此本文描述的埃利希体病主要指 HME。

【流行病学特征】

HME 最早于 1986 年在阿肯色州发现，该患者有蜱虫叮咬病史，临床表现为头痛、发热、肌肉酸痛、神志不清，实验室检查提示血小板低，最后鉴定为犬埃利希体感染。主要传播媒介是独星蜱（Lone Star ticks），白尾鹿是独星蜱的主要宿主。本病主要分布在美国东南部和中西部较多见，如阿肯色、弗罗里达、密苏里、北卡来罗那、俄克拉荷马、田纳西、德克萨斯、弗吉尼亚。除美国外，欧洲、美洲、亚洲等均有报道。据 WHO 估计目前美国 10 年前 HME 感染率为 0.7/100 万，但在流行区域流行病学调查发现儿童 HME 抗体阳性率可达 20%。我国目前有散在报道，由于春季和夏季是蜱虫活动的季节，因此 HME 我国流行季节为春、夏季。大部分患者都有在疫区旅行并被蜱叮咬的病史。

1. 传染源 本病主要传染源为白尾鹿（Odocoileu virginianus），犬、牛、其他鹿、啮齿动物等多种脊椎动物可为 HME 保存宿主，甚至某些无脊椎动物可能成为该病原体的存储宿主。

2. 传播途径 主要通过蜱虫叮咬传播。当蜱虫叮咬含有埃利希体的脊椎动物后，埃利希体进入蜱虫体内，而含有埃利希体病的蜱虫再叮咬人体后埃利希体经过破损的皮肤入血引起人体的感染。

3. 易感人群 人群普遍易感，主要是从事户外操作的人群易感，感染患者中位年龄为 50 岁，男性（57%~61%）多于女性。

【发病机制及病理改】

埃立希体通过蜱叮咬进入人体后，经微血管或淋巴道进入有关脏器。埃立希体通过内吞作用进入宿主细胞，一方面可以感染不同的宿主细胞，另一方面可以避免被宿主细胞溶酶体杀灭。免疫组化分析发现 E. chaffeensis 埃立希体主要存在脾、肝、骨髓和淋巴结等单核-巨噬细胞系统的器官和组织。随后在单核-巨噬细胞内生长繁殖，直接引起宿主细胞损坏，或诱导机体免疫系统应答，使免疫细胞释放出各种细胞因子和炎症介质，导致组织损伤、灶性坏死及肉芽肿形成等。在骨髓中，可见骨髓肉芽肿形成，骨髓增生及巨核细胞增生；在肝脏，形成环状肉芽肿及局灶性肝坏死；在肺脏可见广泛性肺泡损害间质性肺炎及肺出血。在肾、脾、心、肝、脑实质、脑膜、肺等脏器的血管周围可见淋巴细胞浸润，同时外周血淋巴细胞减少。

【临床表现】

大部分患者可无明显临床症状，本病潜伏期约 5~14 天，中位时间为 9 天，患者表现为突然发病，寒战高热常伴相对缓脉，头痛、肌肉疼痛、恶心、呕吐乏力、不适。其中发热更多见（97%），其次为头痛（80%）、肌肉酸痛（57%）、关节疼痛（41%）。查体无明显特征，部分患者可出现皮疹，其中儿童皮肤损害可达66%，而成人皮疹约21%；皮疹呈多种形态，有斑疹或丘疹，或斑丘疹、出血疹，或红斑，出疹部位常见于胸部、腿部和手臂，皮疹约在发病5天后出现。自然病程约3~19天，平均7天。其他症状包括腹痛、恶心、呕吐、咳嗽、精神萎靡等，消化道症状以儿童和孕妇多见。

老年患者或免疫力低下者容易发展为重症，17%的患者可出现危及生命的并发症，包括急性肾衰竭、急性呼吸衰竭、脑膜炎昏迷、DIC，甚至出现全血细胞减少及骨髓造血细胞再生障碍及噬血细胞综合征，治疗不及时可致死。HME病死率为3%。

【检测】

1. 常规检查 血常规可见白细胞不高，中性粒细胞和血小板明显降低。肝功能提示氨基转移酶升高。儿童患者可见低钠血症，而成人患者低钠血症比例较低。若合并中枢神经系统受累，可表现为病毒性脑炎的脑脊液改变，脑脊液常规有核细胞升高，淋巴细胞升高为主；脑脊液生化提示糖、氯化物正常而蛋白升高。

2. 病原体检测

（1）涂片镜检：患者外周血涂片后用Giemsa染色可见单核细胞内圆形深紫色包涵体。由于外周血单核细胞数量少，因此阳性率偏低。

（2）血清学检查：抗原检测患者血清中对应的抗体，一般机体感染后第3周开始抗体滴度逐渐升高，若单份抗体滴度大于1:64或4周后双份抗体滴度升高4倍以上可以诊断。但抗体检测可出现假阳性，与落基山斑点热、Q热、莱姆病、布鲁菌病等之间存在交叉抗原。因此对于普通抗体阳性患者，可通过免疫印迹分析进一步确诊。该方法不能用于疾病的早期诊断。

（3）免疫组织化学：目前主要针对E. chaffeensis埃立希体27kDa和29kDa表面蛋白的单克隆抗体进行鉴定，用患者肝、肾、肺等组织用ELISA方法鉴定。

（4）PCR：主要针对查菲埃立希体16S rRNA基因序列设计引物，其阳性率可达80%~87%。可以早期诊断HME。

（5）病原体分离：采集可疑病人的血接种C3H/HeJ小鼠腹腔，10天后取小鼠的血、脾脏组织予以ELISA、PCR等方法检测。该方法时间较长。

【诊断和鉴别诊断】

根据流行病学资料、临床表现和实验室检测可作出诊断。临床上诊断本病可以分为三种情况：

1. 疑似诊断 患者去过本病流行地区，有蜱叮咬史或进入多蜱地区的流行病学资料，同时伴有上述临床表现，可考虑疑似诊断。

2. 临床诊断 在疑似诊断基础上，实验室检查异常数据，白细胞涂片染色如见桑葚状包涵体可进行临床诊断。

3. 确诊 免疫荧光检查埃利希体抗体、PCR检查埃利希体DNA阳性或分离培养病原体等可进行确诊。

本病易与莱姆病、新型布尼亚病毒、落基山斑点热等疾病混淆，上述疾病均为蜱虫叮咬传播，临床表现相似，主要通过病原学检查进一步明确。同时还要与恙虫病、感染性休克、淋巴瘤等疾病鉴别。

【治疗】

本病首选多西环素，早期应用多西环素 1~2 天后可退热，且预后良好。治疗方法为：成人初始使用多西环素 100mg q12h，用 24 小时，序贯多西环素 100mg qd，疗程至少延续至体温正常 3 天以后；儿童每天 3mg/kg，分两次服用。若单一多西环素效果不佳或过敏者可考虑联合利福平抗感染治疗。目前发现氯霉素、环丙沙星、红霉素、磺胺等疗效不佳。由于头痛、肌肉酸痛等症状在起效后 2~3 天内缓解，全血细胞减少等症状可在抗生素治疗控制症状以后 1 周内逐渐升高。

【预后】

多数患者预后良好，*E. chaffeensis* 引起的埃利希体病病情相对较重，3%重症患者可出现急性肾衰竭、急性呼吸衰竭等并发症而导致预后较差。

【预防】

本病预防主要是切断传播途径和保护易感人群。其中又以防蜱灭蜱为主，进入疫区户外活动时尽量避免裸露皮肤。

主要参考文献

[1] Dahlgren FS, Heitman KN, Behravesh CB. Undetermined Human Ehrlichiosis and Anaplasmosis in the United States, 2008-2012: A Catch-All for Passive Surveillance. Am J Trop Med Hyg, 2016, 94（2）: 299-301.

[2] Demma LJ, Holman RC, McQuiston JH, et al. Epidemiology of human ehrlichiosis and anaplasmosis in the United States, 2001-2002. Am J Trop Med Hyg, 2005, 73（2）: 400-409.

[3] Ismail N, Bloch KC, McBride JW. Human ehrlichiosis and anaplasmosis. Clin Lab Med, 2010, 30（1）: 261-292.

[4] Qasba N, Shamshirsaz AA, Feder HM, et al. A case report of human granulocytic anaplasmosis（ehrlichiosis）in pregnancy and a literature review of tick-borne diseases in the United States during pregnancy. Obstet Gynecol Surv, 2011, 66（12）: 788-796.

第十一节 东方斑点热
（陈军 卢洪洲）

斑点热（spotted fever）是由斑点热群立克次体（spotted fever group rickettsiae, SFGR）引起的一组蜱、螨或蚤传立克次体病，临床症状以急性发热和全身皮疹为主要特征。目前包括落基山斑点热、北亚蜱传斑点热、纽扣热、昆士兰斑点热、立克次体痘等 10 余种。现以日本立克次体（*Rickettsia japonica*）引起的东方斑点热（Japanese spotted fever, JSF）为例予以介绍。

【病原学】

斑点热群立克次体为革兰染色阴性短杆菌，大小约（0.4~0.5）μm×（0.8~1.5）μm，专性细胞内寄生，呈二分裂繁殖。多数菌体寄生于细胞质内，菌体周围有明亮的晕带。细胞壁结构与多数革兰阴性菌类似。其表面含有两种免疫显性的外膜蛋白，即少量的外膜蛋白 A（outer membrane protein A，OmpA）和大量的外膜蛋白 B（outer membrane protein B，OmpB），此两种蛋白可介导菌体进入宿主细胞。斑点热群立克次体可在蜱体内存活数年甚至十年，并可通过卵传给下一代。斑点热群立克次体能在豚鼠、鸡胚或离心细胞中培养。

【流行病学】

斑点热群立克次体呈全球分布。我国存在多种斑点热病，包括东方斑点热、北亚蜱传斑点热、黑龙江斑点热、内蒙古斑点热等。各种斑点热高发季节各不相同，东方斑点热多为夏秋季。斑点热群立克次体多由蜱或螨虫传播。但传播不同斑点热的蜱种有所不同。哺乳动物在其中也作为中间宿主。蜱因叮咬感染斑点热群立克次体的动物或人而受染，当再叮咬健康人时，便可传播斑点热群立克次体。感染者多为山区作业者，他们接触蜱的机会较多，如未经防护可被感染发病。各年龄组均可发病，男女发病率相似。此外，也有经血传播和因接触蜱组织而感染者。

【发病机制与病理】

蜱叮咬人后，立克次体随蜱的唾液一同进入人体。经约 6 小时，立克次体从休眠、无致病性的状态转为有高度致病性的状态。立克次体通过外膜蛋白吸附并进入宿主细胞，进而于细胞内定植并迅速逃避吞噬。立克次体在胞质内呈二分裂繁殖。新生的立克次体由宿主细胞内释放时，会破坏宿主细胞膜，并感染邻近新的细胞。某些立克次体在节肢动物吸附处增殖，产生局部损伤（焦痂），再穿过皮肤或黏膜，在小血管内皮细胞中增殖，进而可通过局部淋巴结扩散至全身。同时也破坏内皮细胞，导致血管渗出增加和血栓形成等，临床出现皮疹、胃肠道症状、中枢神经系统症状等，甚至 DIC。

【临床表现】

各斑点热临床症状各有不同。东方斑点热以高热、红斑、蜱咬处伤口焦痂为特点。潜伏期约为 7 天。起病急骤，突发高热，可达 40℃ 以上，并伴有寒战。发热 3~4 天出现皮疹，呈米粒至小豆大小不等、边缘不整的红斑疹。多先出现在四肢，而后蔓延至躯干和全身，部分有瘀斑。手掌和躯干部的红斑是本病的特征表现。重症者于病程第 7~10 天出现出血性皮疹，2 周左右消退，严重病例约在 2 个月时残留色素沉着。发热呈弛张热，重症者呈稽留热。一般不见淋巴结肿大和肝脾大。严重者可合并肝功能异常、心肌炎、免疫缺陷综合征、DIC、休克、中枢神经系统症状、多器官衰竭、急性呼吸窘迫综合征等。

【实验室检测】

1. 血液检查　部分患者白细胞总数可增加，淋巴细胞可减少并于恢复期增加，血沉可轻度加快。东方斑点热重症者 DIC 常见，伴血小板计数降低，纤维蛋白降解产物（FDP）增加。

2. 尿检 部分患者可见尿蛋白、尿潜血轻度阳性。

3. 血清学检测 外斐反应可见 OX_2 抗体升高，但特异度和敏感度均不高，临床已少用。也可通过间接荧光抗体法（IFA）、ELISA 等测定患者血清等标本中特异性抗体滴度。斑点热群立克次体各种间存在明显的交叉反应，但同种间抗体滴度高于异种 2~16 倍。

4. PCR 具有快速、高效、灵敏等优点，可通过检测 *ompB* 基因，以确认立克次体感染。

另外，也可于患者蜱咬伤口等处取组织，行免疫组化检测。而细菌分离和培养等虽可用作辅助斑点热的辅助诊断，但其费时且操作烦琐，临床很少采用。

【诊断与鉴别诊断】

斑点热的诊断需结合流行病学史、临床症状及实验室检查。流行病学资料包括被蜱叮咬史或发病前曾于山区作业等；临床症状包括典型的高热、红斑等。目前斑点热的诊断仍以血清间接荧光抗体法为标准。早期与恢复期双份血清抗某种立克次体 IgM、IgG 抗体滴度出现 4 倍或以上升高为阳性。

斑点热需与登革热、钩端螺旋体病、麻疹、风疹、疟疾、羌虫病等相鉴别。

【治疗】

1. 一般和对症治疗 高热时卧床休息，给以高热量流质饮食，酌情补液，保持大便通畅。发生神经精神症状时，可给以镇静药物。发生 DIC 时给予肝素、补充凝血因子等治疗。

2. 抗菌治疗 体外实验表明，立克次体对四环素类、氟喹诺酮类、大环内酯类药物都较敏感，首选四环素类药物。对于东方斑点热，临床多用米诺环素 200mg/d 进行治疗。伴有多器官衰竭等重症时可用米诺环素加单剂 500mg 甲泼尼龙治疗。在无脑膜脑炎且未经糖皮质激素治疗的患者中，四环素治疗后体温退至 37℃ 以下约需 77.9 小时，因此用药几天后体温未退时不宜过早改变治疗方案。此外，也有经用米诺环素无效而使用氟喹诺酮类药物治愈的病例报道。

【预后】

各种斑点热预后各有不同。落基山斑点热病情相对稍重，病死率较高，约为 5%~10%。东方斑点热病死率与其相近。东方斑点热若出现 DIC、中枢神经系统改变则预后不良。有研究指出，血清中可溶性 IL-2 受体（sIL2-R）浓度 >10 000U/ml 或 IFN-γ 浓度 >30U/ml 则预后可能不良。

【预防】

目前尚无有效疫苗。加强自我防护，避免被蜱叮咬是预防本病的关键。对于日常山区作业者，应注意自我防护。工作时应带手套，四肢及躯干应有衣物覆盖，宜穿长袖衣服、长裤及袜子，切勿暴露肢体。可在衣服上喷杀虫剂。若被蜱叮咬应及时去医院就诊。预防用药只能延缓病情，不能防止发病。

主要参考文献

［1］Fang LQ, Liu K, Li XL, et al. Emerging tick-borne infections in mainland China：an increasing public health threat. Lancet Infect Dis, 2015, 15（12）：1467-1479.

［2］龚文平，温博海. 斑点热疫苗研究进展. 传染病信息，2015，28（2）：75-77.

第十二节　蜱传淋巴结病
（申涛）

蜱传淋巴结病（Tick-borne lymphadenopathy，TIBOLA）是指由蜱叮咬导致发生主要位于头皮的叮咬部位特征性局部反应（焦痂）和周围淋巴结明显肿大和疼痛的疾病。本病的主要临床表现为叮咬部位在数日或数周后出现局部反应，初期表现为丘疹或疱疹，逐渐进展为外表为硬壳、坏死性和渗出性损伤。未治疗患者症状可持续数月或甚至数年。使用多西环素或大环内酯类抗生素治疗可以缩短病程，该病的主要传播媒介为边缘革蜱（*Dermacentor marginatus*）和网纹革蜱（*Dermacentor reticulatus*），病原体为斑点热属立克次体，包括斯洛伐克立克次体（*Rickettsia slovaca*）和劳氏立克次体（*Rickettsia raoultii*），边缘革蜱和网纹革蜱可能是二者的储存宿主。

【病原学】

斯洛伐克立克次体（*R. slovaca*）是 1968 年在前捷克斯洛伐克的边缘革蜱中分离的，是导致 *TIBOLA* 的主要病原体。

劳氏立克次体（*R. raoultii*）可能是导致 *TIBOLA* 的病原体，引起的症状较轻或是隐性感染状态。然而，目前只从血清学证据或蜱中发现了劳氏立克次体，没有报道患者发生蜱叮咬部位的脱发现象，也没有从患者的血液或焦痂活检样本中发现过劳氏立克次体。劳氏立克次体与1999年在苏联的阿斯拉罕地区的短小煽头蜱（*Rhipicephalus pumilio*）和西伯利亚地区的草原革蜱（*Dermacentor nuttalli*）中被发现，2008 年被正式命名。

上述两种立克次体都是革兰染色阴性、无运动能力的不产生芽胞的细胞内寄生生物。

有报道汉塞巴尔通体（B. henselae）、土拉弗朗西斯菌（Francisella tularensis）和里奥哈立克次体（Candidatus rickettsia rioja）可引起 TIBOLA，但是相关证据并不充分，不能说明上述三者是导致 TIBOLA 的病原体。

【流行病学】

TIBOLA 多发生于女性和青少年儿童，在报告性别的 418 例病例中，女性占 65.5%；患者的平均年龄或中位年龄低于 40 岁，仅两篇文章报告有病例大于 65 岁。头皮是蜱叮咬的最常见部位，偶然发生于腋窝、胸膛等其他生长毛发区域，或者胳膊、腿、躯干等部位。这一现象的可能解释为革蜱需要长发作为保护，而女性和女孩的长发更易于吸引革蜱，事实上，革蜱更习惯于寄生于马和野猪等长毛动物。另外，成年革蜱寻找的植物的高度为 1~1.5m，与儿童的身高类似，这可以解释为什么儿童更易于暴露于革蜱。

TIBOLA 常发生于寒冷的季节，例如秋季、冬季和春季，这与革蜱活动的主要季节有关，因为边缘革蜱在初秋至冬季最活跃。而地中海斑点热和莱姆病主要发生于夏季。

传播媒介的分布影响 TIBOLA 的流行病学特征，边缘革蜱主要分布于欧洲的地中海区域和北非，而网纹革蜱分布于西欧的寒冷地区、中欧和苏联的一些地区。病例主要分布于西班牙、匈牙利、法国、意大利、德国、比利时和波兰等欧洲国家，这可能与这些国家首先报告发生 TIBOLA 有关，并且这些国家的医生更容易考虑诊断该疾病。目前尚未有报告发生于欧洲之外的 TIBOLA 病例，然而，在发现同时有边缘革蜱和斯洛伐克立克次体存在的北非可能会有病例发生。

【发病机制】

在进入人体后，立克次体通过表面蛋白与细胞表面的受体相结合，进入人体细胞内，释放磷脂酶，导致细胞破裂和坏死，形成丘疹或水疱，并进展为坏死和焦痂，并向局部淋巴组织和淋巴结扩散和繁殖，引发炎症反应，释放脂多糖，引起发热等全身症状。

【临床表现】

从被蜱叮咬到出现首发症状（潜伏期）的平均时间为 9 天（范围 1~55 天，通常为 1~2 周）。主要常见临床表现主要为蜱叮咬区域突起和疼痛的淋巴结病，由于多数叮咬部位位于头皮，所以肿大的淋巴结常位于枕部和（或）胸锁乳突肌后部位，在约 82.5% 的患者观察到淋巴结肿大的体征，可触及的淋巴结平均数量为 5.5 个（范围 1~20 个），通常可以发现 1~3 个直径为 1~5cm 的淋巴结。患者经常诉颈部疼痛，在头部活动时加剧。约 81% 的患者在蜱叮咬部位出现焦痂这一特征性皮肤损害，是 38% 患者的首发症状，局部反应首先表现为坏死性丘疹或水疱，有时中心为 3~5cm 的肿胀、发炎区域。几天之后，在 15% 的患者出现黄色蜂蜜样分泌物。其他症状包括低热、乏力、头晕、头痛、出汗、肌痛、关节痛、食欲减退。在测量体温的 36 例患者中，11 例为低热（37~38℃），13 例为高热（38~39℃），发热通常持续较短的时间，通常为 1~2 天，在没有进行治疗的患者中，发热症状在 1 周内消失。半数患者诉肌痛、关节痛、出汗或头痛。在头皮部位的焦痂痊愈数周或数月后，约 39.5% 的患者出现 1~5cm 直径的脱发，会持续数月或几年。

【实验室检查】

部分患者会出现红细胞沉降率增加（3 例，分别为 30、55 和 78mm/h），C 反应蛋白升高，白细胞计数增加 [（9.1~12.1）×10⁹/L]，或中度白细胞减少，单核细胞增多。一例患者出现谷草转氨酶（GOT）升高（100IU/L），谷丙转氨酶（GPT）升高（48IU/L）和谷氨酰转肽酶（γ-GT）升高（367IU/L），并且查体发现中度肝大，两周后该症状消失。

【感染的诊断】

蜱叮咬部位的局部反应痊愈后留下的特征性脱发可以作为诊断依据，该表现可持续几个月甚至数年。

1. 免疫印迹法 检测血清针对斯洛伐克立克次体（*R. slovaca*）和劳内氏立克次体

（*R. raoultii*）的抗体。

2. 间接荧光反应

3. 聚合酶链反应（PCR） 可以对血清、淋巴结活检样本、焦痂壳使用 PCR 方法采用引物针对 *gltA*（柠檬酸和成酶）、16S RNA、*ompA*（外膜蛋白 A）、*ompB*（外膜蛋白 B）及 *sca4*（表面抗原 4）等 DNA 片段进行扩增和鉴定。

【治疗】

抗生素治疗 TIBOLA 是安全和有效的，可以缩短病程。多西环素，成人 100mg/次，每日 2 次，8 岁以上儿童 2~4mg/kg 体重，每日 2 次，疗程为 7 天。对于不能使用四环素的儿童，推荐使用克拉霉素、阿奇霉素和交沙霉素等大环内酯类抗生素。由于立克次体是细胞内细菌，β 酰胺类抗生素不能穿过真核细胞的细胞壁，因此不推荐使用。

【预后】

16 例患者在使用多西环素后平均 50 天（范围 10~138 天）后症状消失，在不进行治疗的情况下，症状最长可以持续 18 个月。

主要参考文献

［1］ Lakos A. Tick-borne lymphadenopathy（TIBOLA）. Wien Klin Wochenschr, 2002, 114（13-14）: 648-654.

［2］ Raoult D, Berbis P, Roux V, et al. A new tick-transmitted disease due to Rickettsia slovaca. Lancet, 1997, 350（970）: 112-113.

第四章

衣原体疾病

肺炎衣原体肺炎

（纪永佳 卢洪洲 潘孝彰）

肺炎衣原体肺炎是由肺炎衣原体感染所导致的成人及青少年非典型肺炎，具体临床可表现为急性支气管炎、扁桃体炎等呼吸道感染。流行病学统计表明，肺炎衣原体仅次于肺炎双球菌和流感嗜血杆菌，是导致肺部感染的第三大病原体。在发现肺炎衣原体之前，已知的衣原体包括有沙眼衣原体和鹦鹉热衣原体。1965 年 Grayeton 等从我国台湾儿童的眼分泌物中分离出未知衣原体，暂时定名为 TW-183^{T}。其后，1983 年美国从西雅图咽炎患者分泌物中分离得到一株衣原体，并命名为 AR-39。后经证明，TW-183^{T} 与 AR-39 为同一病原体，1989 年将其命名为 TWAR 株。其后，肺炎、支气管炎和咽炎患者样本中多次分离得到 TWAR。经流行病学调查研究，该衣原体被认为是导致呼吸道感染的重要致病微生物。此后经大量的基础研究证实，与已知的沙眼及鹦鹉热衣原体不同，TWAR 是衣原体新成员，乃正式将其命名为肺炎衣原体（Chlamydia pneumoniae，Cpn）。

【病原学】

肺炎衣原体平均直径 0.38μm，在电镜下呈梨形，可见清晰的胞质周围间隙，有时呈多形性。经基因同源性分析表明，肺炎衣原体与沙眼衣原体及鹦鹉热衣原体基因的同源性低于 10%。然而，分离所得不同肺炎衣原体之间基因同源性可达 94% 以上，且限制性内切酶的图谱也相同，相较于沙眼和鹦鹉热衣原体具有明显特征。肺炎衣原体的结构蛋白为主要外膜蛋白（major outer membrance protein，MOMP）。其中，热休克蛋白（heat shock protein，HSP）可导致血管内皮损伤和动脉粥样硬化形成，是参与肺炎衣原体致病的重要物质。肺炎衣原体和其他衣原体的具体区别见表 2-4-1。

表 2-4-1　几种衣原体的不同点

特征性	肺炎衣原体	沙眼衣原体	鹦鹉热衣原体
主要疾病	肺炎、支气管炎	沙眼、生殖器感染	肺炎
宿主	人	人	鸟及低等哺乳动物
血清型数量	1	18	尚无定论

续表

特征性	肺炎衣原体	沙眼衣原体	鹦鹉热衣原体
与肺炎衣原体的 DNA 同源性	94%~100%	<5%	<10%
衣原体在电镜下形态	梨形	圆形	圆形
MOMP 中含种特异抗原	无	有	有
甲醇对特异抗原的减活作用	是	否	否
对四环素和大环内酯类的敏感性	是	是	是
对磺胺药的敏感性	否	是	否

肺炎衣原体培养较为困难，可用 Hela、Hep 以及 HTED 细胞株在 35℃ 环境下进行培养。在接种标本以前，先用 DEAE-葡聚糖处理宿主细胞，接种后的单层细胞经过离心沉淀，再注入含有 10% 小牛血清的 Eagel MEM 培养基，上述措施可促进肺炎衣原体的生长，提高培养成功率。

肺炎衣原体感染动物模型是研究该病原体的重要工具。小鼠鼻内接种肺炎衣原体之后，该病原体可在鼠体内全身播散，从脾及外周巨噬细胞中可分离到肺炎衣原体。肺炎衣原体在狒狒、恒河猴及食蟹猴（cynomolgus）中被发现致病力较弱。将肺炎衣原体接种至狒狒或食蟹猴鼻咽腔、口咽或气管上皮组织，虽未能引起明显症状，但接种后仍能从鼻腔内分离出该病原体。

【流行病学】

肺炎衣原体常在儿童和成人中引起上呼吸道和下呼吸道感染。肺炎支原体肺炎主要是通过支原体肺炎患者及无症状病原携带者经呼吸道进行传播，由于后者数量多且难以被发现，故更为重要。

对既往呼吸道感染者保存的血清进行肺炎支原体抗体的追溯研究表明，早在 1963 年时我国即有该病原体的流行，早于该病原体被发现的时间。大规模流行病学研究结果显示，在美国和其他许多国家的成人中，半数以上存在有肺炎衣原体相关 IgG 抗体，表明成年人大多曾感染该病原体。例如，据美国在西雅图的调查，20 岁时感染率已超过 50%；而在日本，660 例门诊患者按年龄分段，共分 5 组，6 个月~3 岁、4~7 岁、8~11 岁、>12 岁，肺炎衣原体抗体的阳性率分别为 4%、11%、44% 和 50% 左右；在 16 岁以上的健康人群中，平均为 52%。据此认为，肺炎衣原体感染在世界范围内广泛流行。而根据地区来看，热带地区的国家肺炎支原体感染率高于北方的发达国家。此外，流行病学研究发现肺炎衣原体感染后抗体滴度会很快下降。但人群调查时，却又经常可见有较高水平的抗体。据此认为，人感染肺炎支原体可反复发生。

【发病机制】

肺炎衣原体可直接作用于呼吸道上皮纤毛细胞。研究发现感染肺炎衣原体 48 小时后，细胞的纤毛活动可被抑制。曾有研究利用人气管纤毛上皮细胞株 16HBE 感染肺炎支原体并观察细胞因子表达水平，该研究发现肺炎衣原体感染感染 48~96 小时后，IL-l、IL-8、

IL-16 和 GM-CSF 表达显著升高。

此外，肺炎衣原体还可参与非传染病的发生。目前认为肺炎衣原体感染与心血管疾病及动脉粥样硬化发生相关。首先，肺炎衣原体可能直接参与动脉粥样硬化的形成。流行病学研究表明，肺炎衣原体抗体与心血管疾病及动脉粥样硬化发生明显相关。动脉粥样硬化病灶经电镜观察，可发现典型的梨形原体，并且从病灶中可分离肺炎衣原体。动物实验表明肺炎衣原体感染转基因小鼠，可复制出动脉粥样硬化的动物模型。在治疗相关研究中，针对肺炎支原体的抗感染治疗在动脉粥样硬化患者及动物模型中获得较满意的结果。此外，肺炎衣原体感染可以促进动脉粥样硬化的形成。多种因素如高脂血症、内皮损伤、吞噬细胞在内皮损伤处沉着、泡沫细胞形成和平滑肌的增生引起动脉内膜上皮损伤，肺炎衣原体损伤处定植引起相关炎症反应，从而加速动脉粥样硬化的形成。

【临床表现】

肺炎支原体感染缺乏特异性临床表现，感染后无症状及轻症患者多见。

1. 急性呼吸道感染 常表现为咽炎、鼻窦炎和支气管炎、肺炎等，老年人以肺炎最为多见，青少年患者以支气管炎及上呼吸道感染多见。肺炎衣原体肺炎的肺部 X 线检查常显示肺段少量片状浸润灶，可发展至双肺病变。X 线表现类似于其他非典型肺炎，呈气腔囊变征、磨玻璃样不透明影、支气管肺炎及小结节影。气腔囊变征多见，分布在两肺中、下叶，病变没有游走性。血常规检查中，白细胞常增高。肺炎支原体所引起的呼吸道感染病情一般较轻，但恢复较慢，不适症状往往持续数周到数月。部分合并基础疾病或出现并发症患者可出现病情加重并死亡。

2. 伤寒型 患者出现高热、头痛、相对缓脉等伤寒类似症状，同时可并发心肌炎、心内膜炎等。严重者出现昏迷及肾衰竭。

3. 其他 免疫功能缺陷患者感染肺炎支原体可表现为虹膜炎、心内膜炎等。此外，在帕金森病、恶性肿瘤、脑血管疾病患者中肺炎衣原体抗体检出率高于普通人群，但两者因果关系尚不明确。

【诊断】

肺炎支原体肺炎缺乏特异性临床表现，故需病原学或免疫学诊断确诊，目前常用的方法如下：

1. 微量免疫荧光法（MIF） 是国内外公认的"金标准"，主要是检测肺炎衣原体细胞壁表位的抗体，初次感染者的 IgM 在 7~10 天后出现，2~6 个月后消失，IgG 则在感染后 6~8 周出现高浓度。再感染者的 IgG 滴度在 1~2 周内很快上升，可达 1：512 或更高。初感染者 IgM>1：16，IgG≥1：512 时可以诊断。注意 IgM 的结果会受到类风湿因子（RF）的影响。

2. 酶联免疫吸附试验（ELISA） 可以检测 IgM 和 IgG，敏感性在 87%~95% 之间，特异性介于 91%~93% 之间。ELISA 同样会受到 RF 的影响。

3. 聚合酶链反应（PCR） 此法能检测到一个原体（elementary body，EB）的 DNA量。另有套式 PCR（nPCR）的灵敏度高于 PCR。最近有人主张用 PCR 与 ELISA 联合应用，敏感性高于 MIF。

4. 分离与培养　此技术的要求高，操作烦琐，因肺炎衣原体属细胞内寄生，合适的细胞不多，常用的有 McCoy、HeLa-229、Hep-2 及 H292 等细胞株，最常用的是后两者，肺炎衣原体在该两种细胞株中产生的包涵体量多。培养需 3~7 天。

【治疗】

肺炎支原体抗感染治疗与其他衣原体感染相似，四环素、红霉素或其他大环内酯类及喹诺酮类药物敏感。四环素、红霉素最为常用，剂量为 2g/d，分 4 次口服，10~14 天为一疗程。为避免复发，用药可延长至 3 周。儿童患者可用克拉霉素进行治疗，亦有良好疗效。新型大环内酯类药物如阿奇霉素对肺炎衣原体敏感，易于进入细胞内且半衰期长，副作用低。因此，有报道认为阿奇霉素联合利福平是治疗肺炎支原体感染的最佳方案。

主要参考文献

［1］ Roulis E, Polkinghorne A, Timms P. Chlamydia pneumoniae：modern insights into an ancient pathogen. Trends Microbiol, 2013, 21 (3)：120-128.

［2］ Filardo S, Di Pietro M, Farcomeni A, et al. Chlamydia pneumoniae-mediated inflammation in atherosclerosis：a meta-analysis. Mediators Inflamm, 2015, 2015：378658.

［3］ Hammerschlag MR, Kohlhoff SA, Gaydos CA. Chlamydia pneumoniae, Mandell, Douglas, and Bennett's Principles and Practice of Infectious Diseases. Elsevier Inc., 2014.

第五章

螺 旋 体 病

莱 姆 病

（郝琴　潘孝彰）

莱姆病（Lyme disease）亦称莱姆疏螺旋体病（Lyme borreliosis），是由若干不同基因型的伯氏疏螺旋体（*Borrelia burgdorferi* sensu lato）引起的人畜共患病。主要经蜱叮咬人、兽而传染。其病原体莱姆病螺旋体可引起人体多系统、器官的损害，严重者终生致残甚至死亡。

1977年Steere报告在美国康涅狄克州莱姆镇流行的青少年关节炎是一种独立的疾病，并称为莱姆关节炎（Lyme arthritis）。1982年Burgdorfer及其同事首次从蜱的中肠发现和分离出莱姆病螺旋体。1984年Johnson根据其基因和表型特征，认为该螺旋体是一个新种，命名为伯格多弗疏螺旋体（Borrelia burgdorferi）。随后的调查研究证实该病是一种能引起人体多系统、器官损害的全身感染性疾病，命名为莱姆病。

该病分布甚广，现已有70多个国家报告发现有莱姆病存在，且发病区域和发病率呈迅速扩大和上升的趋势，已成为世界性的卫生问题，对人民的健康乃至国民经济的发展有着较大的影响。在我国，1987年艾承绪等报道血清学调查和临床观察发现，在黑龙江省海林县人群中有莱姆病的发生和流行。随后张哲夫等从病原学上证实，人被蜱叮咬后发生的皮肤、神经、关节、心血管等损害的多种临床病症实际上是莱姆病。现已证实莱姆病在我国的分布相当广泛，临床表现复杂多样，除有皮肤慢性游走性红斑、脑膜炎、脑神经炎、神经根炎、关节炎、慢性萎缩性肢皮炎、早老性痴呆等临床类型外，还从病原学、治疗学上证实莱姆病螺旋体可引起人类精神异常。由此可见，莱姆病已成为我国一种对人群健康危害严重的相当重要的媒介传染病，应该给予高度的重视，在全国范围内广泛开展莱姆病防治各方面的研究。

【病原学】

（一）形态结构

伯氏疏螺旋体是一种单细胞疏松盘绕的左旋螺旋体，长 $10\sim40\mu m$，宽 $0.2\sim0.3\mu m$，运动形式有旋转、扭曲、抖动等。细胞结构由表层、外膜、鞭毛和原生质柱四部分构成。表层由碳水化合物成分组成。外膜由脂蛋白微粒组成，具有抗原性的外膜蛋白有 OspA、

OspB、OspC 等。鞭毛位于外膜与原生质柱之间，故称内鞭毛（endoflagella），相当于革兰阴性菌的外鞭毛。

（二）生物学性状

伯氏疏螺旋体属于原核生物界螺旋体目螺旋体科疏螺旋体属。伯氏疏螺旋体 DNA 的 G+C 含量为 27%~32%，与回归热螺旋体的 G+C 含量接近，与梅毒螺旋体和钩端螺旋体显著不同。

伯氏疏螺旋体为微嗜氧，能自身合成类脂化合物和主要脂肪酸，并将嘌呤碱结合到核酸中，但不能合成长链脂肪酸，牛血清白蛋白可提供这种脂肪酸。伯氏疏螺旋体发酵代谢产物为乳酸，与梅毒螺旋体和钩端螺旋体不同。目前用于培养伯氏疏螺旋体的液体培养基是 BSKⅡ培养基。伯氏疏螺旋体最适生长温度 30~34℃，从生物标本新分离的菌株，一般需 2~5 周才可在显微镜下查到，生长对数期的螺旋体密度可达 10^8/ml；伯氏疏螺旋体也可在固体培养基上生长，1987 年 Kurtti 将 B31 菌株接种到含 1.3%琼脂的固体 BSKⅡ培养基上，34℃培养 2~3 周，可出现两种菌落，一种为小的圆形致密性菌落，另一种为大的疏散性菌落。伯氏疏螺旋体可以感染多种实验动物，包括金黄地鼠、大白鼠、小白鼠、新西兰兔、狗、猕猴等。被感染动物可出现游走性红斑、关节炎等临床表现。

伯氏疏螺旋体在人体内定位及靶细胞目前不清楚，应用组织学染色及培养技术，已从患者血液、脑脊液、关节液、皮肤、肝、脾、心肌等标本检出或分离出伯氏疏螺旋体，表明病原体可以在人体多种组织和脏器中存在，并可在皮肤、脾脏存活达 2~4 年。

（三）基因组

伯氏疏螺旋体的基因组包括一个 950kb 的线性染色体和多个环状及线性质粒。1997 年美国 Fraser 报道了已完成对伯氏疏螺旋体 B31 菌株全部基因组的测序工作。据报告，B31 菌株基因组 DNA 组成有 1521.419bp，由一个 910.725bp 的线性染色体和至少 11 个线性及环状质粒组成。染色体 G+C mol% 含量为 28.6%，不同质粒 G+C mol% 含量为 23.1%~32.3%，染色体含有蛋白质编码基因 853 个，质粒含蛋白质编码基因 430 个。1283 个基因中，570 个基因功能已基本弄清。其中参与生物合成的基因仅 9 个，这也是培养基中必须加入动物血清营养成分的原因。

1. 线性染色体 伯氏疏螺旋体的染色体为线性，这在细菌属中是仅有的，染色体大小约 950kb，小于梅毒螺旋体和钩端螺旋体，属小基因组细菌属。现已弄清伯氏疏螺旋体部分结构和功能基因，包括维持细胞生长、繁殖与传代的结构基因、鞭毛基因、鞭毛钩体状蛋白基因等。

rRNA 基因结构：伯氏疏螺旋体的 rRNA 基因操纵子位于染色体中段约 448~457kb 处，其独特之处在于伯氏疏螺旋体染色体上仅有一个 rRNA 基因操纵子。其排列也不同于其他细菌和螺旋体，有单拷贝的 16S 基因和双份重复的 23S 和 5S 基因。

伯氏疏螺旋体运动与趋化性基因多达 54 个，占染色体基因数的 6% 以上，主要鞭毛运动基因（编码蛋白）有 flaA、flaB、flgB 等。伯氏疏螺旋体的细胞膜蛋白位于染色体 390~400kb 间，含编码膜蛋白 P39、BmpB、BmpC 和 BmpD 的多个基因，其中由 BmpA 编码的 P39 蛋白具有强免疫原性。

2. 质粒　含线性和环状质粒两种形式，含线性质粒是疏螺旋体的特征，也是原核生物中唯一带有线性质粒的细菌属。

多数伯氏疏螺旋体含 7~11 个质粒，质粒 DNA 总长度达 450kb 以上，约为染色体大小的一半。质粒编码的蛋白质中，脂蛋白多达 63 个，已知的具有抗原性的外膜表面蛋白有 OspA、OspB、OspC、OspE、OspF 等。常见的线性质粒有 54kb、38kb、36kb、28kb、25kb、16kb 等。环状质粒有 32kb、26kb、9kb 等。多数质粒在体外培养传代过程中仍十分稳定，仅少数质粒可出现丢失现象，如 38kb 和 24kb。有文献报道伯氏疏螺旋体感染动物的能力与质粒有关。

（四）蛋白质

伯氏疏螺旋体含有 100 余种不同的蛋白质，应用 SDS-PAGE 可以检出伯氏疏螺旋体菌体内 30 多种不同蛋白质条带。不同地理和生物学来源的伯氏疏螺旋体菌株其蛋白质谱具多样性。我国学者证实中国菌株主要蛋白有高度多态性和独特的构成模式，主要蛋白包括 93、88、83、81、67、60、41、36、35.5、35、34、32、31、28、22、20.5、17.5kD 等。

OspA 由 49kD 线性质粒上的 OspAB 操纵子编码。不同基因型伯氏疏螺旋体 OspA 分子量大小不同。*B. burgdorferi* sensu stricto 为 31kD，*B. garinii* 为 32kD，*B. afzelii* 为 32kD。人感染伯氏疏螺旋体 2~4 周后，体内可出现抗 OspA 的特异性抗体，持续数月至数年。重组 OspA 免疫人体具有部分免疫保护作用。OspB 与编码 OspA 的基因位于同一操纵子 OspAB。OspC 编码基因位于 26kb 环状质粒上，但仅部分菌株可有效表达，OspC 具有很强的抗原性。OspD 编码基因位于 38kb 线性质粒上，有文献报道 OspD（28kD）可能在感染与致病中起一定作用。OspE 和 OspF（19kD，26kD）为伯氏疏螺旋体感染宿主时选择性表达的蛋白。41kD 蛋白即鞭毛蛋白，是指鞭毛丝状体核心蛋白，具有强免疫原性，是伯氏疏螺旋体感染人体时最早诱导机体特异性免疫反应的菌体结构蛋白。39kD 蛋白编码基因位于染色体上，具有强抗原性，抗 39kD 特异性抗体可作为早期感染的血清学标志之一。66kD 蛋白是由染色体基因编码的外膜表面蛋白。不同菌株其分子量大小可为 83、93、100kD，由染色体基因编码。不同菌株 83、93、100kD 蛋白质氨基酸末端序列分析基本相同。重组 83/100kD 蛋白可诱导机体产生特异性 IgM 和 IgG 抗体，可用作特异性血清学诊断抗原之一。

（五）基因分型

目前世界各国从不同蜱、宿主动物和病人中分离的伯氏疏螺旋体已达 1000 株以上，根据 PCR-RFLP、MLSA 等多种分型方法，至少可将菌株分为 18 个不同基因型，目前证实至少有四个对人致病的基因型：*Borrelia burgdorferi sensu stricto*，*Borelia garinii*，*Borrelia afzelii*，*Borrelia spielmani*。

不同地区间的伯氏疏螺旋体基因型分布存在明显的差异。*Borrelia burgdorferi sensu stricto* 和 *Borrelia spielmani* 主要分布在美国。*Borelia garinii* 和 *Borrelia afzelii* 主要分布在欧亚大陆。*Borrelia burgdorferi sensu strico* 主要引起游走性红斑和莱姆关节炎；而 *Borrelia garinii* 和 *Borrelia afzelii* 主要与神经性疏螺旋体病和慢性萎缩性肢皮炎有关。

在我国至少存在四个基因型：*Borrelia burgdorferi sensu stricto*、*Borelia garinii*、*Borrelia afzelii* 和 Borrelia Yangze sp。*Borelia garinii* 主要存在于我国北方，*Borrelia afzelii* 在我国北方

和南方都存在，*Borrelia Yangze sp* 目前仅在我国南方贵州、江西等地发现。*Borrelia burgdorferi sensu stricto* 仅在我国台湾、湖南发现。

【流行病学】

1. 传染源 莱姆病病原体的宿主动物较多，包括鼠、兔、蜥蜴、麝、狼、鸟类等野生脊椎动物以及狗、马、牛等家畜。在美国北部主要为白足鼠，其感染率达86%，带菌时间长达13个月。在白足鼠数量少的地区，其他种啮齿动物也可作为主要储存宿主，如草地田鼠、褐家鼠等。在欧洲，一般认为姬鼠属和䶄属是主要贮存宿主，可终身带菌。

在中国，血清学调查证实牛、马、羊、狗、鼠等动物存在莱姆病感染，不同的地区及不同种动物莱姆病感染存在较大的差异。已从棕背䶄、大林姬鼠、小林姬鼠、黑线姬鼠、社鼠、花鼠、白腹巨鼠等7种野鼠和华南兔分离出伯氏螺旋体，从种群数量和感染率分析，北方林区姬鼠属和䶄属可能是主要贮存宿主。从黑线姬鼠和白腹巨鼠的胎鼠分离到莱姆病螺旋体，证实莱姆病螺旋体可通过胎盘垂直传播，这对莱姆病自然疫源地的维持和扩大具有重要意义。狗作为我国北方林区莱姆病螺旋体的主要生物媒介全沟硬蜱成虫的主要供血者之一，可能是较重要的宿主动物，但有待于进一步研究证实。

2. 传播途径

（1）媒介生物传播：伯氏疏螺旋体是通过硬蜱的叮咬而传染动物和人的。主要是肩板硬蜱、蓖麻硬蜱和全沟硬蜱。虽然伯氏疏螺旋体也可从其他蜱类及吸血节肢动物（蚊、鹿蝇、蚤）分离出来，但它们在本病流行中的意义尚待研究。

蜱的幼虫、若虫和成虫三个发育阶段均需叮刺吸血才能完成。幼虫吸带菌鼠血受到感染，当其发育至若虫并叮刺其他动物时，又将螺旋体传给别的动物。带菌的成虫亦可将螺旋体传给别的动物。幼虫只叮刺小型动物，而若虫不仅叮刺中小型动物亦可叮刺大型动物，成虫则叮刺大型动物，因此若虫和成虫均可将螺旋体传播给人。在北美肩板硬蜱若虫的季节消长与莱姆病的发生和流行一致，虽然若虫的带菌率为14%~17%而成虫的带菌率为30%~67%。由于肩板硬蜱成虫活动期在冬季，其数量高峰在一月份，所以美国学者认为肩板硬蜱若虫是莱姆病的主要传播者。

一般认为野外带菌的饥饿蜱的周身性感染很低，其螺旋体都聚集在中肠，并认为中肠是螺旋体分裂增殖的唯一器官，最近的研究表明伯氏疏螺旋体不仅在中肠内也可在其他组织器官增殖。伯氏疏螺旋体是在蜱叮刺吸血时随唾液进入宿主体内的。伯氏疏螺旋体在媒介蜱种群内的纵向传递是存在的，从野外动物身上采集的吸血的雌蜱所产之卵孵化出的幼蜱，可携带螺旋体，但感染率很低，所以蜱在自然界起贮存宿主的作用较小。

目前，我国媒介生物调查在21个省（市、区）的山林地区采集到的蜱，分类鉴定为2科8属23种，以全沟硬蜱、粒形硬蜱、二棘血蜱和长角血蜱为优势种群。已从全沟硬蜱、粒形硬蜱、锐附硬蜱、嗜群血蜱、日本血蜱、长角血蜱、二棘血蜱、台湾角血蜱、草原革蜱和森林革蜱等10种蜱分离出伯氏疏螺旋体。全沟硬蜱成虫的带菌率为40%~45%，成虫的季节消长曲线与慢性游走性红斑病例发生相一致，证实全沟硬蜱是主要传播媒介。

在南方林区，二棘血蜱和粒形硬蜱带螺旋体率较高，分别为16%~40%和24%，可能是重要的生物媒介

据近期研究发现不同的蜱种可携带不同菌型的莱姆病螺旋体。肩板硬蜱和蓖麻硬蜱的幼虫和若虫均有携带可致病的三个伯氏疏螺旋体基因种的能力。但肩板硬蜱携带 *Borrelia burgdorferi sensu stricto* 基因型的百分率高。而蓖麻硬蜱携带 *Borrelia afzelii* 基因型百分率高。在中国，从全沟硬蜱分离的伯氏疏螺旋体菌株属于 *Borrelia garinii* 和 *Borrelia afzelii* 两个基因型。

（2）非媒介生物传播：目前的研究表明非媒介传播是存在的。

1）接触传播：动物间可通过尿相互感染，甚至可以传给密切接触的人，但是人与人之间是否可以通过接触体液、尿等而传染尚未见报道。

2）经血传播：从有螺旋体血症的鼠的抗凝血中收集的莱姆病螺旋体至少可保持24小时活性；保存在4℃的人全血中的莱姆病螺旋体可存活25天或更长，且采自病人的血液注射入健康金黄地鼠体内2~3周后，可以从该动物的脏器（肾、膀胱）中分离到莱姆病螺旋体。所以，输血或皮下注射都可能引起感染。

3）垂直传播：从黑线姬鼠和白腹巨鼠的胎鼠分离到莱姆病螺旋体提示本病存在垂直传播的可能性，国外研究证实莱姆病螺旋体在人和牛、马、鼠等动物中可通过胎盘垂直传播。

3. 流行特征

（1）地区分布：莱姆病为全球性分布的蜱媒传染病，世界五大洲70多个国家有本病发生。在北美和欧洲，莱姆病已成为主要虫媒传染病，美国CDC自1982年开始莱姆病监测，近几年每年均有3万多例新发病例报告。据估计欧洲每年诊断的莱姆病病人达5万例以上。

目前，血清流行病学调查证实在我国至少30个省（市、自治区）的人群存在莱姆病的感染；病原学研究证实我国21个省（市、自治区）存在莱姆病的自然疫源地，人群中有莱姆病的发生和流行。

莱姆病的地区分布范围虽广，但疫区有相对集中的特点，呈地方性流行，主要是山林地区。在美国莱姆病主要分布在东北部、中西部及西部地区。加拿大病例集中在安大略省。欧洲病例多发生在北欧和中欧地区。我国莱姆病疫区主要在东北部、西北部和华北部分地区。据调查显示，东北林区人群莱姆病的发病率为1%~4%，我国莱姆病每年的新发病例至少万余例。

（2）时间分布：早期莱姆病具有明显的季节性，初发于4月末，6月上、中旬达到高峰，8月份以后仅见散在病例，呈单峰型存在。这些特征与某些特定的蜱（如北方地区的全沟硬蜱等）的种类、数量及其活动周期相关。但晚期病例一年四季均有发生，季节性不明显。

（3）职业分布：主要见于与森林有关的人员，包括林业工人、山林地区居民及到山林地区采集山物、旅游的人们。

（4）人群易感性：人类对莱姆病螺旋体普遍易感。年龄分布2~88岁，以青壮年多发，男女性别差异不大。感染后一部分人群出现显性感染，另一部分人群为隐性感染，以散发为主。不同地区的人群莱姆病感染率和患病率不同，主要与当地人群地蜱叮咬率

相关。

【发病机制与病理】

莱姆病是一种自然疫源性疾病，在自然界，伯氏疏螺旋体是在蜱和宿主（小型哺乳动物）间进行感染循环的；当感染的蜱叮咬人之后，人可患莱姆病。莱姆病螺旋体的转移感染及致病机制比较复杂，是多因素综合作用的结果。

（一）伯氏疏螺旋体从蜱到宿主的转移感染机制

研究表明，伯氏疏螺旋体在循环的不同阶段和特异的组织定位中选择性地表达一系列基因。在感染的蜱中，伯氏疏螺旋体大量表达外膜蛋白 A（OspA）。OspA 是一种黏附素，对螺旋体在蜱的中肠定居至关重要，并发现硬蜱中肠肠腔表面蛋白 TROSPA 是 OspA 的受体。缺失了 OspA 的莱姆病螺旋体不能在蜱体内生存；TROSPA 被敲除的蜱仅允许螺旋体轻微地黏附。

当感染的蜱叮咬宿主时，蜱中肠的螺旋体对吸入的血液作出反应，大量繁殖，而且蛋白合成发生改变。蜱体内的螺旋体会下调 OspA 的表达，而同时上调 OspC 的表达，使螺旋体从蜱中肠转移到唾液腺，启动对宿主动物的感染过程。

研究表明，在蜱吸血过程中有一系列的蜱唾液腺蛋白被诱导表达，Salp15 就是其中之一。有螺旋体感染的蜱唾液腺中的 Salp15 相对于没有螺旋体感染的蜱要高 13 倍。Salp15 可以抑制 T 细胞活化，从而在很大程度上有助于注入宿主皮肤中的蜱唾液所引起的免疫抑制作用。进一步研究表明，螺旋体通过其表达的 OspC 与 Salp15 结合后，才能在宿主体内存活；如果仅表达 OspC 但不与 Salp15 结合，或虽然与 Salp15 结合但却不表达 OspC 的螺旋体，在宿主体内都会很容易被清除。因此，可以认为螺旋体通过 OspC 与 Salp15 的结合增加了螺旋体感染宿主的能力。除了 Salp15 外，蜱唾液中的其他蛋白如 Salp20、ISAC、IRAC 也是补体中和物质，伯氏疏螺旋体就是利用蜱吸血时所造成的免疫抑制环境来抵抗宿主的免疫系统。

（二）伯氏疏螺旋体在宿主体内的致病机制

1. 病原体本身的作用 莱姆病螺旋体的致病机制比较复杂，细菌代谢产物而不是毒力因子是其在宿主体内复制、存活的原因。B31 的基因序列表明，伯氏疏螺旋体缺乏一些常规的细菌致病的因子，如脂多糖、毒素和专门的分泌系统等。伯氏疏螺旋体具有约 900kb 的线性染色体和 23 个线性和环状质粒。这些质粒编码多种外膜蛋白，如 OspA、B、C、D、E、F 等。试验证明，某些质粒的丢失可以导致菌株感染能力的减弱或丧失，也可以影响螺旋体在蜱或宿主体内持续感染的能力。如 lP25 和 lP28-1 对螺旋体在鼠体内的持续感染至关重要，如果丢失，可使螺旋体对鼠的感染能力下降；近来研究表明，lP36 的丢失就可以导致螺旋体对宿主感染能力的下降。因为 lP36 上存在编码腺嘌呤脱氨酶的 bbK17（adeC）基因，bbK17 基因有助于螺旋体对宿主动物的感染。

国内有文献报道，莱姆病螺旋体对宿主动物的致病与螺旋体在组织中的载量没有直接关系，而与螺旋体在不同的组织环境中表达不同的基因产物有关。研究发现莱姆病螺旋体的膜蛋白 bmpA 和 bmpB 与莱姆病关节炎有直接关系，并且通过敲出和敲入实验证明其对关节的致病性。

2. 免疫逃避 在宿主体内，伯氏疏螺旋体表达脂蛋白在其表面形成抗原层，从而使其避免与周围环境的直接接触。同时，螺旋体针对宿主免疫系统的攻击改变其表面的抗原表达。在体液免疫压力的影响下，螺旋体将下调 OspC 的表达量，同时升高 BBF01 和 vlsE 的表达量。研究者认为伯氏疏螺旋体选择性的抗原表达和不表达是螺旋体逃避机体免疫从而导致持续感染的一种机制。

核心蛋白聚糖和纤维粘连蛋白都是宿主细胞间基质的主要成分。螺旋体通过表达核心蛋白聚糖结合蛋白（DbpA 和 DbpB）、纤维粘连蛋白结合蛋白 BBK32 以及其他成分与宿主的细胞间基质相互作用，这种相互作用也是伯氏疏螺旋体逃避体液免疫而启动慢性感染的一种机制。

除此之外，伯氏疏螺旋体还在表面表达它们自己的补体结合蛋白，如补体调节子获得性表面蛋白（CRASPs 或 CspZ）、FactorH 结合表面蛋白 E 类似物等。这些表面蛋白能够与补体级联反应的负调节因子 FH、FHL-1 和 C4b 结合，使螺旋体能够逃避宿主体内补体介导的杀伤作用。并且，不同基因型的莱姆病螺旋体表达的 CspZ 与补体调节因子的结合能力不同。

3. 细胞因子的作用 有文献报道，莱姆病螺旋体进入机体后，通过大量的脂蛋白与单核细胞和巨噬细胞表面的 Toll 样受体（TLR）1/2 结合，介导机体的固有免疫，产生大量的细胞因子，并启动获得性免疫反应。莱姆病螺旋体通过这些细胞因子可以导致组织炎症和损害。近来又有研究表明，人的单核细胞通过 TLR2 和 TLR8 吞噬活的莱姆病螺旋体也可以诱导 IFN-β 的大量产生，其机制与脂蛋白诱导产生细胞因子的机制不同。

趋化因子对感染组织中炎性细胞的定居起至关重要的作用。在一项对莱姆病螺旋体感染的仅有关节炎症状而没有皮肤和神经症状的小鼠的研究表明：中性粒细胞趋化因子 CXCL1 和巨噬细胞趋化因子 CCL2 在感染的小鼠关节中是高表达的。而在神经性莱姆病病人和灵长类动物中，中性粒细胞趋化因子 CXCL8，巨噬细胞趋化因子 CCL3、CCL4 和 CCL5，T-细胞趋化因子 CXCL10、CXCL11 和 CXCL12，B-细胞趋化因子 CXCL13 在血清、脑脊液和病人的神经系统组织中都升高。并且研究发现在欧洲莱姆病皮肤病人中，IFN-γ 诱导的 T-细胞激活趋化因子 CXCL9 和 CXCL10 在游走性红斑（EM）和慢性萎缩性肢皮炎（ACA）的病人中占主要地位，而在莱姆病淋巴细胞瘤（BL）病人中，B-细胞激活趋化因子 CXCL13 占主要地位。

在游走性红斑中，主要的外周血浸润细胞有巨噬细胞、CD8$^+$ 和 CD4$^+$ 的 T 细胞。一项针对澳大利亚游走性红斑病人的研究表明，由浸润细胞产生的主要细胞因子为前炎性细胞因子 IFN-γ 和抗炎性细胞因子 IL-10。并且还发现如果病人有皮肤以外的症状和体征，那么肿瘤坏死因子 TNF-α、IL-1β、IL-6 也常常被表达。在一项针对美国游走性红斑病人的研究中，发现 IFN-γ 和 IL-6 也被大量表达。因此，在游走性红斑病人中，前炎性细胞因子，尤其是 IFN-γ 是最主要的细胞因子。有文献报道，TNF-α 和 IL-1 可以诱导滑膜细胞产生胶原酶和前列腺素，这对关节炎的形成和加重起重要作用。

4. 自身免疫 莱姆病的某些临床表现，如关节炎、心肌炎，可能与自身免疫相关。有文献报道，莱姆病螺旋体通过分子模仿引起自身免疫。如伯氏疏螺旋体的外膜蛋白 A 的氨基酸序列与化脓性链球菌的 M 蛋白有很高的同源性，后者是已知的可引起机体交叉反应的蛋白成分。并且研究表明，有自身免疫倾向的 NZB 小鼠比没有免疫倾向的小鼠更能发展临床致病的特征；而且伯氏疏螺旋体感染的 NZB 小鼠可以产生更大量针对病原体的抗体，这些抗体与宿主的组织成分产生交叉反应。

【临床表现】

潜伏期是指蜱叮咬至出现早期特异性皮肤损害或其他首发症状的时间。据报道，美国为 3~32 天，俄罗斯为 1~53 天，我国则为 1~180 天。通常以慢性游走性红斑（erytheme chronicum migrans ECM）为首发症状者潜伏期较短，而以神经及关节损害为首发症状者，潜伏期较长。

（1）第一期：主要表现为皮肤的慢性游走性红斑，见于大多数病例。初起常见于被蜱叮咬部位出现红斑或丘疹，逐渐扩大，形成环状，平均直径 15cm，中心稍变硬，外周红色边界不清。病变为一处或多处不等。多见于大腿、腹股沟和腋窝等部位。局部可有灼热及痒感。病初常伴有乏力、畏寒发热、头痛、恶心、呕吐、关节和肌肉疼痛等症状，亦可出现脑膜刺激征。局部和全身淋巴结可肿大。偶有脾大、肝炎、咽炎、结膜炎、虹膜炎或睾丸肿胀。皮肤病变一般持续 3~8 周。

（2）第二期：发病后数周或数月，约 15% 和 8% 的患者分别出现明显的神经系统症状和心脏受累的征象。神经系统损害表现为脑膜炎、脑神经炎、神经根炎与末梢神经炎。

1）莱姆病脑膜炎：一般出现于感染后几周到几个月，也可为莱姆病的首发症状。其表现类似无菌性脑膜炎，病人有间歇性剧烈头痛，可伴有恶心、呕吐、畏光、颈硬等，但无中毒症状，无发热，颅内压不高，无病理反射。脑脊液中淋巴细胞增高、蛋白高、糖正常。莱姆病脑膜炎常伴有面神经麻痹。也可表现为脑炎。

2）脑神经炎：十二对脑神经中最易受损害者为面神经，且多在鼓索的远端。而面神经麻痹多发生在夏季，单侧面瘫较双侧多见。一般病程几周至数月，但也有持续十余年不能恢复者。其他脑神经也可出现不同程度的损害如复视、视神经萎缩、阿罗氏瞳孔、听力减退等。

3）神经根炎：感觉及运动神经根皆可受侵犯。表现为神经根性剧烈疼痛或某群肌肉感觉异常、无力，甚至肌肉萎缩。

4）末梢神经炎：表现为四肢远端麻木、疼痛，呈手套、袜套样分布。肌电图检查呈神经元性病变，运动神经传导速度减慢，神经远程潜伏期延长，神经诱发电位波幅降低，感觉神经传导速度减慢，表示周围神经有脱髓鞘改变及轴索变性。病理检查，亦显示神经有脱髓鞘改变及轴索损害。此外，本期常有关节、肌肉及骨髓的游走性疼痛，但通常无关节肿胀。欧洲地区患莱姆病的脑膜炎病例中，63% 出现单侧或双侧面神经麻痹。美国患莱姆病的脑膜炎病例中，50% 发生面神经麻痹。国内曾报告莱姆病面神经麻痹 24 例。单侧面神经麻痹者 22 例，先后双侧面神经麻痹者仅 2 例，仅 3 例回忆曾有皮肤游走性红斑，4 例伴发关节炎，2 例伴有皮肤良性淋巴细胞增生病，2 例慢性脑膜炎。面神经麻痹青少年患者多完全恢复，而 30 岁以上患者 6 例有后遗症。国内另有 83 例贝尔麻痹报告中，20 例由伯氏疏螺旋体引起，占 24%，提示伯氏疏螺旋体感染是构成贝尔麻痹的重要病因。

（3）第三期：感染后数周至 2 年内，约 60% 的患者出现程度不等的关节症状如关节疼痛、关节炎或慢性侵蚀性滑膜炎。以膝、肘、髋等大关节多发，小关节周围组织亦可受累。主要症状为关节疼痛及肿胀，膝关节可有少量积液。常反复发作，少数患者大关节的病变可变为慢性，伴有软骨和骨组织的破坏。此期少数患者可有慢性神经系统损害及慢性萎缩性肢端皮炎的表现。

罕见的表现有肌炎、脊髓炎、局限性硬皮病、纤维肌痛、神经过敏等。

【诊断】

早期莱姆病如果有明确的蜱叮咬史，并出现典型的慢性游走性红斑（ECM），不需要进行实验室检查即可诊断。而不出现 ECM 的早期莱姆病和中、晚期莱姆病的临床表现复杂多样，无特征性症状，国外学者称之为最大的模仿者。莱姆病的诊断必须综合流行病学史（疫区接触史、蜱叮咬史）、临床表现和实验室检查三方面的结果才能做出正确的诊断。并且莱姆病的病程越长疗效越差，要求对莱姆病患者作出及早和正确的诊断。

1. 流行病学 在发病季节曾进入或居住于疫区，有被蜱叮咬史。

2. 临床表现 特征性的慢性游走性红斑以及在皮肤病变后出现神经、心脏或关节受累症状。

3. 实验室检查 病原体分离及特异性抗体检测具有确诊意义。

（1）病原学诊断：从标本中分离到莱姆病螺旋体或经 PCR 检测到莱姆病螺旋体的特异片段，即可确诊为莱姆病感染。

（2）血清学诊断：一般为两步法，第一步先用 IFA 或 ELISA 作为初筛方法，然后再做 WB 进行确诊。如 IFA 或 ELISA 检测阳性，并且 WB 检测有莱姆病螺旋体的特异条带，也可确诊为莱姆病感染。

在我国，目前尚未拟定统一的莱姆病病例诊断标准，各地（包括不同单位）用于确定人群感染及临床病例的标准存在一定的差异。中国疾病预防控制中心传染病预防控制所于 1990 年组织全国 20 多个省（市、区）进行"中国莱姆病的调查"课题时，曾综合以前的调查研究结果和经验，拟订了一个病例诊断标准，包括下列方面：①发病前数天或数月到过疫区，有蜱暴露或叮咬史；②有典型的皮肤损害，ECM 直径大于 5cm；③有脑膜脑炎、脑神经炎（特别是面神经麻痹）、神经根炎或其他神经系统损害；④有心脏损害并能排除有关疾病；⑤有单个或多个关节炎；⑥病原检查阳性，或血清抗莱姆病螺旋体抗体阳性［抗体阳性滴度为：IgG≥1∶128 和（或）IgM≥1∶64］，或双份血清抗体滴度升高 4 倍以上。

在莱姆病疫区，凡具备上述①、②条者即可作临床诊断，具有①、⑥条及②~⑤中任何一条或一条以上者，可确诊为莱姆病。而在非疫区，莱姆病病例的确诊必须同时具备②和⑥条，或③~⑤中的任何两条加上⑥条，方可诊断为莱姆病。

【鉴别诊断】

本病需与多种其他病因引起的皮肤、心脏、关节及神经系统病变如风湿热、多形性红斑、类风湿关节炎等相鉴别。实验室检查亦需与梅毒、立克次体病等其他感染相鉴别。在莱姆病各阶段出现的神经系统症状，易误诊为带状疱疹、慢性脑膜炎、贝尔麻痹、脑肿瘤、多发性硬化、精神病等。

【治疗】

对于成人，在游走性红斑（EM）期，用强力霉素（100mg，每日两次）或阿莫西林（500mg，每日3~4次）治疗有效。对于局限性游走性红斑（EM）患者，通常进行2周的治疗就够了；对于早期播散型感染者需要治疗3~4周。9岁以下儿童可用阿莫西林治疗［50mg/（kg·d），分次服用］，疗程同成人。头孢呋辛或红霉素可用于对青霉素过敏或不宜用四环素类药物的患者。口服治疗4周通常可以治愈莱姆关节炎。然而对于那些有神经系统异常者（单纯性面神经麻痹患者可能除外），最好静脉注射头孢曲松钠每日2g，或静脉注射青霉素，每日2000万U，分6次使用，使用3~4周。以上的治疗方案偶尔也出现失败，需重新治疗。

【预防】

1. 宣传教育，使公众了解莱姆病及其传播方式和个人防护方法。

2. 尽可能避免进入有蜱滋生的区域。为了减少蜱的叮咬，要穿着覆盖手臂和腿部的浅色衣服，以便更容易发现粘在衣服上的蜱；将长裤的裤脚塞进袜子，在皮肤上涂抹驱蜱剂。

3. 如果在蜱滋生的区域进行工作或活动，每天要对身体进行全面检查，不能忽视头发的检查，并及时除去身上的蜱，要注意蜱可能非常小。在除去蜱时，为避免将蜱的口器留在皮内，将镊子贴紧皮肤并夹住蜱轻轻地、稳稳地将其拔出。取出蜱时要戴手套，或用布或卫生纸将手包好。去除后要用肥皂和清水清洗蜱附着的部位。

4. 在居民区大规模实施控制蜱数量的措施（控制宿主、改变滋生地环境、化学药剂的使用）通常是不切合实际的。

5. 目前，尚未有人用疫苗。

主要参考文献

［1］张哲夫，万康林，张金生，等. 我国莱姆病的流行病学和病原学研究. 中华流行病学杂志，1997，18（1）：8-11.

［2］张哲夫. 中国莱姆病研究的进展. 中华流行病学杂志，1999，20（5）：269-271.

［3］郝琴，万康林，徐建国. 莱姆病螺旋体转移和致病机制研究进展. 疾病监测. 2011，26（6）：459-462.

［4］Stanek G，Wormser GP，Gray J，et al. Lyme borreliosis. Lancet，2012，379（9814）：461-473.

［5］Margos G，Vollmer SA，Ogden NH，et al. Population genetics，taxonomy，phylogeny and evolution of Borrelia burgdorferi sensu lato. Infect Genet Evol，2011，11（7）：1545-1563.

［6］Rudenko N，Golovchenko M，Grubhoffer L，et al. Updates on Borrelia burgdorferi sensu lato complex with respect to public health. Ticks Tick Borne Dis，2011，2（3）：123-128.

［7］Hao Q，Hou XX，Geng Z，et al. Distribution of Borrelia burgdorferi Sensu Lato in China. J Clin Microbiol，2011，49（2）：647-650.

［8］Chu CY，Liu W，Jiang BG，et al. Novel genospecies of Borrelia burgdorferi sensu lato from rodents and ticks in southwestern China. J Clin Microbiol, 2008, 46（9）：3130-3133.

［9］Marques AR. Laboratory diagnosis of Lyme disease：advances and challenges. Infect Dis Clin North Am, 2015, 29（2）：295-307.

［10］Stanek G, Fingerle V, Hunfeld KP, et al. Lyme borreliosis：clinical case definitions for diagnosis and management in Europe. Clin Microbiol Infect, 2011, 17（1）：69-79.

第六章

新发现的寄生虫病

第一节 隐孢子虫病

（曹建平）

隐孢子虫病（cryptosporidiosis）是隐孢子虫（*Cryptosporidium* spp.）感染引起的一种重要的人畜共患病，属新发传染病，以腹泻为主要临床表现，被世界卫生组织（WHO）列为世界六大腹泻病之一，也是机会性寄生虫病。1998 年，被 WHO 列为艾滋病（AIDS）的怀疑指标之一。其病原隐孢子虫被美国政府列为生物恐怖制剂唯一一种寄生虫病原，是美国 FoodNet 食源性疾病监测十大病原之一，也是欧美、日本等发达国家及我国饮用水微生物必检指标之一。

1976 年 Nime 等首次发现隐孢子虫感染人的病例，感染病例遍布全球 90 多个国家的300 多个地区。我国韩范等于 1987 年首次在南京报道 2 例人体感染病例。目前人体主要感染人隐孢子虫和微小隐孢子虫，占人体感染隐孢子虫的90%。

【病原学】

隐孢子虫（*Cryptosporidium* spp.）隶属于孢子虫门（Sporozoa）、球虫纲（Coccidea）、艾美目（Eimeriida）、艾美科（Eimeriidae）、隐孢子虫属，迄今已有 28 个有效种，70 多个基因型。主要寄生于人和动物消化道上皮细胞。

1. 形态　隐孢子虫卵囊呈圆形或椭圆形，大小约 3~8μm。成熟的卵囊囊壁光滑，透明，内含 4 个大小为 1.5μm×0.752μm 月牙形子孢子和一个结晶状残余体。不同隐孢子虫在显微镜下形态相似，大小略有差异，形态学方法难以鉴定虫种。少数寄生于胃的隐孢子虫相对较大，呈椭圆形；多数寄生于小肠的隐孢子虫相对较小，呈圆形。

2. 生活史　隐孢子虫生活史简单，无需转换宿主，完成整个生活史只需一个宿主。生活史包括无性生殖阶段的裂体增殖和孢子增殖，以及有性生殖阶段的配体生殖。人吞食了被成熟包囊污染的食物或水后，子孢子在消化液的作用下从包囊内逸出，侵入肠上皮细胞的微绒毛区形成纳虫泡。纳虫泡内的虫体进行裂体增殖，发育成滋养体，首先滋养体经 3 次核分裂，发育成 I 型裂殖体，再经 2 次核分裂发育为 II 型裂殖体。成熟的 II 型裂殖体含有 4 个裂殖子，释放后可以侵入肠上皮细胞，也可进一步发育成雄配体和雌配体。二者结合形成合子，经孢子增殖发育成卵囊。薄壁卵囊在肠内，逸出子孢子侵入肠上皮细胞，进行裂体增殖，形成宿主的自体感染。厚壁卵囊经孢子化形成成熟的 4 个孢子后，随粪便排出体外。整个生活史需 5~11 天。

【流行病学】

隐孢子虫病呈全球性分布，迄今已有六大洲 90 多个国家，300 多个地区有人感染隐孢子虫的病例报道。隐孢子虫病患者、带虫者和隐孢子虫感染的动物，均为传染源。隐孢子虫患者粪便和呕吐物中含有大量卵囊，主要经水传播，粪-口、手-口途径也是主要的传播方式。偶有气溶胶传播。人的感染主要是摄入被卵囊污染的饮水、娱乐用水和食物，或与宠物、观赏鸟类、家畜尤其是幼畜和野生动物密切接触。也可经飞沫传播，也有因骨髓移植感染、隐孢子虫性腹泻的母亲分娩后婴儿感染隐孢子虫的报道。生活条件、居住条件和环境差的地区，隐孢子虫感染者明显高于卫生条件较好的地区。喜欢游泳、温泉等含水娱乐项目的人群，感染率也较高。人群普遍易感，尤其婴幼儿、免疫功能抑制者和免疫功能缺陷者。

全球每年约有 5000 万 5 岁以下儿童感染，主要在发展中国家。据报道，发达国家隐孢子虫阳性率为 0.6%~20%，发展中国家为 4%~32%，AIDS 患者和儿童感染率为 3%~50%；我国各地均有隐孢子虫感染报道，感染率为 1.33%~13.49%。同性恋并发 AIDS 患者近半数感染隐孢子虫。2 岁以下儿童、动物管理员、养殖场工作人员、旅游者、男性同性恋、食品加工人员以及与感染者密切接触者（家庭成员、医院内医护人员、卫生保健人员和日托工作人员）更易于感染。全球均有隐孢子虫病在日托中心暴发的报道。欧美、日本等发达国家均有隐孢子虫病水源性暴发流行事件，均与饮用水、娱乐用水受污染有关。最大、最著名事件为 1993 年在美国沃尔密基市 40 万人大暴发，造成近百人死亡。

另外，苍蝇、蟑螂等昆虫在隐孢子虫病的传播中也有重要作用。而且，每年的春夏和初秋为流行高峰。雨季流水冲刷使粪便易溢出，动物粪便冲入河流，污染水源，造成传播。

【发病机制】

隐孢子虫病的致病机制尚不完全清楚，对隐孢子虫脱囊、侵入宿主细胞及宿主与虫体相互作用的机制也知之甚少；然而隐孢子虫的毒力和致病力与隐孢子虫虫种、基因型/亚型及宿主免疫状态等有关。隐孢子虫寄生于人的小肠上皮细胞刷状缘形成纳虫空泡，导致肠黏膜表面出现凹陷，破坏肠绒毛的结构，肠绒毛出现萎缩、变短或变粗或融合、脱落，从而破坏小肠正常生理功能，导致消化吸收障碍及腹泻。子孢子入侵肠上皮细胞后发育成裂殖子后，涨破细胞重新侵入新的上皮细胞。损坏细胞顶端的运输机制及分解碳水化合物的乳糖酶、碱性磷酸酶、蔗糖酶等相关酶的活性，从而造成肠黏膜吸收功能障碍导致腹泻。同时伴有淋巴细胞、巨噬细胞和中性粒细胞等浸润，诱导宿主上皮细胞凋亡，使肠黏膜上皮细胞屏障功能受损。病变也可延及结肠、食管，以及胆道、胰管或呼吸道等肠外器官。

隐孢子虫侵入肠上皮细胞，损害宿主上皮或通过一些侵入相关分子趋化一系列炎性细胞和细胞因子至感染部位。子孢子或裂殖子释放的糖蛋白参与虫体的侵入；子孢子的表面蛋白（如 GP900，136~150kDa 的复合抗原分子，丝氨酸酶及半胱氨酸蛋白酶等）具有附着和吸附宿主细胞的功能；微小隐孢子虫还可以产生肠毒素；半乳糖/乙酰氨基半乳糖可抑制凝集素与虫体黏附宿主细胞有关；另外，位于虫体的顶端复合体和虫体表面的一些具有多肽活性的蛋白酶，参与卵囊的脱囊等。

【临床表现】

隐孢子虫感染是否出现临床症状，以及临床症状的严重程度与病程长短，取决于宿主的免疫功能、营养状况和卵囊数量。免疫功能正常者症状较轻，潜伏期 3~8 天，主要为急性水样腹泻，一般无脓血，伴发腹部绞痛，也可伴有恶心、呕吐，少数有低热（≤39℃）、头痛、全身不适、食欲减退、乏力。日排便 2~20 余次；可自限，通常 1~2周，最短 1~2 天。重症幼儿为喷射性水样腹泻，腹痛、腹胀、恶心、呕吐、食欲减退或厌食、口渴和发热也较常见。婴幼儿可伴有脱水、电解质紊乱，偶见反应性关节炎。

由急性转为慢性感染者也有发生，20~60 天者占多数，长者数年。免疫功能受损的感染者症状明显且病情重，持续性霍乱样水泻最为常见，一日数次至数十次；每日水泻便量常见为 3~6L，甚至达 17L。导致水、电解质紊乱和酸中毒。免疫功能抑制尤其是 AIDS 患者，隐孢子虫感染可导致广泛播散，并发胆道、胰管或呼吸道等肠外器官隐孢子虫病，表现为胆囊炎、胆管炎、胰腺炎和肺炎。呼吸道感染表现为隐性感染和肺间质性肺炎，临床症状不典型。儿童营养不良及某些病毒性感染，如麻疹、水痘和巨细胞病毒感染，也会因暂时的免疫功能异常而并发隐孢子虫病，引起严重的慢性腹泻。

【诊断】

粪便、痰液或其他排泄物中检查到卵囊即可确诊。鉴于隐孢子虫的水源传播途径，常常污染水源或食物，因此水源或食物中隐孢子虫卵囊监测尤其重要。主要包括病原诊断、免疫学诊断和分子生物学诊断。我国在 2007 年制定了感染性腹泻诊断标准（WS271-2007），标准化隐孢子虫病的诊断。

1. 病原学检查　急性期病人因粪便中含卵囊数量多，可直接涂片镜检。其他病人，或与病人或患病家畜接触过的人群、治疗后病人复查等，采用浓集法提高检出率。主要有饱和蔗糖漂浮法、硫酸锌漂浮法、饱和盐水和甲醛-乙酸乙酯沉淀法，一般采用饱和蔗糖漂浮法和甲醛-乙酸乙酯沉淀法。浓集后的卵囊，在高倍镜下透明无色，囊壁光滑，易与标本中的非特异颗粒混淆，需进一步染色后镜检，确诊。常采用以下几种方法染色后镜检：①金胺-酚染色法，染色后卵囊在荧光显微镜下，低倍镜为圆形亮点，高倍镜卵囊带有乳白色或略带绿色荧光；②改良抗酸染色法，染色后卵囊为玫瑰红色，背景为蓝绿色；③金胺酚-改良抗酸染色法。

2. 免疫学检查　隐孢子虫生活史各期均有诸多表面特异性蛋白，尤其是子孢子表面抗原和卵囊抗原，可被单克隆抗体或多克隆抗体识别，标记后可用于诊断。如基于隐孢子虫卵囊壁蛋白/子孢子表面蛋白等单克隆或多克隆抗体的直接或间接免疫荧光法。直接免疫荧光法已越来越多地用于隐孢子虫卵囊镜检，尤其是在发达国家，与抗酸染色法相比，具有更高的敏感性和特异性。酶联免疫吸附试验用于检测宿主血清特异性抗体检查等，虽特异性强、灵敏度高、稳定性好且操作简便，易于掌握，但因所用试剂不同，检测和判断标准不一，难以作为隐孢子虫病的确诊方法，仅为辅助诊断。目前一般使用基于粪抗原的国外商品化试剂盒，且大部分试剂盒可同时检测贾第虫包囊，但价格昂贵。

3. 核酸检测 可采用 PCR、DNA 探针检测隐孢子虫基因，具有较高敏感性和特异性。检测目的基因有 18S rDNA、乙酰辅酶 A 合成酶、热休克蛋白 70 等。

另外，隐孢子虫病需与以腹泻为主要临床症状的细菌性痢疾、病毒性腹泻、环孢子虫病、等孢球虫病等寄生虫病以及灵芝孢子、花粉等加以鉴别。粪便涂片经改良抗酸染色后，隐孢子虫、环孢子虫和等孢子虫卵囊颜色接近，可根据卵囊形态和大小区分。隐孢子虫卵囊一般为圆形或椭圆形，玫瑰红，直径 $3 \sim 8\mu m$；环孢子虫卵囊为圆盘形，粉红色，大小约 $8 \sim 10\mu m$；等孢子虫卵囊，长椭圆形，红色，长 $10 \sim 40\mu m$，宽 $10 \sim 30\mu m$，前段较窄，似短瓶颈状，含颗粒状合子或两个孢子囊。阿米巴痢疾、贾第虫病、微孢子虫病的病原，须用其他染色方法鉴定。

【治疗】

隐孢子虫病的临床治疗目前尚无特效药物。对免疫功能正常者，病程呈自限性，一般无须特殊治疗，根据患者状况和脱水程度，给予对症治疗即可。对于免疫功能缺陷者，如 AIDS 患者，隐孢子虫感染可威胁生命，须及时采取治疗措施，止泻、补液、纠正电解质紊乱、加强营养等。

硝唑尼特（nitazoxanide，NTZ）是美国食品药品管理局（FDA）批准的唯一可以用于治疗隐孢子虫病的药物，可缩短病程，降低虫荷，但不适用于免疫缺陷病人隐孢子虫感染的治疗。目前，国内外也有采用巴龙霉素、螺旋霉素和阿奇霉素等作为抗隐孢子虫药物，对减轻腹泻和减少隐孢子虫卵囊排出有一定作用。儿童用螺旋霉素可缩短腹泻和卵囊持续性外排的时间。对于免疫受累患者，及时停用免疫抑制剂，尽量使其恢复免疫功能。高效抗逆转录病毒治疗是治疗和预防艾滋病合并隐孢子虫感染的最有效的方法，其可能通过恢复机体的 $CD4^+T$ 细胞，使宿主的免疫功能部分恢复。也有采用高免疫牛初乳、高免疫牛初乳免疫球蛋白、牛乳蛋白、白介素-2、胸腺调节素和干扰素-γ 等，治疗隐孢子虫病患者，有一定疗效。应用抗隐孢子虫单克隆抗体"鸡尾酒"疗法亦可治疗隐孢子虫病患者。

隐孢子虫主要经水传播，需要加强饮用水、供水系统等处理，以及水源隐孢子虫监测。注意饮食和个人卫生，严防粪-口传染；提倡饮开水、吃煮熟的食物。夏季或水上运动时，避免误饮娱乐用水。加强病人和病畜的粪便管理，改善环境卫生，防止病人病畜的粪便污染水源和食物。加强食物操作人员、兽医、动物饲养员、HIV/AIDS 患者及其他免疫功能缺陷者定期进行隐孢子虫检查。对慢性腹泻患者经抗生素治疗无效或低效时，结合患者年龄、免疫功能和排除相关疾病的情况下，考虑是否有隐孢子虫感染。

主要参考文献

［1］Fayer R，Xiao L. Cryptosporidium and Cryptosporidiosis. 2nd ed. London：CRC，2007.

［2］Ryan U，Hijjawi N. New developments in Cryptosporidium research. Int J Parasitol，2015，45（6）：367-373.

［3］Kváč M，Havrdová N，Hlásková L，et al. Cryptosporidium proliferans n. sp.（Apicomplexa：Cryptosporidiidae）：Molecular and Biological Evidence of Cryptic Species within Gastric Cryptosporidium of Mammals. PLoS One，2016，11（1）：e0147090.

[4] Ryan U, Xiao L. Taxonomy and Molecular Taxonomy. Australia: Springer Vienna, 2013.

[5] Liu H, Shen Y, Yin J, et al. Prevalence and genetic characterization of Cryptosporidium, Enterocytozoon, Giardia and Cyclospora in diarrheal outpatients in China. BMC Infect Dis, 2014, 14: 25.

[6] Feng Y, Wang L, Duan L, et al. Extended outbreak of Cryptosporidiosis in a pediatric hospital, China. Emerg Infect Dis, 2012, 18 (2): 312-314.

[7] Lake IR, Bentham G, Kovats RS, et al. Effects of weather and river flow on cryptosporidiosis. J Water Health, 2005, 3 (4): 469-474.

[8] Deng M, Rutherford MS, Abrahamsen MS. Host intestinal epithelial response to Cryptosporidium parvum. Adv Drug Deliv Rev, 2004, 56 (6): 869-884.

[9] Jorgensen JH, faller MA. Manual of Clinical Microbiology. 11th ed. USA: ASM, 2015.

[10] Feng Y, Yang W, Ryan U, et al. Development of a Multilocus Sequence Tool for Typing Cryptosporidium muris and Cryptosporidium andersoni. J Clin Microbiol, 2011, 49 (1): 34-41.

[11] Wang R, Zhang L, Axén C, et al. Cryptosporidium parvum IId family: clonal population and dispersal from Western Asia to other geographical regions. Sci Rep, 2014, 4: 4208.

第二节 环孢子虫感染
（冯萌 程训佳）

1986 年 Soave 首次在 4 例腹泻病人粪便中发现了球虫样小体，以后在尼泊尔出现过由该病原体引起的腹泻的暴发流行；1990 年在美国芝加哥由于一医院的工作人员饮用了污染的水源又出现类似的暴发流行；而 1996 年在美国和加拿大出现了 14 654 例腹泻患者的暴发流行。以后陆续有学者报道在艾滋病等免疫功能缺陷病人的腹泻粪便中以及免疫功能正常的腹泻病人粪便中找到了类似的球虫样小体，电镜下显示其细胞器与蓝藻的结构类似，美国疾病控制中心提议采用蓝藻样小体（cyanobacterium-like body）来命名。1993 年，Ortega 等在电镜下证实其有顶复门球虫特征性的微线体和棒状体，将其命名为卡耶塔环孢子虫（*Cyclospora cayatanensis*）。目前已报道的有效种已有 19 个。环孢子虫摄入人体后主要在小肠黏膜刷状缘上皮细胞内寄生繁殖，引起水样腹泻。而免疫受累者感染环孢子虫可发生严重腹泻，甚至导致死亡。

【病原学】

环孢子虫在新鲜粪便标本涂片中形态较清晰，其卵囊呈圆形，直径 8~10μm。双层囊壁厚约 113nm，粗糙的外层囊壁厚 63nm，内层囊壁光滑，囊壁厚约 50nm。每个卵囊含有两个孢子囊，每个孢子囊含有两个子孢子，子孢子具有顶端复合体、棒状体、微线体和胞核。新鲜的卵囊内含一个淡绿色的桑葚胚，直径约 6~7μm，内含呈玫瑰花状排列的折光颗粒。

含桑葚胚的新鲜卵囊随粪便排出宿主体外，经过 4~5 天的孢子化过程后发育到感染期。一般认为环孢子虫的生活史与隐孢子虫相似，需在宿主细胞内经历无性世代和有性世代，在电镜下已观察到其具有子孢子、滋养体、裂殖体、裂殖子和配子体阶段。当感染期卵囊被人或其他脊椎动物摄入后，卵囊在消化道内被消化，囊内子孢子逸出后可以直接侵入肠壁细胞；子孢子经滋养体分裂发育为 I 型裂殖体和 II 型裂殖体，I 型裂殖体含 8 至 12 个成熟的裂殖子，裂殖子大小 0.5μm×（3~4）μm，II 型裂殖体则含 4 个分化的裂殖子，大小（0.7~0.8）μm×（12~15）μm；来自Ⅱ型裂殖体的裂殖子可转变成配子体而开始有性世代，经合子形成未孢子化的卵囊，最终孢子化成具感染性的卵囊。

【流行病学】

目前已从人类、爬行动物、啮齿动物等粪便中分离到环孢子虫。环孢子虫感染呈世界性分布，已报告的病例多在热带亚热带地区，发达国家和发展中国家均有流行，如尼泊尔、海地、墨西哥、委内瑞拉、波多黎各、摩洛哥、柬埔寨、巴基斯坦、秘鲁、印度、印尼、古巴、美国、英国等均有环孢子虫腹泻病例的报道。以水源污染或食用了污染的水果，尤其是新鲜农产品，例如树莓、生菜等引起的暴发流行多见，儿童和成人均可感染环孢子虫，在旅游者、免疫缺陷者中感染率较高。

环孢子虫病呈明显的季节性，在春末和夏末易发，在湿热的雨季高发。环孢子虫在世界范围内的感染率还不甚明了。在墨西哥一项对 8877 名儿童的调查发现其感染率为0.67%；洪都拉斯一医院长期对临床病人粪检结果发现 1.3% 的感染率；而土耳其一医院对有消化道症状的病人检查发现，感染率为 5.7%。自 2013 年起，美国开始采用分子诊断技术，仅 2013 年 1 年确诊 631 个病例；随后美国、加拿大等过多次确认了环孢子虫病的局部暴发。

环孢子虫的传播途径尚未完全明确，流行病学调查显示可能通过消化道传播，即粪-口途径，或直接或经水源、经食物。

【发病机制】

环孢子虫的致病机制尚未完全阐明。有报道部分环孢子虫感染者对 D-木醛糖的吸收功能受损，提示病变累及患者的小肠近端。对患者的空肠黏膜活检中可见环孢子虫卵囊，肠上皮细胞显示不同程度的绒毛变短、变粗、融合，上皮细胞局部空泡形成，刷状缘消失，柱状细胞向立方细胞转化，浆膜层内浆细胞增多。由此推测虫体通过破坏宿主的小肠上皮细胞而使宿主产生临床症状。

2016 年对环孢子虫完成全基因组测序，其基因组大小 44Mb，包含 7457 个基因，通过比较基因组学分析，环孢子虫入侵机制和弓形虫相似，但其含有独特的表面抗原，同时氨基酸代谢和别的物种有较大差异。

【临床表现】

环孢子虫感染引起的腹泻约 70% 为急性发病，一般潜伏期为 2~11 天，迁延性腹泻的潜伏期可达 3 周。主要临床症状为水样便或稀便，每日 4~8 次或更多，伴有低热、疲劳、食欲减退、腹痛、腹胀、恶心呕吐、体重下降等。腹泻迁延不止，病程有时缓解，或又反复。免疫功能正常的患者腹泻呈自限性，一般在 1~15 周内自愈，粪便中虫体的数量逐渐减少直至消失，也有持续数月至数年的。

免疫受累个体主要是艾滋病患者的环孢子虫感染，可出现严重的难治性长期腹泻，并有相当高的复发率。也曾有胆管炎和弥散性感染等肠外感染的报告。一般地说，若 $CD4^+$ 细胞大于 200/μl，症状较轻或在 2 周内痊愈；若 $CD4^+$ 细胞计数低于 50/μl，则症状严重且难以痊愈。

【诊断】

粪便中查获卵囊是确诊环孢子虫病的主要依据。环孢子虫卵囊易与隐孢子虫混淆，卵囊的大小是鉴别的重要依据，其卵囊大于隐孢子虫的卵囊（4~5μm），但小于等孢球虫的卵囊（20~33μm）。环孢子虫卵囊经改良抗酸染色后，虫体色调多变，呈黯淡的浅粉红色或者深红色，有时为不着色的、表面皱缩的玻璃样、内含空泡的圆形包囊。番木素染色后呈橘红色，环孢子虫在波长365nm光照激发下可见外壁呈现强烈的蓝色环状或致密的自发性荧光，该特征也是与隐孢子虫鉴别的重要依据。经金铵染色后发出微弱的荧光，与隐孢子虫或贝氏等孢球虫发出强而持久的荧光不同。蔗糖浮聚法及甲醛-乙酸乙酯浓集法可提高检出率。聚酶链式反应（PCR）技术在检测环孢子虫的卵囊显示其特异性可达100%，敏感性为62%。有人用巢式PCR来扩增环孢子虫18S rDNA，可以检测患者粪便标本中的卵囊，还可以进一步鉴别环孢子虫和隐孢子虫以及用于环孢子虫不同种间的流行病学调查，但是否有足够的敏感性用于检测周围环境中的环孢子虫卵囊有待进一步探讨。

【治疗】

环孢子虫病的治疗首选口服复方新诺明（TMP-SMZ）双倍强化疗法，可迅速缓解症状，每次2片（含TMP 160mg加SMZ 800mg），每日4次，连服10日，后改为每日2次，连服3周。对于免疫功能受损的患者特别是艾滋病病人，腹泻很可能复发，在双倍强化疗法后还应继续终身化学抑制治疗，每次口服复方新诺明2片，每周3次。对磺胺药物过敏的患者可用大剂量乙胺嘧啶（50~75mg/d，同时给予亚叶酸），或用罗红霉素。

【预防】

避免食物和水源的污染是最有效的预防环孢子虫感染的方法。预防手段与隐孢子虫感染相同。

主要参考文献

［1］吴观陵. 人体寄生虫学. 第4版. 北京：人民卫生出版社，2013.

［2］John DT, Petri Jr WA. Markell and Voge's Medical Parasitology. 9th ed. USA：Saunders Elsevier, 2006.

［3］Liu S, Wang L, Zheng H, et al. Comparative genomics reveals Cyclospora cayetanensis possesses coccidia-like metabolism and invasion components but unique surface antigens. BMC Genomics, 2016, 17：316.

［4］Abanyie F, Harvey RR, Harris JR, et al. 2013 multistate outbreaks of Cyclospora cayetanensis infections associated with fresh produce：focus on the Texas investigations. Epidemiol Infect, 2015, 143（16）：3451-3458.

第三节　人芽囊原虫感染

（付永锋　程训佳）

人芽囊原虫（*Blastocystis hominis*）是一种寄生在人类大肠中的寄生虫，早在1899年，Perroncito就已详细描述了其形态特征。1912年，Brump将其正式命名为"*Blastocystis hominis*"，认为其是酵母菌，也有学者认为它是鞭毛虫的包囊、植物或者真菌。直到1976年，经过多年研究的 Zierdt 根据其形态和生理学特点建议将其归入原生动物门。1993 年，我国江静波教授将其归为原生动物界、原生动物亚界、肉鞭毛虫门、芽囊原虫亚门、芽囊原虫纲、芽囊原虫目、芽囊原虫科、芽囊原虫属。2003 年，英国的 Cox 将其归入色虫界、色虫亚界、双环门、芽囊纲。关于人芽囊原虫的致病性目前尚存争论。

【病原学】

人芽囊原虫是一种多形态的生物，常见的 4 种类型虫体为空泡型、颗粒型、阿米巴型和包囊型，此外，无空泡型和多聚空泡型也有报道。空泡型在培养基和粪便中最常见，大小变化非常大，直径从 $2\mu m$ 到 $200\mu m$ 不等，平均 $4\sim15\mu m$。空泡型虫体为球型，壁厚，中间有一个大的空泡，约占整个虫体体积的 90%，胞质沿其边缘分布，质膜上有很多凹陷，可能与其内吞作用有关。胞质内含细胞核、线粒体、高尔基体等细胞器。颗粒型在培养基中常见，不过在粪便中少见，目前普遍认为它是在众多因素下，如培养基中血清浓度、培养基的变换、无菌化和抗生素的应用等从空泡型转化而来，故形态上与空泡型基本相似，只是在其中央空泡以及周围胞质中都有大量形状各异的颗粒存在。有学者认为有些颗粒跟人芽囊原虫的分裂生殖有关，可能是其子代。有关阿米巴型的报道并不常见，而且这些报道也存在着相互冲突，在人工培养的时候使用陈旧的培养基或加某些抗生素会出现这种形态，而在宿主体内是否会这样还不得而知。早期电镜观察结果显示阿米巴型虫体为卵形，有一到两个大的伪足，但是没有细胞膜。由于没有细胞膜的细胞能否存活还是个问题，Boreham 等认为这种形态只是标本准备时人为造成的假象。跟其他 3 种常见形态相比，包囊型是近年来才有报道，主要原因可能是其非常小（$3\sim5\mu m$），而且极易与粪渣相混淆，同时，在无菌培养时这种形态也是极少见的。包囊型虫体为球形或卵形，外有多层囊壁，内含一到四个核，以及糖原颗粒和脂质颗粒。包囊型可在室温中存活多达 19 天，在水中也不会裂解，但是可被极端的冷热和消毒剂杀灭。无空泡型虫体中间没有大的空泡，直径更小（平均 $5\mu m$），而且没有表膜。多聚空泡型虫体内含大小不等的许多空泡，空泡的内容物也各不相同，这种形态的虫体具有厚的表膜。

人芽囊原虫的生活史尚未明了，人可能通过食入被包囊污染的水或食物而感染。包囊在人体内发育成空泡型，进而又发育成多空泡型或阿米巴型，然后可转变为前包囊，前包囊通过裂体增殖为厚壁包囊，厚壁包囊可随粪便排出体外。中国有学者确证了其 4 种繁殖方式：二分裂生殖、内二芽生殖、复分裂生殖以及出芽生殖。

【流行病学】

人芽囊原虫在健康人和有胃肠道症状的人群中均较常见，发展中国家的感染率（30%~50%），较发达国家（1.5%~10%）为高，乡村发病率高于城镇。社会经济条件较差的人群感染人芽囊原虫的概率较高，同时，工作环境也是影响发病率的重要因素。马来西亚的一项调查显示，在工作中经常接触或者靠近动物的人群感染人芽囊原虫的概率大大增高，在动物园或者屠宰场工作的人中有 41% 感染，远高于对照组的 17%。美国 2000 年肠道寄生虫病调查中发现，人芽囊原虫感染最常见，为 23%（662/2896），其感染高峰为 9 月和 11 月，5 月较低。2002 年等报道安徽省淮南市 403 例腹泻病人中有 24 例感染该虫，感染率 5.96%。2012 年田立光等报道安徽省阜阳市 302 例 HIV 阳性患者中人芽囊原虫感染率为 16.2%。2014 年，陈韶红等报道 2011 至 2013 年间上海地区的 5939 份临床标本中有 494 份检出人芽囊原虫，感染率为 8.3%。在世界范围内，赞比亚儿童人芽囊原虫感染率为 53.8%，智利达 64.3%，阿根廷为 44.4%。关于人芽囊原虫的致病性还没有定论，许多研究的结果也自相矛盾。有学者在肠应激综合征的患者粪便中发现人芽囊原虫，但无法说明其为致病的主要因素。因此也有学者提出人芽囊原虫分为有毒力株和无毒力株的假说。目前学术界普遍认可的是其感染阶段为包囊，通过粪口传播，水源和工作环境是否清洁与发病率的高低相关。

【发病机制与病理】

人芽囊原虫对肠黏膜的机械性损伤作用较弱，只是引起黏膜水肿和炎症，并不破坏其完整性，肠黏膜病理改变的同时可伴随细胞因子 L-8、L-18、GM-CSF 水平的提高。关于人芽囊原虫感染对肠黏膜通透性的影响存在相互矛盾的结果。体外实验发现，人芽囊原虫及其溶解产物可黏附分泌型 IgA，提示人芽囊原虫可能分泌降解 IgA 的蛋白酶而得以在肠道中寄生、繁殖。机体免疫功能正常时带虫者可无症状或仅有轻微胃肠道症状，一旦机体免疫功能降低，虫体便可大量繁殖引起肠黏膜的损伤和肠道功能紊乱。

【临床表现】

人芽囊原虫感染者多无临床症状，有症状者多表现为腹痛、腹泻、恶心、呕吐、厌食、体重减轻、胃肠胀气、疲倦、头晕等普通症状，急性感染可能会出现水样便。免疫功能正常的带虫者可处于隐形感染状态，当机体免疫功能受损时才出现明显的症状和体征。人芽囊原虫感染者的中性粒细胞、血细胞比容以及血红蛋白均显著低于未感染者，血清甘油三酯和白蛋白水平也降低，慢性肝炎和乙醇性肝硬化患者感染人芽囊原虫后症状较重。免疫功能受损的腹泻患者如伴有人芽囊原虫感染则腹泻很难治愈。除了主要的消化道症状外，亦有一些报道指出人芽囊原虫的感染可能跟过敏性皮肤病有关，患者血清中的镁离子浓度显著降低，锌离子浓度也有降低，但无统计学意义。

【诊断与鉴别诊断】

人芽囊原虫的大小变化很大，直径从 5μm 到 40μm 都有发现，这就使得在光镜下不易鉴别，并且由于虫体无细胞壁，在浓集过程中易被破坏。诊断方法主要是粪便常规镜检，检查粪便中的空泡型或包囊型虫体，可以直接涂片或者滴加碘液染色后检查。涂片固定后可用铁苏木素、三色染色或吉姆萨染色，醛醚沉淀法用于人芽囊原虫的浓集。未经染色的粪便标本应用相差显微镜观察，经墨汁处理后可见虫体周围的黏液荚膜。通常可见空泡型虫体（10~15μm）占多数，可作为临床诊断的标准。该虫体镜下可见中央有一个大的空泡，周围有一圈很薄的细胞质，内含 1~4 个核以及一些颗粒。近期的一些研究表明，多空泡型虫体（5~8μm）、无空泡型虫体（5μm）和包囊型虫体（5μm）在标本中也有存在，颗粒型虫体在新鲜粪便中极少见。有些患者粪便中包囊型是主要形态，因其较小而光镜下很难确定。人芽囊原虫与其他病原体共同感染是十分常见的，有综述说明 50% 的人芽囊原虫感染的病人同时也感染其他肠道原虫，以溶组织内阿米巴、蓝氏贾第鞭毛虫等多见。因此，加强对工作人员的培训可提高阳性率，作出正确的鉴别诊断，另外，对粪便培养后进行检查亦可提高阳性率。常用的培养基有含 10% 马血清的 Jones 培养基、0.05% 天冬酰胺的 Ringer 溶液或改良单相 Robinson 培养基；国内也有学者用 Locke 鸡蛋血清双相培养基用于其体外培养，亦取得不错效果。Termmathurapoj 对 337 份标本进行培养，阳性的有 102 份，远高于直接镜检的 17 份阳性。在培养的前 4 天，检查培养基中有无阿米巴型虫体的存在可以预测人芽囊原虫的致病性，指导临床正确用药。目前已有针对人芽囊原虫的抗体可供在酶联免疫吸附试验（ELISA）中使用，但不属常规检测方法；多聚酶链反应（PCR）虽然也可行，但目前还仅用于实验室研究。相信随着分子生物学技术的不断进步，在不久的将来诊断技术会有很大的进展。

【治疗】

人芽囊原虫的致病性尚存争议，其引起症状常与机体免疫力下降有关，故增强机体免疫力可使人芽囊原虫的感染呈自限性。对于有持续症状、大便多次检查出虫体者应予药物治疗。目前首选药物为甲硝唑，据 Nasirudeen 等观察甲硝唑能引起人芽囊原虫类似细胞凋亡性死亡。一般采用每次口服 250mg，每日 3 次，5~10 天为一个疗程，病人症状可完全消失，粪便虫体转阴；对于口服疗效欠佳者可采用甲硝唑保留灌肠，亦可取得满意疗效；对于一些甲硝唑的耐药虫株可用替硝唑、阿奇霉素、甲氧苄啶、氯碘喹等替代；Rossignol 报道使用硝噻醋柳胺治疗人芽囊原虫引起的顽固性腹泻有很好的疗效。亦有报道称中药黄连、苦参子等亦对人芽囊原虫有较好的杀灭作用，而且它们副作用小、毒性低。随着研究的进一步深入，这些中药的主要作用组分一旦被分离纯化出来将会给当前的用药情况带来很大的改观。

【预防】

预防该虫感染应加强卫生宣传教育，注意个人卫生和饮食卫生；对粪便作无害化处理，并保持水源的洁净；及时发现慢性病人和带虫者并给予治疗，特别对饮食业人员应定期检查并及时、彻底治疗。

主要参考文献

［1］吴观陵. 人体寄生虫学. 北京：人民卫生出版社，2013.

［2］Potaturkina-Nesterova NI, Il'ina NA, Bugero NV, et al. Characteristics of factors of protozoa blastocystis hominis persistence. Bull Exp Biol Med, 2016, 161（6）：804-805.

［3］田春林，何登贤，万孝玲. 人芽囊原虫感染的临床观察. 应用预防医学，2006，12（6）：348-350.

第四节　巴贝虫病

（付永锋　程训佳）

巴贝虫病（Babesiosis）是由巴贝西虫引起、以蜱媒传播的人畜共患寄生虫病，其病原体巴贝西虫（*Babesia spp.*）在分类学上属于顶复门（phylum Apicomplexa）、孢子虫纲（Class Sporozose）、梨浆虫目（order Piroplasmida）、巴贝虫科（family Babesidae）的成员。原虫主要寄生于各种家养和野生哺乳动物（牛、马、羊、猪、啮齿类等）的红细胞内，引起红细胞的破坏溶解。人体巴贝虫病的首例确诊报告见于 1957 年，其后本病逐渐引起人们重视。我国最早于 1982 年在云南省发现本病患者。

能感染人体的巴贝西虫有牛巴贝西虫（Babesia bovis）、分歧巴贝西虫（Babesia divergens）、猎户巴贝西虫（Babesia venatorum）和田鼠巴贝西虫（Babesia microti）等，也有犬巴贝西虫（Babesia canis）感染人体的报告。1993 年，美国华盛顿曾报道从巴贝虫病患者体内分离到一新种，命名为 Babesia WA1。随后在美国加利福尼亚又发现命名为 CA1~CA4 的新种，与 WA1 在分子水平上十分相似。美国密苏苏里（Missouri）还报告了类似分歧巴贝西虫的新种 MO1，这些新种目前均尚未定种名。2014 年，我国报告了猎户巴贝西虫（Babesia venatorum）感染儿童的病例。

【病原学】

人体巴贝虫病是一种由蜱叮咬引起的人畜共患寄生虫病，感染性蜱体内的子孢子注入人体血液后随即侵入红细胞，巴贝西虫在人体内只寄生红细胞内，形态多样，可呈梨形、圆形、卵圆形等，单个或成对排列（双梨形，尖端互相靠近，钝端互成角度），也可分成 4 个排列成十字形小体（四联型）。吉姆萨染色后虫体胞质呈蓝色，胞核呈紫红色或红色，细胞质较致密，可有空泡。根据虫体大小分为：大型虫，体长 $2.5 \sim 5 \mu m$，包括牛巴贝虫、吉氏巴贝虫；小型虫，体长 $1.0 \sim 2.5 \mu m$，包括分歧巴贝西虫、邓氏巴贝虫、卵形巴贝虫、鼠巴贝虫。

巴贝虫的生活史尚不完全清楚，主要包括人或脊椎动物的红细胞发育和媒介硬蜱体内发育。巴贝虫的子孢子通过蜱叮咬随唾液进入人或脊椎动物体内，侵入红细胞后，通过出芽生殖方式或二分裂增殖发育成裂殖子。随着红细胞破裂，裂殖子释放后，再侵入新的红细胞，重复分裂增殖。部分滋养体不发育成裂殖子，发育成雌雄配子。配子通过蜱吸食宿主血液进入蜱体内，在肠道中配子结合成合子，然后进行多分裂方式增殖，再通过血淋巴移行至蜱体内各个组织。移行到蜱唾液腺的合子，进一步发育为子孢子。在随着叮咬宿主进入血液完成一个生活周期。牛/分歧巴贝西虫在危重病人血液中原虫血症甚至可高达 70%。田鼠巴贝西虫感染后原虫血症常在 1%~10%，严重病例特别是脾切患者可高达 85%。牛巴贝虫及分歧巴贝西虫在蜱体内有经卵传递的传播方式，子代蜱孵出后即具有感染性，可连续传 2~3 代。田鼠巴贝西虫在蜱体内无经卵传递现象。

【流行病学】

（一）流行概况

巴贝虫病在全球范围内普遍存在。在欧洲，自 1957 年以来，已报告 22 例由分歧巴贝西虫感染引起的病例，其中大多数病例均有脾切除的病史，仅一例患者有完整的脾脏。由田鼠巴贝西虫和犬巴贝西虫引起的病例在欧洲也有报告。在北美，大多数的病例由田鼠巴贝西虫引起，以美国东北沿海地区及中西部的病例报告最多，美国的加利福尼亚州、乔治亚州等也有散在病例报告，通常发生于未进行脾切除的健康者。在美国华盛顿和加利福尼亚还报道了巴贝西虫的新种（WA1 及相关新种），在密苏苏里（Missouri）曾报道类似分歧巴贝西虫的新种 MO1。截至 2015 年，中国地区共有 78 例人感染巴贝虫病的报道，其中新疆 1 例（2014 年）、山东 1 例（2011 年）、云南 11 例（1984、2010 及 2013 年）、黑龙江 48 例（2014 年）、重庆 9 例（1931 至 1944 年间）、内蒙古 1 例（1996 年）、台湾 3 例（1944、1994 及 1998 年）、浙江 3 例（2002、2012 及 2015 年）、山西 1 例（2013 年），估计有更多病例但未能明确诊断。我国家畜中巴贝西虫感染也很普遍，据调查在全国 12 个省、自治区均有发现，因而在适当的条件下，通过蜱的叮咬而将巴贝西虫传播给人的可能性随时存在。

（二）流行因素

1. 传染源 哺乳动物牛、马、羊等是人巴贝虫病的主要传染源，其他动物如田鼠、大鼠、金花鼠、棉尾兔等亦可作为传染源。虫种通常具有严格的宿主选择性，但某些虫种可以感染人类。

2. 传播途径 巴贝虫病通过硬蜱传播，不同种的巴贝西虫必须在一定种类的蜱体内发育并通过蜱叮咬传播，同一种蜱也可以传播不同种的巴贝西虫。分歧巴贝西虫的媒介是蓖麻硬蜱（Ixodes ricinus）；田鼠巴贝西虫的媒介是丹敏硬蜱（Ixodes dammini）及其他硬蜱。通过器官移植及输血等途径也可能传播巴贝虫病。

3. 易感人群 人体免疫状况与巴贝西虫感染有关，脾切除、脾功能缺陷或其他各种原因引起机体免疫力低下（如 HIV 感染、肿瘤）者，对巴贝西虫的易感性均增高。

【发病机制和病理】

巴贝虫致病作用不仅与虫种及虫体自身的增殖作用而引起宿主红细胞溶解作用相关，还与宿主的免疫状态有关。巴贝虫除在红细胞内的增殖直接破坏红细胞外，还可通过免疫病理机制引起非感染红细胞溶血及脾吞噬功能增强，从而导致溶血性贫血。此外，虫体的代谢产物及虫体死后崩解产物可作为内毒素，使毛细血管通透性增加及血管扩张，引起血管内液体外渗，出现溢血现象。同时由于感染虫体的红细胞形态改变，相互黏附血管壁，导致毛细血管和小静脉堵塞。多种综合因素下，引起患者出现弥散性血管内凝血，导致多种器官功能损害。脾脏在抗巴贝虫感染过程中起到重要作用。同时，体液免疫和细胞免疫对于抵抗巴贝虫也具有重要的保护作用。脾切除、免疫缺陷患者及年龄大的人感染后症状严重。

由于红细胞的急剧减少，组织供氧不足，患者的呼吸、脉搏代偿性增快，心肌营养障碍等引起严重的心脏功能不全，同时，虫体代谢产物起到内毒素作用，激活血管舒缓素，引起血管扩张和渗透压升高，最终引起多种器官功能损害特别是肾功能的损害，并可导致中枢神经系统和自主神经系统功能紊乱，出现体温升高或昏迷等，组织缺氧和毒血症又可使毛细血管通透性增加而出现渗血、淤血和水肿等表现。

病理变化主要有黏膜黄染；脾大，脾髓呈暗红色，淋巴滤泡突出，大量受感染的红细胞附着于微血管管壁；肝脏淤血，肝细胞肿胀坏死；肾皮质肿大，皮质呈黄血色，内有散在出血点；心肌软而脆，心内膜外可见出血点；脑膜和脑实质内血管充血。

【临床表现】

巴贝虫病潜伏期为蜱叮咬后的 1~4 周或是输血后的 1~9 周。临床表现多样，与感染的虫种及机体的免疫力（包括脾切与否）相关。

常见症状有低热、疲惫和不适感、轻微头痛、虚弱乏力以及缺乏食欲等，伴有恶心、呕吐，类似流感。重症患者突然起病，高热、寒战、出汗、头痛剧烈、肌痛，甚至周身关节疼痛，体温可高达 40℃，酷似疟疾，可伴不同程度的贫血、黄疸及蛋白血尿，肝、脾有轻度至中度肿大，淋巴结无异常。危重患者多为脾切除患者，症状发生突然，溶血性贫血发展迅速，伴发黄疸、蛋白尿、血尿，呼吸系统、心脏、肾脏和肝脏衰竭等。往往并发或伴随细菌感染和成人呼吸窘迫综合征，死亡率高。

分歧巴贝虫与牛巴贝虫感染者的临床症状严重。多数患者为脾切除患者。潜伏期 1~4 周，病人起初感到不适，随后出现高热、疲劳、肌痛、黄疸、贫血、血红蛋白尿等症状，也可伴有恶心、呕吐、腹泻。有时会出现肾衰竭、肺水肿。病死率高，可超过 50%。鼠巴贝虫感染者多数表现为亚临床症状。蜱叮咬患者的潜伏期为 1~3 周，输血感染潜伏期较长，为 6~9 周。患者常出现低热、疲惫、厌食、多汗、寒战、肌痛等症状。

【诊断和鉴别诊断】

诊断需结合病史、临床表现及实验室检查作出综合判断。

1. 病史　到过流行区、蜱叮咬或接触有蜱滋生的地方，近期有输血或脾切的病史等。

2. 临床表现　发热、血红蛋白尿、黄疸、贫血等为较特征性的临床症状，可作为诊断本病的依据之一，轻型病人往往仅有发热等一般症状，需结合流行病学资料及实验室检查。

3. 实验室检查

（1）病原学检查：常采用外周血制备薄血涂片，经吉姆萨染色后油镜观察。适用于巴贝虫病急性期的病原体检测，但亚临床感染或是慢性感染时检出率较低，易出现漏诊。此外，由于巴贝虫虫体与环形体期恶性疟原虫很相似，易出现误诊。

（2）免疫学检查：田鼠巴贝西虫感染用 IFA 检测，敏感性高（88%~96%）、特异性强（90%~100%），重复性好，特别是慢性感染，是目前首选的方法。分歧巴贝西虫感染严重，常因时间紧急不宜用血清学检查，血清中抗体常需在血红蛋白尿出现 7~10 天后才可检出。IFA 还可用于不同种巴贝西虫感染的诊断，各巴贝西虫之间血清学交叉反应较低。

（3）分子生物学检查：常采用聚合酶链式反应（PCR）、实时定量 PCR（real-time PCR）、环介导等温扩增（LAMP）等分子核酸检测技术，扩增巴贝虫的 18S RNA、热休克蛋白（HSP）、微管蛋白（tubulin）等保守基因。

（4）动物接种：是诊断巴贝虫病的敏感方法，需根据虫种选择合适的动物进行接种，田鼠巴贝西虫可选择中华仓鼠，分歧巴贝西虫可选择沙鼠或经脾切的小牛。接种时，病人血清要新鲜，腹腔内接种约 2~4 周后实验动物才会出现比较明显的原虫血症。

本病需特别注意与疟疾进行鉴别诊断，巴贝西虫与疟原虫环形体在形态上有一定相似性，发病初期寒战、发热的症状也有类似，但巴贝西虫感染红细胞后不产生疟色素，感染的红细胞也无形态改变，不会引起茂氏点、薛氏点等染色性的改变，可以此进行鉴别。

【治疗】

1. 病原学治疗　巴贝虫病的治疗通常采用奎宁与克林霉素、阿奇霉素与奎宁等的联合用药；也可采用阿托伐醌、氯胍与阿奇霉素的联合用药。阿奇霉素与阿托伐醌联合用药一般用于治疗病情较轻的病人，病情严重的病人常采用奎宁与克林霉素联合用药。推荐剂量奎宁（650mg，每日口服3次）加克林霉素（600mg，每日口服3次或1.2g，每日2次静脉滴入），连用7~10日；儿童剂量为奎宁每日25mg/kg口服加克林霉素每日20~40mg/kg口服，上述两药每日剂量均3次分服。巴贝西虫感染停药后易复发，因而疗程较长，停药后随访时间不少于1年。

2. 对症、支持治疗 原虫血症较高的病人，溶血较为严重，常规的治疗方法往往无效，需采用换血疗法。

【预防】

本病是蜱源性寄生虫病，防止被蜱叮咬（在有蜱侵袭地区，使用驱避剂，扎紧领口、袖口、裤管并勒紧腰带等）是其重要预防措施。其他的预防措施包括有：①加强公共卫生设施管理，消除蜱的滋生环境，降低蜱的种群密度及灭蜱；②加强啮齿动物特别是鼠类的控制消灭工作；③积极发展可用于人和哺乳动物的疫苗研制工作。

主要参考文献

［1］吴观陵. 人体寄生虫学. 北京：人民卫生出版社，2013.

［2］John DT, Petri Jr WA. Markell and Voge's Medical Parasitology. 9th ed. USA：Saunders Elsevier, 2006.

［3］Jiang JF, Zheng YC, Jiang RR, et al. Epidemiological, clinical, and laboratory characteristics of 48 cases of "Babesia venatorum" infection in China：a descriptive study. Lancet Infect Dis, 2015, 15（2）：196-203.

［4］Zhou X, Xia S, Huang JL, et al. Human babesiosis, an emerging tick-borne disease in the People's Republic of China. Parasit Vectors, 2014, 7：509.

第五节 微孢子虫病
（周晓农）

微孢子虫病（microsporidiosis）是由微孢子虫感染人和多种哺乳动物引起的，是一种人畜共患寄生原虫病，除了发现艾滋病患者对微孢子虫有较高的感染率外（9%~50%），在器官移植接受者、儿童、游客、隐形眼镜使用者及老年人等人群中均陆续出现病例报道，已被列入新兴的机会致病性传染病病种，呈世界性分布。1959年Matsubayashi等报道了首例人类微孢子虫病的病例，患者为一名9岁的日本儿童。在随后的20多年里陆续又有十几例报道。1985年，Desportes在法国HIV感染的患者中发现肠微孢子虫后，全球有关艾滋病病人患微孢子虫病的报道逐渐增多。为此，应该加强对微孢子虫的认识和关注。

常见感染人的微孢子虫有4种：脑炎微孢子虫属（也称脑胞内原虫属）的肠脑胞内原虫（Encepholitozoon intestinalis）、兔脑胞内原虫（Encepholitozoon cuniculi）、何氏脑胞内原虫（Encepholitozoon hellem）和肠上皮细胞微孢虫属的毕氏肠上皮细胞微孢虫（Enterocytozoon bieneusi）。

【病原学】

微孢子虫最独特的发育时期是抵抗能力很强的革兰染色阳性孢子，孢子是唯一可在宿主细胞外存活的时期。孢子为圆球形、卵圆形或细长形，孢子大小约（2~7）μm×（1~3）μm，不同种存在大小差异。孢子内含有一螺旋形的极管或称极丝以及具传染性的孢原质。微孢子虫生活史可分为三个不同时期：①裂体增殖期：即繁殖期，此期裂殖体通过二分裂或多分裂繁殖，并在宿主细胞间传播，最终转变成孢子体；②孢子生殖器：此阶段孢子体发育并分裂为孢子母细胞（在同一宿主细胞内），孢子母细胞不繁殖，但转变为孢子；③感染期：此期孢子释放到周围环境，宿主细胞与之接触感染。微孢子虫侵染可分为两个阶段。第一阶段，孢子在一定的条件下活化并发芽，使极丝弹出来，并将孢内的孢原质通过中空的极丝送入宿主细胞；第二阶段，进入宿主细胞的孢原质开始繁殖和分裂，并成功地在宿主内产生新的孢子。然而，目前对微孢子虫在宿主体内发芽的机制仍不十分清楚。

【流行病学】

微孢子虫有许多潜在的动物宿主，目前认为微孢子虫病为人畜共患病，呈世界性分布。至今对微孢子虫病的流行病学知之甚少，其传染源仍尚待确定，可能是人-人传播或动物-人传播，主要通过宿主饮食成熟孢子污染的水或食物、性接触等途径感染。随着艾滋病患者的增加，微孢子虫病在 HIV 感染者中的感染率日趋升高；最近在器官移植的患者体内也出现该病；随着检测技术的改进，在免疫健康的人群中也有微孢子虫感染的报道。因此，有人提出微孢子虫可能是人类的固有寄生虫，只在免疫抑制的人群中发病。我国的发病率也有所增加，故微孢子虫病作为一重要的机会致病性原虫病应得到更多的重视。

迄今，微孢子虫病的传播途径及其诸多影响因素尚未明确，注意个人卫生应该是重要的预防感染措施。微孢子虫感染具有缺乏宿主特异性的特点，可以轻易通过粪便及尿液排到外界，从而感染动物及污染水源。微孢子虫的孢子在外界抵抗力很强。在蒸馏水中孢子可存活 10 年以上。体外培养的兔脑胞内原虫对抗生素例如青霉素、链霉素或庆大霉素不敏感，也不受超声、冻融的影响，在 56℃至少存活 60 分钟，120℃高压消毒 10 分钟死亡。在 10%甲醛、2%甲酚皂溶液或 70%乙醇液体中 10 分钟死亡。需要高剂量的紫外线照射阿尔及尔微粒子虫才能抑制其孢子发芽；用 γ 射线照射也得到相似结果。

【发病机制】

微孢子虫感染与宿主免疫功能有密切关系，故多发生于免疫功能受损的病人或具有免疫豁免的部位（如角膜）。微孢子虫病在这一类人群表现复杂，以肠道感染最为多见，表现为腹泻症状，在免疫缺陷病毒感染者是持续性的，而在健康人群则为自限性的。三种脑炎微孢子虫均可使处于严重免疫抑制状态的 HIV 感染者全身各个器官和组织的播散性感染（表 2-6-1）。但又各有特点：何氏脑胞内原虫主要侵犯角膜、结膜、尿道、鼻窦和气管；肠脑胞内原虫主要寄生在肠道和胆道，并可以弥散到肾、眼、鼻窦、呼吸道；兔脑胞内原虫可引起包括几乎所有器官的播散性感染，临床可表现为无症状或严重感染。另外，正常免疫力的人群也可能感染微孢子虫。

表 2-6-1　微孢子虫与 HIV 的关系

病原体	主要感染部位	与 HIV 的关系
毕氏肠微孢子虫	胆道、小肠上皮细胞、鼻腔及支气管上皮细胞	相关，并非绝对性关系
兔脑炎微孢子虫	肾脏、肝脏和腹膜	相关，但有免疫力的人体内可查到抗体
何氏脑炎微孢子虫	角膜、结膜上皮细胞、肾、鼻息肉、支气管	相关
肠脑炎微孢子虫	胆道上皮细胞、肾脏及胆囊	相关，并对绝对性关系
人气管匹里虫	骨骼肌、角膜上皮细胞、肾和鼻咽部	相关
人眼气管匹里虫	脑、肾、心、肝、脾、眼及骨髓、胰腺、甲状腺、骨骼肌	相关
小泡短粒虫	淋巴系统、平滑肌、肾、肝、肺及肾上腺	相关，仅发现一例，4 月龄的免疫缺陷儿童
角膜条纹孢子虫	眼	相关，但第一例并非在艾滋病患者体内发现

【临床表现】

微孢子虫引起典型的特异性病变为局灶性肉芽肿、脉管炎及脉管周围炎，所有的病损可能都起源于血管病变。

1. 肠微孢子虫感染　自 1985 年报告第一例法国艾滋病患者感染毕氏肠上皮细胞微孢虫以后，相继在英国、新西兰、非洲、澳大利亚也发现该原虫感染的病例。毕氏肠上皮细胞微孢虫感染一般限于小肠的肠上皮细胞，也可能沿着肠黏膜表面散布到胆道、胆囊、胰管，引起胆管炎、胆囊炎及胰腺炎。毕氏肠微孢子虫也会引起旅游者的自限性腹泻。虫体可能存在不同的传播方式，包括粪-口或者口-口传播、呼吸道吸入感染等。也可能存在性传播和接触传播。肠微孢子虫病人腹泻通常是水样，无血便、黏液，粪便中可含不消化的食物。大多数病人的大便次数为每天 3～10 次，少数病人可达 20 次/天。腹泻逐渐发生，并可持续数月。除了腹泻外，最特异的特征是体重下降，可以达到下降 10%～20% 的体重。腹痛、恶心、呕吐和腹胀见于某些病例。通常无发热。肠脑胞内原虫除感染肠上皮细胞，也可感染巨噬细胞，还可能通过血源途径播散到门脉及体循环，感染肾、肝、胆囊、呼吸道等。肾损害症状如下腹痛、排尿困难、血尿等常有报告，在病人尿沉淀中可发现游离的孢子。何氏脑胞内原虫主要感染气管、支气管或鼻窦上皮细胞；可致肾、下尿道、前列腺、结膜、肝以及腹腔的感染，甚至可能发生全身播散。

HIV 感染者常见有兔脑胞内原虫感染，患者伴有肾衰竭、肺炎、鼻窦炎、角膜炎、结膜炎、肉芽肿性肝坏死、腹膜炎、肾功能不全等。

2. 眼微孢子虫感染　眼部感染有两种类型，主要表现为炎症和视力模糊。其一，主要是结膜和角膜上皮感染者，往往伴有 HIV 感染，多由兔脑胞内原虫引起。其二，角膜间质感染并导致溃疡形成、化脓性角膜炎等，患者一般无 HIV 感染。

【诊断】

鉴于微孢子虫病诊断困难，艾滋病患者感染微孢子虫的报告偏少。对微孢子虫感染的诊断首先要考虑病人感染微孢子虫的可能性，尤其是当外周血 CD4$^+$T 淋巴细胞计数少于 100 个/μl 时。由于微孢子虫寄生于细胞内、体积小，通常要采用 1 种或多种适合的染色方法及使用合适的显微镜，才可以确定为微孢子虫。

微孢子虫的孢子直径约为 1.0~3.0μm，通常光镜下可鉴别到属，一般临床诊断都采用此方法，在尿液、脑脊液、血液、活检组织或者眼分泌液中可查见微孢子虫，但大多数情况下是用电镜在组织切片中发现该虫；电镜检查曾被认为是诊断微孢子虫的金标准，并可以在透射电镜下辨别某些孢子虫的形态。但该方法操作过程复杂、耗时、费用较高，不宜作为常规的检查方法。借助免疫学实验或分子生物学技术可进行种的鉴别，其中 PCR 方法有较高敏感性和特异性，已经作为实验室最可靠和精确的鉴别方法。在血清免疫学方法方面，已发展多种免疫学检测方法，尚无标准化的可应用于临床的血清学诊断方法。实验室动物接种或组织培养法也可用于诊断，与毕氏肠微孢子虫相比，兔脑胞内原虫更易于体外培养，并且在合适的细胞系中可获得大量孢子。

【治疗】

目前，最常用的治疗人微孢子虫病的药物包括阿苯达唑和烟曲霉素。阿苯达唑可以抑制微孢子虫微管蛋白的聚合作用，对人及动物感染脑炎微孢子虫均有效，但抗毕氏肠微孢子虫效果不稳定。而奥曲肽对毕氏肠上皮细胞微孢虫的病人有减轻症状作用。甲硝唑亦可减轻病人的腹泻症状。阿苯达唑在治疗 7 天内，也可显著减轻病人大便次数、便量和失禁等症状。烟曲霉素对于脑炎微孢子虫引起的结膜炎的局部治疗十分有效，当对患者进行全身给药时可能会引起中性粒细胞以及血小板减少。甲硫氨酸氨基肽酶 2 是治疗微孢子虫病更加有效并且毒性较小的烟曲霉素相关复合物，多胺类似物在对于组织培养物以及动物模型中都表现出了良好的抗微孢子虫作用。

主要参考文献

［1］吴观陵. 人体寄生虫学. 第 4 版. 北京：人民卫生出版社，2013.

［2］诸欣平，苏川. 人体寄生虫学. 第 8 版. 人民卫生出版社，2013.

［3］郯玉艳，孙晓红，安春丽. 微孢子虫的生物学及其实验检测. 国外医学寄生虫病分册，2005，32（4）：166-169.

［4］卢滩媛，曹建平. 比氏肠细胞内原虫. 国际医学寄生虫病杂志，2005，32（4）：169-172.

［5］朱艳红，牛安欧. 微孢子虫病研究进展. 国外医学：寄生虫病分册，2004，31（1）：24-28.

［6］李瑞珍，宋高杰，孙玉倩，等. 兔脑炎原虫病的研究进展. 中国养兔杂志，2015（1）：196-198.

［7］张旭，郝志全，尹继刚，等. 微孢子虫病研究现状. 国际医学寄生虫病杂志，2010，37（2）：114-119.

［8］刘淑萍，李大年，麻琳，等. 微孢子虫脑炎一例临床和病理表现. 中国神经科杂志，2008，41（1）：44-48.

第七章

中国可能存在、新现或日渐增多的老传染病

第一节 艰难梭菌感染

（周芬芬 黄海辉）

艰难梭菌（*Clostridium difficile*）为革兰阳性产芽孢厌氧杆菌，是人类肠道的正常菌群之一。艰难梭菌本身没有侵袭性，其产毒细菌通过分泌毒素 A、毒素 B 以及二元毒素从而引起抗生素相关性腹泻、结肠炎甚至致死性假膜性肠炎，统称为艰难梭菌感染（*Clostridium difficile* infection，CDI）。CDI 约占所有抗生素相关性腹泻（antibiotic-associated diarrhoea，AAD）的 20%~30%，90% 以上的假膜性肠炎由艰难梭菌所致。肠道外艰难梭菌感染如败血症等则极为罕见。

【病原学】

艰难梭菌为专性厌氧的革兰阳性杆菌，体积约 $6\mu m \times 8\mu m \times 0.5\mu m$，芽胞较大，呈卵圆形，位于菌体次极端。可存活于水、土壤、蔬菜、狗、猫体内及医院环境中，其芽胞在环境及医务人员手上至少可存活 6 个月。艰难梭菌也是人类肠道中的正常菌群之一。正常婴儿（1 岁以内）带菌率为 15%~70%，健康成人则低于 3%，住院患者可较高。

艰难梭菌分泌的毒素 A 和毒素 B 分别由 *tcdA* 和 *tcdB* 基因编码。此外尚存在毒素的表达调控相关基因 *tcd C*、*tcd R* 以及膜孔蛋白基因 *tcdE*，以上基因共同构成致病性决定区（pathogenicity locus，PaLoc）。*tcdC* 基因的多态性及部分碱基对缺失可导致毒素 A、B 产量增加。此外，一些艰难梭菌产毒株可产生二元毒素（binary toxin），由染色体上 PaLoc 外的基因 *cdtA* 和 *cdtB* 编码。该毒素体外具有肠毒性作用，但体内致病机制尚不明确。

大多数艰难梭菌产毒株同时产毒素 A 和毒素 B（A⁺B⁺），约有 6% 的菌株同时产二元毒素。欧洲和北美艰难梭菌临床分离株以 A⁺B⁺ 菌株为主。亚洲国家虽然亦以 A⁺B⁺ 菌株多见，但 A⁻B⁺ 菌株的分离率明显高于大部分欧美国家。我国艰难梭菌临床分离株中 A⁻B⁺ 菌株约占 30%。艰难梭菌临床分离株的核酸分型在北美仍以 027 型艰难梭菌最为多见，欧洲 2008 年后其他核糖体型如 078、014/020 等逐渐成为主要流行株。亚洲的主要流行菌株是核糖体型 017、018、014、和 001 等菌株。我国 027 菌株亦少见，回顾性分析发现 2012 年个别医院病房曾发生过核糖体型 027 菌株感染的流行。

【流行病学】

1978 年证实艰难梭菌是抗生素相关性腹泻、结肠炎以及假膜性肠炎的病因。近 20 年来其流行病学发生了巨大变化。一项监测报告显示，加拿大自 1997 年到 2005 年住院病人 CDI 发生率从 3.8 例/10 000 住院天数上升至 9.5 例/10 000 住院天数，急性病医院 CDI 发病率从 3.4 例/1000 入院病人上升至 8.4 例/1000 入院病人。尤其是加拿大魁北克高毒力型 CDI 暴发以来这 13 年中，CDI 发病率提高了约 4 倍。在美国，艰难梭菌是医院内感染最常见的病原菌，CDI 发病率约为 15 例/10 000 住院病人。2011 年的监测数据显示有 40 万~50 万艰难梭菌感染患者，其中出现与艰难梭菌感染有关的死亡约 3 万例，近 25%的艰难梭菌感染为社区获得性。每年用于艰难梭菌感染的医疗费用为 10 亿~20 亿美元。2008 年抽取欧洲 34 个国家 106 所医院进行 CDI 流行病学调查研究后发现，虽然欧洲各国 CDI 流行情况不一致，但总体呈增加趋势是比较肯定的（0~36.3，平均 4.1/10 000 病人日）。亚洲的日本、韩国、中国台湾、科威特等国家和地区的研究也支持 CDI 增加的结论。绝大多数的暴发流行与一个高毒力菌株核酸型 027 相关，由于该菌株负向调节基因 tcd C 部分碱基对缺失，导致毒素 A 与毒素 B 的产量分别增加了 16 倍与 23 倍；同时该菌株产二元毒素，对氟喹诺酮类药物呈耐药。但自 2008 年起荷兰等国家另一个高毒力菌株核酸型 078 检出率明显增加（自 3%上升至 13%）。中国艰难梭菌暴发流行罕见，但随着检测方法的普及，检出率亦有上升趋势。

CDI 最主要的两个危险因素一是抗菌药物的使用，尤其是广谱抗生素，如氨苄西林、克林霉素、头孢菌素类以及氟喹诺酮类；二是暴露在易感环境下，如卫生医疗场所。其他 CDI 危险因素有老年（年龄>65 岁）、近期有胃肠道手术史、近期使用鼻胃管、长期使用抑酸药、化疗、炎症性肠病（inflammatory bowel disease，IBD）等。但是一些报道表明，CDI 在儿童、社区健康成人及围生期妇女以及其他一些以前认为是 CDI 低风险人群的感染率也呈增加趋势。

【发病机制】

艰难梭菌感染易发生在大量使用广谱抗菌药物后，肠道内正常菌群的生态平衡被打破，其他细菌被杀死，从而导致艰难梭菌大量繁殖，并产生大量的毒素 A 和毒素 B，导致腹泻。艰难梭菌感染的主要致病因子包括毒素 A 和毒素 B、芽胞、鞭毛、细菌表面蛋白等。毒素 A 为内毒素，作用于肠上皮细胞，可致组织损伤和水肿。肠上皮细胞破损后可使毒素 B 进入肠固有膜层，从而触发多种免疫应答，释放炎性因子，促进免疫细胞聚集，改变肠黏膜分泌状态从而引起腹泻等症状。艰难梭菌毒素致使宿主细胞中毒的作用机制分四个步骤：①毒素与细胞上的受体结合并毒素内化；②孔形成和 GTD 跨膜转位；③毒素自我剪切并释放 GTD 入细胞；④细胞 Rho 和 Ras 家族 GTP 酶糖基化。

除分别编码毒素 A 和毒素 B 的 tcdA 和 tcdB 基因外，艰难梭菌致病决定区（pathogenicity locus，PaLoc）上还携带了另外 3 个基因：tcdE、tcdR 和 tcdC。它们被认为与毒素的表达调控相关。TcdR 是 RNA 聚合酶 σ 因子，调节致病决定区上编码基因的转录。TcdE 被认为可能在毒素 A 和毒素 B 的释放中起重要作用。TcdC 可能参与毒素下调的表达。二元毒素的致病机制目前尚未完全阐明。

芽胞是艰难梭菌的休眠体，可耐药高浓度抗菌药物并在体内存活下来。一旦体内抗菌药物浓度低于艰难梭菌的最低抑制浓度且体内正常菌群的生态未恢复时，芽胞则可出芽成艰难梭菌营养细胞并大量繁殖，从而致病。同时芽胞也是艰难梭菌在外界环境中的主要存在形式，是艰难梭菌可以广泛传播的原因之一。

【临床表现】

艰难梭菌感染临床表现差异很大，从轻度自限性腹泻到假膜性肠炎。约 1%~5% 患者需结肠切除、重症监护甚至死亡。

1. 轻、中度腹泻 多数患者初次感染艰难梭菌后出现轻、中度腹泻，在 24 小时内或更短时间内排不成形便 3 次或以上。伴/不伴发热、无脱水。临床表现与其他肠道病原菌感染相仿。

2. 假膜性肠炎 可呈暴发性，起病急骤，腹泻每天可多达 10 次，大便常呈黏液便，部分有血便，少数可排出斑块状假膜。有不同程度的腹痛，腹痛通常发生在下腹部，呈钝痛、胀痛或痉挛，有时很剧烈，可伴有腹胀、恶心、呕吐、高热。严重者可出现脱水、电解质紊乱、中毒性巨结肠、麻痹性肠梗阻或肠穿孔。腹部体征较少，多为轻微腹部压痛、肠鸣音增强亢进，随着病情的加重，肠鸣音逐渐减弱，少数可出现腹膜刺激征。

3. 复发 多发生于严重基础疾病的患者，免疫功能低下、肠道微生物屏障功能减弱，使再次感染艰难梭菌芽胞或原先存在肠道中未清除的芽胞繁殖，约 10%~20% 的 CDI 患者在初治停药后 8 周内可再次出现腹泻，且初次复发后，其中 40%~65% 的患者又会出现二次复发。复发患者的临床表现多与初次感染相似，以轻、中度腹泻为主，亦可以表现为症状加重。

除肠道感染症状外，艰难梭菌可引起肠道外感染，如血流感染、腹腔感染，伤口感染等，但均很少见。

【实验室及其他检查】

由于部分健康成年人和长期住院患者可无症状携带，因此只有出现腹泻患者需进行艰难梭菌的检测。对于婴儿，只有出现腹泻且同时患有先天性巨结肠症或其他严重的肠运动障碍或处于 CDI 暴发流行环境中，才需检测艰难梭菌。

1. 血常规和生化检查 并非特征性改变。轻、中型感染者血常规白细胞大多正常，重型、暴发型患者可有外周血白细胞增多，以中性粒细胞增多为主。重度腹泻或假膜性肠炎患者可出现水、电解质和酸碱平衡紊乱。

2. 艰难梭菌培养 将腹泻患者的粪便经乙醇/加热预处理后接种于牛磺胆酸-甲氧头孢噻吩-环丝氨酸-果糖琼脂（taurocholate-cefoxitin-cycloserine-fructose agar，TCCFA）选择性培养基。典型菌落呈黄色，表面粗糙，有马棚样臭味，革兰染色阳性，再行生化试验等方法进一步鉴定。该方法虽敏感性高，但耗时很长，需 3~7 天才能得出结果。

3. 艰难梭菌毒素检测 艰难梭菌分产毒株和不产毒株。在临床上只有产毒株是致病的。因此检测艰难梭菌毒素 A 和毒素 B 对临床具有诊断意义。目前有多种方法可对患者粪便中的艰难梭菌毒素进行检测，如细胞培养细胞毒中和试验、核酸扩增试验、酶免疫测定法等。细胞培养细胞毒中和试验敏感性高，但操作复杂，至少需要 24 小时才有检测结果。

商品化的 EIA 试剂盒可用于直接检测粪便中的艰难梭菌毒素 A 或毒素 B，或者同时检测毒素 A 和 B。该方法的优点操作简单，1 小时或数小时就能得出结果，同时其价格亦相对低廉，特异性高（75%~100%），但敏感性（48%~99%）差异大。RT-PCR 扩增检测毒素 A 和（或）毒素 B 基因在近几年中使用较广，多数检测 *tcdB* 基因，少数检测 *tcdA* 基因、*cdtA* 基因或 *tcdC* 基因。该方法快速、敏感性最高，但阳性预测值不等。

4. 结肠镜和组织病理学检查　怀疑假膜性肠炎时，应及时进行内镜检查。不仅能早期明确诊断，还能了解病变的范围和程度。假膜性肠炎在内镜下表现不一，轻者可仅见黏膜充血水肿，血管纹理不清；稍重者可见黏膜散在浅表糜烂，假膜呈斑点样分布，周边充血；严重病例假膜呈斑片状或地图状，假膜不易脱落，部分脱落区可见溃疡形成。

【诊断及鉴别诊断】

1. 诊断　CDI 确诊应结合临床表现和实验室检查两方面，包括：临床表现为腹泻，即在 24 小时内排不成形便 3 次或以上；粪便分离到产毒素艰难梭菌或检测到毒素蛋白/基因，或结肠镜或组织病理学检查证实为假膜性肠炎。

（1）临床诊断：从抗菌药物使用史、危险因素及临床症状和体征中获得诊断依据。高龄、免疫功能低下、长期住院、使用免疫抑制剂、质子泵抑制剂等患者在使用抗菌药物后出现腹泻时应高度怀疑是 CDI。合并 IBD 的住院患者或门诊 IBD 腹泻患者为 CDI 的高危人群，应进行 CDI 的检测。

假膜性肠炎的临床诊断不同于其他轻中度 CDI。其症状较重，每日多达 10 次的不成形便，可无肉眼血便或黏液便，腹泻同时伴有腹胀、腹痛及发热，应进一步借助于内镜检查明确诊断。

（2）实验诊断：可采用粪便培养+检测菌株毒素进行病原学检测，亦可直接检测粪便中的艰难梭菌毒素蛋白/基因。临床上需注意一旦明确艰难梭菌感染，则无需重复检测。

2. 鉴别诊断　本病应与下列疾病相鉴别：

（1）非艰难梭菌感染的抗生素相关性腹泻（AAD）：AAD 多表现为轻度腹泻，呈自限性，停用抗生素后即可好转，一般不会出现复发。AAD 中由非艰难梭菌感染引起的病例占 70%~80%。

（2）其他致病菌引起的感染性腹泻：如食物中毒、食物过敏、细菌性痢疾、伤寒、真菌性肠炎等。食物中毒起病快，进食后 4 小时即可出现，常伴呕吐。海鲜过敏可伴口唇刺痛、脸潮红、出汗、心慌、头晕等神经系统症状。细菌性痢疾的腹泻呈里急后重感、黏液脓血便，粪便细菌培养可分离到痢疾杆菌。

（3）肠道器质性疾病：如炎症性肠病、结肠直肠癌等。上述疾病均可引起腹泻。IBD 属肠道特异性炎症性疾病，病因不明，病情轻重不一，严重时每天可有数十次水样便，可表现为中毒性巨结肠，尤其是需与假膜性肠炎相鉴别。同时 IBD 本身即是艰难梭菌感染的危险因素，出现腹泻时应进行艰难梭菌检测，内镜检查无假膜也可明确诊断和鉴别。结肠直肠癌多见于中年以后，经直肠指检可触及肿块，结肠镜及 X 线钡剂灌肠检查对诊断有价值。

【治疗】

1. 一般治疗　如若是抗生素相关性艰难梭菌感染，则需停用相关抗菌药物。对重症有脱水及酸中毒患者应加强支持疗法，进行补液维持水、电解质及酸碱平衡。必要时输入血浆、白蛋白纠正低蛋白血症。有低血压休克者可在补充血容量基础上应用血管活性药物。选择抗蠕动药物时应慎重，抗肠蠕动药物与有效的抗菌药物合用可以缓解患者临床症状，明显减少患者腹泻次数，但其有增加中毒性巨结肠甚至死亡等危险。

2. 抗生素治疗 轻中度感染患者，仍推荐甲硝唑为首选用药，重度感染或者复杂性感染患者首选万古霉素。两药口服治疗效果均较好，甲硝唑可静脉给药，但不宜选用静脉用万古霉素。口服常用剂量：甲硝唑一日3次（tid），每次500mg，万古霉素一日4次（qid），每次125~500mg。疗程10~14天，重症病例可能需要更长治疗时间。不能口服给药者，轻中度感染甲硝唑静脉滴注，重度感染甲硝唑500mg tid 静脉滴注联合万古霉素500mg qid 肠道内给药。对轻中度感染患者，如果甲硝唑治疗5~7后无效应改用万古霉素。如对甲硝唑过敏或不能耐受，以及孕妇和哺乳期妇女，均应选用万古霉素治疗。约10%~20%的患者在初治停药1~3周后可再次出现腹泻。CDI首次复发治疗方案通常与初次发作相同，但应与初次发作一样，根据病情严重程度分层（轻至中度、重度）进行治疗。如发生2次及2次以上复发应选万古霉素治疗，一种方法是先给予万古霉素125mg qid 口服，共10天，随后每隔1天或2天给予一次万古霉素125~500mg，共3周；另一种方法是先给予万古霉素125mg qid 口服，共10天，之后逐渐减量至125mg qd。非达霉素是一种新型的口服大环内酯类抗菌药物，2011年美国FDA批准用艰难梭菌感染相关性腹泻的治疗，其疗效与万古霉素近似，但疗效更为持久，复发率更低，指南推荐用于重症感染、复杂性感染以及反复发作性感染。常用剂量为一天2次，一次200mg口服，疗程10天。国内尚未上市。

3. 重建肠道正常菌群的治疗 重建患者肠道正常菌群的治疗方法主要包括应用益生菌及粪便移植治疗。

（1）益生菌的应用：目前临床上用于治疗腹泻的益生菌有乳酸杆菌属、双歧杆菌属、布拉酵母菌、酪酸梭菌等。外源性益生菌可帮助患者重建肠道正常菌群，恢复肠道免疫力。多项Meta分析显示益生菌能有效治疗和预防AAD，但对治疗和预防CDI仍有争议。

（2）粪菌移植治疗：粪菌移植治疗是将健康人粪便经处理后对CDI患者进行灌肠或通过鼻十二指肠管给药，目的为重建被破坏的肠道菌群从而治疗复发性艰难梭菌感染。有多项研究报道粪菌替代治疗可降低CDI复发，且与使用万古霉素相比，粪便输注可显著改善艰难梭菌感染的预后。2012年，Brandt等报道粪菌移植治疗CDI总治愈率高达98%，而且91%患者通过1次移植即可治愈。另一项长期随访研究发现部分患者出现死亡及新发疾病，如类风湿关节炎、干燥综合征、特发性血小板减少性紫癜、周围神经病变等，但无证据表明患者的死亡及新发疾病的出现与粪便替代治疗的手段相关。对于接受脉冲式万古霉素治疗后出现第三次复发者，应考虑粪便移植治疗。

4. 其他治疗方法 CDI的其他治疗方法包括使用毒素吸附剂、免疫治疗、手术治疗等。吸附剂可吸附肠道中艰难梭菌产生的毒素以减少疾病的发生。常用吸附剂有离子交换树脂、低聚糖等，但其临床研究的疗效并不一致。国外非随机对照研究发现，静脉滴注丙种球蛋白可用于治疗艰难梭菌相关性腹泻，尤其是严重病例和复发病例，其机制主要为中和艰难梭菌毒素A，但是否可用于治疗CDI仍需大规模随机对照试验数据的支持。艰难梭菌A或B单克隆抗体与抗生素合用治疗艰难梭菌感染时，可显著减少CDI复发。在暴发型病例内科治疗无效或并发肠梗阻、中毒性巨结肠、肠穿孔时，可考虑手术治疗。一项回顾性研究分析对暴发性艰难梭菌肠炎患者应及早进行外科干预。假膜性肠炎中约 1%~5% 的患者需要切除结肠。

【预防】

合理使用抗菌药物和良好的卫生感染控制措施是预防艰难梭菌感染的关键。临床上应严格掌握使用抗菌药物的指征，杜绝滥用抗菌药物，尽量选用对肠道菌群影响较小或窄谱抗菌药物。其他医院内感染控制措施包括接触隔离、手卫生和医护人员的培训等。需强调的是护理工作者及访客在护理或接触 CDI 患者后应当用肥皂和清水洗手，暴发流行期间需用含氯消毒剂或其他能够杀灭芽胞的消毒剂。

主要参考文献

[1] Leffler DA, Lamont JT. Clostridium difficile infection. N Engl J Med, 2015, 372 (16): 1539-1548.

[2] Schutze GE, Willoughby RE, Committee on Infectious Diseases; American Academy of Pediatrics. Clostridium difficile infection in infants and children. Pediatrics, 2013, 131 (1): 196-200.

[3] Cheng JW, Xiao M, Kudinha T, et al. The first two Clostridium difficile ribotype 027/ST1 isolates identified in Beijing, China-an emerging problem or a neglected threat? Sci Rep, 2016, 6: 18834.

[4] Gupta A, Patel R, Baddour LM, et al. Extraintestinal Clostridium difficile infections: a single-center experience. Mayo Clin Proc, 2014, 89 (11): 1525-1536.

[5] Debast SB, Bauer MP, Kuijper EJ, et al. European Society of Clinical Microbiology and Infectious Diseases: update of the treatment guidance document for Clostridium difficile infection. Clin Microbiol Infect, 2014, 20 Suppl 2: 1-26.

[6] Sun X, Hirota SA. The roles of host and pathogen factors and the innate immune response in the pathogenesis of Clostridium difficile infection. Mol Immunol, 2015, 63 (2): 193-202.

[7] Jafari NV, Kuehne SA, Bryant CE, et al. Clostridium difficile modulates host innate immunity via toxin-independent and dependent mechanism (s). PLoS One, 2013, 8 (7): e69846.

第二节 黄 热 病

（朱翠云 卢洪洲）

黄热病（yellow fever）是一种由黄热病毒引起、经蚊叮咬传播的急性传染病。病名中的"黄"是指影响一些患者的黄疸。临床表现主要为发热、黄疸、出血等。主要在中南美洲和非洲的热带地区流行。到该区域的旅行者有获得感染的风险，需要接种黄热减毒活疫苗。自 2006 年发起《黄热病倡议》以来，西非在防治该疾病方面取得了重大进展，在大规模免疫运动中获得接种的人数超过 1.05 亿。2015 年期间西非没有报告黄热病疫情。世界卫生组织估计，2013 年非洲因黄热病造成的严重病例为 8.4 万~17 万例，其中死亡 2.9 万~6 万例。安哥拉于 2015 年 12 月 5 日确诊首例病例，至 2016 年 3 月 20 日共报告疑似病例 1132 例，确诊 375 例，死亡 168 例。我国于 2016 年 3 月 12 日确诊首例输入性黄热病病例，截至 2016 年 3 月 24 日共发现 6 例输入性病例，均来自安哥拉。

【病因】

黄热病毒（yellow fever virus）为单股正链 RNA 病毒，属于黄病毒科（Flaviviridae）黄病毒属（Flavivirus）。病毒颗粒呈球形，直径 40~60nm，外有脂质包膜，表面有棘突，基因组长度约为 11kb。

黄热病毒只有一个血清型，抗原性保守，因此黄热病疫苗对所有病毒株都有保护作用。根据 prM、E 和 3-UTR 核苷酸序列的差异分为 7 个基因型，代表西非（2 个基因型）、中-东非和安哥拉（3 个基因型）以及南美洲（2 个基因型）。见表 2-7-1。

表 2-7-1 黄热病基因型及地理分布

基因型	分布
安哥拉型	安哥拉
东非型	乌干达、肯尼亚
中/东非型	中非共和国、埃塞俄比亚、乌干达、苏丹、刚果（金）
西非 I 型	尼日利亚、象牙海岸、塞内加尔
西非 II 型	加纳、塞内加尔、布基纳法索、几内亚比绍
南美 I 型	中南美洲
南美 II 型	玻利维亚、秘鲁、巴西亚马逊西部

黄热病毒抵抗力弱，不耐酸、不耐热。60℃ 30 分钟可灭活，70% 乙醇、0.5% 次氯酸钠、脂溶剂、过氧乙酸等消毒剂及紫外线照射均可灭活。

黄热病毒可与黄病毒科其他成员如登革病毒、西尼罗病毒、圣路易脑炎病毒、寨卡病毒等产生交叉血清学反应。

【发病机制与病理】

（一）发病机制

黄热病的发病机制尚不明确。受感染的雌蚊吸血时可以皮内注入 1000 至 100 000 个病毒颗粒，病毒可在叮咬部位复制，通过淋巴和血液扩散至其他器官和组织，并在其中不断繁殖，然后释放入血，引起病毒血症，主要侵入肝脏、脾脏、心脏、骨髓和横纹肌等。

靶器官损害可能为病毒直接作用所致。肝脏是主要靶器官，患者由于肝脏受损而出现血清氨基转移酶、胆红素升高和凝血酶原时间延长等，同时可见肾脏、心脏等受累。肝脏和脾脏的巨噬细胞产生的 TNF 等细胞因子、氧自由基堆积、内皮细胞损伤、微血栓形成和弥散性血管内凝血（DIC），是多脏器损害和休克的可能原因。出血可能是由于血小板减少、维生素 K 依赖的凝血因子在肝脏合成减少和 DIC 等原因引发。

（二）病理改变

本病可引起广泛组织病变，其中肝脏病理变化具有诊断特异性。

肝脏可肿大，肝小叶中央实质细胞坏死，肝细胞浑浊肿胀，胞核变大，呈多发性微小性空泡性脂肪改变、凝固性坏死及嗜酸透明变性，严重时可发生整个肝小叶坏死，但无明显的炎症反应和纤维组织增生，网状结构塌陷少见。

肾脏肿大，肾小管急性坏死（多见于近曲小管），肾小管上皮脂肪变性、脱落或坏死，管腔内充满颗粒样碎屑。肾小球也有破坏，特殊染色发现基底膜 Schiff 染色阳性，在肾小球囊腔和近曲小管腔内有蛋白样物质沉积。

心肌呈脂肪变性、浊样肿胀和退行性变。

脾充血，脾脏及淋巴结中淋巴细胞明显减少，代之以大单核细胞和组织细胞。

脑组织可有小的出血灶及水肿，而无明显的炎症细胞浸润。

此外，尚可见皮肤、胃肠黏膜出血，胸腹腔少量积液。

【流行病学】

（一）传染源

按照传播方式，黄热病可以分为三类：城市型、丛林型和中间型。城市型的主要传染源为患者和隐性感染者，特别是发病 5 日以内的患者，以"人-埃及伊蚊-人"的方式循环。丛林型的主要传染源为猴及其他非人灵长类动物，以"猴-非洲伊蚊或趋血蚊属等-猴"的方式循环，人因进入丛林被蚊叮咬而感染。中间型的主要传染源为半家居环境中的蚊子。

森林型（或丛林型）黄热病：在热带雨林中，猴子是黄热病的主要宿主，野生蚊子通过叮咬在猴子之间传播病毒。在森林中工作或旅行的人偶尔会被受感染的蚊子叮咬并染上黄热病。

中间型黄热病：在这类传播中，半家居环境中的蚊子（在野外和房屋四周都能繁殖）感染猴子和人。人与受感染蚊子之间的更多接触导致病毒传播增加，并且一个地区中的许多独立村庄可能同时发生疫情。这类疫情在非洲最为常见。

城市型黄热病：如果受感染的人把病毒带入人口稠密的地区，而这些地区有很多人因缺乏疫苗接种而几乎或根本不具免疫力，同时这些地区的蚊虫密度高，就会发生大流行。在这种情况下，受感染的蚊子在人与人之间传播病毒。

蚊叮咬感染病毒的人或非人灵长动物后，经 8～12 天可具传染性。受感染的蚊可终生携带病毒，并可经卵传代。

（二）传播途径

主要经蚊叮咬传播。城市型黄热病传播媒介主要是埃及伊蚊。丛林型的媒介蚊种比较复杂，包括非洲伊蚊、辛普森伊蚊、趋血蚊属、煞蚊属等。

（三）人群易感性

人对黄热病毒普遍易感。感染或接种疫苗可获得持久免疫力。

（四）流行特征

1. 地区分布　主要流行于非洲和中南美洲的热带地区。

2. 季节分布　在流行地区全年均可发病，蚊媒活跃季节高发。

【临床表现】

潜伏期通常为 3～6 天，也可长达 10 天。

人感染黄热病毒后大多数无症状或轻症感染。典型病例临床过程可分为以下 4 期。

（一）感染期

此期为病毒血症期，持续 3~5 天。

急性起病，寒战、发热（可达 39~41℃），全身不适、头痛、畏光、腰骶部和下肢疼痛（特别是膝关节）、肌痛、厌食、恶心、呕吐、烦躁、易怒、头晕等，但症状无特异性。

体格检查可有相对缓脉，皮肤、结膜和牙龈充血，特征性舌苔改变（舌边尖红伴白苔），肝大和上腹压痛。

（二）缓解期

发病 3~5 天后，患者进入缓解期，体温下降，症状减轻。大多数患者开始恢复，但约 15% 的患者在 48 小时之内病情再次加重，进入第三期（中毒期）。

（三）中毒期（肝肾损害期）

此期特点是病情再次加重，出现多器官功能损伤表现，常累及肝脏、肾脏和血液系统等。临床表现为体温再次升高，黄疸逐渐加重，频繁呕吐，上腹痛，可出现多部位出血，如皮肤瘀点、瘀斑、鼻出血、黏膜出血，甚至腔道大出血、休克。肾功能异常，蛋白尿、血尿，尿量减少，甚至无尿。心电图可见 ST-T 异常，少数可出现急性心脏增大。神经系统表现为躁动、谵妄、昏迷，脑脊液检查压力明显增高，蛋白升高但白细胞升高不明显。进入中毒期的患者约有 50% 死亡。

（四）恢复期

恢复期可持续 2~4 周。体温下降至正常，症状逐步消失，器官功能逐步恢复正常。但疲乏症状可持续数周。黄疸和氨基转移酶升高可持续数月。有报道患者可在恢复期死亡，多死于心律失常。

【实验室检查】

（一）一般检查

血常规：外周血白细胞减少，中性粒细胞比例降低，血小板下降。

尿常规：蛋白尿，并有颗粒管型及红细胞。

粪便检查：大便隐血试验可阳性。

生化检查：血清氨基转移酶升高早于胆红素，天门冬氨酸氨基转移酶（AST）升高程度高于丙氨酸转移酶（ALT），可达 20 000U/L 以上。血清胆红素也可明显升高，可达 255~340μmol/L。还可见血氨升高、血糖降低等。

凝血功能检查：凝血酶原时间延长、凝血酶原活动度下降、凝血因子（Ⅱ、Ⅴ、Ⅶ、Ⅸ和Ⅹ）下降。部分病例出现弥散性血管内凝血（DIC）相应凝血功能异常。

肾功能检查：血肌酐水平升高。

心肌损伤标志物检查：心肌损害时血肌钙蛋白明显升高。

其他生化检查：肌红蛋白、血淀粉酶、脂肪酶、尿淀粉酶也可明显升高。

（二）血清学检查

1. 血清特异性 IgM 抗体 采用 ELISA、免疫荧光等方法检测，捕获法检测 IgM 抗体的结果较为可靠。一般发病后第 5~7 天可检出 IgM 抗体，可持续数年。

2. 血清特异性 IgG 抗体 采用 ELISA、免疫荧光抗体测定（IFA）、免疫层析等方法检测。

黄热病毒抗体与其他黄病毒属的登革病毒、寨卡病毒和西尼罗病毒抗体等有较强的交叉反应，易于产生假阳性，在诊断时应注意鉴别。

（三）病原学检查

1. 核酸检测　应用 RT-PCR 等核酸扩增技术检测血液、尿液及其他体液标本黄热病毒RNA，可用于疾病早期诊断。

2. 病毒分离　发病后 5 天内患者血液或死亡病例的组织标本可用于病毒分离。可用新生乳鼠脑内接种或 Vero 细胞和 C6/36 细胞等敏感细胞，在 BSL-3 实验室培养分离病毒。

3. 抗原检测　使用免疫组化方法检测组织标本中的病毒抗原；采用 ELISA 方法检测血液等标本中的病毒抗原。

【诊断及鉴别诊断】

（一）诊断依据

根据流行病学史、临床表现和相关实验室检查综合判断。

（二）病例定义

1. 疑似病例　符合流行病学史且有相应临床表现。

（1）流行病学史：发病前 14 天内有在黄热病流行地区居住或旅行史。

（2）临床表现：难以用其他原因解释的发热、黄疸、肝肾功能损害或出血等。

2. 临床诊断病例　疑似病例且黄热病毒 IgM 抗体检测阳性。

3. 确诊病例　疑似病例或临床诊断病例经实验室检测符合下列情形之一者：

（1）黄热病毒核酸检测阳性。

（2）分离出黄热病毒。

（3）恢复期血清黄热病毒抗体滴度较急性期呈 4 倍及以上升高，同时排除登革热、寨卡病毒等其他常见黄病毒感染。

（三）鉴别诊断

早期或轻型病例应与流行性感冒、伤寒、斑疹伤寒和拉沙热等鉴别；发热伴有黄疸者应与各种原因引起的肝损害、钩端螺旋体病等鉴别；发热伴出血应和肾综合征出血热及其他病毒性出血热、登革热、蜱传回归热、恶性疟疾等鉴别。

本病可与疟疾、登革热同时发生。

1. 病毒性肝炎（甲型、乙型、丙型、丁型、戊型肝炎）　这些疾病的特征为氨基转移酶升高，甲型和戊型肝炎是通过粪-口途径传播的急性感染，而乙型、丙型和丁型肝炎通过血液或体液传播，可以是急性，也可以是慢性的。通过肝炎病毒检测可确诊。

2. 流行性感冒　流行性感冒可引起发热、头痛、不适和肌痛。通常不引起严重的肝脏受累或黄疸。病毒检测是诊断依据。

3. 登革热　登革热和黄热病有些相似，都可有发热、头痛、身体疼痛和出血表现。严重的登革热病毒感染可以累及肝脏。通过血清学方法可明确登革热的诊断。

4. 疟疾　疟疾的临床特征是发热和贫血；临床表现包括由溶血引起的黄疸。疟疾确诊依据是外周血涂片查见疟原虫。

5. 伤寒　伤寒的表现包括发热和胃肠道症状。可见肝功能检测异常，但黄疸并不是该病典型的临床特征。血或者骨髓培养到伤寒杆菌就可以明确诊断。

6. 钩端螺旋体病　钩端螺旋体病是一种细菌感染，临床特征是发热、肌痛、头痛和结膜充血。肝脏氨基转移酶可能有轻度升高。通过血清学检查可明确诊断。

7. Q热　Q热由贝纳柯克斯体（Coxiella burnetii）感染所致；肝脏受累表现包括氨基转移酶升高、肝大但无黄疸，肝脏活检可见肉芽肿。通过血清学检查可以明确诊断。

8. 出血热　其他病毒性出血热（拉沙热、马尔堡病毒、埃博拉病毒、玻利维亚和阿根廷出血热、刚果-克里米亚出血热和裂谷热）通常不伴有黄疸，据此可能与黄热病相鉴别。同时通过相关的病毒检测可确诊。

【治疗】

本病无特效抗病毒药物治疗，主要为对症支持治疗。

（一）一般治疗

急性期病人应卧床休息，采取有效防蚊隔离措施。密切观察病情变化，监测生命体征。有频繁呕吐、消化道出血时应禁食、静脉补液，维持水、电解质及酸碱平衡。

（二）对症和支持治疗

高热时予物理降温，必要时予小剂量解热止痛剂，如对乙酰氨基酚，成人用法为250~500mg/次，每日3~4次；儿童用法为10~15mg/（kg·次），可间隔4~6小时1次，24小时内不超过4次。禁用阿司匹林。

肝功能损害时，予保肝、降酶、退黄治疗，补充维生素K促进凝血因子合成，严重出血时补充凝血因子、血小板、新鲜血浆等，必要时输注红细胞。

急性肾损伤时，必要时可予肾脏替代治疗。

上消化道出血时可予质子泵抑制剂、凝血酶等治疗。

出现脑水肿时，予渗透性利尿剂（3%高渗盐水或者20%甘露醇）脱水治疗。

（三）中医治疗

1. 辨证选择口服中药汤剂

（1）湿热郁阻证（多见于感染期）

临床表现：发热、恶寒，头、身痛，骨节疼痛，羞明，厌食，呕、恶，烦躁、易怒，尿黄等。舌边尖红，苔白、厚腻，脉濡缓或浮数。

治法：清热化湿，透表解肌。

参考方药：甘露消毒丹合柴葛解肌汤加减。茵陈、黄芩葛根、金银花、连翘、柴胡、苏梗、藿香、滑石、甘草等。

（2）毒扰气营证（多见于中毒早期）

临床表现：再次壮热，汗出热不解，神昏、谵语。眼黄，尿黄、短赤。皮肤斑、疹，烦渴，呕吐、上腹痛。舌红、苔白或黄，脉濡或数。

治法：清气凉营，泻火解毒。

参考方药：清瘟败毒饮加减。生石膏、黄芩、生地、连翘、紫草、栀子、青蒿、丹皮、水牛角、土茯苓、甘草等。

（3）瘀毒入血证（多见于中毒期）

临床表现：壮热不解，上腹痛，黄疸加深，可见躁扰不安或神昏不醒，肌肤瘀斑，吐血、衄血、便血或并见其他出血证，少尿，舌暗红，苔薄或腻，少津，脉细数。

治法：凉血止血，解毒化瘀。

参考药物：犀角地黄汤加减。水牛角、山栀子、生地黄、赤芍、丹皮、大小蓟、白茅根、紫珠草、侧柏炭、地榆、槐花、仙鹤草等。

（4）阳气暴脱证（多见于休克）

临床表现：身热骤降，面色苍白，气短息微，大汗不止，四肢湿冷，烦躁不安或神昏谵语，肌肤斑疹或见各种出血。舌质淡红，脉微欲绝。

治法：回阳救逆，益气固脱。

参考方药：生脉散合四逆汤加减。红参（另煎兑入）、麦冬、五味子、熟附子、干姜、肉桂等。

（5）余邪未净证（恢复期）

临床表现：倦怠无力，纳可，思饮，尿黄渐轻。舌淡、苔厚少津或少苔，脉细、数。

治法：清利余热，益气养阴。

参考方药：茵陈五苓散加减。茵陈、茯苓、泽泻、白术、石斛、麦冬等。

2. 辨证选择中成药或静脉滴注中药注射液。可选择清热解毒、凉血化瘀、益气固脱、醒脑开窍类制剂。

【出院标准】

综合评价住院患者病情转归情况以决定出院时间。建议出院时应符合以下条件：

1. 体温正常，临床症状缓解。

2. 血液核酸连续检测 2 次阴性（间隔 24 小时以上）；不具备核酸检测条件者，病程不少于 10 天。

【预防】

（一）控制传染源

对疑似、临床诊断和确诊病例应采取有效防蚊隔离措施。对来自黄热病疫区人员实施卫生检疫。

（二）切断传播途径

防蚊灭蚊是本病的重要防控措施。

（三）保护易感人群

疫苗接种是预防黄热病的最重要手段。在疫苗接种覆盖率低的高危地区，及时识别并通过大规模免疫接种来控制疫情对预防疾病流行至关重要。要在发生黄热病疫情的地区防止传播，必须为大部分有风险人群（80%以上）接种疫苗。

为防止疫情采用了若干疫苗接种策略，包括：对婴儿进行常规免疫；开展大规模疫苗接种运动以提高有风险国家的覆盖率；为前往黄热病流行地区的旅行者接种疫苗。

黄热病疫苗既安全价格又合理，一剂疫苗足以提供抵御该病的终生保护效果，无需续种疫苗。

前往黄热病流行区人员应在出发前至少 10 天接种黄热病疫苗，同时采取个人防蚊措施。黄热病疫苗为减毒活疫苗（17D 黄热病疫苗），全年均适宜接种，禁忌证：小于 6 月龄幼儿；免疫缺陷症患者和免疫功能低下者；严重心、肝、肾等慢性病患者；发热及急性疾病患者；有过敏史，尤其对鸡蛋过敏者和孕妇。对 60 岁以上者应仔细权衡利弊后再接种疫苗。

黄热病疫苗的剂量为 0.5ml，含约 20 000 感染单位。一项临床研究表明，接种 1/10 剂量的个体也有类似接种全剂量者的固有和适应性免疫应答。紧急情况下，增加疫苗供给的一种可能方法为使用 1/5 剂量（0.1ml）的疫苗。

关于黄热病疫苗引起严重副作用的报告极少。如果疫苗对肝脏、肾脏或神经系统造成侵袭并导致住院，这种情况称为严重的"免疫接种不良事件"，在美国旅行者中黄热病疫苗相关嗜神经型疾病和黄热病疫苗相关嗜内脏型疾病的发生率为每 10 万名被接种者中有 0.4~0.8 例。

【预后】

发病后第 2 周期间，结局被确定，在此期间，患者要么死亡，要么迅速恢复。20%~50% 进入中毒期的患者死于该疾病。提示预后差的体征包括无尿、休克、低体温、激越、谵妄、顽固性呃逆、癫痫发作、低血糖、高钾血症、代谢性酸中毒、陈-施呼吸、昏睡和昏迷。

主要参考文献

[1] 国家卫生计生委医政医管局. 国家卫生计生委办公厅关于印发黄热病诊疗方案（2016 年版）的通知（国卫办医函〔2016〕323 号）. http：//www. nhfpc. gov. cn/yzygj/s3593g/201604/9940aa0e0bee4e5eaaac03a21d18e7e9. shtml, 2016-04-05.

[2] World Health Organization. Yellow fever. http：//www. who. int/mediacentre/factsheets/fs100/en/.

[3] Mutebi JP, Barrett AD. The epidemiology of yellow fever in Africa. Microbes Infect, 2002, 4 (14)：1459-1468.

[4] Nunes MR, Palacios G, Cardoso JF, et al. Genomic and phylogenetic characterization of Brazilian yellow fever virus strains. J Virol, 2012, 86 (24)：13263-71.

[5] World Health Organization. Yellow fever vaccination booster not needed. http：//www. who. int/mediacentre/news/releases/2013/yellow_ fever_ 20130517/en/, 2013-05-17/ 2015-06-18.

[6] Hickling J, Jones R. Yellow fever vaccination：The potential of dose-sparing to increase vaccine supply and availability. PATH, Seattle, WA 2013. http：//www. path. org/publications/files/TS_ vtg_ yf_ rpt. pdf, 2013-04-28/2016-04-13.

第三节 诺如病毒感染

（沈银忠）

诺如病毒（Norovirus，NV）又名诺瓦克病毒（Norwalk viruses），是人类杯状病毒科（Human Calicivirus）中诺如病毒属的原型代表株，主要引起感染性腹泻。诺如病毒感染性腹泻在全世界范围内均有流行，全年均可发病，感染对象主要是成人和学龄儿童，寒冷季节高发。诺如病毒感染性腹泻属于自限性疾病，目前尚无有效疫苗和特效治疗药物。

【病原学】

1968 年美国诺瓦克镇一所小学暴发急性胃肠炎，1972 年在此次疫情患者粪便中发现一种直径约 27nm 的病毒颗粒，命名为诺瓦克病毒。此后世界各地陆续从急性胃肠炎患者粪便中分离出多种形态与之相似但抗原性稍有不同的病毒颗粒，称为诺瓦克样病毒。病毒呈圆形，无包膜，表面光滑，也称作小圆状结构病毒。1992 年诺瓦克病毒的全基因组序列被解析，此后人们根据基因组结构和系统发生特征将诺瓦克病毒归属于杯状病毒科。2002年 8 月第八届国际病毒命名委员会统一将诺瓦克样病毒改称为诺如病毒，并成为杯状病毒科的一个独立属即诺如病毒属。诺如病毒分六个基因群（G I ~ G VI），每个群又有多个基因亚型，其中只有 G I、G II 和 G IV 可感染人。诺如病毒变异快，每隔 2~3 年就会出现新变异株，并引起全球性胃肠炎的流行。我国目前最常见的为 G II 和 G I 群。

诺如病毒为单股正链 RNA 病毒，直径约 26~35nm，基因组长约 7.5~7.7kb，分为三个开放阅读框（ORFs），ORF1 编码一个聚蛋白，翻译后被裂解成与复制相关的 7 个非结构蛋白。ORF2 和 ORF3 分别编码主要结构蛋白（VP1）和次要结构蛋白（VP2）。病毒衣壳由 180 个 VP1 和几个 VP2 分子构成，180 个衣壳蛋白首先构成 90 个二聚体，然后形成二十面体对称的病毒粒子。2016 年 8 月 *Science* 期刊上报道了科学家首次成功地在人肠道上皮细胞的实验室培养物中培养诺如病毒的研究结果。这项成果代表人类建立了一种能够培养诺如病毒毒株的系统。

诺如病毒主要通过患者的粪便排出，也可通过呕吐物排出。患者在潜伏期即可排出诺如病毒，排毒高峰在发病后 2~5 天，持续约 2~3 周，最长排毒期有报道超过 56 天，在免疫缺陷患者中更长，但没有证据表明感染者能成为长期病毒携带者。诺如病毒对热、乙醚和酸稳定，室温 pH 2.7 环境下存活 3 小时，对常用消毒剂抵抗力较强，10mg/L 的含氯消毒剂 30 分钟可灭活诺如病毒。

诺如病毒抗体没有明显的保护作用，尤其是长期免疫作用。约半数患者病后可获短期对同株病毒的免疫，而不能对其他毒株产生交叉保护作用，因此极易出现反复感染。

【流行病学】

诺如病毒是引起儿童和成人非细菌性急性胃肠炎的主要病原体，是全球急性胃肠炎散发病例和暴发疫情的主要致病原，是病毒性胃肠炎最常见的病因，以及 5 岁以下儿童散发性胃肠炎的重要病因。血清学调查提示学龄儿童几乎都感染过诺如病毒。一项 Meta 分析纳入了 175 篇文章，结果发现在 187 336 例急性胃炎患者中，18% 的胃肠炎由诺如病毒感染所致，在社区病例、门诊和住院病例中所占比例分别是 24%、20% 和 17%。2013 年以来，我国其他感染性腹泻病暴发多以诺如病毒感染为主，尤其自 2014 年冬季起，诺如病毒感染暴发疫情大幅增加，显著高于历年水平。

诺如病毒变异快，环境抵抗力强，感染后潜伏期短、排毒时间长、免疫保护时间短，且传播途径多样、全人群普遍易感，因此，诺如病毒具有高度传染性和快速传播能力。患病期和康复后 3 天内是传染性最强的时期。病人、隐性感染者和健康携带者均可成为传染源。诺如病毒主要传播途径是粪-口途径，食物和水源被污染后容易导致暴发流行，也可通过密切接触或气溶胶传播，常在学校、托幼机构、养老院、医院、工厂及社区等场所引起暴发疫情。诺如病毒感染具有明显的季节性，多在冬季暴发流行，但全年均可发生流行。

【发病机制与病理】

诺如病毒感染可能与先天宿主因素和后天获得性免疫有关。人类组织血型抗原（HB-GAs）包括 H 型、ABO 血型和 Lewis 抗原被认为是诺如病毒的可能受体，决定着个体对病毒的易感性，在诺如病毒感染中发挥重要作用。

病毒可通过直接损伤肠绒毛上皮细胞或破坏肠黏膜上皮细胞的吸收功能而引起腹泻。诺如病毒主要引起十二指肠和空肠黏膜的可逆性病变，空肠黏膜保持完整，肠黏膜上皮细胞绒毛变短、变钝，线粒体受损。肠固有层单核细胞和中心粒细胞浸润。病变可在 2 周内完全恢复。

【临床表现】

感染后潜伏期多在 24~48 小时，少数在 18~72 小时，不同基因群的潜伏期没有显著差异。发病突然，主要症状为恶心、呕吐、腹痛和腹泻。儿童患者呕吐普遍，成人患者腹泻为多，24 小时内腹泻 4~8 次，粪便为稀水便或水样便，无黏液脓血，粪检白细胞阴性。原发感染患者的呕吐症状明显多于续发感染者，有些病人仅表现出呕吐症状。此外，头痛、轻度发热、寒战和肌肉痛也是常见症状，严重者出现脱水。诺如病毒感染性腹泻（胃肠炎）以起病急、传播快、暴发多、呕吐多见为特征，因该病的症状以及多在冬季流行率上升，故被称为"胃肠道流感"或"冬季呕吐病"。

诺如病毒感染发病以轻症为主，最常见症状是腹泻和呕吐，其次为恶心、腹痛、头痛、发热、畏寒和肌肉酸痛等。诺如病毒感染病例的病程通常较短，症状持续时间平均为 2~3 天，但高龄人群和伴有基础性疾病患者恢复较慢。儿童患者呕吐、恶心多见，成人患者以腹泻为多，呕吐少见。病程一般为 2~3 天，此病是一种自限性疾病，恢复后无后遗症。

尽管诺如病毒感染主要表现为自限性疾病，但少数病例仍会发展成重症，甚至死亡。重症或死亡病例通常发生于高龄老人和低龄儿童。健康人感染诺如病毒后偶尔也会发展为重症。

诺如病毒可引起隐性感染，文献报道 50 名志愿者人体试验中，41 人（82%）感染了诺如病毒，其中 32% 表现为无症状感染。研究提示儿童隐性感染率差异较大，巴西的研究显示为 37.5%，墨西哥为 49.2%，英国为 24%。

【诊断和鉴别诊断】

（一）病原检测

为避免实验室污染，食品、水、环境样品与患者标本不能在同一实验室检测，必须分别在独立的空间进行样品处理和检验。

1. 核酸检测和基因型鉴定

（1）实时 RT-PCR：ORF1/ORF2 区是诺如病毒基因组中最保守的区域，在同一基因型不同毒株间有相同的保守序列，根据这段保守区域可用于设计 TaqMan 为基础的实时 RT-PCR 的引物和探针。实时 RT-PCR 的敏感性高于传统 RT-PCR，可检测诺如病毒 G I 群和 G II 群。

（2）传统 RT-PCR：采用传统 RT-PCR 对实时 RT-PCR 阳性标本的 PCR 产物进行测序，通过序列分析确定诺如病毒的基因型。测定 ORF2 完整衣壳蛋白基因序列是诺如病毒基因分型的金标准。基因组中四种不同的区域（Region A~D）均可用于诺如病毒基因分型，基于衣壳蛋白区 Region C 和 D 两区域分型效果更好。但对于 GⅡ.4 变异株的进一步分型，仅根据 Region C 序列不足以区别，需进一步扩增 Region D。

2. 抗原检测　由于诺如病毒抗原高度变异（基因型超过 29 个）且某些基因型存在抗原漂移，开发广泛反应的 ELISA 方法存在挑战。ELISA 可适用于暴发疫情中大量样本的筛查，但不适合散发病例的检测。ELISA 检测结果阴性的样本还需要通过实时 RT-PCR 进行第二次检验确认。鉴于 ELISA 试剂盒成本高、敏感性低，ELISA 方法仅可作为辅助检测手段。

（二）流行病学病例定义

1. 疑似病例　即急性胃肠炎病例，定义为 24 小时内出现排便 ≥3 次且有性状改变（呈稀水样便），和（或）24 小时内出现呕吐 ≥2 次者。

2. 临床诊断病例　在诺如病毒感染引起的聚集性或暴发疫情中，满足疑似病例定义，且与实验室诊断病例有流行病学关联的病例。

3. 实验室诊断病例　疑似病例或临床诊断病例中，粪便、肛拭子或呕吐物标本经诺如病毒核酸检测阳性，或 ELISA 抗原检测阳性者。

（三）临床疾病诊断分类

1. 临床诊断病例　主要依据流行季节、地区特点、发病年龄等流行病学资料，临床表现以及实验室常规检测结果进行诊断。在一次腹泻流行中符合以下标准者，可初步诊断为诺如病毒感染：

（1）潜伏期 24~48 小时。

（2）50% 以上发生呕吐。

（3）病程 12~60 小时。

（4）粪便、血常规检查无特殊发现。

（5）排除常见细菌、寄生虫及其他病原感染。

2. 确诊病例　除符合临床诊断病例条件外，且粪便、肛拭子或呕吐物标本经诺如病毒核酸检测阳性，或 ELISA 抗原检测阳性者。

（四）鉴别诊断

诺如病毒肠炎患者外周血白细胞多正常，粪便常规无脓细胞和红细胞，可有少许白细胞，临床表现与许多腹泻性疾病类似，应注意与其他病原体如流感病毒、轮状病毒、腺病毒、星状病毒、大肠埃希菌、志贺菌、沙门菌、空肠弯曲菌等所致感染性腹泻相鉴别，鉴别常需病原检测。

【治疗】

该病为自限性疾病，通常患者病程在 48~72 小时，有的则更短。目前尚无特效的抗病毒药物，不需用抗生素，预后良好。治疗主要是对症治疗或支持疗法。脱水是诺如病毒感染性腹泻致死的主要死因，故对严重病例，尤其是幼儿及体弱者应及时输液或口服世界卫生组织推荐的口服补液盐以纠正水、电解质及酸碱平衡紊乱。

【预后】

诺如病毒感染的传染性较强，但病程较短，预后良好。病程自限，一般为 2~3 天，恢复后无后遗症。部分患者尤其是儿童和年老人因呕吐、腹泻可出现脱水，需密切观察治疗。抵抗力弱的老年人在感染病毒后病情容易恶化。

【预防】

1. 我国将诺如病毒感染列入丙类传染病中"其他感染性腹泻病（除霍乱、细菌性和阿米巴性痢疾、伤寒和副伤寒以外的感染性腹泻病）"进行报告管理。

（1）诺如病毒感染病例：在其急性期至症状完全消失后 72 小时应进行隔离。轻症患者可居家或在疫情发生机构就地隔离；症状重者需送医疗机构按肠道传染病进行隔离治疗，需注意院内传播的发生。

（2）隐性感染者：建议自诺如病毒核酸检测阳性后 72 小时内进行居家隔离。

（3）从事食品操作岗位的病例及隐性感染者：诺如病毒排毒时间较长，尽管病例症状消失 72 小时后，或隐性感染者自核酸检测阳性算起 72 小时后的病毒排出载量明显下降，但仍可能存在传播的风险。为慎重起见，建议对食品从业人员采取更为严格的病例管理策略，需连续 2 天粪便或肛拭子诺如病毒核酸检测阴性后方可上岗。

2. 诺如病毒目前没有疫苗，搞好个人卫生、食品卫生和饮水卫生是预防本病的关键。注意洗手卫生，用肥皂和清水认真洗手，尤其在如厕和更换尿布后，以及每次进食、准备和加工食物前。水果和蔬菜食用前应认真清洗，牡蛎和其他贝类海产品应深度加工后食用。

3. 如果出现呕吐、腹泻症状，建议不要坚持上学或上班，特别是食品从业人员，病人的密切接触者在接触后 48 小时内应关注身体健康状况，以免传播更多人。诺如病毒感染儿童应远离厨房或食物加工场所。

4. 及时用含氯漂白剂或其他有效消毒剂清洗消毒被患者呕吐物或粪便污染的表面，立即脱掉和清洗被污染的衣物或床单等，清洗时应戴上橡胶或一次性手套，并在清洗后认真洗手。

主要参考文献

［1］中国疾病预防控制中心传染病预防控制处. 中国疾控中心正式印发《诺如病毒感染暴发调查和预防控制技术指南（2015 版）》. http：//www. chinacdc. cn/tzgg/201511/W020151120324007040854. pdf，2015-11-20.

［2］Ahmed SM，Hall AJ，Robinson AE，et al. Global prevalence of norovirus in cases of gastroenteritis：a systematic review and meta-analysis. Lancet Infect Dis，2014，14（8）：725-730.

［3］Ettayebi K，Crawford SE，Murakami K，et al. Replication of human noroviruses in stem cell-derived human enteroids. Science，2016，353（6306）：1387-1393.

第四节 东部马脑炎
（夏露 卢水华）

东部马脑炎病毒（eastern equineenc ephalitis virus，EEEV）属 A 组虫媒披膜病毒科甲

病毒属，是东部马脑炎的病原体，也是披膜病毒科中致病性最强的一种病毒。1912 年夏秋季节美国曾发生严重的马脑炎，倒毙马 3.5 万余匹；1930 年又发病 6 千余匹，死亡近半。1933 年美国东部新泽西州和弗吉尼亚沿海地区再次发生马脑炎流行，从马脑中分离出该病毒，以此得名。

东部马脑炎是一种急性传染病，主要表现为发热和中枢神经系统症状，病愈后多留有神经系统后遗症，常见于儿童和老人。对夏秋季流行季节出现的"无名热"和脑炎病例，应考虑此病毒感染的可能。EEEV 引起的人类疾病常较严重，病死率高，而且能感染多种动物宿主，已被国际社会列为防制生物恐怖的主要病种之一，世界各国对该病的防治及分子生物学方面的研究一直受到高度重视。

【病原学】

东马病毒属于披膜病毒科（Togaviridae）甲病毒属（alphavirus）。甲病毒属目前共发现有 28 种病毒，其中 8 种与人类疾病相关，均为虫媒传播，通过叮咬敏感脊椎宿主而传播疾病。较重要的包括西部马脑脊髓炎病毒、基孔肯尼亚病毒、辛德毕斯病毒、委内瑞拉病毒等，东马病毒与甲病毒属中的其他病毒具有较高的同源性，其基因组结构和分子生物学特性比较相似。在电镜下观察 EEE 病毒呈球型颗粒，为直径 30~80nm 的有囊膜 RNA 病毒。耐热性中等，60℃ 10~30 分钟可灭活，对紫外线、甲醛和乙醚敏感。对胰酶不敏感。抵抗 5-氟脱氧尿苷。在 pH 7.0~8.0 条件下该病毒抗原性稳定。蛋白质溶液对该病毒有保护作用，在 0.1% 胱氨酸盐酸盐豚鼠血清中，置于 4℃ 下该病毒可存活 10 年以上。病毒体主要有三种结构成分：糖蛋白外壳、双层类脂膜和 RNA 核心。其中，三对 E1 和 E2 糖蛋白的杂二聚体形成一个基本结构单位，构成微小的突起组成糖蛋白外壳。

东马病毒的基因组结构为单股正链 RNA，长约 11.7kb（不包括 5' 端帽子结构和 3' 端非编码区及多聚 A 结构）。EEE 病毒颗粒只有一种 RNA，即 42S RNA 为病毒基因组。根据开放读码框架不同，将基因组分为两个区：靠近基因组 5' 端的前 2/3 部分称为非结构区，基因组 3' 端后 1/3 部分称为结构区；分别编码一个多聚蛋白，由病毒和宿主中的蛋白酶对其进行协同翻译和翻译后加工，最后形成 3 种非结构蛋白（通读后形成 4 种）和 4 种结构蛋白（C、E3、E2、E1），其结构示意图见图 2-7-1。

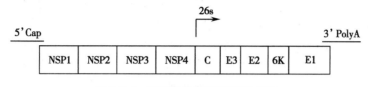

图 2-7-1　东马病毒基因结构示意图

1. 结构蛋白及其功能 EEEV　基因组 3' 端 1/3 编码结构蛋白，首先由病毒基因组转录产生全长负链 RNA，再转录产生 26S RNA，翻译生成多蛋白前体，经翻译加工产生病毒结构蛋白 C、E1、E2、E3 和 6K。C 蛋白（259 氨基酸，MW28705）N 端 101 个氨基酸富含脯氨酸，与其他甲病毒同源性低，38~101 位氨基酸亲水性强，与衣壳和病毒 RNA 的稳定性有关并介导壳体化作用；C 端 158 个氨基酸在甲病毒中高度保守，可能参与以下功能：①核衣壳组装时亚单位间的相互作用；②病毒芽生时核衣壳与糖蛋白之间的作用；

③病毒结构蛋白前体的自身蛋白水解作用；④His-136、Asp-142、Ser-120 构成其自身蛋白水解活性域。

El 蛋白（441 氨基酸，MW48300）是 EEEV 最大的结构蛋白，可作为病毒融合的介导物，融合区为 75~109 位氨基酸，锚定位点在其 C 端 413~437 位，134 位是其唯一与 Asn 连接的糖基化位点。疏水图分析的抗原决定簇 104~109 位于 C 端融合区，此区域与细胞受体相互作用可引起融合区构象改变，并引起病毒的穿入。

E2 蛋白是病毒的包膜糖蛋白，基因全长 1260nts，E2 蛋白是 EEEV 主要的保护性抗原，含有与中和活性、血凝抑制活性和抗感染活性有关的主要抗原表位。研究表明 E2 在抗病毒免疫中起决定性作用，E2 具 7 个部分重叠的抗原表位，其中 E2-1 的抗体抑制血凝；E2-2、3 的抗体与中和病毒感染和血凝抑制有关，E2-2 在抗病毒感染免疫中起重要作用，98% 的免疫保护力都源于 E2-2 位点的免疫原性；E2-2、3、7 的抗体可保护被病毒感染的鼠，其余位点没有生物学意义。E2 有 3 个区域与 HA 交叉反应有关，包括 C 区（位于 E2-1 区）、E2-2、E2-3，其中 C 区是甲病毒属特异性抗原表位，含病毒与细胞作用的受体，可望成为新抗病毒药的靶位。

E3 蛋白（63 氨基酸，MW7203）前 16 氨基酸为疏水氨基酸，是 PE2（E3+E2）进入内质网的一种信号肽，潜在糖基化位点在 11 位，在甲病毒属中保守。6K 蛋白（56 氨基酸，MW6159）是 EEEV 结构蛋白中最强的疏水蛋白，生物学功能单一，为 El 跨膜转运的信号肽。

2. 非结构蛋白及其功能 EEEV 非结构蛋白的翻译从 42S RNA 的 47~49 位 ATG 开始，一直延续到 7526~7528 位的 TGA 终止密码子，合成的蛋白前体长 2493 氨基酸，包括 NSPl-4、NSP3、NSP4 间有一终止密码子。NSPl 蛋白高度保守，疏水性强。31~47 位 RNA 基因可形成 2 个发夹结构并参与病毒复制及壳体化。此区的核苷酸变异不影响发夹结构的形成，308~388 位氨基酸序列疏水性高，介导非结构蛋白与细胞膜的疏水作用。NSP2（794 氨基酸）是最大的非结构蛋白，C 端为病毒特异的蛋白酶，用于切割所有的非结构蛋白前体。NSP3 在甲病毒属中最易变，含大量脯氨酸、丝氨酸，而且有氨基酸重复现象，尤其是 C 端比其他区段更能体现进化历程。NSP4 是甲病毒属非结构蛋白中最保守的蛋白，为 RNA 依赖的 RNA 聚合酶。

EEV 亚组（complex）是甲病毒属 7 个抗原亚组之一，EEEV 是其唯一成员。1964 年依 HI 试验将 EEEV 分为两个抗原变异型（variety）：北美型（NA）和南美型（SA）。所有分离自北美洲及加勒比地区的病毒株属于北美型；所有分离自中、南美洲的病毒株属于南美型。南美型大约在 450 年前分化为巴西-秘鲁组和阿根廷-巴拿马组两组，而两个南美组再分化为更小的单源组可能发生在最近；北美型大约在 20 世纪 70 年代早期分化为 A、B 两组，而后进化速度加快。因此在种系发生树上有 3 个主要组：巴西-秘鲁组、阿根廷-巴拿马组和北美变异组。

【流行病学】

1. 传染源 鸟类为本病主要传染源和贮存宿主。在自然条件下本病毒在多种小野鸟和库蚊中自然循环和传播。人和马是偶然受害者。鸟类感染本病后，大多无症状，体内病毒血症维持 4 天左右。野鸟中幼鸟体内病毒比大鸟滴度高，数量多。故小鸟是本病主要传染源。一些温血脊椎动物对本病毒易感。马感染后表现为病毒血症，病死率甚至高达80%～90%。但血中病毒抗原效价低，流行病学调查显示，马和人一样对本病毒不起传染源作用。

2. 传播途径　东马病毒的传播媒介本病主要呈蚊-鸟传播方式，蚊是病毒的传播媒介。目前能分离到东部马脑炎病毒的蚊种已达1000余种，主要为黑尾赛蚊（culiseta）、搅乱伊蚊（ae. sollicitans）、带喙伊蚊（ae. taeniorhynchus）。黑尾脉毛蚊专吸鸟血，很少吸人血，是鸟类之间主要传播媒介。而烦扰伊蚊兼吸人血，故为人和家畜的主要传播媒介。其次为家畜、家禽和各种野生动物，曾从马、驴、骡、绵羊、猪、鸡、鸭、鹅、鹿、野鸡（雉）、麻雀及啮齿类、两栖类和爬行类体内分离出该病毒。蚊虫叮咬是本病主要传播途径。偶可由人吸入含病毒的气溶胶经呼吸道传播。

3. 流行特点　世界上许多地方均有该病的疫源地，美国、加拿大、墨西哥、巴拿马、古巴、巴西、阿根廷、特立尼达和多巴哥、圭亚那、哥伦比亚和秘鲁等国家均发现有本病毒的疫源地存在。多米尼加和牙买加也曾发生东马犬流行和人间病例。此外，东南亚的菲律宾、泰国，东欧的捷克、波兰和苏联也有从动物中分离到病毒的记载。1990年，我国首次在从新疆采集到的全沟硬蜱中分离到该病毒，初步鉴定符合EEE病毒特征，证实我国亦存在该病。

人对东部马脑炎普遍易感，且大多呈不显性感染，约2%～10%呈显性感染。人感染后可产生持久免疫力。东部马脑炎有严格季节性，多在7～10月，以8月份为高峰，其流行强度与蚊密度有平行关系。在人间流行前几周，常先在家畜、家禽之间流行。本病毒对人的感染大多侵犯10岁以下儿童和50岁以上老年人。据统计10岁以下儿童约占70%，男女无明显差别。10～50岁之间显性感染少。

【发病机制】

被受感染节肢动物叮咬之后，病毒在局部组织及局部淋巴结复制。病毒血症的发生与持续取决于神经系统外局部组织内病毒复制的阶段、单核-巨噬细胞系统清除病毒的速度以及特异性抗体的出现，故而出现临床表现较大差异。

病毒复制的过程主要有吸附、穿入、合成、组装几个步骤。

1. 病毒吸附　甲病毒可以在多种组织培养细胞中复制，如神经细胞、淋巴细胞、脂肪细胞和胶质细胞等。甲病毒可以在如此广泛的宿主和细胞内复制，病毒受体受到广泛的关注。目前认为，病毒进入细胞是通过细胞表面的受体，并在多种细胞表面发现了甲病毒受体。

2. 病毒穿入　所有甲病毒对宿主细胞的穿入具有相类似的途径。甲病毒穿入时，病毒糖蛋白留在细胞表面，病毒内吞后被转移到内涵体的低pH值引起E1-E2异二聚体蛋白结构重组，E1蛋白结合域暴露并与内涵体膜相融合。

3. 病毒的合成　在感染早期，病毒首先合成P1234蛋白并与细胞蛋白形成复合体，以基因组为模板合成负链RNA；随着P1234蛋白的积聚，切割酶也逐渐增加并将P1234蛋白分割成非结构蛋白nsp1、nsp2、nsp3和nsp4，使复合体逐渐地变为能进行高效正链合成。

4. 病毒的组装　当衣壳蛋白分子或组装分子与装配信号结合后就启动了组装。在病毒组装中，离子成分在某些方面具有重要作用。离子浓度的改变可以影响病毒的复制和释放速率，其机制有待进一步研究。

【临床表现】

起病急、发病快、潜伏期短（7~10天），临床经过分三个阶段：

1. 初热期 急性起病，突然出现寒战、高热，伴剧烈头痛，恶心呕吐，眼结膜炎等症状，体温很快升至39℃以上，持续2~3天，稍下降，然后再上升进入极期。

2. 极期 主要表现为持续高热（40℃以上）和明显中枢神经系统症状、体征。病人有剧烈头痛、呕吐、肌张力增强，谵妄或嗜睡，很快进入昏迷或惊厥。颈项强直明显，凯尔尼格征阳性，腹壁反射和提睾反射消失，四肢肌肉痉挛，部分病人表现麻痹。部分病人有眼肌麻痹，眼睑下垂、偏视。病重者因严重脑水肿发展成脑疝，引起呼吸不规则，直至呼吸心跳停止。也可因合并肺感染而死亡。死亡多发生在病后2周内。此期一般持续7~8天。

3. 恢复期 病程约10天后，体温开始下降，各种症状逐渐改善和恢复，病重者发热持续时间要长一些。通常遗留有语言障碍、嗜睡状、定向力差，对周围事物漠不关心或步态失调等。脑神经和支配四肢肌肉的神经麻痹者，多为永久性损害。

此外，东部马脑炎可并发脑水肿、脑疝、肺水肿，病死率为10%~20%，个别年份和地区高达30%。存活者约30%残留严重的后遗症（麻痹、瘫痪、惊厥、精神迟钝等）。

【辅助检查】

1. 实验室检查

（1）血常规：末梢血白细胞计数多在（10~15）×10⁹/L，中性粒细胞在90%以上，部分病人有类白血病反应。至恢复期，血象大致恢复正常。

（2）脑脊液：压力稍高，细胞计数在（0.1~1.0）×10⁹/L，大多在0.3×10⁹/L以下，病初多为中性粒细胞，以后以淋巴细胞为主。蛋白稍增高，糖、氯化物正常。

（3）血清学检测：常用的血清或脑脊液抗体检测有免疫荧光法和ELISA法。入院首日东马病毒IgM测定结果如为阳性尚不能确诊（具体滴度为凝血抑制试验抗体效价高于1∶320，补体效价高于1∶128，免疫效价高于1∶256，中和效价高于1∶160），如4天内效价增高4倍可明确诊断。东马病毒PCR检测阳性亦可确诊，其在症状出现后9天内均可为阴性，应该反复多次检测，以免漏诊。

2. 影像学检查 头颅CT及MRI可见基底核、丘脑、脑干为最常受累部位，初期可表现为缺血、炎症、水肿，后期可表现为坏死及大脑皮质萎缩。

3. 病理检查 肉眼所见大脑充血水肿，并有广泛的神经细胞变性，脑组织多处有出血灶。显微镜检查见神经细胞变性坏死、血管周围有淋巴细胞、单核细胞和多形核白细胞浸润，形成"血管周围套"。有的胶质细胞增生和多形核白细胞堆积形成结节。

【诊断】

东部马脑炎主要靠血清学检查和流行病学资料做出诊断，脑脊液中检测直接检测出东部马脑炎病毒是诊断东部马脑炎的金标准。我国尽管在自然界分离出本病病毒，也发现人群血清抗体阳性，但尚未见本病例报告，故诊断时需慎重。必须取急性期和恢复期双份血清中和抗体或凝血抑制试验抗体4倍升高才可确诊。另外从死者脑组织作小鼠脑内接种或鸡胚接种进行病毒分离，可获阳性结果。

【治疗】

东部马脑炎尚无特效治疗方法，仍以支持疗法和对症处理为主。对高热、惊厥、呼吸衰竭的抢救措施同流行性乙型脑炎。如能及时处理，多数病人可顺利度过极期而恢复。

【预防措施】

1. 防蚊和灭蚊　是预防本病重要环节。

2. 预防接种　目前使用单价（东部马脑炎）疫苗、双价（东马加西马）疫苗和三价（东马、西马和委内瑞拉马脑炎）疫苗，对马等家畜有较好的保护作用。目前人群疫苗接种，尚处在实验阶段。使用恢复期血清，对人群有一定的保护作用和治疗作用。

东部马脑炎在美洲为最严重脑炎，引起的人类疾病常较严重，病死率约50%，幼儿预后差，老年人死亡率高，常留有后遗症。在美洲及其他一些西方国家对该病的防治及分子生物学方面的研究应该受到全世界高度重视。

主要参考文献

［1］Voichkov VE, Voichkova VA, Netesov SV. Compiete nucieotide seguence of the eastern eguine encephaio-myeiitis virus genom. Moi Gen Microbioi Viroi, 1991, （55）: 8-15.

［2］Chang GJ, Trent DW. Nucleotide sequence of the genome region encoding the 26S mRNA of eastem equine encephalomyelitis virus and the deduced aminoacide sequence of the viral structural proteins. J Gen Virol, 1987, 68 （Pt 8）: 2129-2142.

［3］Volchkov VE, Volchkova VA, Netesov SV. Complete nucleotide sequence of the eastern equine encephalo-myelitis virus genome. Mol Gen Mikrobiol Virus, 1991, 5: 8-15.

［4］Johnson DE. Assessing the potential toxicity of new pharmaceutics. Curr Topics Med Chem, 2001, 1 （4）: 233-245.

［5］Razumov IA, Khusmnova AD, Agapov EV, et al. Analysis of the hemagglutination aetivity domains of the Venezuelan equine encephalomyelitis and eastern equine encephalomyelitis viruses. Intervirology, 1994, 37 （6）: 356-360.

［6］Casals J. Antigentic variants of eastern equine encephalitis virus. J Exp Med, 1964, 119: 547-565.

［7］李其平，梁国栋，谢吉处，等. 东方马脑炎病毒的分离与初步鉴定. 中华实验和临床病毒学杂志，1992, 6 （1）: 58.

［8］FriesE, Helenius A. Binding of Semliki Forest virus and its spite glycoprotein to cells. Eur J Biochem, 1979, 97 （1）: 213-220.

［9］Fan DP, Sefton BM. The entry into host cells of Sindbis virus, vesicularvirus and Sendai virus. Cell, 1978, 15 （3）: 985-992.

［10］Sawicki DL, Barkhimer DB, Sawicki SG, et al. Temperature sensitive shut off of alphavirus minus strand RNA synthesis maps to a nonstrural-protein. Virology, 1990, 174 （1）: 43-52.

［11］Strauss EG, Lenches EM, Stamreich-Martin MA. Growth and release of several alphaviruses in chich and BHK cells. J Gen Virol, 1980, 49 （2）: 297-307.

［12］Deresiewicz RL, Thaler SJ, Hsu L, Zamani AA. Clinical and neuroradiographic manifestations of eastern equine encephalitis. N Engl J Med, 1997, 336 （26）: 1867-1874.

第五节　登　革　热

（张复春）

登革热（Dengue fever）是由登革病毒引起的急性传染病，主要通过埃及伊蚊或白纹伊蚊传播。其临床特征为突起发热，全身肌肉、骨骼、关节酸痛，极度乏力，皮疹，可伴有不同程度的出血倾向，淋巴结肿大，白细胞及血小板减少，病死率低。重症登革热（severe Dengue fever）是登革热的严重临床类型，可出现严重出血、休克及严重器官功能损害等表现，血小板显著减少，白细胞可增多，血液浓缩，病死率高。

1779 年登革热首先发现于印度尼西亚雅加达。1869 年由英国伦敦皇家内科学会命名为登革热。

1873 年我国厦门首次报告登革热病例。20 世纪初期我国各地曾发生登革热流行。自1978 年广东省佛山市暴发登革热流行以来，广东、福建、浙江、云南等省区先后多次发生流行，登革热疫情一直未间断。我国存在输入性病例和本地感染病例两种流行形式，输入性病例主要来源地为泰国等东南亚国家和地区。近年来，随着气候变暖及国际间人员往来增加，我国发生登革热输入的风险也显著增加。2014 年，我国暴发严重的登革热疫情，全国报告病例 46 864 例，27 个省报告病例，其中广东报告病例占全国 96%，死亡 6 例，严重影响人民群众的身体健康及经济社会稳定。

【病原学】

登革病毒（DENV）属于黄病毒科中的黄病毒属。登革病毒在形态、分子结构、生物学性状等方面与黄热病毒、寨卡病毒及日本乙型脑炎病毒等虫媒病毒相似。成熟的登革病毒颗粒呈球形，直径 45~55nm。登革病毒基因组为单股正链 RNA，长约 11kb，编码 3 个结构蛋白和 7 个非结构蛋白。包膜蛋白含有型特异性抗体和群特异性抗体，根据抗原性的差异，登革病毒可分为 4 个血清型（DENV-1、DENV-2、DENV-3 和 DENV-4），登革病毒4 个血清型之间核苷酸序列差异较大，可在 35% 左右，而型内之间差异较小，各血清型依据核苷酸的差异又分为不同的基因型。4 种血清型均可感染人，各型之间与日本乙型脑炎病毒等黄病毒属病毒之间有部分交叉免疫反应。

NS1 抗原是登革病毒非结构蛋白中唯一的糖蛋白，其大量存在于感染细胞的表面，可作为早期诊断的特异性指标。

登革病毒不耐热，但耐低温，50℃ 30 分钟或 54℃ 10 分钟、超声波、紫外线、0.05%甲醛溶液、乳酸、高锰酸钾、龙胆紫等均可灭活病毒。病毒在 pH 7~9 环境中最为稳定，在 -70℃ 或冷冻干燥状态下可长期存活。在 4℃ 条件下，患者急性期血清的感染性可保持数周之久。

【流行病学】

1. 传染源

（1）患者：患者是本病的主要传染源。在发病前 1 天至发病后 5 天内的病毒血症期，易从患者血液中分离到登革病毒，被伊蚊叮咬可传播登革热。在登革热流行期间，轻型患者由于症状不典型，发病人数较多且不易被发现，可成为更重要的传染源。

（2）阴性感染者：登革病毒感染后，有一部分感染者不发病，这些隐性感染者在病毒血症期可以作为传染源。在流行期间，阴性感染者的数量可达全体人群的1/3，由于其症状的隐蔽性常未引起重视，更易传播登革热。

2. 传播途径　登革热的传播途径包括伊蚊叮咬和非蚊媒途径传播。传播媒介主要是埃及伊蚊和白纹伊蚊。当雌蚊叮咬了带有登革病毒的患者，病毒在蚊子体内增殖，经8~10天的潜伏期，再将病毒传播给健康人。伊蚊感染后无症状，但可终身携带和传播病毒，并可经卵传给后代。

埃及伊蚊主要发布在东南亚、美洲及非洲等热带地区，在我国主要分布在海南省、台湾南部、广东雷州半岛及云南西部边境地区。埃及伊蚊是典型的嗜人血的"家蚊"，白天叮咬人，是传播能力最强的蚊种。

白纹伊蚊主要分布在亚洲、美洲和太平洋岛屿。近年来我国广东、福建、浙江等地登革热流行，主要由白纹伊蚊传播引起。

极少数患者可经非蚊媒途径感染登革热。非蚊媒途径包括院内感染和其他途径如针头刺伤、输血、母婴传播等。

3. 易感人群　人群普遍易感，不分种族、性别、年龄，但感染后仅有部分人发病。感染登革病毒后，人体会对同型病毒产生持久的免疫，但对不同型病毒感染不能形成有效保护。若再次感染不同型或同时感染多个型别的登革病毒，机体可能产生增强性抗体，导致异常免疫反应，可出现严重的临床表现。

4. 流行特征及影响因素

（1）地区发布：登革热广泛分布于有伊蚊存在的热带、亚热带地区，东南亚、西太平洋地区和美洲多呈地方性流行。我国主要流行于广东、海南、广西、福建、云南、台湾等地。我国一般流行于夏秋季，8~10月为高峰期。

（2）人群发布：在性别上无明显差异。任何年龄均可发病，但新老疫区有差异。在新疫区或输入性流行区，发病以青壮年为主，重症病例多为老年人；在东南亚等地方性流行区，发病多为儿童。

（3）周期性：登革热流行有一定的周期性，在东南亚地区及广东省每3~5年出现一次流行高峰。

（4）影响因素：登革热流行的影响因素包括自然因素和社会因素。登革热地域发布特点与伊蚊分布区有密切关系，流行季节与气温、降雨及伊蚊密度相关。全球变暖、较高的人口密度和流动性、不良居住卫生条件和习惯、卫生防病知识缺乏等因素对登革热发病有重要影响。生活条件、环境以及生活习惯和方式的改变与登革热流行的关系密切相关。随着经济文化水平提高，户内水生植物及花卉增多，建筑工地积水以及城市空置房均可成为伊蚊的滋生地，是城市型登革热流行的危险因素。

【发病机制与病理】

登革病毒经伊蚊叮咬侵入人体后，在单核-吞噬细胞系统增殖后进入血液循环，形成第一次病毒血症，然后再定位于单核-吞噬细胞系统和淋巴组织中，在外周血单核细胞、组织中的巨噬细胞和肝脏的 Kupffer 细胞内复制到一定程度，再次进入血液循环，引起第二次病毒血症。登革病毒与机体产生的特异性抗体结合形成免疫复合物，激活补体系统和凝血系统，导致血管通透性增加，血管扩张、充血，血浆蛋白及血液有形成分外渗，引起血液浓缩、出血和休克等病理生理改变。最近研究表明，登革病毒感染引起的细胞免疫作用及其产生的各种细胞因子介导免疫反应，影响病程进展及疾病的转归。同时病毒可抑制骨髓中白细胞和血小板系统导致白细胞及血小板减少。出血机制可能是血小板减少及其功能障碍、凝血因子消耗所致。

由于缺乏理想的动物模型，重症登革热发病机制至今尚未完全阐明。所有4种血清型登革病毒均能引起重症登革热，但以DENV-2及DENV-3型常见。登革病毒二次感染所致的抗体依赖感染增强作用（ADE）、细胞因子风暴、病毒毒力变异等宿主因素与病毒因素在重症登革热发病机制中发挥重要作用。

重症登革热的病理生理改变主要是血管通透性增加和血浆外渗，并无明显的毛细血管内皮细胞损伤。血浆外渗是重症登革热的主要临床表现，在热退期，血浆大量进入腔隙中，血容量减少，血液浓缩，血细胞比容增加，血压下降，最终导致休克。休克是由于血浆外渗导致血容量减少形成低血容量性休克，末端血管收缩导致肢端冰凉，高舒张压和脉压差降低，在休克代偿期舒张压的升高是为了保护心肌的灌注。其临床机制与脓毒性休克以肢端温暖、低舒张压和升高的脉压差的特点不同。

【临床表现】

潜伏期一般为3~15天，通常5~8天。

按世界卫生组织2009年新版标准，将登革热分为登革热和重症登革热两种临床类型，登革热又分为有重症预警指征的登革热和无重症预警指征的登革热。典型登革热临床经过分为三期，即急性发热期、极期和恢复期。

1. 急性发热期　登革热的临床表现复杂多样，其特征为突起发病，发热是最常见的症状，24小时体温可达39℃以上，一般持续3~7天。部分病例体温降至正常1~3天后再次升高，表现为"双峰热"。多伴头痛，全身肌肉、骨骼和关节痛，明显乏力，可出现恶心、呕吐、腹泻、食欲缺乏等消化道症状。病程第3~6天全身出现充血性皮疹或点状出血疹等，典型皮疹多见于四肢的针尖样出血点及"皮岛"样表现，皮疹可伴有皮肤瘙痒。病人可出现不同程度的出血表现，如皮下出血、注射部位瘀点瘀斑、牙龈出血、鼻出血及束臂试验阳性等。

2. 极期　极期通常出现在病程的第3~8天。部分患者持续高热，或热退后病情加重，出现腹部剧痛、持续呕吐等重症预警指征往往提示极期的开始。极期可因全身毛细血管通透性增加导致球结膜水肿，四肢非凹陷型水肿，出现胸腔积液、腹水、心包积液、胆囊壁增厚、血液浓缩、低蛋白血症等血浆渗漏表现，严重者可发生休克及重要脏器损伤等表现。

少数患者无明显的血浆渗漏表现，但仍可出现严重出血包括皮肤瘀斑、呕血、黑便、阴道出血、肉眼血尿、颅内出血等。

轻型登革热可缺乏极期表现。

3. 恢复期　极期后的2~3天，患者病情好转，胃肠道症状缓解，进入恢复期。患者较虚弱，多见乏力倦怠，皮肤瘙痒等。

4. 重症登革热的高危人群及预警指征

（1）高危人群：老人、婴幼儿和孕妇；登革病毒二次感染者；伴有糖尿病、高血压、冠心病、消化性溃疡、哮喘、血液病、慢性肝病、慢性肾病等基础疾病者；肥胖或严重营养不良者。

（2）重症预警指征：退热后病情恶化；严重腹部疼痛；持续呕吐；胸闷、心悸；少尿；昏睡或烦躁不安；明显出血倾向；血压下降；渗出水肿征；血小板计数<$50×10^9$/L；血液浓缩等。

【实验室检查】

1. 血常规 白细胞总数减少，多数病例早期开始下降，第 4~5 天降至最低点，以中性粒细胞下降为主。多数病例有血小板减少，最低可降至 $10×10^9$/L 以下，血小板减低的幅度与病情严重程度呈正比。

2. 血生化检查 半数以上出现丙氨酸氨基转移酶（ALT）和天门冬氨酸氨基转移酶（AST）、乳酸脱氢酶升高，可有心肌酶谱及血尿素氮、血肌酐升高等。少数病例可出现总胆红素升高、血清白蛋白降低等。出凝血功能检查可见纤维蛋白原减少，凝血酶原时间和部分凝血活酶时间延长，重症病例可出现凝血因子Ⅱ、Ⅴ、Ⅶ、Ⅸ和Ⅹ减少。

3. 影像学检查 部分病例 CT 或胸片可有间质性肺炎表现，一侧或双侧胸腔积液。B超可见肝脾大，重症病例可发现胆囊壁增厚，心包、胸腔、腹腔、盆腔积液。CT 和 MRI 可发现脑水肿、颅内出血、皮下组织渗出等。

4. 病原学检测

（1）抗原检测：一般发病后 7 天内血液标本登革病毒抗原（NS1）检出率高。应用 ELISA 或金标法检测 NS1 抗原阳性可以确诊病毒感染，可用于基层医院早期快速诊断。

（2）核酸检测：一般发病后 5 天内血液标本登革病毒核酸检出率高。应用 RT-PCR 等检测技术病毒核酸阳性可确定病毒感染，并能进行血清分型，可用于早期诊断。

（3）病毒分离：一般发病后 5 天内血液标本登革病毒分离率较高。分离到登革病毒可以确诊，但其耗时长，不适于快速诊断。

5. 血清学检测 血清特异性 IgM 抗体：初次感染 IgM 抗体在起病 3~5 天后出现阳性，提示患者可能新近感染登革病毒，但单份标本不能确诊。血清特异性 IgG 抗体：起病 1 周内检测出 IgG 抗体提示二次感染；患者恢复期血清 IgG 抗体滴度较急性期呈 4 倍及以上升高可以确诊。

【诊断和鉴别诊断】

1. 登革热的诊断 根据流行病学史、临床表现及实验室检查结果，可作出登革热的诊断。在流行病学史不详的情况下，根据临床表现、辅助检查和实验室检测结果作出诊断。

（1）疑似病例：符合登革热临床表现，有流行病学史（发病前 15 天内到过登革热流行区，或居住地有登革热病例发生），或有白细胞和血小板减少者。

（2）临床诊断病例：符合登革热临床表现，有流行病学史，并有白细胞、血小板同时减少，单份血清登革病毒特异性 IgM 抗体阳性。

（3）确诊病例：急性期血清检测出登革病毒 NS1 抗原或病毒核酸阳性，或分离出登革病毒或恢复期血清特异性 IgG 抗体滴度呈 4 倍以上升高。

2. 重症登革热的诊断标准　登革热患者有下列情形之一者，可诊断为重症登革热。

（1）严重出血：包括皮下血肿、呕血、黑便、阴道出血、肉眼血尿、颅内出血等。

（2）休克：心动过速、肢端湿冷、少尿或无尿，毛细血管充盈时间延长>3 秒、脉搏细弱或测不到、脉压差减小或血压测不到等。

（3）重要脏器严重损伤表现：严重肝损伤〔ALT 和（或）AST 大于 1000IU/L〕、ARDS、急性肾功能不全、急性病毒性心肌炎，脑病和脑炎等。

3. 鉴别诊断　登革热的临床表现多样性，应在其不同病期与下列疾病细致鉴别。

发热期与寨卡病毒病、基孔肯雅热、流感、麻疹、荨麻疹、猩红热等鉴别。

极期与钩端螺旋体病、肾综合征出血热、流脑、斑疹伤寒、恙虫病、疟疾等鉴别。

脑病表现的病例与其他中枢神经系统感染相鉴别。

休克的病例与败血症、过敏性休克等鉴别。

白细胞、血小板减低明显者，与血液系统疾病、伤寒、立克次体病等鉴别。鉴别诊断主要依靠病原学检查。

【治疗】

目前尚未有特效的抗病毒治疗药物，主要采取支持及对症治疗措施。治疗原则是早发现、早诊断、早隔离、早治疗。

1. 对症支持治疗　包括卧床休息，清淡饮食；高热患者以物理降温为主，轻症患者以口服补液为主。

2. 重症登革热的治疗　重症登革热病例应动态监测神志、呼吸、心率、血压、血氧饱和度、尿量、血细胞比容、血小板及血液酸碱度等。对出现严重血浆渗漏伴休克或呼吸窘迫、严重出血、重要脏器功能障碍者应积极采取相应治疗及器官支持治疗。顽固性休克及重要器官功能衰竭者及早转 ICU 治疗。

（1）补液原则：根据患者血细胞比容、血小板、电解质、尿量情况等随时调整补液的种类和数量。要避免出现补液过量。

（2）抗休克治疗：出现休克时尽早液体复苏。初始液体复苏以静脉给予等渗晶体液为主，复苏无明显反应的休克可加用血浆或白蛋白等胶体溶液。同时纠正酸碱失衡。液体复苏治疗无法维持血压时，应使用血管活性药物。严重出血引起休克时，应及时输注红细胞。有条件时可进行血流动力学监测并指导治疗。

（3）出血的治疗：出血部位明确者，如严重鼻出血给予局部止血。胃肠道出血者给予制酸药。尽量避免插胃管、尿管等侵入性诊断及治疗。严重出血者伴血红蛋白低于70g/L，可根据病情及时输注红细胞；出血伴血小板小于 $20×10^9$/L 者应输注血小板。血小板减少但高于 $20×10^9$/L 者如有外科或者产科情况需要手术的患者也可以输注血小板或新鲜冰冻血浆预防术中严重出血。

【预防】

登革热尚无有效的疫苗。流行期间有效管理传染源，切断传播途径是最为有效的预防措施。

阻断蚊子传播登革热，防蚊设施十分重要。登革热流行期间，病人居家隔离或住院期间，住所或病房应安装窗纱、门纱，给每个患者提供蚊帐，建议空调管道边的缝隙、厕所窗、病区大门也装上窗纱。收治病区的医护人员必须穿长衣长裤，强调休息时一定要放蚊帐和点蚊香，医生值班房安装纱门和纱窗。

清除蚊虫滋生地及科学有效的灭蚊是预防登革热的根本措施。动员大家进行翻盘、倒灌、清除积水（主要是室内容器的积水如水生植物、花盆、垫盆及室内外小型积水）、疏通沟渠，管好各自科室的清洁卫生，清除医院周围环境的杂草。可适当选用一些高效、低毒、对环境无污染的杀虫剂。公园、学校及医院等重点地区环境选用溴氰菊乳油按 1∶200 配制 40ml/m^3 进行定期滞留喷洒，适用于蚊虫滋生地，主要针对难以清除的各种积水如沟渠、下水道等。居家或病房可选用杀蚊烟片，主要针对蚊的成虫。灭蚊时要注意个人防护，需穿工作服、水鞋，戴口罩、帽子、手套等。

主要参考文献

[1] WHO Guidelines Approved by the Guidelines Review Committee. Dengue：Guidelines for Diagnosis，treatment，prevention and control. New Edition. 2009.

[2] WHO. Handbook for clinical management of dengue. 2012.

[3] 国家卫生计生委医政医管局. 国家卫生计生委办公厅关于印发登革热诊疗指南（2014 年第 2 版）的通知（国卫发明电〔2014〕66 号）. http：//www. nhfpc. gov. cn/yzygj/s3593g/201410/d417aa2e783949e48f8a7366d7fdfacc. shtml，2014-10-11.

[4] Simmons CP，Farrar JJ，Nguyen vV，et al. Dengue. N Engl J Med，2012，366（15）：1423-1432.

[5] Bhatt S，Gething PW，Brady OJ，et al. The global distribution and burden of dengue. Nature，2013，496（7446）：504-507.

[6] Zhao H，Zhang FC，Qin CF，et al. Epidemiological and virological characterizations of the 2014 dengue outbreak in Guangzhou，China. PLoS One，2016，11（6）：e156548.

[7] 张复春. 登革热的诊断与治疗. 北京：人民卫生出版社，2014.

[8] 登革热防治手册. 卫生部疾病预防控制局. 第 2 版. 北京：人民卫生出版社，2008.

[9] 张复春，杨智聪. 登革热. 北京：科学出版社，2008.

[10] 王季午，戴自英，彭文伟. 传染病学. 第 3 版. 上海：上海科学技术出版社，1998.

第六节　创伤弧菌感染（致食源性败血症）

（潘钰）

创伤弧菌（Vibrio vulnificus，VV）是一种革兰阴性菌，可引起严重的伤口感染、败血症和腹泻。其引起的感染少见，1970 年 Roland 首次报道感染创伤弧菌的病例，1976 年 Hollis 等首次从血液中培养分离出该菌，并将其鉴定为乳酸阴性的嗜盐弧菌，1979 年 Farmer 正式将其命名为创伤弧菌；随后，美国、日本等国家和我国台湾地区的一些沿海城市相继有创弧菌感染的临床报告；国内姜红曾在 1991 年以原发性创伤弧菌败血症报道 1 例，随后沿海各地区都有散发病例报道，但主要集中在浙江、台湾、福建、广东、广西；2003 年 12 月，中国台湾卫生研究院主导的基因体定序团队，完成了创伤弧菌的基因体定序与分析功能；2006 年 8 月 *Emerging Infectious Diseases* 杂志将创伤弧菌列入最危险的细菌之列。

【病原学】

创伤弧菌是一种栖息于海洋中的嗜盐性革兰阴性菌，为弧菌属第 5 群细菌，其自然存在于热带及亚热带的近海和海湾的海水及海底沉积物中，常寄生在贝壳类（如牡蛎、蚌、蟹）等海洋生物中。根据生化、遗传、血清学试验的差异和受感染宿主的不同，目前将创伤弧菌分为 3 种生物型：生物Ⅰ型，可产吲哚，几乎所有的人类感染都是该生物型所致；生物Ⅱ型，不产吲哚，是鱼类的重要病原菌，特别对鳗鱼的感染性很强，但后来 Amaro 等试验证实该型也可能成为人类感染的条件致病菌；生物Ⅲ型，外观上为生物Ⅰ型和Ⅱ型的杂交型，20 世纪末以色列科学家曾在罗非鱼相关伤口感染中报道过该型引起人类伤口感染和菌血症。

1. 形态与染色 创伤弧菌属革兰阴性菌，在液体培养基中菌体稍弯曲，呈逗点状，也可以呈直棒状或球粒状，菌体长 1.4~2.6μm，宽 0.5~0.8μm，固体培养基中呈多样性，单极端生鞭毛、无芽胞、无异染颗粒，有荚膜，运动活泼，氧化酶阳性，触酶阳性，拉丝试验阳性。其运动借助于单极鞭毛。

2. 培养特性 创伤弧菌在需氧和厌氧条件下均能生长，在 5% 羊血琼脂平板上菌落呈细小、光滑、边缘整齐、圆形微凸、湿润、色黄，直径 2~3mm，草绿色溶血环；在硫代硫酸盐-柠檬酸盐-胆盐-蔗糖（TCBS）琼脂上呈凸面、平滑乳脂状的蓝绿色菌落，直径 2~3mm；在纤维二糖-多黏菌素 B-多黏菌素 E（CPC）琼脂和纤维二糖-多黏菌素 E（CC）琼脂上，呈现为圆形、扁平、边缘透明、带黄色晕环的黄色菌落，直径 1~2mm；在创伤弧菌计数（VVE）琼脂上，菌落呈蓝绿色；在创伤弧菌培养基（VVM）上，呈现为扁平、带黄色晕环的嫩黄色菌落；在创伤弧菌（VV）琼脂上，呈浅灰色、半透明状，中心深灰或黑色，直径 2~4mm；在 3% 氯化钠三糖铁琼脂上，底层产酸变黄不产气，不产硫化氢不变黑，斜面颜色不变或红色加深，偶尔斜面变黄。

创伤弧菌在碱性蛋白胨水中均匀浑浊生长，无明显菌膜形成。加入纤维二糖增菌效果更佳，Hsu 等发现蛋白胨-NaCl-纤维二糖（PNC）肉汤的增菌效果优于 APW；添加多黏菌素 E 的 PNC 肉汤不仅能抑制副溶血性弧菌和溶藻弧菌等非目标菌的生长，还能促进低浓度创伤弧菌的生长。在 4 号琼脂平板上还原亚碲酸钾，中心呈黑色或灰色菌落。在麦康凯培养基上 37℃生长，而在 SS 培养基上不生长。克氏双糖培养基表现为斜面产碱，底层产酸不产气。

3. 生化反应 能产吲哚，发酵 β-半乳糖苷、纤维二糖、乳糖、葡萄糖，动力、赖氨酸脱羧酶、鸟氨酸脱羧酶、液化明胶、苦杏仁苷、氧化酶、触酶均为阳性，精氨酸双水解酶、硫代硫酸钠、尿素、色氨酸、V-P 试验、肌醇、山梨醇、鼠李糖、蔗糖、密二糖和阿拉伯糖为阴性。

4. 抵抗力 该菌在室温下可以大量繁殖，海水温度超过 20℃持续 2 周以上即可有大量创伤弧菌繁殖；但可以经冰冻或煮沸而被杀灭；水温较高，有利于创伤弧菌生长，而在水温低于 8℃的环境中检测不到该菌的存在。最适合该菌生长的条件为 30℃、pH 7.0，可自然生长于温度>20℃、盐度为 0.7%~1.6% 的海水中，当海水盐度超过 3.8% 时则不易生长。创伤弧菌抵抗力弱，在温度>52℃、盐度<0.004%或>8%、12%胆汁及 pH<3.2 的环境中不生长，煮沸 3 分钟或 120℃ 干式烘烤 10 分钟即可死亡。

【流行病学】

人主要通过进食被创伤弧菌污染的贝壳类海产品（尤其是牡蛎）后，经胃肠道黏膜感染创伤弧菌；由此而引起的食物中毒是最为严重的食源性疾病之一，但其更严重的危害并不在于其引起的食源性胃肠炎，而是其引起的蜂窝织炎及败血症，因为一旦出现败血症，其死亡率高达 60%。破损的皮肤接触海水也可感染。卢中秋等研究显示，如对本病的认识不足，发病早期未能选用敏感的抗生素，或误诊为药物超敏反应而使用大剂量激素是早期死亡率极高的原因之一。

创伤弧菌感染具有地域性及季节性，温暖的沿海地带、夏秋季多发；以男性（90%）、>40 岁（95%）者多见。我国在浙江、江苏、广东、山东、广西等沿海地区贝壳类海产品中都曾检测到创伤弧菌。在广东省抽检的海产品中，创伤弧菌总阳性率为 53.62%。其中牡蛎中的检出率高 80.9%，其次为海蟹 25%、海鱼 18.18%，在不同季节收集的 42 份牡蛎中，创伤弧菌的阳性率在 4~6 月最高，为 100%，提示应当在温暖季节加强对海产品创伤弧菌污染状况的监测。

牡蛎是一类滤食性贝类动物，可在其体内富集周围环境中的创伤弧菌，故牡蛎在海产品中创伤弧菌检出率较高。2009 年我国天然污染海产品试样创伤弧菌的检出率为 19%，牡蛎试样中创伤弧菌检出率为 45%；Chan 等报告香港地区牡蛎检出率为 6%，而 Cook 等报告美国牡蛎检出率为 9.6%~95.2%。多种原因造成不同研究获得的检出率不同，比如水体环境中创伤弧菌的污染状况、海产品的卫生状况、检测方法等。

创伤弧菌密度低于 3MPNg 为最低检出限。WHO 公布的《生食牡蛎创伤弧菌风险评估》报告中指出：如果创伤弧菌浓度为 3 个/g 或 30 个/g，风险会明显降低。美国州际贝类卫生委员会（ISSC）规定，收获后经处理的牡蛎中创伤弧菌限量不超过 30CFU/g。

创伤弧菌感染最常见于有慢性基础疾病或免疫功能缺陷或受损的个体，如慢性肝病、血液病、慢性肾衰竭、糖尿病、滥用甾体类激素者、器官移植受体等，此类患者感染创伤弧菌的危险性比一般人大 80 倍，死亡率大 200 倍。通常健康人不易感染发病，但亦有既往身体健康的人群感染创伤弧菌的报道。

在众多易感因素中，尤以慢性肝病如肝硬化、酒精性肝病、血色病，甚至包括肝功能处于完全代偿期的肝病患者，易感染创伤弧菌，且死亡率高。有慢性肝病患者的死亡率为 56%~63%，超过无肝病患者的 2.5 倍。这其中可能的机制众多，目前认为可能与如下机制有关：

（1）门脉高压：肝脏网状内皮细胞对细菌的吞噬作用，对防治败血症的发生具有重要作用，尤其是革兰阴性菌感染引起的败血症。有研究显示电镜下曾清晰地观察到小鼠肝脏 Kupffer 细胞在创伤弧菌败血症者中吞噬创伤弧菌的现象。门脉高压时存在解剖分流，使细菌避开肝脏内网状内皮细胞的吞噬作用直接进入体循环。动物实验表明，用创伤弧菌进行灌胃，4 小时后可以在血循环中找到细菌，提示创伤弧菌可迅速经消化道入血。这可能也是临床上创伤弧菌菌血症患者的主要感染途径。

（2）血清中铁浓度的增高：正常情况下，机体血浆中转铁蛋白饱和度只有 30%，游离铁离子维持在极低的水平，浓度几乎是零。这对机体免疫功能有重要意义。慢性肝病患者如肝硬化、病毒性肝炎等，肝脏合成铁结合蛋白减少，造成机体内游离铁离子浓度的增高即铁超载，从而会抑制吞噬细胞的吞噬能力，促进致炎因子如 TNF-α、IL-10、IL-6 等的释放；另一方面使得创伤弧菌容易从机体得到细菌生长必需的铁离子，迅速增殖到致死浓度，诱发败血症。

（3）肝病导致的胃酸缺乏或治疗药物导致的胃酸减少：长时间胃酸减少和抗酸药物的应用，削弱了胃酸保护屏障，增加了创伤弧菌的易感性。

（4）机体 TNF-α 和谷胱甘肽水平升高：ESPAT 等用 CCl_4 制造小鼠肝硬化模型，低剂量和高剂量创伤弧菌感染肝硬化小鼠的死亡率分别为 88% 和 100%，而对照组的死亡率分别为 0 和 12%（$P<0.01$）。通过检测 TNF-α mRNA 的生物活性和 TNF-α mRNA 表明，肝硬化小鼠感染创伤弧菌后死亡率依赖于体内 TNF-α 的反应水平，从而说明死亡率与体内 TNF-α 有高度相关性。2003 年，Powell 等发现随着酒精性肝病患者体内谷胱甘肽水平的升高，单核细胞释放的细胞因子（如 TNF-α、IL-1β、IL-6、IL-8 等）也增多，而临床的肝功能指标与细胞因子的释放无关。这一结果提示血清谷胱甘肽水平可作为个体对创伤弧菌易感性的评价指标。值得注意的是，并非每个接触感染源的慢性肝病患者都会发病，即不同慢性肝病患者对创伤弧菌的易感性也存在很大差别，这其中的机制有待进一步阐明。

【发病机制】

创伤弧菌致病机制目前仍不明，20 多年来关于创伤弧菌致病机制的研究并没有取得突破性进展，金属蛋白酶和溶细胞素曾一度被认为是主要的致病因子。目前认为创伤弧菌感染是通过多因子、多途径对机体致病的；其毒力主要与细胞外毒素、多糖荚膜、铁的利用和获取 3 个主要因素有关。

1. 细胞外毒素 创伤弧菌可产生多种细胞外毒素，包括溶细胞毒素和蛋白酶。细胞外蛋白具有出血活性和增强血管通透性的作用，与引起皮肤损伤有密切关系；胶原酶、弹性蛋白酶与感染局部发生组织坏死有关；卵磷脂酶具有溶解线粒体膜的功能。创伤弧菌溶细胞毒素（Vibrio vulnificus cytolysin，VVC）是创伤弧菌唯一分泌至细胞外、具有创伤弧菌种属特征性的外毒素，它的活性和毒素都非常强，是引起细胞组织损伤的主要毒力因子，对哺乳类动物红细胞具有溶细胞活性。每毫克纯化 VVC 活力高达 81 000 溶细胞单位（81000HU/mg），如果给小鼠尾静脉注射毫克级以下水平的 VVC 就足以致实验小鼠死亡。VVC 的溶细胞作用主要是通过胆固醇介导在某些细胞膜上形成小孔，从而溶解细胞。较低浓度溶细胞素可以诱导内皮细胞产生大量的超氧阴离子，引起细胞的凋亡。现在认为 VVC 引起内皮细胞凋亡的机制主要是在靶细胞膜上形成微孔，使膜外大量钙离子内流，从而增加了膜内钙离子浓度，启动细胞凋亡机制，引起内皮细胞的凋亡。较高浓度溶细胞素使细胞内游离钙离子水平升高，从而导致 DNA 片段产生，而损伤的 DNA 激活 ADP 核酸核糖合成酶，消耗了细胞内的 NAD^+ 和 ATP，最终导致细胞死亡。当 VVC 浓度达到足够引起细胞溶解时，能使肥大细胞释放组胺，产生低血压和心动过速，造成皮肤和肺组织的损害。Kim 等在研究中发现，VVC 也可通过诱导肺内皮细胞表达 P-选择素进而增强肺内皮细胞对中性粒细胞的高黏附性，促进体内炎症的发生、发展。而促进肺内皮细胞对中性粒细胞的黏附是 VVC 多肽本身而不是其包含的毒素所引起的。金属蛋白酶是由创伤弧菌分泌的锌金属蛋白（水解）酶是 45kDa 的多肽，它由 35kDa 的 N 端多肽片段和 10kDa 的 C 端多肽片段组成。锌金属蛋白（水解）酶注入小鼠体内引起肥大细胞释放组胺使血管通透性增加，同时还通过降解Ⅳ型胶原破坏血管基底膜，最终引起皮肤出血。Miyoshi 等研究发现创伤弧菌通过分泌金属蛋白酶使血管通透性增加，引起出血，同时金属蛋白酶破坏蛋白酶-蛋白酶抑制物之间的动态平衡，抑制免疫反应，最终导致败血症。金属蛋白酶可引起内源性蛋白包括心肌在内的肌肉迅速分解，缓激肽与外周血管扩张，导致低血压休克相关。郑晶等人通过溶细胞毒素及金属蛋白酶对小鼠的各脏器组织致病性观察溶细胞毒素可致小鼠肺脏的损伤，且与腹腔注射 VV 致小鼠感染后肺损伤相似，以出血性病变为主。而金属蛋白酶未对小鼠的各脏器组织造成明显损伤。溶细胞毒素联合金属蛋白酶作用导致的小鼠肺损伤与溶细胞毒素单独作用没有差别。首次证实创伤弧菌感染机体时，溶细胞毒素对其毒性的产生是必需的，溶细胞毒素可独立发挥作用对机体造成损伤；且发现肺脏是创伤弧菌感染机体时其毒力因素溶细胞毒素作用的靶器官。在注射剂量为 0.338mg 的情况下，金属蛋白酶不能独立作用对小鼠机体组织造成损伤；金属蛋白酶对创伤弧菌毒力的产生可能并不是必需的；溶细胞毒素和金属蛋白酶之间不存在相互协同或抑制作用。但有研究发现，在基因水平构建创伤弧菌溶细胞素及金属蛋白酶缺失突变体，突变体的毒力并没有减弱，提示金属蛋白酶及溶细胞素可能并非创伤弧菌致病必需的因子。

2. 多糖荚膜 荚膜多糖是创伤弧菌细胞外基质的主要成分，存在于 70% 的菌株中，可以限制生物膜生长，从而决定生物膜大小，是对人致病最主要的因素之一。生物膜有利于细菌抵抗宿主的侵袭。荚膜多糖的另一个主要功能是抗补体作用，避免替代途径的激活。最近有研究报道，荚膜多糖还能够诱导人肠上皮细胞炎性细胞因子 IL-8 的产生。其多糖荚膜能抵御吞噬细胞的吞噬和消化及补体杀菌。菌株可发生相转变，在荚膜型（不透明的菌落形态）和无荚膜型（半透明的菌落形态）之间转换。在小鼠模型中，无荚膜菌株无毒性。当这些菌株被牡蛎摄取后，转变为荚膜型的概率很高，表明牡蛎会选择性携带有荚膜的毒力型微生物。抗荚膜抗体具有保护作用，但其似乎只针对特定的类型，而不具有交叉反应性。创伤弧菌的荚膜类型非常多，因此保护性抗体的类型特异性具有重要意义。创伤弧菌含有脂多糖（lipopolysaccharide，LPS），但是与大肠埃希菌及其他肠杆菌科细菌不同，创伤弧菌的脂多糖并不是 TNF-α 及其他休克相关细胞因子释放的强触发物。然而，荚膜多糖本身可能会直接触发一些细胞因子的应答，从而促使休克综合征发生；小鼠在接种荚膜型创伤弧菌菌株后最长达 12 小时可检测到 TNF-α，而无荚膜型菌株则被迅速清除。在体外，荚膜多糖和脂多糖均可激发人外周血单个核细胞释放细胞因子。

3. 铁的利用和获取 铁在创伤弧菌致病方面也起着重要作用，VV 生长在一定程度上依赖铁的可利用度，其在人类血清中生长与转铁蛋白与铁结合的饱和度相关，VV 对运铁蛋白高饱和度状态的机体有着特殊的亲和力，当转铁蛋白铁饱和度超过 70% 时，VV 近乎呈对数生长。动物实验提示体内高铁离子水平可以极大增强创伤弧菌的致病毒力。这可能是创伤弧菌在慢性肝病、血色病患者中引起败血症的原因。环丙沙星联合铁螯合剂和铁调素激动剂体外实验提示，通过降低血清铁水平，可抑制 VV 生长，利于改善感染预后。然而，大多数创伤弧菌严重感染患者的铁及铁饱和水平正常。

Kashimoto 等比较了创伤弧菌分别在体内和体外产生巨噬细胞凋亡的活性，提出巨噬细胞凋亡可能是创伤弧菌毒性的重要作用之一。

除此之外，无论是在体内或体外，创伤弧菌还能诱导机体细胞释放炎症相关因子，如肿瘤坏死因子、IL-1β、IL-6，促使全身炎症反应。毒素和炎症因子失调的共同作用，导致机体广泛的组织损伤。

【临床表现】

创伤弧菌感染的临床表现主要有 3 种：原发性败血症（43%）、创伤感染（45%）和胃肠炎（5%）。原发性创伤弧菌败血症及胃肠炎常因生食牡蛎等贝壳类海鲜后，病原体通过胃肠道入血，暴发原发性败血症。创伤感染往往是由于身体原有创口接触带菌海水或被海生动物刺伤而感染，表现为肢体局部的皮肤、肌肉坏死等，亦可迅速发展为继发性败血症。创伤弧菌败血症临床上多表现为急性发热、寒战、休克和特征性下肢血性大疱样皮损以及皮肤和肌肉坏死等，进展极为迅速，多数病例于 48 小时内死于多器官功能衰竭（MOF），病死率超过 50%，对于进展为感染性休克的患者，病死率可达 70% 以上。

1. 伤口感染　常发生于处理海鲜时或与水中活动相关时，典型病例包括开牡蛎造成的手部损伤，或上、下船或推船下水造成的腿部撕裂伤。感染后的皮肤损害可有斑丘疹、紫斑或水疱，蜂窝织炎一般较轻。然而，在高风险个体中感染下肢肿胀、渗出、血疱、溃烂和组织坏死，可能会迅速播散产生严重的肌炎和坏死性筋膜炎，类似于气性坏疽，甚至引起败血症、感染性休克、急性肾衰竭、急性呼吸窘迫综合征、DIC、多脏器功能衰竭并危及生命。重症患者往往是局部感染和败血症叠加在一起。

2. 原发性败血症　有易感因素如基础性肝病、酗酒或血色病的患者进食生的或未煮熟的贝类（尤其是牡蛎）后，急起发热、寒战；绝大多数患者体温 37.5℃，部分患者体温可高达 40℃ 以上，休克患者体温可不升；可伴腹泻、恶心、腹部痉挛性疼痛、呕吐；65% 的患者起病 24~48 小时内出现血性大疱样皮损，是脓毒症患者的早期特征性表现，典型的皮肤损害表现还有如局部红斑、瘀斑、坏死性溃疡；下肢是感染后皮肤损害最常见的部位，病损常从下肢的足背或小腿部开始，可见膝关节以下剧烈疼痛、肿胀，继而出现蜂窝织炎伴渗液、坏死性筋膜炎、肌炎、肌肉坏死等，并迅速向近心端大腿以上部位蔓延，数小时内可累及整个下肢，甚至躯干；很少有上肢受损的报告，发展迅速，43% 的患者出现低血压、尿量减少、呼吸急促并发展为休克，75% 的患者在入院 48 小时内因多脏器功能衰竭死亡，多数病程仅为 2~4 天。实验室检查中可发现白细胞增加或降低，中性粒细胞升高，血红蛋白和血小板降低；生化检查可显示血糖降低、血钠多降低、血清钾可升高；血肌酐、尿素氮升高；丙氨酸氨基转移酶（ALT）、天门冬氨酸氨基转移酶（AST）及黄疸指数升高，白蛋白降低；血清肌酸磷酸激酶（CPK）明显升高，肌酸激酶同工酶（CKMB）轻度升高；可有凝血酶原时间（PT）、活化部分凝血活酶时间（APTT）、凝血酶时间（TT）延长。血气分析往往表现为低氧血症、低碳酸血症、代谢性酸中毒。血白细胞计数低的患者较白细胞正常或升高的患者更容易死亡；血小板显著减少是创伤弧菌败血症的特征表现。凝血功能明显降低主要与血小板进行性下降、肝功能下降及凝血因子合成减少有关。B 超可见肝、脾大，部分患者可有腹水。血液培养可分离出创伤弧菌，还可从渗出液、血液、脑脊液中找到或培养出创伤弧菌。应用抗菌药物后，血培养的阳性率明显降低，而组织液或血疱液培养阳性率仍很高，可能与药物渗透入组织的浓度较低有关。

3. 胃肠炎　主要以呕吐、腹痛、腹泻为特征，症状较轻，无创伤的依据，也无发热、皮肤损害、低血压等表现，粪便内可培养出创伤弧菌，此型临床一般无需住院。无症状者的大便样本中也可分离出该菌，因而从粪便样本中分离出创伤弧菌时，很难确定其是致病原因。

此外，还有些误吸海水后出现的创伤弧菌性肺炎、脑膜炎、自发性腹膜炎、子宫内膜炎、会厌炎、角膜溃疡、骨髓炎、骨筋膜室综合征、心脏瓣膜炎等罕见病例报道。

【实验室诊断】

1. 传统分离鉴定　创伤弧菌的传统检验方法是将分离培养后的可疑菌落进行镜检、嗜盐性试验和生化反应。目前我国常见的检验方法主要有 API 测试法、VITEK、BIOLOG、MIDD、SENSITI-TRE、U-TOSCEP-TOR 及 MICROSCAN 等全自动微生物分析系统。但没有任何一种培养基可特异性鉴定创伤弧菌。各种培养基中的抑制剂不同程度地降低了分离培养的敏感性，而用增菌的方法却增加了非目的细菌的数量。在需要及时、快速评价食品的安全性时，通常不被采用。全自动微生物分析系统与培养鉴定相比，简化了步骤，缩短了时间，但由于创伤弧菌表型比较复杂，有些不能分型的创伤弧菌在鉴定系统的鉴定结果是相同的，使得鉴定复杂化。常规培养致病菌发现率不高。血培养和疱液培养均分离出创伤弧菌，推测血培养阳性率低可能与用抗生素有关。95%患者的血液中可培养分离出创伤弧菌，还可从部分患者的渗出液、血液、脑脊液中找到病原体，有时在腹泻患者的粪便内培养出创伤弧菌。

2. 脂肪酸气相色谱分析技术　气相色谱分析技术是重要的近代分析手段，具有分离效能高、分析速度快、定量结果准、易于自动化等特点。与经典的细菌生化反应及 DNA 鉴定相比，具有灵敏、精确、快速、成本低廉的特点，为临床实验室创伤弧菌的鉴定提供了新的方法。但该技术的实验条件缺标准化，包括培养基的成分、培养条件、色谱条件等，影响细菌鉴定的可重复性和准确性。

3. 免疫学方法　免疫学方法具有快速、敏感、特异、简便、结果易于判定、检测成本低廉等特点。缺点是易产生交叉反应，不适合作为独立的监测方法应用。

酶联免疫吸附实验（ELISA）有特异性强、敏感度高、检测时间短等特点，目前国内外已广泛应用于病原微生物的快速检测，且易于制成试剂盒。但该技术需要实验之前完成对创伤弧菌的增菌，如能与其他技术联合，不需增菌即可完成检测，将会大大缩短检测的时间，为临床早期确诊提供依据。

胶体金免疫层析法是一种 20 世纪 80 年代新发展起来的固相免疫测定技术，以胶体金为标志物，通过金颗粒来放大免疫反应，使结果在固相膜（如硝酸纤维素膜）上显现出来。由于胶体金本身可以显色，不用加显色剂，可以标记抗原或者抗体，可采用标记抗原与待检抗原的竞争法进行检测，又可采用标记抗体或者双抗体夹心法进行检测，既简便又快速，已经广泛用于各种微生物的快速检测。该法能在较短时间内显示结果，而常规方法、生化检查、免疫学检查及分子生物技术很难在短时间内出现检查结果，因此该法有望在临床及食品检验中应用以达到快速检测的效果。

4. 分子生物学检测　核酸探针杂交技术的应用，使创伤弧菌的检测水平进入了分子生物学领域。分子生物学方法 DNA 探针和 PCR 可提高试验的敏感性和特异性，并准确检测低浓度的创伤弧菌。特别是实时 PCR 检测可快速完成创伤弧菌的检测；细菌比较容易从血液及表皮的坏死组织中培养到。近年来利用即时的 PCR 技术可以在 8 小时内快速检测贝壳类海产品中是否带菌,大大提高检测效率。创伤弧菌的染色体组现已被测定完成,这为致病机制研究及治疗提供了新的有用信息。

(1) 基因探针技术:利用具有同源性序列的核酸单链在适当条件下互补形成稳定 DNA-RNA 或 DNA-DNA 链的原理,采用高度特异性基因片段制备基因探针来识别细菌。DNA 探针是目前确诊环境中的创伤弧菌应用最广的分子生物学方法之一。优点是减少了基因片段长度多态性所需要分析的条带数,但不能鉴定目标菌以外的其他菌。该技术检测快速、敏感度高,目前国内外研究者已经建立了多种针对微生物独立基因的探针技术。美国 FDA 推荐采用 VVAP 探针进行创伤弧菌特异性计数。此方法受到实验条件的限制,未能进行大规模的临床试验,如能与其他检测方法联合,将给创伤弧菌的检测带来新的思路。

(2) 常规 PCR 聚合酶链反应技术:克隆抗体为基础的酶联免疫吸附试验可以快速检测创伤弧菌,但需要一定的细菌浓度,而 PCR 可以将微量的 DNA 大幅地扩增,有效地缩短检测时间,且具有极高的敏感度。该法具有快速、特异性强、敏感度高等特点,且能够准确地用于生物型 2 和菌株 3 的鉴别。常规 PCR 仅用于单一的菌株,用此检测创伤弧菌的效率低。

1) 多重 PCR:多重 PCR 技术可以在一个体系中加入多对引物,同时扩增出多个核酸片段,可以提高创伤弧菌的检出效率。在其中加入多种病原微生物的特异性引物,可同时检出多种病原微生物,从而提高了临床诊断的准确性。多重 PCR 能够特异且快速地对创伤弧菌进行同源性及特异性检测,与常规 PCR 方法相比,不但节省时间和材料,还可减少或避免因操作步骤过多而污染所造成的假阳性等问题,该法在微生物生态学及流行病学研究中极具价值。

2) 实时荧光定量 PCR:是在一般 PCR 法基础上发展起来的一种分子生物学定量方法。目前国内外最常使用的是实时荧光定量 PCR 技术 (real-time PCR)。实时荧光 PCR 法检验周期短、灵敏度高,同时通过光学系统检测荧光信号而省去了凝胶电泳的烦琐操作,避免了实验过程中污染,既减少了假阳性的发生率,又缩短了检测时间,从而解决了常规 PCR 应用于临床基因诊断的局限。对临床创伤弧菌检测具有重要意义,以此指导临床治疗,可减少患者截肢和病死率。

3) 环介导恒温扩增技术:环介导恒温扩增技术 (loop medicated isothermal amplification, LAMP) 是一种新的核酸扩增技术,该技术在等温条件下即可高效、快速、特异地扩增靶序列。与 PCR 相比,其检测极限更低,在 30 分钟至 1 小时之内可将靶序列扩增至 $10^9 \sim 10^{10}$ 倍,操作简便,不需要 PCR 仪和特殊试剂,产物也易于检测,具有高度的特异性。该方法能够检测有毒力菌株和无毒菌株,也能在冬季有效地检测出非培养基上的病原体,具有很高的敏感度、准确性和简便性。该法的准确性及敏感度使其能够被用于创伤弧菌污染的食品的有效检测。

4) 变性高效液相色谱技术:变性高效液相色谱技术 (DHPLC) 是近年来发展起来的一项新的分析技术。DHPLC 具有较高的敏感度和特异性,目前在基因突变检测、细菌鉴定、DNA 片段大小测定等许多研究领域应用广泛,且特异性强、灵敏度高、耗时短、操作简单,对于创伤弧菌感染能快速准确地进行诊断,以便及早对感染创伤弧菌的患者采取适当的措施进行治疗。

【诊断与鉴别诊断】

传统的培养方法和不断发展的分子生物学检测手段的结合，使创伤弧菌的检测向更快速、更准确的方向发展。考虑到创伤弧菌感染潜在的严重性，应对怀疑该菌感染的患者尽早进行检测和诊断，及早诊断是成功救治的关键。早期识别创伤弧菌败血症尤为重要，其早期临床诊断依据的主要依据有以下几点：

（1）急性发热，24~48 小时出现皮肤、肌肉损害。发病初下肢足背或小腿剧烈疼痛、肿胀、皮肤局部或片状红斑与瘀斑、血疱伴渗出、坏死等，小腿病变数小时内进行性加重，迅速扩展到大腿，蜂窝织炎、坏死性筋膜炎、肌炎等。

（2）大多 24~48 小时出现低血压或休克，迅速出现 MODS 的症状与体征。

（3）4~11 月份发病，可伴腹泻、恶心、呕吐、腹痛、呼吸困难等。

（4）有长期嗜酒或慢性肝病等基础疾病史。

次要依据：患者为生活在海边的渔民或农民，发病前 1 周有生吃牡蛎等海鲜史，或肢体有创口、海鲜刺伤肢体并接触海水史。

凡符合（1）~（4）点，可作出创伤弧菌败血症的早期临床诊断。血疱液、血液或组织液培养出病原菌可作出准确诊断。MRI 和 B 超对创伤弧菌坏死性筋膜炎的早期诊断、波及范围和排除诊断有价值。

创伤弧菌脓毒血症要与下肢蜂窝织炎、下肢血栓性疾病、糖尿病足、大疱性皮肤病等鉴别。

【治疗】

创伤弧菌感染的治愈率较低，及早使用敏感的抗生素非常重要，如发病至抗生素治疗间隔延长，死亡率明显增加；但单纯的药物治疗常不能取得良好的治疗效果，彻底清创或外科手术可以减少细菌和对细菌毒素的吸收，提高生存率。故及早联合使用抗生素和尽早行外科手术暴露并彻底清创是提高生存率的关键。

（一）积极、早期、联合使用大剂量抗生素

及时特别是在发病 24 小时内使用敏感而足量、对组织有良好渗透性的快速杀菌剂如酶抑制剂复合制剂、氟喹诺酮类、碳青霉烯类等是治疗的关键。目前对创伤弧菌感染治疗临床用药选择的观点和实验依据仍不统一。临床上对创伤弧菌感染的治疗方法还经历了由单一抗生素向联合抗生素治疗的过程，文献有报道证实联用两种或数种抗生素可能会比单一使用某一种抗生素在临床上具有更好的效果，认为治疗中不同种类的抗生素药物之间可能具有协同作用。

有实验显示四环素可能是治疗创伤弧菌感染最有效的药物，四环素的疗效与它能阻止创伤弧菌蛋白（包括胞外水解酶）的合成有关，但对于慢性肝病患者，四环素类药物作为首选药物应用，让人心存顾虑；也有文献报道显示三代头孢例如头孢噻肟和头孢曲松在临床上有良好效果；Sanford 等报道单一使用氟喹诺酮类抗生素如环丙沙星、莫西沙星、左氧氟沙星、加替沙星、司帕沙星以及洛美沙星等在体内和体外实验中均可以达到四环素和头孢噻肟联用的效果。胡国新等研究表明，感染创伤弧菌 1 小时，应用小剂量的亚胺培南/

西司他汀、氯霉素、多西环素、奈替米星、头孢哌酮、哌拉西林、左氧氟沙星7种抗菌药物进行治疗，对创伤弧菌均有显著的治疗作用。

近年来，众多研究表明联合应用抗生素对创伤弧菌败血症的治疗更佳，大多抗生素在联用后抗菌作用明显增加。例如四环素和头孢噻肟之间存在明显的协同作用，两者联用会比单独的四环素使用具有更好的灭菌效果，在严重创伤弧菌感染的实验治疗中更显优势。除此之外，氨苄西林和左旋氧氟沙星之间、复方新诺明和四环素之间等也存在明显的协同关系。卢中秋等对抗菌药物联合应用治疗创伤弧菌感染小鼠的实验治疗研究表明，头孢哌酮+左氧氟沙星、头孢哌酮+奈替米星、奈替米星+多西环素联用效果最好，其次为左氧氟沙星+多西环素、头孢哌酮+氯霉素。但一些药物之间的协同作用较明确，而一些药物之间则无协同作用，如左旋氧氟沙星与头孢噻肟及四环素、头孢噻肟与庆大霉素及红霉素均不存在协同作用；头孢哌酮+多西环素疗效也无明显增加。利用各种抗菌药物之间的协同作用可以为临床治疗创伤弧菌感染特别是重症患者从药理学和药物经济学上提供药物选择的依据。

因此，创伤弧菌败血症的早期诊断一旦成立，推荐早期、足量、联合使用三代头孢菌素（如头孢哌酮等）联合喹诺酮类药物（如左旋氧氟沙星等）治疗7~10天。不推荐单独使用亚胺培南/西司他汀、多西环素治疗。根据基础肝肾功能可适当调整药物剂量。对于没有严重基础疾病的患者，轻度伤口感染通常对局部治疗和口服抗生素（如种四环素或氟喹诺酮类）反应良好。治疗时长取决于初始感染的严重程度和临床反应；轻至中度感染患者使用抗生素治疗5~7天通常可获得疗效。

（二）早期外科手术

除早期强有力的抗菌药物治疗外，感染肢体早期采用外科手术是肢体感染败血症救治成功的关键之一，及时在合适部位早期切开减张、引流甚至截肢可显著改善肢体感染败血症患者预后。因此，在治疗伴有蜂窝织炎或坏死性筋膜炎的创伤弧菌败血症患者时，不仅要争取及早手术治疗，而且在减张、清创手术的范围选择上也应积极，必要时甚至截肢以挽救生命。

Halow等对7例在入院46小时内创伤弧菌感染患者的坏死组织进行手术暴露和清创，经抢救后均存活，住ICU的时间缩短。有研究显示早期清创术的患者住院时间及死亡率明显低于72小时后才清创的患者，提示早期手术对抢救创伤弧菌败血症患者的生命是必不可少的措施，尤其是对CPK明显升高、肌肉坏死严重者。血清肌酸激酶升高是肌肉坏死、病变严重的指标。

手术可显著改善患者预后，推测可能与以下因素有关：早期切开、引流可阻断感染肢体持续肿胀，有效防止因肢体张力过高、血管闭塞导致的皮肤软组织、肌肉等进一步缺血缺氧性坏死；减张切口彻底引流坏死组织渗液，能够有效减少炎症介质、毒素、细菌吸收入血，减轻肺、肝脏等脏器功能损害，进而抑制病情持续恶化。肢体感染败血症患者早期绝大部分存在凝血功能障碍，感染肢体早期切开减张、引流存在切口渗血、难以止血等风险。临床观察发现，在脓毒血症患者感染肢体的瘀斑、水疱处皮肤基本为全层坏死，皮下脂肪液化、血管广泛栓塞，深筋膜及肌膜也较多坏死，早期在瘀斑、水疱处切开引流，除大血管需结扎止血外，基本无需电凝等止血处理。但如切口超过瘀斑、水疱皮肤，导致部分正常组织损伤，常出现切开减张口广泛渗血，电凝等方式难以止血，可采用胶原蛋白海绵填塞切口止血，避免出现失血性休克。肢体感染败血症患者早期采用多小切口减张、引流手术可利于血压稳定，改善尿量，减少皮肤、肌肉继续损害，改善出凝血时间等，降低病死率。

（三）其他

抗炎治疗：乌司他丁是一种广谱的蛋白酶抑制剂，具有抗炎作用。近年来发现乌司他丁对创伤弧菌败血症的临床治疗具有重要作用，其可抑制炎症反应，显著改善循环状态及多器官功能，降低 MODS 患者病死率。研究证实，应用足量头孢哌酮和左旋氧氟沙星联合乌司他丁的疗效更佳，这为临床上治疗慢性肝病患者创伤弧菌败血症提供了可靠的依据。糖皮质激素不能改善预后，甚至可能增加病死率。其他抗炎药物的应用目前尚缺乏相关研究。

支持治疗：抗休克，治疗 DIC、MODS 等，给予积极的支持对症治疗，这对挽救患者生命同样非常重要。

【预防】

创伤弧菌是"人鱼共患病"的重要致病菌，在医学和鱼病学界都广为重视，积极预防是减少死亡率的关键。应加强对广大民众宣教生食海鲜或接触海水对慢性肝病患者的危险性，提高患者的自我防范意识；提倡科学的饮食方法；规范海产品加工的处理过程；对职业暴露者，使用眼罩、手套的保护措施。创伤弧菌败血症虽然是少见病，但它是与海鲜相关的最常见的致死原因，尤其对慢性肝病患者更是如此；然而如何早期识别并对局部复杂创口进行有效的外科处理仍是目前困扰临床医师的问题。创伤弧菌对常用消毒剂抗性较弱，常用浓度能将其迅速有效杀灭。因此医院及实验室怀疑或证实有创伤弧菌污染时，均应采取相应的消杀措施进行消毒，以避免院内感染及造成环境污染。

【预后】

对该病的早期诊断十分重要，对高度怀疑创伤弧菌感染的患者应及早经验性应用足量的抗菌药物，推荐应用有效的第三代头孢菌素、四环素类如米诺环素和喹诺酮类抗菌药物，严重感染主张联合应用；胆汁排泄型药剂更有效，但在症状进展后再换药是无效的。但单纯的药物治疗常不能取得良好的治疗效果；肢体肿胀显著并坏死者可予扩创或行筋膜切开术进行减压和引流，清创以减少细菌和对细菌毒素的吸收，必要时可截肢以挽救生命。及早经验性应用足量的抗菌药物和尽早外科手术暴露并彻底清除坏死组织是提高生存率的关键因素。

主要参考文献

［1］卢中秋，卢才教，邱俏檬，等.创伤弧菌脓毒症诊疗方案（草案）.中国危重病急救医学，2008，20（1）：6-14.

［2］陈艳，梅玲玲，李秀桂，等.东南沿海地区零售海产品中创伤弧菌的监测.中国食品卫生杂志，2009，4（17）：344-347.

［3］陈肖，卢中秋.创伤弧菌病原学快速检测技术的研究.医学研究杂志，2013，42（5）：194-197.

［4］李景荣，卢中秋，赵初环，等.抗菌药物联合乌司他丁治疗致病性弧菌感染性脓毒血症.中国危重病

急救医学，2004，16（6）：373-374.

［5］ Bisharat N，Raz R. Vibrio infection in Israel due to changes in fish marketing. Lancet，1996，348（9041）：1585-1586.

［6］ Chao WN，Tsai CF，Chang HR，et al. Impact of timing of surgery on outcome of Vibrio vulnificus-related necrotizing fasciitis. Am J Surg，2013，206（1）：32-39.

［7］ Kuo CH，Hsu HW，Tien YY，et al. Distribution of fatal Vibrio vulnificus necrotizing skin and soft-tissue infections. Medicine，2016，95（5）：1-8.

［8］ Huang KC，Weng HH，Yang TY，et al. Distribution of fatal Vibrio vulnificus necrotizing skin and soft-tissue infections：A systematic review and meta-analysis. Medicine，2016，95（5）：e2627.

［9］ Wong KC，Brown AM，Luscombe GM，et al. Antibiotic use for Vibrio infections：important insights from surveillance data. BMC Infect Dis，2015，15：226.

第七节　鼠　咬　热

（孙建军　卢洪洲）

鼠咬热（rat bite fever，RBF）是一种由感染相关病原的啮齿类动物（主要为鼠类）咬伤或抓伤后，导致人体感染小螺菌（spirillum minus）或念珠状链杆菌（streptobacillus moniliformis）而引起的动物传染病。由前者感染引起的症状主要包括回归热、皮疹以及局部淋巴结炎；由后者感染导致的症状主要有发热、皮疹以及关节痛。诊断主要依靠病史以及临床症状诊断，确诊需要病原培养或特异性抗体滴度变化的阳性结果。确诊后主要应用青霉素和多西环素治疗。本病在我国 20 世纪 30 年代就有报道，但病例散发，易被临床忽视。

【病原学】

本病病原体为小螺菌和念珠状链杆菌，两者都是鼠类咽喉部的常见正常菌群。

1. 小螺菌　形态粗短、螺旋形，两端尖，长 1.7~5μm，宽 0.2~0.5μm，革兰染色阴性。有 2~6 个规则的螺旋，菌体两端有一根或多根鞭毛，在暗视野显微镜下活动迅速，可循其长轴旋转、弯曲，亦可借助鞭毛多方向快速穿行。本菌人工培养方法不能生长，须将含有菌体的标本接种于动物（几内亚猪、豚鼠或大、小白鼠）腹腔内始能分离此菌。

2. 念珠状链杆菌　菌体呈短杆状，长 1~5μm，宽 0.1~0.7μm，常排列成不分枝的长链状，可达 10~150μm，菌体中有念珠状隆起。革兰染色阴性、无动力，不耐酸。念珠状链杆菌在普通培养基中不易生长，只能在含有 10%~20% 的血液或血清或腹水培养基上生长。初次分离中，念珠状链杆菌多表现为专性厌氧，但在传代培养时，则兼性厌氧。在液态培养基上，细菌菌落外形似烟团状（puff-ball）或面包碎屑样（bread-crumb like）。在低葡糖胺和少胞壁酸的培养环境中，易形成 L 型念珠状链杆菌，此菌落外观呈煎蛋样，难以与支原体菌落区别。由进食被念珠状链杆菌污染之食物或水源所致的感染性疾病，称为哈佛山热（Haverhill fever，HF）。

【流行病学】

现有记载称，此病最早见于 2300 年前印度 Wegabhatt 的描述。近代由 Wilcox 在 1839

年做了描述，之后约于 1916 由 Blake 和 Tileston 从鼠咬伤后间断发热的患者血液中分离出了一种链状微生物体，后于 1925 年经分离培养确认为念珠状链杆菌。而于 1916 年，在日本的 Futaki 研究下，发现鼠咬热亦可由另一种病原感染所致，此后于 1924 年被命名为小螺菌。本病散发于世界各地，但报道病例均较少。小螺菌鼠咬热主要在亚洲地区流行，国内所见病例主要为小螺菌所致，而念珠状链杆菌鼠咬热全世界均有报道，但多见于欧美。

1. 传染源　主要为家鼠、宠物鼠以及实验室用鼠。包括大鼠、小鼠、豚鼠、松鼠、田鼠、鼬鼠等，猫、狗等偶也可作为传染源。

2. 传播途径　人主要通过病鼠啮咬、搔抓而感染，病原菌从皮肤破损处进入人体。小螺菌一般存在于病鼠的口咽部、血液或眼睛分泌物中。念珠状链杆菌则存在于病鼠或带菌鼠的唾液及鼻咽分泌物中。

3. 易感者　人群普遍易感。但与动物接触尤其是老鼠接触机会多者为此病危险人群，如野外露宿、农民、打猎者、污水处理人员以及实验室人员和宠物相关工作者。因儿童与动物接触较多，故 50% 以上之鼠咬热患者为婴幼儿。

【发病机制和病理】

鼠咬热的病变为非特异性。病原菌从伤口进入人体，继而沿淋巴系统侵入局部淋巴结，生长繁殖后导致局部淋巴结炎。小螺菌从初期病灶反复侵入血液循环，引起菌血症和毒血症症状。在小螺菌所致的局部病灶中可见上皮细胞变性和坏死，真皮和皮下脂肪层有单核细胞浸润和水肿。皮疹内血管扩张，内皮细胞肿胀，并有单核细胞浸润。病变肝小叶中心充血、出血和坏死，心肌和肾小管上皮细胞有浑浊、肿胀和退行性变，脾和局部淋巴结肿大，伴增生现象。

由念珠状链杆菌所致的基本病变为各脏器充血、水肿和单核细胞浸润。通过对念珠状链杆菌感染者尸检，可见吞噬红细胞现象、肝脾大、间质性肺炎、淋巴结肿大，也可见心内膜炎和心肌炎，常伴有肾脏和肝脏的退行性变。临床资料显示念珠状链杆菌偏嗜浆膜腔。皮损部位活检可发现白细胞破裂性血管炎。实验室感染小鼠可引起多关节炎，感染 24 小时内可见骨关节腔脓性纤维蛋白渗出，之后 4 天内主要表现为巨噬细胞聚集，1 周内出现脓肿和坏死，2 周时会发展为骨膜炎，接着 3 周内纤维结缔组织增生。多关节炎的程度取决于感染病原的数量。

【临床表现】

鼠咬伤后约 1%~10% 人群出现鼠咬热病原体感染症状。

1. 小螺菌鼠咬热　潜伏期 2~3 周，长者可达 4 个月左右。鼠咬后伤口如无继发感染，可于数日内暂时愈合。经潜伏期后（多在 10 天以上），急骤发病。原已愈合的咬伤处疼痛、肿胀发紫以及坏死，其上覆以黑痂，脱痂后成为硬结性下疳样溃疡。局部淋巴结肿大，质韧，并有压痛，但不粘连。常伴有淋巴管炎，在皮肤表面可出现红线。全身症状表现为突然寒战、高热、体温迅速上升至 40℃ 左右。热型多为弛张热，发热持续 3~5 日后于 1~2 天内在大汗中体温急剧下降至正常。高热时常伴有头痛、乏力、出汗、肌痛、关节痛等全身中毒症状。严重者有恶心呕吐、腹泻和中枢神经系统症状如谵妄、昏迷、颈强直等，脾常肿大，肝亦可触及。可见全身桃红色皮疹，伴有痒感。全身症状可于热退后随之消失。经 3~9 日间歇期后，体温又复上升，毒血症症状又重新出现，局部伤口及淋巴结肿大也常增剧。此种发热、退热常出现 6~8 次，共持续数周至数月，甚至达 1 年以上，但往往会在 2 个月内发热消失，临床症状逐次减轻，之后趋于痊愈。临床上有发作 1~2 次的顿挫型和多次发作的迁延型。后者常伴有肾炎、肝炎、心肌炎、脑膜炎和贫血等并发症。据文献报道，未经治疗之病例，死亡率约为 6.5%。

2. 念珠状链杆菌鼠咬热　潜伏期为 3~21 天，一般为 2~3 日。咬伤处很快愈合，无硬结样溃疡形成，局部淋巴结亦无明显肿大。之后出现临床症状群，多表现为突起高热，伴有寒战、呕吐、头痛、剧烈背痛、关节酸痛等毒血症症状。热型呈间歇热或不规则热，可于 2~3 日后缓解，但又迅速上升而呈马鞍型。复发少见。75% 患者于病程 1~3 日出现皮疹，一般为斑丘疹，呈离心性分布，也可表现为瘀点、瘀斑，偶成脓疱。手掌以及足底也可有皮疹。皮疹可持续 1~3 周，大约 20% 疹退后出现脱屑。约 50%~70% 患者在病后 1 周内出现非对称性多发性关节痛或关节炎。关节红肿疼痛是本病特征，以大关节多见，非游走性，可有纤维蛋白渗出液，常多个关节同时或相继受累，如膝、踝、腰、手掌、肘、肩关节等。未经治疗者，关节痛可持续数日或数周。痊愈后常可恢复正常，极少数有运动障碍后遗症。此外，患者可能于急性期并发支气管肺炎，也观察到有肝脓肿、脾脓肿、皮肤脓肿形成和脑炎、胰腺炎、腮腺炎、前列腺炎等。婴幼儿患者以腹泻以及体重减轻较多见。最严重的并发症为细菌性心内膜炎，在原有心脏瓣膜病变的患者中更易发生。此并发症者死亡率可达 53%。若无并发症发生，病程持续 2 周，可自动消退。少数未经治疗者可持续或反复出现发热和关节炎，甚至迁延数年，并可伴发贫血。皮疹一般不复发，不经治疗者病死率可达 7%~13%。

【实验室检查】

1. 周围血象　白细胞可达（10~20）×10^9/L，可伴有核左移。小螺菌型患者反复发热消耗后可出现贫血、低蛋白血症，嗜酸性粒细胞偶有增多。

2. 血培养及暗视野检查　血液、关节腔积液、脓液、伤口渗出液或淋巴结穿刺液作暗视野检查，可找到典型的病原菌。将念珠状链杆菌型患者的血标本接种于含有血清、腹水等的特殊培养基中可获阳性结果。但在抗感染治疗后，培养阳性率有所下降。亦可借助基质辅助激光解吸电离飞行时间质谱（matrix-assisted laser desorption ∕ ionization time of flight mass spectrometry，MALDI-TOF-MS）从培养阳性的培养基/液中检测念珠状链杆菌，甚至可在传统培养阴性者的关节滑液中直接检测得出念珠状链杆菌。

3. 动物接种　取患者血液、伤口渗出液或淋巴结穿刺液接种于几内亚猪或小鼠腹腔。之后约 5~15 天，于接种动物抽取血清，作暗视野检查，可找到典型的小螺菌。但费时费力，难以常规开展。

4. 血清免疫学试验　在起病 10 日左右血中出现凝集素，1~3 个月达高峰，效价 1∶80 以上或病程后期效价增加 4 倍以上具有诊断价值。有报道最大效价可达 1∶5120。特异性凝集素常在 5 个月至 2 年后转阴，但可保持低效价达 7 年之久。酶联免疫吸附试验亦可用于检测念珠状链杆菌特异性抗体。

5. 分子生物学检查　可从关节腔积液、血、脑脊液等标本中提取出致病菌的核酸，经 PCR 扩增其 16S rRNA，测序后可鉴定出菌种。此方法灵敏度较高，但念珠状链杆菌与纤毛菌属有较高相似度，单纯依靠此检测法尚存在不确定，需要进一步结合临床表现加以综合判断。

【诊断和鉴别诊断】

具有鼠类接触史（如咬伤、抓伤等）、毒血症症状、皮疹、硬结性溃疡、关节症状等有重要参考价值。若合并免疫力低下之基础病，如未经治疗之糖尿病、AIDS者，尤应注意此病可能。确诊有赖于病原菌的检出或特异性抗体增长4倍以上。因病原培养困难，若16S rRNA扩增测序结果支持，亦可结合临床表现确诊。小螺菌和念珠状链杆菌感染的区别见表2-7-2。

表2-7-2　小螺菌和念珠状链杆菌区别

特点	念珠状链杆菌	小螺菌
病原形态	革兰阴性杆菌	革兰阴性螺杆菌
地理分布	全世界，多见于北美、欧洲	多见于亚洲，亦可见于欧洲、美洲
传播方式	鼠咬伤、抓伤；或经消化道（哈佛山热）	鼠咬伤
伤口	很快愈合	很快愈合，但于临床症状出现时已愈合伤口再次出现皮损
潜伏期	较短（10天之内）	较长（2~3周）
临床初期表现	发热、寒战、呕吐、头痛	发热、寒战、呕吐
局部表现	轻微淋巴结炎	局部淋巴管炎、淋巴结炎
发热类型	不规则回归热（2~3天）	规则回归热（2~3周）
关节炎	常见（约49%可出现）	少见
皮疹特点	麻疹样皮疹或紫癜样皮疹（约75%出现）	斑丘疹，常融合成片（约50%出现）
假阳性梅毒血清反应（VDRL）	少见（15%）	多见（50%）
确诊依据	病原培养、分子生物技术（PCR等）	暗视野显微镜、动物接种

鼠咬热如无明显鼠咬史或局部病灶，易与回归热、疟疾、立克次体病、钩端螺旋体病、脑膜炎球菌败血症等混淆，主要依靠血涂片、血培养、血清免疫学检查、动物接种等予以区别。

【预后】

若未能正确使用抗生素，前两者的病死率均可达10%左右，及时应用抗生素后很少死亡。死亡原因主要为心内膜炎、支气管肺炎、继发细菌败血症等，有严重中枢神经系统症状者预后也较差。心内膜炎一般发生于病程后期，虽用有效抗菌药物也常难控制。必要时需要配合外科手术治疗。

【治疗】

一般治疗和对症治疗与其他急性传染病相同。局部治疗虽不能防止本病发生，但对防止继发性感染甚为重要。鼠咬后应立即用酒精洗净包扎，并加注破伤风抗毒素。

念珠状链杆菌对庆大霉素、青霉素、氯霉素、红霉素、克林霉素、四环素以及头孢菌素和万古霉素敏感，有报道称，发现念珠状链杆菌对诺氟沙星、多黏菌素 B 以及复方磺胺甲噁唑耐药，亦有发现对头孢菌素和氨基糖苷类耐药之菌株。临床治疗上首选青霉素，青霉素每日儿童静脉用量为 2 万~5 万 U/（kg·d），共 5~7 天，然后继续口服同类型抗生素 7 天。成人量为 160 万 U，分 2 次肌注，小螺菌型可用较小剂量，每日 40 万~80 万 U，分 2 次肌注（以防赫氏反应），疗程 7~14 天。如病原体为 L 型耐药菌，则剂量应加大至每日成人 600 万 U 以上。如有心内膜炎等并发症时，则青霉素的每日剂量可增至 1200 万 U 以上，疗程 4~6 周，并可考虑与氨基糖苷类抗生素如链霉素合用。对青霉素过敏者，可以采用四环素如多西环素口服，100mg/次，每日 2 次。

【预防】

由于本病人群普遍易感，且尚无有效疫苗预防。故对于工作、生活环境中常接触老鼠等动物的人群，如流浪者、农民、污水处理工人和野外旅行者、宠物相关工作人员等，应注意自身防护。包括使用工作服、手套以及面罩等。在多鼠环境下要特别保护婴儿和久病虚弱者，防止被鼠咬伤。若被鼠咬，除彻底清创消毒伤口外，应考虑给予青霉素预防注射。并嘱若出现不适症状时，应及时就诊。

主要参考文献

［1］陈灏珠，林果为，王吉耀. 实用内科学. 第 14 版. 北京：人民卫生出版社，2013.

［2］Porter RS，Kaplan JL. The Merck Manual of Diagnosis and Therapy. 19th ed. The Merck Manuals Department，2011.

［3］Eisenberg T，Ewers C，Rau J. Approved and novel strategies in diagnostics of rat bite fever and other Streptobacillus infections in humans and animals. Virulence，2016，7（6）：630-648.

第八节 广州管圆线虫病
（周晓农 曹建平）

广州管圆线虫病（angiostrongyliasis）是由广州管圆线虫（*Angiostrongylus cantonensis*）引起的。广州管圆线虫是一种重要的食源性寄生虫，其成虫寄生于家鼠或大鼠肺部血管及右心。人因生食含Ⅲ期幼虫的淡水螺而感染，其幼虫侵犯人体中枢神经系统而致病，其主要病变特征为嗜酸性粒细胞增多性脑膜脑炎和脑膜炎。广州管圆线虫病是重要的公共卫生问题，该病的防治逐渐受到重视。

【病原学】

1. 成虫 雄虫体长 11~26mm，宽 0.21~0.53mm，尾端略向腹面弯曲。交合伞对称，肾形，内有辐肋支撑。雌虫体长 17～45mm，宽 0.3～0.66mm，尾端呈斜锥形，阴门开口于肛孔之前。子宫双管型，白色，与充满血液的肠管缠绕成黑白相间的螺旋，颇为醒目（见文末彩图 2-7-2）。在镜下，可见到子宫内的单细胞虫卵。

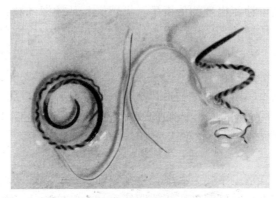

图 2-7-2　广州管圆线虫成虫（吕山提供）

中间两条为雄虫，两边为雌虫

2. 幼虫　广州管圆线虫幼虫根据其蜕皮情况分为四期，第 3 期幼虫是感染期幼虫，无色透明，大小约（449±40）μm×（28±3）μm，头部稍圆，尾部末端骤然变细，食管、肠管、排泄孔、生殖原基及肛孔均易看到（见文末彩图 2-7-3）。

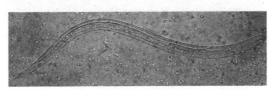

图 2-7-3　广州管圆线虫三期幼虫（吕山提供）

3. 虫卵　无色透明，椭圆形，从鼠肺动脉血液中收集的虫卵，可见卵内从单细胞至幼虫的各个发育阶段，因此虫卵外形变异较大，约为（64.2～82.1）μm×（33.8～48.3）μm。

4. 生活史　广州管圆线虫的生活史包括成虫、卵、幼虫 3 个发育阶段。成虫寄生于野生啮齿类动物（尤其是鼠类如褐家鼠、黑家鼠及多种野鼠）的肺动脉内。成虫在啮齿类动物肺动脉内发育成熟后，雌雄成虫交配后产卵，虫卵随血流到达肺毛细血管，孵出第 1 期幼虫穿破肺毛细血管进入肺泡，经支气管移行至咽喉部，然后吞入消化道，最后随宿主粪便排出体外。第 1 期幼虫被中间宿主螺蛳或蛞蝓食入或主动侵入后，可在其体内经过 2 次蜕皮过程，由第 2 期幼虫发育为第 3 期幼虫（即感染期幼虫）。大鼠等终宿主因食入含感染期幼虫的中间宿主、转续宿主或被 3 期幼虫污染的食物而感染。第 3 期幼虫进入终宿主消化道内后，可侵入肠壁的小血管，随血液循环到达脑组织，幼虫在脑内经蜕皮发育，最后经静脉到达肺动脉，发育为成虫。

人是广州管圆线虫的非适宜宿主，人感染的方式主要是生食或半生食含感染期幼虫的中间宿主（螺蛳或蛞蝓）和转续宿主（虾、蟹、蛙、鱼、蛇）而感染。也有报道称生食受感染的蔬菜或饮用生水也可能被感染。人是非适宜宿主，幼虫难以发育为成虫，长时间停留于中枢神经系统，如大脑髓质、脑桥、小脑和软脑膜等组织部位。广州管圆线虫复杂的生活史和宿主多样性使宿主感染也具有多条途径,从而增加了疾病预防控制的难度。

【流行病学】

广州管圆线虫病是一种新出现的传染病,可感染各种软体动物,证实了广州管圆线虫在软体动物与人之间的传播关系。在世界上许多国家和地区有较高的传播性。本病主要流行于热带和亚热带地区,波及亚洲、非洲、美洲、大洋洲的 30 多个国家和地区,其中太平洋、印度洋地区的一些岛屿及东南亚各国先后发现散在或暴发病例。近 15 年间,各地报道广州管圆线虫病例不断增加,特别是几次疾病的暴发,引起了广泛的关注。随着全球快速的经济发展和频繁的文化交流,人们的饮食行为也发生了重要变化,广州管圆线虫病已经不再仅仅局限于自然疫源地,很多发达国家的旅行者也是广州管圆线虫病的高危人群。

广州管圆线虫的适宜宿主主要为大鼠包括家鼠和野鼠,人、小鼠、豚鼠、家兔以及灵长类动物为其非适宜宿主。已经明确广州管圆线虫的中间宿主为软体动物,包括螺类、蛞蝓等。我国主要是褐云玛瑙螺和福寿螺。其中,褐云玛瑙螺是我国广东、海南、云南、台湾、福建以及香港等地广州管圆线虫最主要的中间宿主,福寿螺是浙江广州管圆线虫的主要中间宿主。而各种蛙类(如虎皮蛙、沼水蛙等)、蟾蜍类(如黑眶蟾蜍)、涡虫、鱼虾蟹以及各种家畜(牛、鸡和猪等)都可以作为广州管圆线虫的转续宿主。在我国,广州管圆线虫的转续宿主在广州有黑眶蟾蜍、福建有沼水蛙、台湾有虎皮蛙和金线蛙及涡虫的报道。这些转续宿主因摄入含有第 3 期幼虫的淡水螺类,幼虫转入其体内长期存活,并具有感染力,在流行病学上极为重要。

【发病机制】

广州管圆线虫对人体的伤害主要是中枢神经系统的炎症反应,也可因幼虫在血管内移行导致的机械损伤或栓塞。外周血液和脑脊液的嗜酸性粒细胞增多是广州管圆线虫感染的重要特征。在虫体侵入部位可见嗜酸性粒细胞肉芽肿和局灶性坏死,脑膜可因炎症增厚粘连,进而造成脑室扩张等。这些炎症反应及机械性损伤就是广州管圆线虫病的基础。

幼虫在脑内移行可形成伴有炎症反应或出血的隧道。在隧道中充满了变性的脑组织碎片及神经胶质细胞,边缘有少量嗜酸性粒细胞,邻近的神经细胞溶解、轴突肿胀。炎性反应表现为脑部血管扩张,以蛛网膜下腔中的静脉为甚。病人脑中可检出活的或死的虫体,虫体周围可见单核细胞和嗜酸性粒细胞浸润,这种炎症细胞浸润在活虫体周围较轻,而在死亡虫体周围则更严重,多可形成嗜酸性肉芽肿,病灶周围脑组织坏死,内有夏科-莱登结晶。在脑白质血管周围亦可发现单核细胞和嗜酸性粒细胞的浸润。

幼虫侵入眼部可能有三条途径:一是幼虫直接进入眼部,二是幼虫在脑部发育后再通过视网膜中央动脉或涡静脉或睫状动脉侵入眼部,三是幼虫在脑内发育后沿脑部表面移行至颅底经视神经与脑膜间隙入眼。

【临床表现】

广州管圆线虫病的临床表现是与幼虫在人体内移行和生长发育分不开的,除了能够引起嗜酸性粒细胞增多外,神经系统受累引起的症状和体征通常是患者就医的主要原因。本病潜伏期变化较大，短至1天，长至数月，主要与感染度有关。感染初期，病人可出现前驱症状，如进食螺肉后数小时即呕吐、腹痛、腹泻，或立即出现皮肤皮疹，一般持续数天后消退。这可能是生食食物引起的反应或幼虫侵犯胃肠道的反应，也可能是食物过敏。多数病人没有前驱症状，急性起病。

广州管圆线虫所致的中枢神经系统受累症状，可分为嗜酸性粒细胞增多性脑膜炎、脑膜脑炎、脑（脊膜）脊髓炎、脑（脊）膜神经根炎。

1. 嗜酸性粒细胞增多性脑（脊）膜炎　是由广州管圆线虫幼虫移行至颅内或脊髓的蛛网膜下腔所致的脑（脊）膜急性变态反应性炎症，脑实质未受损害。主要表现为颅内高压征和软脑（脊）膜刺激征。

2. 嗜酸性粒细胞增多性脑膜脑炎　是由广州管圆线虫幼虫移行至颅内蛛网膜下腔和脑实质内所致的软脑膜和脑实质的急性过敏反应性炎症。主要表现为脑膜炎和脑炎症状及体征。头痛、躯体痛往往是这类病人的主要就诊原因。部分病人可出现肢体轻瘫或脑神经受累。

3. 嗜酸性粒细胞增多性脑（脊膜）脊髓炎　是由广州管圆线虫幼虫移行至脑和脊髓所致受损引起的临床表现。主要表现为脑炎和脊髓受损的症状和体征。外周血和脑脊液中嗜酸性粒细胞增高。若累及脊髓及其神经根，可表现为嗜酸性粒细胞增多性神经根脑脊髓炎，在出现脑和（或）脊髓受损体征同时，还有神经根刺激症状。

4. 嗜酸性粒细胞增多性脑（脊）膜神经根炎　是由于幼虫在椎管的蛛网膜下腔内移行，造成脑脊髓膜、多处脊神经根的机械刺激和过敏反应性刺激从而引起的脑脊髓膜和脊髓神经根炎症。该类型广州管圆线虫病常急性起病，以肢体、躯体疼痛等神经根刺激症状为主要表现，无脑或脊髓受损的症状和体征。该类型疾病预后良好，具自愈倾向，局限性的躯干四肢皮肤轻微感觉异常或减退为病情较重者唯一遗留较久的症状。

5. 神经系统其他表现　有些广州管圆线虫病例尚伴有吉兰-巴雷综合征。患者急性起病，表现为四肢软瘫、多脑神经根炎，脑脊液蛋白细胞分离，经地塞米松治疗后症状缓解。

呼吸系统受累后可表现为肺出血、左右肺动脉广州管圆线虫虫栓形成、广州管圆线虫病性肉芽肿性肺炎、肺透明膜形成等。对由广州管圆线虫所致的嗜酸性粒细胞性肺炎的病例观察发现：①有急性广州管圆线虫病病史；②肺部无症状和体征；③肺部CT呈炎症性改变；④支气管镜检查呈炎症改变，支气管-肺泡灌洗液中含较多的嗜酸性粒细胞；⑤预后良好。对这些病例的胸部CT表现异常，包括小结节病灶、小斑片状磨玻璃样浸润灶、外带部支气管血管束呈Y形增粗等。病灶具有两肺周边部散在分布的特点，其主要病理学基础是胸部嗜酸性粒细胞浸润。4岁以下的儿童，在尸检病理切片中能发现肺动脉有广州管圆线虫的断面，并且肺部出现广泛的炎性浸润。儿童肺部容易出现广州管圆线虫的机制可能与儿童机体特征有关。

部分患者可出现畏光、疼痛和视力减退眼部损害症状，甚至虫体侵入时停留于肺组织，上行至气管、咽喉部经鼻咽管进入鼻腔引起鼻部损害。

【诊断】

1. 病原学诊断　能够从脑脊液中发现广州管圆线虫虫体是确诊的依据，从我国目前的病例统计看，病原检出率仅为 4.8%。病原确诊率低的主要原因是多数情况下人体感染广州管圆线虫较少，进而在脑脊液样本中检出病原体的概率也降低。

2. 免疫学诊断 由于广州管圆线虫病的病原学确诊率较低，免疫学等间接的诊断方法就成了重要的诊断依据。免疫学诊断根据检测的目标可以分为抗体检测法和抗原检测法。血清抗体检查是广州管圆线虫病的重要辅助诊断方法，通常包括免疫荧光检测法、免疫酶染色试验、酶联免疫吸附试验等。理想的商品化试剂盒应当具有针对性的检测效能，即能够区分出广州管圆线虫不同时期诱导的抗体。抗体检测有其局限性：一是感染后抗体的出现较晚；二是完全治愈后抗体仍会在体内存在较长时间，无法进行现症感染诊断和疗效考核；三是同其他蠕虫有较高的交叉反应。这些问题制约了免疫诊断方法的可靠性。检测循环抗原则可以克服以上的问题。然而与抗体检测相比，循环抗原的含量较低，对方法的敏感性要求更高。近年来杂交瘤与单克隆抗体技术的发展，为检测循环抗原提供了新的实验手段。

【治疗】

目前关于广州管圆线虫病药物治疗方面仍然存在一些问题，大多数研究尚处于动物实验阶段，但普遍认为阿苯达唑对该病治疗有较肯定的疗效。阿苯达唑使用剂量：10mg/kg，每天2次，连服7~9天，总剂量为140~180mg/kg；或用200mg/d，连用5天，然后用400mg/d，连用5天。轻症病人可用200mg/d，连用3天。有报道称阿苯达唑可致全血细胞下降，儿童患者慎用。

针对患者的临床情况，可用甘露醇静滴，降低颅内压力。可用地塞米松口服或静滴，以减轻杀虫引起的过敏反应。头痛严重者，可酌情给予镇痛剂。

主要参考文献

［1］ Wang QP, Lai DH, Zhu XQ, et al. Human angiostrongyliasis. Lancet Infect Dis, 2008, 8 (10)：621-630.

［2］ Archer CE, Appleton CC, Mukaratirwa S, et al. The rat lung-worm Angiostrongylus cantonensis：A first report in South Africa. S Afr Med J, 2011, 101 (3)：174-175.

［3］ Lv S, Zhang Y, Steinmann P, et al. Helminth infections of the central nervous system occurring in Southeast Asia and the Far East. Adv Parasitol, 2010, 72：351-408.

［4］ Kim JR, Hayes KA, Yeung NW, et al. Diverse gastropod hosts of Angiostrongylus cantonensis, the rat lungworm, globally and with a focus on the Hawaiian Islands. PLoS One, 2014, 9 (5)：e94969.

第九节 蓝氏贾第鞭毛虫病
（曾庆仁）

蓝氏贾第鞭毛虫病（giardiasis）是一种由蓝氏贾第鞭毛虫（*Giardia lamblia* Stile, 1915）寄生于人和某些哺乳动物的上段小肠内，造成肠微绒毛损伤，可引起以急、慢性腹泻伴有消化吸收不良为主要临床表现的人畜共患寄生虫病。人受感染主要是因摄入含有蓝氏贾第鞭毛虫包囊污染的水或食物而致，并在旅游者中易发生感染致腹泻，故曾称该病为"旅游者腹泻"。由于该病呈全球性分布，故被列为全世界危害人类健康的十种主要寄生虫病之一。因其也与艾滋病常合并感染，使得人们对此予以高度关注。

【病原学】

蓝氏贾第鞭毛虫生活史含滋养体和包囊两个阶段。滋养体为营养繁殖阶段，出现于患者的腹泻粪便中，如同倒置梨形，两侧对称，前端宽钝，后端尖细，腹面平，背隆起，长9~21μm，宽5~15μm，厚2~4μm，一对细胞核位于虫体前端 1/2 的吸盘部位。有前侧、后侧、腹和尾鞭毛各 1 对，发自位于两核间的基体；1 对呈瓜锤状的中体与轴柱的 1/2 处相交，活虫体可借助鞭毛动作呈现活跃的翻滚运动。包囊为流行传播阶段，出现在感染者的成形粪便或稀便中，呈长椭圆形，大小约（8~14）μm×（7~10）μm，囊壁较厚，并与虫体间有明间隙，胞质内可见明显的纵向中体和鞭毛结构，成熟包囊含 4 个核，未成熟的含 2 个核。

人因摄入被蓝氏贾第鞭毛虫成熟包囊污染的水和食物而感染。包囊在十二指肠脱囊形成 2 个滋养体，主要寄生于人十二指肠和上段小肠。因此段小肠黏膜处的高效 O_2-解毒系统是蓝氏贾第鞭毛虫滋养体生存的必要条件。滋养体以二分裂法进行繁殖。在肠道环境不利情况下，滋养体分泌囊壁形成包囊并随粪便排出体外，污染环境、食物和水源。包囊的抵抗力强，在水中和阴凉环境中可存活数天至 1 个月，常规水消毒浓度的氯气不能杀死自来水中蓝氏贾第鞭毛虫包囊；在湖水中，0~4℃或 6~7℃存活 56 天，17~20℃存活 28 天；在河水中存活时间更长，0~4℃活 84 天，20~28℃活 28 天；海水中 4℃活 65 天。

【流行病学】

蓝氏贾第鞭毛虫是引起人类腹泻的重要寄生虫病原之一，呈世界性分布，人体感染率在 1%~30% 之间，个别地区儿童感染率高达 50%~70%。以热带和亚热带为主，寒带也有流行，东南亚和非洲更为常见。在美国、英国、法国、加拿大和澳大利亚等发达国家均有本病的流行甚至暴发流行。我国也呈全国性分布，总感染率为 2.52%，以新疆（9.26%）、西藏（8.22%）和河南（7.18%）最高。粪便中含有蓝氏贾第鞭毛虫包囊的人和动物是本病的传染源。牛、羊、猪、兔等家畜，猫、狗等宠物和某些野生动物（如河狐）是保虫宿主。传播途径主要通过带虫者排出的粪便污染食物和水经口感染而传播，其中食品操作者或者儿童相互分享污染有蓝氏贾第鞭毛虫包囊的食物，均可导致感染传播；而人-人传播主要见于幼儿园、小学和家庭等场所；性传播主要是同性恋者的肛交常导致包囊的间接"粪-口"传播。该病在夏秋季节发生率较高，吞食 10 个包囊即可致感染。人群普遍易感，儿童、年老体弱者和免疫功能缺陷者尤为易感，HIV/AIDS 患者常易合并感染。

【发病机制】

有蓝氏贾第鞭毛虫感染的人群中，多数呈带虫状态的无明显症状者，少数有临床症状的主要表现为急、慢性腹泻，后者常伴有消化吸收不良综合征。导致致病的发生机制可能涉及虫株毒力、寄生特性、宿主小肠内环境及免疫状态等因素。

1. 虫株致病力　不同虫株以及相同虫株表达不同表面抗原的克隆株之间的致病力各不相同。蓝氏贾第鞭毛虫 GS 株的致病力比 ISR 株强，研究表明 GS 虫株表达 72kDa 蛋白而 ISR 虫株则表达 200kDa 蛋白。

2. 丙种免疫球蛋白缺乏　丙种免疫球蛋白缺乏的不仅对蓝氏贾第鞭毛虫易感，且在感染后可导致慢性腹泻和吸收不良等临床症状。研究显示，蓝氏贾第鞭毛虫滋养体含有的降解 IgA 抗体的 IgA 蛋白酶，可降解宿主肠道黏膜的 IgA 而使宿主易感。

3. 双糖酶缺乏　宿主体内双糖酶不同程度缺乏或处于低水平，有利于蓝氏贾第鞭毛虫滋养体直接损伤小鼠肠黏膜细胞，严重者小肠微绒毛常变短，提示双糖酶存在与否与蓝氏贾第鞭毛虫致病的严重程度有关。

4. 虫体对寄生部位损伤　滋养体可覆盖于小肠黏膜表面，并借助吸盘吸附肠黏膜，机械性损伤微绒毛，影响吸收功能；滋养体的排泄物、分泌物可刺激小肠黏膜微绒毛，并与宿主竞争基础营养而影响小肠黏膜对维生素 B_{12}、乳糖、脂肪和蛋白质的吸收功能障碍。当虫体寄生于胆道系统时，可引起胆囊炎或胆管炎病变，甚至肝大，影响胆汁进入小肠对脂肪的消化和吸收。

5. 免疫状态的影响　宿主的固有免疫、体液免疫和细胞免疫状态将会影响其对该原虫的感染性。例如，人乳汁中的甘油三酯经酯酶作用释放的游离脂肪酸，对滋养体有杀伤作用。动物实验也证明肠道内分泌型的 IgA 及 T 淋巴细胞在抗蓝氏贾第鞭毛虫感染中发挥了重要作用。

蓝氏贾第鞭毛虫感染的组织病理学显示，滋养体借助于吸盘寄植于人体的十二指肠及小肠上部黏膜和胆囊的腔上皮细胞表面，而不侵入深部黏膜层。黏膜固有层炎症细胞浸润，引起上皮细胞有丝分裂相对数增加，绒毛变短变粗，上皮细胞坏死脱落。病变在治愈后可恢复。

【临床表现】

蓝氏贾第鞭毛虫感染者，多数为无明显症状的带虫者或仅有轻度腹泻表现的慢性患者，少数可有急性和亚急性的临床类型。出现症状前的潜伏期，一般在感染蓝氏贾第鞭毛虫后平均为 1~2 周，最长达 45 天。儿童患者多见。

1. 急性期　表现为恶心、厌食、腹痛和全身不适，或伴低热或寒战。突发恶臭水泻、偶见黏液、无脓血，胃肠胀气，呃逆和上中腹部痉挛性疼痛。婴幼儿病程可持续数月，可致营养不良、脂肪泻、贫血、衰弱、发育障碍等。

2. 亚急性期　表现为间歇性排恶臭软便或粥样便，伴腹胀、痉挛性腹痛，或有恶心、厌食、嗳气、头痛、便秘和体重减轻等。

3. 慢性期　表现为周期性稀便，甚臭，反复发作，病程可长达数年不愈。儿童病例，病程更长，可出现营养吸收不良和发育障碍等表现。

蓝氏贾第鞭毛虫偶可侵入胆道系统，引起胆囊炎或胆管炎。AIDS 或 HIV 感染者，病情严重，持续性腹泻，一日可高达数十次。

【诊断】

诊断本病需根据上述病史和临床症状，并从粪便或肠液或肠黏膜中查见蓝氏贾第鞭毛虫滋养体或包囊方可确诊。

1. 病原学检查

（1）粪便检查：在急性期，在患者的水样或糊状粪便中含有滋养体，取新鲜粪便直接做生理盐水涂片法镜检滋养体。为确保滋养体活力及检出率，标本需新鲜，冬天须保温，获得样本在 30 分钟内检查。在亚急性期或慢性期患者粪便中含有包囊，用生理盐水或碘液涂片镜检包囊，必要时采用硫酸锌浮聚法查包囊。由于包囊排出有间断性，隔日查一次，连续查三次。铁苏木素染色和三色染色法，可清晰见到虫体的形态结构，在必要时选用。

（2）小肠液检查：对粪检未查到虫体的可疑病例，用十二指肠引流或肠内试验法（entero-test）采集标本。后者的具体做法：禁食后，嘱患者吞下一个内部装有一定长度之尼龙线的胶囊，将线的体外端固定于患者口角边。3~4 小时后，缓缓拉出尼龙线，取末端尼龙网上的附物镜检。查得滋养体，即可确诊。

（3）小肠活组织检查：借助内镜从 Treitz 韧带相应部位的小肠黏膜摘取活体组织，固定后用 Giemsa 染色、镜检滋养体。滋养体着紫色，肠上皮细胞呈粉红色。

2. 免疫学检查 一般用特异性抗体以 ELISA 和 IFA 方法检查粪便中的包囊或者滋养体或者相应的抗原，其意义仅作辅助诊断。目前在国外有检查粪便中抗原的商品化试剂盒。

3. 分子生物学检查 多采用 PCR 方法扩增蓝氏贾第鞭毛虫的某一基因片段。方法敏感、特异。不仅可对病例和水样进行检测，还可进行虫种鉴定、基因分型和亚型分析。目前发展有巢式 PCR、限制性片段长度多态性、随机扩增多态性 DNA 以及 Real-time PCR、环介导等温扩增、基因芯片等方法。

在蓝氏贾第鞭毛虫病诊断中，需与粪类圆线虫病、肠阿米巴病、细菌性痢疾、隐孢子虫病、病毒性肠炎等腹泻性疾病相鉴别。

【治疗】

目前用于治疗蓝氏贾第鞭毛虫病的药物有甲硝唑（灭滴灵）、替硝唑、阿苯达唑和呋喃唑酮（痢特灵）和巴龙霉素。此外，苦参、白头翁等中草药对贾第病也有一定疗效。临床上，一般首选甲硝唑，口服剂量为成人每次 0.8g，日 3 次，连用 5 天；儿童 15mg/（kg·d），分 3 次，连服 5 天，治愈率达 90%。替硝唑，口服剂量为成人每天 2g，儿童为 50~70mg，均为一次顿服，治愈率达 95%，该药副作用较小。此二药对胃肠道有刺激作用，常引起恶心、呕吐，有致畸和致突变作用，孕妇应慎用或禁用。呋喃唑酮，口服剂量为成人每次 100mg，日 4 次；儿童 6mg/（kg·d），分 4 次服下，连服 7~10 天，治愈率可达85%~90%。巴龙霉素常用于孕期感染蓝氏贾第鞭毛虫患者的治疗。阿苯达唑作为替代用药，副作用较小，但效果不及上述药物，其疗程至少 1 周。

加强人畜粪便管理，防止人畜粪便污染水源和食物；加强饮用水消毒处理和改进饮用水处理工艺，定期检测饮用水中蓝氏贾第鞭毛虫污染情况，建立监测和预警系统。教育人们讲究个人卫生和饮食卫生，不喝生水和生食，特别对儿童聚集场所（托儿所、幼儿园和小学）及养老院加强饮食卫生，防止病从口入；加强食物操作人员管理；对 AIDS 患者或者 HIV 感染者及其他免疫功能缺陷者应注意进行蓝氏贾第鞭毛虫检查。

主要参考文献

［1］邓伟成，曾庆仁. 临床寄生虫病学. 北京：人民卫生出版社，2015.

［2］Takaoka K, Gourtsoyannis Y, Hart JD, et al. Incidence rate and risk factors for giardiasis and strongyloidiasis in returning UK travellers. J Travel Med, 2016, 23 (5). doi：10. 1093/jtm/taw050.

［3］Ghenghesh KS, Ghanghish K, Bendarif ET, et al. Prevalence of Entamoeba histolytica, Giardia lamblia, and Cryptosporidium spp. in Libya：2000-2015. Libyan J Med, 2016, 11：32088.

［4］Mastronicola D, Falabella M, Forte E, et al. Antioxidant defence systems in the protozoan pathogen Giardia intestinalis. Mol Biochem Parasitol, 2016, 206（1-2）：56-66.

［5］Leitsch D. Drug resistance in the microaerophilic parasite Giardia lamblia. Curr Trop Med Rep, 2015, 2（3）：128-135.

第十节　致病性自由生活阿米巴感染
（刘金也　程训佳）

致病性自由生活阿米巴感染呈世界性分布，但是发病率很低；其中一些虫种可以成为机会致病性原虫引起人类的疾病，构成对人类健康的新威胁。但是这类感染的发生、发展并不依赖人与人之间的传播。自由生活的阿米巴包括福氏耐格里属阿米巴（*Naegleria fowleri*）、棘阿米巴（*Acanthamoeba spp*）和狒狒巴拉姆希阿米巴（*Balamuthia mandrillaris*）等。1965 年首例人类阿米巴性脑膜脑炎由澳大利亚报告，随后提出了病原体为耐格里属阿米巴。棘阿米巴感染亦频有报告，而且由棘阿米巴感染多发生在衰弱或慢性疾病的患者，被认为是一种机会感染。随后由棘阿米巴引起的角膜炎也被明确诊断。1990 年，狒狒巴拉姆希阿米巴引起脑膜脑炎也被首次报道。棘阿米巴亦可以引起阿米巴性角膜炎。耐格里阿米巴可引起儿童、青少年和成人致死性和快速恶化的脑膜脑炎。

【病原学】

福氏耐格里属阿米巴（*Naegleria fowleri*）是肉足鞭毛门（Phylum Sarcomastigophora）、肉足亚门（Subphylum Sarcodina）、叶足超纲（Superclass Rhizopoda）、叶足纲（Class Lobosea）、裂芡目（Order Schizopyrenida）、耐格里（原虫）属（Genus *Naegleria*）的原虫。棘阿米巴（*Acanthamoeba spp*）则属于阿米巴目（Order Amoebida）、棘阿米巴属（Genus *Acanthamoeba*）的原虫；关于狒狒巴拉姆希阿米巴（*Balamuthia mandrillaris*）在分类上的地位尚不明确。

1. 形态　这类阿米巴生活史中均有滋养体期和包囊期。

（1）耐格里属阿米巴：滋养体椭圆或狭长形，虫体直径 10~35μm，一般约 15μm。虫体一端有一圆形或钝性的伪足，活泼运动。染色后，滋养体的核为泡状核，直径约 3μm，居中的核仁大而致密，核膜与核仁之间有明显的晕圈。细胞质呈颗粒状，内含数个含电子密度物质的空泡、食物泡和收缩泡。若将滋养体置 37℃蒸馏水中或在 27~37℃条件下培养，滋养体可能几个小时最长 20 小时内可变成梨形的鞭毛型滋养体。鞭毛型滋养体一端有 2 根或多至 9 根鞭毛、直径 10~15μm，进行典型的鞭毛运动。鞭毛型滋养体可以运动活泼，但不取食、不分裂，亦不直接形成包囊，一般在 24 小时内即又转变为阿米巴型。

（2）棘阿米巴属阿米巴：滋养体为多变的长椭圆形，直径约 20~40μm，无鞭毛。除了有叶状伪足外，体表尚有大量不断形成与消失的棘状伪足，呈无定向的缓慢运动。胞质内含小颗粒及食物泡。核直径约 6μm，核的中央含一大而致密的球状核仁，核膜与核仁之间有明显的晕圈。核仁亦可呈多态形，或内含空泡。包囊圆球形，直径 9~27μm。不同种棘阿米巴的包囊大小形态各异。两层囊壁，外囊壁有特征的皱纹，内囊壁光滑而呈多形，如球形、星状形、六角形、多角形等多面体。胞质内布满细小颗粒，有位于包囊中央的单个核。

（3）狒狒巴拉姆希阿米巴：滋养体含一大的泡状核，核仁居中，有指状伪足，虫体直径约为 12~60μm。在组织培养中往往可见伪足伸展的滋养体；然而，当其破坏宿主细胞后则会变成指状伪足。成熟的包囊常呈圆形，直径 6~30μm。有不规则外壁和圆形的内壁。

2. 生活史　致病性自由生活阿米巴生活史较简单。在自然界中普遍存在于水（湖泊、泉水、井水、污水等）、淤泥、尘土和腐败的植物中，滋养体以细菌为食料，但狒狒巴拉姆希阿米巴以土壤中小型自由生活阿米巴为食，不吞食细菌。进行二分裂繁殖，并可形成包囊。滋养体期和包囊期都可以感染宿主。

当耐格里属阿米巴滋养体接触到水就可以暂时性地变成有 2~9 根鞭毛的鞭毛型滋养体。在经受不利环境的压力时，滋养体可形成包囊以耐受长期的脱水等情况，而当培养基含有足够的营养成分即发生脱囊，滋养体通过包囊上的小孔逸出。滋养体主要是穿入鼻黏膜沿嗅神经迁移入脑组织，引起病变，在脑组织可以检出滋养体却无包囊。

棘阿米巴属阿米巴的滋养体在遭遇脱水或其他不利的情况时可以形成包囊；包囊对寒冷、干燥、自来水和各种抗微生物药剂都具有很强的耐受性，加之虫体轻，可漂浮在空气中、尘土上。相反，成熟的包囊在生长培养基中或当外界条件适宜时，即形成滋养体。棘阿米巴还可以存在于牙科治疗台、血液透析装置、暖气、通风和空气调节组件中，也可以存在于人类的鼻腔、咽喉或者人和动物的脑、皮肤和肺组织中。棘阿米巴可以侵入眼或通过鼻腔进入下呼吸道、溃疡或破溃的皮肤侵入人体。其侵入眼部可以引起严重的角膜炎。侵入呼吸道或皮肤的虫体可侵入中枢神经系统引起肉芽肿性阿米巴脑炎或其他弥散性疾病或皮肤疾病，在病变的组织中可以检测到滋养体和包囊。

狒狒巴拉姆希阿米巴除包囊结构和不能在含细菌的琼脂培养基上生长而必须在哺乳动物细胞内培养外，其余特点与棘阿米巴相似。狒狒巴拉姆希阿米巴往往可以通过鼻腔进入下呼吸道、溃疡或破溃的皮肤侵入人体再循血循环侵入中枢神经系统引起肉芽肿性阿米巴脑炎或其他弥散性疾病或皮肤疾病，在病变的组织中可以检测到滋养体和包囊。

【流行病学】

致病性自由生活阿米巴生活史呈全世界分布。1965 年在澳大利亚报告了第一例由福氏耐格里阿米巴引起的原发性阿米巴脑膜脑炎病例。目前，全世界确诊为福氏耐格里阿米巴脑膜脑炎的病例约 200 例，其死亡率是 95%。也有罕见病例经两性霉素 B 和利福平治疗 2 月后进入无症状期。夏季尤其是游泳池池水的化学组成、温度、酸碱度和影响这类阿米巴生长的有机物的组成等均会影响福氏耐格里阿米巴的生存和传播。棘阿米巴和狒狒巴拉姆希阿米巴的中枢神经系统感染的报告并不比福氏耐格里阿米巴引起的原发性阿米巴脑膜脑炎多。棘阿米巴性脑炎患者的报告约 200 例，而棘阿米巴性角膜炎患者大于 3000 例，狒狒巴拉姆希阿米巴性脑炎的患者大于 100 例。棘阿米巴引起脑膜脑炎又称肉芽肿性阿米巴脑炎（granulomatous amebic encephalitis，GAE），与游泳并无关系，而是多发于虚弱人群和免疫受累者，死亡者多为艾滋病患者。2004 年估计全世界有棘阿米巴性角膜炎患者 3000 例以上；最近的统计显示每百万角膜接触镜使用者中有 17~70 例患棘阿米巴性角膜炎，而全世界有 1.2 亿角膜接触镜使用者，如此估算患者会更多。由于棘阿米巴角膜炎相关的统计资料缺乏或者不完整，目前全世界确切的发病率还是难以估算。

狒狒巴拉姆希阿米巴存在于外界环境里，可以通过皮肤伤口或者吸入含有原虫的尘埃而感染人类。感染狒狒巴拉姆希阿米巴而患阿米巴性脑炎的患者有 100 余例。棘阿米巴和狒狒巴拉姆希阿米巴可以作为机会致病性原虫引起人类的疾病，构成对人类健康的新威胁，需要广泛关注。

【致病机制】

致病性自由生活阿米巴感染具有两个主要特征，其一能冲破人体的防卫功能而侵入；其二有摄取人体内物质作为营养而生存，并能在人体内繁殖引起疾病能力。这类阿米巴原虫行有氧代谢，虫株的毒力则与蛋白酶、过氧化物酶和超氧化歧化酶显著有关。

1. 耐格里阿米巴属 致病的主要是福氏耐格里阿米巴。福氏耐格里阿米巴往往存在于氯浓度低于 1mg/ml 的温水泳池中，可以在健康人、无症状的儿童等鼻黏膜中分离到。一般原发性阿米巴脑膜脑炎是由接触含有阿米巴的泳池等水体而感染，虫体可以侵入鼻腔黏膜，再沿嗅神经移行，穿过筛状板入颅内，大量增殖引起脑组织损害，引起原发性脑膜脑炎。由于儿童筛状板上的孔多于成人，故儿童患者多见。人类也可以通过直接接触土壤、水或由风传播的包囊而感染耐格里属阿米巴。

2. 棘阿米巴属 该属原虫可致人类多种疾病，即棘阿米巴性脑膜脑炎，又称肉芽肿性阿米巴脑炎、棘阿米巴性角膜炎和阿米巴性慢性皮肤溃疡。滋养体或包囊经破损或溃疡的皮肤、损伤的角膜、眼结膜、呼吸道及泌尿生殖道等侵入人体，也可能经血行播散至脑。脑脊液中以淋巴细胞为主。

棘阿米巴包囊耐干燥，可存在于空气的浮尘中，亦可污染角膜接触镜或接触镜冲洗液中。感染初期病变为表浅性角膜炎，呈慢性或亚急性进行性进展，病变可深入至角膜基质层，基质层破坏，并伴有以中性粒细胞和巨噬细胞为主的炎性浸润。溃疡周围的基质层常见弧形或环形白色浸润，结膜明显充血。

3. 狒狒巴拉姆希阿米巴 患者以免疫受累的个体或衰弱的个体和 HIV/AIDS 患者多见，故有人称之为一种机会感染。但近年来在非免疫缺陷儿童、幼儿或婴儿亦可发病且呈急性过程。虫体存在于土壤中或水中，其进入人类体内的方式与棘阿米巴具有相似之处，即可经破损的皮肤侵入，包囊在空气中传播而被吸入感染。

【临床表现】

致病的自由生活阿米巴包括棘阿米巴、狒狒巴拉姆希阿米巴和福氏耐格里属阿米巴，感染的潜伏期依虫种不同为 2 天至数月不等，起病突然或隐匿，呈暴发性或迁延性，可分成原发性阿米巴脑膜脑炎、肉芽肿性阿米巴脑炎、棘阿米巴角膜炎、阿米巴性皮肤损害、狒狒巴拉姆希阿米巴肉芽肿性脑炎等。

1. 原发性阿米巴脑膜脑炎 虫体侵入鼻腔黏膜，再沿嗅神经移行，穿过筛状板入颅内，大量增殖引起脑组织化脓性、出血性、坏死性病变，引起原发性脑膜脑炎。患者以青少年、儿童为多。该病起病急，潜伏期仅 2~14 天。病情发展快，可以迅速恶化，可见严重的持续性头痛，伴呕吐，颈项强直、38.5~41℃ 的高热，往往在第 3 天后转入神志不清、谵妄、瘫痪、昏迷等。患者脑脊液内含有 26~118 个阿米巴/mm³，而且中性粒细胞更达 330~9000/mm³ 以上。宿主组织中仅见滋养体而无包囊。

2. 肉芽肿性阿米巴脑炎　棘阿米巴或狒狒巴拉姆希阿米巴往往侵犯免疫受累者，引起肉芽肿性阿米巴脑炎。起病比较缓慢、症状相对良性、发展比较迁延。患者可以出现类似于病毒、细菌或结核性脑膜炎的症状，例如头痛、发热、呕吐、轻度偏瘫、嗜睡、失语、共济失调、脑神经麻痹、视力障碍、精神异常等。如果有出血性坏死性病变，患者可能出现严重的脑膜刺激和脑炎。在免疫功能严重受损者，由于细胞免疫反应的受损，肉芽肿性反应可能不明显。预后大多不良，在免疫受累的患者中病情的进展尤为快速，迅速恶化。患者脑脊液中蛋白含量大于 100mg/L，并有中性粒细胞、单个核细胞增多，滋养体在脑脊液中难以检测。

3. 棘阿米巴角膜炎　潜伏期不易确定，可能是数天或数周甚至数月，与棘阿米巴滋养体的大小或角膜损伤的范围有关。临床表现为慢性（或亚急性）进行性角膜炎症和溃疡，并有时轻时重的反复倾向。患者早期出现流泪、异物感、畏光；继而引起炎症、充血水肿，基质浸润、基质模糊伴有疼痛，剧烈眼痛，眼痛与炎症的程度不呈正比为特征。随着病程进展可出现葡萄膜炎、基质穿孔、巩膜出现炎症。也可能出现继发性细菌感染等并发症，青光眼、视神经萎缩、视网膜脱离也是常见的并发症。患者眼分泌物或角膜深部刮取物或活检的病变角膜可以检测到阿米巴原虫。

4. 阿米巴性皮肤损害　在健康人群中，这类阿米巴性皮肤感染是非常少见和有自限性的。然而，在免疫受累的人群中，尤其是在 AIDS 病人中多见，75% 的 AIDS 病人有此并发症。病原体进入血流后行血源性传播至各个组织器官，而导致严重后果，一旦进入中枢神经系统患者可能在数周内死亡。皮肤感染主要表现为慢性溃疡，有时与中枢神经系统损害并存，可检出病原体，但并无特异性病损。另外，阿米巴性皮肤感染经常有与细菌、真菌混合感染发病的情况。

【诊断】

1. 流行病学资料　鉴于诸多种类的自由生活阿米巴存在于自然界中的湖泊、泉水、井水、污水、淤泥、尘土、腐败的植物中，也可以存在于游泳池、牙科治疗台、血液透析装置、暖气、通风和空气调节组件中；也可以存在于人类的鼻腔、咽喉或者人和动物的脑、皮肤和肺组织中；而且这类阿米巴的滋养体期和包囊期都可以感染宿主。包囊具有对外界各种物质很强的抵抗力，虫体轻，可漂浮在空气、尘土中。

2. 临床特征　健康人群中，常有使用角膜接触镜，尤其是使用污染的接触镜清洗液或在游泳时佩戴接触镜的情况；进而出现相应症状者，都应该怀疑棘阿米巴感染的可能。在一些免疫受累的患者中出现皮肤感染主要表现为呈结节状和皮肤溃疡，有时与中枢神经系统损害并存，或与细菌、真菌感染并发但是抗菌治疗无效者，给以足够的注意，以便及时作出正确的诊断及治疗。一般抗细菌治疗无效者，应该高度怀疑肉芽肿性阿米巴脑炎的可能。

3. 实验诊断　病原诊断是致病性自由生活阿米巴感染确诊的主要依据，检出阿米巴包囊或滋养体。佐以核酸诊断、影像诊断或血清学诊断。

（1）阿米巴性脑膜脑炎或肉芽肿性阿米巴脑炎：除了询问病史对诊断有重要启示外，

病原检查主要是脑脊液穿刺检查，此时常呈血性，中性粒细胞数增加，大于 20 000/mm³，但无细菌；蛋白含量升高，而葡萄糖含量下降，氯化物稍低。湿片中有时可见活动的阿米巴滋养体。也可将低速离后的脑脊液或尸检后的组织接种在无营养琼脂平板上，加大肠杆菌菌液，置37~42℃培养，24小时后，在倒置显微镜下直接观察有无滋养体或包囊。在肉芽肿性阿米巴脑炎患者脑脊液中主要是淋巴细胞异常增多和中性粒细胞也有明显增多；同时也呈现蛋白含量升高，葡萄糖含量下降，未检测到病毒和细菌。

常用单克隆或多克隆抗体对组织切片进行间接荧光免疫或通过酶技术检测滋养体；亦可提取病变组织的 DNA，进行多聚酶链反应（PCR）的分析诊断，或用特异性荧光标记的寡核苷酸探针原位杂交来诊断棘阿米巴感染。棘阿米巴和狒狒巴拉姆希阿米巴感染者中可以检测到抗体，但未常规应用。希望发展应用耐格里属阿米巴 DNA 探针来建立特异、快速的诊断方法。

（2）棘阿米巴性角膜炎：首先了解患者接触池水、外伤史及佩戴角膜接触镜史。鉴于棘阿米巴能生存于自来水中，用自制生理盐水冲洗接触镜者，其棘阿米巴性角膜炎的发病率明显高于医用生理盐水者。病原检查有如下要点：①角膜标本和冲洗液镜检：将角膜深部刮取物或活检的病变角膜制片，用甲醇或 Schaudim 液喷洒固定。甲醇固定的标本用 Giemsa-Wright 染色或 Wheatley 三色染色。②棘阿米巴培养：此法不但可提高检出率，而且还可进一步用同工酶电泳作虫株鉴定和药敏试验。③扫描共聚焦显微镜检查：除实验室查病原体以外，临床上还可用串联的扫描共聚焦显微镜（tandem scanning confocal microscopy）直接检查病人的角膜。镜下可见高度反光的圆形或卵圆形的虫体，直径约 10 ~ 25μm，同时也可发现有两层囊壁的包囊。④用 PCR 技术检测分泌物中的棘阿米巴 DNA，有很高的敏感性和实用性，尤其角膜标本，其敏感性高于培养。

致病性自由生活阿米巴感染可以借助疾病特征和生物学特性进行诊断和鉴别诊断。需要鉴别诊断的疾病主要包括病毒性脑膜炎、细菌性脑膜炎、结核性脑膜炎、真菌性脑膜炎、细菌性角膜炎、单纯疱疹性角膜炎、真菌性角膜炎等。

【治疗】

对原发性阿米巴脑膜脑炎和肉芽肿性阿米巴脑炎等中枢神经系统的感染，尚无明确有效的治疗药物。对原发性阿米巴脑膜脑炎早期明确诊断的病例，可以用两性霉素 B 静脉给药 0.75 ~ 1.5mg/（kg · d），可以缓解一些临床症状。一般建议应同时使用磺胺嘧啶（sulfadiazine）、利福平。也有报告用利福平口服可以治疗病人，也有建议蛛网膜下腔内直接注射咪康唑进行治疗。但是总体上死亡率仍在 95%~98%。肉芽肿性阿米巴脑炎一般临床可以选择苯咪丙醚（pentamidine isethionate）、氟胞嘧啶（flucytosine）和氟康唑（fluconazole）或者伊曲康唑（itraconazole）。

对于阿米巴性皮肤损害可以在选择上述全身药物治疗的同时保持皮肤清洁，加用葡萄糖酸氯己定（chlorhexidine gluconate）或酮康唑乳膏（ketoconazole cream）临床效果会比较好。

治疗棘阿米巴性角膜炎的药物主要有氯己定（洗必泰）、聚六甲基双胍（polyhexamethyl biguanide，PHMB）和苯咪丙醚等，其中以洗必泰和 PHMB 杀原虫滋养体和包囊作用最强，苯咪丙醚次之。上述药物可单独应用，也可联合应用，或与抗生素（新霉素、多黏菌素 B

等）和抗霉菌药（如克霉唑、咪康唑等）联合应用。一般建议1%硝基咪康唑、0.1%乙羧基巴龙霉素眼药水应用3~4周。若药物治疗失败，可行角膜成形术或角膜移植等。

【预防】

为预防感染这类致病性自由生活阿米巴感染，加强卫生宣传教育和公共游泳池管理。应尽量避免在停滞的、不流动的河水或温泉中游泳、洗浴、嬉水，或应避免鼻腔接触水。对婴幼儿和那些免疫力低下或AIDS患者尤应防止或及时治疗皮肤、眼、泌尿生殖道的棘阿米巴感染，也是一种防止肉芽肿性阿米巴脑炎的有效方法。另外对角膜接触镜佩戴者须加强自我防护意识，不戴角膜接触镜游泳、淋浴或矿泉浴，防止污水溅入眼内。据报道热消毒镜片可有效地灭活包囊，优于化学消毒，也有推荐用苯甲烃胺防腐的盐水和含硫柳汞及EDTA的溶液清洗和保存角膜接触镜。

主要参考文献

[1] 吴观陵. 人体寄生虫学. 第4版. 北京：人民卫生出版社，2013.

[2] Thomas JM, Ashbolt NJ. Do free-living amoebae in treated drinking water systems present an emerging health risk? Environ Sci Technol, 2011, 45（3）：860-869.

[3] Lorenzo-Morales J, Martín-Navarro CM, López-Arencibia A, et al. Acanthamoeba keratitis：an emerging disease gathering importance worldwide. Trends Parasitol, 2013, 29（4）：181-187.

[4] Lorenzo-Morales J, Khan NA, Walochnik J. An update on Acanthamoeba keratitis：diagnosis, pathogenesis and treatment. Parasite, 2015, 22：10.

[5] Trabelsi H, Dendana F, Sellami A. et al. Pathogenic free-living amoebae：epidemiology and clinical review. Pathol Biol（Paris）, 2012, 60（6）：399-405.

[6] Heggie TW. Swimming with death：Naegleria fowleri infections in recreational waters. Travel Med Infect Dis, 2010, 8（4）：201-206.

[7] Dupuy M, Berne F, Herbelin P. et al. Sensitivity of free-living amoeba trophozoites and cysts to water disinfectants. Int J Hyg Environ Health, 2014, 217（2-3）：335-339.

[8] Su MY, Lee MS, Shyu LY, et al. A fatal case of Naegleria fowleri meningoencephalitis in Taiwan. Korean J Parasitol. 2013, 51（2）：203-206.

[9] Cabello-Vílchez AM, Martín-Navarro CM, López-Arencibia A, et al. Voriconazole as a first-line treatment against potentially pathogenic Acanthamoeba strains from Peru. Parasitol Res, 2014, 113（2）：755-759.

[10] Maycock NJ, Jayaswal R. Update on Acanthamoeba keratitis：diagnosis, treatment, and outcomes. Cornea, 2016, 35（5）：713-720.

[11] Soto-Arredondo KJ, Flores-Villavicencio LL, Serrano-Luna JJ, et al. Biochemical and cellular mechanisms regulating Acanthamoeba castellanii adherence to host cells. Parasitology, 2014, 141（4）：531-541.

[12] Siddiqui R, Ali IKM, Cope JR, et al. Biology and Pathogenesis of Naegleria fowleri. Acta Trop, 2016, 164：375-394.

第十一节　异尖线虫病
（张祖萍）

异尖线虫病（anisakiasis）是由异尖线虫的幼虫寄生于人体胃肠壁上而引起的一种以

急腹症为主要表现的疾病,该病是一种重要的食源性及海洋自然疫源性和人畜共患寄生虫病。异尖线虫的中间宿主多为海洋鱼类,分布于全球,人因生食海鱼受感染,可引起剧烈腹痛和过敏症状。现已报道引起人体异尖线虫病的主要有 6 种线虫:简单异尖线虫(Anisakis simplex)、典型异尖线虫(Anisakis typical)、抹香鲸异尖线虫(Anisakis physeteris)、伪地新线虫(pseudoterranova decipiens)、对盲囊线虫(Contracaccum)和宫脂线虫(Hyterothylacium)。前 3 种同属异尖线虫属,伪地新线虫幼虫引起的疾病的病症与其他异尖线虫略有不同,因此又有学者称该虫引起的疾病为伪地新线虫病。

【病原学】

1. 成虫形态 异尖线虫属成虫寄生于海洋哺乳动物体内,具唇嵴,间唇缺如,食管末端为腺胃,无胃盲囊和肠盲囊。雄虫尾部钝直,两侧有很多肛前乳突和肛后乳突,交合刺等长或不等,呈杆状或长而弯曲的螺旋状。尾前部略细,尾后部弯曲。雌虫阴门位于体前半部。不同异尖线虫成虫的形态各异。

2. 幼虫形态 异尖线虫的幼虫为白色微透明,头端较尾端尖细,体壁肌层较厚,在水中蠕动如蚯蚓。体长 12.5~30mm。虫体横断面可见表皮分三层,在光滑的角皮下为多肌细胞。它们的肠管由发达而厚的圆柱状的上皮构成,细胞核规则而整齐地排列于基底部,肠管横断面可见其内腔有 Y 形结构,是虫体的典型特征之一。感染人体的幼虫为第 3 期幼虫,中肠部体宽约 500μm,无侧翼。

3. 生活史 异尖线虫成虫寄生于海栖哺乳动物的消化道中,幼虫寄生于某些海栖鱼类、海产软体动物如乌贼体内。以简单异尖线虫为例简述生活史。成虫寄生于海洋哺乳类动物(海豚、鲸类)或鳍足类动物(海狮、海豹)胃部,受精后,胃内雌虫产卵(虫卵大小为 50.7μm×53.0μm 左右),卵随宿主粪便排入海水,在适宜温度下,发育成第 1 期幼虫,在卵内蜕皮 1 次发育为第 2 期幼虫。从卵中孵出的第 2 期幼虫(体长 280μm,宽 14μm)头部较宽,近尾端变细,头部有钻齿,为自由生活期,在海水温度为 13~18℃时可生存 3~4 周;5~7℃可生存 6~7 周。在海水中被中间宿主海生浮游甲壳类(如磷虾等)摄取并在其消化道内发育,在血体腔内蜕皮成为第 3 期幼虫。第 3 期幼虫可随浮游甲壳类动物被终宿主摄取,在终宿主体内发育为成虫。第 3 期幼虫穿过这些宿主的消化道到达腹腔,进而移行到各种脏器如肠系膜、卵巢、肝、胰和肌肉,并在脏器表面和肌肉内形成囊包或呈游离状态寄生于腹腔或脏器表面。在鱼体内及乌贼体内的幼虫几乎不再进一步发育。这些动物作为转续宿主,其体内幼虫和囊包数量逐渐增多。海栖类哺乳类捕食含有异尖线虫幼虫的转续宿主可被感染,在其胃内发育为成虫。

人因生食或半生食含有异尖线虫幼虫的海鱼而被感染。人通常不是异尖线虫的适宜宿主,误入人体胃肠道的第 3 期幼虫可能发育为第 4 期幼虫,一般认为不能发育为成虫,但在美国有通过内镜从病人十二指肠取出一条简单异尖线虫成虫的病例报道;日本还报道了一位病人排出一条未成熟伪地新线虫的雌虫,这表明人有可能成为该虫的潜在终宿主。

【流行病学】

异尖线虫呈世界性分布,鱼类的感染在全球各地均存在,南半球的感染率稍低于北半球。人体感染多集中在沿海有生食鱼或半生食海鱼的国家或地区,最多的是日本。近年来伴随着国际饮食文化交流的增多和饮食方式的多样化，异尖线虫病在全球呈增多和扩散趋势。发病率增加的原因除了与进食生海鱼有关外，许多鱼的烹饪方法被认为具有感染异尖线虫病的风险，其中包括日本的寿司和刺身、菲律宾的发酵鱼酱、荷兰的盐腌或熏制鲱鱼、斯堪的纳维亚的渍鲑鱼片、西班牙的腌制凤尾鱼等。这些菜肴涉及的烹饪方法如盐渍、腌制及40℃的烟熏等方法，都难以杀灭异尖线虫幼虫。

我国于1993年将水生动物异尖线虫病例列入了《中华人民共和国禁止进境的动物传染病、寄生虫病名录》。在国内市售的鲐鱼、小黄鱼、带鱼等小型鱼体肌肉或器官组织内异尖线虫幼虫的感染率相当高，此外，近年来被国内广为接受的三文鱼、金枪鱼、鲱鱼、鳕鱼和大马哈鱼等鱼体内均检出异尖线虫幼虫，应引起高度重视。异尖线虫病发病呈一定的季节性，这似与鱼类的季节性回游有关。男性发病率高于女性，壮年高于青年、老年及儿童。

【发病机制】

异尖线虫第3期幼虫具有较强钻刺力，经口侵入后可钻入咽喉、胃肠道黏膜及黏膜下层，释放蛋白水解酶，摄取组织成分，引起炎症反应，导致黏膜局限性水肿、出血、糜烂或溃疡、结缔组织增生、肠壁变厚，并伴淋巴管扩张和淋巴管炎等，甚至引起肠腔狭窄和肠梗阻。从免疫学的角度，幼虫释放的代谢产物也有很强的致病性，幼虫的分泌排泄抗原及虫体成分不仅能引起细胞和体液免疫反应，还可导致宿主过敏反应及免疫病理现象。如体液免疫形成不溶性免疫复合物的聚集可造成急性组织损伤，并可增强幼虫的侵入及迁移能力、直接激活肥大细胞、趋化嗜酸性粒细胞和巨噬细胞等作用。感染者外周血嗜酸性粒细胞和巨噬细胞及特异性IgE总体水平升高，血清中细胞因子IL-2、IL-4和IL-5升高，并诱导Th2免疫反应。

异尖线虫幼虫感染造成组织病理损伤可分为：①感染初期：以中性粒细胞的渗出和增生为特征，有少量嗜酸性粒细胞和异物巨细胞的聚集，轻微水肿及少量纤维蛋白渗出、出血或血管损伤；②急性感染期：在感染第1周内，胃及肠道黏膜下层的水肿加重，并带有大量嗜酸性粒细胞、淋巴细胞、单核细胞、中性粒细胞及浆细胞等细胞浸润；③慢性感染期：胃、肠的异尖线虫病以脓肿、坏死和出血等病变为特征，伴有嗜酸性粒细胞浸润；④感染持续6个月后，幼虫可能发生变性或死亡，其浸润的细胞以淋巴细胞为主，并有异物巨细胞包裹变性的虫体；⑤感染更长时间后，异物巨细胞的肉芽肿性炎症可伴有大量嗜酸性粒细胞浸润的脓肿或瘤样肿物组织代替，肿物内可见虫体断片、角皮或肠管等，通过活体组织病理学切片检查与肿瘤区别。

【临床表现】

异尖线虫病临床表现的轻重程度与人体感染幼虫的数量、侵犯部位和宿主的反应性有关。轻者仅有胃肠不适。再次感染的急性病例，摄入幼虫后急骤发病，多在食海鱼后2~20小时内发病。食生鱼后至发病的最短时隔为30分钟，最长为168小时。有呈急性症状，为突然发生上腹部剧痛，这是幼虫钻入胃或小肠壁中所致，并有呕吐、饱胀，偶有腹泻等症状。症状酷似外科急腹症表现。根据虫体寄生部位的不同可将其分为胃异尖线虫病、肠异尖线虫病、消化道外异尖线虫病和异尖线虫过敏症。其中常见的是胃和肠异尖线虫病。

1. 胃异尖线虫病　患者以 30~40 岁青壮年居多，20~30 岁及 40~50 岁年龄段次之。男女患者比例约为 3：1。虫体的寄生部位 85% 以上在胃体部和胃角部。主要症状是各种不同程度的腹痛，患者大多主诉绞窄样上腹痛，有间歇加剧的特征。常伴有恶心、呕吐，少数有背部痛、下腹痛甚至呼吸困难。有时吐血，有很多人的嗜酸性粒细胞增高，偶尔在呕吐物中吐出虫体，一般患者多为 1 条幼虫寄生，个别人可有 3 条甚至 9 条，最多者可见 56 条。

2. 肠异尖线虫病　病变部位在十二指肠、空肠、回肠、盲肠、阑尾、结肠和直肠等几乎遍及整个肠道。肠异尖线虫病的特点是从进食生海鱼至发病的时间较长。往往在摄入生鱼后 1~5 天突发剧烈腹痛、恶心、呕吐、低热、腹胀（腹水），开始时患者大便无变化，继而可出现便秘、腹泻、柏油样黏液便或便潜血（约 70%），左右下腹、脐部等处有压痛等。还有该病引起阑尾腔闭塞、小肠腔闭塞的病例报道。由于内镜检查有困难，因此检出病例数远较胃异尖线虫病为少。

3. 食管异尖线虫病　本病例较罕见，曾报告一患者，发病前一天晚餐吃生鱼片后感心窝部疼痛，午夜感胸骨下刺痛、嗳气，次晨就医，进行纤维内镜检查，在食管下段发现有白色虫体，经鉴定为异尖线虫幼虫。也有患者在食生乌贼后，7 小时出现心口灼热、进食不适，由内镜检查发现异尖线虫幼虫。可能是幼虫先侵入胃，然后经消化道逆蠕动到食管。

4. 消化道外的异尖线虫病　也称异位异尖线虫病。异尖线虫幼虫虽不能在人体内发育成熟，但能生长一段时期，发育至第 4 期幼虫。幼虫有时可穿过消化道管壁进入腹腔，继而到达肝、胰、大网膜、肠系膜、卵巢、腹壁（皮下）和腹股沟（皮下）、或侵犯咽喉部、口腔黏膜和扁桃体等处，引起消化道外的异尖线虫病。

5. 异尖线虫过敏症　病人在食生鱼或接触鱼或鱼粉后产生过敏症状，伴有或不伴有胃肠道表现。主要过敏反应为荨麻疹或血管水肿及血清总体 IgE 水平增高。还可表现为哮喘、皮肤干燥、瘙痒、口腔炎或唇炎等症状。Del Pozo 和 Garcia（1997）建立的判断简单异尖线虫过敏症的标准为：①食鱼后 6 小时内出现皮疹或血管水肿；②抗简单异尖线虫特异性 IgE 阳性；③简单异尖线虫提取物皮试阳性；④排除了其他可疑过敏原。

【诊断】

1. 询问病史　应仔细查明发病前有无进食生鱼史；对于以皮疹、血管水肿等过敏症状为主的病人，还应询问有否经常接触鱼或鱼粉史。

2. 纤维内镜检查　其优点是可以同时取出虫体，兼收诊断和治疗的双重功效。通过内镜可在直观下观察胃黏膜的水肿、发红、糜烂的程度。可见整个胃黏膜黏液增多，大多可见白色微透明头部钻入黏膜的活幼虫；体部及尾部呈螺旋状或 S 状盘曲；虫体钻入部的胃黏膜糜烂并有血凝块、出血或白苔，钻入部周围及虫体离开处也有散在糜烂性病变。由于黏液大量分泌，在进行内镜检查时常会遇到透镜易模糊，或把虫体误为黏液丝状物。

3. X 线钡餐检查　不失为有效的诊断手段之一，尤其对于内镜难以到达的肠异尖线虫病，临床上可用以协助诊断。对肠异尖线虫病患者可观察到患病部位呈锯齿状或棍棒状阴影，滞留的钡剂呈颗粒状阴影。对胃异尖线虫病患者检查可出现胃壁皱襞肿胀。

4. 病理组织学检查　手术切除标本，可经病理检查作出诊断。侵入组织的虫体，一般在感染后5~10天崩解，在蜂窝织炎、脓肿型、脓肿肉芽肿型及肉芽肿型的病变组织内，均能见到虫的角皮。有时在病变组织内可见到虫的肌层，或见到虫体变性后的侧线仅剩一轮廓。在病变组织内的虫体显示肠上皮细胞已变性，并趋崩溃或溶解，但食管保存时间较长，排泄腺在虫体高度破坏时尚能见到。对肠外的异尖线虫病，更需做活组织检查发现虫体方能确诊。

5. 免疫学检查　在肠异尖线虫病及消化道外的异尖线虫病，尤其是对异尖线虫过敏症的诊断中更具有重要的意义。当前被广泛应用的方法包括皮内试验、酶联免疫吸附试验和放射变应原吸附试验等。异尖线虫病人的血清与近缘的线虫如蛔虫属和犬蛔虫属的抗原有交叉反应，携带这些抗原的正常人也能呈现阳性。但值得注意的是，一部分人食入异尖线虫感染的鱼类后，呈隐性感染状态，虽不发病，但血清抗体检测阳性。另外，对急性期患者尚需考虑抗体阳性出现的时间问题，有的学者认为血清学诊断尚未达到完全可靠的程度，只能作为辅助性诊断方法。

6. 分子诊断　根据异尖线虫核糖体 DNA 片段不同，用 PCR、多重 PCR、PCR-RFLP、PCR-SSCP 以及线粒体 DNA Cox2 区域和线粒体 Cox1 区域分析方法也用于异尖线虫的检测和鉴定。

【治疗】

胃或食管异尖线虫病应立即作纤维内镜检查，尽快取出虫体以减轻患者的痛苦，取虫后胃肠道症状迅即消失，多数病例的过敏症状也在取虫后 24 小时内消失。此外，留在组织内的死虫作为致敏原，在再次感染时引起严重过敏反应。因此，有人主张宜手术取出全部虫体。一般来说，如虫体仅头部钻入胃黏膜，则容易取出，若虫体钻入黏膜下或进入肠道，往往取出困难。

肠异尖线虫病在依靠病史、X 线透视和免疫血清等诊断方法确诊后也应尽量取出虫体。有时难以找到虫体或取虫困难时，以阿苯达唑保守治疗并辅以抗感染、抗过敏药物，同时加强病情观察，一旦发现有肠穿孔、腹膜炎或肠梗阻等并发症，立即手术治疗。

【预防】

预防异尖线虫病的关键在于倡导健康卫生的饮食习惯，不生食或半生食海鱼。海鱼感染异尖线虫的概率与鱼种和来源等因素有一定关系。现发现异尖线虫可感染的海鱼上百种，最易感的有鳕鱼、鲱鱼、沙丁鱼、凤尾鱼、金枪鱼、鲇鱼、鱿鱼与带鱼等，某些鱼种的感染率高达 90%~100%。有研究表明我国大陆沿海海鱼平均感染率为 71.17%，进口海鱼平均感染率为 39.2%。食品管理部门应加强鱼类产品的检验检疫，规范海产品的生产质量管理。美国食品和药品管理局（FDA）推荐海鱼烹饪和售卖之前的冷冻的预防感染措施：①充分加热烹调海鱼（使食物内部温度至少达到 63℃）；②冰冻（-20℃或以下）至少 1 周；③速冻（-35℃或以下）至少 15 小时；④-35℃或以下速冻后，-20℃或以下储存至少 24 小时。

值得注意的是，现在淡水鱼也有可能感染异尖线虫，捷克的淡水鱼中发现异尖线虫，这表明在全球生态环境改变的压力下，使得海洋动物寄生虫在淡水动物中出现，这必将增加防治的难度。

[1] Baird FJ, Gasser RB, Jabbar A, et al. Foodborne anisakiasis and allergy. Mol Cell Probes, 2014, 28 (4)：167-174.

[2] Pravettoni V, Primavesi L, Piantanida M. Anisakis simplex：current knowledge. Eur Ann Allergy Clin Immunol, 2012, 44 (4)：150-156.

[3] 周洋，陈家旭，蔡玉春. 异尖线虫病诊断技术研究进展. 中国人兽共患病学报，2013，29（5）：494-498.

[4] 吴观陵. 人体寄生虫学. 北京：人民卫生出版社，2013.

[5] 陈兴保，吴观陵，孙新. 现代寄生虫病学. 北京：人民军医出版社，2002.

第十二节　异形吸虫病
（张祖萍）

异形吸虫病（heterophydiasis）是由一类属于异形科小型吸虫即异形吸虫（*Heterophyid trematode*）寄生于人体肠道而引起腹泻等症状为常见临床表现的消化道寄生虫病。此外，该类吸虫的虫卵可进入血流引起心、脑、脾等器官组织的血管栓塞，出现严重后果，甚至危及生命。异形吸虫成虫寄生于鸟类、哺乳动物和人，体长约 0.3~3mm。在我国常见的异形吸虫有 10 多种，已有人体感染报告的共 9 种，它们是异形异形吸虫（*Heterophyes heterophyes* V，Siebold，1852）、横川后殖吸虫（*Metagonimus yokogawai*，Katsurada，1912）、钩棘单睾吸虫（*Haplorchis pumilio*，Looss，1899）、多棘单睾吸虫（*H. yokogawai*，Katsuta，1932）、扇棘单睾吸虫（*H. taichui*，Katsuta，1932）、卡氏原角囊吸虫（*P. calderoni*，Africa & Garcia，1924）、施氏原角囊吸虫（*P. sisoni*，Africa，1938）、镰刀星隙吸虫（*Stellantchasmus falcatus*，Onji & Nishio，1924）与台湾棘带吸虫（*Centrocestus formosanus*，Nishigori，1924）。

【病原学】

异形吸虫体微小，长度仅 0.3~0.5mm，最大者也不超过 2~3mm，呈椭圆形，前半略扁，后半较肥大，体表具磷棘，除口、腹吸盘外，很多种类还有生殖吸盘。生殖吸盘单独存在或与腹吸盘相连构成腹殖吸盘复合器。前咽明显，食管细长，肠支长短不一。睾丸 1~2 个，椭圆形，位于虫体后端肠管内侧。卵巢位于睾丸之前，受精囊和储精囊明显。虫卵微小，呈长椭圆形，淡褐色，大小为（28~30）μm×（15~17）μm，卵内含毛蚴。各种异形吸虫的卵形态相似。除台湾棘吸虫的卵壳表面有格子式花纹外，其他异形吸虫的虫卵与后睾科吸虫如华支睾吸虫和微茎科的虫卵形态近似，难以鉴别。

各种异形吸虫的生活史基本相同。常见的适宜终宿主是鸟类（多为捕食淡水鱼的鸟、鹭、翠鸟）及哺乳类动物（如猫、犬、狐），人也可作为其终宿主。第一中间宿主为淡水螺类（瘤拟黑螺等），第二中间宿主包括淡水鱼某些种类（如麦穗鱼）和蛙。成虫主要寄生于终宿主的肠道，虫卵随粪便排出，被螺类宿主吞食，在其体内经过胞蚴、雷蚴（1~2 代）和尾蚴阶段后，尾蚴从螺体逸出，侵入鱼和蛙体内发育成囊蚴。人或动物食入含活囊蚴的鱼肉即可被感染。成虫在小肠寄生。

【流行病学】

异形吸虫是一类分布广泛、种类繁多的小型吸虫。人体感染的报道除菲律宾、韩国较多外，还见于夏威夷、澳大利亚、埃及、以色列、巴勒斯坦、印度、印度尼西亚、泰国、日本、朝鲜等地。我国已发现的异形吸虫分布地几乎遍及全国，包括内蒙古、东北以及我国中部和南部的许多省区。我国过去在台湾省病例报道较多，近年来在安徽、福建病例报告也逐渐增多。我国广西地区的螃蟹、鱿鱼、斗鱼等小型淡水鱼类异形吸虫囊蚴携带阳性率平均高达 50.0% 以上。

同一种螺、同一种鱼或同一种哺乳动物可能有几种异形吸虫寄生，同时异形吸虫与华支睾吸虫的混合感染也较常见。由于许多食用淡水鱼也常有异形吸虫寄生，在华支睾吸虫感染的流行区存在有异形吸虫感染的病例。

【发病机制】

由于异形吸虫的成虫很小，所以在肠道内寄生时可能有钻入肠壁深处的特性，这在其他肠道吸虫是很少见的。自然感染异形吸虫的猫，多次在肠绒毛深处和黏膜下层发现成虫。成虫进入肠黏膜下层，这就为虫卵进入血流提供可能的机会，故在宿主体内的各种组织都可能发现异形吸虫虫卵。

成虫在小肠寄生一般只引起轻微的炎症反应，侵入肠壁则引起机械性损伤，使组织萎缩、坏死、脱落，导致腹泻及消化功能紊乱。侵入到组织中的异形吸虫成虫，可引起其周围组织炎症反应，包括组织增生和不同程度的纤维化。虫卵沉着在各种组织，视各种组织器官的不同呈急、慢性损害。虫卵沉积在脑及脊髓可造成血管破裂而致死亡，尚有血栓形成、神经细胞及灰白质退化等病变。一旦虫卵沉着于心肌或心瓣膜，可致心力衰竭等。

【临床表现】

异形吸虫轻度感染者，有的无明显的临床症状，有时有上腹部不适、消化不良、腹痛、腹泻等消化道症状；重度感染者，出现食欲缺乏、消瘦、疲劳、腹部严重不适、剧烈腹痛等症状。异形吸虫虫卵可随血流沉积于脑、脾、肺、心肌等部位，可造成严重的后果。如虫卵异位沉积到心肌，可导致心肌炎及纤维化，产生类似右心衰竭性心脏病；虫卵异位沉积在脑或脊髓，则可产生各种神经系统症状，甚至脑出血，危及生命。

【诊断】

粪便直接涂片和沉渣镜检虫卵是常规的病原学诊断方法。但由于各种异形吸虫虫卵形态相似，加之混合感染相当常见，特别是异形吸虫卵形态鉴别目前还没有可靠和实用的依据，以致单凭检查虫卵很难确定虫种。因此应该了解一个地区的吸虫相，特别是有无异形吸虫的存在，有助于判断虫种。异形吸虫可能对人体还不太适应，寄生人体的数量常常很少，产卵数量也很少；而华支睾吸虫产卵数量大，即使寄生的虫数不多，粪便检查发现虫卵的机会也很大，当镜检时发现每一个视野有多个虫卵时，则华支睾吸虫感染的可能性较大。当然，在两种吸虫混合感染时，以上方法便无法分辨清楚，可以借助成虫形态或者基因检测进行鉴别。在发现有异形吸虫存在的地区，肝组织外的人体组织内发现类似华支睾吸虫的虫卵时，应该考虑为异形吸虫卵而非华支睾吸虫卵；鉴于华支睾吸虫寄生在胆道，仅偶然在肠腔发现，而且虫体大，一般情况下，虫卵从肠道进入血流的可能性很小。至于组织内发现的异形吸虫成虫，主要根据虫体大小、器官组织结构和体棘等特征进行鉴别诊断。

【治疗】

病原治疗吡喹酮效果很好。国内推荐 14mg/kg，每日 3 次，连服 5 天为一个疗程（总剂量 210mg/kg）的效果较好。国外有报道 25mg/kg，每日 3 次，连服 2 天一疗程（总剂量 150mg/kg）的效果较好。此外，也可试用阿苯达唑，有一定的抗虫效果。

【预防】

异形吸虫感染人体的案例比较少，但在预防方面，要注意饮食卫生，特别是不要吃生或半生的鱼类和蛙肉，防止病从口入。异形吸虫囊蚴在酱油、醋和 5% 盐水中分别存活 13 小时、24 小时和 4 天。50℃水中 7 分钟，80℃水中 3 分钟。开水中 20 秒囊蚴即可被杀死。由于异形吸虫主要寄生于食鱼鸟类和哺乳动物体内，在异形吸虫存在的地区，应注意家禽和家畜异形吸虫病的防治，控制异形吸虫的自然种群的数量，减少人类感染机会。

主要参考文献

［1］Hung NM, Madsen H, Fried B. Global status of fish-borne zoonotic trematodiasis in humans. Acta Parasitol, 2013, 58（3）：231-258.

［2］Johansen MV, Sithithaworn P, Bergquist R, et al. Towards improved diagnosis of zoonotic trematode infections in Southeast Asia. Adv Parasitol, 2010, 73：171-195.

［3］Toledo R, Esteban JG, Fried B. Immunology and Pathology of Intestinal Trematodes in their definitive hosts. Adv Parasitol, 2006, 63：285-365.

［4］吴观陵. 人体寄生虫学. 北京：人民卫生出版社，2013.

［5］邓维成，曾庆仁. 临床寄生虫病学. 北京：人民卫生出版社，2015.

第十三节　比翼线虫病
（蒋立平）

比翼线虫病（syngamiasis）又称为兽比翼线虫病（manmomonogamosis），是由兽比翼线虫偶然寄生于人体咽喉、气管、支气管等部位而引起的一种线虫病。兽比翼线虫（Mammomonogamus）属于线形动物门、尾感器纲、圆线目、比翼科、兽比翼线虫属。兽比翼线虫属已被报道的有十余种，其中喉兽比翼线虫（*M. laryngeus*，Railliet，1899）和港归喉兽比翼线虫（*M. gangguiensis* sp. nov，Li，1998）偶尔可寄生于人体。比翼线虫的成虫雌雄异体，雄虫明显小于雌虫，因其寄生状态总是雌雄虫交合在一起，故名比翼线虫。

【病原学】

比翼线虫的雌虫明显大于雄虫，虫体有发达的口囊；雌雄虫交配后呈典型的 Y 字形状。喉兽比翼线虫雌虫活体时鲜红色，体长 8.7~23.5mm；口囊底部有 8 个脊状小齿，呈放射状排列；尾端尖细。雄虫活体时呈鲜橙红色，体长 3.0~6.3mm，交合伞呈半圆形，具有 1 根小的交合刺。

港归喉兽比翼线虫的成虫口孔前缘具有 6 片几丁质样的唇瓣，1 片明显宽大，其余两对大小略有差异，相互对称呈花瓣状排列，花瓣之间凹处没有乳突。雌虫活体时鲜红色，体长 8.9~15.1mm；雄虫活体时呈鲜橙红色，体长 2.29~4.83mm，交合伞的外边缘具有宽约为 0.03mm 的边，无交合刺。

两种兽比翼线虫的虫卵与钩虫卵相似，呈椭圆形，无色透明，大小为（75~80）μm×（45~60）μm，两端无卵盖，卵内为细胞期，内含多个胚细胞或幼胚。

兽比翼线虫的生活史过程迄今为止尚未研究清楚，根据已报道的临床病例，并结合同类寄生虫（气管比翼线虫）分析，其终宿主为牛、羊、鹿等食草动物，成虫寄生在喉头，虫卵随着口腔分泌物和粪便排出，在外界发育至感染阶段，污染食物或水源，被人误食即可感染。感染期虫卵中的幼虫在消化道内逸出，继而侵入肠黏膜，穿过肠壁，经血流到达肺，穿过肺泡移行至呼吸道，定居于咽喉、气管、支气管等部位发育为成虫。

【流行病学】

比翼线虫病是一种人畜共患的食源性寄生虫病。比翼科线虫是主要寄生在牛、羊等草食动物、野生哺乳动物和鸟类的常见寄生虫，其中少数种类的比翼线虫偶尔可以感染人体。全世界报道的比翼线虫病有 100 多例，绝大多数分布在加勒比海群岛和巴西，分布在法国、英国、美国、意大利、加拿大、澳大利亚的病例几乎都是去过加勒比海群岛旅游而感染的。此外，韩国、菲律宾和泰国也有病例报道。我国从瞿逢伊（1997 年）报道上海首例人体感染喉兽比翼线虫病开始，已报道了 13 例，其中 12 例为喉兽比翼线虫病，1 例为港归喉兽比翼线虫病，病例分布于广东、上海、江苏和吉林等省市。感染方式主要是通过生食或半生食龟、鳖的血和内脏而引起的。

【发病机制】

大量感染时，兽比翼线虫在肺泡移行的过程中，造成机械性损伤可引起肺出血、水肿和大叶性肺炎。童虫移行到支气管和气管时，童虫的口囊也会损伤黏膜层。虫体的排泄物和分泌物排泄到气道里，对宿主也有一定的刺激和损伤作用，引起一系列呼吸道的症状。虫体寄生在气管里，影响呼吸通畅，虫体的蠕动使患者咽喉部有虫爬感，可引起干咳、呼吸困难和哮喘。

【临床表现】

兽比翼线虫主要侵入呼吸道，引起一系列的呼吸道症状，常见的临床表现有发热、慢性咳嗽、哮喘及咯血，伴有外周血嗜酸性粒细胞增多。童虫侵入肺部，临床表现为严重的干咳、伴有虫爬感，胸痛，体温达 39℃，痰中带血或血丝，甚至咯血和声嘶。虫体也可以堵塞气道引起呼吸困难和哮喘。早期 X 线胸片可见短暂浸润性变化，提示兽比翼线虫的幼虫在体内移行时经过肺。在感染早期，肺部可能有短暂的浸润性炎症，随后发展为气管炎样的表现。

【诊断】

确诊兽比翼线虫病的依据是查获成虫或虫卵。除了从患者痰液中检获成虫、粪便或痰液中检获虫卵外,通过纤维支气管镜从气管或支气管壁上可见附有活动的血色虫体(成虫)或囊包块,从支气管镜检冲洗液中也可检获成虫或虫卵。感染较轻时,不易找到成虫或虫卵,可用浓集法检查。感染严重时,容易检获虫卵,一般涂片即可发现。血液检验显示兽比翼线虫病患者往往伴有嗜酸性粒细胞增多,是一种重要的辅助诊断方法,也可以供疗效考核参考。本病容易被误诊或漏诊,而且需要与钩虫病进行鉴别诊断。本病也需要与某些呼吸道感染或其他呼吸道病相鉴别,如过敏性支气管炎、链球菌肺炎、支原体肺炎及哮喘等。

【治疗】

治疗本病并不困难,轻度感染者在病原寄生虫排出后,症状迅速缓解或消失,即可自然痊愈。重度感染者必须先确诊,及时进行治疗,可用甲苯达唑、阿苯达唑、噻苯达唑、哌嗪(驱蛔灵)、氟苯达唑、伊维菌素等抗线虫药,治疗效果很好。甲苯达唑的成人用量一般为400mg/d,3天为1疗程;或者200mg/d,14天为1疗程,可治愈,其剂量和疗程可根据不同病情适当增减。

【预防】

预防本病关键是把好入口关,注意饮食、饮水卫生、不吃生的蔬菜及动物制品。利用网络、多媒体、新媒体、杂志、电视、广播等进行卫生宣教,提高广大人民群众的卫生意识,改变不良的习惯,搞好个人和环境卫生,防止本病的传播。

主要参考文献

[1] 吴观陵. 人体寄生虫学. 北京:人民卫生出版社,2013.

[2] 邓维成,曾庆仁. 临床寄生虫病学. 北京:人民卫生出版社,2015.

[3] 瞿逢伊. 上海发现我国首例人感染喉兽比翼线虫者. 中国寄生虫学与寄生虫病杂志,1997,15(4):198-200.

[4] Angheben A, Gobbo M, Gobbi F, et al. Human syngamosis: an unusual cause of chronic cough in travellers. BMJ Case Rep, 2009. pii: bcr12. 2008. 1305.

第十四节 棘颚口线虫病

(蒋立平)

棘颚口线虫病(gnathostomiasis)是由棘颚口线虫幼虫侵入人体所引起的、以幼虫移行症为主要临床表现的疾病。颚口线虫隶属于泡翼总科(Physalopteroidea),颚口科(Gnathostomatidae),颚口属(*Gnathostoma*),已报道并被认定的有12种,其中在我国已发现有3种,包括棘颚口线虫(*G. spinigerum*, Owen, 1836)、刚刺颚口线虫(*G. hispidum*, Fedtchenko, 1872)和杜氏颚口线虫(*G. doloresi*, Tubangui, 1925)。在我国至今已报道的颚口线虫病中，绝大部分是由棘颚口线虫引起的。

【病原学】

棘颚口线虫的成虫圆柱形，体粗短，稍向腹面弯曲，活体时鲜红色，略透明。依宿主的大小，虫体的长短稍有差异。在大型宿主（虎）体内的雄虫长 11~25mm，雌虫长 25~54mm。虫体前端为球形的头球，颈部狭窄，体表前半部和尾端具有体棘，体中部体棘渐变短而细，呈锥形的单棘；体末端棘小而尖。雄虫末端膨大成假交合伞，交合刺 1 对。雌虫阴门在虫体中部稍后方。消化器官由食管、肠和直肠组成。成虫寄生于终宿主胃壁的瘤块内，瘤块破溃后，虫卵随宿主粪便排出体外。

虫卵椭圆形，大小为（62~79）μm×（36~42）μm（平均 69.3μm×38.5μm），表面粗糙不平，一端有帽状突起。在子宫内的卵无色透明，落入肠腔后被胆汁染成黄至棕色。

虫卵随宿主粪便排出外界，卵内仅有 1~2 个卵细胞。受精卵经过 7 天发育为第 1 期幼虫，然后再经过 2 天，蜕皮 1 次后发育为带鞘的第二期幼虫。被第一中间宿主剑水蚤吞食后，在其体内虫体蜕皮 1 次发育成为早期第 3 期幼虫。含有早期第 3 期幼虫的剑水蚤被第二中间宿主鱼、蛙等吞食后，幼虫经肠壁至肌肉，形成外有囊壁包裹的晚期第 3 期幼虫。感染了晚期第 3 期幼虫的鱼、蛙等第二中间宿主如被蛇类、鸟类或其他非中间宿主的哺乳动物吞食后，形成结囊幼虫，这些动物成为棘颚口线虫的转续宿主。当含有晚期第 3 期幼虫的第二中间宿主或转续宿主被猫、虎、豹或犬等终宿主吞食后，幼虫在胃中脱囊，幼虫穿过肠壁，进入肝或移行至肌肉或结缔组织之间，逐渐长大，在肝内蜕皮 1 次后成为第 4 期幼虫，最后又返回宿主胃内，发育为成虫并在胃壁上形成特殊的瘤块，通常在每个瘤块内寄生有 1~2 条虫体。感染后一般 3~5 个月，在宿主粪便中可检出虫卵。

人不是棘颚口线虫的适宜宿主，往往是因生食或半生食含有第 3 期幼虫的淡水鱼或转续宿主的肉而被感染。侵入人体组织的虫体多数停留在第 3 期幼虫或性未完全成熟的早期成虫阶段。幼虫在人体内可存活数年，甚至 10 余年。

【流行病学】

棘颚口线虫病是一种人畜共患的食源性寄生虫病，主要分布在东南亚和中南美洲，如日本、泰国、越南、印度、巴基斯坦、尼泊尔、菲律宾、马来西亚、印度尼西亚、斯里兰卡、缅甸、孟加拉、老挝、中国、墨西哥、美国、厄瓜多尔、哥伦比亚、阿根廷和秘鲁等。在我国，棘颚口线虫病的报告至少有 45 例，分布在至少 17 个省区市，以福建、上海和广东省较为多见。人体感染主要是生食淡水鱼，也有生食泥鳅和黄鳝的报道。人体感染棘颚口线虫的途径主要是经口感染，也有从皮肤侵入或经胎盘传播的病例报告。喜欢生食或半生食鱼、虾、泥鳅、肉类习惯地区的居民发病率较高。随着旅游业的发展、进出口食品的增加，该病在世界范围内有呈上升的趋势。

【发病机制】

棘颚口线虫第 3 期幼虫侵入人体后，其致病机制是幼虫在人体内移行对人体内组织器官所引起的机械性损伤以及分泌的毒素所引起广泛的炎症病变和中毒或过敏反应。分泌的毒素成分包含有乙酰胆碱、透明质酸酶和蛋白水解酶等。受损部位的病理变化为寄生虫性肉芽肿，由嗜酸性粒细胞、成纤维细胞、组织细胞和巨噬细胞组成。

【临床表现】

临床表现根据累及的器官不同而异。根据棘颚口线虫在人体内移行的部位不同可分为皮肤棘颚口线虫病和内脏棘颚口线虫病两种临床类型。

1. 皮肤棘颚口线虫病 幼虫侵入人体约3~4周，患者开始出现上腹部疼痛、食欲减退、恶心、呕吐等症状。最常见的体征为局部皮肤出现移行性肿块，并伴有轻度发红、水肿、疼痛和痒感等，每次出现可持续1~2周。虫体如近于体表，则出现皮肤硬结、线状疹或点状疹（匐形疹），伴有剧痛。移行部位有色素沉着，随着病程的延长，发作次数减少，发作时间缩短，症状减轻。肿块大小如蚕豆或鸡蛋，肿块发生部位以胸腹部、躯干和背部为常见，其他部位包括额、面颊、颈、手臂、手指头、乳房等。

2. 内脏棘颚口线虫病 棘颚口线虫可侵入人体各种内脏，包括脑、眼、脊髓、肺、气管、胃肠道、尿道、子宫、阴茎和耳等。一般损害部位常出现急性、慢性炎症，并有大量嗜酸性粒细胞、浆细胞、中性粒细胞和淋巴细胞聚集。也可并发出血、组织坏死和纤维化形成等。

幼虫侵入脑和眼的比例相对高，以嗜酸性粒细胞增多性脑脊髓炎的后果最为严重。患者可以出现发热、头痛、恶心、昏迷，呕吐，严重者出现神经根痛、四肢麻痹，或突然从昏睡到深度昏迷，甚至死亡。幼虫进入眼部，主要表现为眼睑肿胀、流泪、结膜充血、畏光、眼痛和瘙痒。幼虫也可通过视神经或直接穿透巩膜进入眼球，引起视网膜穿孔、玻璃体积血或虹膜穿孔，导致视力障碍或失明。用眼裂隙灯检查可在结膜下、前房或玻璃体中发现棘颚口线虫幼虫。

幼虫侵入消化道，可表现为腹痛、腹泻、便秘、便血、呕吐等，甚至出现消化道出血。幼虫侵入肺部，主要表现为咳嗽和胸痛，侵入支气管的幼虫可随痰咳出。幼虫侵入肝脏，临床表现为右上腹部隐痛或胀痛，肝大，常伴有食欲减退、恶心、疲乏等症状。幼虫侵入耳部可引起听力障碍。幼虫侵入泌尿道则出现血尿，排尿异物感。

【诊断】

从人体皮肤或内脏的可疑病变组织中检获虫体并进行鉴定是最可靠的诊断方法。询问患者是否有生食或半生食淡水鱼、龟、青蛙、泥鳅等肉类史，具有重要的参考价值，并结合临床症状体征、血液嗜酸性粒细胞和血清免疫学试验等进行综合判断。免疫学诊断方法包括皮内试验、酶联免疫吸附试验、间接荧光抗体试验和免疫印迹试验等。血液检验显示棘颚口线虫患者常常嗜酸性粒细胞增多，范围在10%~96%。诊断时还应注意与广州管圆线虫病、猪囊尾蚴病、曼氏裂头蚴病、斯氏狸殖吸虫病、犬弓首线虫病、疖肿、蝇蛆病等进行鉴别。

【治疗】

皮肤棘颚口线虫病患者首选外科手术取出虫体。脑部感染者，尽快进行有效的化疗，当患者颅内压升高时，应及时应用20%甘露醇注射液快速静脉滴注，必要时加用呋塞米、肾上腺皮质激素，用来降低颅内压，防止脑疝的发生。目前治疗的有效药物包括阿苯达唑和伊维菌素。而甲苯达唑、乙胺嗪、左旋咪唑、和噻苯达唑对棘颚口线虫病的疗效较差。

【预防】

针对本病的重要预防措施是加强卫生宣教，提高人们的防病意识，不生食或半生食鱼、龟、青蛙、泥鳅、蛇、黄鳝、鸡、鸭、猪等动物的肉类。防止切鱼的刀具、砧板等污染食物。经常接触肉类时应该做好个人防护，防止幼虫经皮肤感染。注意个人卫生，不喝生水。

主要参考文献

［1］吴观陵. 人体寄生虫学. 北京：人民卫生出版社，2013.

［2］邓维成，曾庆仁. 临床寄生虫病学. 北京：人民卫生出版社，2015.

［3］高世同. 颚口线虫病的流行病学、临床特点及其诊治. 中国热带病学，2014，14（9）：1136-1139.

［4］Diaz JH. Gnathostomiasis：an emerging infection of raw fish consumers in Gnathostoma nematode-endemic and nonendemic countries. J Travel Med，2015，22（5）：318-324.

第十五节　阔节裂头绦虫病
（黄建荣）

阔节裂头绦虫病由阔节裂头绦虫（*Diphyllobothrium latum*）的成虫寄生于犬科食肉动物及人体引起，裂头蚴寄生于各种淡水鱼类。阔节裂头绦虫属假叶目、裂头科、裂头属寄生虫，呈世界性分布。阔节裂头绦虫病多见于亚寒带及温带的湖泊水区，欧洲、北美和亚洲的一些国家，如日本、朝鲜、菲律宾均有流行，我国东北有少数病例报道。

【病原学】

1. 成虫　虫体较长大，可长 10m，最宽处 20mm，具有 3000～4000 个节片。头节细小，呈匙状，长 2～3mm，宽 0.7～1.0mm，其背、腹侧各有一条较窄而深凹的吸槽，颈部细长。成节的宽度显著大于长度，为宽扁的矩形。睾丸数较多，为 750～800 个，雄性生殖孔和阴道外口共同开口于节片前部腹面的生殖腔。子宫盘曲呈玫瑰花状，开口于生殖腔之后，孕节长 2～4mm，宽 10～12mm，最宽 20mm，但末端孕节长宽相近。孕节的结构与成节基本相同。

2. 虫卵　近卵圆形，长 55～76μm，宽 41～56μm，呈浅灰褐色，卵壳较厚，一端有明显的卵盖，另一端有一小棘；虫卵排出时，卵内胚胎已开始发育（见文末彩图 2-7-4）。

3. 生活史　阔节裂头绦虫的生活史与曼氏迭宫绦虫类似，需要 3 个宿主。不同点在于第二中间宿主是鱼类，人是终宿主。

成虫寄生在人以及犬、猫、熊、狐、猪等食肉动物的小肠内。虫卵随宿主粪便排出后，在 15～25℃的水中，经过 7～15 天发育，孵出钩球蚴。钩球蚴能在水中生存数日，并能耐受一定低温。当钩球蚴被剑水蚤吞食后，即在其血腔内经过 2～3 周的发育成为原尾蚴。当受感染的剑水蚤被鱼吞食后，原尾蚴即可在鱼的肌肉、性腺、卵及肝等内脏发育为裂头蚴，终宿主食入带裂头蚴的鱼时，裂头蚴在其肠内经 5～6 周发育为成虫。成虫在终宿主内可活 5～13 年（见文末彩图 2-7-5）。

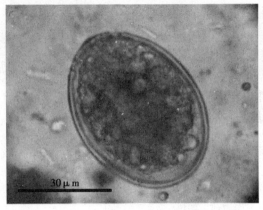

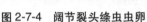

图 2-7-4　阔节裂头绦虫虫卵

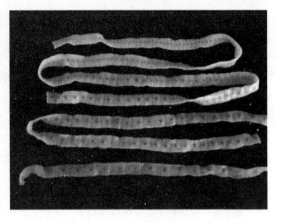

图 2-7-5　阔节裂头绦虫成虫

体节为宽扁的矩形，宽度大于长度，中央有一斑点，节片中央为子宫，呈玫瑰花瓣状，每侧有 5~6 个分叶（见文末彩图 2-7-6）

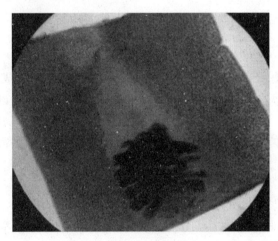

图 2-7-6　阔节裂头绦虫节片

【流行病学】

阔节裂头绦虫主要分布在欧洲、美洲和亚洲的亚寒带和温带地区，以苏联病人最多，约占全世界该病患者人数的一半以上。在人群中感染率最高的是北加拿大的爱斯基摩人（83%），其次是苏联（27%）和芬兰（20%~25%）。我国仅在黑龙江和台湾省的当地人以及北京、上海、福建等地归国人员中有十余例报道。流行区人粪污染河、湖等水源是导致阔节裂头绦虫病流行的重要原因，带虫者及其他终宿主如猫、犬等是阔节裂头绦虫病主要传染源。人体感染都是由于误食了生的或未熟的含裂头蚴的鱼肉所致，如喜食生鱼片、果汁浸鱼、盐腌或烟熏的鱼肉鱼卵。在烹制鱼肉过程中，有生尝味习惯也易导致阔节裂头绦虫的感染。

【发病机制】

成虫在人体肠内寄生部位不引起特殊病理变化，有时虫体可扭结成团，导致肠道、胆道口阻塞，甚至出现肠穿孔等。约有 2% 的阔节裂头绦虫病病人并发绦虫性贫血，这可能是由于与造血功能有关的维生素 B_{12} 被绦虫大量吸收或绦虫代谢产物损害了宿主的造血功能所致。

【临床表现】

成虫在人体肠内寄生常不引起特殊病理变化，多数感染者并无明显症状，仅间或有疲倦、乏力、四肢麻木、腹泻或便秘以及饥饿感、嗜食盐等较轻微症状，若虫体扭结成团可表现为肠道机械性梗阻，如肠道、胆道梗阻或肠穿孔等。并发绦虫性贫血的患者，除有一般恶性贫血的表现外，常出现感觉异常、运动失调、深部感觉缺失等神经紊乱现象，严重者甚至可失去工作能力。与一般恶性贫血不同之处在于患者胃分泌液中含有内因子和游离酸，一旦驱虫后贫血即很快好转。

【诊断】

从患者粪便中检获虫卵或虫体节片可作为实验室确诊的依据。曾有案例报道运用 DNA 测序技术诊断绦虫病，鉴于其技术要求较高，大规模运用于临床尚存在难度。

【治疗】

治疗阔节裂头绦虫病的药物种类较多，目前普遍使用的是吡喹酮。吡喹酮可使绦虫虫体表膜对钙离子通透性增加，引起虫体肌肉极度痉挛与麻痹。它主要作用于绦虫颈部表皮，出现空泡，继而破溃，虫体随肠蠕动从粪便中排出。吡喹酮有广谱抗绦虫作用，对于阔节裂头绦虫，文献报道的剂量为 10mg/kg 或 15mg/kg 顿服，均能成功排出头节，未见有明显副作用。其他有硫氯酚、氯硝柳胺，中药南瓜子和槟榔合剂等。对于贫血者，待虫体排出后贫血即可自愈；贫血严重者可肌注维生素 B_{12}。

预防关键在于宣传教育，改变不卫生的食鱼习惯，不吃生鱼或未煮熟的鱼类，加强对犬、猫等动物的管理，避免粪便污染河湖水。

主要参考文献

［1］诸欣平，苏川. 人体寄生虫学. 北京：人民卫生出版社，2013.

［2］Guo AJ, Liu K, Gong W, et al. Molecular identification of Diphyllobothrium latumand a brief review of diphyllobothriosis in China. Acta Parasitol, 2012, 57（3）：293-296.

［3］Esteban JG, Muñoz-Antoli C, Borras M, et al. Human infection by a "fish tapeworm", Diphyllobothrium latum, in a non-endemic country. Infection, 2014, 42（1）：191-194.

第十六节　利什曼病
（周晓农）

利什曼病（leishmaniasis）是由利什曼原虫（*Leishmania*）寄生于人体巨噬细胞内所致的一类寄生虫病的总称，由白蛉叮咬传播。利什曼原虫属原生动物门，鞭毛纲，动基体目，锥体科，利什曼属。目前全球有 20 余种利什曼原虫可感染人类致病，不同种利什曼原虫感染寄生于人体不同部位而导致不同形式的利什曼病，包括内脏利什曼病（visceral leishmaniasis）或称黑热病（kala-azar）、皮肤利什曼病（cutaneous leishmaniasis）和黏膜利什曼病（mucocutaneous leishmaniasis）。广泛分布于亚洲、非洲、欧洲、拉丁美洲的热带和亚热带地区，除澳大利亚和南极洲以外的大陆，都存在此病，波及全球近98个国家，超过1200万人感染此病。全球有1/10人口是可能受感染的危险人群，死亡7万例，3.5亿人受到利什曼原虫感染的危险。由于存在大量动物保虫宿主，故利什曼病防治难度较大。它被WHO/TDR列为严重危害人类的十大热带病之一。估计每年有150万到200万新发病例，人利什曼病是一类动物源性或自然疫源性疾病。在一些丘陵、山区、森林、荒漠地带，利什曼原虫在野生动物中传播，人只是在进入或定居于这些地区后才受感染。主要流行于印度次大陆、东非和南美洲等经济卫生条件落后地区。我国的利什曼病主要为内脏利什曼病（黑热病），此病曾在我国的大部分流行区得到控制，目前仅在我国西部的新疆、甘肃、四川、内蒙古、山西和陕西60余县有病例发生。另外，在新疆克拉玛依有皮肤利什曼病病例发生。

【病原学】

1. 无鞭毛体　无鞭毛体（amastigote）寄生于黑热病患者或感染动物的单核巨噬细胞内。在染色涂片上，常因巨噬细胞的破裂，可在细胞外查见散在的无鞭毛体。虫体为卵圆形，大小（2.9~5.7）μm×（1.8~4.0）μm，平均为4.4μm×2.8μm。瑞氏染液或吉氏染液染色后，无鞭毛体细胞质呈淡蓝或淡红色。内有一个较大的核，近圆形，呈红色或紫色。动基体位于核旁，着色较深，近深紫色，细小、杆状。

2. 前鞭毛体　成熟的前鞭毛体（promastigote）呈梭形，前端有一根伸出体外的鞭毛。体表有表膜包被，体形较无鞭毛体大，大小为（14.3~20）μm×（1.5~1.8）μm。核位于虫体中部，动基体在前部。基体在动基体之前，鞭毛即由此发出。前鞭毛体有时可聚集成团，以其体前端向着中心，排成菊花状。

3. 生活史　利什曼原虫生活史需要两个宿主即人或哺乳动物和吸血昆虫白蛉。感染前鞭毛体的雌性白蛉刺叮人或易感的哺乳动物，前鞭毛体即进入宿主的皮下组织。部分前鞭毛体被白细胞吞噬消灭，一部分则进入单核-巨噬细胞系统进一步发育。在巨噬细胞内的原虫逐渐变圆，失去鞭毛的体外部分，转化为无鞭毛体，并与溶酶体融合，使虫体处于溶酶体酶的包围之中，虫体不但可以存活，而且还能进行分裂繁殖，最终导致细胞破裂。游离的无鞭毛体又进入其他单核细胞、巨噬细胞重复上述增殖过程。当雌性白蛉刺叮病人或受感染的动物时，血液或皮肤内含有无鞭毛体的单核细胞和巨噬细胞被吸入白蛉胃内，约24小时后无鞭毛体发育为早期前鞭毛体；后者呈卵圆形，鞭毛已伸出虫体外。48小时后发育为梭形前鞭毛体或短粗的前鞭毛体；体形从卵圆形逐渐变为宽梭形或长度超过宽度3倍的梭形，此时鞭毛也由短变长。鞭毛体活动加强，以纵二分裂繁殖，至第3~4天出现大量成熟前鞭毛体，约1周后在白蛉的口腔和喙聚集，再次吸血时可感染新宿主。

【流行病学】

利什曼原虫能感染多种哺乳动物，包括啮齿类、犬科、贫齿类、有袋动物、原始有蹄类和灵长类等。目前我国黑热病主要发生在新疆、甘肃和四川，每年报告病例占全国的

90%以上，陕西、山西和内蒙古有零星病例报告。由于近年来交通条件愈发便利，前往疫区旅游、务工人员明显增多，应该警惕新疆、甘肃、四川等省的散发病例出现明显回升。利什曼原虫病可以通过输血及共用吸毒注射用品，甚至垂直传播引起的感染也有报道，但流行病学意义不大。利什曼病作为人畜共患病，大多数情况下，动物作为传染源（主要指犬类），但也可见人作为传染源的情况。不同的利什曼原虫有相应但不限定某一种传播方式：

（1）自然疫源性传播：人在野外环境中偶然被白蛉叮咬而受到感染，如巴西利什曼原虫。自然界中有多种野生动物能够感染利什曼原虫，然而迄今为止，未能证明任何一种野生动物是稳定持续的传染源。

（2）半野生环境下传播：家养或放养动物作为传染源传播给人类，如婴儿利什曼原虫、巴西利什曼原虫。

（3）人际间传播：主要是以人作为传染源，如杜氏利什曼原虫和热带利什曼原虫，见于利什曼病流行的南亚地区。HIV/利什曼原虫共感染患者已成为重要的传染源。利什曼原虫病全年各月均有发病，以2~6月居多；感染以男性为多；各年龄段均有发病，以6~55岁为多。

【发病机制】

不同种类的利什曼原虫对宿主的相应环境有高度的适应性。前鞭毛体黏附巨噬细胞，原虫通过受体介导的细胞内吞作用而被巨噬细胞吞噬进入巨噬细胞。虫体在相应组织的巨噬细胞内大量增殖，大量破坏巨噬细胞，并刺激巨噬细胞增生，从而引起一系列病变。

皮肤利什曼病在单核吞噬细胞内发现无鞭毛体以及伴随的肉芽肿性炎症反应。病灶大小与病程正相关，与原虫数量则负相关。特殊类型的皮肤利什曼病中，弥漫性皮肤利什曼病炎症反应低下，见大量含有原虫的巨噬细胞坏死。

黏膜利什曼病的病灶炎症反应强烈，原虫数量稀少，往往不能发现原虫。病灶为溃疡及肉芽组织形成，多核巨细胞及淋巴浆细胞浸润，假性上皮瘤样增生伴角化珠，黏膜下区找到含有原虫的巨噬细胞。

内脏利什曼病患者病理显示脾脏白髓显著萎缩，伴胸腺依赖区坏死和纤维化，淋巴细胞减少而含有原虫的组织细胞聚集和浆细胞增生，红髓则有大量浆细胞和组织细胞，脾血窦内皮细胞增生。淋巴结副皮质区小淋巴细胞消失，浆细胞和组织细胞增生。人体对利什曼原虫无先天免疫力，故利什曼病多见于婴儿及儿童。利什曼原虫不断繁殖，抗原刺激淋巴细胞，激活多克隆B细胞使浆细胞大量增生，从而分泌IgG和特异性抗体。而抗体在宿主杀伤原虫的过程中仅起一定的作用，对疾病并无控制作用。大量资料说明在利什曼病产生的获得性免疫中，细胞免疫起主要作用，抗体也参与宿主对利什曼原虫的免疫应答。

【临床表现】

人感染利什曼原虫后临床表现多样，从无症状携带者到皮肤黏膜利什曼病，甚至内脏利什曼病。不同类型的利什曼病由相应种类的原虫感染引起，但各种利什曼原虫感染所致的临床表现又有相当大的重叠。除AIDS或者HIV感染者外，器官移植者并发利什曼病的数量正逐渐增长，并发肾移植患者占多数（77%），其余为肝移植和心脏移植等，绝大多数表现为内脏利什曼病。另有少数使用免疫抑制剂（如 TNF-α 拮抗剂）后发病的报道。

1. 内脏利什曼病 潜伏期一般短则十几天，长则数月、数年，多在 3~5 个月之间，长短取决于患者身体状况、感染机会的多寡及感染原虫数量的多少。症状是逐渐发生的，起始一般都有不规则发热，呈双峰热型，在早期较常见。发病 2~3 个月后临床症状逐渐明显，其主要表现为长期的不规则发热和脾大，最大的脾可达耻骨上方。肿大的脾脏在早期较柔软，晚期则较硬。脾脏表面一般较平滑，无触痛。有半数病人肝大，出现较脾大为迟，肿大程度也不如脾大明显。同时可伴有贫血、鼻出血、齿龈出血等。晚期病人大都消瘦，头发稀少且无光泽，肝脏也常肿大。腹部常因肝脾大而隆起。患者常有口腔炎，如黏膜溃疡，齿龈腐烂且易出血。儿童患者易并发走马疳。

白细胞数在疾病早期即开始下降，并随病程进展而日益显著，其总数大都降到 $5×10^9/L$ 以下，甚至可降到 $1×10^9/L$ 左右。减少的白细胞种类主要是中性粒细胞，嗜酸性粒细胞和嗜碱性粒细胞亦减少。红细胞一般降至 $4×10^{12}/L$ 以下，严重的可降至 $1×10^{12}/L$ 以下。血红蛋白大都在 $6~10g/L$。血小板计数平均减至 $100×10^9/L$。球蛋白大量增加而白蛋白减少，白蛋白与球蛋白的比例倒置。

2. 皮肤利什曼病 任何种类的利什曼原虫感染均可引起皮肤利什曼病，但以热带利什曼原虫、硕大利什曼原虫、婴儿利什曼原虫和埃塞俄比亚利什曼原虫多见。大多数患者感染后并无临床症状，起病者表现为经历不等的潜伏期后（2 周~3 个月），在白蛉叮咬处的皮肤形成一瘙痒性小红斑，在结节中心形成痂，痂脱落可见溃疡，此溃疡可逐渐自愈，留下一下陷的瘢痕。在原皮肤损害处周围可形成卫星结节。通常情况下病灶在 2~15 个月内自愈，但可遗留大小不等的瘢痕。自愈后患者对这一类利什曼原虫具有终身免疫力。

3. 黏膜利什曼病 黏膜利什曼病主要发生在南美洲。发病起始与皮肤利什曼病相似，随后原虫可转移扩散至口鼻及咽黏膜，转移可发生在皮肤损害起始时或者甚至 30 年后。溃疡和侵蚀不断损毁鼻、口、咽腔的软组织和软骨，导致严重毁容。次级感染普遍发生。在皮肤利什曼病皮肤损害可以自愈，黏膜利什曼病损害不能自愈。支气管肺炎和营养不良可导致死亡。

【诊断】

1. 病原学检查 骨髓、淋巴结和脾脏穿刺液镜检仍是内脏利什曼病最可靠的确诊实验。通过吉姆萨染色，发现胞质呈淡蓝色、细胞核和动基体呈紫色的无鞭毛体。脾脏穿刺液诊断价值最高（特异性和敏感性大于 90%），但对操作者技术要求高，且存在有一定风险；其次为骨髓检出率为 85%，故骨髓穿刺涂片镜检最为广泛使用；而淋巴结穿刺物涂片检出率仅 50% 左右。患者有下列情况者不宜做穿刺：出血时间超过 5 分钟；脾肿在肋下 4cm 以内；患者伴有腹水、黄疸、极度贫血及并发肺炎等。皮肤病灶镜检或培养敏感性较低（15%~70%），结合免疫荧光技术等血清学方法可提高检出率。皮肤利什曼病的临床表现缺乏特异性，不易与其他皮肤损害（如葡萄球菌或链球菌感染、真菌感染等引起的皮肤病、麻风病、肿瘤、肉状瘤病等）相区分，且治疗耗时、费力，因此必须确诊。病原学检查是首选。从皮肤损害处基底或边缘刮取或针刺取样，或取活组织材料进行涂片镜检，或进行培养，发现原虫而确诊。各种基于 PCR 的检测方法显示出良好的应用前景，如取材得当，敏感性和特异性接近 100%，对于皮肤利什曼病和合并 HIV 感染者是重要的诊断方法。

2. 免疫学检查 主要是检测患者体内的抗体水平，常用方法有间接免疫荧光（IFAT）、直接凝集试验（DAT）、酶联免疫吸附法（ELISA）、免疫层析、免疫印迹等。以DAT、rK39抗原为基础的免疫层析法和ELISA较为常用，前两者简便易行，可在基层广泛使用。因血清抗体检测的敏感性和特异性存在较大变异，抗体检测一般不用于皮肤利什曼病的诊断。HIV/利什曼原虫共同感染者中，由于免疫系统受到抑制，抗体诊断价值也很有限。乳胶凝集试验（KAtex）检测尿中原虫抗原敏感性变异较大（35.8%～100%），但在HIV感染者中仍为较可靠的诊断试验方法，且检测结果与抗原虫治疗效果密切相关。

【治疗】

1. 内脏利什曼病 五价锑是目前国内治疗黑热病的一线药物，治愈率高，但是耐药性逐年增加，且不良反应较多。因此一旦确诊黑热病，应立即给予葡萄糖酸锑治疗。锑剂治疗后还应告知患者每月定期随访及复查，防止复发。对于初治病例一般采用6日疗法：成人总量120～150mg/kg，儿童总量200～240mg/kg，分6次注射，每日肌内或静脉注射一次，6日为一疗程。在治疗过程中，若病人出现高热、鼻出血、呼吸加速或剧烈咳嗽和脾区疼痛等副作用，可停止注射数日，待症状缓解后再继续注射，药物总量不变（包括先前注射量）。若病人白细胞数突然减少，粒细胞降至20%以下，应立即停药，并进行对症治疗，待恢复后再用锑剂继续治疗。

如果患者经一个疗程后半个月复查时，若体温未恢复正常，白细胞计数未增加，脾大依旧，原虫未消失，应视为治疗无效。在此情况下进行第二疗程治疗，剂量比第一疗程增加1/3，采取8日8针疗法。经锑剂治疗后体温已恢复正常，一般情况和血象均有好转，脾肿亦缩小，穿刺未查见原虫，但数月后体温又上升，脾肿增大，穿刺又查到原虫，是为复发。可仍用葡萄糖酸锑钠治疗，但剂量应在原基础上增加1/3。

经葡萄糖酸锑钠三个疗程以上治疗仍未痊愈的病人临床上称为抗锑性患者。可以选择非锑剂二线药物，例如喷他脒（戊烷咪），可以每次4mg/kg，总剂量为60～70mg/kg，15～20日为一疗程。将药物用无菌蒸馏水配成4%的溶液做肌内注射，每次注射前现配。偶尔出现脉搏增速、晕眩、心悸等反应，注射肾上腺素即可消除；或者羟脒芪，或者每次2～3mg/kg，总剂量为85mg/kg。临用前先用少量无菌蒸馏水溶解药物，再用1%普鲁卡因溶液配成2.5%～5%的溶液，缓慢肌内注射；或将药物用50%葡萄糖溶解配成2%的溶液，做静脉注射。

对锑剂和喷他脒疗效不佳的病例也可选择两性霉素B治疗。按每日0.5mg/kg剂量连续静脉注射14日。在滴注过程中可出现发热、寒战、肌肉或关节疼痛等副反应。脂质体两性霉素B可有效降低毒副作用。可用3mg/kg每日或隔日滴注1次，总量为15mg/kg，疗效可达100%。

2. 皮肤利什曼病 引起皮肤利什曼病的利什曼原虫种类较多，有些虫种的感染不需治疗而能自愈，有些虫种感染导致的疾病必须进行治疗，因此，通常要对感染的虫种进行鉴定以决定是否需要进行治疗。化疗一般是在皮肤损害内部注射五价锑剂2～3次，每次间隔1～2天。

3. 黏膜利什曼病 可以化疗首选五价锑剂，每天以20mg/kg体重的剂量注射1次，至少注射 4 周。

4. 对症治疗 贫血患者若有中度贫血,在治疗期间应给予铁剂。对严重贫血者除给予铁剂外,可进行小量多次输血,待贫血好转后再行锑剂治疗;细菌性肺炎若发生在治疗黑热病过程中,应立即停止注射,先进行抗细菌感染治疗,待肺炎症状消失后再进行抗黑热病药物治疗。一旦出现走马疳按常规方法给予抗黑热病治疗,并及时使用抗生素治疗。急性粒细胞缺乏症应立即使用青霉素治疗以防继发感染。若发生在锑剂治疗过程中,应停止注射锑剂,待症状消失后再进行抗黑热病药物治疗。若此症状是由黑热病所致,使用锑剂不但无害,且随黑热病的好转而促使粒细胞回升。

为避免利什曼原虫出现耐药、提高抗原虫治疗疗效、减少单一大剂量用药的毒副反应,应该联合多种药物治疗已成为关注焦点。现有的方案:五价锑剂联用巴龙霉素、脂质体两性霉素 B 配伍米替福新,临床试验初步结果显示较单一用药有更高的治愈率。

主要参考文献

［1］冯兰洲,毛守白. 寄生虫病学. 上海:上海科学技术出版社,1962.

［2］薛纯良,许隆祺. 寄生虫病诊断与治疗. 湖南:湖南科学技术出版社,2002.

［3］WHO Manual on Visceral Leishmaniasis Control Geneva:1996:1-79.

［4］Wang JY,Cui G,Chen HT,et al. Current epidemiological profile and features of visceral leishmaniasis in People's Republic of China. Parasit Vectors,2012,5:31.

［5］中华人民共和国卫生部. 中华人民共和国卫生行业标准（WS258-2006）:黑热病诊断标准. 北京:人民卫生出版社,2006.

［6］Guerin PJ,Olliaro P,Sundar S,et al. Visceral leishmaniasis:current status of control,diagnosis,and treatment,and a proposed research and development agenda. THE Lancet Infect Dis,2002,2（8）:494-501.

［7］Elmahallawy EK,Sampedro Martinez A,Rodriguez-Granger J,et al. Diagnosis of leishmaniasis. J Infect Dev Ctries,2014,8（8）:961-972.

［8］Srivastava P1,Dayama A,Mehrotra S. Diagnosis of visceral leishmaniasis. Trans R Soc Trop Med Hyg,2011,105（1）:1-6.

［9］Ready PD. Epidemiology of visceral leishmaniasis. Clin Epidemiol,2014,6:147-154.

［10］Murray HW. Treatment of visceral leishmaniasis in 2004. Am J Trop Med Hyg,2004,71（6）:787-794.

［11］Jeddi F,Piarroux R,Mary C. Antimony resistance in leishmania,focusing on experimental research. J Trop Med,2011,2011:695382.

［12］Welch RJ,Anderson BL,Litwin CM. Rapid immunochromatographic strip test for detection of anti-K39 immunoglobulin G antibodies for diagnosis of visceral leishmaniasis. Clin Vaccine Immunol,2008,15（9）:1483-1484.

［13］Mandal J,Khurana S,Dubey ML,et al. Evaluation of direct agglutination test,rk39 test,and ELISA for the diagnosis of visceral leishmaniasis. Am J Trop Med Hyg,2008,79（1）:76-78.

［14］Mugasa CM,Laurent T,Schoone GJ,et al. Simplified molecular detection of Leishmania parasites in various clinical samples from patients with leishmaniasis. Parasit Vectors,2010,3（1）:13.

［15］Takagi H,Itoh M,Islam MZ,et al. Sensitive,specific,and rapid detection of Leishmania donovani DNA by loop-mediated isothermal amplification. Am J Trop Med Hyg,2009,81（4）:578-582.

第十七节　非洲锥虫病
（程训佳）

引起非洲锥虫病（African trypanosomiasis）也称非洲睡眠病（sleeping sickness）的病原是涎源性锥虫（trypanosome），是属于肉足鞭毛虫门、鞭毛亚门、动鞭毛虫纲、动基体目、锥虫亚目、锥虫科、锥虫属的寄生原虫，可寄生于鱼类、两栖类、爬行类、鸟类、哺乳动物的血液或组织细胞内。涎源性锥虫包括布氏冈比亚锥虫（*Trypanosoma brucei gambiense*）和布氏罗得西亚锥虫（*T. brucei rhodesiense*）。布氏冈比亚锥虫引起慢性病变，主要分布在西非和中非，也称西非睡眠病；布氏罗得西亚锥虫主要引起急性病变，分布在东非和南非，也称东非睡眠病或罗得西亚型锥虫病，是人畜共患病，主要感染动物，偶尔感染人类，症状往往非常严重。冈比亚型锥虫病主要是人类的疾病，在锥虫病的传播中起着重要作用。两者均在吸血昆虫舌蝇（*Glossina*）体内发育繁殖，通过舌蝇吸血传播。非洲锥虫病主要流行在非洲，也成为我国输入性寄生虫病之一。

【病原学】

形态：布氏冈比亚锥虫和布氏罗得西亚锥虫寄生在人体形式为锥鞭毛体（trypomastigote），可在人体血液、淋巴液和脑脊液内寄生。

锥鞭毛体具有多形性，包括细长型、中间型和粗短型。细长型锥鞭毛体长 $20\sim40\mu m$，宽 $1.5\sim3.5\mu m$，前端的游离鞭毛长约 $6\mu m$，动基体位虫体近末端；粗短型锥鞭毛体长 $15\sim25\mu m$，宽 $3.5\mu m$，游离鞭毛不足 $1\mu m$ 或不游离，动基体位于虫体后端。鞭毛从虫体后端发出沿边缘向前，鞭毛起自基体，伸出虫体后，与虫体表膜相连。当鞭毛运动时，表膜伸展，形成波动膜。虫体的其他结构与真核细胞相似。吉姆萨染色血涂片，可见锥鞭毛体的细胞质呈淡蓝色，外侧可见呈淡蓝色的波动膜；核居中，呈红色或紫红色。

生活史：布氏冈比亚锥虫和布氏罗得西亚锥虫的生活史过程包括在舌蝇体内的发育和在脊椎动物体内的发育。

锥鞭毛体在病程的早期存在于血液、淋巴液内，晚期可侵入脑脊液。锥鞭毛体在血液、淋巴液或者脑脊液中一般 8 小时分裂一次。细长型锥鞭毛体以二分裂法增殖，而粗短型则不增殖。在高原虫血症时，锥鞭毛体以细长型为主。在 2 型锥鞭毛体中，仅粗短型对舌蝇具感染性。锥鞭毛体从不侵入宿主细胞。当雌性或雄性舌蝇叮刺感染的哺乳动物宿主，锥鞭毛体随血餐进入舌蝇体内，经前胃到达中肠，随之细长型虫体死亡，粗短型最终到达舌蝇唾腺，发育为上鞭毛体，分裂增殖形成循环后期锥鞭毛体，循环后期锥鞭毛体成熟后对人具感染性。当舌蝇刺吸宿主时，循环后期锥鞭毛体随涎液进入皮下组织，转变为细长型，进一步繁殖后进入血液或淋巴液和脑脊液内寄生。

【流行病学】

非洲锥虫分布于非洲大陆，在撒哈拉以南的 36 个国家有 200 个以上的灶性流行区，占到整个非洲面积的 $1/3$，其中布氏冈比亚锥虫分布于西非和中非，布氏罗得西亚锥虫则分布于东非和南非。而刚果（金）和乌干达，两种锥虫均有分布。人类因为被雌性或雄性舌蝇叮刺吸血而感染。据 WHO 估计，共有约 6000 万人受感染威胁，每年新增病例仅 10% 得到诊断治疗。锥虫病是严重的公共卫生问题。

非洲锥虫的媒介舌蝇不同种类有宿主特异性，雌性或雄性舌蝇均叮刺吸血。舌蝇吸血频度和生殖动力学对非洲锥虫病的流行病学具重要意义。布氏冈比亚锥虫的主要媒介为须舌蝇等，主要栖息于沿河岸的植物和潮湿的森林地带，主要吸人血，动物猪、狗为储存宿主。布氏罗得西亚锥虫主要媒介为刺舌蝇等，滋生在东非热带草原和湖岸的森林及植丛地带，主要嗜吸动物血，在动物中传播锥虫，这些动物包括羚羊、牛，而人是偶然感染。中国不是非洲锥虫病的疫区，但是输入性病例时有发生，应该引起关注。

【致病机制】

布氏冈比亚锥虫和布氏罗得西亚锥虫的锥鞭毛体侵入人体后的致病过程包括虫体在局部增殖所致的局部初发反应，在体内播散的血淋巴期以及侵入中枢神经系统的脑膜脑炎期。当舌蝇刺吸宿主时，感染性循环后期锥鞭毛体随涎液进入宿主皮下组织，在其体内转变为细长型并开始增殖，虫体首先侵入血液和淋巴系统，随血液和淋巴系统播散到宿主全身，最终侵入中枢神经系统，导致脑组织弥漫性炎症，神经元变性，胶质细胞增生。锥鞭毛体中间型存在于脑脊液中，在蛛网膜下腔活动活跃，也可进入脑细胞层，导致疾病的终末期；也可以再次返回入血液和淋巴系统。锥鞭毛体从血液系统进入中枢神经系统是一个可逆的过程，保证了感染的持续性和传播的持续性。

【临床表现】

非洲锥虫病的潜伏期依虫种而异，布氏冈比亚锥虫病为数月至数年，而布氏罗得西亚锥虫病则为数日至数周。布氏罗得西亚锥虫病呈现急性经过，致死亡前病程很少超过一年，一般才 9 个月，有的患者在中枢神经系统尚未受侵犯之前即已死亡。

初发反应期：患者被舌蝇叮刺后 1 周，局部皮肤肿胀，中央有红点。虫体在局部增殖，炎性细胞浸润，形成呈局部红肿，称锥虫下疳（trypanosomal chancre）。肿胀局部可见淋巴细胞、巨噬细胞和少量嗜酸性粒细胞浸润，有时可见锥虫。局部皮肤病变为自限性，一般持续 1~2 周。

血淋巴期：当锥鞭毛体在局部繁殖后进入血液和淋巴液系统，并寄生于血液和淋巴系统，引起广泛淋巴结肿大，尤以颈后、颌下、腹股沟淋巴结为显著，淋巴结肿大、坚韧，无压痛，不粘连，直径约 1cm。而颈后三角部淋巴结肿大（Winterbottom 征）为冈比亚锥虫病的特征。肝脾大，淋巴细胞、单核细胞浸润，原虫在淋巴结、血液和血管周围组织增殖，在淋巴结穿刺液中可以检到原虫，出现锥虫血症。伴有发热、头痛、无力、失眠、嗜睡等症状。发热可持续 24 小时或者数日后自行消退。因为宿主可能产生一定的免疫反应，疾病开始时症状会比较明显。隔几日后体温可再次升高。其他体征有深部感觉过敏（Kerandel 征）等。此外，心肌炎、心外膜炎及心包积液等也可发生（表 2-7-3）。

脑膜脑炎期：尽管在第一阶段和第二阶段患者都存在头痛病、失眠/嗜睡等症状，但是发病数月或数年后，随着锥虫侵入中枢神经系统，导致弥漫性软脑膜炎，脑皮质充血和水肿，神经元变性，胶质细胞增生。患者出现性格改变、智力迟钝、呈无欲状态。出现异常反射，深部感觉过敏、共济失调、震颤、痉挛、嗜睡，昏睡、昏迷等。

表 2-7-3 布氏冈比亚锥虫病典型的症状和体征

症状和体征	症状出现率（%）
头痛	78.7
失眠/嗜睡	74.4
淋巴结肿大	56.1
感觉过敏	51.1
脾大	42.5
无力	34.8
肝大	25.5
营养不良	25.2
行为异常	24.7
食欲下降	22.9
行走困难	21.7
震颤	21.0
发热	16.1
语言困难	13.4
异常动作	10.5

两种锥虫所致疾病的分布、病程和严重性各异，其中布氏冈比亚锥虫病分布在西非和中非，呈慢性过程，病程可持续数月至数年，其间可有多次发热，但症状较轻。有时无明显的急性症状，但可出现中枢神经系统异常；布氏罗得西亚锥虫病则分别分布在东非和南非，呈急性过程，病程为 6~12 个月，患者多表现显著消瘦、高热和衰竭，有些患者在中枢神经系统尚未受侵时已经死亡（表 2-7-4）。

表 2-7-4 布氏冈比亚锥虫和布氏罗得西亚锥虫所致疾病的区别

特点	布氏冈比亚锥虫病	布氏罗得西亚锥虫病
病原体	T. b. gambiense	T. b. rhodesiense
主要的媒介	须舌蝇（Glossina palpalis）	刺舌蝇（G. morsitans）
高发病率的地区	中非共和国，刚果，苏丹南部，乌干达北部	乌干达西南部，坦桑尼亚
主要感染的宿主	人类、猪、狗	羚羊、牛
疾病病程	长潜伏期，慢性过程（年）	短潜伏期，急性过程（月）
原虫血症情况	低度原虫血症	中度原虫血症
诊断	淋巴结穿刺 浓缩血液检查 脑脊液检测	浓缩血液检查 脑脊液检测

续表

特点	布氏冈比亚锥虫病	布氏罗得西亚锥虫病
治疗药物		
第一阶段	戊烷咪	苏拉明
第二阶段	依氟鸟氨酸、硝呋替莫	硫砷嘧胺
替代治疗	硫砷嘧胺	硫砷嘧胺和硝呋替莫
疾病控制	积极治疗急性患者，控制昆虫媒介	控制昆虫媒介

【诊断】

布氏冈比亚锥虫感染的常用诊断程序是筛选、诊断确认疾病时期。疑似病例需要在血液和淋巴液的病原学检查后应用血清学方法确认，主要是锥虫病卡式浓集试验（card agglutination test for trypanosomiasis，CATT），一旦阳性就需要脑脊液检测确定疾病时期。而布氏罗得西亚锥虫感染则直接血液检查。

1. 病原学检查 是非常重要的方法，往往取体液包括血液、淋巴结穿刺液、脑脊液检测有无锥鞭毛体；另外，骨髓穿刺液和腹水也可以检测到原虫。取患者血液做薄血片或厚血片，经吉姆萨染色镜检病原体。也可以做湿片检测，可以检测活动的虫体。淋巴液、脑脊液、骨髓穿刺液、淋巴结穿刺物等也可以涂片检查。也可以将血液等浓集后进行涂片检测以提高检出率。此外，取上述标本进行动物接种也是一种有用的病原学检查方法。布氏罗得西亚锥虫可以选择小鼠或大鼠，但是布氏冈比亚锥虫则需要选择 SCID 小鼠和免疫缺陷的大鼠。

2. 免疫学检查 流行区的免疫筛选往往选择使用基于冰冻干燥的锥虫虫体体表密集的外壳蛋白，即变异表面糖蛋白（variant surface glycoprotein，VSG）的 CATT，该方法快速、经济，可与寄生虫病原鉴定方法互相确认。尽管布氏罗得西亚锥虫没有相应的免疫检测试剂，但是在血液中检测到该锥虫也会早于该疾病的症状出现。当然在实验室，检测抗体的方法包括酶联免疫吸附试验、间接荧光抗体试验和间接血凝试验等。

3. 分子生物学检测 PCR 进行靶基因的扩增是比较可靠的方法，有研究表明其敏感性 88.4%，特异性 99.2%。另外，应用环介导等温扩增反应（loop-mediated isothermal amplification，LAMP）技术进行靶基因检测也是非常经济、快速、无需特别的仪器。可以应用在锥虫病的诊断和药物治疗的随访中。一些分子诊断的芯片也已经进入临床的评估阶段。

锥虫病的疾病进程的判断是十分重要的，因为治疗药物的选择是根据疾病的发展时期而决定的。在脑脊液中发现锥鞭毛体或者脑脊液中白细胞计数升高至 ≥5 个细胞/mm^3，就提示进入病程的第二期，另外，脑脊液中免疫球蛋白也有明显升高，尤其是 IgM 的水平升高是锥虫病第二期的标志。在锥虫病的第一期，临床上需要与疟疾、伤寒、病毒性肝炎、淋巴结肿与单核细胞增多症、结核、淋巴结炎等区别。而在疾病的第二期有必要与梅毒性脊膜脊髓炎、脑肿瘤、结核性脑膜炎、隐球菌性脑膜炎和慢性病毒性脑炎进行鉴别。

【治疗和预防】

对锥虫病早期诊断后分期治疗病人可提高治愈率、降低死亡率。布氏冈比亚锥虫和布氏罗得西亚锥虫对药物的敏感性也各异，不同时期药物的选择也不同（见表2-7-4）。主要的药物有苏拉明、戊烷咪，对人体非洲锥虫病早期疗效均良好。对第二期锥虫病和已累及中枢神经系统的病例，需采用依氟鸟氨酸、硝呋替莫、硫砷嘧胺等进行治疗。在锥虫病的预防控制媒介昆虫也是非常重要的。媒介控制措施主要包括杀虫剂应用和物理捕杀，也就是可以通过改变媒介昆虫滋生环境，如清除灌木林、喷洒杀虫剂等措施来控制媒介传播。个人预防感染的措施包括加强个人防护，例如长袖衣裤、使用驱避剂等。预防用药可肌注戊烷咪，给予羟乙磺酸戊烷咪50mg，每6个月一次。

主要参考文献

［1］程训佳. 人体寄生虫学. 上海：复旦大学出版社，2015.

［2］Farrar J，Hotez P，Junghanss T，et al. Manson's Tropical Diseases. 23rd ed. Philadelphia：Saunders Elsevier，2009.

［3］Franco JR，Simarro PP，Diarra A，et al. Epidemiology of human African trypanosomiasis. Clin Epidemiol，2014，6：257-275.

［4］Anderson NE，Mubanga J，Machila N，et al. Sleeping sickness and its relationship with development and biodiversity conservation in the Luangwa Valley，Zambia. Parasit Vectors，2015，8：224.

［5］Bargul JL，Jung J，McOdimba FA，et al. Species-specific adaptations of trypanosome morphology and motility to the mammalian host. PLoS Pathog，2016，12（2）：e1005448.

第十八节　舌形虫感染

（张璟　沈玉娟）

舌形虫（tongue worms）又名五口虫（*Pentastomids*，*Linguatulida*），是一类专性体内寄生虫。其生物学分类目前尚存争议，通常认为属节肢动物门舌形虫纲，目前全世界已知共20~24属，一百余种。可寄生人体的舌形虫已报道10种。舌形虫成虫主要寄生于食肉类和食草类哺乳动物或爬行类动物的呼吸道；幼虫和若虫可寄生于多种脊椎动物和人的内脏器官，可单脏器寄生于肝或眼，多脏器寄生于肝和空肠或肝和结肠、肠系膜等，也可寄生于全身各脏器，引起舌形虫病及幼虫移行症。人体舌形虫病可分为两型：一是内脏舌形虫病，由舌形虫幼虫侵入人体内脏器官，若虫发育而导致舌形虫性肉芽肿病变及相关症状；二是鼻咽舌形虫病，主要由锯齿舌形虫的若虫或成虫寄生于人鼻咽部引起鼻、颊和咽黏膜的急性炎症。

【病原学】

舌形虫成虫为半透明舌状，死后呈乳白至乳黄色。雌雄异体，雌性略大［（1~15）cm×（0.1~1）cm］。头胸部腹面有口，口两侧生有两对骨化钩。腹部体表生有轮状腹环，体前有乳突。10种不同的舌形虫成虫形态有一定的区别，两种常见不同舌形虫成虫形态见表2-7-5和文末彩图2-7-7。

表 2-7-5　两种舌形虫成虫形态

形态特点	锯齿舌形虫	尖吻蝮蛇舌形虫
体形	背腹扁平呈舌形，背面略隆起，前端略宽、后端渐狭	圆柱形、螺钉样
体色	半透明、白色或乳黄色	半透明、橙红色，死后为白色
大小（mm）		
雌虫：	（80~130）×10（前、后端之比为5：1）；	（47~57）×（6~7.5）
雄虫：	（18~20）×（3~4）（前、后端之比约6：1）	（26.5~35）×（3.4~5.0）
口	头胸部	头胸的腹面，被骨化的环环绕，椭圆形
口孔旁2对钩	略前后排列	几乎呈平行排列
乳突		4对，口前端1对较大，头胸部两侧边缘3对
腹环	72~105个，平均90个，轮状	7~8个，角质加厚呈手镯样，腹环间体壁薄而透明
肛门		雌：腹部亚末端；雄：腹部末端
生殖孔		雌：肛门前；雄：体前端腹中线，距前缘2.5~2.7mm

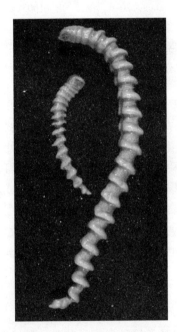

图 2-7-7　腕带蛇舌状虫雌（较大）雄（较小）成虫（Dennis Tappe，PLoS NTD.）

舌形虫卵呈椭圆形，无色至黄色或橙红色，不同虫种虫卵大小略有差异，平均约（80~90）μm×70μm。卵壳厚，分内膜和外膜，由2~4层组成，虫卵外有含有透明液体的薄膜外囊（见文末彩图 2-7-8）。成熟虫卵内含舌形虫幼虫，体表光滑，有两对足和尾部。体前端有一能钻破宿主组织肠壁的穿透器，末端有 1～2 个可伸缩的爪，具几丁质口环，食管伸向背部后膨大成盲囊。若虫阶段体积变化较大，后期头胸部有钩，腹部外环数少于成虫（见文末彩图 2-7-9）。

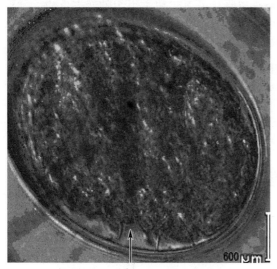
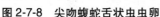

图 2-7-8　尖吻蝮蛇舌状虫虫卵

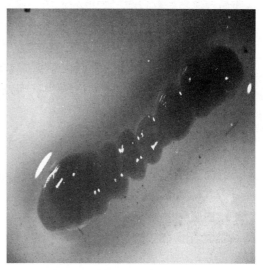

图 2-7-9　尖吻蝮蛇舌状虫若虫（×12.5 倍）

不同种类的舌形虫生活史各有差异，通常舌形虫虫卵被中间宿主摄入消化道后，幼虫自肠内孵出并移行至内脏，历经数月多次蜕皮后发育为具感染性的若虫，可在中间宿主体内存活数年。感染性若虫被摄入终末宿主体内后，经历移行及蜕皮成长，逐渐发育为成虫。成虫可于终宿主体内存活 2 年。舌形虫雌虫产卵量大，产卵期长，卵对环境的抵抗力强。

【流行病学】

舌形虫感染呈世界性分布，90% 以上存在于热带和亚热带爬行和哺乳类动物，通常在野生动物之间传播。自然界中蛇、犬和狐等是人舌形虫病的储存宿主，亦为主要的传染源。虽然舌形虫病属罕见的寄生虫病，但因其中间和终末宿主广泛存在，且部分同人类活动关系密切，故人类对其普遍易感。我国于 1927 年在西藏报道首例人感染锯齿舌形虫若虫病。近年来，我国陆续有舌形虫感染散发病例报道，流行地区多有生吃蛇胆、蛇血等习俗。

舌形虫病的主要感染途径为虫卵经口感染。人的感染主要为：食用被虫卵污染的蛇血（酒）、蛇胆、蛇肉或蜥蜴等；摄入被舌形虫感染的蛇或犬的鼻腔分泌物（含有虫卵）污染的水或植物；感染性虫卵经由被其污染的手指摄入；误食舌形虫成虫；生食、半生食含舌形虫幼虫或若虫的牛、羊、马和兔等中间宿主的内脏。预防应提倡不饮用新鲜生蛇血（酒）、蛇胆以及生水，避免生食可能被污染的蔬菜，不食用生或未熟蛇肉及牛、羊等动物内脏，避免与犬、蛇等动物的密切接触，加强对市场流通的牛、羊等肉类和动物内脏的检验检疫，实施对流行区自然宿主的流行病学监测，防止感染的粪便对水源或可食用植物的污染。

【发病机制】

内脏舌形虫病组织病变可分为包囊舌形虫若虫、坏死性舌形虫肉芽肿、表皮肉芽肿、钙化囊或钙化结节四种类型。脱囊的成囊若虫游走于宿主组织，可引发广泛机械性损伤，从而导致典型的移行症。若虫死亡后，崩解释放抗原，可引起宿主组织的变态反应，并形成脓肿，继而形成广泛的组织损伤和感染。寄生于肠系膜淋巴结内的若虫，可导致宿主淋巴结肿大，甚至坏死性淋巴结炎。

有一些种的舌形虫的若虫以小钩附着于终宿主呼吸道，吞噬上皮细胞，吸取血液和淋巴液等，可刺激宿主扁桃体、鼻咽及邻近黏膜组织发生炎症反应，引发鼻咽舌形虫病。

【临床表现】

依据舌形虫若虫在人体的寄生部位和其所引起的症状的差异，舌形虫病的临床表现通常分为以下两种类型：

1. 内脏舌形虫病　主要由蛇舌形虫属感染导致。人误食舌形虫虫卵后，舌形虫幼虫或脱囊若虫在内脏移行引起。本病严重程度与幼虫移行症、寄生的部位、感染的程度相关。

依据临床表现轻重程度分为 3 型：

（1）轻度或无症状型：患者多无症状或表现亚临床症状，只在组织检查或放射检查时，在肝（可达 54%）、脾、肺、肠系膜、肠壁、腹股沟疝囊和眼等处偶有发现寄生虫。

（2）中度或进行型：患者中至重度感染，表现为持续性腹痛腹泻或肝大，伴腹水。

（3）重度型：除消化道症状外，患者还有阻塞性黄疸、急腹症、淋巴管梗阻、气胸、心包炎、腹膜炎、败血症和恶病质等临床表现，严重时可危及生命。

依据舌形虫的生物学特征分为 2 个亚型：

（1）成囊亚型：多见于蛇舌状虫和锯齿舌形虫感染，若虫在组织内成囊，可发育为感染性若虫，并不脱囊，有急腹症症状。

（2）脱囊亚型：以台湾孔头舌虫感染为代表，若虫在组织内成囊，不能发育为感染性若虫，大量脱囊入肠腔后随粪便排出体外，无急腹症症状。

2. 鼻咽舌形虫病　人为异常终宿主，由误食锯齿舌形虫感染性若虫导致，呈急性非传染性鼻咽炎症状，偶可致死。摄入感染性若虫后半小时内即可起病，常有显著咽颊黏膜、喉、咽鼓管、结膜、嘴唇等部位充血水肿，出现吞咽及呼吸困难、卡他症状、颌下及颈淋巴结肿大等，症状可由咽部深处蔓延至耳，无全身症状。

【诊断】

当患者出现不明原因的急腹症或持续性腹痛、腹泻及鼻咽刺激症状，伴腹水、肝大或鼻咽颊急性炎症反应，且有饮用蛇血或蛇胆、蛇类及犬、牛、羊等动物接触史，以及生食或食用凉拌动物内脏史，应考虑舌形虫感染可能，进而考虑实验室诊断。

（一）实验室诊断

组织检查或者粪便检查发现舌形虫病原有助确诊。对于就诊患者，若粪便检查阴性，可使用胃、肠内镜检查胃肠壁纤维性囊或结节样病灶，以期查到病原，明确诊断。

1. 病原学检查

（1）直接涂片法：挑取少量粪便或鼻分泌物于载玻片上，加入生理盐水后直接在显微镜下查找虫卵。

（2）粪便沉淀浓集法：粪便过筛、冲洗后，将粪渣倒入大玻璃皿，加入生理盐水，下衬黑纸，用肉眼或放大镜查找虫体，该法主要适用于台湾孔头舌虫。

（3）组织活检：外科手术发现游离的虫体或附着的包囊；肠镜活检、尸检得到内含虫体的纤维性包囊；鼻咽分泌物、痰和呕吐物中查到舌形虫。

（4）病理切片：舌形虫感染所致的肉芽肿组织病理切片，含未变性或崩解的虫体，经HE 染色可见虫体的嗜酸性腺和骨质孔。

（5）扫描电镜检查：显示外上表皮、纤维性不同厚度的内表皮和一层致密的下表皮的表皮超微结构。

2. 免疫学检查　应用酶联免疫吸附（ELISA）等免疫学检查可作为辅助诊断。

可以检测患者体内的抗舌状虫抗体等。随着对舌形虫基因信息及基础致病机制研究的不断深入，一些在舌形虫感染宿主过程中可能发挥免疫功能的蛋白也已有报道，这为舌形虫感染免疫诊断的研究提供了更多选择。

（二）影像学检查

可作为辅助诊断。钙化若虫常于放射检查中发现，X 线检查肺部和腹部可见不透明的直径为 0.4~1cm 的 C 形或新月形的病变；而肺肝 CT 扫描则可查见活若虫显影。

【治疗】

出现内脏舌形虫病急性感染的症状时，可服用吡喹酮并可辅以中药治疗。噻苯达唑及甲苯咪唑可用以治疗幼虫移行症。对重度感染或发生严重外科并发症的患者，则可通过手术取出囊性结节或切除感染肠段，眼部感染可行角膜切开术，取出被纤维鞘包围的半透明虫体。

鼻咽舌形虫病，可向鼻腔喷含杀螨剂的气雾，也可外科手术摘除成虫。严重喉头水肿时，需行气管切开术，以免窒息。对相关变态反应症状，可以肾上腺素、抗组胺或皮质激素类药物治疗。

主要参考文献

［1］裘明华，蒋玉燕. 人舌形虫病的研究进展. 国际医学寄生虫病杂志，2006，33（6）：281-287.

［2］李朝品. 医学节肢动物学. 北京：人民卫生出版社，2009.

［3］段义农，王中全，方强，等. 现代寄生虫病学. 北京：人民军医出版社，2015.

［4］Larry R，John J，Steve N. Foundations of Parasitology. 9th ed. New York，USA：McGraw-Hill，2012.

［5］张进顺，高兴政. 临床寄生虫检验学. 北京：人民卫生出版社，2009.

［6］沈玉娟，袁忠英，卢潍媛，等. 尖吻蝮蛇舌状虫粗抗原诊断价值的初步研究. 国际医学寄生虫病杂志，2010，37（1）：17-20.

［7］Chen SH, Liu Q, Zhang YN, et al. Multi-host model-based identification of Armillifer agkistrodontis（Pentastomida）, a new zoonotic parasite from China. PLoS NTD, 2010, 4（4）: e647.

［8］Dennis T, Dietrich W. Diagnosis of human visceral pentastomiasis. PLoS NTD, 2009, 3（2）: e320.

［9］Zhang J, Shen Y, Yuan Z, et al. Primary analysis of the expressed sequence tags in a pentastomid nymph cDNA library. PLoS ONE, 2013, 8（2）: e56511.

第八章

非结核分枝杆菌

（李锋　卢水华）

非结核分枝杆菌（nontuberculous mycobacteria，NTM）系指分枝杆菌属中，除结核分枝杆菌复合群（人型、牛型、非洲型和田鼠型结核分枝杆菌）和麻风分枝杆菌以外的分枝杆菌。NTM 通常存在于各种生物体内，在世界各个地方和各种环境中均能发现，比如水、土壤和生物膜等。其中大多数为腐物寄生菌，毒力低，一般情况下不会致病，但在局部或全身抵抗力下降时可成为条件性致病菌。

NTM 广泛分布在自然界中，目前已经分离鉴定 154 种 NTM 和 13 个亚种。全身组织器官感染 NTM 均可引起致病，菌种不同侵犯组织器官的趋向性不同。NTM 根据生长速度与产色等不同分为 4 组（即 Runyon 分类）。Ⅰ组：生长缓慢、光产色，如堪萨斯、猿猴、海分枝杆菌；Ⅱ组：生长缓慢、暗产色，如瘰疬、戈登、苏加分枝杆菌；Ⅲ组：生长缓慢、不产色，如鸟胞内分枝杆菌复合体、蟾蜍、玛尔摩、溃疡、土地、嗜血分枝杆菌；Ⅳ组：快速生长，如偶然、龟、脓肿、耻垢分枝杆菌。光产色菌（Ⅰ群）及非光产色菌（Ⅲ群）几乎经常伴生人类疾病。暗产色菌（Ⅱ群）普遍存在，虽然他们确实出现于结核分枝杆菌感染的患者，但并不引起肺部疾病。快速生长抗酸菌伴随结核分枝杆菌但似乎也能单独引起肺部疾病。

【发病机制与病理】

NTM 也具有分枝杆菌菌属的共性，即细长略弯曲，无鞭毛、无芽胞、无荚膜，不产生外毒素或内毒素，有分枝生长的趋势（其主要组织特点是细胞壁含有大量脂质，这与其染色性、抵抗力、致病性等密切相关），一般不易着色，若经加温或延长染色时间而着色后能抵抗强脱色剂盐酸酒精的脱色，故又名抗酸杆菌。NTM 的细菌学特点与结核分枝杆菌（MTB）类似，属于需氧菌，细胞壁富含脂质使其具备抗酸染色的特点，由于细胞壁疏水性强，不利于水溶性营养物质和药物进入，因此细菌能对抗各种去污剂。NTM 在环境中普遍存在，以土壤和水中最为常见，水源性 NTM 与人类感染的关系最为密切。城市供水系统通常使用含氯制品进行杀菌，因此供水系统中能耐受氯的放线菌成为最重要菌群，其中就包括 NTM。NTM 具有易于形成生物膜、耐饥饿、耐极端温度的特点，决定了其能够在水中长期存活。对于大多数 NTM 菌种来说，最佳的体外培养温度为 35~37℃，但有些菌种，如海分枝杆菌和溃疡分枝杆菌需要较低的培养温度（28~30℃），而嗜热分枝杆菌最佳生长温度是42℃。因此当怀疑这些菌种引起较常见的肺外NTM感染如皮肤软组织、骨关节感染时，建议同时尝试不同培养温度，以提高阳性发现。NTM通过呼吸道、胃肠道和皮肤等途径侵入人体后，其致病过程与结核病相仿。开始，中性粒细胞捕捉并杀灭大部分NTM，残余的NTM被巨噬细胞吞噬并在巨噬细胞内生长繁殖，在溶酶体酶的作用下部分NTM被溶解，其抗原产物及其菌体成分被运送至局部的淋巴结，在此通过一系列途径激活多种效应细胞，释放多种细胞因子，从而产生CD$_4^+$T细胞等介导的免疫反应和迟发型变态反应。CD4$^+$T细胞主要分泌γ干扰素和IL-12等，激活中性粒细胞和巨噬细胞杀灭NTM。文献报道，人免疫缺陷病毒（HIV）感染者CD$_4^+$T细胞降至50×10^6/L以下时可发展为播散性NTM病。而无HIV感染者发生播散性NTM病与γ干扰素和IL-12合成与反廊通路中某些基因突变有关。不少前炎症细胞因子，如肿瘤坏死因子-α（tumor necrosis factor-α，TNF-α）也参与NTM感染的免疫发病过程，TNF-α可激活其他细胞因子如IL-18、IL-1β，从而吸引炎症细胞聚集在病变局部；TNF-α还可上调黏附分子表达，增加同型和异型细胞间的黏附作用；促进巨噬细胞活化，增强其吞噬作用；参与肉芽肿形成，从而在NTM感染中起保护作用；然而，TNF-α也可导致组织坏死、空洞形成。TNF-α拮抗剂英夫利昔和可溶性受体依那西普有可能使NTM感染发展为活动性NTM病。NTM肺病常发生于结构性肺部疾病的基础上，如COPD、支气管扩张症、囊性纤维化、尘肺病、肺结核病和肺泡蛋白沉着症等，囊性纤维化基因型及α-抗胰蛋白酶表型异常均可对NTM病易感；具有某些表型特征，如绝经期、脊柱侧弯、漏斗胸、二尖瓣脱垂和关节伸展过度的人也可对NTM易感，但其机制尚未明了。

【流行病学】

NTM广泛存在于水、土壤、灰尘等自然环境中，某些NTM如鸟分枝杆菌复合群（M. aviumcomplex，MAC）、蟾蜍分枝杆菌、偶然分枝杆菌和龟分枝杆菌对消毒剂及重金属的耐受性使其生存于饮水系统中，其中大部分是腐物寄生菌。NTM病以潮热地带为多见，人和某些动物均可感染。目前还未发现动物传染给人以及人与人之间传播的证据。现在普遍接受的观点是人可从环境中感染NTM而患病，水和土壤是重要的传播途径。近年来NTM相关疾病呈现逐年增加的趋势。研究人员发现的NTM种类也从数十种增加至100余种，其中对人有致病力的有20余种，在有些国家和地区NTM病已经成为重要的公共卫生问题。以美国为例，1987年流行病学调查显示美国的NTM患病率为1.8/10万；1998—2000年的调查显示男性NTM患病率为2.4/10万，女性为2.8/10万；而2005—2006年间的数据显示NTM肺病的患病率为8.6/10万，年龄≥50者为20.4/10万。我国NTM的分离率同样显示出逐年走高的趋势，从1979年的4.3%到1990年的4.9%，再到2000年的11.1%，2010年全国第五次结核病流行病学调查显示NTM分离率高达22.9%。NTM种属分布常具有地域特点，不同国家报道的NTM菌种组成、菌种构成比例多存在明显差异。在美国，NTM肺病约80%由鸟胞内分枝杆菌复合群（Mycobacteriumavium-intracellularecomplex，MAC）引起，英国的比例为43%，在亚洲MAC的比例占56%，其次为脓肿分枝杆菌占35%。东北亚地区如日本和韩国临床标本中分离最多的是MAC（67%）；快生长NTM如脓肿分枝杆菌在中国大陆和台湾地区、新加坡较其他国家和地区较为多见，但欧洲和北美很常见的玛尔摩分枝杆菌和蟾蜍分枝杆菌在东亚地区却鲜有报道。现有的文献提示我国分离最多的 NTM 菌种为胞内分枝杆菌，在北方可达 40%~60%，而南方地区除了胞内分枝杆菌外，脓肿分枝杆菌也占较高比例，与北方相比，南方的 NTM 种类更具有多样性。从总的趋势上来说，南方高于北方，沿海高于内地，气候温和地区高于寒冷地区。平原与沿海差异无显著性，而平原与山区、沿海与山区则差异具有极显著性，呈现沿海、平原高于山区的势态。感染率随年龄增长而上升，但 60 岁以后开始下降。性别和民族与 NTM 感染率之间虽无明显关系，且肺部非结核分枝杆菌的感染率无法测定，但女性病人的感染率增长却十分显著。

【病理学特点】

NTM 与 MTB 在菌体成分和抗原上多具共同性，但其毒力较 MTB 弱。NTM 病的病理所见与结核病很难鉴别，但干酪坏死较少，机体组织反应较弱。肺部病变既有在健康肺组织上形成的原发感染，如堪萨斯分枝杆菌；又有在以往肺气肿病变、支气管扩张病变基础上形成的继发性感染，如瘰疬分枝杆菌和 MAC 等低毒菌。对呼吸道以外感染的发病进展形式几乎全不了解。NTM 病的病理所见一般与结核病变相同，即以淋巴、巨噬细胞浸润和干酪样坏死为主的渗出性反应；以类上皮细胞、朗格汉斯细胞肉芽肿形成为主的增殖性反应；以浸润细胞消退伴有肉芽细胞的萎缩、胶原纤维增生为主的硬化性反应等三种病理组织变化。此外，NTM 病变尚可发生非坏死性细胞反应、中性粒细胞浸润、嗜酸性粒细胞增多等，有的缺乏类上皮细胞反应。肺部病变为肉芽肿性，有类上皮细胞和淋巴细胞聚集成结节状病灶，但不像结核结节典型。肺内亦可见坏死和空洞形成，常为多发性或多房性，侵及两肺，位于胸膜下，以薄壁为主，洞内坏死层较厚且较稀软，与结核空洞有所不同。

【临床表现】

NTM 病的全身中毒症状和局部损害表现与结核病相似，最常见的是肺病，其次是淋巴结、皮肤或软组织及播散性病变。NTM 病因感染菌种和受累组织不同，其临床表现各异。

1. NTM 肺病　NTM 肺病最为常见，近年来引起肺部病变的 NTM 菌种发生一定的变化，主要菌种有 MAC、脓肿分枝杆菌和偶然分枝杆菌，次要菌种有堪萨斯分枝杆菌、龟分枝杆菌、戈尔登分枝杆菌、蟾蜍分枝杆菌、猿猴分枝杆菌、苏尔加分枝杆菌、玛尔摩分枝杆菌和嗜血分枝杆菌等。女性患病率明显高于男性，老年人居多，尤其是绝经期妇女最为常见。NTM 肺病的临床症状与肺结核十分相似，可有咳嗽、咳痰、咯血、胸痛、气急、盗汗、低热、乏力、消瘦和萎靡不振等症状，但 NTM 肺病病史更迁延，中毒症状相对较轻，多具有慢性肺部疾病或其他易感因素，如合并支气管扩张、慢性阻塞性肺病、囊性纤维化、尘肺病、肺结核和肺泡蛋白沉着症等，部分患者原有脊柱侧弯、漏斗胸和二尖瓣脱垂等。有研究者总结 NTM 肺病的胸部影像学特点：

（1）肺部病变可持续数年无变化，或抗结核治疗无明显吸收甚至呈缓慢进展病。

（2）两肺多叶或单叶均可受累且一般多叶多于单叶、上叶多于下叶，以右肺上叶受累最多见。

（3）肺部病灶形态复杂，斑片状或大片状浸润影、纤维条索影、空洞及结节影均可见，并常为数种病变形态同时多发混杂存在。

（4）可继发支气管扩张和支气管播散。

（5）可伴有肺毁损、肺气肿或肺大疱、胸膜粘连肥厚及纵隔内淋巴结肿大等征象。

（6）病灶干酪样坏死和钙化少见。

NTM 肺病 CT 表现多样，与肺结核类似，国内外文献报道主要有结节、斑片、斑块实变影、空洞、支气管扩张、"树芽征"、磨玻璃影等，肺部多种形态病变通常合并出现，累及各肺叶，并且多合并胸膜增厚粘连。由于 NTM 肺病病程较长、肺组织破坏较重及并发症的存在，一般 NTM 肺病患者的肺通气功能减退较肺结核更为明显。由此可见，无论在发病部位还是影像特征，NTM 肺病与经典肺结核既有相似之处也有细微的区别，所以临床医生对此类患者需结合临床及影像学特征并多次行病原菌培养明确诊断以指导治疗。

2. NTM 淋巴结炎 在引起儿童颈淋巴结炎的分枝杆菌中，主要菌种为 MAC 和瘰疬分枝杆菌，前者更常见，次要菌种有偶然分枝杆菌、龟分枝杆菌、脓肿分枝杆菌和堪萨斯分枝杆菌。1~5 岁儿童最多见，10 岁以上儿童少见，男女之比为 1:1.3~1:2.0。也有成人病例报道。最常累及的部位是上颈部和下颌下淋巴结，耳部、腹股沟和腋下淋巴结也可受累，单侧多见，双侧少见。大多无全身症状及体征，仅有局部淋巴结受累的表现，无或有轻度压痛，可迅速软化、破溃形成慢性窦道。分枝杆菌抗原皮肤试验对儿童淋巴结炎的诊断具有重要价值。多数 NTM 淋巴结炎的儿童 PPD（结核菌素试验）皮试呈弱阳性，而 NTM 抗原皮试为强阳性。颈部增强 CT 显示，非对称性肿大的淋巴结中央密度减低，边缘强化，其周围组织炎症反应较轻。淋巴结活检或分泌物涂片和培养对诊断十分必要。本病可完全治愈，但曾有个别病例发生全身性播散而死亡。

3. NTM 皮肤病 NTM 皮肤软组织感染潜伏期长达 2~6 个月，呈慢性发病经过，多无明显的全身症状。一般由外伤和注射接种致病，少数由系统播散引起。引起皮肤病变的主要菌种有偶然分枝杆菌、脓肿分枝杆菌、龟分枝杆菌、海分枝杆菌、溃疡分枝杆菌。局部脓肿多由偶然、脓肿、龟分枝杆菌引起，往往发生在针刺伤口或开放性伤口或骨折处，往往迁延不愈。局部表现依病原类型的不同有所差异。

（1）海分枝杆菌肉芽肿：病变初期可发生红色小丘疹，随后变成紫色小结节或局部呈扁平轻度隆起，有的仅表现为不突出表皮的皮下小硬结。这类病变一般不形成或仅形成浅表的溃疡，易结痂。有时在主病灶周围出现几个卫星灶，有的沿淋巴管走行发生数个小结节。

（2）溃疡分枝杆菌皮肤感染好发于四肢，由于该菌具有坏疽性毒素，在临床上可形成独特的大而深的坏疽性溃疡。病变初期可为无疼痛性的皮下硬结，随后逐渐增大，病灶中心部浅层表皮迅速坏死溶解形成无痛性溃疡。本病可侵及皮下脂肪组织，有时溃疡底可见覆盖有黄色薄的假膜脂肪层，有时亦可伤及骨膜。

（3）龟分枝杆菌感染的伤口中，可观察到皮内或皮下结节型、脓肿型、窦道型、混合型、并发区域淋巴结感染等 5 种类型。

（4）偶然分枝杆菌皮肤感染：早期多为局部硬结，皮肤色泽多无改变，无明显灼热感。随着脓肿形成，皮肤色素沉着，后期可呈暗褐色。脓肿可自溃，流出黄色或暗红色分泌物，溃疡周围界线清楚，创面直径一般 2~5cm，大者可达 10cm 以上。溃疡周围或底部可形成一条或多条窦道。本病早期多因热敷而使肿块迅速增大，在未行有效化疗前进行外科处理，创口将更加扩大，经久不愈。

4. 播散性 NTM 病 播散性 NTM 病是一种新发传染性疾病，主要见于免疫功能受损患者，多见于 HIV 感染的个体，也可见于肾脏或心脏移植、长期使用皮质激素和白血病等患者。引起播散性病变的主要菌种有 MAC、堪萨斯分枝杆菌、龟分枝杆菌、脓肿分枝杆菌、嗜血分枝杆菌等。播散性 NTM 病可有淋巴结病、骨病、肝病、肠道疾病、心内膜炎、心包炎和脑膜炎等，其临床表现多种多样，与其他感染不易区别。病程常迁延起伏，呈渐进性发展。部分患者可无症状，但大多数患者表现为持续性或间歇性发热，进行性体质量减轻，寒战，夜间盗汗；胃肠道症状有轻度腹痛甚至持续性腹痛，不易缓解的腹泻和消化不良，不少患者可有腹部压痛及肝脾大等体征；部分患者可有皮下多发性结节或脓肿。实验室检查显示全血细胞减少，$CD4^+T$ 细胞降低，血清碱性磷酸酶和乳酸脱氢酶升高，可有肝功能异常，血液、体液、粪便、骨髓、淋巴结穿刺活检物和上消化道内镜抽吸液涂片或培养抗酸染色多为阳性。

5. 其他 NTM 病 NTM 可引起滑膜、滑囊、腱鞘、关节、手深部、骨和骨髓病变，以海分枝杆菌和 MAC 引起的为多；其次为脓肿分枝杆菌、偶然分枝杆菌、龟分枝杆菌、嗜血分枝杆菌和堪萨斯分枝杆菌。土分枝杆菌可引起手或腕部的滑膜慢性病变；次要分枝杆菌（Mycobacteriumtriviale）可引起化脓性关节病；偶然分枝杆菌、龟分枝杆菌可引起牙龈病变；MAC 可引起泌尿生殖系统疾病；偶然分枝杆菌可引起眼病；林达分枝杆菌（Mycobacteriumlilda）可引起胃肠道疾病。

【实验室检查】

（一）分离培养和菌种鉴定

根据特征性标志物的不同可将 NTM 的菌种鉴定方法分为三大类：一是基于生长特性和生化反应的传统生化方法，二是基于特定基因序列（如 16S rRNA 基因、Hsp65、rpoB 等）多态性的基因分析方法，三是根据特定菌体成分（如脂肪酸、分枝菌酸等）特性的色谱方法。

1. 传统生化方法 包括涂片检查和细菌培养，涂片镜检是一种快速检测分枝杆菌的廉价方法，目前常用的方法包括萋-尼抗酸染色和金胺荧光染色。但不能将 NTM 与结核分枝杆菌区分，特异度较差。痰标本培养仍然是实验室鉴定 NTM 的金标准，常用的培养基包括固体培养基和液体培养基。固体培养基包括以鸡卵为固化及营养成分的培养基（如罗氏培养基），或以琼脂为基础的培养基（如 7H10 和 7H11）。在固体培养基上可观察分枝杆菌的克隆形态、生长速度，并能依据产色来鉴别菌种，对感染的微生物进行定量。目前，实验室常用的液体培养基是荧光底物培养基、C 标记底物的培养基（BAETEC460 系统）、荧光感应器检测系统（BACTEC960 和 MGIT 系统）。液体培养的敏感度高于固体培养基，并且培养时间短，但易于被其他微生物污染。因此，所有的分枝杆菌都应进行固体和液体培养，两种方法的同时使用能够将检测 NTM 的敏感度增加 15%。

2. 分子生物学鉴定 包括噬菌体生物扩增法、高效液相色谱法（HPLC）、探针法和聚合酶链式反应（PCR）等。

目前已经有多款用于结核病诊断的 PCR 试剂盒上市，其扩增的靶序列往往是 MTC 中特异性的 DNA 序列，如 IS6110、M1rfl64、ESAT-6 及 CFP.10 等。将 PCR 技术与涂片和培养结合可用于 NTM 的初步筛查。对于涂片阳性或是培养阳性的标本，平行的 PCR 扩增获得阳性结果提示样品中存在 MTC 菌，反之，当 PCR 为阴性结果时，应考虑存在 NTM 的可能，但需要进一步核实。PCR 限制性片段长度多态性分析法（即 PCR——限制性核酸内切酶分析）通过 PCR 扩增热休克蛋白 65（Hsp65）基因的 441bp 碱基序列 DNA 片段，再经酶切消化后形成 NTM 种特异性的酶切小片段，经放射自显影或染色技术即可鉴定出不同的 NTM 菌种。

DNA 测序技术通过对编码 165 核糖体 DNA（rDNA）的 16S rRNA 碱基序列进行测定，16S rRNA 含有 1500 个核苷酸序列，具有分枝杆菌所共有的高度保守区和核苷酸序列超可变区 A 和 B，通过对超可变区 A 进行测序，可以鉴定出大多数 NTM 菌株，而未知的 NTM 菌株和超可变区 A 不能鉴定的 NTM 菌株则要通过对超可变区 B 进行测序来明确，但是，由于 NTM 相近的菌株间存在相似的 16S rRNA 碱基序列，因此结果会存在误判，尽管这种可能性很小。

聚合酶链式反应可以鉴定到群或种的水平，具有快速、敏感性高、特异性强等优点。16S rRNA 基因测序作为一种新的细菌鉴定和分类的金标准，在准确性、安全性、鉴定新物种方面具有一定优势。但其无法区分个别临床常见 NTM（堪萨斯分枝杆菌与胃分枝杆菌），需要其他方法进行互补鉴定。同时，鉴定成本略高也是 16S rRNA 基因测序的局限所在。鉴于其在鉴定突变型 NTM 和新发现的 NTM 上的能力，该方法可作为科研型实验室 NTM 菌种鉴定的主要方法之一。

3. 气相色谱法　是基于分枝杆菌属的脂肪酸含量高且不同种的分枝杆菌所含脂肪酸的种类和数量特征各不相同来鉴定分枝杆菌。对于可能存在混合生长的 NTM 临床标本，建议挑取单克隆对其进行纯培养，防止杂菌对鉴定结果的影响。通过对各 NTM 全细胞脂肪酸气相图谱的分析，发现堪萨斯分枝杆菌、戈登分枝杆菌和蟾蜍分枝杆菌各自具有或缺失独特脂肪酸成分，如戈登分枝杆菌细胞脂肪酸特异性缺失结核硬脂酸成分，因此这些分枝杆菌气相色谱法的鉴定结果特异性很高。近年来国内 NTM 感染呈上升趋势，临床分离到的 NTM 标本也越来越多，气相色谱法不仅能在 NTM 菌种鉴定能力上满足临床的需要，亦具备快速、客观及合适的成本等特点，可在临床推广使用。

（二）药物敏感性试验

NTM 对目前常见的抗结核药物大多耐药，一旦确定为 NTM 病，则不一定需要进行常规的抗结核药物敏感性试验。ATS 和 IDSA 就药敏试验提出如下建议：未经治疗的 MAC 或大环内酯类药物治疗失败的病例，做克拉霉素的药敏试验；未经治疗的堪萨斯分枝杆菌分离菌只做利福平药敏试验；对利福平依米耐药的堪萨斯分枝杆菌分离菌应进行多种药物药敏试验，包括利福布汀、乙胺丁醇、异烟肼、克拉霉素、喹诺酮类、阿米卡星和磺胺类药物；海分枝杆菌不需要进行药敏试验；快速生长分枝杆菌（偶然分枝杆菌、脓肿分支杆菌和龟分枝杆菌）常规药敏试验应包括阿米卡星、伊米配能（仅限于偶然分枝杆菌）、多西环素、氟喹诺酮类药物、磺胺类药物或复方磺胺甲噁唑、头孢西丁、克拉霉素、利奈唑胺和妥布霉素（仅限于龟分枝杆菌）。

【诊断】

NTM 病的诊断均应通过临床表现、影像学表现、细菌学及病理检查结果进行综合判断。参考我国 2012 年专家共识，NTM 病的诊断标准如下：

1. NTM 感染　NTM 皮肤试验阳性以及缺乏组织、器官受到 NTM 侵犯的依据，符合上述条件者即可诊断为 NTM 感染。

2. 疑似 NTM 病　①痰抗酸杆菌检查阳性而临床表现与肺结核不相符者；②痰液显微镜检查发现菌体异常的分枝杆菌；③痰或其他标本中分枝杆菌培养阳性，但其菌落形态和生长情况与 MTB 复合群有异；④接受正规抗结核治疗无效而反复排菌的患者，且肺部病灶以支气管扩张、多发性小结节及薄壁空洞为主；⑤经支气管卫生净化处理后痰分枝杆菌不能阴转者；⑥有免疫功能缺陷，但已除外肺结核的肺病患者；⑦医源性或非医源性软组织损伤，或外科术后伤口长期不愈而找不到原因者。具备上述七项之一即可考虑为疑似 NTM 病。

3. 确诊标准

（1）NTM 肺病：具有呼吸系统症状和（或）全身症状，经胸部影像学检查发现有肺部渗出、实变，空洞或淋巴结肿大等表现，已排除其他疾病，在确保标本无外源性污染的前提下，符合以下条件之一者可做出 NTM 肺病的诊断：①痰 NTM 培养 2 次均为同一致病菌；②BALF 中 NTM 培养阳性 1 次，阳性度为++以上；③BALF 中 NTM 培养阳性 1 次，抗酸杆菌涂片阳性度为++以上；④经支气管镜或其他途径的肺活组织检查，发现分枝杆菌病的组织病理学特征性改变（肉芽肿性炎症或抗酸染色阳性），并且 NTM 培养阳性；⑤肺活组织检查发现分枝杆菌病的组织病理学特征性改变（肉芽肿性炎症或抗酸染色阳性），并且痰标本和（或）BALF 中 NTM 培养阳性≥1 次。

（2）肺外 NTM 病：具有局部和（或）全身性症状，经相关检查发现有肺外组织、器官病变，已排除其他疾病，在确保标本无外源性污染的前提下，病变部位组织中 NTM 培养阳性，即可做出肺外 NTM 病的诊断。

（3）播散性 NTM 病：具有相关的临床症状，经相关检查发现有肺或肺外组织与器官病变，血培养 NTM 阳性，和（或）骨髓、肝脏、胸内或腹内淋巴结穿刺物培养 NTM 阳性。无论 NTM 肺病还是肺外 NTM 病，或是播散性 NTM 病，均需进行 NTM 菌种鉴定。

【鉴别诊断】

肺 NTM 病肺部表现多样，有结节、片样实变、空洞、支气管扩张、"树芽征"等，多种病变经常合并出现，主要与肺结核鉴别。肺内病变表现为支气管扩张，主要发生在右肺中叶、左肺上叶舌段，并且合并其他病变如空洞、结节等，应考虑肺 NTM 病。肺内病变为多发薄壁空洞，并且干酪坏死少，亦要考虑肺 NTM 病。"树芽征"表现需与弥漫性泛细支气管炎鉴别，肺 NTM 病一般合并结节、空洞等，而弥漫性泛细支气管炎很少见空洞，鉴别不难。

【治疗】

目前尚无特异高效的抗 NTM 药物，故 NTM 病的化疗仍使用抗结核药物。因多数 NTM 病对抗结核药物耐药，所以 NTM 病治疗困难，预后不佳。临床医生在决定是否治疗时应根据患者病情的严重程度、耐药状况、患者对治疗的接受程度、可能获益的大小、是否合并 HIV 感染等多方面因素进行综合判断，对于症状较轻微、胸部影像学表现为病灶较局限、经过动态随访变化不明显、药敏试验结果为广泛高度耐药、耐受件较差的高龄 NTM 肺病患者等，可不给予抗分枝杆菌治疗。需要治疗者，应尽可能根据药敏试验结果和用药史，选择 5~6 种药物联合治疗，强化期 6~12 个月，巩固期 12~18 个月，在 NTM 培养结果阴转后继续治疗 12 个月以上。

目前常用 NTM 治疗药物有：新型大环内酯类药物（克拉霉素和阿奇霉素）、利福霉素类药物（利福平、利福布汀）、乙胺丁醇、氨基糖苷类药物（链霉素、阿米卡星、妥布霉素）、氟喹诺酮类药物（氧氟沙星、环丙沙星、左氧氟沙星、加替沙星和莫西沙星）、四环素类（多西环素和米诺环素）、头孢西丁、青霉烯类的伊米培南/西司他汀、利奈唑胺等。不同菌种治疗方案如下：

1. MAC 病　MAC 居 NTM 病的病原菌之首。大环内酯类物是治疗 MAC 病疗效确切的唯一抗菌药物，因此，MAC 的基础药物必须包括克拉霉素或阿奇霉素。对于肺部有结节性病灶或支气管扩张及不能耐受每日治疗的患者，推荐采用每周 3 次的治疗方案：克拉霉素 1000mg（或阿奇霉素 500~600mg）、利福平 600mg 和乙胺丁醇 25mg/kg；对于有纤维空洞的、有严重的结节性病灶、播散性病变或接受过治疗的患者，推荐采用每日治疗方案：克拉霉素 500~1000mg/d（体重<50kg 者为 500mg），或阿奇霉素 250~300mg/d、利福布汀 150~300mg/d（体重<50kg 者为 150mg），或利福平 450~600mg/d（体重<50kg 者为 450mg）、乙胺丁醇 15mg/(kg·d)，治疗开始 2~3 个月应用阿米卡星或链霉素，每周 3 次；对于大环内酯类药物耐药的 MAC 病患者，推荐方案为：阿米卡星或链霉素、异烟肼、利福布汀，或利福平和乙胺丁醇。

对于局限于单侧肺部病灶，经过内科治疗效果不佳，对大环内酯类药物耐药，以及出现咯血等并发症时，推荐采用外科手术治疗，术后痰分枝杆菌培养结果阴转 1 年后可以停药。

2. 堪萨斯分枝杆菌病　堪萨斯分枝杆菌病在美国仅次于 MAC 病居第 2 位，在欧洲、亚洲和非洲也较为常见。体外实验结果表明，绝大多数堪萨斯分枝杆菌对利福平敏感，对异烟肼、乙胺丁醇和链霉素中度敏感，大环内酯类药物和莫西沙星等也有良好的抗菌活性。堪萨斯分枝杆菌肺病推荐采用的每日治疗方案：利福平 10mg/kg（最大量为 600mg）、异烟肼 5mg/kg（最大量为 300mg）、乙胺丁醇 15mg/kg，疗程至痰培养结果阴转 12 个月；对利福平耐药的堪萨斯分枝杆菌病患者，推荐以体外药敏试验为基础，由 3~4 种药物组成治疗方案，包括克拉霉素或阿奇霉素、莫西沙星、乙胺丁醇、磺胺甲噁唑或链霉素等，疗程至痰培养结果阴转 12~15 个月。

3. 蟾分枝杆菌肺病　蟾分枝杆菌广泛分布于水、土壤自来水系统及淋浴喷头，其主要引起肺病，也可引起医院内脊髓病变、皮肤软组织病变和骨关节病。推荐的治疗方案：采用克拉霉素、利福平和乙胺丁醇治疗，疗程至痰培养结果阴转后 12 个月；对于药物疗效不佳且肺功能良好者可考虑外科手术治疗。

4. 玛尔摩分枝杆菌（Mycobacteriummal-moense）肺病　玛尔摩分枝杆菌的药敏试验结果差别较大，且临床疗效与体外药敏试验的相关性不大。常用克拉霉素、利福平、乙胺丁醇和异烟肼治疗方案，必要时可加用喹诺酮类药物，疗程至痰培养阴转 12 个月。

5. 脓肿分枝杆菌病　脓肿分枝杆菌对标准抗结核药物均耐药，体外药物敏感试验结果显示，脓肿分枝杆菌对克拉霉素、阿米卡星和头孢西丁敏感。头孢西丁对脓肿分枝杆菌有较强的抗菌作用，是治疗脓肿分枝杆菌的最基本药物。脓肿分枝杆菌肺病的推荐治疗方案：采用1种大环内酯类药物联合1种或多种静脉用药物，如阿米卡星、头孢西丁或伊米配能，疗程6个月，对于肺部病变局限且可耐受手术的患者，可同时采用外科手术治疗，以提高治愈率。脓肿分枝杆菌皮肤、软组织和骨病的推荐治疗方案：克拉霉素1000mg/d或阿奇霉素250mg/d、阿米卡星10~15mg/d、头孢西丁12g/d（分次给予）或伊米配能500mg（分次给予），重症病例的疗程至少4个月，骨病患者的疗程至少6个月，对于病灶广泛、脓肿形成及药物疗效不佳者，可采用外科清创术或异物清除处理。

6. 偶然分枝杆菌病　偶然分枝杆菌是快速生长分枝杆菌中对抗结核药物最敏感的菌株，该菌对大环内酯类、喹诺酮类、利福平或利福布汀、磺胺类、头孢西丁和阿米卡星均敏感。可采用克拉霉素和喹诺酮类药物治疗偶然分枝杆菌肺病，疗程直至痰菌培养阴转后12个月。

7. 嗜血分枝杆菌病　嗜血分枝杆菌是引起NTM淋巴结炎的主要菌种，仅次于MAC。近年来，嗜血分枝杆菌也成为引起皮肤病变的重要菌种。目前尚缺乏针对嗜血分枝杆菌的标准体外药敏试验方法，有文献报道，阿米卡星、克拉霉素、环丙沙星、利福平和利福布汀在体外对嗜血分枝杆菌有一定的抗菌作用，强力霉素和磺胺类药物的体外实验结果不一，对乙胺丁醇耐药。推荐的治疗方案：采用克拉霉素、利福平或利福布汀及环丙沙星，疗程12个月。对于免疫功能受损的嗜血分枝杆菌淋巴结病患者，推荐采用外科手术治疗。

8. 瘰疬分枝杆菌病　瘰疬分枝杆菌可引起儿童淋巴结病、播散性瘰疬分枝杆菌病、肺病、皮肤和软组织病。药敏试验结果显示瘰疬分枝杆菌是NTM中耐药性较强的菌种之一。推荐的治疗方案：采用含克拉霉素、环丙沙星、利福平或利福布汀、乙胺丁醇等方案进行治疗，疗程18~24个月。对局部病变可采取外科手术清除。

9. 龟分枝杆菌病　龟分枝杆菌常引起皮肤、软组织和骨病，对免疫功能受损患者可引起播散性龟分枝杆菌病。龟分枝杆菌肺病较为少见。龟分枝杆菌分离株对妥布霉素、克拉霉素、利奈唑胺和伊米配能敏感，对阿米卡星、氯法齐明、强力霉素和喹诺酮类药物中度敏感，对头孢西丁耐药。龟分枝杆菌皮肤、软组织和骨病的推荐治疗方案：根据体外药敏试验结果，至少采用2种敏感药物，如妥布霉素、克拉霉素和喹诺酮类药物，疗程至少4个月，骨病患者的疗程至少6个月，对于病灶广泛、脓肿形成及药物治疗效果不佳者，可采用外科清创术或异物清除处理。龟分枝杆菌肺病的推荐治疗方案：克拉霉素加1种敏感药物，疗程至痰培养结果阴转后12个月。

10. HIV/NTM共感染患者的治疗　随着HIV患者人数的增加，HIV合并NTM患者数量同样快速增长。NTM耐药率极高，治疗效果差，是HIV/AIDS的重要死亡原因之一，因此对于NTM病是否需要治疗对于HIV感染者来说情况更为复杂，对于CD4$^+$T淋巴细胞计数明显下降的患者，发生播散性NTM病的可能性明显增大，或者当确诊播散性NTM病时，抗NTM治疗是必需的。但是当患者已经接受过抗病毒治疗，CD4$^+$T淋巴细胞数已经恢复，或者原本CD4$^+$T淋巴细胞计数就没有明显下降时，同样需要考虑是否给予抗NTM治疗。

由于绝大多数HIV患者感染的NTM种类为MAC，因此对HIV感染者来说，应首选针对MAC的药物。一般建议以大环内酯类（克拉霉素、阿奇霉素）为核心，联合利福霉素、乙胺丁醇，必要时可以加用氨基糖苷类强化治疗。根据专家共识建议，对于获得性免疫缺陷综合征（艾滋病）合并播散性 MAC 病患者，应持续抗分枝杆菌治疗直至其免疫功能恢复后 1 年，甚至终生服药。对 HIV 的治疗同样非常重要，维持 CD4$^+$T 淋巴细胞在较高水平不仅有利于 NTM 病的恢复，同时也能明显减少 HIV 患者的机会性感染。当 CD4$^+$T 淋巴细胞计数明显下降，尤其是 $<50\times10^6$/L 时，建议给予预防性抗 NTM（MAC）治疗，首选大环内酯类药物，如不能耐受，可选择利福霉素类。

随着 NTM 患者的逐渐增多，应当加强对此类患者的认识，熟知不同菌群临床症状、影像学、治疗上的区别。对于诊断困难的患者，除评估发生 NTM 病的风险之外，还应当多部位样本送检寻找细菌学依据，必要时可以进行预防性化疗。

主要参考文献

［1］中华结核和呼吸杂志编辑委员会. 非结核分枝杆菌病诊治进展研究会纪要. 中华结核和呼吸杂志，2000，23（5）：278-280.

［2］谢惠安，阳国太，林善梓. 现代结核病学. 北京：人民卫生出版社，1999.

［3］中华医学会结核病学分会《中华结核和呼吸杂志》编辑委员会. 非结核分枝杆菌病诊断与治疗专家共识. 中华结核和呼吸杂志，2012，35（8）：572-580.

［4］Winthrop KL, McNelley E, Kendall B, et al. Pulmonary nontuberculous mycobacterial disease prevalence and clinical features：an emerging public health disease. Am J Respir Crit Care Med, 2010, 182（7）：977-982.

［5］尤正千，朱晓华. 肺非结核分支杆菌病的 CT 影像表现. 中国临床医学影像杂志，2005，16（3）：141-143.

［6］马玛，黄海荣. 浅议非结核分枝杆菌肺病的诊断. 中华结核和呼吸杂志，2012，35（8）：564-566.

［7］Griffith DE, Aksamit T, Brown-Elliott BA, et al. An official ATS/IDSA statement：diagnosis, treatment, and prevention of nontuberculous mycobacterial diseases. Am J Respir Crit Care Med, 2007, 175（4）：367-416.

第九章

新近增多及新现的真菌感染

第一节　新近增多的真菌感染

（沈银忠　张永信）

近年来，随着广谱抗生素、肾上腺皮质激素和免疫抑制剂在临床上广泛使用及艾滋病的流行，真菌感染的发病率不断升高。多种环境中存在的真菌均可引起人体尤其是免疫缺陷患者感染，这些真菌引起的感染在不断增多。同时由于人口流动的增多，一些地方性真菌病在非流行区也可有病例出现。临床医生往往对这些新发真菌感染的认识不足，很多病例没有得到及时诊断和治疗，严重影响了这部分患者的预后。为了进一步提高对新发真菌感染的认识，本文对近年来增多的真菌感染加以介绍。

一、镰刀霉属感染

镰刀霉属（*Fusarium*）是引起免疫缺陷患者侵袭性霉菌感染最常见的真菌之一。镰刀霉属是土壤中的常见腐生菌。镰刀霉属可引起肺、皮肤、角膜以及播散性感染，常见于免疫缺陷患者，如骨髓移植及血液系统恶性肿瘤患者。一项研究估计播散性镰刀霉属感染的病死率约66%，在持续性中性粒细胞减少症患者中的病死率高达100%。

镰刀霉属感染的临床经过取决于感染的途径以及宿主的免疫状态。播散性镰刀霉属感染与播散性曲霉病有许多类似之处。本病的诊断要求从患者血液或者皮肤病灶中分离到镰刀霉。诊断一旦确立，就应给予抗真菌治疗并增强宿主免疫功能。由于两性霉素B在体外有良好的抗镰刀霉活性，因此，治疗方案中通常应包含两性霉素B，临床上尽可能使用机体能够耐受的最大剂量。为了减少肾脏毒性，可选用两性霉素B脂质复合制剂。体外研究表明两性霉素B与卡泊芬净联合应用具有协同作用。体外实验以及动物模型研究显示伏立康唑及泊沙康唑治疗镰刀霉属感染有效。伏立康唑已经被批准用于不能耐受其他抗真菌药物或对于其他抗真菌药物治疗无效的镰刀霉属感染者的治疗，约有50%的镰刀霉属感染者使用伏立康唑治疗有效。初步的研究结果显示大约有50%的镰刀霉属感染病例使用泊沙康唑治疗有效。

二、赛多孢菌属感染

赛多孢菌属（*Scedosporium*）中有两类重要的病原真菌：尖端赛多孢（*Scedosporium ap-*

iospermum）及多育赛多孢（*Scedosporium prolificans*）。尖端赛多孢是波氏假利叶肿霉（*Pseudallescheria boydii*）的无性生殖阶段，为无处不在的腐生性丝状真菌，主要从环境中分离到，可引起创伤相关的局灶性感染以及在免疫缺陷者中引起系统性真菌感染，前者常引起足菌肿。侵袭性感染在免疫缺陷患者中较为常见，肺部为最常累及的部位。调查显示尖端赛多孢占器官移植受体非曲菌性丝状真菌感染的 25%。多育赛多孢可引起局部感染，尤其可引起免疫功能正常者骨和软骨感染，侵袭性感染在免疫缺陷患者中则较为常见。由赛多孢菌属引起的呼吸道感染与曲霉病类似。赛多孢菌属可引起播散性感染及中枢神经系统感染。本病的确诊要求从感染部位分离出赛多孢菌属真菌，真菌血症患者血培养可为阳性。

赛多孢菌属感染的治疗较困难，其原因之一就是赛多孢菌属对多种抗真菌药物天然耐药，尤以多育赛多孢为明显。因此，免疫缺陷患者合并的赛多孢菌属感染预后不良。尖端赛多孢对两性霉素 B、伊曲康唑以及酮康唑均耐药，体外研究显示一些新型抗真菌药物如伏立康唑及泊沙康唑对尖端赛多孢具有良好的抗菌活性，而多育赛多孢对于多种抗真菌药物则耐药。病例报道显示特比萘芬单独或联合其他抗真菌药物或外科手术治疗对尖端赛多孢引起的足菌肿有很好的治疗效果，而特比萘芬联合伏立康唑及外科手术治疗尖端赛多孢所致皮肤感染有效。

免疫缺陷患者合并赛多孢菌属感染的抗真菌治疗效果通常不满意。体外研究显示两性霉素 B 对赛多孢菌属的抗菌效果不肯定，故选择新型广谱抗真菌药物治疗本病可能更为有效。伏立康唑已经被批准用于尖端赛多孢感染的治疗。然而，有研究显示伏立康唑治疗赛多孢菌属感染的成功率仅为 30%。有病例报道伏立康唑联合手术成功治疗肺部多育赛多孢感染以及联合使用特比萘芬和伏立康唑有效治疗播散性多育赛多孢感染。有使用泊沙康唑治疗赛多孢菌属感染成功的报道。体外研究显示棘白菌素类抗真菌药物对尖端赛多孢具有抗菌活性，因此，棘白菌素为尖端赛多孢感染的治疗提供了新的选择，病例报道联合应用伏立康唑和棘白菌素类抗真菌药物及粒细胞-巨噬细胞集落刺激因子成功治疗免疫缺陷者合并的尖端赛多孢感染。多育赛多孢仍对棘白菌素类抗真菌药物耐药。

三、球孢子菌病

球孢子菌病是由粗球孢子菌引起的肺部或血流感染性疾病。球孢子菌的传播性和致病性较强，被美国政府列为潜在危险生物武器病原体之一。本病流行于美国西南部地区、墨西哥部分地区以及中美洲和南美洲。美国每年 150 000 新发感染病例，其中多达 1% 的患者为播散性感染，1/3 的患者死亡。美国 CDC 报道美国本病的发病率从 1998 年的 5.3/10万上升至 2011 年的 42.6/10 万。近年来由于人口流动的增加，在非流行区也可出现球孢子菌病。

人体由于吸入含粗球孢子菌孢子的尘埃而感染。当粗球孢子菌孢子被吸入人体后，转变成大的组织侵袭性球囊，球囊逐渐增大后囊壁破裂，球囊遂释放出内孢子，这些内孢子又可形成新的球囊。肺部特征性病理学表现为急性、亚急性或慢性肉芽肿反应，伴有不同程度的纤维化，可形成空洞或钱币样病灶。

球孢子菌病有时表现为急性进行性发病过程，伴有肺部广泛累及和（或）播散至其他组织形成局灶性病变，粗球孢子菌可以播散至人体任何组织器官，其中最常见的是皮肤、皮下组织、骨骼和脑膜。进行性球孢子菌病男性比女性常见。在以下情况更易发生球孢子菌病：HIV 感染、接受免疫抑制剂治疗、妊娠后半期或产后、老年等。一项研究显示在美国球孢子菌病流行区接受肺移植的患者中，本病的患病率为 5.8%，绝大部分患者表现为肺球孢子菌病，研究还显示移植术后接受预防性抗真菌治疗有助于减低本病的发生率。

大多数原发性球孢子菌病无症状，有时可出现类似流行性感冒和急性支气管炎的非特异性呼吸道症状，或偶尔出现急性肺炎或胸膜积液。症状包括发热、咳嗽、胸痛、寒战、咳痰、咽喉疼和咯血。体征可能缺如，或只有散在的肺部啰音，可伴有或不伴有肺叶叩诊浊音区。有些局灶性呼吸道球孢子菌感染患者可出现变态反应，表现为关节炎、结膜炎、结节红斑或多形红斑，出现这些风湿性疾病表现的患者的预后往往较好。进行性球孢子菌病可在原发性感染后数周、数月、偶尔数年后出现非特异性症状，包括低热、厌食、体重减轻及乏力。广泛的肺部病变可导致患者出现进行性发绀、呼吸困难、黏液脓性或血性痰。肺外病变的临床表现因受累部位的不同而异。较深部位的病变常形成窦道与皮肤相通。局限性肺外病变易变为慢性且常复发。

对于居住在流行区以外的患者，流行区旅游史有助于本病的诊断。原发性肺部感染通常在暴露后 4~8 周出现，播散性感染也在感染的早期出现。但是一些慢性播散性感染病例通常是在原发性感染后数月方能得以确诊。原发性感染的临床表现缺乏特异性，本病的诊断需借助实验室检查。嗜酸性粒细胞增多是居住在流行区患者存在球孢子菌病的一个线索。真菌培养阳性或在痰液、胸腔积液、脑脊液、窦道渗出物或活检标本中检出粗球孢子菌的球囊是确诊本病的依据。疑诊为本病的临床标本需在生物安全 2~3 级实验室进行。血清学检测有助于本病的诊断。补体结合试验检测抗球孢子菌 IgG 抗体是最有价值的诊断方法。血清抗体滴度 ≥1∶4 表明存在现症感染或新近感染，更高抗体滴度（≥1∶32）表示极有可能已发生肺外播散性感染。然而，免疫缺陷患者却可出现较低的抗体滴度。脑脊液中出现补体结合抗体对球孢子菌脑膜炎具有诊断意义。由于脑脊液中粗球孢子菌培养阳性率极低，因此，检测脑脊液中抗球孢子菌抗体对于球孢子菌脑膜炎的诊断极其重要。有研究显示脑脊液中葡聚糖检测（G 试验）对于球孢子菌脑膜炎的诊断具有重要价值。CT 及 MRI 检查可以用于判断组织和骨骼病变的严重程度。PET/CT 检查有助于明确播散性感染病变累及的范围。

未经药物治疗的播散性球孢子菌病常是致命的，球孢子菌脑膜炎也常是致命的。在球孢子菌病确诊后的 1 个月内，HIV 感染者中球孢子菌病的病死率超过 70%。

本病治疗方案因病情轻重不同而差异较大：轻者常可以自愈，重症患者治疗难度较大，预后差。慢性播散性感染常迁延不愈，常需终生治疗。美国感染病协会（IDSA）2016 年发布了本病新的诊疗指南。对于免疫功能正常者的急性原发性肺部感染，常呈自限性过程，无需抗真菌治疗，但须注意定期随访观察；对于病情较重的肺部感染或发生于具有基础疾病者的伴随有广泛的肺外播散，则建议使用三唑类药物进行治疗（如使用氟康唑，则日剂量不低于 400mg）；对于免疫功能正常者发生症状性肺部空洞也建议抗真菌治疗。对于慢性肺部感染或播散性感染或肺外软组织感染或骨和关节感染或发生于免疫功能低下者，则需抗真菌治疗，首选三唑类药物（氟康唑或伊曲康唑）。两性霉素 B 疗效确切，但不良反应突出，常用于不能耐受三唑类药物或病情进展迅速或肺外播散者或严重的骨和关节感染。部分患者需要手术治疗（如肺部慢性空洞治疗后症状仍无减轻者），尤其对于病变范围广泛或伴有脊椎病变者。球孢子菌脑膜炎首选氟康唑（剂量 400~1200mg/d）进行治疗，伊曲康唑（200mg/次，每日 2~4 次）可考虑选择，但须密切观察治疗反应，也可选用其他三唑类或两性霉素 B 进行治疗，对三唑类抗真菌药物治疗反应良好的患者需要终生使用此类药物。研究显示短期使用皮质激素有助于降低脑血管不良事件的发生。

对于发生于 HIV 感染球孢子菌病，如患者 $CD4^+T$ 淋巴细胞计数大于 250/μl，则治疗方法与非 HIV 患者相同；如患者 $CD4^+T$ 淋巴细胞计数小于 250/μl，则无论患者有无症状均应接受抗真菌治疗。

新型三唑类抗真菌药物为球孢子菌病的治疗提供新的选择。伏立康唑、泊沙康唑、艾沙康唑在体对抗粗球孢子菌有良好的抗菌活性，临床上也有治疗成功的报道。研究显示棘白菌素类抗真菌药物单用或与两性霉素 B（或氟康唑或伏立康唑）联合应用治疗本病有效。

四、副球孢子菌病

副球孢子菌病是由巴西副球孢子菌引起的皮肤、黏膜、淋巴结和内脏器官的真菌病。本病仅在美洲南部和中部散在流行，以 20~50 岁男性常见，好发于常接触土壤和蔬菜的农民。尽管副球孢子菌病不是常见的机会性感染，但本病有时可发生于包括艾滋病患者在内的免疫缺陷者中。人体通过吸入巴西副球孢子菌孢子感染本病，孢子在肺内转变成侵袭型酵母菌，可能再经血液及淋巴系统向其他部位播散。

临床多呈慢性和进行性经过。皮肤黏膜感染最常发生在面部，特别是鼻和口的皮肤黏膜交界处。病灶区内有大量酵母菌存在。区域淋巴结肿大、坏死，坏死淋巴结表面皮肤排出坏死物质。淋巴结感染主要导致颈部、锁骨上或腋下淋巴结无痛性肿大。内脏感染以局灶性病变为特点，主要累及肝脏、脾脏以及腹腔淋巴结肿大，有时可伴有腹痛。混合型感染同时存在上述三种类型的表现。患者还可合并结核病和 HIV 感染等疾病。

临床上将副球孢子菌病大致分为以下临床类型：①副球孢子菌感染：无临床表现而检测证实感染；②副球孢子菌病：急性-亚急性感染以及慢性感染；③免疫抑制导致的副球孢子菌病；④副球孢子菌感染所致后遗症。一项流行病学调查显示临床病例以慢性感染多见。

临床标本中培养出副球孢子菌或者用组织病理学检查证实副球孢子菌存在是确诊的依据。研究显示，不同检测技术检测本病的敏感性从高到低依次是：组织病理学检查、血清学检测、痰镜检。

研究显示对于病情较轻的患者，使用三唑类药物和磺胺类药物治疗有效；对于中度-重度患者则治疗时间需延长或采取静脉给药，尤其是当病变累及消化道时。中度-重度患者的治疗一般采取两个阶段进行：诱导阶段，控制临床症状，使急性期实验室检测结果回归正常；维持治疗，根据免疫学和实验室炎症参数等决定治疗疗程。三唑类抗真菌药物对本病均有很好的疗效，一般可首选伊曲康唑口服，病情轻者疗程 6~9 个月，重者疗程 12~18 个月。氟康唑生物利用度好，分布广泛，可透过血脑屏障，一项临床研究显示使用氟康唑治疗本病（300~400mg/d），91.8% 的患者临床状况明显改善；但氟康唑对播散性感染的疗效较差。研究显示伏立康唑治疗本病有效，100% 的患者均有治疗应答，且随访 8

周后无复发。两性霉素 B 静脉滴注也能根治感染，常用于病情极其严重的患者。磺胺类药物由于价廉在一些国家广泛使用，病情轻者疗程 12 个月，重者疗程 18~24 个月。对于发生于 HIV 患者的副球孢子菌病，治疗结束后常需维持治疗直至 CD4$^+$T 淋巴细胞计数恢复（如大于 200/μl）。对于中枢神经系统感染病例，不宜选用伊曲康唑，可选择氟康唑、伏立康唑、两性霉素 B 和磺胺类药物，一研究显示序贯使用磺胺类药物（SMZ-TMP）和氟康唑治疗中枢感染病例有效。

五、芽 生 菌 病

芽生菌病是一种由吸入皮炎芽生菌孢子引起的慢性化脓性、肉芽肿性疾病，大多局限于北美洲，中东及非洲也有病例报道。皮炎芽生菌在室温下以霉菌方式生长，能在富含动物排泄物的土壤和潮湿腐烂含酸性有机物的环境中生长。皮炎芽生菌引起的感染可局限于肺部或通过血流播散，皮肤和肺是最常受累的器官。

芽生菌可引起任何组织器官的病变，从无症状感染至败血症而致呼吸衰竭或死亡。肺芽生菌病可呈急性自限性病变过程，可逐渐进展为慢性进行性感染。临床症状包括咳痰或短促频繁的干咳、胸痛、呼吸困难、发热、寒战以及多汗，有时可出现胸腔积液。急性快速进行性感染患者可出现急性呼吸窘迫综合征。

25%~40% 的芽生菌病会发生肺外播散，在免疫缺陷人群中更易发生播散性感染，肺外播散性芽生菌病的临床症状因受累的器官不同而异。皮肤病变最为常见，可呈单个或多个病灶，可伴有或不伴有明显的肺部病变。丘疹或丘疹性脓疱通常出现在暴露皮肤的表面，并缓慢播散。在病损的前缘有针尖至 1mm 大小的无痛性粟粒样脓肿。皮肤上还可形成不规则的疣状乳头。随着病损的扩大，中央愈合形成萎缩性瘢痕。单个病灶表现为疣状突起斑，直径≥2cm，边缘凸起，紫红色，小脓肿密布边缘，如有细菌继发感染，即可形成溃疡。有时病变骨骼上相应的软组织可出现肿胀、发热和触痛。生殖道病变表现为附睾肿痛、会阴深处不适或直肠检查时前列腺触痛。

诊断需结合流行病学、临床表现和实验室检查结果进行综合分析。确诊有赖于从临床标本中获得阳性的病原学检测结果。培养是确诊的金标准，敏感性为 67%~86%，但培养常需 5 周时间；芽生菌抗原检测敏感性为 85%~93%，但与组织胞浆菌、副球孢子菌和马尔尼菲青霉有交叉反应。肺芽生菌病是芽生菌病最为常见的临床表现，临床诊断困难，对于发生于流行区的社区获得性肺炎均应考虑本病可能，尤其是使用抗菌药物治疗无效的病例。对于疑似患者，尽早留取痰标本进行氢氧化钾真菌涂片是诊断本病简单快速的方法。胸片上可表现为局灶性或弥漫性渗出，有时形成斑片状支气管肺炎，自肺门呈扇形分布。应与肺部其他真菌病、结核以及肿瘤相鉴别。皮肤病变可被误诊为孢子丝菌病、结核病、碘中毒或基底细胞瘤。生殖道感染可与结核病相似。本病为地方性流行病，大多局限于北美洲。

肺及播散性肺外芽生菌病的治疗：①轻度-重度病变：伊曲康唑口服 6~12 个月；②中度-重度病变：首选两性霉素 B 治疗 1~2 周，而后改为伊曲康唑口服，总疗程 6~12 个月；③骨关节芽生菌病抗真菌治疗至少 12 个月。

中枢芽生菌病的治疗：两性霉素 B 脂质体治疗 4~6 周，而后改为三唑类抗真菌药物口服（氟康唑 800mg/d，或伊曲康唑 200mg/次，每日 2~3 次，或伏立康唑 200~400mg/

次，每天 2 次）至少 12 个月且脑脊液恢复正常。

近年来有使用卡泊芬净治疗本病成功的报道。免疫缺陷者发生的芽生菌病治疗结束后如免疫缺陷状态难以纠正则需终生使用伊曲康唑（200mg/d）进行维持治疗。

六、马尔尼菲青霉病

马尔尼菲青霉病（penicilliosis marneffei）是由马尔尼菲青霉菌（*Penicillium marneffei*）引起的一种系统性真菌病。过去认为本病是一种少见病，随着艾滋病疫情的蔓延，本病已经成为流行区艾滋病患者最为常见的机会性真菌感染之一。

【病原学】

青霉菌有 300 多种，其中大多对人体不致病，马尔尼菲青霉菌是迄今所发现的极少数能使人体致病的青霉菌之一，该菌是条件致病性真菌，是青霉属中唯一的温度敏感的双相型真菌，即在组织中或 37℃ 培养时呈酵母型，在室温（25℃）培养时呈菌丝型并产生葡萄酒样红色色素。马尔尼菲青霉菌是 1956 年从越南中部的中华竹鼠肝脏中分离出来的，本菌可能为中华竹鼠的寄生菌。

【流行病学】

人体自然感染病例于 1973 年首次报道，此后马尔尼菲青霉病的报道不断增多。本病主要流行于东南亚地区，特别是泰国的北部和我国的南方地区。早期报道的病例大多无明显基础疾病，部分病例有淋巴瘤、结核病、系统性红斑狼疮、结肠癌、鼻咽癌、肾移植等病史。本病常继发于艾滋病患者，绝大多数病例见于 CD4[+]T 淋巴细胞计数低的患者，患者 CD4[+]T 淋巴细胞计数通常 <50/μl。HIV 感染合并马尔尼菲青霉病是 Piehl MR 等于 1988年在美国首次报道，此后马尔尼菲青霉病作为艾滋病患者机会性真菌感染的报道逐年增多，这些病例几乎全部是发生于在东南亚和中国南部地区居住或在这些地区旅游过的人群中。近年来随着 HIV 感染者的增多，本病的发病率呈上升趋势。在东南亚，马尔尼菲青霉菌病已经成为艾滋病患者仅次于隐球菌病的第二位常见机会性真菌感染，也是艾滋病患者第三位常见的机会感染（仅次于结核病和隐球菌病）。泰国北部地区 14% 的 AIDS 患者合并有播散性马尔尼菲青霉菌病。目前报道的病例主要来自泰国、柬埔寨、印度北部、缅甸、越南、印度尼西亚以及我国南方地区。我国已报道的病例主要来自广东、广西、香港、台湾等地。由于人口流动的增多，在非流行区也有病例出现，近年来发生于非传统流行区的病例数呈上升趋势；发生于非 HIV 感染者中的病例也不断增多。

【发病机制】

人体感染马尔尼菲青霉菌的确切途径尚不十分清楚，目前认为人体主要通过吸入而感染，与啮齿类动物接触而感染的可能性不大。尚无证据表明存在人与人之间直接传播。在泰国，本病的发生具有季节性，即在雨季多见，人体感染马尔尼菲青霉菌可能与土壤的接触有关。感染后，马尔尼菲青霉菌在巨噬细胞内增殖，并在人体内播散，尤其是在网状内皮系统中播散。本病是一种多发性脓肿、慢性肉芽肿或坏死性炎症反应性真菌病，可呈局限性或进行播散性发病。

【临床表现】

免疫功能正常人群中本病少见，绝大多数病例发生在存在基础疾病或免疫功能受损的患者中。临床表现包括发热、皮疹、体重减轻、皮下组织和深部软组织脓肿，肝、脾及淋巴结肿大等。常累及多个脏器，多见于皮肤、骨髓、肺、肝等。皮疹常见于面部、耳、上肢末端和躯干，偶可见于外生殖道。皮损呈多形性，多表现为丘疹，典型皮损呈传染性软疣样丘疹，中央呈脐状。75%以上的患者具有皮肤损害。95%的患者出现发热与体重减轻。20%的患者仅表现为长期发热。60%~80%的患者出现全身淋巴结和肝大。多数患者伴有口腔念珠菌感染。肝脏受累时患者常表现为发热、腹痛、肝大以及血清碱性磷酸酶明显升高。1/3的患者可以出现肺部感染，症状类似于肺炎、肺结核和肺脓肿等，可有发热、咳嗽、胸痛、咯血与呼吸困难。肺部X线可见双肺网状结节状影、局灶性炎症浸润、空洞性病变或胸腔积液等。马尔尼菲青霉菌也可引起肠系膜淋巴结炎，中枢神经系统感染亦有报道。在艾滋病患者中，马尔尼菲青霉菌常引起播散性感染，主要表现为发热、贫血、体重减轻以及皮肤损害等，也可引起肝脾和淋巴结肿大，常伴有呼吸系统症状。

【诊断】

由于马尔尼菲青霉病缺乏特异性的临床表现，极易误诊，因此，临床医师应保持高度的警惕性。对于居住在流行区或有流行区旅游史的艾滋病患者，均应考虑马尔尼菲青霉菌感染的可能。从血或其他标本中分离培养出马尔尼菲青霉菌或者用组织病理学检查证实马尔尼菲青霉菌的存在是确诊的依据。该菌是温度敏感的双相型真菌，在培养基上，马尔尼菲青霉菌的菌落呈柔毛丛状，生长迅速并向培养基中分泌葡萄酒样红色色素，这是鉴别该菌的重要特征。骨髓和淋巴结培养的阳性率最高（100%），其次是皮肤组织（90%）和血液（76%）。病理组织活检除可见化脓性与肉芽肿性病变外，还可见巨噬细胞内有大量的马尔尼菲青霉菌，即染色后可见大小均匀的小圆酵母细胞，形态不规则，典型者为腊肠状或桑葚状细胞。临床上一旦怀疑此病，应尽早进行真菌培养和病理组织活检。临床上应注意与结核病、隐球菌病及组织胞浆菌病等进行鉴别。

【治疗】

马尔尼菲青霉病病情发展快，未经治疗死亡率高。即使经有效的抗真菌治疗，艾滋病合并马尔尼菲青霉病的病死率仍高达20%。

体外药敏试验结果表明马尔尼菲青霉菌对伊曲康唑、伏立康唑、酮康唑、咪康唑、特比奈芬和氟胞嘧啶敏感，对两性霉素B中度敏感，对氟康唑耐药。目前推荐治疗马尔尼菲青霉菌病的方案为：先静脉滴注两性霉素B 2周，剂量为0.6mg/(kg·d)或两性霉素B脂质体3~5mg/(kg·d)，再口服伊曲康唑10周，剂量为400mg/d。轻型病例也可直接使用伊曲康唑口服8周。伏立康唑对本病有良好的治疗作用，疗程12周。棘白菌素类抗真菌药对本病有一定的治疗作用，但缺乏大规模的临床研究资料。

对于初次使用两性霉素B和伊曲康唑治疗失败的患者可考虑使用伏立康唑进行治疗。对于孕妇而言，治疗方法类似，但妊娠的头三个月不宜使用三唑类药物，可考虑仍应用两性霉素B进行治疗。

对于艾滋病合并马尔尼菲青霉病的患者而言，在抗真菌治疗的同时，应进行高效抗逆转录病毒治疗。完成治疗后应口服伊曲康唑（200mg/d）以预防复发。艾滋病患者经过有效的抗病毒治疗，如果其 CD4$^+$T 淋巴细胞计数>100/μl 且持续 6 个月以上则可中止维持性抗真菌治疗。

七、组织胞浆菌病

组织胞浆菌病是由荚膜组织胞浆菌引起的肺部或播散性感染性疾病。荚膜组织胞浆菌为双相型真菌，在自然界或室温下培养呈霉菌样生长，在 37℃ 或侵入宿主细胞时，则转变成小的酵母菌细胞。机体因吸入荚膜组织胞浆菌的孢子而感染。本病可见于世界各地，主要流行于美国中南部和南美洲。本病病变部位通常位于肺部，但宿主的细胞免疫功能如果不能控制感染，则感染可通过血流播散。进行性播散性组织胞浆菌病是一种艾滋病定义性机会感染。

绝大多数组织胞浆菌病无症状或仅有轻微的症状。本病有 3 个主要的临床类型：①急性原发性组织胞浆菌病：是一临床综合征，表现为发热、咳嗽、肌肉疼痛以及不同程度的身体不适。②慢性空洞性组织胞浆菌病：常位于肺尖，与空洞型肺结核相似。表现为进行性加重的咳嗽和呼吸困难，最终导致呼吸衰竭。本型不发生播散。③进行性播散性组织胞浆菌病：以全身网状内皮系统受累为特征，表现为肝脾大、淋巴结肿大、骨髓受累，并且有时会发生口腔或胃肠道溃疡。病程多表现为亚急性或慢性，伴有疲劳、乏力、不适等非特异性症状，常较轻微。可累及中枢神经系统，表现为脑膜炎或局灶性脑部病变。发生于 HIV 感染者的组织胞浆菌病主要表现为进行性播散性感染，临床上表现为发热、乏力、体重减轻和肝脾大，约 50% 的患者有咳嗽、胸痛和呼吸困难，也可累及中枢神经系统、胃肠道和皮肤。

临床上通过胸部 X 线检查和（或）在痰或组织中检出组织胞浆菌来进行诊断。本菌可从血液、骨髓、痰以及病变部位的组织中培养出来，但通常需要数周时间。荚膜组织胞浆菌抗原的检测对于本病的诊断具有很高的敏感性和特异性，尤其如果同时检测血清及尿中的组织胞浆菌抗原，但与粗球孢子菌、皮炎芽生菌、巴西副球孢子菌及马尔尼菲青霉菌存在交叉反应。支气管肺泡灌洗液中抗原的检测对于肺组织胞浆菌病的诊断具有重要价值。

急性原发性组织胞浆菌病一般不需进行抗真菌治疗，如果发病 1 个月后病情未能自发改善，可给予伊曲康唑治疗 6~12 周。对于慢性组织胞浆菌病，可给予伊曲康唑治疗 12~24 个月。如果患者病情极其严重或对伊曲康唑治疗无反应或不能耐受伊曲康唑，则可使用两性霉素 B 进行治疗。对重度-重度播散性组织胞浆菌病，先静脉滴注两性霉素 B 脂质体 2 周或直至病情改善，再口服伊曲康唑，总疗程不少于 12 个月。轻型播散性病例也可直接使用伊曲康唑口服。中枢组织胞浆菌病使用两性霉素 B 脂质体治疗 4~6 周，而后改为伊曲康唑口服至少 12 个月且脑脊液恢复正常。泊沙康唑和伏立康唑对本病有良好的治疗作用；氟康唑的疗效不如伊曲康唑，但每日 800mg 的氟康唑治疗可作为不能耐受伊曲康唑患者的选择。棘白菌素类抗真菌药对本病无效。对于发生于艾滋病患者的播散性或中枢组织胞浆菌病，应长期使用伊曲康唑预防复发。

主要参考文献

［1］Nucci M, Anaissie E. Cutaneous infection by Fusarium species in healthy and immunocompromised hosts: implications for diagnosis and management. Clin Infect Dis, 2002, 35 (8): 909-920.

［2］Tóth EJ, Nagy GR, Homa M, et al. Recurrent Scedosporium apiospermum mycetoma successfully treated by surgical excision and terbinafine treatment: a case report and review of the literature. Ann Clin Microbiol Antimicrob, 2017, 16 (1): 31.

［3］Goldman C, Akiyama MJ, Torres J, et al. Scedosporium apiospermum infections and the role of combination antifungal therapy and GM-CSF: A case report and review of the literature. Med Mycol Case Rep, 2016, 11: 40-43.

［4］Chaudhary S, Meinke L, Ateeli H, et al. Coccidioidomycosis among persons undergoing lung transplantation in the coccidioidal endemic region. Transpl Infect Dis, 2017, 19 (4). doi?: 10. 1111/tid. 12713.

［5］Galgiani JN, Ampel NM, Blair JE, et al. 2016 Infectious Diseases Society of America (IDSA) clinical practice guideline for the treatment of coccidioidomycosis. Clin Infect Dis, 2016, 63 (6): e112-146.

［6］Silvio Alencar Marques. Paracoccidioidomycosis: epidemiological, clinical, diagnostic and treatment up-dating. An Bras Dermatol, 2013, 88 (5): 700-711.

［7］Chapman SW, Dismukes WE, Proia LA, et al. Clinical practice guidelines for the management of blastomycosis: 2008 update by the Infectious Diseases Society of America. Clin Infect Dis, 2008, 46 (12): 1801-1812.

［8］Kawila R, Chaiwarith R, Supparatpinyo K. Clinical and laboratory characteristics of penicilliosis marneffei among patients with and without HIV infection in Northern Thailand: a retrospective study. BMC Infect Dis, 2013, 13: 464.

［9］Kauffman CA, Bustamante B, Chapman SW, et al. Clinical practice guidelines for the management of sporotrichosis: 2007 update by the Infectious Diseases Society of America. Clin Infect Dis, 2007, 45 (10): 1255-1265.

［10］Kaplan JE, Benson C, Holmes KK, et al. Guidelines for prevention and treatment of opportunistic infections in HIV-infected adults and adolescents: recommendations from CDC, the National Institutes of Health, and the HIV Medicine Association of the Infectious Diseases Society of America. MMWR Recomm Rep, 2009, 58 (RR-4): 1-207; quiz CE1-4.

第二节　新现真菌感染

（冯佩英）

真菌在自然界中分布广泛，是构成正常人体微生物菌群的一部分，迄今为止能引起人类致病真菌有 600 多种。目前认为任何一种可以在宿主和低氧化还原状态下生存的真菌均属潜在性人类致病菌。在过去 30 年里，人类生活方式的改变，免疫抑制剂、广谱抗生素、器官移植技术和各种导管技术等医疗手段的普遍应用，恶性肿瘤、艾滋病和糖尿病等疾病患病率的增加，导致机会性真菌感染日益增多，致病真菌的种类也不断增加。同时，随着科学的不断发展和临床医学者对真菌病认识的增强，新的菌种、新现真菌感染被陆续被发现。新现真菌感染的类型主要包括：由新识别的菌种引起的真菌感染；由于目前真菌分类学从表型分类向基因型分类转变使得对已知疾病的病原体有了新的认识；已知的病原菌感染近来增长快速或流行范围扩大且仍有增长趋势。由于真菌感染临床表现形式多种多样，认识不足可导致病情延误、治疗失败，甚至危及生命，因此临床医务人员应重视日益增多的新现真菌感染，为临床准确诊断和治疗提供必要的指导，并及时有效控制真菌感染的流行。

一、双 相 真 菌

双相真菌（dimorphic fungus）指在组织和37℃培养时表现为酵母相，而在室温培养时表现为霉菌相的一大类真菌统称，温度是形态转换的主要影响因素。传统认为所有双相真菌为真正的致病性真菌，主要包括组织胞浆菌、粗球孢子菌、副球孢子菌、皮炎芽生菌、孢子丝菌和马尔尼菲蓝状菌等。在我国的医学真菌生物危险度分级中大部分的双相真菌被归类为1类菌和2类菌，其中粗球孢子菌更是最危险的病原真菌，吸入粗球孢子菌的关节孢子可能引起严重肺部感染而危及生命。

近年来，致病性双相真菌不断有新的菌种、菌属被发现，例如 *Histoplasma duboisii*、*Blastomyces gilchristii*、*Coccidioides posadasii*、*Paracoccidioides lutzii* 等，*Emergomyces* 为新近鉴定的菌属。本章节以 *Emergomyces*、孢子丝菌为代表介绍这类新现的双相真菌。马尔尼菲蓝状菌上一节已介绍，本节不再赘述。

（一）Emergomyces

【病原学与流行病学】

Emergomyces 属在真菌分类学上归入子囊菌亚门、散囊菌纲、爪甲团囊菌目、爪甲团囊菌科，是2016年由伊蒙菌属新分离出来的新菌属，基于多位点序列分析的分子系统分类分析显示 *Emergomyces* 属在爪甲团囊菌科中为独立一个类群，致病菌主要包括 *Emergomyces pastuerianus*（同种异名 *Emmonsia pastueriana*）、*Emergomyces africanus* 和 *Emergomyces orientalis*。*Emergomyces* 为双相真菌，在自然界以菌丝体形式存在，在37℃或组织中则形成酵母样细胞（直径2~4μm），出芽生殖，基部较窄，间有粗短菌丝。

至今尚未确定目前 *Emergomyces* 的自然宿主、传染源和传播途径。法国巴斯德研究所1998年报道首例 *E. pastuerianus* 感染，引起一意大利女性 AIDS 患者皮肤播散性感染。随后，在欧洲、中国的肝移植、HIV 感染、系统应用糖皮质激素患者中有散发的感染病例报道。2017年我国学者报道首例 *Emergomyces orientalis* 引起的糖尿病患者皮肤播散性感染。*Emergomyces africanus* 近年来在南非引起暴发流行，约94%患者合并 HIV 感染，主要侵犯皮肤系统和呼吸系统，其他组织器官肺、肝脏、淋巴结、血液系统和中枢神经系统也可累及，死亡率可高达48%。

【临床表现】

Emergomyces 感染的发病常常隐匿，根据侵入人体的部位不同，临床上可分为皮肤组织、肺部、中枢神经系统等感染，也可同时侵犯多个器官组织。多见于 HIV 感染和器官移植等免疫缺陷或低下人群。

几乎所有患者都有发热、乏力、体重下降等全身症状。呼吸系统最常受累，表现为胸闷、咳嗽、咳痰或呼吸困难。肺部 X 射线检查可见弥散性、间质性浸润，肺不张或肺门淋巴结肿大。其他组织器官淋巴组织、肝脏、脾脏、血液系统也可累及，表现为淋巴结肿大、肝脾大、肝功能异常、重度贫血和血小板减少。中枢神经系统感染者表现为头痛、颅内高压和共济失调，影像学检查显示小脑占位性病变伴多发小脓肿形成。

绝大多数 *Emergomyces* 感染患者出现皮肤损害，主要侵犯面部、口唇、躯干、四肢和外生殖器皮肤黏膜，皮损形态多样，表现为红色丘疹、斑块，伴或不伴溃疡/结痂，痂揭除后可表现为沼泽样改变（boggy plaque）；也有表现为传染性软疣样丘疹，中央有坏死、脐凹。皮损痊愈后遗留色素沉着或明显瘢痕。

Emergomyces 感染临床表现复杂多样，缺乏特征性表现，其临床表现取决于所受累的系统及其损伤程度，最终诊断依靠分离培养出具有双相性的 *Emergomyces*。

【诊断】

诊断依据临床表现和真菌学检查两个方面，从临床标本中分离出 *Emergomyces* 是诊断的金标准。

皮损组织、血液和骨髓标本真菌学检查阳性率较高，其中皮损组织阳性率接近100%，直接镜检见小的卵形、类圆形酵母样细胞，芽生细胞基部较窄。皮肤组织病理吉姆萨染色、硝酸银染色和 PAS 染色可见巨噬细胞内外芽生酵母样细胞。室温下沙氏培养基真菌培养，可见丝状真菌菌落生长，中等速度，呈颗粒状、羊毛状或棉毛状，表面呈乳白色、黄白色或黄褐色，背面呈苍白色。菌丝分隔、透明。分生孢子梗不分支，或有时直角分支。产孢细胞顶部单一或 2~5 个分生孢子，连接有短钉样分生孢子柄。分生孢子透明、圆形、单细胞，个别稍粗糙。在脑心浸液培养基中37℃培养，菌落呈白色酵母样，显微镜下可见酵母样细胞，出芽生殖，基部较窄，间有粗短菌丝。运用分子生物学诊断技术通过 ITS 区和（或）LSU 区进行序列分析能较好对 *Emergomyce* 属进行菌种鉴定，并可区别于皮炎芽生菌、组织胞浆菌和巴西副球孢子菌等爪甲团囊菌目中双相真菌。

【治疗】

本病尚无明确治疗方案。*Emergomyces* 感染多为免疫功能低下或缺陷 HIV 感染者，延迟治疗多危及生命，因此早期诊断、早期治疗和提高免疫治疗尤为重要。

推荐首选两性霉素 B，常用剂量为 1mg/（kg·d），疗程两周，后改口服伊曲康唑（200~400mg/d）维持治疗一年或更长时间。*Emergomyces africanus* 感染者可选用氟康唑。

（二）申克孢子丝菌复合体

【病原学与流行病学】

孢子丝菌属在真菌分类学上归入子囊菌亚门、粪壳菌纲、长喙壳菌目、长喙壳菌科，为双相真菌。新近基于分子生物学的基因型分类显示，孢子丝菌属包含多种临床致病菌种：申克孢子丝菌（*Sporothrix schenckii*）、巴西孢子丝菌（*Sporothrix brasiliensis*）、墨西哥孢子丝菌（*Sporothrix Mexicana*）、球形孢子丝菌（*Sporothrix globosa*）和卢里孢子丝菌（*Sporothrix luriei*）。

孢子丝菌广泛存在于自然界中，是土壤、腐木、干草和苔藓的腐生菌。真菌孢子可通过皮肤外伤处接种于皮肤或皮下组织而引起感染，亦可经呼吸道吸入。农民、园丁、木匠、矿工等户外工作者为易感人群。在免疫低下或缺陷的患者，偶可引起肺、关节、骨等多系统损害，亦可经血行播散引起真菌败血症。

不同的孢子丝菌菌种在地理分布、理化特性、致病能力、临床表现、对抗真菌药物的敏感性存在一定差异。申克孢子丝菌和球形孢子丝菌世界范围内分布广泛，流行于美洲、欧洲和亚洲。20 世纪 40 年代南非金矿报道因接触被污染的矿井支撑物而暴发的 3000 多例申克孢子丝菌感染。我国于 1916 年首例报道以来，迄今接近 5000 例报道，东北地区有多次小暴发地方流行报道。我国学者对 99 株来自我国十个省市孢子丝菌病患者组织分离的病原体进行分子生物学分析显示，96 株菌被鉴定为球形孢子丝菌，仅 3 株申克孢子丝菌，提示球形孢子丝菌是我国主要流行病原菌，非传统认为的申克孢子丝菌。巴西孢子丝菌仅流行于巴西，近 10 年来在巴西里约热内卢引起暴发流行感染，导致人类和动物孢子丝菌病。人类通常被患病的猫或狗咬伤或抓伤皮肤而传播，亦有被其舔黏膜而感染的报道。卢里孢子丝菌在非洲、意大利和印度各有一例报道。墨西哥孢子丝菌主要分布墨西哥和葡萄牙。

【临床表现】

孢子丝菌病是由孢子丝菌引起的皮肤黏膜、皮下组织及局部淋巴组织系统的慢性感染，偶可播散全身，引起多系统损害。其临床类型主要取决于宿主免疫状况，接种的病原菌菌种、数量以及毒力等因素。根据皮损部位，本病可分为皮肤型孢子丝菌病和皮肤外型孢子丝菌病，前者又可分为固定型、淋巴管型和皮肤播散型。

皮肤型孢子丝菌病是孢子丝菌病最常见的临床类型，好发于暴露部位，多有外伤史。初发皮损为炎症丘疹、结节，呈红色或暗红色，中央坏死形成溃疡，表覆脓液或厚痂，此为孢子丝菌病典型的"初疮"。部分固定型皮损可表现为鳞屑性斑块、疣状斑块、囊肿、脓肿及肉芽肿等改变。固定型约占皮肤型 25%，此型在中国较常见，多见于儿童。

初疮出现数周后，沿淋巴管向心性出现新的结节，呈串珠状排列。结节中央可坏死形成溃疡。淋巴管型约占皮肤型 75%，此型在美国、欧洲更常见。

皮肤播散型较少见，多继发于淋巴管型，可经自身接种或血行播散而引起皮肤散在多发性损害。主要发生于免疫低下或免疫缺陷患者。经动物（主要是猫）传播的巴西孢子丝菌感染，因猫搔抓多处皮肤而常常表现为皮肤播散型感染，可伴有鼻黏膜、眼结膜损害。部分患者还可出现结节性红斑或多形红斑样皮损，这可能与接触的巴西孢子丝菌的菌量及其毒力有关。

皮肤外型孢子丝菌病极少见，主要发生于伴有糖尿病、酗酒、HIV 感染等免疫低下或免疫缺陷患者。最常累及的部位是气管/肺、关节/骨和脑膜。

【诊断】

临床诊断需结合患者病史、流行区域、临床表现和真菌学检查进行，真菌培养是诊断孢子丝菌病的金标准。

临床标本直接镜检阳性率低，主要因为脓液、坏死组织中菌量少。室温下沙氏培养基真菌培养，菌落生长快速，初呈灰色湿润的酵母样菌落，很快形成咖啡色至黑色绒毛状菌落，中央隆起，可伴皱褶。显微镜下可见透明的分支分隔菌丝，分生孢子梗多垂直产生于菌丝上，顶端变细，合轴式产孢，分生孢子单细胞，泪滴状至棒状，呈花朵样簇集排列在分生孢子梗顶端。另一种分生孢子球形或三角形，较大呈黑色，壁薄或厚，沿菌丝两侧合轴排列，称为套袖状菌丝。套袖状分生孢子可作为表型分类的依据，球形孢子丝菌和巴西孢子丝菌多呈圆形或类圆形淡黑色分生孢子，而申克孢子菌则为三角形或楔形的深黑色分生孢子，墨西哥孢子丝菌多呈卵形至椭圆形的透明、淡黑色分生孢子。在脑心浸液培养基中37℃培养，菌落呈灰白色酵母样，显微镜下可见卵圆形、圆形的酵母样细胞，单芽或多芽繁殖。球形孢子丝菌在37℃不生长或生长非常缓慢。

孢子丝菌病组织病理特征改变为混合性炎性细胞肉芽肿改变，皮损内可见PAS染色阳性的圆形、卵圆形孢子，有时可见星状小体。运用分子生物学诊断技术通过钙调蛋白基因（CAL）和（或）ITS区进行序列分析能较好对孢子丝菌属进行菌种鉴定。

【治疗】

根据中国2016年发布《孢子丝菌病诊疗指南》和美国《2007年孢子丝菌病临床用药指南》，伊曲康唑是治疗皮肤型孢子丝菌病的首选药物，推荐剂量成人为200~400mg/d，儿童为5mg/(kg·d)，疗程3~6个月或更长。特比萘芬为二线用药，推荐剂量成人为250~500mg/d，2岁以上儿童为5mg/(kg·d)，疗程3~6个月或更长。既往常用的碘化钾药物，因不良反应多，现临床少用。两性霉素B可用于播散型或皮肤外型孢子丝菌病，推荐剂量为3~5mg/(kg·d)，治疗总量达1~2g/d，疗程4~6周，后改口服伊曲康唑400mg/d维持治疗一年或更长。特别注意的是，不同的孢子丝菌菌种的体外抗真菌药物敏感性有所差别。有研究显示巴西孢子丝菌对伊曲康唑有较低的MIC值，但球形孢子丝菌和申克孢子丝菌对伊曲康唑有较高的MIC值。

局部皮损手术切除、温热疗法、光动力疗法等可起辅助作用。

二、机会性真菌

所谓机会性真菌感染（opportunistic fungal infection）系指一些非致病性真菌在某种情况下引起人体发生感染性疾病。这类真菌在机体免疫功能正常时不能导致有明显临床症状的感染性疾病，但当机体微生态失调或免疫功能受损时，可导致明显的临床真菌感染，甚至危及患者生命。念珠菌病和曲霉病是两大常见的、最重要的机会性真菌感染，可引起皮肤、黏膜及各内脏器官的急性或慢性感染，可局限于一个器官或播散性感染，严重的侵袭性感染常常可危及生命。本章节以 *Candida auris* 和烟曲霉复合体为代表介绍新现的机会性真菌。

（一）Candida auris

【病原学与流行病学】

念珠菌属在真菌分类学上归入子囊菌门、酵母菌纲、酵母科、Debaryomycetaceae 科。念珠菌广泛存在于自然界中，有150多个种。念珠菌是人类机会性感染真菌中的最重要、最常见的病原菌。尽管白念珠菌仍是临床常见的致病性念珠菌，但热带念珠菌、近平滑念珠菌和光滑念珠菌等非白念珠菌感染率日益增高，其中 *Candida auris*、*Candida africana*、*Candida haemulonii*、*Candida megyuniae*、*Candida nivariensis* 和 *Candia pseudoaaseri* 等新现的菌种可引起侵袭性感染，且部分对常规的抗真菌药物具有耐药性。*Candida auris* 就是其中一种威胁全球人类健康的多重耐药性真菌，被称为"超级真菌"。

2009 年日本首次从一患者外耳道分离出 *Candida auris*（*C. auris*）。2011 年韩国报道 3 例由 *C. auris* 引起的院内念珠菌血流感染病例，患者共同特征是对氟康唑和两性霉素 B 治疗抵抗。此后，该新现念珠菌在四大洲多个国家被陆续报道。2014 年印度报道 12 例 *C. auris* 感染，7 例为念珠菌血流感染，绝大多数菌株对氟康唑和伏立康唑耐药。2016 年美国疾病控制和预防中心官方网站报告 2013 年 5 月至 2016 年 8 月期间美国境内发生了 13 例感染，其中 4 人死亡。截至 2017 年 4 月 13 日，网站报告的感染人数已增至 61 人。2016 年英国报道伦敦皇家安普顿医院于 2015 年 4 月至 2016 年 7 月期间发生 50 例 *C. auris* 暴发流行，其中 28 例皮肤黏膜定植，9 例念珠菌血流感染，2 例疑似侵袭性感染和 11 例疑似皮肤伤口或插管相关的病例。由于 *C. auris* 具有在院内患者之间相互传播的倾向，且对一线抗真菌药物氟康唑多耐药，美国疾病控制和预防中心和英国卫生部先后发布了关于 *C. auris* 相关实验室检查管理和防控的指引。目前尚不清楚 *C. auris* 在多个国家流行的具体原因，基于全基因测序分析的分子流行病学数据显示各大洲分离的 *C. auris* 存在独立的不同克隆群，在每个国家内的遗传相似度比较高，而在不同大洲间遗传差异性大。我国迄今尚无 *C. auris* 感染报道，但需要高度警惕这"超级真菌"的出现。

【临床表现】

念珠菌广泛分布于自然界，目前尚不清楚 *C. auris* 在人体中确切定植部位，正常人体的皮肤黏膜、呼吸道、肠道和尿道等处可分离出本菌。*C. auris* 感染的临床表现多种多样，以念珠菌血流感染为最常见，表现为发热、寒战或低血压，还可见耳道感染、尿路感染、呼吸道感染等。任何年龄皆可发病，有小于 28 天的新生儿发病报道。多见于院内获得性感染，主要危险因素与其他侵袭性念珠菌病相同，包括糖尿病、近期手术史、接受广谱抗菌药或糖皮质激素治疗、使用中央静脉导管等。Lockhart 等对来自巴基斯坦、印度、南非和委内瑞拉的 54 例 *C. auris* 感染分析显示，73% 患者有中心静脉置管，61% 带有导尿管，51% 近期接受过手术治疗，41% 糖尿病。其中，41% 患者感染 *C. auris* 前三个月内接受过全身抗真菌治疗。目前尚无 *C. auris* 体外药敏 MIC 判读折点，美国疾病控制和预防中心数据显示，几乎所有的 *C. auris* 对氟康唑耐药，超过 50% 菌株对伏立康唑耐药，1/3 菌株对两性霉素 B 耐药，少数菌株对棘白菌素类耐药。部分菌株对三类常用抗真菌药物均有较高 MIC 值。死亡率高达 60%。

【诊断与鉴别诊断】

深部念珠菌病的诊断困难，因其临床表现多种多样，无特征性表现，且病原学和血清学检查结果多难于解释。对疑似病例应行组织病理学检查以协诊。

形态学方面，*C. auris* 与其他念珠菌并无明显差异。在 MEA 培养基上菌落特征是光滑、有光泽，灰白色，奶酪样。37~40℃生长良好，42℃生长减慢，45℃无法生长。显微镜下，酵母孢子呈卵圆形至椭圆形，无假菌丝，部分菌株在玉米粉琼脂培养基可形成初级假菌丝。血清芽管试验阴性。在念珠菌科马嘉培养基上，表现为非特异性的淡紫色或粉红色，可借此与白念珠菌分离。商业化念珠菌鉴定系统 API 和 VITEK-2 无法将 *C. auris* 与

Candida haemulonii、*Candida sake*、胶红酵母和酿酒酵母等相近缘菌种区分。运用分子生物学诊断技术通过 ITS 区进行序列分析、AFLP 指纹分析和 MALDI-TOF 质谱分析等基因型分类鉴定方法能快速、稳定进行菌种鉴定。

【治疗】

临床上彻底清除内源性定植的 *C. auris* 是非常困难的，但持续的定植又给患者带来感染风险，英国卫生部指引列出中央静脉导管、尿路插管和气管造口附近定植菌需要积极治疗，应用洗必泰清洁皮肤和口腔，局部外用制霉素和特比奈芬乳膏。

尽管研究显示 *C. auris* 存在对氟康唑耐药和其他三唑类药物交叉耐药情况，迄今尚未存在对所有抗真菌药物耐药的菌株，因此，虽然棘白菌素类抗真菌药仍作为 *C. auris* 引起的侵袭性念珠菌病的首选治疗药物。指引还指出，目前尚无联合抗真菌治疗的循证依据，患者的治疗需要个体化。英国的菌株体外药敏显示对制霉素和特比奈芬是敏感的，多重耐药菌株可尝试口服特比奈芬治疗。

美国感染病学会（IDSA）2016 年发布《念珠菌病管理临床实践指南》，对不同临床类型的念珠菌病可参考其治疗方案。

（二）烟曲霉复合体

【病原学与流行病学】

曲霉属在真菌分类学上归入子囊菌门、散囊菌纲、曲霉科，该属包含七个亚属（subgenera），亚属又分为几个组（section），或称作种复合体（species complex）。迄今公认的曲霉约有 175 种，随着分子生物学基因分型的应用，新的菌种不断被发现，因此，曲霉的分类在逐步更新修订中。

烟曲霉是侵袭性曲霉病最主要的致病菌种，约占 80%。近年来，关于烟曲霉及相关菌种的种系发生研究更新了其分类，增加了新的菌种。烟色组（*Aspergillus* section *Fumigati*）分五个类群，包含 25 个菌种，如 *Aspergillus lentulus*、*Neorsartorya fischeri*、*Neorsartorya pseodufischeri*、*Neorsartorya udagawae* 和 *Neorsartorya hiratsukae* 等新现菌种可引起人类感染，但其菌种在表型上极为相似，而真菌通用的 DNA 条形码 ITS 测序也只能鉴定到组的水平，正确的菌种鉴定依赖于针对曲霉的 DNA 条形码，如微管蛋白（BenA）、RPB2 和 CAL 等基因。因此，对于仅通过形态学和（或）ITS 测序的烟曲霉鉴定，国际专家提倡在临床检验中时使用"烟曲霉复合体（*Aspergillus fumigatus* complex）"这个概念。

研究显示，烟曲霉复合体里多个新菌种存在对抗真菌药物敏感性下降或天然耐药现象，例如 *Aspergillus lentulus* 对两性霉素 B、三唑类及卡泊芬净敏感性均下降，*Neorsartorya udagawae* 对两性霉素 B 和伏立康唑敏感性下降，而 *Neorsartorya pseodufischeri*、*Aspergillus fumigatiaffinis* 和 *Aspergillus viridinutans* 对两性霉素 B 和三唑类敏感性均下降。不同种的曲霉对抗真菌药物的敏感性有所不同，由于口服唑类药物广泛应用，而且同一种的曲霉耐药菌株日渐增多，尤以烟曲霉为显。例如因 CYP51A 基因、TR34L98H 基因或 TR46/Y121F/T289A 基因突变而对三唑类抗真菌药物产生耐药性的烟曲霉比例逐年上升，不同国家的耐药率为 0~6%，而且存在交叉耐药现象。英国有报道伊曲康唑耐药率为 5%，并且 65% 对伏立康唑交叉耐药，74% 对泊沙康唑交叉耐药。我国烟曲霉伊曲康唑耐药率为 3.2%，也有对伏立康唑交叉耐药株。广义上，此类因病原体变异产生耐药性改变而增加的机会性感染也应列入新现的范畴，耐药真菌数量和种类的增多是真菌病治疗的一大难题，正确菌种鉴定和药敏实验是十分重要的，有助于临床制定合理的治疗方案。

【临床表现】

曲霉广泛分布于自然界，大多数感染发生于吸入空气中的曲霉孢子后，肺部和鼻窦曲霉感染最常见，并可血行播散至其他器官。其次，皮肤、黏膜的外伤性接种可引起皮肤曲霉病、眼曲霉病等。

吸入曲霉孢子后依宿主的免疫状态可产生不同临床类型的曲霉病。由烟曲霉复合体所引起的曲霉病如同其他菌种曲霉一样，可侵犯皮肤、黏膜、眼、外耳道、鼻、鼻窦、支气管、肺、胃肠道、骨骼或神经系统。以下仅介绍烟曲霉复合体中常见几个新菌种的临床表现。

Aspergillus lentulus（*A. lentulus*）：2005 年在美国西雅图 Balajee 等首次报道 4 例由 *A. lentulus* 引起的侵袭性曲霉病。在 128 株分离自造血干细胞移植患者的烟曲霉中，4 株菌株产孢少、曲霉头小，48℃不生长，且对三唑类、两性霉素 B 和棘白菌素的敏感性下降，经多位点序列分析的分子系统分类分析显示这 4 株曲霉为独立于经典烟曲霉的新菌种。尽管在临床标本中 *A. lentulus* 的分离率仅占烟曲霉复合体的 3%，但占唑类耐受菌株的 10%～30%。常见于恶性血液病、移植术后、慢性阻塞性肺病和肺纤维化患者。*A. lentulus* 主要引起急性侵袭性肺曲霉病，临床表现为持续性高热、胸痛、气促、咳嗽、咳痰等，咯血并不常见。痰为黏稠或黏液脓性，常带血丝，痰中可见针头大小灰绿色颗粒，镜检查到菌丝或孢子。胸部影像学检查常见肺中下部散在片状、团状阴影，或不规则分布的细小颗粒状结节阴影。病变可为单侧或双侧。常常与经典烟曲霉合并感染，预后差。

Neosartorya udagawae（*N. udagawae*）：1995 年首次于巴西土壤中分离出来。该菌可分泌紫红色的色素，产孢少，42℃不生长，对两性霉素 B 和伏立康唑敏感性下降。临床标本中 *N. udagawae* 的分离率约占烟曲霉复合体的 2%。常见于 X 连锁的慢性肉芽肿病和骨髓增生异常综合征等免疫低下患者。*N. udagawae* 主要引起慢性难治性肺曲霉病，并有播散至邻近组织器官的倾向。临床表现有发热、慢性干咳、呼吸困难，咯血为主要并发症。胸部影像学检查可见慢性肺上叶的浸润并伴胸膜增厚，常有空洞形成。亦有免疫正常人群曲霉性气管支气管炎、急性呼吸窘迫综合征和创伤后眼曲霉病的报道。

烟曲霉复合体中引起人类感染的新菌种还有 *A. felis*、*A. fischeri*、*A. thermomutatus*、*A. viridinutans*、*N. hiratsukae*，临床表现多种多样，包括侵袭性肺曲霉病，心内膜炎、骨髓炎、腹膜炎、胃肠炎、角膜炎、鼻脑炎等肺外感染，严重者有播散性感染。

【诊断】

曲霉病主要根据临床症状、体征、胸部影像学及相关实验室检查来诊断。免疫缺陷或免疫低下患者曲霉病的诊断困难，因其临床表现多种多样，无特征性表现，且曲霉广泛分布于自然界，对可疑标本需反复行真菌学检查明确为同一菌种才有诊断价值。组织病理学检查具有重要的诊断意义。

烟曲霉复合体菌种间传统的表型分类难以准确鉴定，需依赖分子生物学诊断技术进行基因型分类鉴定，通过微管蛋白（BenA）、RPB2 和 CAL 等基因进行序列分析能较好进行菌种鉴定。有报道 MALDI-TOF 质谱分析能快速、稳定地鉴定烟曲霉复合体中新菌种。

【治疗】

参考美国感染病学会（IDSA）2016 年发布的《曲霉病的诊断和管理指南》对不同临床类型的曲霉病进行治疗。指南新增抗真菌药敏试验的管理，不建议在初始感染阶段对分离菌株常规抗真菌药敏试验，但应作为疑似唑类耐药、抗真菌治疗无反应者或用于流行病学研究时的参考方法（强烈推荐；证据级别中等）。

尽管研究显示烟曲霉复合体中多个新菌种存在对抗真菌药物敏感性下降或天然耐药现象，由这些新菌种所致感染少见，且其体外药敏 MIC 判读折点尚未明确，临床医师必须谨慎解释其意义。虽然 2016 年指南将伏立康唑作为侵袭性肺曲霉病的首选治疗药物，但体外药敏显示 *A. lentulus* 和 *A. udagawae* 对伏立康唑和伊曲康唑较高的 MIC 值，而泊沙康唑和艾沙康唑的 MIC 值较低，建议作为补救治疗药物。对于难治性感染可选择联合抗真菌治疗。

主要参考文献

[1] Dukik K, Muñoz JF, Jiang Y, et al. Novel taxa of thermally dimorphic systemic pathogens in the Ajellomycetaceae (Onygenales). Mycoses, 2017, 60 (5): 296-309.

[2] Schwartz I S, Kenyon C, Feng P, et al. 50 years of Emmonsia disease in humans: the dramatic emergence of a cluster of novel fungal pathogens. PLoS Pathog, 2015, 11 (11): e1005198.

[3] Kenyon C, Bonorchis K, Corcoran C, et al. A dimorphic fungus causing disseminated infection in South Africa. N Engl J Med, 2013, 369 (15): 1416-1424.

[4] Marimon R, Cano J, Gené J, et al. Sporothrix brasiliensis, S. globosa, and S. mexicana, three new Sporothrix species of clinical interest. J Clin Microbiol, 2007, 45 (10): 3198-3206.

[5] Rodrigues AM, De Hoog S, De Camargo ZP. Emergence of pathogenicity in the Sporothrix schenckii complex. Med Mycol, 2013, 51 (4): 405-412.

[6] Zhang Y, Hagen F, Stielow B, et al. Phylogeography and evolutionary patterns in Sporothrix spanning more than 14 000 human and animal case reports. Persoonia, 2015, 35: 1.

[7] Supparatpinyo K, Khamwan C, Baosoung V, et al. Disseminated Penicillium marneffei infection in southeast Asia. Lancet, 1994, 344 (8915): 110-113.

[8] Samson RA, Yilmaz N, Houbraken J, et al. Phylogeny and nomenclature of the genus Talaromyces and taxa accommodated in Penicillium subgenus Biverticillium. Stud Mycol, 2011, 70 (1): 159-183.

[9] Satoh K, Makimura K, Hasumi Y, et al. Candida auris sp. nov., a novel ascomycetous yeast isolated from the external ear canal of an inpatient in a Japanese hospital. Microbiol Immunol, 2009, 53 (1): 41-44.

[10] Lockhart SR, Etienne KA, Vallabhaneni S, et al. Simultaneous Emergence of Multidrug-Resistant Candida auris on 3 Continents Confirmed by Whole-Genome Sequencing and Epidemiological Analyses. Clin Infect Dis, 2017, 64 (2): 134-140.

[11] Schelenz S, Hagen F, Rhodes JL, et al. First hospital outbreak of the globally emerging Candida auris in a European hospital. Antimicrob Resist Infect Control, 2016, 5 (1): 35.

[12] Balajee SA, Gribskov JL, Hanley E, et al. Aspergillus lentulus sp. nov., a new sibling species of A. fumigatus. Eukaryotic Cell, 2005, 4 (3): 625-632.

[13] Samson R A, Hong S, Peterson S W, et al. Polyphasic taxonomy of Aspergillus section Fumigati and its teleomorph Neosartorya. Stud Mycol, 2007, 59: 147-203.

[14] Sugui JA, Vinh DC, Nardone G, et al. Neosartorya udagawae (Aspergillus udagawae), an emerging agent of aspergillosis: how different is it from Aspergillus fumigatus? J Clin Microbiol, 2010, 48 (1): 220-228.

第十章

耐药病原体的诊断和治疗

第一节　乙型肝炎病毒的耐药研究进展
（张继明）

抗乙型肝炎病毒（hepatitis B virus，HBV）治疗是慢性乙型肝炎（chronic hepatitis B，CHB）治疗的关键措施。目前治疗 CHB 的药物包括两大类，即 α 干扰素类和核苷（酸）类似物类 [nucleot（s）ide analogue，NA]，其中，NA 类抗 HBV 药在 CHB 的治疗中应用最广，对控制 CHB 终末期并发症的发生起着关键性的作用。已获美国食品药品监督管理局（FDA）批准上市的 NA 有 6 种，即拉米夫定 [lamivudine，LAM，商品名：贺普丁（Heptodin）]、阿德福韦酯 [adefovir dipivoxil，ADV，商品名：贺维力（Hepsera）]、恩替卡韦 [entecavir，ETV，商品名：博路定（Baraclude）]、替比夫定（telbivudine，LdT，商品名：素比伏（Sebivo）、富马酸替诺福韦二吡呋酯（Tenofovir Disoproxil Fumarate，TDF，商品名：韦瑞德（Viread）] 和富马酸替诺福韦艾拉酚胺（tenofovir alafenamide fumarate，TAF，商品名：Vemlidy）。TAF 虽然尚未获得我国国家食品药品监督管理总局（CFDA）的批准，但已完成注册临床试验，将很快在我国上市。长期 NA 治疗在为慢性乙型肝炎患者带来福音的同时，也带来了较为严重 HBV 的耐药问题，后者可导致所获得的疗效丢失，有时可导致肝炎活动甚至死亡。尽管国际 CHB 防治指南早已经将 ETV 和 TDF 列为一线抗 HBV 药物，但我国应用最多的 NA 是 ADV 和 ETV。本文将简要介绍 HBV 耐药性研究的主要进展。

一、HBV 耐药的定义

1. **HBV 基因型耐药（genotypic resistance）**　是指 HBV 基因组中的某些位点发生改变，导致这种药物对 HBV 的抑制作用下降或消失。这种 HBV 变异与 HBV 的耐药性有直接的因果关系，通过这些变异位点的检测可判断 HBV 有无耐药性。例如，YMDD 基序是拉米夫定干扰 HBV DNA 复制的药物结合点，拉米夫定是通过结合于 HBV 多聚酶逆转录活性，使拉米夫定与之结合力下降或造成 HBV YMDD 基序发生 YVDD/YIDD 变异，于是 HBV 对拉米夫定产生耐药性。HBV 基因型耐药通常在病毒学突破时即可检测到，少数情况下，在治疗前也可检测到基因型耐药。

2. **HBV 表型耐药（phenotypic resistance）**　用体外细胞培养方法，直接测定某种药物对 HBV 的抑制作用，即表型耐药，通常以抑制病毒复制率（IC50）达 50% 以上所需的药物浓度来评估其敏感性。IC50 低于 5 倍者仍被认为敏感，5~10 倍升高者为部分耐药，10 倍以上为耐药。由于检测方法烦琐，费时费力，且代价昂贵，实验条件要求很高，临床上很难开展。

3. 临床耐药（clinical resistance） 指临床出现病毒复制不能被抑制，或 HBV 复制一度被抑制后又出现 HBV DNA 反跳，并伴有 ALT 升高。如血清 HBV DNA 转阴后出现 HBV DNA 反跳，一般先出现 HBV DNA 反跳（在 10^5 copy/ml 以上），继之 ALT 升高。诊断临床耐药时必须排除核苷（酸）类似物治疗中因其他原因引起的 ALT 升高，如依从性差、服用损肝药物、酗酒、重叠其他病毒感染、疾病本身波动或正处于 HBeAg 血清转换期等，最好进一步进行基因耐药或表型耐药检测及分析。

二、HBV 耐药相关性突变及耐药发生率

在比较不同药物临床试验核苷（酸）类似物耐药率时常常存在困难，主要原因是：①采用的 HBV 耐药定义互不相同；②检测基因型耐药的方法及其敏感性不同；③研究对象的不同。因此，需对 HBV 耐药率的报告进行标准化，即需要注明耐药检测的时间和耐药检测的方法。

影响 HBV 对核苷（酸）类似物的耐药率因素除药物本身的性质之外，主要包括治疗时间、治疗前 HBV DNA 水平、既往核苷（酸）类药物治疗史等。不同核苷（酸）类似物的耐药率见表 2-10-1，核苷（酸）类似物耐药相关性突变见表 2-10-2。

表 2-10-1 核苷（酸）类似物耐药发生率

核苷（酸）物	1 年	2 年	3 年	4 年	5 年	6 年	7~8 年
拉米夫定	24%	42%	53%	70%	69%	NA	NA
阿德福韦							
初治*	0	3%	11%	18%	29%	NA	NA
拉米夫定耐药	6.4%~18%	25.4%	NA	NA	NA	NA	NA
恩替卡韦							
初治	0.2%	0.5%	1.2%	1.2%	1.2%	1.2%	NA
拉米夫定耐药	6%	8%	18%	43%	51%	NA	NA
替比夫定							
HBeAg 阳性	4%	22%	NA	NA	NA	NA	NA
HBeAg 阴性	3%	9%	NA	NA	NA	NA	NA
替诺福韦二吡呋酯	0	0	0	0	0	0	0
替诺福韦艾拉酚胺	NA	NA	NA	NA	NA	NA	NA

注：NA 代表无正式发表的数据；* 指来自 HBeAg 阴性慢性乙肝患者

表 2-10-2　核苷（酸）类似物耐药相关性突变

核苷（酸）类似物	HBV RT 保守区				
	A	B	C	D	E
拉米夫定	rtL80M/I[*,#]	rtL80M/I[*]、rtI169T[*]、rtV173L[*] rtL180M[*]、rtT184S[*]	rtM204V/I/S[#] rtQ215S[*]		
替比夫定			rtM204I[#]		
阿德福韦	rtV84M[*] rtS85A[*]	rtA181T/V/S[#]	rtV214A[*] rtQ215S[*]	rtI233V[#] rtN236T[#] rtP237H[*]	
恩替卡韦[$]		rtI169T[*] rtT184S/A/I/L/F/G[#]	rtS202G/I[#]		rtM250V[#]
替诺福韦		rtA194T[#]			

注：[#]指原发性突变；[*]指继发性突变；[$]指在发生拉米夫定耐药相关突变基因

三、HBV 产生耐药性的分子病毒学基础

在人体内 HBV 的复制很快，每天可产生 10^{12}~10^{13} 个新的病毒颗粒，而血液 HBV 池的半衰期大约为 1~2 天。由于在 HBV 复制周期中涉及逆转录环节，而 HBV 的逆转录酶缺乏校正功能，因此，在 HBV 每一个复制周期中，HBV 变异率也较高，每个碱基的错配概率约 10^{-5}，故 HBV 变异较为常见，变异率比其他 DNA 病毒要高 10 倍左右。如此高的病毒载量和更新率以及较低的复制忠实性（replication fidelity）等均可增加变异的产生和 HBV 准种池的容量。对于一个有活动性复制的慢性乙型肝炎患者而言，相当于其体内 HBV 每天的点突变数可达 10^{10}~10^{11} 个。由于 HBV 的基因组仅由 3200 个碱基对组成，故 HBV 的每个碱基每天均有变异的可能。这样，在抗病毒治疗之前，各种类型的变异株，包括对不同核苷（酸）类似物耐药的变异株已经存在。例如，已有较多报道在拉米夫定治疗前，可检测到不同比例的耐药变异株，最高者耐药株的比例可高达 27%，但一般不是优势株，且该比例受检测方法敏感性的影响。在 NA 抗病毒治疗过程中，这种预存耐药变异株逐步占据原来野毒株的位置，获得复制空间（replicaton space），从而成为优势株。在所施加的药物选择性压力撤销后（如停用拉米夫定），原来的野毒株是否重新出现、出现的时间以及能否成为优势株，取决于是否还存在野生型 cccDNA 及其所占复制空间的大小。

四、阿德福韦酯耐药的研究进展

目前，在已经批准上市的 6 种核苷（酸）类似物中，阿德福韦抑制 HBV 复制的作用是最弱的，HBV 对其耐药率处于中间水平，在欧美及我国的慢性乙型肝炎防治指南中，已经把它作为二线用药。但在发展中国家，阿德福韦仍作为一线用药。在我国，阿德福韦是使用最多的抗病毒药物，主要原因是：①阿德福韦在相当长的时间内一直作为 CHB 患者初始抗病毒治疗的一线用药，单用或与拉米夫定联合治疗；②既往有大量的 CHB 患者接受拉米夫定治疗，为了防止耐药，或已经出现耐药，加用阿德福韦治疗；③有较多的

CHB 患者接受替比夫定治疗，对于应答不佳者，或已发生耐药者，加用阿德福韦治疗；④替诺福韦在我国上市较晚，价格较贵，对于拉米夫定、恩替卡韦、替比夫定耐药，仍首选加用阿德福韦治疗；⑤国产的阿德福韦仿制品较多，价格较低。因此，在我国阿德福韦的耐药问题较为严重。

1. 新发现的阿德福韦耐药位点　　目前已知，导致阿德福韦耐药的 HBV RT 区主要突变类型为 rtA181V/T 和 rtN236T 变异。以单纯 rtN236T 突变为最为常见，占 47%，单纯 rtA181V 突变占 30%，单纯 rtA181T 突变占 3%，rtA181V+rtN236T 突变占 17%，rtA181T+rtN236T 突变占 3%。

近年来，新的阿德福韦耐药相关突变类型不断被发现。北京 302 医院感染科对 18 419 例慢性 HBV 感染患者的最新研究显示，1311 例患者可检出阿德福韦耐药代表性的 rtA181V 及 rtN236T 突变。与此同时，6 例阿德福韦治疗后出现病毒学突破的患者可检出新的 rtN236V 突变。随后的表型耐药研究发现，其中 rtN236V 的两株变异株对阿德福韦的敏感性下降 3.1 及 3.9 倍。以上研究的结果提示，rtN236V 可引起对阿德福韦的敏感性中度下降，但发生率要低于 rtA181V 及 rtN236T 突变。北京大学人民医院感染科 2010 年的研究发现，86 例存在阿德福韦耐药临床表现的患者经 DNA 测序后发现有 26 例存在 rtE218G 变异，且通过体外表型耐药分析证实单纯 rtE218G 变异株对阿德福韦敏感性较野生株下降 5 倍，提示 rtE218G 也可能为新的阿德福韦耐药变异。

另一个阿德福韦耐药相关变异类型 rtI233V 多年来仍为争议的焦点。早在 2006 年，《新英格兰医学杂志》就曾报道 3 例 rtI233V 与阿德福韦耐药相关的病例，但随后 Curtis 等学者提出了反对意见。2013 年，Ismaill 等学者的研究将含 rtI233V 变异的 HBV 序列构建同源三维空间模型及空间对接分析发现 rt233 位点远离药物作用位点，且异亮氨酸突变为缬氨酸后并未单独影响蛋白的酶催化中心，因此该研究认为，rtI233V 非阿德福韦耐药的独立预测指标。而 Sirma 等学者 2010 年再次提出与 Curtis 等学者相左的意见，认为 rtI233V 与阿德福韦耐药中等程度相关。因此，rtI233V 变异是否与阿德福韦耐药相关仍存在争议。尚有研究提出 rtV84M、rtS85A、rtS213T、rtV214A、rtQ215S、rtL217R、rtP237H、rtN238D/S/T 和 Y245H 等变异也与 ADV 耐药相关。

2. HBV rtA181T/rtA181V 变异株生物学特性研究　　阿德福韦主要耐药相关位点之一 HBV 聚合酶逆转录酶（RT）区 181 位氨基酸变异包括由丙氨酸（alanine，A）至苏氨酸（threonine，T）的替换或丙氨酸（alanine，A）至缬氨酸（valine，V）的替换，即 rtA181T 和 rtA181V。由于 HBV S 区基因与 RT 区部分重叠，rtA181T 的变异可以同时引起 HBsAg 第 172 位氨基酸位点产生终止密码子变异（sW172*），或者引起 sW172S 的错义突变。有研究显示，rtA181T 变异与 sW172* 变异有着高达 80%～90% 的相关性，明显高于 sW172S 等其他变异。此外，rtA181T/sW172* 变异已被报道与肿瘤发生相关，且影响 HBV 表面抗原及病毒颗粒的分泌。体外研究显示，rtA181T/sW172* 与 rtA181T/sW172S 相比，复制能力下降与分泌障碍更为明显。小鼠体内实验研究显示，rtA181T/sW172* 变异株小鼠血清 HBsAg 水平低下，而肝脏内 HBV DNA 复制及 HBsAg、HBcAg 水平显著增高。临床研究发现，拉米夫定长期治疗后易发生 rtA181T/sW172* 变异，可导致 S 编码区提前出现的终止密码子位置靠近反式激活区域，而具有反式激活活动，可反式激活多种启动子包括某些致癌蛋白。由于分泌缺陷及对野生株病毒分泌的负面影响，rtA181T/sW172* 变异大大降低了病毒学突破的典型程度，导致判断是否发生耐药的难度增加。rtA181T 的出现与 LAM 治疗过程中的病毒学突破有关，且可出现在 LAM+ADV、LAM+TDF、LAM+ADV+TDF 等以 LAM 为基础的多重联合治疗过程中，而 rtA181V 则与 LAM、ADV 或 LAM+ADV 的治疗方案有关。体外模拟变异株的表型耐药结果显示，rtA181T 和 rtA181V 对阿德福韦体外敏感性相当，总体较野生株增加 2.1 至 7.8 倍，且可使 LAM 敏感性下降 5~11 倍。在一定程度上提示对阿德福韦耐药的患者出现血清 HBV DNA 水平明显反跳或临床表现急剧恶化的可能性并不大。

3. A181T/V 与 236 位点双变异　rtN236T+rtA181V/T 联合变异在阿德福韦耐药类型最为少见。一项对 77 例阿德福韦耐药患者的研究结果显示，仅 1 例患者 48 周时出现 rtA181T/V+rtN236T 双变异，96 周则增至 4 例。体外耐药实验显示 rtA181T+rtN236T 双变异株对阿德福韦的敏感性仅下降 5.2 倍，相比单纯 rtN236T 变异株 EC50 平均 7 倍的上升，该类双变异株对阿德福韦的耐药程度反而减轻。与此相反，另一类型双变异株 rtA181V+rtN236T 株则表现出对阿德福韦极强的耐药性，EC50 较单纯 rtN236T 变异株上升了 18 倍。Villet 等则发现，rtA181T+rtN236T 双变异株对 LAM 的耐药程度较单纯 rtA181T 增加了 4 倍，对 ADV 耐药性增加了 3 倍，而对 TDF 的敏感性额外下降 2.4 倍。而 rtA181V+rtN236T 双变异株较单纯 rtA181V 变异株除了对 LAM 耐药程度增加外，对 ADV 和 TDF 的敏感性并未改变。

五、HBV 的多重耐药

由于低耐药屏障（genetic barrier）的 NA（拉米夫定和阿德福韦）曾在中国的广泛使用，HBV 对 NA 的耐药情况较为严重。按照最初的中国或国际慢性乙肝防治指南，对于 NA 耐药患者的推荐意见是一种核苷类似物（如拉米夫定）与一种核苷酸类似物（如阿德福韦）的联合治疗。此外，对于初治慢性乙肝患者，为了预防耐药，起始采用拉米夫定和阿德福韦，或替比夫定和阿德福韦联合治疗也较为常见。采用以上方案长期治疗，又引起了越来越多的多重耐药的出现。多重耐药 HBV 毒株的出现可导致肝炎活动、疾病加重和进展，甚至死亡。

对于多重耐药慢性乙肝患者，目前的治疗选择及研究有限。最近，两项韩国学者发表的研究提示 TDF+ETV 联合治疗具有较高的完全病毒学抑制率，但对完全病毒学抑制率与 TDF 单用类似，而对出现 rtA181T/V+rtN236T 双变异的患者，TDF+ETV 联合组 HBV DNA 的下降幅度似乎比 TDF 单用组明显（48 周，$P=0.08$；96 周，$P=0.26$）。但对两组的长期疗效及安全性尚缺少报道，并且，在已经发表的研究中，ETV 的剂量是常规剂量的两倍（即 1mg/d），这种联合治疗的费用较为昂贵，在中国临床实践中缺少可行性。从理论上讲，在联合治疗方案中，TDF 主要是针对拉米夫定、替比夫定或 ETV 耐药相关的变异株，而 ETV 主要针对阿德福韦耐药相关的变异株（包括 rtA181T/V 变异、rtN236T 变异或 rtA181T/V + rtN236T 双变异），而不是拉米夫定相关耐药相关的变异，因此，可能不需要 ETV 双倍的剂量。但需要通过多中心、随机、对照临床研究证实。

六、HBV 对核苷（酸）类似物的耐药预防和处理

合适患者的选择和核苷（酸）类似物的合理应用是预防 HBV 耐药的关键。处于免疫耐受期的患者具有超高的 HBV DNA 水平和正常的 ALT 水平，应避免给予核苷（酸）类似

物。对于具有高的 HBV DNA 水平的 HBeAg 阳性慢性乙肝患者，为了防止耐药性的出现，应选择抗病毒效力强和遗传学屏障（genetic barrier）高的药物。对于为达此目的，是否起始即选择联合治疗，目前存在诸多争议，因为核苷（酸）类似物具有相同的作用靶位，即使联合治疗也难以完全避免耐药的产生，甚至可诱生多重耐药株。此外，避免单药序贯治疗也是减少耐药的重要措施。

近年来，在抗病毒治疗过程中，根据治疗后 HBV DNA 水平而调整治疗方案（路线图计划）可显著减少耐药发生率，如患者出现原发性无应答，或治疗后 6 个月（对于接受阿德福韦治疗者，治疗后 12 个月）病毒学应答不理想的患者，应及时更换治疗方案。不论采用何种核苷（酸）类似物治疗，患者的良好依从性同样是防止 HBV 耐药的关键因素之一。

对已经发生 NA 耐药者，需要尽早采用挽救治疗（rescue therapy），不同 NA 耐药的处理见表 2-10-3。

表 2-10-3 HBV 耐药的处理

HBV 耐药	挽救治疗
拉米夫定/替比夫定耐药	加用阿德福韦
	加用或换用替诺福韦
	加用或换用 Truvada（TDF+FTC）
阿德福韦耐药	
rtN236T 突变	加用拉米夫定或替比夫定
	换用恩替卡韦
	换用替诺福韦
rtA181T 突变	换用或加用恩替卡韦
	换用替诺福韦
	换用 Truvada
恩替卡韦耐药	加用阿德福韦
	加用或换用替诺福韦
	加用或换用 Truvada

七、结 语

在用核苷类药物长期治疗慢性乙型肝炎的过程中，多数情况下耐药相关性变异很难避免，但耐药发生率不尽相同。理想的抗病毒方案应针对病毒不同靶位，使病毒的复制完全抑制，以显著减少耐药株的出现。

主要参考文献

[1] Lim YS, Yoo BC, Byun KS, et al. Tenofovir monotherapy versus tenofovir and entecavir combination therapy in adefovir-resistant chronic hepatitis B patients with multiple drug failure：results of a randomised trial. Gut, 2016, 65（6）：1042-1051.

［2］Lim YS, Lee YS, Gwak GY, Byun KS, et al. Monotherapy with tenofovir disoproxil fumarate for multiple drug-resistant chronic hepatitis B：3-year trial. Hepatology, 2017, 66（3）：772-783.

第二节　耐药细菌感染的诊断和治疗

（杨君洋　卢洪洲）

抗菌药物的发明在极大程度上降低了感染性疾病的病死率，但是随着耐药细菌的出现以及细菌耐药率的不断增高，细菌（尤其是耐药细菌）再次成为造成人类死亡的重要病因。人类与细菌之间的战争从未停止，开发新型抗菌药、利用现有抗菌药物优化抗菌治疗方案永远都是这场战争的主旋律。

【病原学】

根据 2012 年美国与欧洲疾病控制与预防中心多名专家对细菌耐药性的定义，细菌耐药性可分为多重耐药（multidrug-resistant，MDR）、广泛耐药（extensively drug-resistant，XDR）、泛耐药（pandrug-resistant，PDR）。多重耐药指对 3 类（每类至少一种）以上抗菌药物耐药；广泛耐药指在目前已知的所有抗菌药物中仅对一类或两类抗菌药物敏感；泛耐药指对目前已知的所有抗菌药物耐药。常见的耐药细菌主要包括耐甲氧西林金黄色葡萄球菌（MRSA）、耐万古霉素肠球菌、产超广谱 β-内酰胺酶肠杆菌（如大肠埃希菌和肺炎克雷伯菌）、耐碳青霉烯类肠杆菌、多重耐药铜绿假单胞菌、多重耐药鲍曼不动杆菌。

根据 2014 年中国细菌耐药性检测网（CHINET）数据显示在我国所有耐药细菌中肠杆菌占 45.3%，以大肠埃希菌、克雷伯菌属、肠杆菌属、变形杆菌属细菌最为常见；不发酵糖革兰阴性杆菌占 25.3%，以不动杆菌属、铜绿假单胞菌和嗜麦芽窄食单胞菌最为常见；革兰阳性菌相对少见，主要包括金黄色葡萄球菌、肠球菌和凝固酶阴性葡萄球菌。

常见的革兰阳性耐药菌主要包括葡萄球菌属、肠球菌属、链球菌属以及肺炎链球菌。甲氧西林耐药菌株在金黄色葡萄球菌及凝固酶阴性葡萄球菌中分别占 44.6%、83%。凝固酶阴性耐甲氧西林葡萄球菌及耐甲氧西林金黄色葡萄球菌对于 β-内酰胺类、大环内酯类、氨基糖苷类及氟喹诺酮类抗菌药物具有较高的耐药率，但尚未发现对万古霉素、替考拉宁和利奈唑胺耐药的菌株。耐药肠球菌绝大多数为粪肠球菌和屎肠球菌，屎肠球菌对除氯霉素外所有抗菌药物的耐药率均高于粪肠球菌。粪肠球菌对呋喃妥因、磷霉素和氨苄西林的耐药率较低，屎肠球菌对绝大多数的抗菌药物具有较高的耐药率，两者均有少数菌株对万古霉素和替考拉宁耐药。除 C 组 β 溶血性链球菌外，各组链球菌对青霉素的耐药率均小于 10%；对于红霉素及克林霉素的敏感性较低（<43%）；尚未发现对利奈唑胺、万古霉素耐药的链球菌属菌株。肺炎链球菌对青霉素仍保持较高的敏感性，但对于红霉素、克林霉素、复方磺胺甲噁唑的耐药率较高，现已发现少量对左氧氟沙星耐药菌株，但未见对万古霉素、利奈唑胺耐药菌株。

常见的革兰阴性耐药菌主要包括肠杆菌科细菌、不发酵糖革兰阴性杆菌、流感嗜血杆菌。2014 年 CHINET 数据显示大肠埃希菌、流感嗜血杆菌、肺炎克雷伯菌和产酸克雷伯菌以及奇异变形杆菌中产超广谱 β-内酰胺酶（extended-spectrum beta-lactamase，ESBL）菌株分别占 55.8%、33.2%、29.9%、24.0%。与肠杆菌相比，不发酵糖革兰阴性杆菌对临床常用抗菌药物的耐药率较高，但近些年来其耐药性无明显变化。目前铜绿假单胞菌对于多黏菌素 B 和阿米卡星的敏感性极高，对于庆大霉素、环丙沙星、头孢他啶、头孢吡肟和哌拉西林的耐药率亦<20%；但对亚胺培南、美罗培南的耐药率较高，高达 26.6% 和 24.3%。不动杆菌除对多黏菌素的耐药率<2%外，几乎对其余所有常见抗菌药物的耐药率都有极高的耐药率（仅头孢哌酮-舒巴坦、阿米卡星和米诺环素的耐药率相对较低，分别为 37.7%、47.4%、49.7%）。嗜麦芽窄食单胞菌对甲氧苄啶-磺胺甲噁唑、米诺环素和左氧氟沙星的敏感性仍保持在 88% 以上。伯克霍尔德菌对除氯霉素外的多种 CLSI 推荐用抗菌药物保持较高的敏感性。

对除多黏菌素和替加环素外均耐药 XDR 菌株主要有铜绿假单胞菌、肺炎克雷伯菌和鲍曼不动杆菌，其中后两者发生率呈逐年上升趋势。

【耐药机制】

细菌的耐药性可根据获得途径分为遗传性耐药性和外部获得耐药性。遗传性耐药是指细菌通过自身的进化和变异，使其不再对抗菌药物敏感，产生了耐药性。这其中又分为两种：一种是先天性耐药，即细菌先天就对某些抗菌药物免疫，由其染色体基因决定，如链球菌对氨基糖苷类抗菌药物、铜绿假单胞菌对大多数抗菌药物等；另一种由遗传产生，因为天然抗菌药物是由细菌产生来对抗其他细菌保护自己，人类通过将这些抗菌药物改进来控制某些细菌，这些细菌通过长期的进化，通过改变自身染色体结构，逐渐获得了对这些抗菌药物的免疫能力，于是产生了耐药性。获得性耐药性是由于细菌在与抗菌药物接触对抗中，通过改变自身特性，使抗菌药物对其的灭杀作用减弱甚至失效，避免被灭杀。获得性耐药性可能因为抗菌药物将其他不耐药的病菌杀灭，存活下来的耐药基因获得了遗传机会，细菌通过改变的染色体代代相传，从而成为固有耐药细菌，也可能因不再使用某类抗菌药物而失去耐药性。

抗菌药物主要通过干扰某些细胞功能发挥作用，如细胞壁的合成（β-内酰胺类）、蛋白质合成（大环内酯类、氨基糖苷类、氯霉素和四环素类）、DNA 复制（喹诺酮类和磺胺类）。但是抗菌药物的作用靶点往往只限于某种生理酶或细胞结构，而细菌对这些抗菌药物的耐药方式却是多种多样的，主要包括：①产酶：β-内酰胺酶可水解青霉素、头孢菌素、氨曲南和碳青霉烯类等多种 β-内酰胺类抗菌药，氨基糖苷类修饰酶可通过乙酰化、腺苷酰化以及磷酸化作用使氨基糖苷类抗菌药物失活。②外排泵：外排泵常见于非发酵菌，通过维持胞内外平衡，排出有害物质。③改变细胞膜渗透性：水孔蛋白，又称水通道蛋白，是一种位于细胞膜上用于控制水在细胞进出的蛋白质。通过关闭水通道蛋白，可有效减少 β-内酰胺类和其他传统抗菌药物进入菌体的剂量，从而达到耐药的目的。④作用靶点改变：改变负责细胞壁合成的青霉素结合蛋白可导致革兰阳性菌对青霉素耐药，拓扑异构酶 II 和拓扑异构酶 IV 可提高细菌对喹诺酮类抗菌药物的耐药性。

β-内酰胺酶可由染色体和质粒编码，广泛存在于革兰阴性菌，可水解 β-内酰胺类抗菌药物的 β-内酰胺环，是导致细菌耐药的主要原因。AmpC 酶，又名头孢菌素酶，可以水解窄谱头孢菌素、三代头孢菌素、氨曲南以及 β-内酰胺酶抑制剂，广泛存在于多种细菌，其中产气单胞菌、摩根菌、斯氏普罗威登斯菌、雷氏普罗威登斯菌、铜绿假单胞菌、变形杆菌、弗氏柠檬酸杆菌、大肠埃希菌、沙雷菌等通过染色体基因编码 AmpC 酶，克雷伯菌、沙门菌属通过质粒编码 AmpC 酶。正常情况下大肠埃希菌及其他革兰阴性菌通过染色体基因合成 AmpC 酶的量极低。当细菌发生自发性突变时（发生率为 $10^{-5} \sim 10^{-7}$）即可产生足够量的 AmpC 酶，以水解进入菌体的三代头孢菌素。广泛使用三代头孢菌素将导致突变体菌株在医院微生物群落中聚集、积累。一项关于 ICU 调查显示 ICU 内大肠埃希菌中大约有 40% 的菌株可大量产生 AmpC 酶。

超广谱 β-内酰胺酶（extended-spectrum β-lactamases，ESBLs）可由多种革兰阴性菌产生（克雷伯菌和大肠埃希菌最为常见），可导致细菌对青霉素、广谱头孢菌素、三代头孢菌素以及氨曲南耐药，但无法水解头霉素类（如头孢西丁和头孢替坦）和碳青霉烯类，且可被 β-内酰胺酶抑制剂抑制。ESBLs 可显著提高细菌对青霉素类、头孢菌素类、氨基糖苷类、喹诺酮类、复方磺胺甲噁唑耐药性。ESBLs 家族包括 TEM、SHV、CTX-M、PER、VEB-1、BES-1 等型，其中 TEM 型和 SHV 性可快速水解头孢他啶和氨曲南，但是对于经典广谱头孢菌素和单环 β-内酰胺类抗菌药物无明显作用；CTX-M 型 ESBL 对于头孢吡肟的水解作用明显高于其他 ESBLs；PER、VEB-1 以及 BES-1 型 ESBLs 由质粒编码，并可通过质粒传播耐药基因。

碳青霉烯酶可水解碳青霉烯类抗菌药物，可由染色体、质粒或转座子介导，包括 Ambler 分子分类的 A、B、D 三类酶。A 类和 D 类属于丝氨酸酶，B 类属于金属-β-内酰胺酶（metallo-β-lactamases，MBLs）。A 类碳青霉烯酶包括 NMC-A、SME-1-3、KPC-1-4、IMI-1 和 GES-2，常见于大肠埃希菌，少数 KPC 亚型可见于克雷伯菌及铜绿假单胞菌。D 类碳青霉烯酶为 OXA 型，常见的包括 OXA 23-27、OXA-40、OXA-58、OXA-51/69，常见于不动杆菌属。MBLs 水解 β-内酰胺类抗菌药物的能力远高于 OXAs，可水解除氨曲南外的所有 β-内酰胺类抗菌药物，但需锌离子作为辅助因子才能发挥作用，与包括肠杆菌科的黏质沙雷菌、阴沟肠杆菌、肺炎克雷伯菌、枸橼酸杆菌及大肠埃希菌、蜡样芽孢杆菌、产气单胞菌、嗜麦芽窄食单胞菌、铜绿假单胞菌和鲍曼不动杆菌在内的多种革兰阴性菌的耐药性关系密切。除 β-内酰胺酶外，甲基化酶、乙酰转移酶、核苷酸转移酶以及磷酸化酶也与细菌的耐药性密切相关，对于氨基糖苷类抗菌药物的作用最为明显。

外排泵是导致细菌耐药的另一个重要原因，还可能与其他人类病原体（如疟疾、寄生虫）耐药有关。从本质上说，外排泵是一组细胞外膜的跨膜蛋白，通过水解 ATP 或离子浓度梯度将细胞内多种微粒（包括代谢小分子、有机溶剂、洗涤剂、抗菌药物等）泵出胞体，从而减少有害物质在细胞内堆积。外排泵可分为药物特异性（由质粒编码并可在细菌间传播）和非特异性（由染色体编码）。如果后者大量表达可导致细菌对多种抗菌药物耐药。单独的外排泵机制对于细菌最低抑菌浓度（minimum inhibitory concentration，MIC）的影响很小，但与其他耐药机制共同作用时，可使细菌的耐药性发生颠覆性变化。外排泵包括 6 个家族：ATP 耦联盒超家族（ATP-binding cassette，ABC）、主要易化子超家族（major facilitator superfamily，MFS）、耐药结节分化超家族（resistance-nodulation-division superfamily，RND）、多药及毒物外排家族（multidrug and toxic compound extrusion family，MATE）、小多耐药蛋白（small multidrug resistant protein，SMR）家族、药物代谢物转运体家族（drug/metabolite transportors，DMT）。MFS、RND、SMR 和 DMT 通过药物/H$^+$ 耦联的反向转运蛋白，属于质子驱动型，ABC 依靠水解 ATP 产生的能量驱动药物的外排。MATE 的作用机制尚不清，可能是一种药物/H$^+$ 反向转运蛋白。ABC 外排泵家族主要存在于真核生物中，与细菌耐药性无明显相关性。MFS 是目前已知最大的糖类和药物的转运体，可见于细菌、古生菌及真核生物。SMR 是一种特殊的 MDR 外排泵蛋白，其分子量极小，仅由 100~110 个氨基酸组成。RND 外排泵家族通过与膜融合蛋白（MFP）、外膜蛋白（OMP）组成转运三联体而发挥作用，包括 MexAB-OprM、AcrAB-TolC 以及 MtrD 系统，其中以 MexAB-OprM 型外排泵最为常见，可见于多种细菌（最为常见于铜绿假单胞菌），与细菌对多种抗菌药物（如 β-内酰胺类、氟喹诺酮类、四环素、大环内酯类、新霉素等）的耐药性密切相关。

水孔蛋白又称水通道蛋白，是一组位于细胞膜上用于控制水在细胞内进出的蛋白质，也是抗菌药物进入胞体的重要通道，其状态改变可导致细胞膜渗透性改变。先天性缺乏或基因突变导致菌体细胞膜缺乏外膜蛋白 OprF、OprD、OprB 等，将导致抗菌药物在菌体内无法达到有效抗菌浓度，如 OprD 突变可导致碳青霉烯类抗菌药物耐药，而 OprM 产生减少可加快 OprD 突变。

改变抗菌药物结合位点是导致细菌耐药的又一重要机制。抗菌药物的作用位点包括多种细菌成分，如青霉素结合蛋白（PBPs）是细菌合成细胞壁肽聚糖的重要成分，抑制其生物活性可导致细菌死亡。多种革兰阳性菌（如耐甲氧西林金黄色葡萄球菌、耐青霉素肺炎链球菌等）通过降低 PBPs 与抗菌药物的亲和力、增加 PBPs 的表达或产生新的 PBPs，产生对抗菌药物的耐药性。拓扑异构酶突变可导致细菌耐药（如对喹诺酮类耐药）；核糖体突变可导致细菌对氨基糖苷类、四环素、氯霉素、大环内酯类和喹诺酮类等抑制核糖体蛋白合成功能的抗菌药物耐药。

【临床表现】

多重耐药细菌定植多无明显的临床表现，患者的临床表现与相应非耐药细菌感染无明显差异。感染部位的常见耐药致病菌见表 2-10-4。

表 2-10-4 不同感染部位的常见耐药细菌

感染部位	细菌
呼吸机相关性肺炎	鲍曼不动杆菌
	肠杆菌
	大肠埃希菌
	克雷伯菌
	铜绿假单胞菌
	沙雷菌
	葡萄球菌
静脉内导管相关性血流感染	鲍曼不动杆菌
	肠杆菌
	肠球菌
	克雷伯菌
	铜绿假单胞菌
	葡萄球菌

感染部位	细菌
尿路感染	大肠埃希菌
	肠杆菌
	肠球菌
	铜绿假单胞菌
创口感染	肠杆菌
	克雷伯菌
	葡萄球菌
	铜绿假单胞菌

【诊断】

多重耐药细菌感染的诊断主要依靠病原微生物学检查，但是单纯的病原学检查难以区分感染与定植、污染，还需结合患者有无感染症状与体征、标本的采集部位和采集方法是否正确、采集标本的质量、分离细菌种类与耐药特性以及抗菌药物的治疗反应等信息进行全面分析。痰液、创面分泌物等是易被定植菌污染的标本，若标本采集过程操作不规范，将影响培养结果的可靠性。对于血液、脑脊液等无菌部位培养出的多重耐药菌应予以高度重视，但仍应注意排除因标本采集不规范造成的污染。

【治疗】

耐药细菌感染/定植的治疗不仅仅是对患者的抗菌治疗，还应包括对患者的管理以减少耐药细菌院内传播，避免耐药菌在院内暴发流行。

细菌可通过多种途径传播，如直接接触感染/定植患者、粪口途径或摄入被大肠埃希菌污染的食物或水传播、接触被病原体污染的医务人员的手或医疗器械等。为控制和预防耐药细菌扩散需做到以下几点：①手卫生：手卫生在细菌院内传播中发挥着极其重要的作用。严格的手卫生可有效减少耐药菌院内传播的风险，按世界卫生组织（WHO）提出的实施手卫生的 5 个时刻，即医务人员在接触患者前、实施清洁/无菌操作前、接触患者后、接触患者血液/体液后以及接触患者环境后均应进行手卫生。②接触隔离：所有发现耐药菌感染/定植的患者均应采取有效的隔离措施，所有患者均应尽量单间安置，如无单间可将相同耐药菌感染/定植的患者安置在同一房间；所有人员进入耐药菌感染/定植患者房间时，均需戴手套穿隔离衣；尽量使用一次性医疗器械，非关键性医疗器械（如血压计袖套和听诊器）做到专人专用。耐药菌感染/定植患者的隔离期限尚无明确定义，原则上应需保持隔离直至感染症状好转或治愈。③耐药细菌监测：常用的监测方法包括日常监测、主动筛查和暴发监测。日常监测包括临床标本和环境耐药细菌监测；主动筛查是通过对无感染症状患者的标本（如鼻拭子、咽拭子、肛拭子或大便）进行培养、检测，发现耐药细菌定植者；暴发监测指重点关注短时间内一定区域患者分离的同种同源耐药细菌及其感染情况。推荐对所有入院患者行细菌培养筛查有利于早发现早隔离早治疗，减少耐药细菌在人际间传播。常用于细菌培养筛查的标本有直肠拭子、尿道和呼吸道分泌物。如果怀疑患者发生鲍曼不动杆菌感染推荐使用鼻、咽、腋窝、腹股沟、直肠和开放伤口拭子及肺泡灌洗液等多个部位的标本进行细菌培养监测。④环境及设备清洁消毒：医疗机构环境及器械是细菌的常见储存场所，严格的环境及设备清洁消毒有助于降低耐药细菌感染和传播的发生率。对于环境及设备清洁消毒应遵循先清洁再消毒原则；当受到患者的血液、体液等污染时，应先去除污染物，再清洁与消毒。耐药菌感染/定植患者使用的低度危险医疗器械尽量专用，并及时消毒处理。轮椅、车床、担架、床旁心电图机等不能专人专用的医疗器械、器具及物品，须在每次使用后擦拭消毒。擦拭布巾、拖把、地巾宜集中处理；不能集中处置的，也应每天进行清洗消毒，干燥保存。耐药菌感染/定植患者诊疗过程中产生的医疗废物，应按照医疗废物管理有关规定进行处置；患者出院或转往其他科室后，应执行终末消毒。

直接或间接使用抗菌药物是耐药细菌定植/感染的一个重要危险因素，例如不规范使用氟喹诺酮类抗菌药物和三代头孢菌素可能导致多重耐药革兰阴性菌的传播。多重耐药细菌的抗菌治疗应在充分考虑到病原微生物的种类、患者的机体状态、对药物的敏感性以及抗菌药物药物的抗菌作用、患者的经济实力和对于药品价格的承受能力的基础上，做到严格掌握抗菌药物应用指征、尽早实施目标性治疗、正确解读临床微生物检查结果、结合药物代谢动力学/药物效应动力学（PK/PD）特点选择合适的抗菌药物、规范预防用药。

1. 抗菌药物应用指征　包括根据患者的症状、体征、实验室检查或放射、超声等影像学结果，初步诊断为细菌感染者方有抗菌药物应用指征；或由真菌、结核分枝杆菌、非结核分枝杆菌、支原体、衣原体、螺旋体、立克次体及部分原虫等病原微生物所致的感染亦有抗菌药物应用指征。缺乏细菌及上述病原微生物感染的临床或实验室证据，诊断不能成立者，以及病毒性感染者，均无应用抗菌药物指征。

2. 尽早实施目标性治疗　抗菌药物品种的选用，原则上应根据病原菌种类及病原菌对抗菌药物敏感性即细菌药物敏感试验（以下简称药敏试验）的结果而定。尽可能在抗菌治疗前留取相应合格标本行病原学检测，以尽早明确病原菌和药敏结果，并据此调整抗菌药物治疗方案。在未获知细菌培养及药敏结果前，或无法获取培养标本时，可根据当地细菌耐药数据、患者个体情况、病情严重程度、抗菌药物使用史等推测可能的病原体，先给予经验性抗菌治疗。待获知病原学检测及药敏结果后，结合先前的治疗反应调整用药方案；对培养结果阴性的患者，应根据经验治疗的效果和患者情况采取进一步诊疗措施。

3. 正确解读临床微生物检查结果　对于细菌培养结果，须综合标本采集部位和采集方法、菌种及其耐药性以及抗菌治疗反应等鉴别感染菌和定植菌。由于细菌耐药监测数据可能高于临床实际情况，须遵循以循证医学证据为基础的感染诊治指南，结合患者实际情况作出客观分析，合理选择抗菌药物治疗方案，减少广谱抗菌药物的应用或联合使用抗菌药物。

4. 结合药物 PK/PD 特点选择合适的抗菌药物　根据抗菌谱、抗菌活性、药物经济学以及药物 PK/PD 特点等，合理选择抗菌药物品种、剂量、给药间隔、给药途径以及疗程。一般优先选择窄谱、高效、价廉的抗菌药物。进行经验治疗者可根据可能的病原菌及当地耐药状况选用抗菌药物。同时注意定期转变常用抗菌药物可有效降低多耐药细菌的传播。

在各种抗菌药物的治疗剂量范围内，重症感染（如血流感染、感染性心内膜炎等）和抗菌药物不易达到的部位感染（如中枢神经系统感染等），抗菌药物剂量宜较大（治疗剂量范围高限）；而治疗单纯性下尿路感染时，由于多数药物尿药浓度远高于血药浓度，则可应用较小剂量（治疗剂量范围低限）。对于轻、中度感染的大多数患者，应首选口服抗菌治疗。肌内注射给药难以达到大剂量给药，其吸收受药动学等众多因素影响，仅适用于不能口服给药的轻、中度感染者。接受静脉注射用药的患者经治疗病情好转并能口服时，应及早转为口服给药。皮肤黏膜局部应用抗菌药物后，吸收很少，在感染部位不能达到有效浓度，反而易导致耐药菌产生，因此治疗全身性感染或脏器感染时应避免局部应用抗菌药物。抗菌药物疗程因感染不同而异，一般宜用至体温正常、症状消退后 72~96 小时，有局部病灶者需用药至感染灶控制或完全消散。对于多重耐药细菌尽量避免单药使用以防产生新的耐药性，联合用药时宜选用具有协同或相加作用的药物联合，如青霉素类、头孢菌素类或其他 β-内酰胺类与氨基糖苷类联合。联合用药通常采用 2 种药物联合，3 种及 3 种以上药物联合仅适用于个别情况。

5. 规范预防用药　严格掌握预防性使用抗菌药物指征和围术期预防应用抗菌药物的指征。为预防外伤/手术后细菌感染，预防性应用抗菌药物不应超过 24 小时。

目前，碳青霉烯类抗菌药物对除甲氧西林耐药葡萄球菌和嗜麦芽窄食单胞菌外的各种革兰阳性球菌、革兰阴性杆菌（包括铜绿假单胞菌、不动杆菌属）和多数厌氧菌均具有强大抗菌活性，且其对多数 β-内酰胺酶高度稳定是目前治疗产 ESBLs 菌株感染最有效的药物。但对铜绿假单胞菌、不动杆菌属等非发酵菌抗菌作用差。近年来非发酵菌尤其是不动杆菌属细菌对碳青霉烯类抗菌药物耐药率迅速上升，肠杆菌科细菌中亦出现部分碳青霉烯类耐药，严重威胁碳青霉烯类抗菌药物的临床疗效，必须合理应用这类抗菌药物，因此该类抗菌药物不宜用于治疗轻症感染，更不可作为预防用药。

糖肽类抗菌药物为时间依赖性杀菌剂，包括万古霉素、去甲万古霉素和替考拉宁等。糖肽类抗菌药物对包括甲氧西林耐药葡萄球菌属、JK 棒状杆菌、肠球菌属、李斯特菌属、链球菌属、梭状芽孢杆菌等革兰阳性菌具有活性。目前国内肠球菌属对万古霉素等糖肽类的耐药率<5%，尚无对万古霉素耐药葡萄球菌的报道。糖肽类抗菌药物具一定肾、耳毒性，用药期间应定期复查尿常规与肾功能，监测血药浓度，注意听力改变，必要时监测听力，疗程一般不超过 14 天，妊娠期患者应避免应用，哺乳期患者用药期间应暂停哺乳。

黏菌素类（Polymyxins）属多肽类抗菌药物，临床使用制剂有多黏菌素 B 及多黏菌素 E（黏菌素，colistin）。对需氧革兰阴性杆菌包括铜绿假单胞菌的作用强，对沙雷菌属、变形杆菌属、伯克霍尔德菌属、奈瑟菌属及脆弱拟杆菌不具抗菌活性，且肾毒性明显。主要用于其他抗菌药物治疗无效的碳青霉烯类耐药的肠杆菌及碳青霉烯类耐药不动杆菌属等广泛耐药革兰阴性菌所致各种感染，以及铜绿假单胞菌所致的严重感染。

替加环素为甘氨酰环素类抗菌药物，通过抑制细菌蛋白质合成发挥抗菌作用，其抗菌谱极广，包括革兰阳性菌、革兰阴性菌以及厌氧菌，对碳青霉烯类耐药肠杆菌科细菌和不动杆菌具有良好抗菌活性，但铜绿假单胞菌和变形杆菌属对其耐药。多种耐药细菌治疗药物选择见表 2-10-5。

表 2-10-5 不同耐药细菌的抗菌药物选择

病原菌	首选药物	备选药物	备注
耐甲氧西林葡萄球菌	糖肽类（万古霉素、去甲万古霉素、替考拉宁）	头孢洛林、复方磺胺甲噁唑、达托霉素、多西环素和米诺环素、磷霉素、夫西地酸、利奈唑胺、利福平、特拉万星、替加环素	各感染部位的药物推荐方案不同。脓肿、疖、痈等局部病灶需注意切开引流
耐万古霉素肠球菌	无明确有效的治疗方案，可考虑达托霉素	替考拉宁、氨苄西林、庆大霉素、利奈唑胺、红霉素、利福平、多西环素、米诺环素和喹诺酮类、呋喃妥因、磷霉素（仅用于泌尿系感染）	根据药敏结果及抗菌药物在感染组织的聚集浓度，决定用药方案
产 ESBLs 肠杆菌	碳青霉烯类抗菌药物	β-内酰胺类/β-内酰胺酶抑制剂复合制剂、头霉素类、氧头孢烯类、多黏菌素、替加环素、磷霉素和呋喃妥因、喹诺酮类和氨基糖苷类	氟喹诺酮和氨基糖苷类不适于产 ESBLs 菌株的经验性治疗，可作为重症感染的联合治疗；磷霉素可作为非复杂性尿路感染的治疗药物，呋喃妥因可用于轻症尿路感染和尿路感染的序贯治疗或维持治疗
多重耐药不动杆菌	多黏菌素 B 或 E、替加环素	舒巴坦及含舒巴坦的复合制剂、四环素、氨基糖苷类、碳青霉烯类、喹诺酮类、头孢菌素类	多重耐药不动杆菌感染治疗方案：①舒巴坦或含舒巴坦复合制剂联合米诺环素（或多西环素），或多黏菌素 E，或氨基糖苷类，或碳青霉烯类；②多黏菌 E 联合含舒巴坦的复合制剂（或舒巴坦）、碳青霉素类；③替加环素联合含舒巴坦复合制剂（或舒巴坦），或碳青霉素类，或多黏菌素 E，或喹诺酮类，或氨基糖苷类；④含舒巴坦复合制剂（或舒巴坦）+多西环素+碳青霉烯类；⑤亚胺培南+利福平+多黏菌素或妥布霉素等
多重耐药铜绿假单胞菌	多黏菌素	抗假单胞菌青霉素及酶抑制剂复合制剂、抗假单胞菌头孢菌素及其酶抑制剂复合制剂、抗假单胞菌碳青霉素类、单环酰胺类、抗假单胞菌喹诺酮类、氨基糖苷类	多重耐药铜绿假单胞菌肺炎联合治疗方案：①抗假单胞菌 β-内酰胺类+氨基糖苷类；②抗铜绿假单胞菌 β-内酰胺类+抗假单胞菌喹诺酮类；③抗假单胞菌喹诺酮类+氨基糖苷类；④双 β-内酰胺类治疗，入哌拉西林/他唑巴坦+氨曲南；⑤泛耐药铜绿假单胞菌肺炎推荐在上述方案的基础上加上多黏菌素

主要参考文献

［1］胡付品，朱德妹，汪复，等. 2014 年 CHINET 中国细菌耐药性监测. 中国感染与化疗杂志，2015，
（5）：401-410.

［2］Magiorakos AP, Srinivasan A, Carey RB, et al. Multidrug-resistant, extensively drug-resistant and pandrug-resistant bacteria：an international expert proposal for interim standard definitions for acquired resistance. Clin Microbiol Infect，2012，18（3）：268- 281.

［3］帅杞，卢正波. 细菌耐药机制及抗生素合理应用的研究. 齐齐哈尔医学院学报，2012，33（5）：608.

［4］Neuhauser MM, Weinstein RA, Rydman R, et al. Antibiotic resistance among gram-negative bacilli in US intensive care units：implications for fluoroquinolone use. JAMA，2003，289（7）：885-888.

［5］黄勋，邓子德，倪语星. 多重耐药菌医院感染预防与控制中国专家共识. 中国感染控制杂志，2015，14（1）：1-9.

［6］Tacconelli E, Cataldo MA, Dancer SJ, et al. ESCMID guidelines for the management of the infection control measures to reduce transmission of multidrug-resistant Gram-negative bacteria in hospitalized patients. Clin Microbiol Infect，2014，20 Suppl 1：1-55.

第三节 耐药结核病的诊断和治疗

（李涛 张文宏）

当今，结核病在全球广泛流行，耐药结核病（drug resistant tuberculosis，DR-TB）尤其是耐多药结核病（multi-drug resistant tuberculosis，MDR-TB）和广泛耐药结核病（extensively drug resistant tuberculosis，XDR-TB）严重阻碍了有效的结核病的防治，持续威胁着结核病控制工作已取得的进展。中国是耐药结核病高负担国家之一，我国耐药结核病的疫情高居全球第二。WHO 在 2015 年世界结核病日提出"加速消灭结核病"的口号，期待在2035 年实现"无结核世界"，这一美好愿景的实现任重道远。面对居高不下的结核病疫情以及耐药结核病的存在诊断复杂、治疗困难、疗程很长的事实，全球结核病防治工作者联合多学科、多部门，共同努力，一些新观点、新策略、新方法、新技术、新药物的引入与开展，为耐药结核病的防治带来了新的希望。

【病原学】

1. 结核分枝杆菌的发现及其特性 1882 年 3 月 24 日，罗伯特·科赫在德国柏林生理学会上宣布了结核分枝杆菌是导致结核病的病原菌。当时结核病正在欧洲和美洲猖獗流行，科赫的这一发现给结核病防治带来了突破性进展。1883 年 Zopf 将结核分枝杆菌命名为 Bacterium tuberculosis，1886 年 Lehmann 与 Neumann 将结核分枝杆菌正式命名为结核分枝杆菌（Mycobacterium tuberculosis）。结核分枝杆菌的基本形态为杆菌，细长而稍弯，约（0.3~0.6）μm×（1~4）μm，两端微钝，无菌毛和鞭毛，不能形成芽胞，有荚膜。结核分枝杆菌着色性的特点是：革兰阳性，但革兰染色不易着色，经品红加热染色后能抵抗酸和酸性乙醇脱色，故称抗酸杆菌。

2. 耐药结核分枝杆菌的定义 耐药结核分枝杆菌是指在体外药敏试验（drug susceptibility testing，DST）中表现出对一种或一种以上抗结核药物耐药或者存在抗结核药物相关

耐药基因突变的结核分枝杆菌。与常见微生物的耐药概念不同，结核分枝杆菌的耐药定义都有特指性。比如单耐药（monoresistance，MR）是指对 1 种一线抗结核药物耐药；多耐药（polydrug resistance，PDR）是指对 1 种以上一线抗结核药物耐药（但不包括同时对异烟肼和利福平耐药）；耐多药（multidrug resistance，MDR）是指至少同时对异烟肼和利福平耐药；广泛耐药（extensive drug resistance，XDR）是指至少同时对异烟肼和利福平耐药外，还对任何氟喹诺酮类抗生素药物产生耐药，以及 3 种二线注射类药物（卷曲霉素、卡那霉素和阿米卡星）中的至少 1 种耐药。利福平耐药（rifampicin resistance，RR）是指对利福平耐药的结核分枝杆菌。

【流行病学】

1. 传染源 结核病的传染源主要是痰涂片阳性或痰培养阳性的肺结核患者，涂阳肺结核的传染性最强。排菌的耐药肺结核患者是原发耐药结核病的主要传染源。与对药物敏感的肺结核患者相比，耐药结核病患者即使经过正规治疗，痰菌的转阴速度也较慢，部分患者可能成为慢性排菌者，因此其可能成为持久的传染源。

2. 传播途径 耐药结核病的传播与非耐药结核病一样，也主要通过呼吸道传播。飞沫感染为最常见的方式。病人咳嗽排出的结核杆菌悬浮在飞沫核中，当被人吸入后即可引起感染。排菌量愈多，接触时间愈长，危害愈大；而飞沫直径亦是重要影响因素，大颗粒多在气道沉积随黏液纤毛运动排出体外，直径 $1\sim5\mu m$ 大小最易在肺泡沉积，因此情绪激昂地讲话、用力咳嗽，特别是打喷嚏所产生的飞沫直径小，影响大。病人随地吐痰，痰液干燥后结核杆菌随尘埃飞扬，亦可造成吸入感染，但非主要传播方式。病人污染物传播机会甚少。其他途径如饮用带菌牛奶经消化道感染、患病孕妇经胎盘引起母婴间传播、经皮肤伤口、泌尿生殖系统的传播等均极少见。

3. 易感人群 糖尿病、老人、儿童、HIV 感染者、硅沉着病、器官移植术后、长期使用免疫抑制药物或糖皮质激素者是结核病的易感人群。生活贫困、居住拥挤、营养不良等是结核病高发的社会因素。

4. 耐药结核病的分布特点 耐药结核感染的高危人群主要包括：复治失败患者和慢性患者；与耐药结核病密切接触史的患者；来自耐药流行地区的患者；初治失败者；治疗 3 个月末痰涂片仍阳性的初治患者；结核病复发患者等。

5. 结核与耐药结核的流行概况 WHO 在 2014 年全球结核病年度报告显示，2013 年全球结核病发病人数约 900 万，150 万肺结核患者死亡。2013 年全球共发现 MDR-TB 患者 51 万。截至 2012 年底在 92 个国家发现了 XDR-TB 患者，XDR-TB 占 MDR-TB 患者的 9.6%。中国是耐药结核病高负担国家之一，我国耐药结核病的疫情高居全球第二。我国每年新发生的耐药结核病患者数占全世界的 1/4，高耐药率是我国结核病难以控制的原因之一。2010 年中国结核病流行病学抽样调查结果显示，中国每年约有 10 万例新发 MDR-TB 患者，XDR-TB 占据所有菌株的 2.1%，足以说明中国结核病耐药疫情的严重性。随着人口的增长、世界范围内的旅行和人口流动的增加，耐药结核病的流行将趋上升态势，耐药结核病的防治任重道远。

【发病机制与病理】

（一）耐药结核的发生机制

1. 分枝杆菌的固有耐药性 固有耐药性是由细菌的种属特性决定的，是指细菌对某种抗菌药物的天然耐药性，其原因至今尚不十分明确，可能与细菌屏障机制、药物降解或灭活酶及外排机制有关。结核分枝杆菌的细胞壁较厚，含有大量分枝菌酸，会降低抗结核药物的渗透性，起到天然屏障的作用。外排泵系统能将细胞内的药物泵出，使细胞内药物浓度不能有效杀死或抑制分枝杆菌，从而产生耐药。Cupta 等首次证明在多耐药株有八个外排泵基因，其中 Rv2459、Rv3728、Rv3065 的过度表达与耐异烟肼和乙胺丁醇相关，Rv2477 和 Rv2209 的过度表达与氧氟沙星耐药相关。Silva 等研究证实 Rv1410 蛋白为药物外排泵，其作用底物为氨基糖苷类和四环素；Rv1634 基因的过度表达，与多种氟喹诺酮类药物的耐药相关。

2. 结核分枝杆菌的自然耐药突变 结核分枝杆菌野生株在增殖的过程中可产生各种抗结核药物的耐药突变株，病灶中含菌量越高，耐药出现的概率越大，但自然突变率是低概率事件，且多为单耐药突变株，即使是含菌量最高的涂阳肺结核或结核性空洞病变组织中，同时对异烟肼和利福平耐药的野生突变株出现的概率仅为 10^{-14}。如此低频的突变，本身对临床及治疗没有太大意义，但在抗结核药物选择性压力存在的情况下，自然耐药突变的频率可能增加。

3. 获得性耐药 获得性耐药指接受过抗结核药物治疗时间大于 1 个月而发生的结核杆菌耐药。往往由治疗不当导致。未接触过抗结核药物的临床病例，其体内结核分枝杆菌的主体菌群对抗结核药物是敏感的，如治疗不恰当，如单药治疗或形式上的联合而实质上的单药治疗、用药剂量不足、不规律用药、化疗方案不合理、疗程不足等，结核分枝杆菌菌群中的敏感菌逐渐被杀灭，而少量存在耐药突变的菌株生长繁殖，最后成为优势菌而获得性产生耐药结核病。这是形成耐多药结核病的主要机制。

4. 耐药结核病发生的分子机制 结核分枝杆菌不存在质粒，无法像其他人类致病菌一样通过质粒介导从其他细菌获得耐药性。编码抗结核分枝杆菌药物靶点及相关代谢酶的染色体基因突变是结核分枝杆菌耐药产生的主要原因。1992 年张颖等首先发现结核分枝杆菌的过氧化氢酶-过氧化物酶的编码基因（katG）的突变是结核分枝杆菌耐异烟肼的主要分子机制。随着结核分枝杆菌 H37Rv 基因组的测序完成，结核分枝杆菌耐药的分子机制取得了突破性进展。研究表明，95%左右的利福平耐药是由于结核分枝杆菌 RNA 聚合酶 β 亚单位的编码基因（rpoB）突变所致；70%~80%的链霉素耐药性产生是由于结核分枝杆菌核糖体蛋白 S12 编码基因（rpsL）和 16S rRNA 编码基因（rrs）突变所致；异烟肼耐药性产生是由于 katG 及生物合成酶编码基因（inhA）操纵子突变有关；吡嗪酰胺耐药主要是由于吡嗪酰胺酶的编码基因 pncA 突变所致，导致吡嗪酰胺酶活性缺陷从而不能将吡嗪酰胺转变为有活性的吡嗪酸。一般认为对多种药物发生耐药是结核分枝杆菌的不同靶位基因相继发生突变造成的，但耐药基因间的相互关系尚不清楚。目前已发现的相关基因的突变亦不能解释所有相应的耐药情况，比如少数敏感菌株中也能检测到相关基因的突变，同样，少数耐药菌株中却无已发现的相关突变。因此耐药机制的更多问题有待更深入研究。

（二）耐药结核病的基本病理变化

耐药结核病与普通结核病的病理变化相似，不过更多见于复治的结核病，因此病例变化往往更为严重和广泛，空洞表现更为多见。

1. 渗出型病变　表现为组织充血水肿，随之有中性粒细胞、淋巴细胞、单核细胞浸润和纤维蛋白渗出，可有少量类上皮细胞和多核巨细胞，抗酸染色中可以发现结核杆菌，常常是病变组织内菌量多、致敏淋巴细胞活力高和变态反应强的反应。其发展演变取决于机体变态反应与免疫力之间的相互平衡，剧烈变态反应可导致病变坏死，进而液化，若免疫力强病变可完全吸收或演变为增生型病变。

2. 增殖性病变　当病灶内菌量少而致敏淋巴细胞数量多，则形成结核病的特征性病变结核结节。中央为巨噬细胞衍生而来的朗格汉斯细胞（Langhans giant cell），胞体大，胞核多达 5~50 个，呈环形或马蹄形排列于胞体边缘，有时可集中于胞体两极或中央。周围由巨噬细胞转化来的类上皮细胞成层排列包绕。增生型病变的另一种表现是结核性肉芽肿，是一种弥漫性增生型病变，多见于空洞壁、窦道及其周围以及干酪坏死灶周围，由类上皮细胞和新生毛细血管构成，其中散布有朗格汉斯细胞、淋巴细胞及少量中性粒细胞，有时可见类上皮结节。

3. 干酪样坏死　为病变恶化的表现。镜下先是组织浑浊肿胀，继则细胞质脂肪变性，细胞核碎裂溶解，直至完全坏死。肉眼观察到坏死组织呈黄色，似乳酪般半固体或固体密度。坏死区域周围逐渐为肉芽组织增生，最后成为纤维包裹的纤维干酪性病灶。干酪坏死是肺结核空洞的主要特点，干酪坏死液化后通过支气管排出内容物，在排放的过程中与空气接触并将空气引入而形成空洞。当肺内空洞病变通过支气管排放而导致排放的支气管阻塞时，内容物无法排出，便会积聚在空洞处，空洞便会逐渐被干酪坏死组织和液体所充填，形成球状病灶，称为阻塞性空洞肺结核球。

由于机体反应性、免疫状态、局部组织抵抗力的不同，以及入侵菌量、毒力、类型和感染方式的差别和治疗措施的影响，上述三种基本病理改变可以互相转化、交错存在，很少单一病变独立存在，而以某一种改变为主。除渗出、增生和干酪样变三种特异性改变外，亦可见非特异性组织反应，多见于神经、内分泌腺、心血管、肝、肾等器官的结核病。

【临床表现】

耐药结核病临床表现与敏感菌所致结核病无明显差别，临床表现并无特异性，且与机体的免疫状态、基础疾病、入侵的结核分枝杆菌的毒力、菌量及病变部位及严重程度等均有关系。肺结核患者常有结核中毒症状，如发热、潮热感、夜间盗汗、乏力、胃纳差、消瘦、失眠、女性患者可有月经失调等全身症状，常有咳嗽、咳痰，部分患者伴咯血，可有胸痛，病变广泛时可有呼吸困难等。肺外耐药结核病的临床表现据不同发病部位而不同。结核性变态反应可有类似于结缔组织疾病的临床表现，如皮肤结节性红斑、关节痛、类白塞病和滤泡性结膜炎等，有些患者甚至无任何症状，仅在体检时发现，有些患者临床表现不典型，或被原发疾病所掩盖，加大诊断难度。

【实验室及辅助检查】

耐药结核病的实验室检查包括结核分枝杆菌培养、菌种鉴定以及药敏试验（drug susceptibility testing，DST）。DST 的结果是确诊耐药结核病的唯一标准。耐药结核病诊断技术与方法通常可以分为表型诊断方法和基因型诊断方法。

（一）表型诊断方法

耐药结核病的表型检测方法是在含抗结核药物的培养基中进行结核分枝杆菌培养，观察结核菌生长是否受抑制。

1. 实验室常规检测方法 常用的有绝对浓度法、比例法、抗性比率法等。20 世纪 60 年代期间 WHO 主导的三次会议确立了绝对浓度法和比例法为临床实验室检测结核分枝杆菌药物敏感性的重要方法。绝对浓度法是由德国的 G. Meissner 于 1964 年首先提出的，我国各级实验室 30 年来普遍沿用的方法。绝对浓度法对每种药物设定高低两个浓度，在一定程度上反映了耐药的程度和水平。比例法是由法国的 G. Canetti 和 J. Grossete 于 1963 年首先提出，是 WHO 全球耐药监测项目中推荐的标准药敏试验方法。比例法定义 1% 为"敏感"与"耐药"的临界点。目前国内实验室与国际接轨，逐步实现绝对浓度法向比例法转轨。

2. 仪器快速培养检测方法 结核分枝杆菌在传统的改良酸性罗-琼（Lowenstein-Jensen，L-J）培养基上生长成可视菌落的时间在 4 周以上，因此传统的培养基检测无法满足临床早期诊断的需求，近年来分枝杆菌快速液体培养系统被引入临床，其敏感性和特异性高于传统 L-J 培养法，并显著缩短了报告时间。以 BD 公司生产的全自动 BACTEC MGIT 960 系统为例，该系统是目前最为理想的快速结核分枝杆菌培养、鉴定和药敏检测系统。通过灵敏的连续荧光探测技术直接测定分枝杆菌生长所消耗的氧浓度的变化以及监测培养管内分枝杆菌生长状态，培养阳性标本检出时间平均为 9 天，鉴定、药敏试验平均时间 4 天，阳性标本检出率比传统方法提高 10%，且适用于各种非血液临床标本。

（二）基因型诊断方法

耐药结核病的基因型诊断方法检测的是结核分枝杆菌耐药基因。主要方法有线性探针法、Xpert MTB/RIF 检测、基因芯片等方法。

1. 线性探针法 分子线性探针（line probe assay，LPA）技术即耐药结核分枝杆菌基因分型技术（GenoType ® MTBDR），在 2008 年被 WHO 批准用于 MDR-TB 的快速检测。

2. Xpert MTB/RIF 检测 Xpert MTB/RIF 检测是一种新型的、快速的、自动的核酸扩增试验，可以从痰中直接检测结核分枝杆菌及利福平耐药性。在一项 Cochrane 系统综述和 Meta 分析纳入了 27 项研究，对 Xpert MTB/RIF 的诊断准确性进行了评价，其合并敏感性为 89%（95%CI：85%~92%），特异性为 99%（95%CI：98%~99%）。对于利福平耐药性的诊断，Xper MTB/RIF 的敏感性高达 97%（95%CI：90%~97%），合并特异性为 98%（95%CI：97%~99%）。Xpert MTB/RIF 最大的一个优势是对于操作者的要求低，并且将患者开始治疗的中位时间从 21 天（四分位数 7~33 天，5 天）缩短至 7 天（四分位数 4~9 天）。

3. 基因芯片方法 基因芯片（gene chip，DNA chip）技术检测结核分枝杆菌耐药性是基于结核分枝杆菌耐药基因的不断发现，通过设计耐药基因不同突变形式的寡核苷酸探针，固定于固相支持物上，然后与标记的待检测药品在合适的条件下进行杂交，来判断耐药基因的存在情况。检测时间可缩短为 6 小时，可同时检测利福平、异烟肼的耐药情况，提高了临床诊断效率。

【诊断与鉴别诊断】

1. 诊断　判断结核病患者是否耐药，需要通过进行痰或胸腔积液、脑脊液、尿液等体液的结核菌培养及药物敏感试验，如结果证实体外对一种或多种抗结核药物耐药即可诊断为耐药结核病。如果培养阴性，无法获得细菌学耐药结果，根据临床表现及影像学等检查结果可以综合判断是否治疗有效及有无耐药可能，并酌情按照耐药方案进行治疗。

2. 耐药结核病分类定义　2014 年 WHO 指南将耐药结核病定义进行了修订。

（1）单耐药结核病（monoresistance-tuberculosis，MR-TB）：是指结核病患者感染的结核分枝杆菌菌株体外 DST 证实对 1 种一线抗结核药物耐药的结核病。

（2）多耐药结核病（polydrug resistance-tuberculosis，PDR-TB）：是指结核病患者感染的结核分枝杆菌菌株体外 DST 证实对 1 种以上一线抗结核药物耐药（但不包括同时对异烟肼和利福平耐药）的结核病。

（3）耐多药结核病（multidrug resistance-tuberculosis，MDR-TB）：是指结核病患者感染的结核分枝杆菌菌株体外 DST 证实至少同时对异烟肼和利福平耐药的结核病。

（4）广泛耐药结核病（extensive drug resistance-tuberculosis，XDR-TB）：是指结核病患者感染的结核分枝杆菌菌株体外 DST 证实除至少同时对异烟肼和利福平耐药外，还对任何氟喹诺酮类抗生素药物产生耐药，以及 3 种二线注射类药物（卷曲霉素、卡那霉素和阿米卡星）中的至少 1 种耐药的结核病。

（5）利福平耐药结核病（rifampicin resistance-tuberculosis，RR-TB）：是指结核病患者感染的结核分枝杆菌菌株体外 DST 证实对利福平耐药的结核病，包括任何耐利福平的结核病。广义上的 RR-TB 包括任何耐利福平的结核病，即利福平单耐药结核病（rifampicin mono-resistant tuberculosis，RMR-TB）、利福平多耐药结核病（rifampicin poly-drugresistant tuberculosis，RPR-TB）、MDR-TB 和 XDR-TB 等。

以上分类与定义适合于所有的初治和复治结核病患者，包括肺结核病（指发生在肺实质和气管、支气管树的结核病，粟粒性肺结核和支气管结核均包括在内）和肺外结核病。

3. 鉴别诊断　因非结核分枝杆菌患者可有类似于耐药结核病的临床表现及影像学特点，痰抗酸杆菌涂片可阳性，故应注意进行鉴别。对痰涂片阳性的患者，在行抗酸杆菌罗氏培养同时，行菌种鉴定可区分是结核分枝杆菌还是非结核分枝杆菌。如果鉴定为非结核分枝杆菌（NTM），通过进一步行菌种的 DNA 序列测定即可明确为哪一种非结核分枝杆菌类型。

【预后】

单耐药和多耐药结核病经过规范、合理、全程的治疗，多数患者可以治愈。MDR-TB 患者治愈率相对较低，但在专科医师指导下多可控制疾病的进展或达到病变稳定，XDR-TB 患者因可选择的药物有限，预后不佳。

【治疗】

（一）抗结核药物的分类

在耐药结核病的化学治疗中，WHO 根据药物的疗效、使用经验、安全性和药物所属种类将抗结核药物分为 5 组，见表 2-10-6。

表 2-10-6　WHO 推荐的抗结核药品分组（2014 年更新版）

药物分组	药物名称
第 1 组 即一线口服抗结核药物	异烟肼（isoniazid，H） 利福平（rifampin，R） 吡嗪酰胺（pyrazinamide，Z） 乙胺丁醇（ethambutol，E） 利福布汀（rifabutin，Rfb） 利福喷丁（rifapentine，Rpt）
第 2 组 即注射用抗结核药物	链霉素（streptomycin，Sm）* 卡那霉素（kanamycin，Km） 阿米卡星（amikacin，Am） 卷曲霉素（capreomycin，Cm）
第 3 组 即氟喹诺酮类药物	左氧氟沙星（levofloxacin，Lfx） 莫西沙星（moxifloxacin，Mfx） 加替沙星 gatifloxacin，Gfx） 氧氟沙星（ofloxacin，Ofx）
第 4 组 即口服抑菌二线抗结核药物	乙硫异烟胺（ethionamide，Eto） 丙硫异烟胺（protionamide，Pto） 环丝氨酸（cycloserine，Cs） 特立齐酮（terizidone，Trd） 对氨基水杨酸（para-aminosalicylic acid，PAS）
第 5 组 即有效性及长期使用安全性 依据有限的抗结核药物	贝达喹啉（bedaquiline，Bdq） 德拉马尼（delamanid，Dlm） 利奈唑胺（Linezolid，Lzd） 氯法齐明（clofazimine，Cfz） 阿莫西林/克拉维酸钾（amoxicillin/clavulanate，Amx/Clv） 氨硫脲（thioacetazone，Thz） 克拉霉素（clarithromycin，Clr） 亚胺培南/西司他汀（imipenem/cilastatin，Ipm/Cln） 美罗培南（meropenem，Mpm） 大剂量异烟肼（high-dose isoniazid，High dose H）

注：* 链霉素因 MDR-TB 患者对其耐药率高而未被列入二线注射类抗结核药物

2014 年 WHO 指南在第五组药物中新增了两种新药：贝达喹啉（bedaquiline，Bdq）和德拉马尼（delamanid，Dlm），以下分别介绍这两种新药在耐多药结核病药物临床试验中的主要信息。

1. 贝达喹啉治疗耐多药结核病　　贝达喹啉（bedaquiline）是第一个新型的抗结核药物，作用机制是干扰结核分枝杆菌 ATP 合酶质子泵，破坏细胞能量依赖的过程。一项 II 期随机、对照临床试验在包含 5 种药物（一种氨基糖苷类药物、一种氟喹诺酮类药物、乙胺丁醇、乙硫异烟胺、吡嗪酰胺或者环丝氨酸/苯环丝氨酸）的背景治疗方案基础上，比较了在治疗前 6 个月中加用贝达喹啉和安慰剂的效果，背景治疗之后继续治疗 12~18 个月。结果发现贝达喹啉组痰菌转阴的中位时间明显缩短（83 vs 125 天），6 个月的转阴率明显提高（79% vs 58%），30 个月内治疗成功率高达 58%，而安慰组仅为 32%。此外，贝达喹啉组对背景治疗药物的耐药发生率低于安慰剂组。贝达喹啉组死亡人数为 10 人，而安慰剂组为 2 人。贝达喹啉在英国被加速通过审批（近期欧盟正在审批中）用于治疗无其他可选药物的 MDR-TB 患者。通过对耐多药结核病方案中加用贝达喹啉的成本-效益模型，分析发现在大多数地区具有较高的成本-效益，在低收入国家不确定。这些结论高度依赖于模型假设，因此需要进一步评估不同地区的可承受性。

贝达喹啉常见的不良反应包括恶心、关节痛、头痛和呕吐。由于包含 160 位患者的临床试验数据，表明贝达喹啉会延长 QT 间期（校正后贝达喹啉组 QT 间期长于 450ms 的患者占 26.6%，安慰剂组为 8.6%），肝损害发生率较高（8.8% vs 1.9%），死亡风险增加（12.7% vs 2.5%），贝达喹啉的使用受到了限制。贝达喹啉由细胞色素酶 P4503A4 代谢，因此需避免同时使用 CYP450 的抑制剂和诱导剂。

2. 德拉马尼治疗耐多药结核　　德拉马尼（delamanid）是一种新的硝基咪唑类药物，能够抑制霉菌酸的合成，霉菌酸是分枝杆菌细胞壁的组成成分。一项 8 周的随机、对照试验发现使用德拉马尼治疗 2 个月有 45.5% 的患者实现痰菌转阴，而安慰剂组仅为 29.6%（两组患者均接受个体化的背景治疗），目前仅有欧盟批准该药用于无其他可选治疗药物的耐多药结核病患者。另一项长达 24 个月不设盲的研究比较了德拉马尼组的生存优势：服用德拉马尼 6 个月及以上的患者死亡率为 1%；而服用德拉马尼少于 2 个月的患者或者服用安慰剂的患者死亡率为 8.3%。一项 III 期临床试验评价德拉马尼+优化的背景治疗 6 个月的治疗效果正在进行中。总的来说，目前评估德拉马尼的数据仍有限。

德拉马尼的不良反应除了恶心、呕吐和头晕，其他重要的不良反应包括焦虑、感觉异常和震颤。在包含 481 位患者的安全性分析中，德拉马尼组严重不良反应的发生率和安慰剂组相似，但 QT 间期延长除外（德拉马尼 100mg 和 200mg 组分别为 10% 和 13%，对照组为 4%）。低白蛋白血症是 QT 间期延长的危险因素，德拉马尼不能用于血清白蛋白低于 2.8g/dl 的患者。CYP3A4 强诱导剂（如卡马西平、苯妥英和利福平）降低德拉马尼浓度，应避免同时服用。同时服用 CYP3A4 强抑制剂（如克拉霉素、唑类、洛比那韦/利托那韦）增加代谢产物的浓度会导致 QT 间期延长，应该避免使用。

（二）耐药结核病的治疗

1. MR-TB 治疗原则　　MR-TB 往往使用初治结核病标准化疗方案将仍然有效。但由于此时的初治结核病标准化疗方案存在着治愈率下降或增加复发的可能性，因此，对于单耐药结核病尤其是单耐 R，其化疗方案应进行适当调整，以尽量避免可能存在的治疗失败和产生获得性耐药的风险。

（1）强化期至少选择 4 种、继续期至少选择 3 种有效的一线抗结核药物，在无足够有效的一线抗结核药物组成 4 药方案时，可考虑从二线抗结核药物中选药。

（2）单耐异烟肼或单耐利福平者，推荐从氟喹诺酮类药物中选择左氧氟沙星，推荐全程使用吡嗪酰胺。

（3）总疗程一般为 9~12 个月，单耐利福平者可适当延长至 18 个月。

2. PDR-TB 治疗原则　PDR-TB 的耐药情况比单耐药结核病要复杂许多，对于这些患者再采用标准化疗方案治疗会产生更大的风险，应针对各种耐药组合的形式进行相应的药物调整。①确保方案中有 4 种有效或几乎有效的核心药物。当耐 2 种以上一线抗结核药物时，吡嗪酰胺耐药的可能性明显增大，除非有可靠证据说明吡嗪酰胺有效，否则不应该将其作为核心药物对待。②含耐异烟肼或耐利福平的多耐药结核病，推荐从氟喹诺酮类药物中选择左氧氟沙星。③含耐链霉素者或不能耐受链霉素的多耐药结核病患者，应选择 1 种二线注射类药物，首推卷曲霉素。④注射剂疗程为 3 个月，含耐利福平的多耐药结核病患者的注射剂应延长至 6 个月。⑤总疗程一般为 12~18 个月，含耐利福平的多耐药结核病患者的总疗程延长至 20 个月。

3. MDR-TB 治疗原则　①充分考虑患者既往用药史、当地耐药结核病流行状况、DST 结果以及可供选用的药物来设计化学治疗方案。②强化期应当至少包括 4 种可能有效的二线抗结核药品（包括一种注射剂）及一线药品中的吡嗪酰胺；在 WHO 规定的第 2~4 组抗结核药物中选择一种氟喹诺酮类药物，一种注射剂（二线注射类药物首推卷曲霉素，阿米卡星和卡那霉素同时敏感时，基于二者的药效和不良反应，推荐直接使用阿米卡星），丙硫异烟胺（或乙硫异烟胺）和环丝氨酸（如果不能使用环丝氨酸，可选用对氨基水杨酸）组成 4 种可能有效的二线药物。口服二线抗结核药物的选用顺序，推荐丙硫异烟胺、环丝氨酸和对氨基水杨酸，由于乙硫异烟胺（丙硫异烟胺）和对氨基水杨酸的组合通常会导致较高发生率的胃肠道不良反应和甲状腺功能减退症，联合应用时需加以关注和及时处理。③如果未能在 2~4 组药中选择到有效的 4 种二线抗结核药，可从第 5 组药中选择至少两种其他种类药，但不推荐同时选用贝达喹啉和德拉马尼。可以使用乙胺丁醇，但不能作为核心药品。④建议全程每日用药，当患者不能耐受每日注射用药时，可采用间歇用药。⑤强化期至少 6 个月，巩固期 18 个月；对于病变范围广泛的复治患者及强化期结束时痰菌未阴转者，强化期可延长至 8 个月，此时继续期的时间相应缩短。⑥根据体重确定药物的剂量；特殊患者（如儿童、老年人、孕妇、使用免疫抑制以及发生药物不良反应等）可以在上述方案基础上调整药物剂量或药物。

4. XDR-TB 治疗原则　①强化期至少包括 6 种、继续期至少包括 4 种有效或可能有效的药物。②选择 1 种相对敏感的注射剂，注射时间为 12 个月，可按照情况适当延长，必要时可全疗程使用。③氟喹诺酮类药物中首选莫西沙星。④可在第 5 组抗结核药物中选择 2~3 种可能有效或患者未曾应用过的药物。经济条件许可或患者能够耐受的情况下，建议选用利奈唑胺和（或）氯法齐明。⑤总疗程一般为 30 个月。⑥可采用手术治疗。

治疗过程中需密切观察药物不良反应，酌情调整方案。推荐化疗方案详见表 2-10-7。

表 2-10-7　耐药结核病推荐化疗方案

耐药种类		推荐方案	备注
MR-TB	单耐 H	3SRZE/6RZE 9RLfxZE	复治、病变范围广泛的初治者或不能耐受 S 的患者，建议选用含 Lfx 的方案
	单耐 R	3SHLfxZE/9-15 HLfxZ	复治或病变范围广泛的初治者，建议巩固期延长至 15 个月
PDR-TB	耐包括 H 在内的两种抗结核药物	3SRLfxZE/9RLfXZE	含耐链霉素者或不能耐受链霉素的多耐药结核病患者，应选择 1 种二线注射类药物，首推卷曲霉素
	耐包括 R 在内的两种抗结核药物	6SHLfxZE/12HLfXZE	
	耐包括 H 在内的 3～4 种抗结核药物	3SRLfxPtoZ/15RLfxPtoZ	当耐 2 种以上一线抗结核药物时，吡嗪酰胺耐药的可能性明显增大，除非有可靠证据说明吡嗪酰胺有效，否则不应该将其作为核心药物对待
	耐包括 R 在内的 3～4 种抗结核药物	6SHLfxPtoZ/14HLfxPtoZ	
MDR-TB		6Cm（Am）Lfx（Mfx）Pto（PAS）Cs（PAS）Z /18 Lfx（Mfx）Pto（PAS）Cs（PAS）Z	强化期至少 6 个月，巩固期 18 个月；对于病变范围广泛的复治患者及强化期结束时痰菌未阴转者，强化期可延长至 8 个月，此时继续期的时间相应缩短
XDR-TB		2CmMfxPto（PAS）Cs（PAS）ClrAmx-ClvZ/18MfxPto（PAS）Cs（PAS）Clr Amx-ClvZ	经济条件许可或患者能够耐受的情况下，尤其是无二线口服药物可以选择时，建议选用 Lzd 和（或）Cfz

【预防】

（一）控制传染源

采取措施预防或降低医务人员、健康人、其他患者暴露于耐药结核病患者产生的飞沫核中的风险。包括早期发现和治疗耐药结核病患者，对有传染性的患者采取相对隔离措施，加强医护人员的教育培训，加强对耐药结核病患者的健康宣教，患者在公众场合佩戴口罩，咳嗽或打喷嚏时用纸巾、手帕或手遮住口鼻，减少飞沫核的产生。

（二）环境控制

通风透气，减少空气中飞沫核的浓度，这是最常用的环境控制措施。波长 200～280μm 的紫外线能够杀死结核分枝杆菌，因此目前紫外线是结核病最主要的环境控制措施。

（三）个人防护

佩戴口罩是作为预防呼吸道传播疾病个人防护最有效的手段。滤过效率是指在规定条件下，口罩将空气中的颗粒滤除的百分数，是衡量一种口罩对空气中飞沫核阻挡能力的核心指标。纱布口罩不适合用于防护空气中的飞沫核，16 层普通材料纱布口罩滤过率为 24%，24 层普通材料纱布口罩滤过率为 36.8%；外科口罩主要防止佩戴者向空气中散布飞沫核，而不能阻止飞沫核的吸入，其滤过率不足 20%；医用防护口罩的滤过效率不低于 95%，是防止飞沫核吸入的最有效的口罩，随着佩戴时间的延长，医用防护口罩的滤过效率会有所下降，建议佩戴 1~2 个/周较为合适。因此建议肺结核患者本人佩戴外科口罩来阻止结核菌传播至空气中，传染其他人，而与结核病患者密切接触的健康人则应该佩戴医用防护口罩来防止自身被感染。

（四）防止因治疗不当引起的耐药

首先，应该遵循结核病的化疗原则——"早期、联合、规律、全程、适量"。违背这一原则不仅影响近期疗效，还可以增加耐药的风险。其次，在标准化疗指标下的适当个体化治疗，也是提高治愈率、减少复发、防止或减少耐药的有效措施。

大部分耐药性结核是可以预防的。预防的关键是早期发现病人，并给予规范化治疗，使病人彻底失去传染性。另外，为减少和预防耐药结核菌的传播，建议耐药结核患者尤其是耐多药结核患者早期应住院治疗。病人也应自觉注意隔离，出门最好戴口罩，不到人群集中的公共场所去，不随便对人咳嗽，不随地吐痰等。居民家庭内要保持空气流通和清新，不吸烟、酗酒，适当锻炼，增强体质。对新生儿应接种卡介苗等。

收治耐药结核病的医院需做好对其他患者及医务人员的防护，最好设立专门的病房加强管理，减少或杜绝耐药菌在医院内的传播。做好房间的通风和清洁卫生工作，医护人员做好防护，注意戴好帽子、口罩。

主要参考文献

［1］World Health Organization. Companion handbook to the WHO guidelines for the programmatic management of drug-resistant tuberculosis. WHO/HTM/TB/2014. 11. Geneva：World Health Organization，2014.

［2］World Health Organization. Global tuberculosis report 2014. WHO/HTM/TB/2014. 08. Geneva：World Health Organization，2014.

［3］World Health Organization. Guidelines for the programmatic management of drug-resistant tuberculosis：emergency update2008. WHO/HTM/TB/2008. 402. Geneva：World Health Organization，2008.

［4］World Health Organization. Definition and reporting framework for tuberculosis 2013 revision. WHO/HTM/TB/2013. 2. Gen：World Health Organization，2013.

［5］World Health Organization. Guidelines for the programmatic management of drug-resistant tuberculosis 2011 update. WHO/HTM/TB/2011. 6. Geneva：World Health Organization，2011.

［6］中国防痨协会. 耐药结核病化学治疗指南（2015）. 中国防痨杂志，2015，37（5）：421-468.

［7］唐神结，许绍发，李亮. 耐药结核病学. 北京：人民卫生出版社，2014.

［8］中国防痨协会临床专业委员会. 结核病临床诊治进展年度报告（2013 年）（第二部分　结核病临床治疗）. 中国防痨杂志，2014，36（9）：830-854.

［9］World Health Organization. The use of bedaquiline in the treatment of multidrug-resistant tuberculosis：interim policy guidance. WHO/HTM/TB/2013. 06. Geneva：World Health Organization，2013.

［10］Diacon AH, Pym A, Grobusch MP, et al. Multidrug resistant tuberculosis and culture conversion with be-daquiline. N Engl J Med, 2014, 371 (8): 723-732.

［11］Gler MT, Skripconoka V, Sanchez-Garavito E, et al. Delamanid for multidrug-resistant pulmonary tubercu-losis. N Engl J Med, 2012, 366 (23): 2151-2160.

［12］Skripconoka V, Danilovits M, Pehme L, et al. Delamanid improves outcomes and reduces mortality in multidrug-resistant tuberculosis. Eur Respir J, 2013, 41 (6): 1393-1400.

第十一章

新发传染病与疫苗研究

（胡建利　李燕　朱凤才）

一、疫苗研究概述

疫苗接种已成为全球公认的最经济、最方便、最有效的预防和控制传染病的手段之一。预防性疫苗是将病原微生物及其代谢产物，经过人工减毒、灭活或利用基因工程等方法制成的用于预防传染病的主动免疫制剂。由于大部分疫苗的使用人群是健康人群，尤其是健康儿童，因此疫苗应具有效性的同时，其安全性也应高于治疗性药物。疫苗的研发主要分为两部分：临床前研究和临床试验。临床试验分为四期，即Ⅰ期、Ⅱ期、Ⅲ期和Ⅳ期。Ⅰ期试验重点观察安全性和耐受性。Ⅱ期试验目的是观察或者评价疫苗在目标人群中是否能获得预期效果（通常指免疫原性）和一般安全性信息。Ⅲ期试验的目的为全面评价疫苗的保护效果和安全性，该期是获得注册批准的基础。Ⅳ期试验是疫苗注册上市后，对疫苗实际应用人群的安全性和有效性进行综合评价。

为了保证疫苗安全、有效和稳定，各个国家均制定了相关法规，依法进行严格管理。通常情况下，新型疫苗研发周期较长，需要八到十年的时间。但是，为了及时有效地应对应急疫情，也会实行加速审批或绿色通道，这在法规层面上，平衡了法规管理和应急疫情的需要。我国《药品注册管理办法》第三十二条中明确规定："对于罕见病、特殊病种等情形，可以在临床试验申请时提出减少临床试验病例数或者免做临床试验。"2009 年，为了应对全球甲型 H1N1 流感大流行，中国食品药品监督管理总局（CFDA）对国产甲型 H1N1 流感疫苗启动了快速审批通道。从 2009 年 6 月 8 日企业自世界卫生组织获得可直接用于疫苗生产的毒株算起，历经研制、试生产、临床试验、现场检查、注册检验，至 9 月 3 日该疫苗获得 CFDA 颁发的药品批准文号，整个疫苗研制周期仅用了短短 87 天。美国联邦法规（CFR）条款（21 CFR 601.40/41）中明文规定："对用于治疗严重或者威胁生命的疾病的生物制品，其比现有治疗方式具有优效性"的情况下，可以进行加速审批。如 2014 年西非埃博拉疫情暴发后，美国 FDA 根据重组水疱性口膜炎病毒载体埃博拉疫苗（rVSV-EBOV）的动物安全性和有效性数据以及人体临床效力试验的初步数据，认为该疫苗比现有治疗方式具有优效性，对其进行了加速审批，其最有希望成为第一个上市的埃博拉疫苗。

随着新发传染病的不断出现，全球范围内新型疫苗研发力度不断加强。疫苗包括灭活疫苗、减毒活疫苗、重组蛋白疫苗、DNA 疫苗和病毒载体疫苗等多类产品。不同类别的疫苗各具特点，虽然它们均通过诱导免疫系统发挥作用，但其作用机制可能涉及免疫系统的不同环节，各不相同。目前全球 200 余种疫苗项目处于临床研发阶段，更多的疫苗项目处在临床前研究阶段。改进现有疫苗、研制新型疫苗和研发联合疫苗是当今世界疫苗领域的主攻方向。

最容易研发的疫苗应是免疫应答由抗体介导为主并且抗原没有变异或变异性较小的疫苗。研发新发传染病疫苗难易程度主要受免疫应答类型和抗原稳定性两方面的影响。从技术层面上来说，预防位于右上方区域疾病的疫苗被研发成功的可能性最大，因为此区域内的病原体可以诱导抗体介导为主的免疫应答且抗原稳定性较好；离横、纵坐标交汇点区域越近，疫苗的研发风险越大，因为，这些疫苗要么以 T 细胞免疫为主，要么抗原具有高变异性，这些都使疫苗研发失败的可能性增加。

在细胞水平上进行研发的第一次疫苗革命后，由于生物技术的进步，疫苗研发开始进入后基因组时代。反向疫苗学被认为是疫苗学革命的代表和生物技术的里程碑。反向疫苗学阐明了一个复杂的生物学问题，例如疫苗设计等问题可以通过计算机预测和体外高通量实验分析确定最佳疫苗抗原配方。通过 B 型流脑疫苗的前期研发工作看到了这个技术的发展和成熟，它很好地解决了传统疫苗研发中的问题（如引起吉兰-巴雷综合征）。少数重要的但用传统技术没有研发成功的疫苗，其研发需要克服技术上的两大障碍，即增加疫苗抗原的稳定性、广谱性和深入研究 T 细胞介导为主的免疫应答的原理。目前，利用新兴的生物信息学、免疫信息学技术与功能基因组学等方法发现病原体的更多抗原，从而筛选出免疫应答以抗体介导为主或更广谱的抗原，使这类疫苗的研发成为可能。在深入研究 T 细胞介导为主的免疫应答原理方面，一种方法是利用新型的免疫刺激因子和佐剂、复制或非复制的病毒载体、初免+加强两阶段方案等来解决这些疫苗的研发问题；另一种方法是通过基因工程学将隐性保守表位转变成显性表位来增加疫苗研发成功的可能性。

另外，在预防性疫苗研发的同时，大量治疗性疫苗和非感染性疾病疫苗也开始研发或上市，如黑色素瘤疫苗、治疗性乙肝疫苗、抗过敏疫苗等治疗性疫苗，高血压疫苗、糖尿病疫苗、老年痴呆疫苗、变态反应（过敏）疫苗、抗血脂（胆固醇）疫苗等非感染性疾病疫苗。现在也可以利用基因组数据、基因组学、蛋白质组学和免疫学新技术，研发针对高血压、戒毒、戒烟的疫苗，虽然这些疾病或不良行为在传统上不是通过疫苗进行治疗的。当今，疫苗已经不仅仅用来预防疾病，还可以提高生命质量和延长寿命。

总之，利用当今现有的新技术可以研发出大多数新疫苗。而问题是这些疫苗是否需要研发或什么时候研发。不幸的是，技术可行性仅仅是疫苗研发的障碍之一，而市场是更大的障碍，它决定了疫苗批准上市所投入的巨大投资是否有意义。临床前阶段是将所发现的抗原转化为潜在疫苗的时期，也是一个漫长且研发费用很高的阶段。许多疫苗研发失败的原因在于对这一阶段的理解不够和低估了这一阶段的复杂性。

疫苗研发越来越难，技术要求越来越高，与此相对应的疫苗临床研究也面临着法规和评价技术的双重挑战。疫苗临床试验是通过科学的设计、规范的质量管理体系、标准化的检测方法对疫苗作用于人体后其安全性和有效性的研究。疫苗临床试验是一个系统性的工程，技术领域涉及流行病学、统计学、免疫学、分子生物学、系统生物学、电子信息学、微生物学、临床医学等多学科知识。在研究过程中，根据不同疫苗建立相应的检测方法和评价方法，制定一套规范化的疫苗评价体系。对于新型疫苗临床应用研究主要包括：疫苗免疫的目标人群研究，疫苗最佳剂量、剂型、免疫程序研究，免疫持久性和加强免疫研究，疫苗批间一致性研究，疫苗的交叉免疫和交叉保护作用研究，疫苗相互作用研究，免疫替代终点研究，疫苗经济效益研究，疫苗在目标人群中使用的安全性和预防疾病或感染的保护效果研究，以及疫苗在特殊人群中安全性和有效性研究等。

二、埃博拉疫苗的研究

早在 1976 年埃博拉病毒被首次发现后，已有研究者开始进行埃博拉疫苗的研究。但是，2014 年之前由于埃博拉疫情局限于非洲，零星发病且持续时间较短，因此疫苗研究工作未受到普遍重视，大部分研究仅仅停留在临床前研究阶段，即在动物模型中开展疫苗的作用机制和免疫原性评价，未在人群中开展临床试验。2014 年西非埃博拉疫情暴发，前所未有的发病率和日渐扩大的传播范围，使埃博拉疫苗研究得到飞速的发展，受到全世界的关注。现在已有十几种埃博拉疫苗处于研发阶段，总共四十几项临床试验已经完成或正在进行中（数据来自 ClinicalTrials. gov 和 Pan African Clinical Trials Registry），其中多个候选疫苗在Ⅰ期和Ⅱ期临床试验中显示出良好的安全性和免疫原性，同时越来越多的候选疫苗正在进行或即将开展Ⅲ期临床试验。

（一）埃博拉疫苗的分类

埃博拉疫苗依据抗原递送方式主要分为三类：非复制型载体埃博拉疫苗、复制型载体埃博拉疫苗和其他非病毒载体型埃博拉疫苗。

1. 非复制型病毒载体埃博拉疫苗　它通过将病毒载体基因中部分片段敲除，使其病毒载体失去在体内的复制能力，同时插入所需抗原成分构建而成。因此该类型疫苗有较好的耐受性与安全性，但是需要免疫剂量较高，诱导免疫的时间也较长。其中主要包括了改良安卡拉痘病毒载体疫苗（MVA-BN Filo、MVA-EBOV-Z）、委内瑞拉马脑炎病毒载体疫苗（VEEV-EBOV）、人腺病毒载体疫苗（Ad26-EBOV、rAd5-EBOV）、黑猩猩腺病毒 3 型载体疫苗（cAd3-EBO）以及库京载体疫苗（KUN VLPs）。

2. 复制型病毒载体埃博拉疫苗　该类疫苗基于弱毒的病毒载体制备而成，仅需要较低的剂量就可以诱导良好的免疫反应，其中主要包括了重组水疱性口膜炎病毒载体疫苗（rVSV-EBOV）、人 3 型副流感病毒载体疫苗（HPIV3-EBOV）、重组巨细胞病毒载体疫苗（rCMV-EBOV）和重组狂犬病毒载体疫苗（RABV-EBOV）。但是，该类疫苗的主要缺陷是病毒载体存在安全隐患，例如接种 rVSV-EBOV 后，可能会引起病毒血症、关节炎等不良反应。

3. 其他非病毒载体型埃博拉疫苗　该类疫苗不使用病毒载体，主要包括灭活埃博拉疫苗、埃博拉 DNA 疫苗、病毒样颗粒（VLPs）以及反向遗传改造复制缺陷疫苗（rEBOV △VP30）。

（二）埃博拉候选疫苗的临床前研究

埃博拉病毒属丝状病毒科，为不分节段的单股负链 RNA 病毒。埃博拉病毒可分为扎伊尔型、苏丹型、塔伊森林型、本迪布焦型和莱斯顿型。除莱斯顿型对人不致病外，其余四型感染后均可导致人发病。不同型病毒基因组核苷酸构成差异较大，但同一型的病毒基因组相对稳定。目前疫苗研发主要针对扎伊尔型和苏丹型。

最早的疫苗研发是灭活疫苗，由于动物攻毒试验保护性有限，科学家转向病毒样颗粒、重组病毒载体等疫苗，进一步研究发现，埃博拉病毒编码的 7 个结构蛋白中，跨膜糖蛋白 GP 是主要的免疫靶标，与病毒的入侵过程及细胞毒性有关。近年来，埃博拉候选疫苗主要集中在重组 GP 蛋白的病毒载体疫苗研究上，详见表 2-11-1。

表 2-11-1 不同埃博拉疫苗在非人灵长类动物模型上的实验结果

疫苗	抗原成分	针次	攻毒时间（天）	存活率（%）	细胞免疫	体液免疫
灭活疫苗	全病毒	3	78	25	NA	+
病毒样颗粒疫苗	GP，NP，VP40	3	126	100	+	+++
重组腺病毒疫苗	GP	1	28	100	+++	++
DNA+腺病毒疫苗	GP	4	224	100	++	++
改造安卡拉痘病毒载体疫苗	GP	3	98	0	NA	+
重组水疱性口膜炎载体疫苗	GP	1	28	100	NA	+++
重组狂犬病毒载体疫苗	GP	1	75	100	NA	+++
委内瑞拉马脑炎病毒载体疫苗	GP	1	28	100	NA	++
人 3 型副流感病毒载体疫苗	GP	2	67	100	+	++
库京病毒（KUNV）载体疫苗	GP	2	49	75	NA	++
反向遗传改造复制缺陷疫苗	全病毒	1/2	28/64	100	NA	++

注：GP 是埃博拉病毒的跨膜糖蛋白，与病毒的入侵过程及细胞毒性有关；NP 是病毒的核衣壳蛋白；VP40 是病毒基质蛋白，与病毒的成熟释放有关；NA 是未分析，未确定

截至目前，尚无批准上市的疫苗。开展针对候选疫苗有效性的动物实验至少需要 2 个动物模型，其中 1 个必须为非人灵长类动物模型。通常而言，复制型病毒载体疫苗比非复制型引发免疫应答的效果更显著，易于生产且能刺激天然和获得性免疫应答，但其存在安全隐患。目前对抗体反应、T 细胞增殖、细胞毒性 T 细胞研究显示，抗体和辅助性 T 细胞记忆是介导保护性免疫重要的因素。

（三）进入临床试验的埃博拉疫苗

在众多埃博拉疫苗中，rVSV-EBOV、cAd3-EBO、Ad26-EBOV、Ad5-EBOV、HPIV3-EBOV 和 MVA-BN Filo 已经进入临床试验阶段，其中 rVSV-EBOV 已经通过Ⅲ期临床试验初步证实了其有效性和免疫原性，有望成为最先上市的埃博拉疫苗。此外值得一提的是我国自主研制的重组埃博拉病毒病疫苗（Ad5-EBOV）也成功完成了Ⅱ期临床试验。

1. 腺病毒载体埃博拉疫苗 2010 年，Ledgerwood 团队在美国国立卫生研究院临床中心对表达扎伊尔型和苏丹型两种亚型 GP 的重组 Ad5 载体埃博拉疫苗进行了Ⅰ期临床试验。招募的 31 名健康受试者随机接种高低剂量（$2×10^{10}$ 和 $2×10^9$ vp）或者安慰剂。临床试验结果显示，该疫苗具有良好的耐受性，最常见的不良反应为轻度短暂的头痛。同时该疫苗可以诱导人体产生针对埃博拉病毒 GP 蛋白的特异性抗体以及 $CD4^+$ 和 $CD8^+$ T 细胞免疫

反应，且高剂量组免疫反应更加显著。然而，该试验也暴露出 Ad5 病毒载体预存免疫现象普遍，其抗体阳性率在人群中为 60%~90%。因此，为了避免预存免疫的影响，科学家们尝试使用人群感染率较低的腺病毒作为载体，例如 Ad26 和 Ad35。目前，Ad26-EBOV 已经进入了临床试验阶段。

2014 年底，首个 Ad26-EBOV Ⅰ 期临床试验在英国牛津大学开展，该试验入组了 87 名健康受试者，随机分组初免接种 Ad26-EBOV 或 MVA-BN filo，在第 28/56 天再加强接种一针与初免相反的疫苗。临床试验结果显示，该疫苗是安全的，最常见的不良反应是接种部位疼痛；同时，初免 Ad26-EBOV 后 90% 受试者可产生高效的 GP 特异性抗体，接着加强免疫一针次 MVA-BN filo 后，免疫反应得到了巩固和加强。

我国自主研发的重组埃博拉病毒病疫苗（Ad5-EBOV）于 2014 年也成功进入了临床试验阶段。Ad5-EBOV 是由中国人民解放军军事医学科学院生物工程研究所和天津康希诺生物技术有限公司共同研发生产，载体病毒为可表达扎伊尔型埃博拉病毒包膜糖蛋白的复制缺陷型人 5 型腺病毒。该新型疫苗具有两大优点：首先该疫苗是唯一针对 2014 年西非埃博拉疫情的流行株，与 1976 年流行株核酸序列具有 96.7% 同源性，氨基酸序列 97.6% 同源性；其次，该疫苗是一种冻干的白色粉剂，可以储存在 2~8℃ 环境中，更适于在西非冷链不完善的地区使用。2014 年在江苏省泰州市开展了针对中国人群的 rAd5-EBOV Ⅰ 期临床试验，并于半年后，应用同类疫苗进行了加强免疫。2015 年初，浙江大学医学院附属第一医院也开展了针对在华非裔人群的 rAd5-EBOV 的开放性 Ⅰ 期临床试验，同年，在西非塞拉利昂针对非洲人群开展了该疫苗的 Ⅱ 期临床试验。临床试验结果显示，国产的 Ad5-EBOV 所用的三个剂量（4×10^{10}vp、8×10^{10}vp 和 1.6×10^{11}vp）其安全性是临床可接受的，总体不良反应以轻度疼痛为主，未见严重不良反应；低剂量组和高剂量组的埃博拉 GP 特异性抗体水平均出现明显增长，高剂量试验疫苗表现出较好的免疫原性，优于低剂量试验疫苗；T 细胞应答也在免疫后第 14 天达到高峰，预示着高剂量试验疫苗可以克服 Ad5 病毒载体预存抗体的影响；中剂量试验疫苗体液免疫与高剂量试验疫苗相似；中、高剂量试验疫苗的加强免疫效果均较好，且安全性是临床可接受的。

此外，为了解决人腺病毒预存抗体的问题，黑猩猩腺病毒 3 被作为载体，制备了扎伊尔型-苏丹型双价疫苗 cAd3-EBO 以及扎伊尔型单价疫苗 ChAd3-EBO-Z。2014 年 9 月，cAd3-EBO 疫苗开展了 Ⅰ 期临床试验，该项临床试验采用开放性设计，招募了 20 名健康受试者，按照 1：1 比例随机分配接种 2×10^{10}vp 和 2×10^{11}vp 的 cAd3-EBO。临床试验结果显示，免疫反应呈剂量反应关系，2×10^{11}vp 免疫剂量所引起的体液免疫和细胞免疫反应优于 2×10^{10}vp；且该疫苗无严重不良反应，安全性较好。另一项 Ⅰ 期临床试验设计了 3 组（每组 20 名）受试者分别接种 1×10^{10}vp、2.5×10^{10}vp 和 5×10^{10}vp 的 ChAd3-EBO-Z，临床试验结果显示，试验疫苗成功诱发了特异性抗体和 T 细胞反应，但是反应程度不及上述高剂量（2×10^{11}vp）疫苗明显；也再次证明该疫苗的免疫反应与疫苗接种剂量相关。2014 年至 2015 年期间，另一项 ChAd3-EBO-Z 疫苗的 Ⅰ 期、Ⅱ 期临床试验，也进一步佐证了高剂量试验疫苗的体液免疫反应优于低剂量试验疫苗。此后，Ledgerwood 团队采用不同载体疫苗的初免加强免疫策略，在初免一针次 ChAd3-EBO-Z 的 3~10 周，研究人员对 18 个受试者接种了 1.5×10^{8}PFU 的 MVA 载体疫苗，对 12 个受试者接种了 3×10^{8}PFU 的 MVA 载体疫苗。临床试验结果发现，30 名受试者在加强免疫 MVA 疫苗后，中和抗体 GMT 水平都得到了明显的提升。该临床试验也进一步证实了，采用"初免 ChAd3-EBO-Z 后加强免疫 MVA-BN Filo"这种不同载体疫苗的初免加强免疫策略，其受试者体液免疫反应和 T 细胞免疫反应要明显优于同一疫苗（ChAd3-EBO-Z）的初免加强免疫，而且，不同载体疫苗的初免加强免疫周期短，这也非常有利于埃博拉病毒病暴发流行时的疫情控制。

2. 改良安卡拉痘病毒载体疫苗　目前存在两种安卡拉痘病毒载体疫苗，其中一种是多价疫苗 MVA-BN Filo，能够表达扎伊尔型埃博拉病毒、苏丹型埃博拉病毒和马尔堡病毒 GP 蛋白，也能表达塔伊森林型埃博拉病毒的 NP 蛋白，另一种是 MVA-EBOV-Z，仅表达扎伊尔型埃博拉病毒 GP 蛋白的单价疫苗。目前大部分临床试验都是基于多价疫苗进行的。在前期动物试验中，直接接种此疫苗并不能完全保护受试动物，但是初免其他类型疫苗后再次接种该疫苗，疫苗的保护效果得到了大大提升，因此，随后 MVA 疫苗在临床试验中便被作为加强针使用。

根据 ClinicalTrials. gov 注册信息提示，现有 4 个正在进行的 I 期临床试验采用初免 Ad26-EBOV、加强免疫 MVA-BN Filo 的免疫策略。同时，采取了相同的初免加强免疫策略，另有 2 个随机、单盲、对照的 II 期临床试验正在法国和非洲进行中，3 个 III 期临床试验正在招募受试者中。

除了初免 Ad26-EBOV、加强免疫 MVA-BN Filo 的免疫策略外，研究者也尝试使用其他类型埃博拉疫苗进行初免加强免疫，以探索最佳的免疫策略。目前，6 个 I 期临床试验采用了初免 cAd3-EBO、加强免疫 MVA-BN Filo。在 2015 年 11 月，其中一项临床试验也证实，通过接种 MVA-BN Filo 加强针，疫苗保护的持久性可以得到延长。目前，越来越多的临床试验纷纷使用 MVA-BN Filo 进行加强免疫。

3. rVSV-EBOV　早在 2004 年，加拿大公共卫生局国家微生物实验室就开展基于 VSV 载体的埃博拉疫苗 I 期临床试验，在三个不同地区（Lambarene、Kilifi、Hamburg）招募了 99 名受试者接种疫苗，剂型从 3×10^5vp 增至 2×10^7vp。其临床试验结果显示，该疫苗有着良好的免疫原性，但是也出现了轻微或中度的不良反应。同期，在日内瓦也开展了该疫苗的 I 期临床试验，招募了 59 名受试者随机接种一针次 1×10^7vp 或 5×10^7vp 的 rVSV-EBOV。临床试验中，有 11 名（22%）无关节疾病史的受试者在免疫后第 11 天出现了关节痛症状，随后通过磁共振和身体检查确定 9 名受试者得了关节炎；大部分关节痛患者的症状持续 8 天左右，然而有一位患者症状持续了 6 个月以上；另外，这 11 名患者中有 3 人在四肢还出现了斑丘疹症状。因为这些非预期的不良反应，该临床试验于 2014 年 12 月暂停。研发团队通过拟定降低疫苗剂量的免疫策略，于 1 个月后重新启动了临床试验，此次试验另行招募了 56 名受试者，随机接种低剂量 3×10^5vp 或者安慰剂。临床试验结果发现，降低疫苗剂量可以减少病毒血症的发生率，但是仍然有 13 名（25%）受试者出现了关节痛症状，另有 2 名受试者在下肢出现了紫癜症状，血常规中淋巴细胞、中性粒细胞和血小板都显著下降。尽管不良反应的程度与之前高剂量相比得到了缓解，但是抗体水平也显著降低（GMT344.5 vs 1064.2）。因此，这种降低剂量的策略并不能有效地解决疫苗引起的不良反应。

鉴于 rVSV-EBOV 不良反应率较高的情况，人们在强调此类疫苗免疫原性的同时，更加关注安全性。另外 2 个 I 期临床试验在美国招募了 52 名受试者接种 3×10^6 和 2×10^7PFU 疫苗，试验中不良反应主要以轻度的疼痛、肌痛、疲劳为主，未出现严重的不良反应；同

时每一位受试者体内都能检测到抗埃博拉抗体，而且免疫后 28 天，抗埃博拉 GP 抗体
GMT 水平在高剂量组中明显高于低剂量组。

2015 年几内亚埃博拉疫情暴发时期，采用 $2×10^7$vp 的 rVSV-EBOV 疫苗开展了Ⅲ期疫
苗效力临床试验。该试验采取了曾在 20 世纪 70 年代成功应用于控制天花感染的环形接种
策略，即对埃博拉病例周围的密切接触者和密切接触者的密切接触人群进行接种。试验将
受试者根据不同时间段接种疫苗分为两组，其中 4123 人立即接种疫苗，即试验组，而
3528 人于 21 天后进行接种，为延迟接种组即对照组。虽然出现了 43 例严重不良事件，但
是仅有 1 例被判定与疫苗接种有关。临床试验结果显示，试验组无一人发病，对照组出现
了 16 例新发病例。虽然目前的临床试验已证实，rVSV-EBOV 具有很高的保护率，是最有
希望成为第一个上市的埃博拉疫苗，但是该疫苗所引起的安全性问题仍然需要在大规模人
群中进一步验证。

4. 埃博拉 DNA 疫苗　早在 1998 年，Xu 等研制了表达埃博拉 GP 蛋白、NP 蛋白或分
泌型 GP 蛋白的 DNA 疫苗。2008 年，开展了一项评估 2 种埃博拉 DNA 疫苗安全性、持久
性和免疫原性的Ⅰ期临床试验。其中一种为表达马尔堡病毒 GP 的马尔堡 DNA 疫苗，另一
种为表达扎伊尔型和苏丹型埃博拉病毒 GP 的埃博拉 DNA 疫苗。第一组接种 3 针次马尔堡
DNA 疫苗，第二组接种 3 针次埃博拉 DNA 疫苗，32 周后，两组分别接种一针次同型疫苗
作为加强免疫。临床试验结果发现，两种试验疫苗均具有良好的安全性和免疫原性，而且
加强免疫可以提高机体的免疫反应。

2009 年，在乌干达和澳大利亚堪培拉开展了另一项Ⅰ期临床试验，招募了 108 人单独
或联合接种埃博拉 DNA 疫苗和马尔堡 DNA 疫苗。临床试验结果显示，无论是单独接种还
是联合接种，两种 DNA 疫苗均具有良好的耐受性，并且产生了特异性体液免疫和细胞免
疫反应。到目前为止，单独接种或者应用初免加强免疫策略的埃博拉 DNA 疫苗Ⅲ期临床
试验正在进行中。

该疫苗最大的优点是可同时诱导体液免疫和细胞免疫反应，且疫苗的生产与制备也相
对较简单。但 DNA 疫苗需要多针次接种，且有潜在的安全性风险，因此 DNA 疫苗不适合
用于应急接种。

为了应对 2014 年西非埃博疫情，一些有前景的疫苗尤其是病毒载体疫苗已处于临床
试验阶段，但是由于西非埃博拉疫情的终止，已经无法进行Ⅲ期疫苗效力试验。未来，我
们应当关注全球埃博拉疫情进展，采用科学、高效的实验设计方法，评价疫苗的效力，同
时关注埃博拉病毒的变异情况，设计针对疫情流行株的疫苗。

三、人用高致病性禽流感疫苗的研究

当前的人用季节性流感疫苗（预防甲型 H1N1、H3N2 和 B 型流感）不能诱导产生针
对禽流感病毒（H5N1、H7N9 等）的交叉抗体。由于禽流感对人类健康的威胁和导致流感
大流行的潜力，人禽流感疫苗的研制和储备十分重要。世界卫生组织推荐各国不断增强流
感疫苗研制和生产的能力，缩短新型流感病毒出现到疫苗上市的时间间隔，以应对包括禽
流感在内的新型流感病毒的大流行威胁。世界许多国家，包括中国、美国、日本、瑞士、
英国等，均对人用禽流感疫苗进行了战略储备。

（一）人用高致病性禽流感疫苗的分类

人用禽流感疫苗研究众多，种类多样。传统的制作工艺有灭活疫苗（裂解、亚单位、全病毒）、减毒活疫苗等。灭活疫苗安全性好，减毒活疫苗便宜易生产、使用方便。新兴制造工艺有类病毒颗粒、DNA 疫苗等，但效果和安全性仍需更多临床验证。为应对流感毒株抗原性的不断变异，很多学者也致力于通用流感疫苗的研究。

1. 人用高致病性禽流感灭活疫苗　根据纯化工艺可以将灭活疫苗分为三类：全病毒灭活疫苗，裂解病毒疫苗和亚单位疫苗。全病毒灭活疫苗是最早应用于实际生产的一类传统疫苗，1948 年就有报道，但不良反应较多。20 世纪 60 年代中期，超速离心法的引入减少了杂质，也因此减少了大量的不良反应。再后来全病毒颗粒加入洗涤剂或者有机溶剂使得裂解病毒疫苗产生。20 世纪 70 年代由于病毒膜蛋白和病毒核心分离技术的支持，亚单位疫苗也产生了，从而大大降低了不良反应率。

2. 人用高致病性禽流感冷适应减毒活疫苗　目前最为常见的减毒活疫苗是冷适应重配弱毒疫苗。流感减毒活疫苗的优点是能够模拟自然感染时病毒在上呼吸道的复制，诱导黏膜 IgA、血清 IgG 和细胞免疫等多重免疫应答。减毒活疫苗便宜、易生产，且通过鼻内滴注或喷雾使用，非常方便。缺点是可能存在病毒返祖和与流行病毒重组的风险。

3. 人用高致病性禽流感类病毒颗粒疫苗　类病毒颗粒（VLP）来源于病毒结构蛋白的自组装。这种病毒结构蛋白因为缺少病毒基因组和完整的病毒蛋白而不具有感染性。它能够模拟活病毒诱导产生稳健的体液和细胞免疫应答。其生产可使用杆状病毒表达系统和昆虫细胞，也有使用植物生产技术的报道。

4. 其他人用高致病性禽流感疫苗　DNA 疫苗和腺病毒载体疫苗也是传统疫苗生产方法的替代选择。DNA 疫苗具有制备方便，稳定性好，易于保存和运输等优点，但是安全性还有待进一步证实。腺病毒载体疫苗可以有效地诱导编码抗原的免疫反应，并且可以在不使用鸡胚等物料的情况下进行大规模的生产。此外，越来越多的学者致力于通用流感疫苗的研究。由于流感病毒的抗原性多变，新病毒的出现会导致原有流感疫苗的失效，如果能够针对流感病毒保守区域的蛋白设计流感疫苗，则可以用一种疫苗预防大多数的流感病毒。目前使用较多的流感通用疫苗的设计靶标有 M2 蛋白的胞外部分（M2e）、核蛋白、HA 上更为保守的区域和多聚酶蛋白等。

（二）进入临床试验的人用高致病性禽流感疫苗

1. 人用高致病性禽流感灭活疫苗　传统的疫苗制作工艺通常使用福尔马林或者 β-丙内酯进行感染性的灭活，在鸡胚中进行传代培养。由于疫苗中存在鸡蛋蛋白，对其过敏的人群就不能进行疫苗接种。采用 Vero 细胞培养制作的流感疫苗则避免了此种不足。灭活疫苗安全性好，佐剂的选择和使用对其十分重要，能够起到减少抗原用量和增强免疫效果的作用。

2006 年，Treanor 等对最早研制的一种不含佐剂的灭活亚单位 H5N1 疫苗，进行了安全性和免疫原性评价，使用的原型株为 A/Vietnam/1203/2004（H5N1），属于分支 1 的人类分离株。该项多中心、随机、双盲、安慰剂对照临床试验，入组了 451 名 18~64 岁健康成人，其结果显示，两针次 90μg 剂量才能使 58% 的受试者中和抗体达到保护性水平。虽然疫苗安全性良好，但是由于疫苗剂量过大，其生产量难以满足全球的需求。但该疫苗仍被美国 FDA 批准用于一线工作人员和 H5N1 感染的高危人群。该疫苗也是美国批准的第一个人用禽流感疫苗。

为了减少疫苗接种剂量，学者们开始尝试在疫苗中添加佐剂，以增加刺激机体免疫应答的效率。常用的佐剂有铝/矾（铝氢氧化物或磷酸盐）、水包油乳化液（MF-59、AS03）等。在老鼠、雪貂和猕猴的动物实验中铝佐剂显示了显著的抗原节约效果，然而临床试验却表明，虽然安全，但是铝佐剂并不能明显或持续改善人体对裂解病毒流感疫苗的免疫应答。在成人和儿童中进行的临床试验结果显示，添加铝佐剂的 H5N1 灭活裂解疫苗，安全性良好，但是一般仍需使用 30μg 以上的剂量进行至少两针次的接种才能达到较为满意的免疫水平。如果是全病毒灭活疫苗，则可以使用较小的接种剂量。

2008 年 4 月 2 日我国第一支人用大流行流感病毒灭活疫苗的注册申请获得 CFDA 审批通过，颁发药品批准文号，并作为我国应对流感大流行和应急时的战略储备。中国成为继美国之后第二个具备人用禽流感疫苗制备技术和生产能力的国家。该公司生产研制的一种使用氢氧化铝佐剂的全病毒灭活 H5N1 疫苗（NIBRG-14，A/VietNam/1194/2003（H5N1）RG）在成人中进行的分层随机、安慰剂对照、双盲 I 期临床试验发现，接种两针次的 1.25μg、2.5μg、5μg 和 10μg 剂量均具有良好的耐受性，其中 10μg 剂量诱导的血清抗体阳转率最高（78%）。Wu 等进行的开放性 I 期临床试验和随机 II 期临床试验表明，5～15μg 的铝佐剂的裂解 H5N1 疫苗在 3～11 岁儿童中以及 5～30μg 的铝佐剂裂解 H5N1 疫苗在 12～17 岁儿童中耐受性良好；在 3～11 岁儿童中，10μg 和 15μg 的裂解疫苗诱导的血清抗体阳转和保护率相同（55%）；在 12～17 岁儿童中，30μg 裂解疫苗诱导的血清抗体阳转和保护率最高（71%）。

近来研究表明，使用水包油佐剂的疫苗具有良好的安全性和更好的免疫原性。使用 MF59 作为佐剂的低致病性 H5N3 病毒（A/duck/Singapore/1997）疫苗在 18～40 岁的健康受试者中，灭活的 MF59 佐剂的 H5N1 亚单位疫苗在 18～60 岁的成人和 60 岁以上的老人中进行的临床试验，均表明具有良好的安全性并能够产生满意的血清保护率。在 6 个月到 17 岁的儿童中，其安全性和免疫原性也同样得到了证明。如一项在美国进行的多中心、随机、双盲 II 期临床试验，评价了一种灭活 H7N9 疫苗的不同剂量和佐剂（MF59）配伍的安全性和免疫原性。发现无佐剂疫苗的免疫原性差，以 MF59 为佐剂 3.75μg 的疫苗使 59% 的受试者发生血凝抗体血清阳转，82% 的受试者出现中和抗体阳转，添加佐剂可以大大降低疫苗的使用剂量。

添加 AS03 佐剂同样取得了良好的免疫效果。灭活裂解病毒 H5N1 分支 1 疫苗，在 400 名 18～60 岁成人的临床试验中，在任何 HA 剂量上（3.8、7.5、15 或 30μg）添加 AS03 佐剂，其免疫原性均显著优于不添加佐剂，且安全性良好。同时，研究还发现，只需要 3.8μg 的 HA 剂量，就能够诱导产生针对疫苗株的中和抗体和针对其他分支 H5N1 病毒的交叉反应抗体，激发人体的记忆 B 细胞和 $CD4^+T$ 细胞。该剂量的疫苗后由 GlaxoSmithKline 生产，在欧洲、中东、非洲、马来西亚和香港注册。该疫苗还被欧盟批准用于 18～60 岁成人对 H5N1 禽流感的主动免疫。

2. 人用高致病性禽流感冷适应减毒活疫苗　减毒活流感疫苗目前在美国、俄罗斯等国家批准用于特定人群。生产过程中通过内部基因的修饰，使其冷适应、温度敏感和减毒，从而仅能在温度较低的上呼吸道复制，不能适应下呼吸道较高的体温，保证安全性。

俄罗斯批准使用了一种 H5N2 减毒活疫苗（A/Leningrad/134/17/57ca/ts）。II 期临床

试验表明，该疫苗安全耐受性好，47%~55%的受试者对同源病毒产生了4倍以上的抗体增长，29%~31%的受试者对H5N1产生了交叉免疫反应。受试者的鼻腔分泌物中也产生了显著高的抗体。受试者外周血中流感特异的$CD4^+$和$CD8^+$记忆/效应T细胞水平也出现了增长。Rudenko等报道的一项随机、双盲、安慰剂对照Ⅰ期临床试验也表明，一种冷适应和温度敏感的H7N3减毒活疫苗安全、耐受性好；没有发现因接种疫苗导致的病毒的人-人传播；86.2%的疫苗接种者诱导产生了血清和（或）局部免疫抗体，以及$CD4^+$和$CD8^+$记忆T细胞，且产生的抗体能够与H7N9禽流感病毒产生保护性免疫反应。

3. 人用高致病性禽流感类病毒颗粒疫苗　类病毒颗粒疫苗的临床试验结果显示，虽然疫苗的安全性和耐受性好，但是免疫原性尚需进一步提高。使用ISCOMATRIX佐剂可大大提高免疫效果。

Fries等2013年报道了一种重组H7N9类病毒颗粒疫苗的Ⅰ期临床试验，该疫苗使用重组杆状病毒在昆虫细胞中生产A/Anhui/1/13（H7N9）的类病毒颗粒，整合了A/Anhui/1/13病毒的HA和NA，以及A/Indonesia/5/05病毒的M1蛋白。一项入组284名成人的随机、观察者盲、安慰剂对照的临床试验结果表明，该疫苗具有良好的安全性。但接受15μg和45μg HA的无佐剂类病毒颗粒疫苗的受试者中，仅有5.7%和15.6%的人发生了血清抗体阳转，而接受5μg HA剂量以ISCOMATRIX为佐剂的类病毒颗粒疫苗的受试者，血清抗体阳转率则达到80.6%。

4. 其他人用高致病性禽流感疫苗　DNA疫苗和腺病毒载体疫苗的临床试验尚不多见，Smith等对一种质粒DNA H5（A/Vietnam/1203/04）疫苗进行了双盲、安慰剂对照的Ⅰ期临床试验。发现虽然疫苗耐受性良好，但免疫原性欠佳，受试者的抗体应答率低至20%。由Vaxart公司研发的一种腺病毒为载体的禽流感疫苗（Ad-HA-dsRNA）Ⅰ期临床试验，共招募54名志愿者，临床试验证明，该疫苗具有较好的安全性，能够诱导机体产生一定的免疫反应。

5. 通用人用高致病性禽流感疫苗　有研究者研发了一种新型改良的安卡拉痘苗病毒（MVA）载体疫苗，表达所有流感病毒亚型中保守的核蛋白和基质蛋白。Ⅰ期临床试验表明，该疫苗能够抑制病毒排出和预防流感。此后的一项小样本的Ⅱa期临床试验表明，接种一针次后，疫苗诱导产生了显著增高的针对核蛋白和M1蛋白的T细胞应答水平。但是该疫苗仍需在大样本的人群中（包括老人和儿童）进行安全性和免疫原性评价。其他如针对HA的茎部保守区域、多聚酶蛋白等设计的疫苗，也为提供针对流感病毒的广泛交叉免疫提供了可能。

目前，人用禽流感疫苗尚不推荐进行普遍接种，但是人用禽流感疫苗研究的不断发展，将为今后快速研发应对人感染禽流感流行甚至是流感大流行的疫苗提供十分重要的技术支持和实践经验。

四、肠道病毒71型疫苗的研究

自2008年以来，多个EV71灭活疫苗已进入或完成临床研究，减毒活疫苗、亚单位疫苗、病毒样颗粒疫苗等新型疫苗也显示出良好的发展前景。

（一）EV71疫苗的分类

疫苗类型包括全病毒灭活疫苗、减毒活疫苗、亚单位疫苗、DNA疫苗、表位肽疫苗和重组病毒样颗粒（virus like particles，VLP）疫苗等。全病毒灭活疫苗的研发进展最快，全球已有 5 家企业或机构研发的 EV71 疫苗进入临床试验阶段，新加坡 1 家疫苗公司完成Ⅰ期临床试验，台湾地区研发的疫苗进入Ⅱ期临床试验。中国医学科学院医学生物学研究所（以下简称昆明所）、北京科兴生物制品有限公司（以下简称北京科兴）、国药中生生物技术研究院有限公司（以下简称中生集团）和武汉生物制品研究所有限责任公司等企业研发的 EV71 疫苗于 2013 年完成Ⅲ期临床试验，并相继获 CFDA 批准上市。详见表 2-11-2。

表 2-11-2　目前已进入临床试验阶段的灭活 EV71 候选疫苗制造过程的详细情况

制造商	疫苗类型	细胞系	EV71 病毒株	培养技术	佐剂
中生集团（中国）	灭活 EV71 全病毒疫苗	Vero 细胞	EV71C4 基 因 型（FY7VP5/AH/CHN/2008 株）	微载体生物反应器	氢氧化铝
北京科兴（中国）	灭活 EV71 全病毒疫苗	Vero 细胞	EV71 C4 基 因 型（H07 株）	细胞生物反应器	氢氧化铝
昆明所（中国）	灭活 EV71 全病毒疫苗	人 二 倍 体 细 胞 KMB-17	EV71 C4 基 因 型（FY23 株）	细胞生物反应器	氢氧化铝
卫生研究院（中国台湾）	灭活 EV71 全病毒疫苗	Vero 细胞	EV71 B4 基 因 型（E59 株）	细胞培养转瓶	磷酸铝
Inviragen（新加坡）	灭活 EV71 全病毒疫苗	Vero 细胞	EV71 B2 基 因 型（MS/7423/87 株）	细胞生物反应器	氢氧化铝

（二）EV71 候选疫苗的临床前研究

目前，EV71 疫苗动物模型研究主要在小鼠、大鼠、兔子和猴子中进行。大量临床前研究表明，EV71 毒株的免疫接种能诱导细胞和体液免疫中和体内和体外的 EV71，阻止细胞病变效应和降低动物发病率或死亡率。被动免疫实验证实，成年小鼠接种甲醛灭活的全病毒 EV71 疫苗之后，其血清能为乳鼠提供针对 EV71 病毒攻毒的保护。EV71 的不同基因型间显著交叉中和活性已经在许多动物模型中被观察到。疫苗诱导的体液免疫应答与抗原剂量和次数相关。

（三）EV71 灭活疫苗临床研究

目前只有 EV71 灭活疫苗进入临床试验，以下为 EV71 灭活疫苗的临床试验结果。

1. EV71 灭活疫苗的安全性　临床研究数据显示，EV71 灭活疫苗具有良好的安全性。中生集团 EV71 灭活疫苗的Ⅰ期、Ⅱ期、Ⅲ期安全性数据均表明，该疫苗具有良好的安全性和耐受性：所观察到的绝大多数不良反应均为轻度或中度，并在疫苗组和安慰剂组之间呈现均衡分布，未观察到不良反应的发生随剂量升高而增多的剂量-反应关系，Ⅰ期、Ⅱ期临床试验中观察到部分受试者接种后出现了与疫苗接种无关的一过性血生化或尿常规变化，较为常见的局部不良反应为硬结或疼痛，全身不良反应则为发热。北京科兴研制的 EV71 灭活疫苗Ⅰ期、Ⅱ期临床试验安全性观察结果，以及台湾卫生研究院研制的 EV71 灭活疫苗的安全性观察数据与上述安全性观察结果类似。

2. EV71 灭活疫苗的免疫原性和保护效力　Ⅰ期临床研究的数据表明，在免疫前血清抗体阳性的受试者中，1 针次的 EV71 灭活疫苗可以引起显著的免疫记忆反应。而在免疫前血清抗体阴性的受试者中，1 针次的 EV71 灭活疫苗仅能诱发中度中和抗体反应，2 针次疫苗接种后能产生满意的抗体应答。在 Ⅱ 期临床研究中，0 和 28 天两针次免疫程序得到了进一步的证实。中生集团的 Ⅱ 期临床研究显示，EV71 灭活疫苗组儿童免疫后，抗 EV71 的中和抗体滴度高于安慰剂，且含铝佐剂的 EV71 灭活疫苗其免疫原性是不含佐剂同剂量疫苗免疫原性的 3 倍。此外，剂量反应关系显示高抗原剂量 EV71 灭活疫苗具有更好的免疫原性。基于该临床研究的结果，320U 含铝佐剂的 EV71 灭活疫苗最终被选为 Ⅲ 期临床研究的候选疫苗。同样，北京科兴 EV71 灭活疫苗的 Ⅱ 期临床研究选择 400U 含佐剂的疫苗被推荐为候选疫苗。昆明所选择了 100U 含铝佐剂作为 Ⅲ 期临床研究的候选疫苗。Ⅲ 期临床研究结果显示，昆明所 EV71 灭活疫苗诱导产生的中和抗体 GMT 为 90.57（95% CI：66.9~173.1），北京科兴和中生集团候选疫苗的 GMT 分别为 252.1（95% CI：180.8~351.6）和 407.1（95% CI：339.8~487.7）。除了体液免疫反应，T 细胞免疫也在抗 EV71 疾病中发挥一定作用。昆明所 EV71 灭活疫苗的 Ⅱ 期临床研究数据表明，儿童在接种疫苗后，B 细胞、T 细胞、MHC 系统、NK 细胞和巨噬细胞等免疫细胞的特异及非特异功能增强且炎症反应出现明显上调。

中生集团、北京科兴以及昆明所研制的三个含铝佐剂 EV71 灭活疫苗的 Ⅲ 期临床设计相似，在多个研究中心招募了超过 10 000 名受试者，且至少随访了 1 年，但招募的受试者年龄略有不同。在为期一年的监测期间，中生集团的 EV71 灭活疫苗针对 EV71 所致 HFMD、EV71 所致疾病和住院或重症 EV71 病例的保护效力分别为 90.0%（95% CI：67.1~96.9）、80.4%（95% CI：58.2~90.8）和 100%（95% CI：41.6~100.0）。然而，北京科兴 EV71 灭活疫苗针对 EV71 所致 HFMD（包括/不包括疱疹性咽峡炎）、EV71 所致疾病、EV71 所致住院病例和伴随有神经并发症严重 EV71 病例的保护效力分别为 94.8%（95% CI：87.2~97.9）、88.0%（95% CI：78.6~93.2）、100%（95% CI：83.7~100.0）和 100%（95% CI：42.6~100.0）。昆明所 EV71 灭活疫苗保护效力也接近 95%。同时，前两个临床研究还研究了疫苗保护 EV71 所致疾病的免疫学替代终点，评估从 1:4 到 1:1024 中各滴度对应的灵敏度和特异度，研究显示，当抗体滴度达 1:16 时灵敏度和特异度合计达到最大值。但因考虑到提供更高水平中和抗体滴度能提供更好和更长久的保护，故当抗体滴度达到 1:32 时灵敏度和特异度合计达到第二最大值也被推荐。关于 EV71 灭活疫苗效力血清学替代指标是一项重要的发现，对于未来 EV71 疫苗临床研究中免疫学效果评价有指导意义。

3. EV71 灭活疫苗的交叉免疫/保护 中国台湾和大陆对 EV71 灭活疫苗诱导的交叉免疫均进行了研究。为了避免免疫前血清中 EV71 抗体的干扰，在免疫前血清抗体阴性人群中可以更好地评估交叉免疫。在台湾，接种 B4 基因型 EV71 灭活疫苗后，超过 85% 的基线水平血清抗体阴性的受试者对 B1、B5 以及 C4a 基因型 EV71 有较强的交叉中和抗体反应。此外，针对 C4b 基因型以及 CVA16 型的交叉中和抗体反应较弱，但是，超过 90% 的免疫前血清中无 C2 型中和抗体的成人，在接种疫苗后仍未产生针对 C2 型病毒株的交叉免疫反应。中生集团和北京科兴的 C4 基因型 EV71 灭活疫苗交叉免疫的研究结果表明，C4 基因型 EV71 灭活疫苗可以诱导产生广泛的交叉中和作用，包括 C2、C4、C5、B4、B5 型 EV71 病毒株，这些是过去 20 年间世界上主要流行株。并且，C4 型 EV71 灭活疫苗诱导的血清中 EV71 中和抗体的交叉中和能力与野生型 EV71 病毒株自然感染产生的血清 EV71 中和抗体的交叉中和能力相似。这些表明 EV71 灭活疫苗对于 EV71 病毒内的各基因型有较好的免疫交叉作用，但 EV71 灭活疫苗对 EV71 病毒以外的其他肠道病毒（例如柯萨奇A16、脊髓灰质炎病毒等）没有免疫交叉或保护作用。

4. EV71 灭活疫苗的免疫持久性和加强免疫　在Ⅱ期和Ⅲ期临床试验中，2 针次 EV71 灭活疫苗诱导产生的中和抗体水平在第 1 针免疫后 6 个月内出现显著的下降，提示抗体水平持久性的问题。6 个月后 EV71 中和抗体的 GMTs 水平低于 2 针剂接种后 28 天的一半。但是在此之后，即 2 针剂免疫接种后 12 个月，EV71 抗体水平下降趋于平缓，虽然有轻微的降低，但无统计学意义。由于 HFMD 暴发季节中 EV71 流行的存在，抗体水平的持久性或许会被高估。潜在的 EV71 隐性感染和 EV71 野生型毒株自然暴露可能隐藏抗体衰减的动态变化规律。将来，如果 EV71 灭活疫苗在人群中大规模接种，EV71 流行和再暴露风险可能会减少，导致免疫力持久性的降低从而更加需要加强免疫。在中国婴幼儿中实施 EV71 灭活疫苗加强免疫的临床研究，是在 EV71 疫苗Ⅱ期临床研究的基础上进行的。接种 2 针次基础免疫的受试者在 1 年后再次被招募进行 EV71 疫苗的加强免疫接种，其加强免疫被证实是十分有效的，疫苗接种后 GMT 水平增长超过 10 倍。

通过大规模临床试验发现，非易感人群 EV71 患者存在症状期和恢复期排毒，其排毒规律与易感人群的排毒规律相似，从而认为 EV71 灭活疫苗可能对病毒的定植作用有限，不能预防病毒感染；EV71 疫苗对 EV71 所致重症病例的保护率明显高于轻症病例。据此推测 EV71 疫苗主要在病毒血症过程中发挥作用。含铝佐剂 EV71 灭活疫苗在临床试验中显示的预防 EV71 所致疾病，尤其是对 EV71 所致的住院病例或重症病例的效果十分鼓舞人心，其在人群中的应用将为预防 EV71 感染和手足口病提供重要手段。EV71 灭活疫苗被批准上市之后，要考虑到很多实践性问题，如 6 月龄以下幼儿的疫苗接种的必要性、安全性和有效性研究，EV71 基因型交替改变的监测和与疫苗株的匹配情况研究，研发针对手足口病感染主要病原的联合疫苗，EV71 疫苗针对不同基因型交叉保护作用，EV71 疫苗的群体效应和经济效益研究等。

五、戊型肝炎疫苗的研究

戊型肝炎（hepatitis E，HE）在孕妇中病死率高达 25%，因无治疗性特效药，被世界卫生组织指定为 21 世纪最优先发展的疫苗之一。目前 3 种疫苗进入人体临床试验，其中 HEV239，商品名为益可宁，在中国于 2012 年 10 月 27 日正式上市，是国际上第一个批准的戊型肝炎疫苗。

（一）戊型肝炎疫苗的分类

由于 HEV 缺乏有效的组织培养体系，对于 HE 灭活及减毒活疫苗的研制造成了难度，目前 HE 疫苗研究主要集中于重组蛋白疫苗和 DNA 疫苗的研究。

1. 戊型肝炎基因重组疫苗　目前 HEV 基因重组疫苗候选抗原主要集中在 ORF2 上，国内外各实验室选用的病毒基因型不同，采用的表达系统也不同，如原核、真核、酵母细胞以及动物细胞和植物细胞等；ORF2 片段长短不同，有全基因或特异性基因片段，如 trpE-C（221~660aa）、pE2（394~606aa）、HEV239（368~606aa）、62kDa（112~636aa）、55kDa（112~607aa）、56kDa（112~607aa）等。ORF3 蛋白的作用是负责 HEV 病毒出胞，并不出现于粪便中的 HEV 表面上，但是血液中有 ORF3 抗体的出现。Ma 等人将 HEV ORF3 蛋白作为免疫源对猴体进行免疫试验时发现，针对 ORF3 的抗体虽然不能够保护疫苗组免于感染，但是能够降低病毒滴度并且能够缩短病毒血症时间以及粪便排毒时间。

2. 戊型肝炎 DNA 疫苗　DNA 疫苗作为一种新型的免疫手段，有不同于传统蛋白疫苗的优点，比如更容易产生细胞免疫，类似于天然的感染过程。将含有 HEV ORF2 全长或特异性片段的重组质粒进行免疫，使外源基因在活体内表达，所产生的抗原可激活机体免疫系统，从而诱导特异性的体液免疫和细胞免疫应答，如 pcHEVORF2 等，以及 DNA 疫苗与重组蛋白疫苗联合免疫的 Lipo-NE-DP 等。

（二）戊型肝炎候选疫苗临床前评价研究

临床前研究阶段最好的疫苗评价途径就是接种易感动物，观测其临床症状和保护效果。目前至少有 13 种戊型肝炎候选疫苗在非人灵长类动物体内进行了病毒攻击实验的评估，详见表 2-11-3。

表 2-11-3　不同候选戊型肝炎疫苗在猕猴/恒河猴模型上的实验结果

名称	表达体系	表达基因	蛋白	保护效果
trpE-C2	大肠杆菌	Ⅰ型 ORF2	221~660	同型保护，异型（Ⅱ型）部分保护
pE2	大肠杆菌	Ⅰ型 ORF2	394~606	同型保护
HEV239	大肠杆菌	Ⅰ型 ORF2	368~606	同型、异型（Ⅳ）保护
HEV179	大肠杆菌	Ⅳ型 ORF2	439~617	同型保护
55kD	昆虫细胞	Ⅰ型 ORF2	全长	同型、异型（Ⅱ型）保护
62kD	昆虫细胞	Ⅰ型 ORF2	112~660	同型保护
53kD	昆虫细胞	Ⅰ型 ORF2	112~578	同型保护不佳
56kD	昆虫细胞	Ⅰ型 ORF2	112~607	同型、异型（Ⅱ型和Ⅲ型）保护
rHEV VLP	昆虫细胞	Ⅰ型 ORF2	112~608	同型保护（口服）
T1-ORF2	CHO-K1 细胞	Ⅳ型 ORF2	126~621	同型、异型（Ⅳ）保护
pcHEVORF2	质粒 DNA	Ⅰ型 ORF2		异型（Ⅱ型）保护（基因枪接种）
Lipo-NE-DP	质粒 DNA（初免）+ 大肠杆菌（加强）	Ⅰ型 ORF2	458~607	同型保护
ORF3-IL1β	大肠杆菌	Ⅳ型 ORF3	全长	同型、异型（Ⅱ型）部分保护

（三）戊型肝炎候选疫苗临床试验研究

目前，已有三种戊型肝炎候选疫苗进入临床试验研究阶段，一种是由葛兰素史克公司等研发的利用昆虫细胞表达的 ORF2 片段的蛋白产物（56kD）戊型肝炎疫苗，一种疫苗是由厦门大学研发的在大肠杆菌中表达的 HEV239 疫苗，一种是由东南大学和长春生物制品所研发的利用大肠杆菌表达的 HEV179 疫苗。

1. 戊型肝炎 56kD 疫苗　葛兰素史克公司等首先在 88 名 18~50 岁的美国陆军志愿者中进行了戊型肝炎 56kD 疫苗Ⅰ期临床试验。志愿者分成 4 个组，按 0、1、6 个月免疫程序分别接种 1、5、20、40μg 剂量的疫苗，结果显示 1μg 剂量疫苗组血清抗体阳转率为 67%，其他 3 种剂量疫苗血清抗体阳转率为 89%~95%。后来在尼泊尔皇家陆军志愿者中进行了第 2 次 I 期临床试验，44 名志愿者分成 2 组，按 0、1、6 个月免疫程序分别接种 5μg 或 20μg 剂量的疫苗。在接种第 2 剂的 1 个月后有 43 名志愿者出现了血清抗体阳转，在第 3 剂的 1 个月后，剩余的一名志愿者也出现了阳转。

2001 年 7 月至 2004 年 1 月间，葛兰素史克公司等在尼泊尔部队完成了 II 期临床试验。共 1794 名（疫苗组 896 人，对照组 898 人）现役军人完成了 0、1、6 个月 20μg 剂量疫苗的全程接种，结果表明疫苗组"疼痛"发生率稍高于对照组，未发现特殊疫苗相关安全性问题；在疫苗组中，接种第 2 剂疫苗和第 3 剂疫苗后 1 个月，抗体阳转率分别为 81.3% 和 100%。自第 3 针后 14 天起，对照组共确诊了 66 例急性戊型肝炎病例，疫苗组确诊 3 例，全程接种疫苗后保护率为 95.5%（95%CI：85.6%~98.6%）；只接种 2 剂次疫苗的有效率为 85.7%（95%CI：16.0%~98.2%）。目前葛兰素史克公司尚未启动戊型肝炎疫苗的 III 期临床试验。

2. HEV239 疫苗 2007 年在江苏省东台市启动了 HEV239 疫苗 III 期临床试验，采用了随机、双盲、安慰剂对照设计，招募并入组 16 岁以上健康受试者 112 604 人（疫苗组 56 302 人、对照组 56 302 人），按 0、1、6 个月免疫程序随机接种 30μg 戊肝疫苗或 5μg 乙肝疫苗，其中 97 356 万名受试者完成全程接种。结果显示疫苗的安全性良好，全程免疫后 1 年内预防戊肝的保护率为 100.0%（95%CI：72.14%~100.0%），对所有年龄和性别组均有保护性，疫苗对 HEV 不同基因型感染具有交叉保护，1 个月内接种 2 针疫苗即可快速提供保护（保护率为 100.00%）；免疫 4.5 年后，HEV239 疫苗保护率为 86.8%（95%CI：71.0%~94.0%），疫苗组血清抗体阳性率 87%，而对照组为 9%。在 III 期临床试验中，免疫持久性亚组受试者接种 HEV239 疫苗后预防 HEV 感染效果显示，全程接种 HEV239 疫苗后 2 年内对预防 HEV 感染的保护率为 79.2%（95%CI：67.7%~86.6%），且免疫后第 1 年和第 2 年的结果相似；至少接种 1 剂 HEV239 疫苗预防 HEV 感染的保护率为 77.0%（95%CI：65.3%~84.7%）；虽然在 III 期临床试验中孕妇为排除对象，在试验开始时或试验过程中疫苗组 37 人、对照组 31 人怀孕。对这些非有意接种 HEV239 疫苗的女性怀孕期及生产婴儿情况显示，HEV239 疫苗在孕妇中的耐受性良好，只有 1 名孕妇报告了 1 级接种部位疼痛；非有意接种疫苗的孕妇其不良反应发生率与其他未怀孕女性相似；在 HEV239 疫苗组中 19 名孕妇（51.3%）实施了选择性流产，在对照组中为 45.2%；在 HEV239 疫苗组中未发生自然流产，18 名婴儿中 7 名为顺产，11 名为剖宫产，与对照组相似；无婴儿患有先天性畸形，两组婴儿的出生体重、身长和胎龄均相似。对 III 期临床试验的免疫原性亚组中 HBsAg 阳性受试对象的免疫原性和安全性进行了回顾性研究，HEV239 疫苗在 HBsAg 阳性受试者和 HBsAg 阴性受试者中具有相似的免疫原性与耐受性。全球疫苗安全咨询委员会（Global Advisory Committee on VaccineSafety，GACVS）在 2014 年 6 月的会议期间回顾了 HEV239 疫苗的安全性数据，认为该疫苗 I、II、III 期临床试验中获得的健康成人安全性数据是可靠的，但缺乏 <16 岁和 >65 岁人群、患有基础疾病或其他情况人群（如免疫抑制或患有肝脏疾病人群）的相应数据，建议开展相关研究评价疫苗在这些人群中的安全性。

六、登革热疫苗的研究

登革热疫苗的研制始于 1929 年，但是由于登革病毒（dengue virus，DENV）血清型别复杂，并且存在抗体依赖性免疫增强现象等，导致登革热疫苗的研制存在很多困难。直到 2015 年 12 月，法国赛诺菲巴斯德公司研发的四价重组嵌合疫苗 CYD-TDV（商品名为 Dengvaxia）被墨西哥政府批准上市，全球才出现了首支正式上市的登革热疫苗。

（一）登革热疫苗的分类

根据疫苗研发的方法，登革热疫苗可以分为减毒活疫苗（包括连续细胞传代的减毒活疫苗和通过重组 DNA 技术选择性引入突变或产生嵌合病毒的减毒活疫苗）、灭活疫苗、亚单位疫苗、DNA 疫苗、病毒样颗粒（virus-like particle，VLP）疫苗、病毒载体疫苗等。

（二）登革热候选疫苗的临床前研究

成熟的登革病毒基因组 RNA 由核衣壳 C 蛋白包裹，外层脂质膜上镶嵌着前膜 M 蛋白和包膜 E 蛋白。E 蛋白主要参与病毒的侵入及融合，同时也是宿主抗体应答的主要靶点，由抗原决定簇 D I、D II 和 D III 组成。D III 由类似免疫球蛋白结构组成，可能参与病毒与宿主细胞表面受体的结合。登革病毒的 E、prM 和非结构 NS1 蛋白都可作为抗体作用的靶点，其中 E 蛋白的 D III 因其特异性血清型专一性而成为登革热疫苗研制的热点。

目前，登革热疫苗研究缺乏理想的动物模型，经过长期研究，已有几种小鼠和非人灵长类动物模型在一定程度上可用于登革病毒的研究，如 Balb/CJ、AG129、裸鼠（HepG2、K562）、NOD/SCID、RAG-Hu 等小鼠模型；恒河猴、食蟹猴、断尾猴、非洲绿猴、枭猴等非人灵长动物模型。但是这些小鼠模型需要脑内注射远高于蚊虫叮咬皮下感染人的病毒量才能出现临床症状，而这些非人灵长动物模型只能产生低水平病毒血症和抗体应答，不能表现出人感染登革病毒后的临床症状。因此，抑制非人灵长动物模型产生病毒血症或降低病毒血症水平，成为登革热疫苗在非人灵长动物模型中保护效果的主要评价指标。目前，正在进行研发、已经在非人灵长动物模型上开展了临床前研究的登革热候选疫苗见表 2-11-4。

表 2-11-4 已经在非人灵长动物模型上开展临床前研究的登革热候选疫苗*

疫苗	研发者	抗原成分	价数
重组亚单位疫苗	古巴 Pedro Kourí 热带医学研究所和遗传工程与生物技术中心	在大肠杆菌中表达 ED III-p64K 融合蛋白和 ED III-衣壳蛋白	单价
	美国 Vaxlnnate 公司	在杆状病毒和昆虫细胞中表达 80E-STF2 融合蛋白	四价
	台湾卫生研究院	在大肠杆菌中表达一致的 ED III 蛋白	四价
DNA 疫苗	美国海军医学研究中心	由质粒载体表达"改组"的 prM 和 E 蛋白	四价
	美国疾病预防控制中心	由质粒载体表达的 prM 和 E 蛋白	四价

续表

疫苗	研发者	抗原成分	价数
VLP 疫苗	国际遗传工程和生物技术中心	毕赤酵母中表达 E 蛋白与乙型肝炎病毒表面抗原形成的融合蛋白；或者毕赤酵母中表达 E 蛋白胞外结构域和 30 个氨基酸残基 prM 蛋白组成的融合蛋白	四价
病毒载体疫苗	北卡罗来纳大学和全球疫苗组织	基于单周期委内瑞拉马脑炎病毒载体，表达 E 蛋白（E85）	四价
	Themis 生物科学公司和巴斯德公司	基于麻疹减毒活疫苗病毒载体，表达 EDⅢ蛋白和 DENV1 的 M 蛋白胞外结构域	四价
灭活疫苗	美国海军医学研究中心	补骨脂素灭活的登革病毒	单价
	葛兰素史克公司、美国沃尔特里德陆军研究所和 Oswaldo Cruz 基金会	纯化灭活登革病毒	四价
	全球疫苗组织	以委内瑞拉马脑炎复制子颗粒为佐剂的灭活登革病毒	四价
减毒活疫苗	泰国清迈大学、玛希隆大学、泰国科技部国家科技发展署和亚洲 BioNet 公司	以 DENV2 减毒株为基因骨架，表达 DENV1 的 prM 和 E 蛋白	单价
	美国 Arbovax 公司	登革病毒宿主范围突变复合物	四价
	北京微生物和流行病学研究所	以乙脑病毒减毒株为基因骨架，表达 DENV2 的 prM 和 E 蛋白	单价
	诺华热带病研究所和新加坡科学与技术研究机构	登革病毒靶向突变体（2′-O-甲基转移酶突变体）	双价
异源初免加强免疫	美国海军医学研究中心和美国沃尔特里德陆军研究所	初免表达 DENV prE/M 质粒载体构成的四价登革热疫苗或以福尔马林灭活的 DENV 组成的铝佐剂四价灭活疫苗，加强免疫减毒活疫苗	四价
共同免疫	Oswaldo Cruz 基金会	以黄热病毒减毒株 17D 为基因骨架、表达 prM 和 E 蛋白的登革热嵌合疫苗与 DNA 疫苗共同注射免疫	单价

注：*已经开展人体临床试验的疫苗未列出，可详见"（三）进入临床试验的登革热疫苗"

（三）进入临床试验的登革热疫苗

目前，赛诺菲巴斯德公司的四价登革热重组嵌合疫苗已经完成Ⅲ期临床试验成功上市，美国国立卫生研究院的四价登革热减毒活疫苗（TV003）正在进行Ⅲ期临床试验中，武田药品株式会社的四价登革热减毒活疫苗（DENVax）正在进行Ⅱ期临床试验中，而纯化灭活疫苗、重组亚单位疫苗、DNA 疫苗已经完成或正在进行Ⅰ期临床试验。

1. 登革热重组嵌合减毒活疫苗　该疫苗以黄病毒属家族毒株为骨架，再以 4 个血清型病毒的同源序列（主要是 PrM 和 E 蛋白）替换骨架病毒的相应基因得到重组嵌合毒株，从而获得合适的减毒效率和较强的免疫原性。临床试验最成功的是赛诺菲巴斯德公司的四价重组嵌合减毒活疫苗 CYD-TDV，商品名 Dengvaxia。该疫苗以黄热病毒减毒株 17D 为基因骨架，构建含有黄热病毒减毒株的 C 蛋白基因、NS 蛋白基因、非编码基因和 4 个血清型登革病毒抗原基因的嵌合病毒。再通过电转移技术，以感染性嵌合病毒 RNA 转染 Vero 细胞，研制出四价登革热疫苗。

2011 年，该疫苗在亚洲 5 个国家和拉丁美洲 5 个国家开展了两项多中心、随机双盲、安慰剂对照的Ⅲ期临床试验，均按 0、6、12 个月的免疫程序进行三针次接种。亚洲的临床试验招募了 10 275 名 2~14 岁健康儿童为研究对象。临床试验结果显示，该疫苗是安全的，试验疫苗和安慰剂对照的不良反应发生率无统计学差异；疫苗总有效率是 56.5%，其中针对登革病毒 1~4 型的有效率分别是 50.0%、35.0%、78.4%和 75.3%；全程接种后可避免 88.5%的出血性登革热风险，减少 67.2%的登革热住院风险。拉丁美洲的临床试验招募了 20 869 名 9~16 岁健康儿童为研究对象，其临床试验结果与亚洲的基本一致：疫苗是安全有效的，但是该疫苗对于登革病毒 2 型的免疫效果较差，而对于登革病毒 1 型、3 型和 4 型的免疫效果较好。同时，拉丁美洲的临床试验还发现，由于不同地区流行的登革热血清型别不同，因此该疫苗保护效果呈现地域性差异，比如在登革病毒 4 型流行的巴西疫苗总有效率是 77.5%，而在登革病毒 1 型和 2 型流行的墨西哥疫苗总有效率是 31.3%。

对 CYD-TDV 全程接种后第 3 至第 6 年的随访观察发现，疫苗接种人群发生严重登革热的相对危险度是 0.84，其中 9 岁及以上人群是 0.50，但是 9 岁以下儿童是 1.58，其中亚洲的研究队列中 6 岁以下儿童发生严重登革热的相对风险达到 7.45，说明该疫苗对于 9~16 岁儿童是非常有效的，但是对 9 岁以下儿童效果较差，尤其是 6 岁以下儿童，长期来说反而可能增加严重登革热发生风险。

2. 基因缺失或突变的登革热减毒活疫苗 登革病毒基因组两端的非编码区为病毒 RNA 合成及复制所必需，通过对此区域进行部分缺失或突变而获得减毒株的方法常用于登革热减毒活疫苗的研发。美国国立卫生研究院通过将病毒 3′端非编码区域的 30 个核苷酸敲除，筛选出了 1、3、4 型减毒株 DEN1Δ30、DEN3Δ30 及 DEN4Δ30，同时以 DEN4Δ30 毒株为骨架，以登革病毒 2 型的 PrM 蛋白和 E 蛋白基因替换 DEN4Δ30 的相应片段，获得四价减毒活疫苗 TV003/TV005。TV003 和 TV005 的主要区别是登革 2 型的含量不同，前者登革 2 型的含量为 10^3PFU（plaque forming unit，空斑形成单位），后者登革 2 型的含量为 10^4PFU。2010 年 8 月—2013 年 3 月，在美国的四个州县招募 168 名 18~50 岁健康成人开展了该疫苗的Ⅰ期临床试验，按 0、6 个月的免疫程序进行两针次接种。试验结果显示，一针次 TV003 接种后，受试者登革病毒 1~4 型抗体阳转率分别为 92%、76%、97%和 100%，而一针次 TV005 接种后，受试者登革病毒 1~4 型抗体阳转率分别为 92%、97%、97%和 97%，说明 TV005 的免疫效果明显优于 TV003，且一针次就可以使 4 型登革热疫苗达到理想的免疫水平。同时临床试验还发现，非非裔美籍受试者的 4 型登革病毒抗体阳转率（86%）高于非裔美籍受试者（53%）。2016 年该疫苗在巴西开展了Ⅲ期临床试验。

武田药品株式会社以登革病毒 2-PDK-53（来源于 DEN2 16681 株）减毒株为基因骨架，分别以登革病毒 1 型（16007 株）、登革病毒 3 型（16562 株）、登革病毒 4 型（1036 株）的 PrM 和 E 蛋白基因取代登革病毒 2-PDK-53 的相应基因片段，转染 Vero 细胞后制备四价登革热减毒活疫苗 DENVax。2011 年 10~11 月期间，该疫苗在哥伦比亚招募了 96 名 18~45 岁健康成人开展了 I 期临床试验，按照 0、3 个月的免疫程序进行两针次接种，以评价皮下、皮内两种接种途径以及高、低两种剂量，其中低剂量的每剂次中 DENVax-1~ DENVax-4 含量是 8×10^3、5×10^3、1×10^4 和 2×10^5PFU；高剂量的每剂次中 DENVax-1~ DENVax-4 含量是 2×10^4、5×10^4、1×10^5 和 3×10^5PFU。临床试验结果显示，两种接种途径和两种剂量的 DENVax 疫苗均是安全的，最常见的全身性不良反应是头痛和疲倦，皮下接种的局部不良反应发生率高于皮内接种；全程接种后，62% 的受试者 4 个血清型均阳转，96% 的受试者对 3 个及以上血清型发生阳转；低剂量组 25% 受试者、高剂量组 33% 受试者可以检测到持续时间短且病毒载量较低的疫苗株病毒。2011 年，在哥伦比亚、波多黎各、新加坡和泰国招募了 360 名 18 月龄~45 岁儿童和成人开展了该疫苗的 II 期临床试验，目前该临床试验已经完成。2014 年，在亚洲和拉丁美洲招募了 1800 名儿童开展了该疫苗的 II 期临床试验，评价 3 种不同免疫程序的优劣，目前该临床试验正在进行中。

3. 其他登革热疫苗　美国沃尔特里德陆军研究院制备了单价登革热 1 型纯化灭活疫苗（DENV1 PIV），于 2011 年开展了单中心、开放性的 I 期临床试验，结果显示，疫苗安全性良好，高剂量（5μg PIV/0.5ml）组和低剂量（2.5μg PIV/0.5ml）组受试者均能出现针对 DENV1 的中和抗体。目前不同佐剂的四价登革热纯化灭活疫苗临床试验处于 I 期临床试验阶段。

目前多个重组亚单位登革热疫苗均处于研发中，其中最有希望的是默克公司的登革热重组 E 蛋白疫苗 V180。该疫苗将野生型登革病毒基因组中编码 PrM 及 E80 蛋白的序列插入在载体中，在转染至果蝇 S2 细胞以获得稳定表达 E80 重组蛋白的细胞系。2009 年，在美国圣路易斯大学疫苗中心进行了 V180 的 I 期临床试验，试验结果显示该疫苗安全性及免疫原性良好。

美国海军医学研究中心研发了单价质粒 DNA 疫苗 D1ME100，表达登革病毒 1 型的 PrM 和 E 蛋白。2006 年 1 月开展了开放性 I 期临床试验，均按 0、1、5 个月的免疫程序进行三针次接种。试验结果显示，疫苗是安全的，但是 1mg 低剂量的疫苗组未产生中和抗体，仅仅 42% 的 5mg 高剂量组受试者产生了抗体反应，但是持续时间很短。

登革热疫苗研发缺乏合适的动物模型，低等灵长类动物在感染登革病毒后所表现出的症状与人类相去甚远，而且理想的登革疫苗应能同时且均衡地诱导针对 4 个型别登革病毒的免疫反应，其研制难度大大增加。

七、艾滋病病毒疫苗研究

目前的抗逆转录病毒疗法（antiretroviral therapy，ART）可把 HIV 感染转变成一种慢性可管理疾病，但并不能治愈艾滋病。此外，大多数感染者生活在资源有限的国家，可应用于抗逆转录病毒治疗的资源有限。因此，研发预防性和治疗性艾滋病疫苗具有非常重要的意义。为此，全球投入大量的人力和财力开展艾滋病疫苗的研发，由于 HIV 病毒具有高突变、构象表位、糖基化屏障等原因，艾滋病疫苗的研发步履维艰。虽然大量艾滋病疫苗进入临床研究，但是目前还没有 HIV 疫苗获批上市。

（一）HIV 疫苗的分类
自 1987 年第一种 HIV 疫苗应用于临床试验，目前已有 40 余项 HIV 疫苗进行了临床安全性和免疫原性的评价，HIV 疫苗的研究分为预防性和治疗性疫苗，主要包括全病毒灭活疫苗和病毒样颗粒、重组减毒载体疫苗、亚单位疫苗和裸 DNA 疫苗等。

（二）HIV 候选疫苗的临床前研究

HIV 疫苗在非人灵长类动物（NHP）模型主要包括 HIV1/黑猩猩模型、HIV-2/NHP 模型、SHIV/恒河猴模型和 SIV/恒河猴模型。主要 HIV 疫苗在非人灵长类动物模型中的免疫原性结果见表 2-11-5。

表 2-11-5　不同艾滋病疫苗在非人灵长类动物模型上的实验结果

疫苗	模型	抗原成分	针次	攻毒时间（天）	存活率（%）	细胞免疫	体液免疫
亚单位疫苗	HIV-1/黑猩猩模型	gp120	3	245	100	NA	+++
亚单位疫苗		gp160	3	245	100	NA	+
免疫刺激复合物混合疫苗	HIV-2/NHP模型	全病毒	5	502	50	+++	+
减活重组 VSV 载体疫苗	SHIV/恒河猴模型	Env, gag	4	284	100	++	+++
重组 envDNA 疫苗		Gp120, gp160	5	168	100	++	++
重组亚单位疫苗		Gp120	3	112	100	+	+++
重组腺病毒疫苗	SIV/恒河猴模型	Gp160, gp120, rev	4	294	100	++	+++
DNA 疫苗		gag-pol-env	10	224	100	+	+
重组腺病毒疫苗		Gag	3	252	100	++	NA
DNA+腺病毒 Ad5 疫苗		Gag	4	252	100	++	NA
重组 NYVAC-SIV 载体疫苗		Env, Pol, Gag	4	126	50	++	+/-
重组 nef 痘苗疫苗		nef	3	147	100	++	-

（三）进入 III 期临床试验的 HIV 疫苗

Jonas Salk 博士 1987 年分离出了 HIV-I 型病毒抗原，研究初期是作为预防性艾滋病候选疫苗研究的，后改为治疗性疫苗开展了大量研究。另一个开展 III 期临床试验的艾滋病候选疫苗是 ALVACvCP1452，它是一种重组痘病毒载体疫苗，表达 HIV-I 型病毒群特异性抗原和外膜（gp120MN）基因产物，该试验还比较了 ALVACvCP1452±HIV-I 免疫原，结果在中断抗病毒治疗以后，并没有出现任何疫苗诱导的病毒学控制的表现。到目前为止在Clinicaltrials. gov 上注册的进入 III 期临床试验的 HIV 疫苗共 58 个。两个关于 HIV-I 型病毒抗原的 III 期临床试验已经结束，其结果也已经公布。还有一个临床试验的结果未对外公布就已经终止了。

Kahn 等人 1996 年 3 月在美国 77 个研究中心开展了 HIV-I 型病毒抗原 III 期临床试验，

该研究的对象为未经治疗的或虽经抗病毒治疗但 CD4$^+$T 淋巴细胞计数在 $300\sim549/\mu l$ 的 HIV 感染者中进行，临床试验结果显示疫苗接种使 CD4$^+$T 淋巴细胞计数增加，并对 HIV 蛋白产生细胞介导免疫反应，疫苗也被证实是安全的，但是该疫苗对增加艾滋病病人生存率没有影响，同时，对 HIV-Ⅰ型血浆 RNA 水平、CD4$^+$T 淋巴细胞计数百分比、体重或者总生存期都没有影响，该结果也导致了试验的终止。

2000 年，Valentine 等人在已经进行抗逆转录病毒治疗的原发性艾滋病病人身上进行的第一个国际性、随机、双盲、安慰剂对照的Ⅲ期临床试验，该疫苗被证实是安全的，但是 HIV-Ⅰ抗原+ALVAC 疫苗对抗逆转录病毒治疗的效果没有产生任何有益的作用。

Buchbinder 等人于 2004 年 11 月在北美、加勒比海、南美和澳大利亚等 34 个地方对 MRKAd5 HIV-Ⅰ gag/pol/nef 疫苗开展了一项多中心、随机、双盲、安慰剂对照（1:1）的"概念验证"临床试验。该研究共纳入 3000 名 HIV-Ⅰ血清抗体阴性的高危受试者，分别接种 3 针次 HIV-Ⅰ gag/pol/nef 疫苗（n=1494）或安慰剂（n=1506）。研究中期分析发现，基线 Ad5 抗体水平较低（<200）的受试者中疫苗组 HIV-Ⅰ感染风险比安慰剂组高 1.2 倍；基线 Ad5 抗体水平较高（≥200）的受试者中疫苗组 HIV-Ⅰ感染风险比安慰剂增高 2.3 倍，提示 Ad5 载体可能增加患 HIV-Ⅰ感染的风险。后续研究也发现，Ad5 感染能够激发人体细胞对 HIV-Ⅰ的易感性。根据这些研究结果迫使我们寻找其他病毒作为病毒载体进行疫苗研发。

目前还没有成功的治疗性 HIV 疫苗能够诱导有效的免疫和控制病毒复制，但是治疗性疫苗在 HIV 治愈策略中仍然扮演着重要的角色。从 HIV 疫苗的研制失败中可以发现，首先，在诱导 HIV 中和抗体产生的同时，还需要有效地刺激细胞免疫，这对研发 HIV 疫苗至关重要；其次，核酸疫苗和蛋白疫苗的联合疫苗已发展成为 HIV 疫苗研究热点，泰国 RV144 为 HIV 疫苗的研发提供了新的方向；第三，天然的三聚体疫苗在未来也是 HIV 疫苗研究的热点；第四，疫苗的脂质化也是 HIV 疫苗未来的研究方向之一。

总之，艾滋病疫苗的研发还有很长的路要走，采用多种免疫策略，同时诱导产生体液免疫和细胞免疫的联合免疫可能是未来艾滋病免疫的有效免疫方案。

八、其他新发传染病的疫苗研究

（一）幽门螺杆菌（Hp）疫苗

目前，临床上常用三联或四联疗法治疗 Hp 感染相关疾病，但存在 Hp 再次感染、耐药菌株产生、用药方案复杂、费用较高等问题，更主要的是没有很好的防治方法来覆盖大范围的无症状感染人群，因此，研制安全有效的 Hp 疫苗在预防和控制感染方面具有十分重大的意义。

1. Hp 疫苗分类　自 20 世纪 90 年代初国内外学者开始了 Hp 疫苗的研究以来，应用于 Hp 感染的疫苗主要有全菌疫苗、亚单位（基因工程）疫苗、核酸（DNA）疫苗、活载体疫苗、表位疫苗、联合疫苗和菌影疫苗等。鉴于 Hp 是经口传播并定植于胃黏膜这一生活特性，口服免疫为接种 Hp 疫苗的最适宜途径，而 Hp 疫苗必须辅以能有效诱发黏膜免疫的佐剂，活化 Th2 免疫应答途径，才能产生大量的分泌 IgA，从而获得有效的免疫保护效果，最常使用的佐剂为大肠杆菌不耐热毒素（LT）和霍乱毒素（CT）。

2. Hp 候选疫苗的临床前研究　由于幽门螺杆菌动物宿主非常窄，用于研究的模型以啮齿类动物为多，尤其是小鼠类，不同 Hp 疫苗在小鼠模型上的实验结果见表 2-11-6。

表 2-11-6 不同 Hp 疫苗在小鼠模型上的实验结果

疫苗	抗原成分	针次	攻毒时间（天）	存活率（%）	细胞免疫	体液免疫
减毒鼠伤寒沙门菌疫苗	Kat A	2	28	100		
KispA DNA 疫苗	Ure B	3		100		++
重组乳酸乳球菌疫苗	Ure B	4	28	100		++
重组活监督鼠伤寒沙门菌核酸疫苗	Ure B	1	28	88	++	
联合疫苗	Ure B，Hpa A	2	28	100		

3. Hp 疫苗临床试验研究 部分 Hp 疫苗研究工作已先期进入了临床试验阶段。然而目前在 ClinicalTrials.gov 上登记注册的试验中，只有一个Ⅲ期临床实验已结束并公布结果，而另外两个由诺华公司研制的 Hp 疫苗Ⅰ期临床研究并未公布实验结果。

我国第三军医大学邹全明团队采用分子内佐剂的基因工程技术，将幽门螺杆菌的尿素酶亚单位 B（UrbB）与黏膜免疫佐剂大肠杆菌不耐热肠毒素亚单位 B（LTB）基因重组制成了重组 Hp 分子内佐剂疫苗，并于 2004 年完成了Ⅰ、Ⅱ期临床研究。结果表明，口服重组 Hp 疫苗对人体具有良好的安全性，同时能有效刺激人体产生血清特异性 IgG 抗体、唾液特异性 sIgA 抗体、胃肠道特异性 sIgA 抗体。为评估该口服重组 Hp 疫苗的有效性、安全性、免疫原性和抗体持久性，2006 年 9 月在江苏省赣榆县完成了Ⅲ期临床试验，成为国际上首个完成Ⅲ期临床试验的 Hp 疫苗。该研究采用随机、双盲、安慰剂对照设计，将 4464 名无 Hp 既往感染史的 6~15 岁健康儿童按 1∶1 的比例随机分配至接种 Hp 疫苗组和安慰剂组，观察终点为受试者接种一年内感染 Hp，最终有 4403（99%）名儿童完成了全部三次免疫。在观察期内，受试人群一共发生了 64 例 Hp 感染，其中疫苗组 14/2074 人，对照组中 50/2089 人，证实该疫苗有效率为 71.8%。研究还发现有 157（7%）名疫苗组儿童和 161（7%）名对照组儿童出现了至少一种不良反应，而严重不良反应在两组实验人群中的比例均小于 1%。

该研究中目标人群的年龄选择是十分重要的。Hp 的感染一般发生在儿童时期，成人中的新发感染是很少见的，因此在儿童中评价 Hp 预防性疫苗更有可能观察到其保护效力。之前的临床试验中，包括一些含 Hp 尿素酶（其中包括 B 亚单位）疫苗的临床试验并没有成功。该项临床试验与之前失败试验的区别在于：其一，该研究进入到了Ⅲ期，且建立了大规模的免疫人群队列；其二，对受试者随访多年而非几个月（在短时间内，很难观察到疫苗产生的保护能否预防 Hp 感染以及能否在 Hp 定植后将其清除）；其三，通过观察免疫后 Hp 自然感染的发生情况来评价疫苗的保护性（而不是用治疗性接种或者用菌株进行攻毒试验）；其四，利用融合蛋白提高了抗原提呈和传递的效率；最后，选择儿童作为接种的目标人群是疫苗成功研发的关键。

（二）寨卡疫苗的研究

寨卡病毒最早于 1947 年被发现，2015 年 5 月巴西暴发大规模寨卡病毒疫情，并出现了全球扩散趋势。鉴于疫情控制需要，寨卡疫苗的研制受到全世界的广泛关注，在政府、学术机构和生物制药企业的支持下得到飞速发展。目前，基于既往黄热病毒属疫苗研制的经验，多个寨卡候选疫苗在非人灵长类动物实验中显现出较好的免疫效果。

1. 寨卡疫苗的分类　疫苗的研究种类主要包括纯化灭活病毒、核酸疫苗（DNA 和 RNA）、病毒载体疫苗、亚单位疫苗、VLP 疫苗和重组减毒活疫苗，多数疫苗研发是基于现有的黄热病毒属的研制技术和工艺。

2. 寨卡疫苗的临床前研究进展　寨卡病毒主要包含非洲家系和亚洲家系。两个家系的序列的同源性虽然较高，但是临床和血清学之间的关联性尚不清楚。其他黄病毒的疫苗研究为寨卡病毒疫苗研究提供了良好的技术基础，如黄病毒嵌合疫苗技术以及糖蛋白亚基相关技术。目前已有纯化灭活疫苗、DNA 疫苗和腺病毒载体疫苗进行了临床前研究，呈现出良好的安全性和免疫原性，结果见表 2-11-7。

表 2-11-7　寨卡疫苗在非人灵长类动物模型上的实验结果

疫苗	抗原成分	针次	攻毒时间（天）	存活率（%）	细胞免疫	体液免疫
纯化灭活病毒	全病毒	2	56	100	NA	++
DNA 和腺病毒载体	重组腺病毒载体	2	56	100	++	+++

3. 进入临床试验的寨卡疫苗　目前已有三个寨卡疫苗进入 I 期临床试验阶段。Inovio 制药和 Geneone 生命科学两家公司针对寨卡病毒研制的 DNA 合成质粒疫苗（GLS-5700），在小鼠、兔子和恒河猴中已经展现出很好的免疫原性，目前疫苗 I 期临床试验已经在北美开始进行。

美国国家卫生研究院下属机构国家过敏症和传染病研究所研制的寨卡 DNA 疫苗（VRC-ZKADNA085-00-VP）进入 I 期临床试验以评价 4 个免疫程序的安全性、耐受性和免疫原性。本试验预计将在国家卫生研究院位于马里兰州贝塞斯达的总部、马里兰大学医学院和埃默里大学 3 处地点进行。

美国沃尔特里德陆军研究所联合哈佛大学医学院研制的寨卡纯化灭活疫苗（ZPIV）近期获批进行 I 期临床试验，目前尚未进入受试者招募阶段。其临床前研究显示，用实验性寨卡病毒进行攻毒之后，能够抵御来自巴西和波多黎各的寨卡病毒株系感染，非人灵长类动物接种疫苗两周后能够诱导抗体结合，四周后接种第二针次后得到加强。其 I 期临床试验预计招募 48 名 18~50 岁健康受试者，以评价 4 个寨卡纯化灭活疫苗免疫程序的安全性、耐受性和免疫原性。

在研发寨卡疫苗过程中为了保证寨卡疫苗在诱导机体主动免疫过程中不会引起神经系统不良反应，需要进行严格的安全性评价。此外，孕妇作为疫苗接种人群，也存在着很多安全性问题。因此，安全有效的寨卡疫苗面世可能还需要较长的一段时间。

第十二章

传染病与生物恐怖

（纪永佳　卢洪洲）

生物恐怖袭击（bioterrorism attack）最早可追溯至古罗马帝国，当时战争中已有人为蓄意传播致病微生物导致对方士兵伤亡。在过去的数十年中国际政治形势风云变幻，恐怖分子及装备生物武器的国家采用微生物病原体发动攻击已上升成为威胁国家甚至人类安全重大问题之一。20世纪90年代，为应对日益上升的生物恐怖袭击风险，美国CDC根据病原体传播能力、感染后发病及死亡风险以及战备需求等将生物武器进行分级。近年美国国防部门更是针对生物恐怖袭击建立了更为系统的评估体系，炭疽杆菌、肉毒杆菌等病原微生物由于易于获取、传播速度快且致病致死率高被列为高等级生物武器需密切防控。反生物恐怖包括对生物恐怖的预防、早期发现、及时控制和处理，牵涉到国家政策制订、公共卫生防控体系以及相关医疗机构对疾病的诊断治疗等多个方面，其中公共卫生学家和传染病医护人员是应对生物恐怖袭击主要生力军之一。

【生物恐怖的定义】

经过多年争议及修改，目前生物恐怖袭击定义为人为蓄意播散微生物病原体（包括细菌、病毒以及真菌）或生物毒素并造成人类、动物或植物发病或死亡。生物恐怖袭击所使用的生物武器通常为自然界生物，但也有可能经人为突变或改造以增强其致病、耐药及在特殊环境中的传播能力。生物恐怖袭击传播介质可为空气、水或食物，部分生物武器如天花病毒可直接在人际间传播。相较于核武器，生物武器技术含量低、隐匿性强且危害性大，近年来多个恐怖事件与生物恐怖袭击相关。

【生物恐怖的历史】

从历史上看，生物恐怖袭击可分为国家发动和个人或集体发动两类。20世纪上半叶随着微生物学快速发展，多个国家开始发展生物武器。在第一次世界大战期间，德国已成功在动物中开展生物武器实验。出于对生物恐怖袭击可造成大规模伤亡的担忧，国际社会签署日内瓦条约禁止将生化武器用于战争中，该条约在1928年正式生效。日本作为日内瓦条约签署国，第二次世界大战中侵华日军成立臭名昭著的"731"部队，该军事组织由超过3000名科研人员组成并造成超过10 000名俘虏死于相关实验研究。在中日战争期间，至少 11 个城镇曾遭受日军使用炭疽、霍乱和鼠疫等生物武器攻击。

现今，个人及恐怖或犯罪组织等非国家发动的生物恐怖袭击成为国家安全的重大威胁之一。据记载，20 世纪非国家发动的生物武器袭击事件共有 185 例，其中大多（约 85%）发生于 1990—1999 年。1984 年 9 月中旬，美国一邪教组织在餐馆食物中投放沙门菌，导致 751 名当地居民在数天内出现严重腹泻，其中 45 名患者接受住院治疗，所幸未造成死亡病例发生。2011 年多份装有炭疽杆菌孢子的邮件通过美国邮政系统投递，造成 22 人患病，5 人死亡。该事件导致国会被迫关门，全国邮件积压，报告发现可疑炭疽的电话不断，当局调查疲于奔命，全美国陷于恐怖之中。

【生物恐怖袭击的致病因子】

根据潜在威胁及破坏程度不同，美国联邦疾病控制与预防中心将包括病毒、细菌及其相关毒素在内的生物武器分为三类。其中 A 类包括天花、炭疽杆菌、鼠疫、兔拉热、肉毒杆菌和病毒性出血热，由于该类病原体传播迅速或可人际间传播且发病后致死率高，可造成严重公共卫生危机危害国家安全，需要公共卫生和医疗系统高度戒备；B 类包括布氏菌病、威胁食物安全组（如沙门菌属）、（马）鼻疽与类鼻疽、鹦鹉热衣原体、Q 热、蓖麻子、葡萄球菌肠毒素 B、病毒性脑炎、威胁水安全组（如霍乱、隐孢子虫等），该类病原体相较于 A 类传播能力及致病率较弱，需常规戒备；C 类指新出现的传染病威胁，如可造成大规模疾病暴发的 Nipah 病毒和汉坦病毒等。该类病原体可能通过生物工程改造在将来引起大规模的传播，且易于获取，具有潜在的高发病率和高死亡率以及引发公共卫生危机可能。

目前来说，在众多的潜在生物恐怖病原中，真正可能大规模地危害人群、造成城市或国家瘫痪、恐怖分子有能力进行准备的病原数量是有限的。其中目前最可能被用为生物武器的病原体包括天花病毒、炭疽杆菌、鼠疫。与生物恐怖有关的炭疽已于 2001 年在美国出现过，其他两种目前还没有发现，但不能排除它们被生物恐怖分子掌握和使用的可能。

【生物恐怖的流行病学特点】

与普通传染病流行所不同，生物恐怖造成的疾病流行有其独特的流行病学规律和特点。总体来说，生物恐怖袭击引起的传染病无流行地区、季节、易感人群等特点，人一旦接触即有可能感染。

1. 传染源难以追溯　生物恐怖袭击所引起的传染病暴发通常是由于人为蓄意散布含传染性病原体的气溶胶和食品或媒介生物及污染水源而引起的，由于攻击点具有不确定性和分散性，对于这种突发性的传染病流行，很难确定最初的传染源。

2. 传播途径异常　一般情况下，传染性病原体有其特定的传播途径，例如经消化道传染、接触传染、呼吸道传染等。但在生物恐怖袭击中，病原体经生物工程改造后，传播能力得以增强。生物恐怖袭击通常采用含有病原体的气溶胶直接经呼吸道感染人体，这种反常的传播途径给疾病的诊断和治疗增加了难度。

3. 人群免疫力水平低　生物恐怖分子往往会针对性选择袭击目标人群缺乏免疫力的病原体。并且随着生物技术的发展，一些传统的病原微生物经过改造和修饰，使其增强致病力并获得针对常规治疗的抗药性，或者将多种微生物的毒力因子杂交到一起，增加了防治难度。

4. 流行形式异常　通常情况下，除了通过食物和水源污染造成的传染病流行曲线呈陡然上升而缓慢下降的特点外，一般传染病的病例数都是逐渐增多的，最后达到高峰。而在生物恐怖袭击后，受攻击区域的人群可同时大批感染，出现暴发性流行，发病例数在短期内迅速达到高峰，给公共卫生以及医疗部门带来强大压力。

【生物恐怖的现场处理和救治】

现场区划：热区（hotzone，红区）是紧邻事故污染现场的地域，一般用红线将其与其外的区域分隔开来，在此区域救援人员必须装备防护装置以避免被污染或受到物理损害。温区（warmzone，黄区）是围绕热区以外的区域，在此区域的人员要穿戴适当的防护装置避免二次污染的危害，一般以黄色线将其与其外的区域分隔开来，此线也称为洗消线，所有出此区域的人必须在此线上进行洗消处理。冷区（coldzone，绿区），洗消线外，患者的抢救治疗、支持指挥机构设在此区。事故处理中也要控制进入事故现场的人员，公众、新闻记者、观察者和当地居民可能试图进入现场，对他们本人和其他人带来危险。所以，首先要建立的分离线是冷线（绿线），控制进入人员。

根据监测信息采集各种可疑材料，包括各种投放物、被污染的物品以及来自患者、尸体及动物等的标本。因病原体多为强致病微生物，在采集标本时应特别注意个人防护，最好穿隔离衣、戴防护专用口罩和手套，采样完毕应彻底消毒处理所用器材及衣物等用品。环境标本应在消毒、杀虫及灭鼠前采样，患者标本应在患者开始用药治疗前采集。盛放标本的容器应经高压灭菌处理或蒸煮并保持干燥、清洁。注明采集地点、时间、标本数量、采集人姓名和单位等。为防止标本变质，对采集的标本应尽快送检。不能立即送检的标本应储存在阴凉处或冰箱内。有些标本需用保存液保存，含病毒、立克次体等的标本可用50%中性甘油生理盐水保存，病理标本浸泡在10%甲醛溶液中，为防止扩大传染，应将标本严密包装后送检。

对于恐怖袭击现场受害者诊断及处理，应遵循"五步检伤法"。气道检查：首先判定呼吸道是否通畅，有无舌后坠、口咽气管异物梗阻或颜面部及下颌骨折，并采取相应措施保持气道通畅。呼吸情况：观察是否有自主呼吸、呼吸频率、呼吸深浅或胸廓起伏程度、双侧呼吸运动对称性、双侧呼吸音比较以及患者口唇颜色等，如疑有呼吸停止、张力性气胸或连枷胸存在，须立即给予人工呼吸、穿刺减压或胸廓固定。循环情况：检查桡、股、颈动脉搏动，如可触及则收缩压估计分别为80mmHg（10.7kPa）、70mmHg（9.3kPa）、60mmHg（8.0kPa）左右；检查甲床毛细血管再灌注时间（正常为2秒钟）以及有无活动性大出血。神经系统功能：检查意识状态、瞳孔大小及对光反射、有无肢体运动功能障碍或异常、昏迷程度评分。充分暴露检查：根据现场具体情况，短暂解开或脱去伤病员衣服，充分暴露身体各部进行望、触、叩、听等检查，以便发现危及生命或正在发展为危及生命的严重损伤。

【个体防护装置】

个体防护装置（personal protective equipment，PPE）是指为了保护突发公共卫生事件处置现场工作人员免受化学、生物与放射性污染危害而设计的服装、眼罩、手套和呼吸器以阻断现场环境中有害物质侵害的装置。疾病控制、卫生监督、临床急救等处置突发公共卫生事件的专业人员，日常工作中穿着的工作服和口罩无防护现场有害因素的功能。在传染性疾病的控制过程中，防护服的功用是为现场、临床工作人员接触到具有潜在感染性的现场环境，患者的血液、体液、分泌物等提供阻隔防护作用。在设计上除要满足穿着舒适和对颗粒物隔离效率的要求外，还对防水性、透湿量、抗静电性、阻燃性等有较高的要求。所使用的防护服应符合中华人民共和国国家标准《医用一次性防护服技术要求》（GB 19082-2003）的要求。在使用中，防护服内仅需穿着柔软保暖的棉织内衣即可，无须穿多套防护服。医疗机构制作的"隔离服"穿透性高，其他性能难以判定，随着使用次数的增加，性能会有所下降，所以不建议使用。

对事件发生的初期不明时间性质或致害物浓度、存在方式不详的情况下，要以最严重事件的要求进行防护。防护服要衣裤连身式，具有液体阻隔效能高、过滤效率高、防静电性能好等特点。此类防护服使用后要封存，等待明确事件性质后按照相应的类别处理。

【研究生物恐怖的意义】

生物武器一般具有低可见度、高破坏性的特点。由于多种科研使用病原体可被用于生物武器制造，且随着生物技术的普及，多种可用于生物武器的病原体易获取、易制造、易释放，易造成人群心理恐惧，易使医疗机构瘫痪。但是，真正能够完全满足以上生物恐怖武器特点的病原体并不多。如果我们能够掌握规律，做好准备，与生物恐怖有关的疾病是可以预防和控制的。

经典流行病学三角形模式认为，疾病是宿主、病原体和环境三者相互作用的结果，传播病原的媒介物从中起中介作用。在全球节奏加快、不确定因素不断增加和生物恐怖的阴影下，宿主、病原体、环境和媒介物都发生了变化，使得与生物恐怖有关的疾病具有了一些新的流行病学特征。对生物恐怖分子来说，致病是第二位的，威胁没有安全感的人群才是最重要的。美国炭疽危机事件中，接受预防性抗生素治疗者就有32 000多人。全国为此投入的公共卫生资源、警力以及对经济造成的损失更是无法估计。

生物恐怖本身并不可怕，可怕的是对生物恐怖的无知和畏惧。了解生物恐怖的来龙去脉，掌握与生物恐怖有关疾病的流行病学特点，我们一定能够预防和控制生物恐怖引起的各种疾病及其对社会的影响。

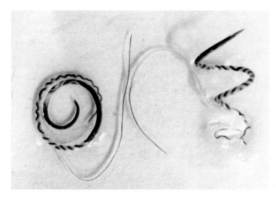

彩图 2-7-2　广州管圆线虫成虫（吕山提供）
中间两条为雄虫，两边为雌虫

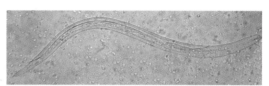

彩图 2-7-3　广州管圆线虫三期幼虫（吕山提供）

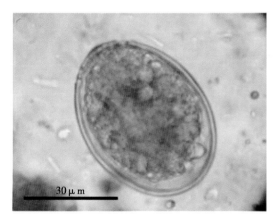

彩图 2-7-4　阔节裂头绦虫虫卵

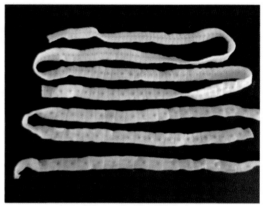

彩图 2-7-5　阔节裂头绦虫成虫

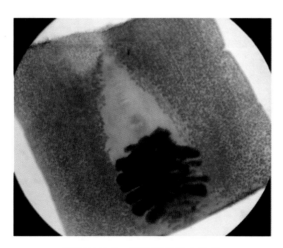

彩图 2-7-6　阔节裂头绦虫节片

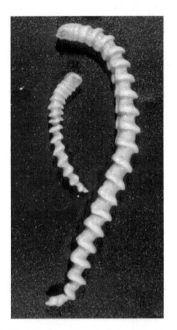

彩图 2-7-7　腕带蛇舌状虫雌（较大）雄（较小）成虫（Dennis Tappe，PLoS NTD.）

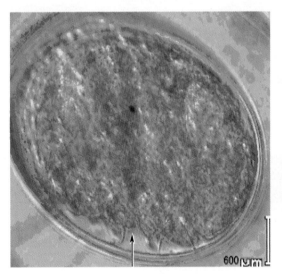

彩图 2-7-8　尖吻蝮蛇舌状虫虫卵

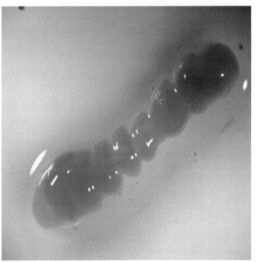

彩图 2-7-9　尖吻蝮蛇舌状虫若虫（×12.5 倍）